Macht der Glaube heil?

BAMBERGER THEOLOGISCHE STUDIEN

Herausgegeben von

Klaus Bieberstein, Peter Bruns, Marianne Heimbach-Steins,
Alfred Hierold, Wolfgang Klausnitzer, Godehard Ruppert,
Heinz-Günther Schöttler, Lothar Wehr, Peter Wünsche,

Professorin und Professoren der Fakultät Katholische Theologie
der Otto-Friedrich-Universität Bamberg

Band 30

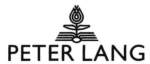

PETER LANG

Frankfurt am Main · Berlin · Bern · Bruxelles · New York · Oxford · Wien

Ralph Fischer

Macht der Glaube heil?

Der christliche Glaube
als Heilsmacht im Anschluss
an Eugen Biser
und Eugen Drewermann

Mit einem Vorwort von Eugen Biser

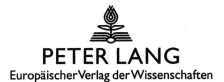

PETER LANG
Europäischer Verlag der Wissenschaften

Bibliografische Information Der Deutschen Bibliothek
Die Deutsche Bibliothek verzeichnet diese Publikation in der
Deutschen Nationalbibliografie; detaillierte bibliografische
Daten sind im Internet über <http://dnb.ddb.de> abrufbar.

Zugl.: Bamberg, Univ., Diss., 2005

Gedruckt auf alterungsbeständigem,
säurefreiem Papier.

D 473
ISSN 0948-177X
ISBN 3-631-54767-6

© Peter Lang GmbH
Europäischer Verlag der Wissenschaften
Frankfurt am Main 2006
Alle Rechte vorbehalten.

Printed in Germany 1 2 3 4 5   7

www.peterlang.de

Vorwort

In seiner Dissertation „Macht der Glaube heil?" stellt sich Ralph Fischer einer hochaktuellen Frage, deren Beantwortung nicht nur über die Zukunft des Christentums entscheidet. Denn dieses verlor im Lauf seiner Geschichte, zusammen mit seiner mystischen Dimension, auch die therapeutische, die sie im Widerspruch zu ihrem Ursprung der medizinischen Wissenschaft überließ. Für seinen Stifter aber war die Heilkraft des Glaubens der deutlichste Beweis seiner Wahrheit. Der Verlust der therapeutischen Dimension trägt deshalb eine Mitschuld am Niedergang des Glaubens in Geschichte und Gegenwart.

Der Versuch der Wiedergewinnung kann selbstverständlich nicht darauf ausgehen, der Medizin, die gerade in der Ggenwart stupende Leistungen aufweist, das von ihr eingenommene Terrain streitig zu machen. Wohl aber gibt es wie insbesondere im Bereich der chronischen Krankheiten Felder, in denen sie nur wenig vermag. Hier könnte eine therapeutische Theologie, wie sie von Fritz Arnold, Wolfgang Beinert, Eugen Biser und Eugen Drewermann entwickelt wurde, helfend eingreifen. Denn dem chronisch Kranken, der den Ansprüchen der modernen Leistungs- und Konsumgesellschaft nicht mehr zu genügen vermag und der deshalb vielfach am Sinn seines Lebens zweifelt, muss im Blick auf das Kreuz Christi klar gemacht werden, dass gerade das Leiden ein – wenngleich schmerzvoller – Weg zur Sinnfindung ist. Zudem hat nur das Christentum, in dessen Zentrum die Auferstehung Jesu steht, eine positive Antwort auf die Not der menschlichen Todverfallenheit, da der Christ nicht zu fürchten braucht, im Tod in ein bodenloses Nichts zu versinken, sondern hoffen darf, zum ewigen Leben aufzuerstehen.

Die Frage „Macht der Glaube heil?" trifft tatsächlich den Nerv der Gegenwart, denn sie impliziert die umfänglichere Frage, wie es menschenwürdiger und menschenfreundlicher weitergehen kann als bisher. Indem Ralph Fischer in seiner Dissertation darauf antwortet, leistet er einen dankenswerten Beitrag zur Humanisierung und Heilung der in vielen Hinsichten kranken Gesellschaft.

München, im Oktober 2005   Prof. Dr. Dr. Dr. h. c. Eugen Biser

Inhaltsverzeichnis

Hauptteil A

8

9

10

11

13

14

15

16

17

18

19

23

1 Einleitung

1.1 Der Ansatz

Diese Untersuchung setzt pragmatisch bei der existentiellen Grundfrage an: Was bringt mir der Glaube für mein Leben?[1] Trägt er dazu bei, dass ich mich als Mensch bestmöglich entfalten und entwickeln kann, oder blockiert er die Gabe und Aufgabe meiner Menschwerdung? Denn alltägliche Erfahrung zeigt vielfach, dass der „Glaube" nicht immer das „bringt", was sich Menschen von ihm erwarten oder was von ihm verheißen wird.

Die christliche Religion erwartet sich viel und verspricht viel - ja eigentlich alles - vom Glauben an das Heil Gottes für den Menschen.[2] Der christliche Glaube verheißt ein besonders qualifiziertes Glücklichsein (vgl. Mt 5,3-12)[3], ein Leben in Fülle (vgl. Joh 10,10) und die Selbstverwirklichung des Menschen „unter den Augen Gottes".[4] Christlicher Glaube nimmt die Verheißung Jesu ernst: „Amen, amen, ich sage euch: Wer an mich glaubt, wird die Werke, die ich vollbringe, auch vollbringen und er wird noch größere vollbringen, denn ich gehe zum Vater." (Joh 14,12)

Warum also, oder biblisch zutreffender formuliert: *Wozu*[5] leiden dann so viele Menschen an den mannigfachen Unheils-Wirklichkeiten des Lebens?[6] Spätestens in konkreten individuellen und kollektiven Krisensituationen, wenn an-

---

[1] Vgl. *Kraus G.:* Licht und Kraft für das Leben. Predigten über den Sinn des Glaubens, Regensburg 2003, Teil A: „Was bringt mir der Glaube für mein Leben?", 17-24.

[2] Vgl. vor allem das ausdrucksstarke biblische Bildwort vom „bergeversetzenden Glauben": 1 Kor 13,2; Mk 11,22f par.; Mt 21,21; Q 17,6 (Mt 17,20; Lk 17,6).

[3] Vgl. *Lustiger J.-M.:* Ermutigung zum Glücklichsein. Die Lebenskunst der Bergpredigt, Düsseldorf 1999; *Kraus G.:* Selig seid ihr... Die Seligpreisungen der Bergpredigt heute, Meitingen-Freising 1983.

[4] Vgl. *Stenger H.:* Verwirklichung unter den Augen Gottes. Psyche und Gnade, Salzburg 1985.

[5] Zwischen den topisch-situativ angelegten Fragen der Bibel „Wo finde ich Gott im Leid?" bzw. „Wo bleibt Gott?" und der metaphysisch-philosophisch angelegten Theodizeefrage „Wie ist Gott zu rechtfertigen angesichts des Leids?" ist sachgerecht zu unterscheiden. Während die Theodizeefrage im klassischen Sinn eine rational einsichtige Antwort auf die quälende Warum-Frage nach den Ursachen des Übels in der Welt versucht, das Leiden erklären will und daran nicht zuletzt aufgrund ihres latent deistischen Gottesbildes scheitert, konzentriert sich die Antwort der Bibel auf die Qualität der personalen Beziehung zwischen Mensch und Gott und fragt nach dem „Wozu", d. h. nach dem Sinn einer bestimmten Lebens-Situation.

[6] Die schöpfungstheologischen Fragen nach der Güte des Schöpfergottes, der Realität von Leid, Not und Übel in der Welt (Theodizee-Anthropodizee-Frage) und nach der Negativität in Schöpfung und Geschichte bilden eigenständige theologische Großthemen. Vgl. aus systematischer Perspektive *Kraus G.:* Welt und Mensch. Lehrbuch zur Schöpfungslehre, Frankfurt a. M. 1997, 262-327.
Die weite Fragestellung „Macht der Glaube heil?" fordert eine thematische und inhaltliche Eingrenzung. Deshalb kann hier der Problemzusammenhang zwischen dem christlichen Heilsglauben und dem Übel in der Welt zwar angezeigt werden, ohne diese eigenwertige Fragestellung allerdings weiter ausbreiten zu können, wenngleich die systematische Auseinandersetzung mit der Theologie Eugen Drewermanns diesen Zusammenhang später noch einmal aufgreifen wird (vgl. Abschnitt 3.6.2).

gesichts menschlicher Ohnmacht der biblische Heils-Gott erfahren und gedeutet wird als der, der negative Erfahrungen nicht verhindert und im Leid für mich und für andere abwesend ist, führt auch für den Glaubenden kein Weg daran vorbei, sich mit der bedrängenden, ja bestürzenden Frage nach den möglichen „dunklen" oder gar „dämonischen" Seiten Gottes auseinanderzusetzen.[7] Verwundetes und stigmatisiertes Leben macht Ernst mit der bedrängenden Frage nach dem Verbleib Gottes beim Menschen im Leid und nach dem Verbleib des Menschen bei Gott angesichts des Leids. Kann es sein, so eine den Glauben extrem belastende Anfrage, dass der eine und einzige Heils-Gott der biblischen Offenbarung derselbe ist, „... der gemacht hat Heil (...) und erschaffen hat Unheil (...)?"[8]

Diejenigen Menschen, die trotz ambivalenter Glaubenserfahrungen und wider die Versuchung, sich von jeglichem Heilsglauben zu verabschieden und sich in eine nihilistische Lebensanschauung zu flüchten, noch nach Gott fragen und mit ihm kommunizieren wollen („beten") als dem geglaubten „Wozu aller Widerfahrnisse"[9], suchen womöglich Halt in der Klage im Sinne einer Krisenintervention.[10] Wer klagt oder gar Gott anklagt nimmt die Heilsoffenbarung beim Wort und fordert in der Glaubensnot die verheißene Nähe, Hilfe und Treue Gottes ein: „Wozu trifft es gerade mich?"[11] Existentielle Klage und Anklage finden in der biblischen Klagetheologie und -spiritualität festen Rückhalt (vgl. Ijob 13,13-28; Ps 44,18-27; Jes 63,7-64,11 u. a. m.).[12] Besonders an der Gestalt des Ijob oder im Gottvermissen Jesu am Kreuz (vgl. Ps 22,2; Mk 15,34) zeigt sich, dass Klage und Anklage dem biblischen Heilsglauben immanent sind, ohne

---

[7] Vgl. *Walter D., Link Chr.*: Die dunklen Seiten Gottes, 2 Bde., Bd. 2: Allmacht und Ohnmacht, Neukirchen-Vluyn 2000, 313f.
Berger K.: Wie kann Gott Leid und Katastrophen zulassen?, Gütersloh [2]2005, 243.
Der Zugriff auf Bergers theologisch-exegetische Positionen, wie er in dieser Arbeit an manchen Stellen geschieht, ist insofern kontrovers, da Berger in manchen seiner prominenten neutestamentlich-exegetischen Positionen in der theologischen Fachwissenschaft umstritten ist. Auf der Ebene seiner persönlichen Reputation sieht sich Berger mittlerweile dem Vorwurf der Lebenslüge im Hinblick auf seine Zugehörigkeit zur römisch-katholischen und/oder zur evangelischen Kirche ausgesetzt.
Vgl. *Leicht R.*: Der Fall Klaus Berger. Chronologie und Dokumentation des Skandals um den Heidelberger Theologen, der katholisch sein will und evangelische Kirchensteuer bezahlt. In: www.zeit.de/online/2005/46/berger/berger.haupttext, Stand: 25.11.2005.
[8] Zur Übersetzung von Jes 45,7 sowie zur Schöpfungsterminologie und zur Bedeutung des hebräischen Verbs BR' (erschaffen), das hier wie insgesamt im Alten Testament dem analogielosen Handeln Gottes vorbehalten ist, vgl. *Gross W., Kuschel K.-J.*: „Ich schaffe Finsternis und Unheil!" Ist Gott verantwortlich für das Übel?, Mainz 1992, 44; vgl. auch *Görg M.*: Der un-heile Gott. Die Bibel im Bann der Gewalt, Düsseldorf 1995, 162-166.
[9] Vgl. *Berger K.*: Wie kann Gott Leid und Katastrophen zulassen?, Gütersloh [2]2005, 34.
[10] Vgl. *Schöttler H.-G.*: Die Anklage Gottes als Krisenintervention. Eine erlittene Existheologie Israels. In: ThQ 185 (2005) 158-180.
[11] Die Sinnfrage „Wozu trifft es gerade mich?" anstelle von „Warum trifft es gerade mich?" entspricht dem Kontrast der beiden Paradigmen, wie er in Anm. 5 skizziert ist.
[12] Zum Thema „Klage und Anklage in der biblischen Offenbarung" und zum Sprechakt der Klage im Alten Testament vgl. *Janowski B.*: Konfliktgespräche mit Gott. Eine Anthologie der Psalmen, Neukirchen-Vluyn 2003.

dass der Glaubenskonflikt zwischen Heilsverheißung und erfahrenen Unheilswirklichkeiten einfachhin „im Glauben" aufgelöst werden kann.[13] Angesichts der beklagenswerten Differenz zwischen dem verheißenen Heil und dem erfahrenen Unheil erhebt sich die Frage: Liegt es am Kleinglauben, Irrglauben, Aberglauben oder Unglauben des Menschen, wenn er krank wird, seine zwischenmenschlichen Beziehungen gestört sind, er aufgrund eigener und fremder Unvollkommenheiten deprimiert wird und am Leben als Herausforderung zu scheitern droht? Andere fragen, ob Leid und Not möglicherweise Signale dafür sind, dass der Mensch mit Gott, den anderen und sich selbst noch nicht versöhnt ist und noch nicht tief genug im Glauben an die Heilsoffenbarung verwurzelt ist?[14]

Der christliche Glaube sieht sich grundsätzlichen, existentiell bedrängende An-Fragen gegenüber, etwa: Warum verwirklicht sich das Potential des christlichen Glaubens so selten im vollen Maße (vgl. Eph 4,13)? Und warum können nur wenige Glaubende „Berge versetzen" und Heilstaten vollbringen wie Jesus von Nazareth und seine Apostel und Jünger oder Jüngerinnen in seinem Namen?

Sollte sich herausstellen, dass die Kraft zu heilen und andere Heilsgaben exklusive und stark limitierte Charismen sind und damit tatsächlich einer Glaubenskonzeption wie bei Johannes (vgl. Joh 14,12) widersprechen, dann würden damit alle weitergehenden Verheißungen und Erwartungen entlarvt werden als gefährliche Illusionen oder als fundamentalistische Allmachtsphantasien von einem Glauben, der alles kann.

Der programmatische Titel dieser Untersuchung lautet nicht „Heilt der Glaube?", „Macht der Glaube gesund?" oder „Macht der Glaube glücklich?"[15], sondern „Macht der Glaube heil?" Der Glaube, der hier zur Diskussion und Disposition steht, ist von vornherein bestimmt als der Glaube an Jesus Christus, von dem Glaubende bekennen: „In keinem anderen Namen ist Heil" (Apg 4,12).

---

[13] *Schöttler H.-G.:* Christliche Predigt und Altes Testament. Versuch einer homiletischen Kriteriologie, Ostfildern 2001, 465-479; 513-521. Schöttler nennt die „schmerzende Erfüllungslücke" beim Namen, wenn nämlich Menschen sowohl im individuellen Erleben als auch im kollektiven Zusammenleben nicht gelöste, möglicherweise auch nicht lösbare Konflikte zwischen der biblisch-christlichen Heilsverheißung und den konkreten Unheilswirklichkeiten des Lebens erleiden.

[14] Vgl. *Berger K.:* Wie kann Gott Leid und Katastrophen zulassen, 61.

[15] Vgl. *Werner G.:* Macht Glaube glücklich? Freiheit und Bezogenheit als Erfahrung persönlicher Heilszusage, Regensburg 2005. Werner fragt nach den Bedingungen und Möglichkeiten, wie in einer postmodernen Gesellschaft eine lebensdienliche Alltagspastoral konzipiert sein müsste, so dass die Heilsverheißungen Gottes im Alltag lebbar und erlebbar sind. Die Korrelation von „Heil" und „Glaube" wird nur in Grundzügen skizziert, vgl. *a. a. O.,* 33-48. Die Akzente liegen auf den Methoden der transzendentalen Freiheitsanalyse in Verbindung mit Thomas Pröpper, auf der Kategorie „Identität" in Verbindung mit dem theologischen Modell Henning Luthers, vgl. Anm. 16, und auf dem Konzept der Themenzentrierten Interaktion nach Ruth C. Cohn.

Wer glaubt, lebt in der Spannung zwischen zwei Grundpolen: einerseits die Ganzheit und die Fülle der biblisch-christlichen Verheißungen eschatologisch-transzendent erhoffen und andererseits die geschichtlich-immanenten Wirklichkeiten als *Ganzheit im Fragment*[16] respektieren und akzeptieren. In dieser Spannung und von dieser Spannung lebt jeder Mensch, ob Glaubender oder Nicht-Glaubender, denn: „... Gerade am Beispiel der Identitätsbildung und Selbstfindung in heutiger Zeit läßt sich aufzeigen, daß die Herstellung und Bewahrung eines vollständigen, ganzen und integrierten Menschseins zwar ersehnt und angestrebt wird, jedoch zum Scheitern verurteilt ist (...) Vollständigkeit, Ganzheit, Integrität und konsistente Dauerhaftigkeit von Menschsein sind die Ideale – Fragmente von Menschsein sind die Regel."[17]

Nichtsdestotrotz zielen Fragestellung und Perspektive dieser Arbeit „aufs Ganze"[18] und drängen ins Zentrum von Glaube und Theologie. Die Suchbewegung geschieht im vollen Bewusstsein, dass das Ganze und die Mitte innergeschichtlich nur im Fragment, aber im Fragment jetzt schon deutlich erkannt werden können (vgl. 1 Kor 13,9-12).

Gleichzeitig distanziert sich diese Untersuchung von vorneherein von einem exklusivistischen Verständnis der christlichen Religion.[19] Allmachtsansprüche und Ausgrenzungsstrategien sind erstens aufgrund der Relativität aller in-

---

[16] *Luther H.:* Identität und Fragment. Praktisch-Theologische Überlegungen zur Unabschließbarkeit von Bildungsprozessen. In: *Ders. (Hg.):* Religion und Alltag. Bausteine zu einer Praktischen Theologie des Subjekts, Stuttgart 1992, 160-182.
[17] *Jacobs Chr.:* Salutogenese – eine pastoralpsychologische Studie zu seelischer Gesundheit, Ressourcen und Umgang mit Belastung bei Seelsorgern, Würzburg 2000, 518. Vgl. auch *Balthasar H. U. v.:* Das Ganze im Fragment. Aspekte der Geschichtstheologie, verb. Aufl., Freiburg i. Br. [2]1990.
[18] Das „Ganze" orientiert sich einerseits an der anthropologischen Frage nach dem „ganzen Menschen", andererseits am „katholischen" Selbstverständnis von Ganzheitlichkeit und Universalität entsprechend der altkirchlichen Konsensregel des Vinzenz von Lerin: quod ubique, quod semper, quod ab omnibus creditum est. (Vgl. *Vicentinii Lerinensis:* Commonitorium, c. 2,3. In: CCL 64, 148.)
[19] In mehreren bedeutenden theologischen Gesamtentwürfen der Gegenwart wird der Absolutheitsanspruch des Christentums verschieden interpretiert, z. B. bei Karl Rahner, Paul Tillich und Wolfhart Pannenberg.
Vgl. *Rahner K.:* Grundkurs des Glaubens. Einführung in den Begriff des Christentums, Freiburg-Basel-Wien, [10]1984, 194f. Rahner will die anderen, für ihn durchaus „legitimen" Weltreligionen in inklusiver theologischer Weise „erhöhen" und sie so am christlichen Absolutheitsanspruch teilhaben lassen. Er argumentiert theologisch u. a. mit dem universalen Heilswillen Gottes nach 1 Tim 2,4, hält aber am Absolutheitsanspruch mit christologischer Begründung fest wegen Christus als dem „absoluten Heilsbringer".
Vgl. *Tillich P.:* Absolute und relative Faktoren in der Begegnung des Menschen mit der Wirklichkeit. In: *Ders.:* Korrelationen. Die Antworten der Religion auf Fragen der Zeit, hrsg. u. übers. von Ingrid C. Henel, Stuttgart 1975, 67-70. Tillich nimmt den christlichen Absolutheitsanspruch zurück, indem er religiöse Traditionen inklusiv betrachtet und alle ausnahmslos nivelliert, so dass keine Weltreligion einen Absolutheitsanspruch erheben kann.
Vgl. *Pannenberg W.:* Wissenschaftstheorie und Theologie, Frankfurt a. M. 1973, 255-266. Pannenberg hält am christlichen Absolutheitsanspruch fest, betont aber die Strittigkeit und die theoretisch-hypothetisch formulierte Vorläufigkeit des christlichen Absolutheitsanspruches in der Religionsgeschichte.

nergeschichtlichen Erkenntnisbemühungen verfehlt und zweitens, und das ist das noch schwerwiegendere Argument, wirken sie kontraproduktiv auf den Dialog der Religionen und Kulturen, den das Zweite Vatikanum eröffnet hat.[20]

Da die (post)moderne Sinnkrise auch eine Glaubenskrise ist, will diese Arbeit einen grundlegenden Beitrag leisten, um diese Glaubenskrise zu überwinden, indem sie herausarbeitet, ob die christliche Religion auch in der Gegenwart gut begründet als Heilungsreligion[21] und als Heilsmacht zu verstehen ist und, wenn ja, wie sie als solche heute begründet und heilsam geglaubt werden kann. Dieser Beitrag erfolgt aus theologischer Perspektive. Denn aussichtsreiche Antworten auf die religiöse Grundsatzfrage „Macht der Glaube heil?" verheißt weniger eine „Psychotherapie mit Gespür für religiöse ‚Nebenwirkungen'" als vielmehr eine „therapeutisch bewußte und orientierte Theologie und Verkündigung."[22]

1.2 Die Probleme

1.2.1 Die Spannung: was bedeutet „Glaube"?

Zweifellos gehört „Glaube"[23] zusammen mit „Offenbarung" und „Heil" zu den Grundbegriffen der Theologie. In diachronischer Perspektive erweist sich „Glaube" als ein Kontroversbegriff erster Ordnung. Sowohl bei der Herausbildung des spezifisch christlichen Glaubensverständnisses in Abgrenzung von jüdisch-alttestamentlichen und griechisch-hellenistischen Traditionen als auch im Prozess der Konfessionalisierung von Katholizismus und Protestantismus spielte der Streit um das „einzig wahre" Glaubensverständnis eine entscheidende Rolle.

Aber weder im theologischen, kirchlich-pastoralen und noch weniger im alltäglichen Sprachgebrauch herrscht eindeutige und einheitsfördernde Klarheit über „die Sache des Glaubens". Bereits Ende des 19. Jahrhunderts wurde diese Diagnose gestellt und hat wohl kaum an Aktualität verloren. „Die Frage, was ‚Glaube' (...) sei, findet in unserer Christenheit keineswegs eine eindeutige, gesicherte Antwort."[24] Doch der Mangel an einheitlichem Verständnis und Einver-

---

[20] Vgl. das Konzisdokument *Nostra aetate. Erklärung über das Verhältnis der Kirche zu den nichtchristlichen Religionen vom 28. Oktober 1965*.
[21] Vgl. *Berger K.*: Jesus, München 2004, 433-435: „Das Christentum als Heilungsreligion".
[22] *Fischer K. P.*: „Er heilte ihre Kranken" (Mt 14,14). Heilung und Heil – eine verlorene Einheit? In: Orientierung 64 (2000) 251-257.
Vgl. auch *Arnold F.*: Der Glaube, der dich heilt. Zur therapeutischen Dimension des christlichen Glaubens, Regensburg 1983.
[23] Eine „kleine Phänomenologie des Begriffes Glauben" gibt *Beinert W.*: Theologische Erkenntnislehre. In: *Ders. (Hg.):* Glaubenszugänge. Lehrbuch der katholischen Dogmatik, Bd. 1, Paderborn u. a. 1995, 74ff.
[24] *Schlatter A.*: Der Glaube im Neuen Testament, Stuttgart [5]1963, 3. Schlatter betonte den Zusammenhang des Glaubensverständnisses im Neuen Testament mit dem Glaubensverständnis im Alten Testament und im Judentum. Die variierenden Aussagen im Neuen Testament integrierte Schlatter mithilfe einer voluntaristischen Hermeneutik: Glauben meint das Wollen des

ständnis in der Grundfrage nach dem Glaubensverständnis kann auch positiv bewertet werden, wenn das Phänomen und die Bedeutung des christlichen Glaubens mehrdimensional und als Raum für viele Facetten verstanden werden.

Vor einer grundlegenden Reflexion dessen, ob der christliche Glaube eine Heilsmacht ist, breitet sich ein weiter Horizont von Fragen aus, wie etwa:

1. Ist Glaube ein allgemein kulturelles, geschichtliches und religiöses Phänomen, das (vor)gegeben ist und sich vielgestaltig und in verschiedenen Ausprägungen zeigt? Wenn es so ist, bedarf es dann nicht nur des spezifisch christlichen und kirchlich-theologischen Zugangs zum Glauben, sondern mehrerer und auch verschiedener Zugänge?

2. Ist Glaube eine evolutiv erworbene, genetisch-biologisch angelegte Disposition des Menschen und eine materiell-gehirnimmanente Realität, wie Neuro-Theologen behaupten?[25] Oder ist Glaube eine eigenständige geistige Entität? Gibt es eine Synthese zwischen beiden Optionen?

3. Sind Glaube und Religion pragmatisch gewählte Verhaltensweisen, die sich für die Gemeinschaft und für Individuen als lebensfördernd bewährt und deshalb in der Evolution überlebt haben?

4. Wie wirkt sich die Spannung zwischen dem Glauben des historischen Jesu einerseits und dem nachösterlich verkündigten Glauben an Jesus andererseits auf die Identität des Christentums und des christlichen Glaubens aus?

5. Macht Glaube unter allen Umständen heil? Oder enger gefragt: Welcher Glaube macht unter welchen Umständen heil?

1.2.2 Die Versuchung: allmächtiger Power-Glaube und konditionalesHeil

Aufgrund offener Fragen und mancher Unsicherheiten, wie der christliche Glaube heute zu verstehen ist und begründet geglaubt werden kann, lockt die Zuflucht zu eindeutigen Antworten. Diese neigen allerdings häufig dazu, den christlichen Glauben gefährlich zu vereinfachen und eindimensional zu verkürzen. So propagieren die Verkünder eines Power-Evangeliums aus pfingstlerischen, charismatisch-enthusiastischen und esoterischen Kreisen eine alle Grenzen einreißende Power-Spiritualität: „Was du glaubst, das kannst du auch." Oder: „El Dorado liegt vor deiner Tür".[26] Der Glaube an die Allmacht des Glaubens „glaubt" aus der Bibel klare Handlungsanweisungen entnehmen zu können,

---

Menschen, das sich ganzheitlich auf Gott in Jesus Christus richtet; Kraftquelle des Glaubens ist dabei der geglaubte Herr selbst.
Zur neueren Diskussion um die Frage nach dem Glauben im Alten und Testament vgl. Hauptteil B, Kapitel 5.
[25] Vgl. die ersten Einblicke bei *Schnabel U.*: Neuro-Theologie. Mystische Erfahrungen im Labor - die Biologie des Glaubens. In: GeoWissen 29 (2002) 30-40; *Feldmann Chr.*: Gott wohnt im Scheitellappen. In: Publik Forum 17 (2003) 28-31.
[26] Vgl. z. B. *Bristol Cl.*: Entdecke deine mentalen Kräfte. Wirksame Techniken, um Ziele zu erreichen (The magic of believing), Neuausgabe, Augsburg 1993.

wie sich das Charisma der Heilungsgabe jederzeit und an jedem Ort konkret verwirklichen kann. Der Heilige Geist höchstpersönlich garantiert Heilungserfolge und Heilsgewissheit für Power-Gläubige, indem er einzelne befähigte Charismatiker wie „Heilig-Geist-Bomben" geistig-geistlich hochgehen lässt.[27] Zahllose Beispiele für „Extrem-Heilungen" und Spontanremissionen werden christologisch begründet. „Kein Wunder, daß man Jesus den *großen Arzt* nennt."[28] Gelähmte können wieder gehen, Blinde wieder sehen, ungleiche Arm- und Beinlängen werden wieder gleich lang, Löcher im Herzen verschwinden, vollkommene Gesundheit wird verheißen und erscheint als jederzeit erreichbare Realität.[29] Wie selbstverständlich werden solche Ereignisse geschildert. „Bei den Charismatikern ist es nichts Besonderes, Arme und Beine zu verlängern. Das wird auf großen wie auf kleinen Versammlungen auf der ganzen Welt gemacht."[30] Voraussetzungen dafür sollen lediglich ein Glaube, der Berge versetzen kann, ein „wissenschaftliches"[31] Gebet, wie es Jesus praktizierte, das Führen eines „Gebets-Kontobuches"[32] und andere Glaubens-„Credits" mehr sein - ein übermächtiger Glaube eben, ein überdimensioniert erscheinender Power-Glaube, der eine Gabe des Heiligen Geistes ist, ein Glaube, wie ihn Jesus nicht nur seinen Jüngern und den Aposteln verheißen hatte, sondern allen, die je an ihn glauben. Die allmächtige Heilungsgabe steht demnach potentiell jedem zu, der glaubt, frei nach dem Motto: „Sie können das auch!"[33]

Enthusiastisch-charismatischer Power-Glaube wird theologisch („lass die Medikamente weg, Gott, der Herr, ist dein Arzt"), christologisch („komm zu Jesus, dann wirst du gesund) und pneumatologisch („der Hl. Geist sprengt alle deine Fesseln") begründet.[34] Glaube, Heilung und Heil werden dabei nicht nur in ihrer Wechselwirkung gesehen, sondern als ein kausal-konditionales und determiniertes Wechselverhältnis geglaubt. Mehrere Varianten sind dabei möglich, z. B. „Heil, sofern Heilung", oder „bist du im Heil, wirst du auch geheilt - wenn du nicht geheilt wirst, dann bist du nicht im Heil."[35]

Die Hauptgefahr solchen Denkens und Glaubens besteht vor allem in den negativen existentiellen Konsequenzen, wenn nämlich der konkrete Leidende,

[27] *Hunter Ch.*: Wie man die Kranken heilt. Ein Lehrbuch für Christen, aus d. Amerik. übers. von Klaus Wagner, München 1982, 205.
[28] *Hunter Ch.*: Wie man die Kranken heilt, 200.
[29] *Addington J. E.*: Vollkommene Gesundheit an Körper, Geist und Seele. Das Geheimnis des Heilens, Geretsried 1981.
[30] *Hunter Ch.*: Wie man die Kranken heilt, 190.
[31] *Addington J. E.*: Vollkommene Gesundheit an Körper, Geist und Seele, 201.
[32] *Ebd.*
[33] Auf der Glaubenslinie von Hunger und Addington liegen etwa auch *Forrester T., Flores J.H. Prado*: Umfassendes Heil durch Jesus, Mainz-Kastel 1986; *Linn M.*: Glaube, der heilt. In den acht Lebensstadien (Healing the Eight Stages of Life), aus d. Amerik. übers. von Fritz Fruhmann, Graz-Wien-Köln 1991.
[34] Vgl. bei *Heyen H.*: Die konditionale Verknüpfung von Heil und Heilung als Verstehens- und Deutungszugang zu einem Problemaspekt... In: Religion heute 44 (2000) 12, 238.
[35] Vgl. *ebd.*

der trotz seines Glaubens nicht geheilt wird, enttäuscht und verbittert mutmaßt: „Mein Glaube hat mir nicht geholfen. Was habe ich falsch gemacht?" Aus einer negativen anthropologischen Deutung ergibt sich dann für manche der Rückschluss kosmologisch auf ein blindes Schicksal oder theologisch auf ein pathogenes Gottesbild, nach dem Motto: „Es soll wohl nicht sein. Gott will, dass ich leide."

Um dieser Glaubens-Versuchung möglichst früh entgegenzuwirken, ist bereits hier die Prämisse zu setzen: „... Die Heilung darf auf keinen Fall mit dem Heil identifiziert werden. Sonst gerät die vorbehaltlose Annahme des Menschen durch Gott in Abhängigkeit von menschlicher Geistesvollmacht, entweder Heilung zu vollbringen oder zu empfangen."[36]

1.2.3 Die Sehnsucht: der heile Mensch

Der „heile" Mensch ist eine uralte Sehnsucht des Menschen. Über weite Strecken in der Geschichte des Abendlandes wurde „Heil" synonym mit Glück/Glückseligkeit gebraucht (griechisch *eudaimonía*, lateinisch *felicitas* bzw. *beatitudo*). Auf die Frage „was ist heil/Heil" werden Menschen heute, wenn sie überhaupt (noch) etwas mit diesem Begriff anfangen können und wollen[37], vielfältige Antworten geben. „Heil" mag, je nach persönlichem Ranking, so viel bedeuten wie z. B. Reichtum, Ehre, Macht, Gesundheit, langes Leben, Selbstverwirklichung, Familie, Freizeit, Liebe, Religion und Kirche.[38] Die Schnittmengen der Aussagen werden je nach ethnischer, sozialer und biografischer Herkunft

---

[36] *Zimmerling P.:* Die charismatischen Bewegungen. Theologie – Spiritualität – Anstöße zu einem Gespräch, Göttingen 2001, 156.
[37] Die pseudoreligiösen Parolen des Nationalsozialismus haben den Begriff „Heil" in der jüngeren Geschichte Deutschlands und Europas missbraucht und negativ belastet.
[38] Vgl. *Institut für Demoskopie Allensbach:* Trendmonitor „Religiöse Kommunikation 2003". Bericht über eine repräsentative Umfrage unter Katholiken zur medialen und personalen Kommunikation. Kommentarband, durchgeführt im Auftrag der Medien-Dienstleistung GmbH, München 2003.
Im Rahmen dieser quantitativ-empirisch angelegten Untersuchung wurden zwischen Oktober und November 2002 in einer Stichprobenbefragung bundesweit insgesamt 2728 Katholiken und Katholikinnen ab 16 Jahren von Allensbacher Interviewern mündlich persönlich befragt. Die ausgewählten Personen gehörten nicht nur zum Kreis der Kirchenaktiven. Die Auswertung zeigt, dass gegenüber Glaube, Religion und Kirche weiterhin große Gleichgültigkeit und Desinteresse überwiegen, selbst wenn der Negativtrend der vorigen Jahre sich nicht weiter fortzusetzen scheint. Die Ergebnisse dokumentieren, dass sich für einen spirituellen Neuaufbruch als Massenbewegung keine Anhaltspunkte in unserer Gesellschaft zeigen. Von Unternehmern (60%) und Wissenschaftlern (58%) wird noch am ehesten erwartet, dass sie die zukünftige gesellschaftliche Situation positiv verändern können, kaum aber von Kirche (14%) und christlichen Werten (19%). Immer weniger engagieren sich aktiv für Kirche (12%). Dem grundsätzlichen „Glauben an Gott" (24%) wird noch relativ mehr Veränderungspotential zugetraut, auch unabhängig von Kirche. Dass die Bedeutung von Kirche in den nächsten 10-20 Jahren weiter abnehmen wird, hängt laut Befragung deutlich mit der Glaubwürdigkeit von Kirche zusammen, die zunehmend stark angezweifelt wird (44%).

und Prägung entweder größer oder kleiner ausfallen und in jedem Fall stark korrelieren mit der Gestalt von persönlich gelebter Religion und Religiosität.[39]

[39] In der gegenwärtigen Religionssoziologie wird überwiegend mithilfe qualitativ-empirischer Forschungsdesigns (z. B. mit biografischen Interviews) versucht, die Phänomene persönlich relevanter und gelebter Religion und Religiosität zu erfassen und verstehen. Zur Diskussion steht dabei u. a. die Frage, ob von einem gegenwärtigen „Megatrend Religion" und vom Boom einer „Neuen Religiosität" in Europa tatsächlich die Rede sein kann, oder ob diese Rede eher von einer erwünschten bzw. wünschenswerten Fiktion gespeist wird (Stichwort: Respiritualisierungsdebatte). In diesem Kontext wird auch kritisch gefragt, ob neue religiöse Kulturformen als die postmoderne Volksreligion anzusehen sind. Vgl. *Friesl Chr., Polak R.:* Theoretische Weichenstellungen. In: *Polak R. (Hg.):* Megatrend Religion? Neue Religiositäten in Europa, Ostfildern 2002, 26-106; *Zulehner P. M, Hager I., Polak R.:* Kehrt die Religion wieder? Religion im Leben der Menschen 1970-2000, Ostfildern 2001.
Quantitativ-empirische Sozialforschung, so die Kritik gegenwärtiger Religionssoziologie, könne mittels standardisierter Umfragen zwar explizite religiöse und antireligiöse Positionen und Praktiken benennen, indem Befragte an vorgegebenen Standards wie z. B. „Glauben Sie an Gott?" oder „Glauben Sie an ein Weiterleben nach dem Tod?" „gemessen" werden. Im begrenzten Umfang seien so auch religiöse Prozesse der Entkirchlichung und Entchristlichung wahrzunehmen. Aber die Kennzeichnung neuer, noch nicht klar erkennbarer Formen der Religiosität (Stichwort: „diffuse" bzw. „diffundierende" Religion) sei so kaum möglich, ebensowenig eine Antwort auf die Frage, ob der Verlust an kirchlicher und christlicher Bindung gleichzusetzen ist mit Religionsverlust oder gar Religionslosigkeit. Vgl. *Wohlrab-Sahr M.:* Religion und Religionslosigkeit: Was sieht man durch die soziologische Brille? In: *Heimbach-Steins M. (Hg.):* Religion als gesellschaftliches Phänomen. Soziologische, theologische und literaturwissenschaftliche Annäherungen, Münster 2002, 13 (Bamberger Theologisches Forum 3).
Religionssoziologische Forschung diagnostiziert eine offensichtliche Nicht-Identität von Religion, Christentum und Kirche in unserer Gesellschaft. Die Phänomene Religion und persönliche Religiosität leben weiter, aber in zunehmend neuen Kontexten, Kombinationen und Konstellationen (Stichworte: patchwork-Religion, Individualisierung, Religionspluralismus, spirituelle Wanderer, Konfession der Religionslosen u. a. m.).
Die festzustellende Ablösung und Auflösung von tradierten, vorgefertigten und institutionalisierten Religionssystemen zugunsten von zunehmender religiöser Individualisierung und Subjektierung wird religionssoziologisch verstanden als Transformationsprozess in einer geschichtlichen Epoche mit einer eklatanten Unbestimmtheit des Subjekts korreliert und deshalb schwankt zwischen einem Selbstverständnis als Moderne, fortgeschrittene Moderne, Postmoderne, moderne Postmoderne oder Post-Postmoderne. Die Bewertung dieser Veränderungen als Transformationsprozess(e) zielt auch auf eine Revision des als überholt angesehenen Säkularisierungsparadigmas ab, welches den Verlust von überlieferten Formen und Inhalten von Religion und Glaube stark negativ und defizitär bewertet.
Gegenwärtige religionssoziologische Forschung fragt, wie Menschen disparate und z. T. heterogene Elemente in ihre persönliche Form von Alltagsreligion so integrieren, dass sie trotz religiöser Individualisierung und Deinstitutionalisierung dem christlichen Glauben und den christlichen Kirchen weiterhin verbunden bleiben. Vgl. *Bochinger Chr.:* Die unsichtbare Religion in der sichtbaren Religion. Zur Alltagsreligiosität evangelischer und katholischer Christen in Franken. In: *Heimbach-Steins M. (Hg.):* Religion als gesellschaftliches Phänomen. Soziologische, theologische und literaturwissenschaftliche Annäherungen, Münster 2002, 27 (Bamberger Theologisches Forum 3).
Eine markante These lautet, dass sich Religion heute zunehmend zwischen zwei distinkten Polen bewegt, die jedoch ein Kontinuum bilden: einerseits die Faszination durch universale Religiosität und andererseits die Entzauberung institutioneller Religion. Vgl. *Campiche R. J.:* Die zwei Gesichter der Religion. Faszination und Entzauberung, Zürich 2004.

Unübersehbar gilt heute vielen Menschen die Vision vom „heilen" Menschen wohl kaum mehr als ein irrealer Traum, eine Illusion, eine Utopie.[40] Schon die Religionskritik des 19. und 20. Jh. hatte nachzuweisen versucht, dass religiöses Heil eine Illusion ist, da es weder ein Jenseits noch einen Gott gäbe, die Grundlage und Ziel solchen Heils sein könnten. Innergeschichtliches Heil sei aber, so die Religionskritik, sehr wohl machbar, nämlich durch das Ende aller religiösen Projektionen, d. h. durch das aufgeklärte Bewusstsein, dass der Mensch eigentlich Gott ist (*homo homini Deus est*)[41], und durch die dialektische Umkehrung der gesellschaftlichen Machtverhältnisse.[42] Nihilismus, triebdynamische Psychoanalyse und Existentialismus, um nur einige auf die Emanzipation des Menschen drängende Ideologien zu nennen, verabschiedeten (sich von) Gott[43] – und scheiterten.

Fundamentalistische Machtideologien halten Heil noch immer für machbar, aber nur selektionistisch: durch gnadenlose Unterscheidung zwischen lebenswerten Herrenmenschen und lebensunwürdigen Untermenschen (vgl. die Rasse-Ideologie des Nationalsozialismus), durch rücksichtslose Kommerzialisierung des privaten und öffentlichen Lebens (vgl. die Ideologien des Kapitalismus und Neo-Liberalismus) und durch neue Heils-Zugänge bzw. Fluchtstrategien in wissenschaftlich machbarer Zukunft.

Die Werbung in alten und neuen Medien sowie die Leitbilder in trendigen Frauen-, Fitness- und Lifestyle-Magazinen inszenieren heute in zunehmendem Maße den „heilen" Menschen. Imaginäres und virtuelles Heil wird verkündet.[44] Lebensglück und Schönheit, so die Heilsverheißung, lassen sich designen. Das Leitbild des „Athener Menschen"[45] dominiert nicht nur Werbung und Medien,

---

Vgl. auch *Hervieu-Léger D.*: Pilger und Konvertiten. Religion in Bewegung, Würzburg 2004 (Religion in der Gesellschaft 17).
[40] Zur heutigen Religiosität im wiedervereinigten Deutschland vgl. die Untersuchung bei *Jörns K. P.*: Die neuen Gesichter Gottes. Was die Menschen heute wirklich glauben, verb. Aufl., München ²1999.
[41] Vgl. *Feuerbach L.*: Das Wesen des Menschen als das höchste Wesen. In: tzt, Fundamentaltheologie 1, 75f.
[42] Vgl. *Marx K.*: Der Mensch – „das höchste Wesen für den Menschen!". In: tzt, Fundamentaltheologie 1, 98f; *Engels F.*: Was ist Gott. In: tzt, Fundamentaltheologie 1, 109f; *Lenin V. I.*: Die Gottesidee als Rechtfertigung der Reaktion. In: tzt, Fundamentaltheologie 1, 153ff.
Vgl. die neuere, nicht mehr militante Variante der religionskritischen Überväter bei dem kanadischen Philosophen *Nielsen K.*: Naturalism and Religion, New York 2001, 29-55.
[43] Vgl. *Kraus G.*: Blickpunkt Mensch. Menschenbilder der Gegenwart aus christlicher Sicht, München 1983, 183f, 222f, 241f.
[44] Vgl. *Rötzer Fl.*: Cyberspace als Heilserwartung? Über das globale Gehirn oder den virtuellen Leviathan. In: Bolz N., Reijen W. van (Hgg.): Heilsversprechen, München 1998, 159-175.
[45] Die typologische Unterscheidung zwischen dem „Athener Menschen" und dem „Jerusalemer Menschen" formuliert der Theologe und Psychotherapeut Dietrich Ritschl. Das Modell des „Athener Mensch" lehnt sich stark an die antike Vorstellung vom klassisch-idealen Menschen an, der fit, lebenstüchtig, wohlbefindlich und optimistisch sein Leben positiv gestaltet. Vgl. *Ritschl D.*: „Menschenrechte und medizinische Ethik". In: Ders.: Konzepte. Ökumene, Medizin, Ethik. Gesammelte Aufsätze, München 1986, 260: „Ist denn nur die ,gesunde' Existenz wahre menschliche Existenz? In welchem Ausmaß gehört Krankheit, auch bleibende genetische Störungen, zur Menschlichkeit? Die Griechen freilich haben den Normalmenschen

sondern auch die gegenwärtige Ökonomie und Politik. Demnach kann der Mensch maximale Lebensqualität erreichen, wenn er nur sein ganzes Hab und Gut, ja seine gesamte Existenz dem Schönheits-, Fitness- und Wellness-Wahnsinn opfert.[46] Das Versprechen von Gesundheit und Schönheit durch neue High-Tech-Ernährung wird internationalisiert, „... weil sich auch Krankheiten und Sehnsüchte globalisieren (...)"[47] Gesundheit wird zur Religion und das Gesundheitssystem zum Heilsbringer hochstilisiert.[48] Alle Sinnesreize, welche die „Maschine Mensch" zulässt, sollen bis zum Limit ausgereizt werden. Es gilt: „No risk, no fun."

Doch die Geschichte der vermeintlichen Emanzipation des Menschen von jeglicher Religion und Transzendenz beweist vor allem, dass in jeder Form von immanentistisch-materialistischen Heilsversprechen Frustrationsgarantien eingebaut sind. Die Ideologie machbaren Heils hat sich, egal welcher Herkunft und Zielrichtung, als utopischer Religions-Ersatz erwiesen. Alle Verheißungen, die machbares Heil verkünden, werden früher oder später als Heils-Lügen entlarvt. Potentiell profitieren nur wenige davon. Die Zahl der Opfer innerweltlicher Heils-Hysterie sind nicht zu übersehen (in Drogenmissbrauch, Lebensüberdruss, Gesundheitsstörungen, Sinnkrisen, Gewaltbereitschaft, zerrütteten Familien usw.)

Hellsichtige Analysen haben sich als prophetisch erwiesen und offenbaren die ganze unheilvolle Dynamik und Tragik des weiterhin ungebremsten innerweltlichen Heils-Strebens in unserem Kulturkreis. Die ganze Heils-Misere besteht darin: „Ganzheitlichkeit wäre willkommen. Aber sie ist so schwer zu kaufen. Wir sind im Zustand der Entfremdung."[49]

---

netische Störungen, zur Menschlichkeit? Die Griechen freilich haben den Normalmenschen als einen geistig und körperlich wohl balancierten und leistungsfähigen, formschönen Menschen verstehen wollen."
Im typologischen Kontrast dazu spricht Ritschl vom „Jerusalemer Menschen", der sein Dasein gerade in Niederlage, Krankheit, Schwäche und Behinderung als fragmentarisches Dasein erlebt, darin nach Gottes Gegenwart fragt und die konkrete, nicht-ideale Existenz in Beziehung zu Gott deutet und lebt.
[46] Vgl. die pointierte und brillante Analyse bei *Lütz M.*: Lebenslust. Wider die Diät-Sadisten, den Gesundheitswahn und den Fitness-Kult, München 2002.
[47] *Rohwetter M.*: Ein Konzern verführt die Welt. Nestlé kämpft gegen das Image des Dickmachers. In: Die Zeit 54 (2004) 24.
[48] Vgl. *Lassek R.*: Gesundheit als Religion. In: Zeitzeichen 3 (2002) 10, 48-50.
[49] Vgl. *Meuser B.*: Gottestherapie: Warum der christliche Glaube gesund macht, Ostfildern 1993, 18: „In Wirklichkeit leben wir im Reich der ramponierten Seelen und gestörten Körper. In Wirklichkeit brauchen wir das teuerste Gesundheitssystem der Welt. 4500 DM mußten 1992 pro Person für die ‚Gesundheit' aufgebracht werden. Das sind fast 300 Milliarden DM (!) und ca. 10% des gesamten Bruttosozialproduktes. In Wirklichkeit quellen die Wartezimmer der Neurologen und Psychotherapeuten über. In dieser Wirklichkeit leben wir in der permanenten Entfremdung: Wir leben als mehr oder minder Süchtige, als Menschen mit den Spuren unserer Lebensgeschichte, als Menschen, die nicht mehr recht zu Hause sind in ihrem maroden Leib, als Menschen mit Angst, als Menschen mit Identitätsproblemen, als Menschen, die nicht mehr mitkommen, als Menschen, die psychisch nicht angepaßt sind an den

Die Ernüchterung nach dem Erwachen aus Machbarkeits-Wahn und Heils-Rausch fördert eine grundlegend positive Erkenntnis zutage: „Ein Heilsverspre-chen macht uns erst klar, daß wir Erlösung brauchen."[50] Wenn wir aber Erlö-sung brauchen, „Heil" aber weder religiös noch areligiös machbar ist, stellt sich spätestens hier die Frage, was dann die Rede vom „Heil" und die Behauptung vom „Glauben, der heil macht" überhaupt bedeuten soll? Sind solche Aussagen nicht nur überflüssig, sondern sogar kontraproduktiv? Wäre nicht „einfach" nur zu leben - ohne einen unbestimmten Glauben und ohne den christlich bestimm-ten Glauben an ein irgendwie geartetes Heil?

Dabei müsste die Frage anders gestellt werden, um das Problem konstruk-tiv angehen und nach sinnvollen Antworten suchen zu können. Die richtige Fra-ge lautet nicht „Ist Heil machbar?", sondern „Ist Heil erreichbar?" Die christli-che Religion – wie jede der großen Weltreligionen – verkündet von Anfang ge-nau dieses, nämlich: Heil ist nicht machbar, wohl aber erreichbar, und zwar auf dem Weg des Glaubens an die Erreichbarkeit des Heils. Die Heilswege und das Heilsziel sind, je nach Religion, durchaus unterschiedlich.

1.2.4 Die Dauerkrise: die Infragestellung des christlichen Heilsanspruchs

Die christliche Religion ist von Anfang an aufgetreten mit dem Anspruch, eine Heilsreligion, ja die Heilsreligion schlankweg zu sein. Und dieser Anspruch wird von Anfang an, wenn auch phasenweise unterschiedlich intensiv, bezwei-felt, bestritten und bekämpft. Die Geschichte der Alten Kirche im Kampf gegen Häresien zeugt von einem komplexen Prozess der Ausdifferenzierung der christ-lichen Religion inmitten ihrer Umwelt und dokumentiert das lebenswichtige Ringen um ihre eigene Identität. Heute, mitten im Zusammenprall der Kulturen, im Wettbewerb der Nationen und Märkte und im Sog der Globalisierung und Pluralisierung, verschärft sich dieses Problem wieder und wird sich aller Vor-aussicht nach weiterhin zuspitzen.[51]

Die christliche Religion und ihr Anspruch, Heilsreligion zu sein, stehen vor der drängenden Aufgabe, sich ihrer eigenen Beanspruchung und Beauftra-gung, ihrer zentralen Inhalte und ihrer wichtigsten Ansprüche an sich selbst und an die Mitwelt zu vergewissern, die sie ja heilsam wie Sauerteig durchdringen will und soll (vgl. Mt 13,33, aber auch Mt 16,6). Diese evidente Problemlage er-

---

Verdrängungswettbewerb der Superleute. Und dann dieses Trommelfeuer: Entdeck dich selbst, mach mehr aus dir, don't worry – be happy!"
[50] *Bolz N., Reijen W. van (Hgg.):* Heilsversprechen, München 1998, 9.
[51] Vgl. *Huntington S. P.:* Der Kampf der Kulturen. Die Neugestaltung der Weltpolitik im 21. Jahrhundert, München 1996.
Allerdings ist Huntingtons eher kulturpessimistische These umstritten. So begreifen manche gegenwärtige religionssoziologische Studien den Gestaltwandel von Kulturen und Religionen im globalen Kontext und die Veränderungen der Phänomene Religion und Religiosität im christlichen Milieu eher als Chance und positiv als Transformationsprozesse, vgl. Anm. 39.

fordert nicht weniger als einen individuellen und kollektiven Prozess der Bewusstwerdung: Was macht meine Identität als Christ oder Christin und unsere spezifisch christliche Identität aus?

Die notwendige christliche Identitätsfindung provoziert einen individuellen und kollektiven Suchprozess. Dieser Erkenntnis- und Suchprozess bedeuten, so ist zu vermuten, zugleich einen Ausscheidungsprozess. Verlorenes ist wieder zu finden, wenn es ernsthaft gesucht wird, und Verbrauchtes oder gar Verkehrtes ist loszulassen, wenn es als solches identifiziert ist.

1.2.5 Der Vorwurf: von einer „heißen" Heilsreligion zur „kalten" Zivilreligion

Zu den wesentlichen Merkmalen einer „heißen" Religion, so eine bedenkenswerte These, gehören lebendige religiöse Sehnsucht (aus einer Religion heraus), Sehnsucht nach (einer) Religion, nach Ekstatischem und Apokalyptischem. „Auch das Christentum war einmal in diesem Sinne heiß: ekstatisch und apokalyptisch. Das ist vorbei. Aus dem Christentum ist weitgehend das kalte Projekt der Zivilreligion geworden. Spiritueller Flankenschutz bei der Bewältigung innerweltlicher Probleme, vor allem Moral und Kontingenz (= Schicksal) betreffend, die sich auch ohne solche Hilfe lösen lassen. Die ‚kalte' Religion kommt ohne ernsthafte Transzendenz aus. Sie ist immanent gerichtet, pragmatisch, karitativ, rhetorisch. Die Glaubenswelt ist soweit psychologisiert und soziologisiert, daß daraus ein Gemisch wird aus Sozialethik, institutionellem Machtdenken, Psychotherapie, Meditationstechnik, Museumsdienst, Kulturmanagement, Sozialarbeit (...) Anders die ‚heiße' Religion: ihre Wahrheit will das Ganze des Lebens erfassen und verwandeln; hier gibt es keine Trennung der Wertsphären. Sie greift nach der ganzen Welt und will zugleich von dieser Welt erlösen. Sie lockert die Weltbindung und löst sie vielleicht sogar ganz auf, entweder sanft und mystisch oder zerstörerisch."[52]

Bisherige Konsensvorstellungen von bewährten traditionellen Werten und religiösen Überzeugungen werden heute nicht nur im abendländischen Kulturkreis, aber dort besonders intensiv relativiert. Die christliche Religion steht inmitten eines globalen Ausscheidungs-Wettbewerbes und hält dem Druck – wie lange noch? – stand.[53] Das unterscheidend Christliche (*differentia christiana*) in Jesus Christus als „dem Weg, der Wahrheit und dem Leben" (vgl. Joh 14,6)[54]

---

[52] *Safranski R.:* Religiöse Sehnsucht – Sehnsucht nach Religion. In: *Ruff W. (Hg.):* Religiöses Erleben verstehen, Göttingen 2002, 14.
[53] Vgl. die Analyse bei *Böttigheimer Chr.:* Christlicher Heilsweg im Religionspluralismus. In: Stimmen der Zeit 222 (2004) 51-62.
[54] Die *differentia specifica* der christlichen Religion formulierte bereits *Augustinus A.:* Retractationum libri I, 4,3. In: CCL 57, 14f: „Item quod dixi *ad sapientiae coniunctionem non una uia perueniri,* non bene sonat, quasi alia uia sit praeter Christum qui dixit: Ego sum uia."

38

droht durch die Sogwirkung voluntaristischer Patchwork-Religiosität herunter-
gezogen und aufgelöst zu werden. Das nicht dogmatisierte und immer wieder
kontrovers diskutierte, dennoch jahrhundertelang wirksame Axiom „extra ecclesiam nulla salus" als Antwort auf die Frage, wie das Heil zu erlangen ist, ist bereits aufgeweicht und wirkt nicht mehr kirchenbildend.[55]

Dabei besteht kein Zweifel, dass die christliche Religion nicht den An-
spruch erhebt, als System den anderen Religionen überlegen zu sein. Vielmehr
sieht sie sich mehr als andere Religionen dazu befähigt und beauftragt, auf Jesus
Christus als dem einzigen Weg zum Heil zu verweisen. Christliche Kirche und
Heil sind nicht identisch. Kirche ist Sakrament, Zeichen und Werkzeug des
Heils, nicht aber das Heil oder der Heilsweg selbst (vgl. z. B. LG 1.9.48.59).

1.2.6   Der Zweifel: ist die christliche Religion noch glaubwürdig?

Karl Rahner kommentierte den Anspruch der christlichen Religion, Heilsreligion zu sein[56], und unterstrich glaubens- und heilsoptimistisch: „Der Glaube ist
immer und in jedem Fall im christlichen Verständnis Heilsmacht."[57] Für Rahner
wirkt sich der christliche Glaube auf „das Heil des ganzen Menschen" aus, nicht
nur auf seine psychische Gesundheit, wenn auch die empirischen Wirkungen
nicht eindeutig zu bestimmen sind.[58] Rahner resümiert, dass der christliche
Glaube Heilung und Heil schenkt. Seine abschließende Frage - „Gibt es eine
größere Heilungskraft als die Heilsmacht des Glaubens?" - dürfte rhetorisch zu
lesen sein.[59]

Dem transzendentaltheologisch begründeten Idealismus Rahners stehen
jedoch empirischen Defizite in der christlichen Heils-Wirklichkeit entgegen.
Fehlentwicklungen in Christentum und Kirche, so die Hypothese, haben die heutigen Glaubwürdigkeitsprobleme des christlichen Glaubens entscheidend mit zu
verantworten. „Zwischen ‚Heil' und ‚Heilung' klafft im wahrsten Sinne des
Wortes ein himmelweiter Graben. Heil ist weit im Himmel, aber nicht ‚himmlisch', im Sinne von erstrebenswert. Heilung ist hocherstrebenswert, aber ein

---

Ders.: Epistularum 104, 12. In: CSEL 34: "... nam et in scripturis sanctis et uiae leguntur et
uia : uiae, sicut illud est : Docebo iniques uias tuas et impii ad te conuertentur, uia, sicut illud:
Deduc me in uia tua et ambulabo in ueritate tua (...) Uniuersae uiae domini misericordia et
ueritas."
[55] Dieses Axiom geht zurück auf Cyprian und Origenes.
Vgl. *Cyprian:* De catholicae ecclesiae unitate, c. 6. In: CSEL 3/1, 214f; *ders.:* Epistulae 73,
21. In: CSEL 3/2, 794f; *Origenes:* In Jesu Nave 3,5. In: PG 12, 841f.
[56] Vgl. den gleichnamigen Aufsatz bei *Rahner K.:* Heilsmacht und Heilungskraft des Glaubens. In: *Ders.:* Schriften zur Theologie, Band 5, Einsiedeln-Zürich-Köln 1962, 518-526. Vgl.
*ders.:*Grundkurs des Glaubens: Einführung in den Begriff des Christentums (1976), 10. Auflage, Freiburg i. Br. 1984, 50-53: „Die personale Daseinsfrage als Heilsfrage".
[57] *Rahner K.:* Heilsmacht und Heilungskraft des Glaubens, 520.
[58] *Rahner K.:* Heilsmacht und Heilungskraft des Glaubens, 522ff.
[59] *Rahner K.:* Heilsmacht und Heilungskraft des Glaubens, 526.

sehr irdisches, medizintechnisches Problem: ‚himmlisch', wenn es die Spezialisten in den Griff bekommen!" Dieser Analyse folgt das pointierte Urteil: „Das Christentum hat sich den Ruf eingehandelt, eine Religion der Heilsschwätzerei und der leeren Zeichen zu sein. Mehr noch: Christen, die heute von Ganzheitlichkeit reden, müssen damit rechnen, daß man ihnen einen gehörigen historischen Exkurs über die Leibfeindlichkeit des Christentums angedeihen läßt. Macht die Heilsreligion am Ende krank statt heil? Für den christlichen Glauben ist das eine Überlebensfrage. Es wäre in der Tat geradezu obszön, täglich vom Heil zu reden und gleichzeitig eine heillose, weil krankmachende ‚Seelsorge' zu betreiben. Für Christen geht es um nichts weniger als um die Glaubwürdigkeit ihres Glaubens (...)"[60]

Die Frage nach dem christlichen Glauben als Heilsmacht ist zweifellos auch eine kritische Anfrage an das ekklesiologische Selbstverständnis von Kirche.

1.2.7 Eine wichtige Prämisse: Gesundheit ist nicht gleich Heilung ist nicht gleich Heil

„Heil und Gesundheit haben miteinander zu tun."[61] Gesundheit, Wohlbefinden, Lebensglück, Heilung und Heil hängen inhaltlich und strukturell eng miteinander zusammen. Heilung, Heiligkeit und Heil konvergieren in einem gemeinsamen sprachlichen Ursprung.[62] Derzeit lässt sich jedoch ein ganz einseitiger Trend zur Sorge um die eigene Gesundheit feststellen unter dem Leitmotiv „Hauptsache gesund!" Ob ein Leben heil- oder unheilvoll erlebt wird, hängt für die meisten Menschen heute davon ab, ob es ihnen gesundheitlich wohl ergeht, wobei Gesundheit überwiegend physiologisch und psychisch-emotional verstanden wird.[63]

Der Kult um die persönliche Gesundheit kämpft heute mit allen Mitteln um den Menschen und dessen Sehnsucht nach Ganzheit, Vollkommenheit und Heil. Im Hintergrund dirigiert ein materialistisch-reduktionistisches Menschen-

---

[60] *Meuser B.:* Gottestherapie, 20. 133. Meuser hält seine programmatische „Gottestherapie", die er als einen neuen „Lebensstil, eine neue Diätetik – also eine Lehre von der richtigen Ordnung und dem richtigen Gebrauch des Lebens (...)" versteht, gegen die These von der „Gottesvergiftung". Als Ursache für das Gesundheitsproblem unserer Zeit bzw. unseres Kulturraums macht Meuser scharfsichtig das „Götzenproblem" aus: Egoismus, Egomanie, Narzissmus, Machbarkeitswahn.

[61] *Häring B.:* Vom Glauben, der gesund macht. Ermutigung der heilenden Berufe, Freiburg i. Br. 1984, 61.

[62] Vgl. Anm. 1172.

[63] Nach dem Motto: „Was hülfe es dem Menschen, wenn er die ganze Welt gewänne und säße in deren Besitz mit einem Magenkrebs, Sodbrennen und Prostataschwellung" (nach John Steinbeck, 1953, Quelle unbekannt).

40

bild: „... und das höchste Gut ist doch die Gesundheit (...)"[64] Statistiken belegen, wie selbst in Zeiten der wirtschaftlichen Stagnation oder gar Rezession den Deutschen nichts so teuer ist wie ihre Gesundheit. Die Ausgaben für Wellness haben sich in den letzten zehn Jahren mehr als verdreifacht.[65] Sport, Kuren, Vitamine und Naturkost gelten als (All-)Heilmittel, um Jugendlichkeit, Schönheit, Fitness und Wohlbefinden zu erhalten und zu steigern. Gleichzeitig wird in dieser Unkultur der diesseitigen Lebensgier die harte Tatsache des Todes jedes irdischen menschlichen Lebens geradezu strategisch verdrängt.

Alternativmedizin, anthropologische Medizin, psychomatische Medizin, esoterische Heilpraktiken, Schamanismus, Lebensphilosophie – viele verschiedene Theorien, Methoden und Techniken schwimmen mit im breiten Wellness-Strom. Oft genug werden den Wellness-Jüngern und -Jüngerinnen platte, nicht selten utopische Heilsversprechen gegeben.[66] Zweifelhafte Erfolgsstorys von Wunderheilern und Wunderheilungen nähren totalitäre und unrealistische Hoffnungen verwundeter Menschen auf Heilung als Abschaffung aller Krankheiten. Die Wellness-Manie treibt mindestens zwei großen Gefahrenwellen vor sich her: zum Einen die Versuchung zur Selbsterlösung des Menschen[67] und zum Anderen die Leugnung der Wirklichkeit, dass manche Wunden, Verletzungen und ganze Lebensgeschichten bis zum Ende eben nicht heilen.[68]

Um nicht in ideologisch getrübtes Fahrwasser zu gelangen, ist bereits hier eine wichtige Prämisse zu setzen: „... Gesundheit ist nicht Heil, aber Heil setzt bei der Gesundheit des Menschen an, bewahrt sie und hebt sie auf. Damit ist die Gesundheit als Gut des Menschen ausgezeichnet, das zu erhalten oder wiederherzustellen er gefordert ist. Jedoch ist es nicht das höchste Gut."[69]

---

[64] *Lütz M.*: Wenn Wellness Wahn wird. In: Welt am Sonntag 54 (2002) 27, 10; Lütz, Chefarzt eines psychiatrischen Krankenhauses in Köln, meint zum übersteigerten Gesundheits- und Fitnesskult: „... Der herrschende Gesundheitsfanatismus vergeudet nicht nur kostbare Lebenszeit, neuerdings nimmt er das Leben sogar direkt. Wenn Gesundheit und infolgedessen ‚heilen' das letzte und oberste Ziel ist, dann darf man fürs Heilen auch kleine Menschen am Anfang ihres Lebens opfern. Für solche lebensgefährlichen Konsequenzen hat man neulich den handlichen Begriff 'Ethik des Heilens' erfunden. Die 'Ethik des Heilens' ist der Fundamentalismus der Gesundheitsreligion. Wer dagegen argumentiert, gilt als zynisch. Menschenopfer waren übrigens auch in anderen Religionen durchaus üblich."
[65] Vgl. *a. a. O.*, 10.
[66] Vgl. *Böhme G.*: Philosophie und Esoterik. Konkurrenten um die geistige Orientierung der Zukunft. In: *Bolz N., Reijen W. van (Hgg.)*: Heilsversprechen, 11-24; *Schockenhoff E.*: Krankheit – Gesundheit – Heilung. Wege zum Heil aus biblischer Sicht, Regensburg 2001, 1ff; *Bittner J. W., Pfeifer S.*: An Leib und Seele heil werden. Alternativmedizin, Psyche und Glaube, Wuppertal 1996, 25ff.
[67] *Bolz N.*: Selbsterlösung, 219: „... Das selbsterlöste Individuum liebt die Menschheit und genießt sich dabei im Narzißmus des ethischen Appells: Ich bin besser als der konkrete je andere."
[68] *Frick E.*: Sich heilen lassen, Würzburg 2005, 64f.
[69] *Noichl F.*: Heil durch Medizin? Moraltheologische Überlegungen zur Normativität des Gesundheitsbegriffs. In: Zeitschrift für medizinische Ethik. Wissenschaft, Kultur, Religion, 47 (2001) 79.

Die biblische Offenbarung bekräftigt und unterstützt das Streben des Menschen nach Gesundheit, Heilung und Heil, aber im vollen Bewusstsein der ganzen Wirklichkeit: „Alle menschlichen Heilungsziele werden (...) nur als vorletzte gesehen. Denn das Heil des Menschen ist größer als die Heilung."[70]

1.3 Der Versuch: neue theologische Perspektiven

1.3.1 „Heil" als das soteriologische Schlüsselwort für die Theologie

„Macht der Glaube heil?" führt in das innere Zentrum von Glaube und Theologie. In dogmatisch-soteriologischer Perspektive heißt das: „Ausgangspunkt ist die Frage nach der absoluten Zukunft, nach dem ewigen Heil oder ewigen Unheil des Menschen. Mittelpunkt ist das Grundproblem christlicher Theorie und Praxis: das Verhältnis Gott-Mensch, die theoretische Erklärung und die praktische Verwirklichung der Beziehung zwischen Gott und Mensch. Zielpunkt ist: den Weg zu erkennen und zu gehen, der zum ewigen Heil führt."[71]

Der Hermeneutik der soteriologischen Grunddimension „Heil" kommen für die christliche Theorie und Praxis fundamentale Bedeutung zu, denn „... Heil ist als zentraler theologischer Terminus der Inbegriff der Vollendung des menschlichen Verlangens nach einem endgültigen Innewerden von Wahrheit und Güte in Freiheit und Liebe. Geschichtlich kommt es zustande durch die erlösende, befreiende und rettende Tat Gottes. Im tiefsten Sinn ist Heil die Gegenwart Gottes beim Menschen (...) Negativ formuliert ist Heil die Abwesenheit von Gottverlassenheit, Haß, Zerstörung, Verzweiflung, Ausbeutung, Hunger, Not, Krankheit, Tod ..."[72]

Heil ist, christologisch reflektiert, das große Gottesgeschenk in Jesus Christus. „Als Hauptpunkt und gleichsam Zentrum seiner Frohbotschaft verkündet Christus das Heil, nämlich das große Geschenk Gottes, das nicht nur als Befreiung von all dem anzusehen ist, von dem der Mensch niedergedrückt wird, sondern vor allem als Befreiung von der Sünde und vom Bösen, die mit der Freude verbunden ist, die einer spürt, wenn er Gott erkennt und von ihm erkannt wird, ihn sieht und in ihm getrost ruht (...)" Christologie und Soteriologie sind nicht nur als Traktate der Theologie aufeinander bezogen. Sie sind ineinander verwoben und jeder Traktat schließt mehr oder weniger die Frage nach dem Heil mit ein. „... Von daher ist an sich die ganze Theologie der Heilsgeschichte, von

---

[70] Vgl. *Frick E.:* Sich heilen lassen, Würzburg 2005, 67.
[71] *Kraus G.:* Vorherbestimmung. Traditionelle Prädestinationslehre im Licht gegenwärtiger Theologie, Freiburg – Basel – Wien 1977, 17 (Ökumenische Forschungen II, 5).
[72] *Müller G. L.:* Art. Heil. In: *Beinert W. (Hg.):* Lexikon der katholischen Dogmatik, Freiburg i. Br. ³1991, 236.

der die Lehre von 'Gott' an sich – Theologie schlechthin – gar nicht adäquat abgehoben werden kann, Soteriologie (...)"[73]

Theologie als Soteriologie lebt in der Spannung zwischen den Polen des Glaubenswortes (fides, quae) und des Glaubenssubjektes (fides, qua). „Wenn Glaube *Heils*glaube ist und wenn S. (Soteriologie, R. F.) Lehre vom Heil ist, dann hat an sich S. bei vollem Ernstnehmen des Wortes eigentlich auch die subjektive Heilsaneignung, die soteriologische fides qua, zum Thema."[74]

Im Hinblick auf die Bedeutung der Soteriologie für die gesamte Theologie folgt: „Heil" ist mehr als nur ein zentraler theologischer Begriff mit vielen Assoziationen und Konnotationen. „... 'Heil'ist ein soteriologisches Schlüsselwort von umfassendem Charakter. Es begreift alles in sich, was das Christentum in Verkündigung und Lehre über das zu sagen hat, was von Gott her in und durch Jesus Christus für den Menschen und die Welt geschehen ist ..."[75]

1.3.2 Dogmatische Soteriologie als hermeneutische Methode und integrale Perspektive

Empirische Grundvoraussetzung für die Relevanz aller Soteriologie ist die ursprüngliche und ursächliche Heilserfahrung: Gott rettet.[76] Diese Erfahrungen systematisch-theologisch zu reflektieren ist Aufgabe der dogmatischen Soteriologie.

Dogmatische Soteriologie bietet sich wissenschaftlich an als systematische Hermeneutik. Sie eröffnet die Möglichkeiten einer ganzheitlich-reflexiven Perspektive auf das Ganze des christlichen Glaubens und seiner Theologie. Weiterhin ermöglicht dogmatische Soteriologie eine transzendierende und entgrenzende Perspektive auf die Summe der Theologie, da sie zwar den einzelnen theologischen Traktaten immanent ist, aber deren relativ begrenzte Systematik überschreitet. „Die Inhalte (Gott, Jesus Christus, Kirche, Sakramente, Gnade usw.) sind je für sich schon *auf soteriologische Weise* zu verstehen und zu interpretieren: ‚soteriologisch' ist ein adverbialer modus dicendi et agendi der Theologie überhaupt."[77] Auf der Metaebene zeigt sich Soteriologie „... als eine durchgehende transzendentale Dimension und Ausrichtung der Theologie, die nicht auf einen regionalen Traktat einzugrenzen ist."[78]

[73] *Rahner K.:* Art. Soteriologie. In: *Darlap A., Rahner K. (Hgg.):* Sacramentum Mundi. Theologisches Lexikon für die Praxis, Bd. 4, Freiburg-Basel-Wien 1969, 590.
[74] *Rahner K.:* Art. Soteriologie, 595.
[75] *Seils M:* Art. Heil IV.Dogmatisch. In: TRE, Bd. 14, 622.
[76] Vgl. auch *Werbick J.:* Soteriologie, Düsseldorf 1990, 9.
[77] *Wiederkehr D.:* Glaube an Erlösung. Konzepte der Soteriologie vom Neuen Testament bis heute, Freiburg-Basel-Wien 1976, 23.
[78] *Wiederkehr D.:* Glaube an Erlösung, 137f.

Dogmatische Soteriologie ist eine zugleich innovatorische und praxisbe-
zogene Perspektive, die in Wechselwirkung steht sowohl mit der dogmatischen
„Innenwelt" des Christentums als auch mit der konkreten „Außenwelt" des gelebten christlichen Glaubens. „Man kann von einer eigentlichen *Schrittmacher-
funktion* der Soteriologie auf die Theologie sprechen; an ihr zeigt sich, daß der
Wirklichkeitsbezug nicht erst *nach* der systematischen Theologie durch die
praktische Theologie besorgt werden kann, sondern in der Soteriologie ins Zentrum der Systematischen Theologie hereingreift."[79]

1.3.3 Die dogmatisch-soteriologische Ausgangsfrage

In synchronischer Perspektive stellen sich also der dogmatischen Soteriologie,
ähnlich wie einer ganzheitlichen dogmatischen Gnadenlehre[80], die zentralen
Fragen: „Wie ist heute in unserer Zeit und angesichts unserer geistigen, gesellschaftlichen, politischen Situation die Botschaft vom erlösten und heilen Menschen zu verstehen und auszulegen, daß sie sowohl dem biblischen Zeugnis als
auch dem gegenwärtigen Kairos gerecht wird? Wie und wo erfährt der Mensch
heute anfängliches Heil, Beglückung und Freude, so daß solche Erfahrungen
Analogie und *Verstehensansatz* dafür abgeben, von Gottes Heil und von der
durch Gott geschenkten letzten Vollendung menschlichen Lebens zu sprechen?"[81]

In diachronischer Perspektive ist exemplarisch nach den Ursprüngen und
Wandlungen, möglicherweise nach den Verlusten für das Verständis des christlichen Glaubens als Heilsmacht zu fragen. Die geschichtsorientierte Perspektive
fragt: „Wie wird die ursprüngliche Heilsbotschaft von Jesus Christus im Verlauf
der Glaubens- und Theologiegeschichte je neu verstanden und in den Kontext
der menschlichen Unheilserfahrungen und Heilserwartungen hineingestellt?"[82]

---

[79] *Wiederkehr D.:* Glaube an Erlösung, 136f.
[80] Vgl. exemplarisch *Kraus G.:* Gnadenlehre – Das Heil als Gnade. In: *Beinert W. (Hg.):*
Glaubenszugänge. Lehrbuch der katholischen Dogmatik, Bd. 3, Paderborn u. a. 1995, 195-
305; 159: „... Gnade ist die Kurzformel für die Liebe Gottes zu den Menschen. Diese Liebe
Gottes zu den Menschen zeigt sich konkret in der Geschichte mit völlig freien Geschenken
zum Heil der Menschen (...)"
[81] *Greshake G.:* Gottes Heil – Glück des Menschen. Theologische Perspektiven, Freiburg i.
Br. 1983.
[82] *Wiederkehr D.:* Glaube an Erlösung, 123.

Hauptteil A

Der erste große Teil dieser Untersuchung analysiert die theologisch-soteriologischen Modelle bei Eugen Biser und Eugen Drewermann. Beide zeitgenössischen Autoren gehören zweifellos zu den bedeutendsten Vertretern ihrer jeweiligen Theologengeneration und der heutigen Theologie insgesamt. Sie treten immer wieder, auch im Zusammenhang, für die Wiedergewinnung eines heilenden Glaubens und einer therapeutischen Theologie ein.[83]

Die Auswahl der Autoren orientierte sich an folgenden Kriterien: 1) Zeigen deren Gesamtwerke einen expliziten soteriologischen Ansatz? 2) Sind von ihrer theologischen Hermeneutik nachhaltige und innovative Impulse für den christlichen Glauben und die Kirche zu erwarten? 3) Treten deren Modelle ausdrücklich für den interdisziplinären Dialog ein? 4) Rezipieren die Autoren auch Äußerungen in Kunst und Literatur, die einen Zugewinn im Hinblick auf die Frage nach der Heilsmacht des christlichen Glaubens erwarten lassen?

Die Auseinandersetzung mit beiden Autoren geschieht jeweils nach systematisch-theologischen Gliederungsaspekten und im Sinne einer werkimmanenten Verstehensanalyse. Darauf folgt eine eigenständige Synthese, wie der christliche Glaube als Heilsmacht im Anschluss an Eugen Biser und Eugen Drewermann zu verstehen ist und geglaubt werden kann.

2 „Neue Theologie" bei Eugen Biser

„Wer glaubt, unterwirft sich keinem Regelsystem und keinem ideologischen Zwang; vielmehr geht der Glaubende auf den Anruf ein, den der Offenbarer durch seine Selbstmitteilung an ihn richtet und der, weil er von dem 'Vater der Erbarmung und Gott allen Trostes' (2 Kor 1,3) ausgeht, das 'Heil' des Menschen im umfassenden Sinn dieses Ausdrucks will."[84]

2.1 Vorbemerkungen
2.1.1 Der Fragehorizont und die Methode der Reflexion
Ein Blick über Eugen Bisers Gesamtwerk zeigt eine auffällige Eigentümlichkeit: Bisers Glaubensdenken präsentiert sich nicht in Form einer nach Traktaten ge-

---

[83] *Albus E. (Hg.):* Welches Credo?, Eugen Drewermann, Eugen Biser, Freiburg i. Br. 1993.
[84] *Biser E.:* Der inwendige Lehrer. Der Weg zu Selbstfindung und Heilung, München 1994, 12.

gliederten Systematik. Damit stellt sich die hermeneutisch-kritische Frage: Ist Bisers Modell als eine Addition von mehr oder weniger unverbundenen Einzeluntersuchungen zu verstehen? Aber ein Vordringen in die Tiefenstrukturen seiner Arbeiten fördert die Erkenntnis zutage, dass Biser zwar keine Systematik mit Traktaten im traditionellen Stil erarbeitet hat, sein Opus aber systemisch zusammenhängt und organisch gewachsen ist, unbeschadet der Beobachtung, dass auch Bisers Werk differenzierte Phasen aufweist.[85]

Die Religionsphilosophie und Fundamentaltheologie Bisers präsentiert sich als weitgespannter und vielschichtiger Spannungsbogen, der sich aus vielfältigen und häufig weit auseinander liegenden Problemfeldern aufbaut. An den Fundamenten der Einzelwerke zeigen sich stets Bisers glaubensdenkerische Grundpole: die dialogische Spannung zwischen dem konkreten Dasein des heutigen geschichtlichen Menschen (Frage) und dem „Vollbild" des Menschen in Jesus Christus (Antwort). Zwischen diesen Grundpolen oszillieren alle Einzelthemen.

Den Verzicht auf eine Systematik im traditionellen Sinn begründet Biser mit dem Hinweis, dass solche Systeme Ausdruck eines akademischen Asketismus sind. Von diesem ist angesichts der Dynamik heutiger Gesellschaft kein positiver Beitrag zur kreativen Entfaltung des Denkens mehr zu erwarten. Pate des Biserschen Systemverzichts ist wohl auch die Systemkritik bei Kierkegaards, die Biser allem Anschein nach in die theologische Tat umsetzt.[86]

Trotz Bisers Verzicht auf eine Systematik geschieht die werkimmanente Verstehensanalyse in systematischer Gliederung, da dieses Vorgehen einerseits die systemische Kohärenz bei Biser aufzuzeigen kann und andererseits die Vergleichbarkeit mit anderen Theologien vereinfacht. Die leitenden Fragen und die gesuchten Antworten der werkimmanenten Analyse sind: 1) Warum glauben Menschen? - Bisers Anthropologie und Glaubenstheorie. 2) Ist der Glaube an Jesus Christus eine Heilsmacht? - Bisers Christologie und Soteriologie. 3) Was bedeutet dieser Glaube für die Existenz der Kirche? - Bisers Ekklesiologie. 4) Bedarf es für Mensch, Glaube und Kirche eines neuen theologischen Denkens? - Bisers Modell einer therapeutischen Theologie.

---

[85] Vgl. *Ruster Th.*: Sakramentales Verstehen, Frankfurt-Bern-New York 1983 (Disputationes theologiae 14). Ruster fasst in seiner Dissertation die sprachtheoretische Phase Bisers zusammen.

[86] Biser greift die Systemkritik Kierkegaards in „Die Krankheit zum Tode" auf. Kierkegaard sieht „verblüffende Beispiele" von Denkern, die er namentlich nicht nennt, die als großartige Architekten geistiger Systeme außerhalb ihrer eigenen Systementwürfe armselig existieren – in einem „Schuppen nebenan", in einer „Hundehütte" oder bestenfalls in einer „Portierwohnung" -, da sie ihre eigene existentielle Unterkunft nicht in ihren Systementwurf integriert haben. Kierkegaard übt damit radikal Kritik an einer Systembildung, die dem Menschen keine existentielle und persönliche Möglichkeit zur Partizipation und damit keinen Raum zum Leben bietet, weil derartige Systeme lebensfremd oder gar lebensfeindlich konstruiert sind. Vgl. *Kierkegaard S.*: Die Krankheit zum Tode, hrsg. und übers. von Liselotte Richter, Reinbek 1962, 42 .

Der anthropologische Ansatz bei der Analyse der Glaubenssituation des konkreten Menschen ist notwendig, da der Mensch der heutigen Glaubenssituation in Bisers Augen dem Bild des *homo abyssus* (Augustinus) gleicht, der am Abgrund seines Daseins steht und radikal gefährdet ist wie nie zuvor in der Geschichte. Der radikale Zugang zu Mensch und Glaube von der Anthropologie her nimmt die nach wie vor aktuelle Forderung nach der grundlegenden anthropologischen Wende der Theologie ernst.

Diese Untersuchung strebt keine vollständige kritische Aufarbeitung des Biserschen Gesamtwerkes an.[87] Eine umfassende Bibliographie liegt bereits vor.[88]

Biser tritt heute mit dem Anspruch einer „Neuen Theologie" als einem neuen theologischen Paradigma auf.[89] Die Analyse der Positionen Bisers geschieht weitestgehend werkimmanent und versucht „von innen" her seine neue Theologie zu analysieren und zu verstehen.

2.1.2 Der Lebensweg und die Lebensleistung Eugen Bisers

Eugen Biser (* 6. Januar 1918 in Oberbergen am Kaiserstuhl), Dr. phil., Dr. theol, Dr. h.c., legte 1937 sein Abitur am Friedrich-Gymnasium in Freiburg ab. Das anschließende Theologiestudium musste er von 1939 bis 1943 unterbrechen, da er als Soldat an den Feldzügen in Frankreich und Rußland teilnahm. Trotz schwerer Verwundung überlebte er den Krieg, nahm das Theologiestudium 1944 wieder auf und beendete es nach dem Krieg in Freiburg. Im Jahr 1946 ließ er sich zum Priester weihen.[90] Bis 1965 arbeitete Biser als Seelsorger, Religionslehrer und Publizist: zunächst an verschiedenen Orten der Erzdiözese Freiburg, von 1949 an als Religionslehrer am Helmholtz-Gymnasium in Freiburg, zeitgleich ab 1950 als Verantwortlicher für kirchliche Sendungen im Studio Heidelberg des Süddeutschen Rundfunks.

Eugen Bisers wissenschaftliche Karriere startete unter schwierigen Voraussetzungen:

---

[87] Das Gesamtwerk Eugen Bisers umfasst mehr als 70 Monographien und eine kaum zu übersehende Anzahl an Aufsätzen in Büchern, Zeitschriften und Zeitungen - Reden, Hörfunk- und Fernsehbeiträge nicht mitgerechnet.

[88] Vgl. dazu *Reger J.*: Die Mitte des Christentums – Eugen Bisers Neubestimmung, Habilitationsschrift an der theologischen Fakultät der Universität Trier, eingereicht im Juni 2004. Reger hat eine umfassende Bibliographie zu Bisers Gesamtwerk zusammengestellt.

[89] „Neue Theologie" lautet auch der gleichnamige Titel einer Reihe von Gesprächen zwischen Eugen Biser und Richard Heinzmann, die in der Bibliothek Romano Guardinis aufgezeichnet wurden und seit Frühjahr 2003 wöchentlich auf BR-Alpha ausgestrahlt wurden. Dort entfaltet Biser in Dialogen seine Neubestimmung des Christentums, die er selbst nicht nur als neues Programm, sondern ausdrücklich als Paradigmenwechsel versteht.

[90] Zur Motivation Bisers Priester zu werden vgl. *Schaller A.*: Gott brach sein Schweigen – Ein Gespräch mit Eugen Biser, 14f.

48

- 1956 theologische Promotion - trotz erheblicher Rückschläge und Behinderungen[91] - in Freiburg bei Bernhard Welte über religiöse Grenzerfahrungen in der Dichtung Gertrud le Forts, erschienen mit dem Titel „Überredung zur Liebe";
- 1961 philosophische Dissertation in Heidelberg bei dem jüdischen Philosophen und bekennenden Atheisten Karl Löwith, erschienen 1962 als Buch: „Gott ist tot – Nietzsches Destruktion des christlichen Bewußtseins";
- 1965 Habilitation an der Universität Würzburg mit einer Studie zum Thema „Theologische Sprachtheorie und Hermeneutik" (erschienen 1970);
- von 1965-1969 Professur für Fundamentaltheologie in Würzburg und Leiter des von ihm gegründeten Herman-Schell-Instituts; parallel Lehraufträge an den Universitäten Marburg, Saarbrücken, Bochum und Passau;
- 1974 Nachfolger Karl Rahners auf den Romano-Guardini-Lehrstuhl für Christliche Weltanschauung und Religionsphilosophie an der Universität München, den er bis zu seiner Emeritierung 1986 innehatte; daneben permanente Tätigkeit als Publizist, Seelsorger, Lehrer und Prediger, vor allem als Prediger in St. Ludwig in München in der Nachfolge Romano Guardinis und Karl Rahners;
- Seit 1987 Leitung des von ihm selbst ins Leben gerufenen Seniorenstudiums der Universität München;
- Mitglied der Acedemia Scientiarum et Artium Europaea in Salzburg und ehemals Dekan der Klasse VII (Weltreligionen), Mitglied der Heidelberger Akademie der Wissenschaften.

1997 erhielt Eugen Biser den Romano-Guardini-Preis der Katholischen Akademie Bayern, 2001 den Peter-Wust-Preis. Um das philosophische Denken Bisers zu vertiefen und weiterzuführen wurde die „Eugen-Biser-Stiftung für Dialog aus christlichem Ursprung" gegründet.[92]

2.1.3   Wichtige Leitmotive und Schlüsselbegriffe bei Eugen Biser
2.1.3.1   Hermeneutik als der Königsweg für Theologie und Philosophie
Biser gilt heute als einer der renommiertesten Theologen in der katholischen Kirche weit über den deutschsprachigen Raum hinaus. Nach dem Zweiten Vati-

---

[91] Vgl. *Schaller A.:* Gott brach sein Schweigen – ein Gespräch mit Eugen Biser, München ²2000, 21. Nach Bisers Selbstaussage wurde ihm zunächst von seinem Heimatbischof Wendelin Rauch das theologische Promotionsstudium verweigert. Seine daraufhin eigenverantwortlich verfasste Abhandlung zum Thema „Kosmos der Tugenden", die von beiden Referenten, Moraltheologe Müncker und Fundamentaltheologe Seiterich, später Erzbischof, als ausgezeichnet bewertet wurde, „hintertrieb" der Religionsphilosoph Bernhard Welte. Daraufhin lehnte Welte auch Bisers Vorschlag ab, über Franz Rosenzweigs „Stern der Erlösung" zu promovieren.
[92] Vgl. www.eugen-biser-stiftung.de.

kanum brachte er mit der hermeneutischen Fundamentaltheologie ein neues Grundmodell in die katholische Theologie ein, das er selbst im Verlauf seines Gesamtwerks stetig weiter entwickelte. Das Modell der hermeneutischen Fundamentaltheologie macht sich die Einsichten der philosophischen Hermeneutik und deren differenzierten Begriff von Autorität zunutze.[93] Autorität hat demnach nicht der Machthaber, der seine Macht erhalten will, sondern der Lehrer, der etwas zu sagen hat und dabei sich selbst opfert. Sein Gewinn besteht darin, dass der Schüler nach der Belehrung den Lehrer verstanden hat und auf derselben Stufe steht wie der Lehrer.

Davon ausgehend versteht hermeneutisch konzipierte Fundamentaltheologie den christlichen Glauben anders und neu. Demnach ist Gehorsam nur ein Element, nicht schon das Ganze des Glaubens, da sich der Glaube des Menschen dem im Offenbarungswort zu ihm redenden Gott nur unterwirft, um Gott mit dem, was er in seiner Selbstoffenbarung zum Menschen sagt, verstehen zu können. In seiner theologischen Hermeneutik rezipiert Biser auch verschiedene neuzeitliche philosophische Modelle.[94]

Der Ansatz Bisers zielt darauf ab, was sich in der Kategorie vom „Verstehen" bzw. „Verstehen-Wollen" zum Sinnbild verdichtet: „Verstehen ist (...) der Königsweg der Selbstfindung im Medium einer Interpretation."[95] Glaube ist deshalb zentral ein „Gott verstehen" und der lebenslang unabgeschlossene Versuch des Menschen, sich auf Gott „einzustellen" und sozusagen auf der Frequenz der Heilsbotschaft zu schwingen.

2.1.3.2 Communicatio fidei – die Vermittlung und Weitergabe des Glaubens

Biser will den christlichen Glauben dynamisch vermitteln und weitergeben. Er gilt als großer Durch-Denker des synchronen und diachronen Glaubensgeschehens. „Alle seine Schriften sind Bausteine zu einer Hermeneutik des Glaubensvollzugs. Biser ist der Theologe des Glaubens*geschehens* – so wie Karl Rahner als Theologe des Glaubens*subjekts* gelten darf und sein Schüler Johann Baptist Metz als Theologe der Glaubens*wirksamkeit* (...)"[96]

Seine Gedanken-Gänge orientieren sich kaum mehr an den systematischen Vorgaben von schultheologischen Traktaten. Vielmehr gleichen sie virtuosen Denk-Exkursionen und Meditationen. Sie sprechen Lesende, Hörende und In-

---

[93] Vgl. *Gadamer H.-G.*: Wahrheit und Methode. Grundzüge einer philosophischen Hermeneutik, Tübingen 1972, 261-269. Vgl. zur Rezeption bei *Biser E.*: Einweisung ins Christentum, Düsseldorf ²1999, 190.

[94] Aus der Existenxphilosophie Sören Kierkegaard und Martin Heidegger, aus dem dialogischen Personalismus Ferdinand Ebner und Martin Buber, aus der Aktionsphilosophie Maurice Blondel und aus den philosophischen Hermeneutik Hans-Georg Gadamer.

[95] *Biser E.*: Der inwendige Lehrer, 58.

[96] *Maier H.*: Eugen Biser – ein Gruß zum 80. Geburtstag. In: *Möde E., Unger F., Woschitz Karl M. (Hgg.)*: An-Denken. Festgabe für Eugen Biser, Graz-Wien-Köln 1998, 61.

terpretierende auf allen Ebenen der menschlichen Konstitution an: kognitiv, affektiv und pragmatisch. Die Auseinandersetzung mit Bisers Werk gleicht einer intensiven und tiefgreifenden Mystagogik. Sein Denken wirkt ansprechend auf den ganzen Menschen mit Sinnen, Herz und Verstand.

Bisers Impulse und Ausarbeitungen sind zu verstehen als fortwährendes und, im Rahmen seines Gesamtwerkes, als ein groß angelegtes Gespräch mit sich selbst, mit seinen Rezipienten und schließlich mit dem, der Ur-Beweggrund allen menschlichen Daseins ist: mit Gott, der sich selbst repräsentiert in der Lebensleistung des Jesus von Nazareth.

Von diesem hermeneutischen Ansatz profitiert das Selbst-Verständnis des Menschen, der nach Sinn und Verstehen seines Daseins suchen will bzw. muss, damit er seine Berufung voll verwirklichen kann und sein Lebensziel verfehlt. Biser stellt mit seinen Denkmodellen immer wieder die Frage, wie das im Evangelium Gemeinte ursprünglich zu verstehen ist. Auf Seiten Bisers setzt das voraus, und ist vorauszusetzen, wie seine Arbeiten durchweg bestätigen, dass Biser „den Menschen" versteht, dass er erkannt hat, wie es um den Menschen steht. Prägnante Analysen zur Daseins- und Identitätsnot des Menschen belegen das eindrucksvoll.[97]

Er konzentriert seine Arbeit darauf, Sprach- und Verständnisbarrieren zu entdecken, sie aufzuarbeiten und schließlich abzubauen, wenn sie die Weitergabe des Glaubens in heutiger Zeit behindern. Seine bevorzugten Denkinstrumente sind die Dialogik, der Personalismus, die Hermeneutik, die Kommunikationstheorie, die Medien- und die Friedensforschung. Methoden und Disziplinen wie die Zeitdiagnose, die Sprachphilosophie und die theologische Hermeneutik verbinden sich bei Biser zu einer universellen Hermeneutik des Glaubens: zum Einen auf dem Hintergrund des modernen (bzw. postmodernen oder nachpostmodernen) Wertepluralismus, zum Anderen vor der illusionslos geschilderten „Gottesfinsternis" unserer Tage, wie sie Martin Buber auf den Begriff brachte.[98]

Biser setzt an bei der These vom Zusammenbruch der mit dem Christentum konkurrierenden „Fortschrittsreligionen" und vom Schicksal der religiösen Ideen im Säkularisierungsprozess (Karl Löwith).[99] Er diagnostiziert näherhin

---

[97] Ein beeindruckendes Beispiel für Bisers modale Analyse der menschlichen Existenz findet sich z. B. im Vorwort seines Jesusbuches „Der Helfer". Dort wird der Mensch in seiner Identitätsnot frappierend einsichtig offengelegt. Schnell stellt sich die Selbst-Erkenntnis ein, dass damit nicht nur der Mensch als homo religiosus, sondern der Mensch als homo abyssus gemeint ist, der potentiell vor dem Abgrund seiner Lebensvernichtung steht, wenn es ihm nicht gelingt, sich von diesem Abgrund zu entfernen und sich „lichten Höhen" entgegen führen zu lassen.
Vgl. *Biser E.*: Der Helfer. Eine Vergegenwärtigung Jesu, München 1973.
[98] Vgl. *Buber M.*: Gottesfinsternis. Mit einer Entgegnung „Religion und Psychologie" von C. G. Jung, Neuausgabe, Gerlingen ²1994.
[99] Vgl. *Löwith K.*: Sämtliche Schriften II: Weltgeschichte und Heilsgeschehen. Die theologischen Voraussetzungen der Geschichtsphilosophie, Stuttgart 1953, 69-114; 392-410.

den wachsenden Zweifel an modernen Autonomiekonzepten. Im Gegenzug spürt er die weltweit neu erwachte, allerdings noch strukturlose, a-kirchliche Religiösität auf. In diesen gleichzeitigen großen Bewegungen und Gegenbewegungen von Verfall und Erweckung mitten in der aktuellen Geschichte erkennt Biser die weitschwingende Bewegung der „Glaubensbewegung". Für den Glauben, die Theologie und die Kirche bietet dieser große Strom der Glaubenswende ungeahnte, weitgehend noch ungenutzte Chancen, fruchtbare Antworten für die Zukunft des christlichen Glaubens zu finden.

2.1.3.3 Neue Theologie – ein neues theologisches Paradigma?

Eugen Biser fordert nicht nur ein neues Programm, sondern ein grundlegend neues Paradigma des Theologietreibens. Dieses soll sich an neuen und an wieder neu entdeckten theologischen Leitlinien ausrichten. Die Aufgabe für die „Neue Theologie" umreißt Biser so: „Sie müsste sich zuerst den Weg in die Mitte des Christentums bahnen, sodann in deren Licht das Evangelium deuten und schließlich mit dessen Botschaft die Fragen des heutigen Menschen beantworten."[100]

2.1.3.3.1 Neue Theologie als radikale und konkrete Anthropologie

Wenn Theologie und Philosophie wahrhaft und wirksam Wissenschaft für den Menschen sein wollen, dann müssen sie sich radikal und konsequent den Fragen des konkreten Menschen zuwenden und von diesen ausgehen. Die *conditio humana*, die Lebensproblematik, der Sinn- und Leidensdruck des konkreten Menschen, die Gefahr wachsender menschlicher Defizite – das muss die dynamische Motivation von Theologie als Glaubenwissenschaft sein, wenn die christliche Heilsbotschaft aktuell in Kontakt mit den konkreten Menschen heute treten und in dieser konkreten Begegnung ihre ganze Heilsmacht erweisen will.

2.1.3.3.2 Neue Theologie als kombinatorische Theologie

Biser verknüpft systematische Theologie und Humanwissenschaften, kombiniert deduktive und induktive Argumentationswege, integriert bedeutende Werke der christlichen und außerchristlichen Literatur und Dichtung. Bisers Denkweg beschreitet den Übergang von der vorkonziliaren Theologie, die überwiegend deduktiv dachte und argumentierte, hin zu den Erkenntnissen der modernen Human- und Naturwissenschaften, die konsequent induktiv-empirisch forschen und argumentieren. Bisers neue Theologie macht Ernst mit dem intensiven interdisziplinären Dialog der Wissenschaften.[101]

---

[100] *Biser E.*: Die Neuentdeckung des Glaubens, Stuttgart 2004, 23.
[101] Vgl. *Möde E.*: Prophetische Stimme in visionsloser Zeit. Ein Kurzportrait Eugen Bisers. In: *Möde E., Unger F., Woschitz K. M. (Hgg.)*: An-Denken. Festgabe für Eugen Biser, Graz-Wien-Köln 1998, 71.

2.1.3.3.3 Neue Theologie zwischen Glaube und Vernunft

Der Glaube ist für Biser ein Akt des Verstehens mit einer inneren Rationalität. Die Vernunft wacht kritisch-dialogisch über den Glaubensvollzug, der ohne rationale Argumentation nach außen, vor allem gegenüber dem Phänomen des Unglaubens, nicht verantwortet werden kann. Andererseits bedarf die Begründung durch die Vernunft der Hermeneutik der biblischen Offenbarungsinhalte, um der Sinnsuche des Menschen voll gerecht zu werden. „Bekanntlich gehen die drei Abrahamsreligionen Judentum, Christentum und Islam in der Überzeugung einig, daß Gott die Menschheit nicht der Erhellungskraft der Vernunft überließ, weil diese zwar zahlreiche Welträtsel zu lösen, nicht jedoch die menschliche Sinnfrage zu beantworten vermag."[102]

In Bisers Glaubensverständnis korrelieren Glaube und Vernunft hermeneutisch nicht nur auf einer äußeren Ebene: sie erhellen sich wechselseitig. Zwischen Glaube und Vernunft ist nach Bisers Verständnis eine echte Synthese möglich und gegeben. So kann bei ihm „... ein doppeltes Mißverständnis ausgeschlossen werden, nämlich ein theologischer Irrationalismus wie ein blinder Gehorsamsglaube."[103]

2.1.3.3.4 Neue Theologie als therapeutische Theologie und Soteriologie

Theologie wird bei Biser nicht zu einer austauschbaren oder beliebigen Variablen von Anthropologie. Das Bedenken des geoffenbarten biblischen Gottesgeheimnisses bildet vielmehr den Horizont und das einzigartige Potential, um die „letzten" Fragen des Menschen nach seinem Dasein, dem Sinn und Grund seiner Identität zu verstehen und sich als Mensch mit seinen Entfaltungsmöglichkeiten wahrhaft zu verwirklichen.

Die Wiederentdeckung der therapeutischen Dimension des christlichen Gottesglaubens bedeutet Gabe und Aufgabe für die Gegenwartstheologie. „Der unmittelbaren Gegenwart gehören schließlich jene Initiativen an, die auf die Wiedergewinnung durch den theologischen Gedanken hinarbeiten, so daß in ihrer Sicht die Theologie geradezu ‚als Therapie' erscheint." Die Wiederentdeckung der therapeutischen Dimension beginnt mit der Rückkehr zum biblischen Heilsverständnis, „... dem mehr an der Zuwendung als an der Theorie des Heils gelegen ist und das mit ‚Heil' die Integrität des ganzen Mensen (Druckfehler im Original, R. F.) meint."[104]

Das therapeutische Vorzeichen bildet die Sinnspitze der neuen Theologie bei Eugen Biser, die als therapeutische Soteriologie zu verstehen ist.[105]

---

[102] *Biser E.:* Wo bist du? Antwort auf die Frage nach dem Menschen, Leutersdorf 2000, 18.
[103] *Kraus G.:* Art. „Biser". In: *Weger K.-H. (Hg.):* Argumente für Gott. Gott-Denker von der Antike bis zur Gegenwart. Ein Autoren-Lexikon, Freiburg-Basel-Wien 1987, 70.
[104] *Biser E.:* Glaubenswende. Eine Hoffnungsperspektive, Freiburg-Basel-Wien 1987, 133.
[105] Vgl. *Möde E.:* Prophetische Stimme in visionsloser Zeit, 72.

2.2 Wo bist du, Mensch? – Eugen Bisers Modell einer Modalanthropologie

2.2.1 Modale Anthropologie als christologisch integrierte Anthropologie

2.2.1.1 Der fragwürdige Mensch als das uneingelöste Versprechen

„Ist es ein Glück, eine Ehre, eine Mühe, eine Last oder gar eine Zumutung, Mensch zu sein?"[106] Angesichts der konkreten menschlichen Existenz fragt Biser nach dem Zusammenhang von Realität und Potentialität des Menschen. „Ist der Mensch, was er sein kann?" Biser lässt ab von der ontologischen Grundfrage der philosophischen Anthropologie „was ist der Mensch?", die das allgemeine Wesen des Menschen im Sinne der Metaphysik zu bestimmen versucht, dabei aber von der konkreten Wirklichkeit des Menschen abstrahiert und deshalb die Bestimmung des Menschen wesentlich verfehlt.[107]

„Der Mensch fragt im Bewußtsein seiner eigenen Fragwürdigkeit. Denn er ist selbst die noch unbeantwortete Frage, das uneingelöste Versprechen."[108]
Bisers Anthropologie knüpft an der Frage des Menschen nach dem Modus seines konkreten geschichtlichen Existierens an. Dieser Ansatz erweist sich als zutreffend, denn bei genauem Hinsehen erweist sich die gegenwärtige conditio humana, besonders des abendländischen Menschen, als stigmatisierte Mängelexistenz, die gezeichnet ist von einem ungeheuren Ausmaß an Daseins-, Glaubens- und Identitätsnot. Die Entfremdung vom paradiesischen Urzustand scheint kaum noch steigerunsfähig.

„Wem das utopisch vorkommt, sollte sich daran erinnern, daß wir in einer Zeit der sich Zug um Zug realisierenden Utopien leben."[109] Dieser erschütternde und zugleich aufrüttelnde Befund drängt gerade das Christentum dazu zu zeigen, dass der Mensch aus der Sicht der christlichen Heilsbotschaft ein weitaus größeres Potential besitzt und zu weitaus Größerem berufen ist als zu dem, was die Konsum- und Leistungsgesellschaft dem Menschen anbietet bzw. was sie dem Menschen glauben machen will.

Um den Menschen zu verstehen, dessen Angesicht von den dunklen Schatten der „Gottesfinsternis"[110] verdeckt wird, bedarf es der Frage nicht so sehr nach den Pflichten des Menschen (ethische Perspektive), auch nicht nach

---

[106] *Biser E.:* Der Mensch - das uneingelöste Versprechen. In: *Hoffmann H. (Hg.):* Werde Mensch. Wert und Würde des Menschen, Trier 1999, 273.
[107] Vgl. *Biser E.:* Einweisung ins Christentum, 29. Die klassische „Was-Frage", z. B. nach dem Wesen des Christentums und des Menschen, ist der nomothetischen Denkweise zuzuordnen. Diese Denkweise, so Biser, verfehlt ihr Ziel, das „Wesen" des Menschen zu ergründen. Angemessen ist für ihn vielmehr die idiographische Denkweise, die er selbst anwendet.
[108] *Biser E.:* Wo bist du?, 13.
[109] *Biser E.:* Wo bist du?, 27.
Was die großen literarischen Schreckensutopien des 20. Jh. – als Denkmodelle! - für die Entwicklung des Menschen prognostizierten, ist tatsächlich in vielen Dimensionen wirklich geworden und hat Fortschrittsoptimisten und Positivisten grundlegend Lügen gestraft.
Vgl. *Huxley A.:* Brave New World, London 1932; *Orwell G.:* 1984, Berlin-Frankfurt a. M.-Wien 1984, Frankfurt a. M. 1949; *Werfel F.:* Stern der Ungeborenen, Frankfurt a. M. 1946.
[110] Vgl. *Buber M.:* Gottesfinsternis.

seinem Wesen (ontologische Perspektive), sondern nach seiner konkreten Modalität und Potentialität (modale Perspektive). Bisers Anthropologie fragt nach dem Können des Menschen inmitten der ihn umgebenden konkreten Daseinsräume und –möglichkeiten. Was der Mensch sein kann, ergibt sich stets aus der Wechselbeziehung des Menschen mit seinem geschichtlich-sozialen Umfeld. Biser selbst nennt diese Reflexion auf die Differenz zwischen Daseinsmodus und Daseinspotential des Menschen „Modalanthropologie".

Modalanthropologie visiert das existentielle Problem des Menschen an und versucht dieses Problem von der Geschichte des Menschen mit sich selbst her aufzuarbeiten. Modale Anthropologie und existential-hermeneutische Anthropologie stehen insofern als zwei verschiedene Nomenklaturen für ein inhaltlich eng verwandtes Anliegen, nämlich der Erhellung des menschlichen Selbst-Verständnisses, wobei die Modalanthropologie ganz betont nach dem stigmatisierten Daseinsmodus des Menschen und im gleichen Zug nach seinem Selbstverwirklichungs- und Identitätspotential fragt.

Ansätze und Entwürfe einer Modalanthropologie finden sich in der Geschichte der Theologie und Philosophie u. a. bei Pascal, Kierkegaard, Heidegger und Guardini.[111] Auch gegenwärtige Theologen denken in die gleiche Richtung.[112]

---

[111] *Pascal Bl.*: Über die Religion und über einige andere Gegenstände, übertr. und hrsg. von Ewald Wasmuth, Gerlingen [9]1994, Fragmente 72;205.
Kierkegaard S.: Die Wiederholung.
Heidegger M.: Sein und Zeit, hrsg. von Friedrich-Wilhelm von Herrmann, Frankfurt a. M. [7]1994, 92: Die Zeit des Weltbildes, Kapitel 84. Heidegger reflektiert auf die aktuelle Stellung des Menschen im Seienden, die sich seit der Neuzeit anbahnt. Mit dem Stichwort „Vermögen" nimmt er die zentrale Frage der Modalanthropologie nach der konkret-geschichtlichen Potentialität des Menschen vorweg: „Jene Art des Menschseins beginnt, die den Bereich der menschlichen Vermögen als den Maß- und Vollzugsraum für die Bewältigung des Ganzen im Seienden besetzt."
Guardini R.: Welt und Person. Versuche zur christlichen Lehre vom Menschen, Würzburg [6]1962.
Ders.: Existenz des Christen, hrsg. aus d. Nachlaß, München-Paderborn-Wien [2]1977, 470. Guardini reflektiert im Rahmen seiner „Theologie der Existenz" auf die „Personalität" des einzelnen Menschen und sieht die Modalität des menschlichen Daseins in einem radikalen Wandel, da der biblisch begründete „Modus der menschlichen Lebensordnung" des Daseins massiv gefährdet ist: „So erhebt sich die Frage, wie ein so kostbares und zugleich so gefährdetes, unaufhebbar wertwichtiges und zugleich so schwer realisierbares Phänomen, an dem doch der Sinn des menschlichen Daseins hängt, überhaupt möglich sei. Wie soll es in einer Welt bestehen und sich auswirken können, die ,es'-haft ist, sich in materiellen und organischen Notwendigkeiten aufbaut? Wie soll es in menschliche Beziehungen, in alles das, was täglicher Verkehr, gesellschaftliche Struktur, kulturelle Arbeit, Staat ist unter Ordnung heißt, eingeordnet werden können – wenn doch klar ist, daß es immer fort erschwerend wirkt, aber ebenso klar, daß die menschliche Lebensordnung in dem Maß ihren Sinn erfüllt, als sie die Person und ihr Leben nicht nur möglich macht, sondern auf sie bezogen ist?"
[112] Vgl. z. B. *Imbach J.*: Wunder. Eine existentielle Auslegung, Würzburg 2002, 154: „Auschwitz und Pastoralsymphonie – beides wurde vom Menschen ersonnen und ins Werk gesetzt. Der Mensch ist buchstäblich zu allem fähig. Er vermag nicht nur ungeahnte Höhen zu erreichen, sondern stürzt (oder stürzt sich) auch in die tiefsten und dunkelsten Abgründe (...) Dabei verhält es sich beileibe nicht so, daß sich die Menschheit in zwei Gruppen aufteilen lie-

2.2.1.2 „Wo bist du, Mensch?" – Die paradiesische Frage nach dem Daseinsmodus und Daseinspotential des Menschen

Die modale Perspektive greift die paradiesische Urfrage nach dem Menschen auf. „Es entspricht letzten geistesgeschichtlichen Gegebenheiten, daß darauf keine philosophische Theorie, sondern das Wort der Bibel antwortet, und dies im Kontext des ältesten Schöpfungsberichts, näherhin in der Szene von der Vertreibung des Menschen aus dem Paradies, verstanden als der Ort seiner primordialen Geborgenheit und Fraglosigkeit."[113] Die biblische Urfrage „wo bist du?" (Gen 3,9) ist auf der literarischen Ebene zu verstehen als besorgte Suche Gottes nach dem Verbleib des Menschen (*adam*) in dem für ihn geschaffenen Daseinsraum des Paradieses. In modaler und existentieller Perspektive reflektiert die biblische Urfrage darauf, dass der Mensch seine Beheimatung im Paradies als dem potentiellen Raum seiner vollen Daseinsmöglichkeiten verloren hat.[114]

Weil die Paradiesfrage eine solche herausragende Bedeutung für die existential-hermeneutische bzw. modale Interpretation des Menschen innehat, nimmt Biser sie als anthropologische Grundperspektive auf. Denn diese Frage „... reißt den Abgrund auf, in den der Mensch von sich selber abfallen oder, wie die Erfahrung dieses Jahrhunderts lehrte, hinabgestoßen werden, aus dem er sich aber auch erheben oder erheben lassen kann. Insofern kann die mit dieser Frage in Gang gesetzte Bedeutung des Menschseins kaum sinngemäßer als mit dem Begriff der ,Modalanthropologie' gekennzeichnet werden."[115]

Die „wo bist du"-Frage sucht nach dem Menschen und seinem „... Möglichkeitsraum, in dem er seine Optimierung und volle Sinnerfüllung erlangt".[116] Modale Anthropologie versteht sich als „... eine Anthropologie, die mehr vom Können und Sollen als vom Sein des Menschen ausgeht und die ihn somit im Akt seiner Selbstwerdung in den Blick nimmt. Da der Akzent dabei auf dem ,noch nicht' liegt, bewegt sie sich weithin im Feld seiner Negativität."[117]

Vor allem Kierkegaard stellte sich der Paradiesfrage als Grundfrage mit neuem Blick: "Und Gott, der Herr, rief den Menschen und sprach: Wo bist du?" (Gen 3,9) Kierkegaard bedachte auf dem Hintergrund dieser Frage die Möglichkeitsdimensionen des Menschseins mit bis dahin nicht erreichter existentieller

---

ße, in Gute und Böse. Vielmehr geht der Bruch durch den einzelnen Menschen selbst hindurch; ein und derselbe Mensch vereinigt beides in sich, Glanz und Elend, Herrlichkeit und Erbärmlichkeit, das Streben nach Reinheit und den Hang zum Verbrechen."
[113] *Biser E.:* Wo bist du?, 33.
[114] Vgl. *Biser E.:* Buber für Christen – eine Herausforderung, Freiburg i. Br. 1988, 61-66. Biser geht davon aus, dass erst die Denker des dialogischen Prinzips, allen voran Martin Buber und Franz Rosenzweig, die volle Relevanz der biblischen Urfrage erfasst haben. Gestellt und umschrieben hat die biblische Urfrage bereits der Renaissancephilosoph Pico della Mirandola; vgl. bei *Biser E.:* Wo bist du?, 34.
[115] *Biser E.:* Der Mensch – das uneingelöste Versprechen, 40.
[116] *Biser E.:* Der Mensch – das uneingelöste Versprechen, 41.
[117] *Biser E.:* Der Mensch – das uneingelöste Versprechen, 7.

Schärfe.[118] Für ihn ist das Paradies der „Ort", wo der Mensch umfangen ist von Huld und Güte, was die Bibel mit dem Bild des „Paradies-Gartens" ausdrückt. Bei Kierkegaards Äußerungen in dessen Schrift „Die Wiederholung" handelt es sich für Biser „... denkerisch beantwortet, um die Gründungsurkunde einer neuartigen Anthropologie."[119]

Mit Kierkegaard stimmt Biser überein, dass der unter Selbstzerwürfnis und unstillbarer Lebensangst leidende Mensch der „Heilung von Grund auf" bedarf. Diese Heilung von Grund auf ermöglicht der „Helfer" des Menschen, der ihm die „Hilfe ist", das ist der auferstandene und fortlebende Christus. Jesus Christus ist die Mitte, auf die sich alle Anthropologie hin zu orientieren hat. Diese Mitte ist Ermöglichungsgrund und Zielpunkt, die dem Menschen sein eigentliches Wesen erschließt. Mit der Rückbesinnung und Konzentration auf die Lebensleistung Jesu Christi[120] aktiviert die Anthropologie ihren lebensstiftenden Gegenpol: die Christologie. Auch für Kierkegaard ist das anthropologische Problem nur christologisch zu lösen. Diesen Ansatz führt Biser weiter, sieht seinen Entwurf einer Modalanthropologie jedoch nicht als „... Ausarbeitung einer christlichen Anthropologie, weil sie als solche nur dann gelten könnte, wenn auch ihre Prämissen der Glaubenswelt entnommen wären. So aber handelt es sich tatsächlich um den Fall einer christologisch integrierten Anthropologie."[121]

2.2.2 Das Identitätsproblem des Menschen als Angstproblem
2.2.2.1 Der Identitätsverlust durch den Verfall der Mikrokosmos-Idee
Für Bisers Anthropologie ist der geschichtliche Verfall der Mikrokosmos-Idee von hoher Relevanz. Der Verfall der Mikrokosmosidee ist für ihn „... nicht so sehr die Folge einer Krise der Welt (...) als vielmehr die Folge einer Krise des Menschen, insbesondere die seiner Identitätskrise."[122]

Ursprünglich, so Bisers Argumentation, wurzelt die Mikrokosmos-Idee im pythagoreischen Denken, das dazu neigt, Mensch und Kosmos zusammen zu schauen im Sinne der platonischen Entsprechung von „Ideen" und „Geschichte". Demnach entsprechen sich das kosmische Geschehen und die (zwischen-) menschlichen Verhältnisse. Für Aristoteles baut sich die gesamte Wirklichkeit

---

[118] Vgl. *Kierkegaard S.:* Die Wiederholung (Ausgabe Richter), 62f: „Mein Leben ist zum Äußersten gebracht. Es ist geschmacklos, ohne Salz und Sinn. Man steckt den Finger in die Erde, um zu riechen, in welchem Land man ist. Ich stecke den Finger ins Dasein. Es riecht nach: Nichts. Wo bin ich? Was will das besagen: die Welt? Was bedeutet dieses Wort? Wer hat mich in dieses Ganze hineingenarrt und einfach stehen lassen? Wer bin ich?".
[119] *Biser E.:* Wo bist du?, 36.
[120] Vgl. Abschnitt 2.4.3.
[121] *Biser E.:* Der Mensch, 8.
[122] *Biser E.:* Glaubenserweckung. Das Christentum an der Jahrtausendwende, Düsseldorf 2000, 96. Für die Entfaltung des Gedankengangs vgl. *a. a. O.*, 96ff.

aus analogen Entsprechungsverhältnissen wie denen von Form und Materie auf. So versteht Aristoteles die Menschenseele als den Inbegriff des Ganzen.[123] Gregor von Nyssa wendet die Mikrokosmos-Idee dynamisch und verbindet sie mit der Idee vom mystischen Aufstieg des Menschen. Der Mensch, so Gregor, ist die Vollendung der ganzen Schöpfung und die „Welt im Kleinen" (*mikós kósmos*), die das innertrinitarische Leben Gottes spiegelt.[124] Angetrieben vom naturhaften Verlangen nach Vollendung, strebt der Mensch dem göttlichen Urbild entgegen. Ziel des menschlichen Aufstiegs ist die Vergöttlichung des Menschen (*theosis*).[125]

Die Mikrokosmos-Idee setzt sich fort über Augustinus, bei Thomas von Aquin, Nikolaus von Kues und über die Renaissancephilosophie mit Auswirkungen bei Paracelsus, Jakob Böhme und Leibniz. Nikolaus von Kues bezog die Mikrokosmosidee auf das biblische Theorem von der Gotteskindschaft bezieht.[126]

Als sich der klassische Kosmosbegriff zur neuzeitlichen, sozial-empirischen Betrachtung von Welt und Mensch hin veränderte, verlor die Mikrokosmos-Idee, die jahrhundertlang das Bild von Mensch, Glaube und Welt dominiert hatte, ihre Gültigkeit.

Das Identitätsproblem im Zusammenhang mit der Entfremdung des Menschen als Folge dieses Verlustes analysierte bereits Pascal: „Was ist zum Schluß der Mensch? Ein Nichts vor dem Unendlichen, ein All gegenüber dem Nichts, eine Mitte zwischen Nichts und All. Unendlich entfernt vom Begreifen der äußersten Grenzen, sind ihm Ende und Gründe der Dinge undurchdringlich verborgen, unlösbares Gehemnis; denn er ist gleicherweise unfähig, das Nichts zu erfassen, aus dem er hervorging, wie das Unendliche, das ihn verschlingt."[127]

---

[123] Vgl. *Mandrella I.:* Art. Psyche. In: LTHK[3], Bd. 8, 713. Für Aristoteles ist *psycháe*, der zentrale Begriff der antiken griechischen Philosophie, das „... Lebensprinzip eines Organismus in seinen jeweiligen Lebensvollzügen, als erste Entelechie eines natürlichen Körpers, der potentiell Leben hat (...)"

[124] *Gregor v. Nyssa:* Gespräch mit seiner Schwester Markina über Seele und Auferstehung. Gr.-Dt. von Franz Oehler, Leipzig 1858, 17.

[125] Vgl. auch *Röhrig H.-J.:* Theosis. Der Begriff „Vergöttlichung" – ein „ökumenischer Generalschlüssel" für die Lehre vom Heil des Menschen? In: Lebendiges Zeugnis 56 (2001) 85-102.

[126] Vgl. bei *Biser E.:* Nikolaus von Kues als Denker der menschlichen Einheit. In: Sonderdruck aus der Tübinger Theologischen Quartalschrift 146 (1966), 3. Quartalheft, 322f: „Denn die Gotteskindschaft besteht, nach der freilich ins Endzeitliche zielenden Deutung des Kusaners, nicht etwa darin, daß wir etwas anderes werden als was wir sind, sondern darin, daß wir, was wir sind, auf andere, reinere Weise zu sein beginnen."
Kues N. v.: Mutmaßungen (De coniecturis). In : *Ders.:* Philosophisch-theologische Werke. Lat.-Dt., Bd. 2, m. einer Einl. von Karl Bormann, Hamburg 2002, 171: „Der Mensch ist nämlich Gott, allerdings nicht schlechthin, da er ja Mensch ist; er ist also ein menschlicher Gott. Der Mensch ist auch die Welt, allerdings nicht auf eingeschränkte Weise alles, da er eben Mensch ist; der Mensch ist also Mikrokosmos oder eine menschliche Welt."

[127] *Pascal Bl.:* Über die Religion und einige andere Gegenstände, §72.

Als der neuzeitliche Mensch begann, sich selbst zum Forschungsgegenstand seiner Reflexion zu erheben und damit sein eigenes Dasein zu verobjektivieren, verschärfte sich das Identitätsproblem dramatisch. In demselben Maß, wie der Mensch die Welt entdeckte und erforschte, stieß er in immer größere Dimensionen vor und verlor den Überblick über die Welt und sein Verhältnis zu ihr angesichts der Unüberblickbarkeit des Kosmos. Die Erkenntnisse der Astrophysik mit der Beobachtung eines expandierenden Universums zerbrachen das harmonische Verhältnis des Menschen zur Welt. Jede Verbindung des Menschen zum statischen antiken Weltbild und dessen klassischer Vorstellung von einer Mikro-Makro-Kosmos-Entsprechung, klassisch gedacht nach dem vorplatonischen orphischen Grundsatz „was oben ist, ist auch unten", war abgerissen. Der Mensch empfand sich nicht mehr als spiegelbildliches Abbild des Kosmos und so „... verfiel er dem schon von PASCAL empfundenen Grauen vor dem Schweigen der Räume."[128] Die „Weltangst" des an sich selbst leidenden Menschen, der sich in der Welt gleichzeitig beheimatet und verloren fühlte, steigerte sich ins Uferlose.[129]

Kierkegaard brachte die Daseins-Not des Menschen auf den Begriff, indem er genau diagnostizierte, dass der Mensch endgültig seine feste Stellung im Kosmos verloren hat. Im Überschwang der romantischen Epoche ereignete sich der völlige Bewusstseinsbruch und das Identitätsproblem des Menschen zeigte sich mit offener Wunde. Der Mensch musste sich in der Folge seine Exzentrizität eingestehen. Der Mensch wurde zum „weltexzentrischen" Wesen. Biser zitiert Joseph Bernharts These, dass der Mensch im 20. Jh., nach den Erfahrungen des Nationalsozialismus und der stalinistischen Todeslager, den „mehr oder weniger jähen Abbruch der Seinsform" erlitten hat.[130]

Die großen theoretischen Entdeckungen der Wissenschaft des 20. Jh., allen voran die Relativitätstheorie und die Gesetzmäßigkeiten der Quantenphysik, zersprengten vollends die Restbestände vom Modell eines Kosmos, der nach kausal-determinierten Prinzipien aufgebaut ist (vgl. das Newtonsche-Paradigma). Die praktische Umsetzung der modernen naturwissenschaftlichen Erkenntnisse in Raumfahrt, Militär, Medizintechnik u. a. m. empfand der Mensch „... als eine Beschwörung von Geistern, die er nicht mehr zu bändigen vermochte und damit (...) als Verhängnis."[131]

---

[128] *Biser E.*: Glaubenserweckung, 94.
[129] Vgl. *Biser E.*: Der Mensch – das uneingelöste Versprechen, 28. Für Biser hat bereits Augustinus die Fragwürdigkeit des Menschen, mit der sich der moderne Mensch als homo patiens konfrontiert sieht, „in ihrer vollen Radikalität und Innerlichkeit erschlossen". Vgl. *Augustinus A.*: Dreizehn Bücher Bekenntnisse, übertr. von C. J. Perl, m. Anm. v.Adolf Holl, Paderborn ²1964, 77: „Ich war mir selbst zu einer einzigen großen Frage, und forschte ich in meiner Seele, warum sie traurig sei, warum sie mich so sehr verwirre, so wußte sie mir nichts zu antworten."
[130] *Bernhart J.*: Die Tragik im Weltlauf, Weißenhorn 1990, 116.
[131] *Biser E.*: Glaubenserweckung, 94.

Heute erleben wir, so Biser, eine weitere Steigerung dieser Identitätsnot aufgrund der Spätfolgen einer einseitig auf Herrschaftswissen begründeten Technik, die wie eine „kosmische Klaustrophobie" um sich greift. Wenn das Christentum dem Menschen zur Befreiung aus seiner Identitätsnot verhelfen will, dann muss sie ihm zu seinem personalen Selbstbewusstsein verhelfen.[132] Für die christliche Religion bedeutet das: sie muss ihre einmaligen Ressourcen ausschöpfen und ihr einzigartiges Potential entfalten, nämlich den Menschen zu heilen und das Heil Gottes im Menschen konkrete Wirklichkeit werden zu lassen.

2.2.2.2 Die Angstanalyse

Das Angstphänomen ist unserer Gesellschaft weit verbreitet und das Panorama der Ängste ist weit gespannt. In den Oberbegriffen von Lebensangst, Existenzangst, Individualangst, Kollektiv- bzw. Sozialangst sprechen wir abstrakt von Angst. Konkret leiden Menschen unter der Angst vor Trennung, Berührung, Verlust der Leistungskraft, Frustration, Erkrankung, Armut, Krieg. Doch am meisten ängstigen sich Menschen vor der hartnäckigsten Manifestation der menschlichen Kontingenz: vor dem Sterben bzw. dem Tod.[133]

„Was den Menschen nach unten zieht, ist somit seine Todverfallenheit, die ihn im Konflikt zwischen verzweifelter Selbstbehauptung und der nicht minder verzweifelten Neigung, sich fallen zu lassen und aufzugeben, nach SÖREN KIERKEGAARD in jenes Selbstzerwürfnis treibt, aus dem sich seine Anfälligkeit für das Böse letztlich erklärt."[134]

Der Tod, so Biser, ist nicht zwangsläufig eine „Konterrevolution", „... sondern jenes revolutionäre Grundereignis, mit dem der Anfang des distanzlosen Lebens in bleibender Verbundenheit gemacht wird."[135] Der Tod ist zwar das

---

[132] Biser weist darauf hin, dass der Personbegriff der philosophischen Anthropologie nicht der Besinnung des Menschen auf sich selbst entstammt, sondern zuerst aus den Trinitatsspekulationen gewonnen wurde, die vom 3. bis 5. Jh. n. Chr., vor allem von den Kappadokiern, vorangetrieben wurden. In deren Spekulationen war die Gotteswirklichkeit weniger durch das Bei-sich-Sein als durch das wechselseitige In-einander-Sein der göttlichen Personen gekennzeichnet. Boethius übertrug den am trinitarischen Gottesleben spekulativ „abgelesenen" Personbegriff auf den Menschen und bestimmte das Personsein des Menschen: „Persona est naturae rationalis individua substantia."
Vgl. *Boethius:* Liber de persona et duabus naturis, c. 3. In: PL 67, 1343; *ders.:* Opuscula Sacra. Buch über die Person und die zwei Naturen gegen Eutyches und Nestorius. In: *Vorgrimler H.:* Gotteslehre, Graz-Wien-Köln 1989, 19 (Texte zur Theologie. Dogmatik, Bd. 2).
Zum spekulativen Ansatz der Kappadokier vgl. *Grillmeier A.:* Jesus der Christus im Glauben der Kirche. Von der Apostolischen Zeit bis zum Konzil von Chalcedon (451), m. e. Nachtr. aktualisiert, Bd. 1, Freiburg-Basel-Wien ³1990, 542-547.
[133] Vgl. die ausführliche Analyse bei *Biser E.:* Die glaubensgeschichtliche Wende. Eine theologische Positionsbestimmung, Graz-Wien-Köln 1986, 131ff.
[134] *Biser E.:* Wo bist du?, 42f.
[135] *Biser E.:* Dasein auf Abruf. Der Tod als Schicksal, Versuchung und Aufgabe, Düsseldorf 1981, 147.

mundane Ende der menschlichen Existenz, aber die Verheißung der biblischen Offenbarung transzendiert eine rein immanente Hermeneutik des menschlichen Daseinsmodus als „Dasein auf Abruf". Aus biblischer Perspektive fordert der Tod vielmehr zur vollen Verwirklichung der menschlichen Potentialität heraus.

2.2.2.2.1 Angst als innerste Ursache des Unglaubens

Die Angst ist zum unheimlichen Begleiter des modernen Menschen geworden.[136] Biser beleuchtet den Zusammenhang von Angst und Glaube und fragt, worin die Wurzeln des Unglaubens gründen. In extremer Gegenposition zu den Religionskritikern Feuerbach, Nietzsche und Freud stellt Biser die These auf: Als innerste Ursache des Unglaubens hat die Angst zu gelten. Biser argumentiert: Der Mensch ängstigt sich als tatsächliches oder potentielles Opfer der Angst, als passives Subjekt, als *homo patiens*. Die Angst bestätigt und verstärkt die Wahrnehmung des Menschen, dass er sich selbst ein Rätsel ist. „Sie läuft als Schattenwurf seiner selbst neben ihm her."[137]

Angst stellt sich dem Glauben nicht wie der Atheismus entgegen, sondern entzieht dem Glauben erosionsartig den Nährboden, auf dem er gedeihen könnte. Verloren gehen die Vertrauensbasis und das lebenswichtige Empfinden von Geborgenheit und Beheimatung. Im Vergleich zur Realität des Unglaubens erweist sich die Angst als der „ungleich gefährlichere Gegner".

2.2.2.2.2 Horizontale Analyse: die Existenzangst

Auf der Suche nach den Wurzeln der Lebensangst spürt Biser den „horizontalen" Zusammenhang auf. Er stößt auf die Verbindung von Angst und Einsamkeit. Die Einsamkeit des Menschen entsteht, weil sich der Mensch seiner parzellierten Stellung im unbegreifbaren und und sich selbsttätig ausdehnenden Universum bewusst wird. Der Mensch erfährt sich einerseits als akosmisches Daseins-Wesen, und dies nicht erst seit der kopernikanischen Wende. Andererseits empfindet sich der Mensch infolge seines funktionalen Eingegliedertseins in das Kollektiv der modernen Massengesellschaft als einsam. Der Mensch ist sich entfremdet. Parzellierung und Isolation bringen die soziale Erscheinungsform von Angst hervor und verstärken sie.

Die Angst des Menschen vor sich selbst konnte durch das moderne Programm der „Abschaffung der Sünde" nicht nur nicht gelindert und schon gar nicht ausgemerzt werden. Vielmehr hat sich die Existenzangst bis heute epide-

---

[136] Vgl. *Jaspers K.:* Die geistige Situation der Zeit, Abdr. d. im Sommer 1932 bearb. 5. Auflage, Berlin-New York ⁸1979, 55: „Eine vielleicht so noch nie gewesene Lebensangst ist der unheimliche Begleiter des modernen Menschen. Er hat Angst um sein vitales Eigendasein, das, stets bedroht, stärker als jemals in das Zentrum der Aufmerksamkeit getreten ist; und er hat die ganz andere Angst um sein Selbstsein, zu dem er sich nicht aufschwingt. Die Angst wirft sich auf alles (...)"
[137] *Biser E.:* Angst und Glaube. In: *Schlagheck M. (Hg.):* Theologie und Psychologie im Dialog über die Angst, Paderborn 1997, 14.

misch gesteigert. Der Mensch leidet an einer Art Geburtstrauma, das ihn so verwundet hat, dass er nicht zu sich selbst kommen kann. Der Mensch fragt sich irritiert, wie er in diese Welt hereingekommen ist und warum man ihn da einfach habe stehenlassen. Sein Dasein ist ihm Zumutung und Last geworden.

Die Angst vor dem Mitmenschen nährt sich von der ständigen Besorgnis, „... daß sich der erwünschte Partner und Gefährte von heute über Nacht in sein Gegenteil, in einen gefährlichen Rivalen und Gegner, verwandeln könne."[138] Diese Besorgnis steigert sich zu Misstrauen und Skepsis. So mutiert die allgemeine Hoffnung auf eine angstfreie Gemeinschaft mit den anderen Individuen – im Kontrast zum Idealbild von Apg 4,32 – zu einem Brandherd von Angst, der Geborgenheit und Möglichkeitsspielräume zur Selbstfindung des Menschen erstickt.

Biser betont, dass der Mensch an seiner Existenzangst allerdings auch Mitschuld hat, da der Mensch in einem komplizenhaften Verhältnis zu seiner Angstverfallenheit steht, da er sich von dem, was ihn erschreckt, zugleich angezogen und verlockt fühlt. Die Selbstannahme des Menschen – das ist der Ansatz zur Überwindung der Lebensangst – geschieht, wenn der Mensch die „Goldene Regel" in sein Leben integriert und sich für die Gottesfreundschaft (vgl. Joh 15,15) und Gotteskindschaft (vgl. Mt 5,8) entscheidet.

2.2.2.2.3 Vertikale Analyse: die Gottesangst als Wurzel der Existenzangst

Auf der Ebene der vertikalen Angstanalyse richtet Biser seinen Blick auf die philosophische Angstanalyse. Die philosophische Analyse findet die Wurzeln der Angst in den Grundbeziehungen des Menschen: zu sich selbst, zum Mitmenschen und zu Gott. Biser kommt mit Kierkegaard, Nietzsche und Heidegger zu dem Schluss, dass alle Menschenangst wurzelhaft Gottesangst ist: „Angst noch nicht einmal so sehr vor dem Blick des Allsehenden, der selbst noch im Fall seiner strafenden Intervention die Verbindung zum Inbegriff des Seins aufrecht erhält, als vielmehr vor dem Verlust dieser Verbindung im Fall des Entzugs."[139] Für Kierkegaard treibt den kranken Menschen der verzweifelte Wille zum Selbstsein.

Diese Angst – jede Angst, im Gegensatz zur Furcht - ist grundlos, führt zu nichts, zum Nichts, ist pathologisch. Zu ihrer Heilung können nur religiöse Motive helfen.

Tragischerweise hat auch die Religionsgeschichte erheblichen Anteil an der ambivalenten Selbsterfahrung des Menschen. Negativ geprägt von den bedrohlich-erschreckenden Aspekten eines dipolaren Gottesbildes („mysterium fascinosum et tremendum"), hat sich der Mensch in irrationale Gottesängste hi-

---

[138] *Biser E.:* Angst und Unglaube, 20.
[139] *Biser E.:* Angst und Unglaube, 80

neintreiben lassen. „Das aber ist ein Gott, der sich bei seiner Annäherung an die Menschenwelt selbst im Wege steht."[140]

2.2.2.3 Die Überwindung der Lebensangst durch die Lebensleistung Jesu
2.2.2.3.1 Gegen die Gottesangst

„Das Problem der Angst stellt (...) das Menschsein so radikal infrage, daß die Diagnose nicht ohne einen Therapievorschlag zuende gebracht werden kann. Analog zu dem paulinischen Aufschrei 'wer wird mich von diesem todverfallenen Leib befreien?' (Röm 7,24, d. Verf.) geht durch die heutige Lebenswelt der stumme, deswegen aber nicht weniger vernehmliche Notschrei: Wer wird uns von der Not unseres täglichen Sterbens, vom Sklavenjoch der uns bedrückenden und lähmenden Lebensangst befreien? Die Antwort darauf ist ebenso alt wie die Frage, und sie ist in beiden Fällen gleichlautend: die Lebensleistung Jesu."[141]

Die Lebensleistung Jesu, so Biser, zeigt sich vor allem in der Korrektur des bis dahin religionsgeschichtlich ambivalenten Gottesbegriffes, dem die complexio oppositorum der Gegenpole „mysterium tremendum" und „mysterium fascinosum" im Gottesverständnis nicht gelungen ist. In diesem Misslingen liegt der Anlass für die mächtigste aller Ängste: die Gottesangst.

Obwohl das Christentum geschichtlich eine Spitzenposition unter den Angsterregern einnahm[142], sieht Biser in der christlichen Religion das große Potential zur Überwindung der Lebensangst des Menschen heute. Dazu bedarf es zuerst der Korrektur des Gottesbildes. Wie die neutestamentlichen Gleichnisse vom verlorenen Schaf (Mt 18,12-14) und vom verlorenen Sohn (Lk 15,11-32) sowie das Bild von Mahlgemeinschaft mit den „Sündern" (Lk 19,1-10) belegen, fehlen dem Gottesbild Jesu alle ambivalenten Züge. Der Abba-Gott Jesu ist der eindeutige Gott der bedingunglosen Liebe zum Menschen. Jesus repräsentiert den Abba-Gott, der seinem Geschöpf ein todverfallenes und von vielerlei Leiden heimgesuchtes Dasein zumutet. Doch dieses Dasein ist nicht das letzte Wort.

---

[140] *Biser E.*: Angst und Unglaube, 19. Zum ausführlichen Gedankengang und zu den Belegstellen vgl. *Biser E.*: Theologie und Atheismus. Anstöße zu einer theologischen Aporetik, München 1972, 23ff.
[141] *Biser E.*: Der Mensch, 132.
[142] *Pfister O.*: Das Christentum und die Angst. Eine religionspsychologische, historische und religionshygienische Untersuchung, Zürich 1944, 444: „Auf der andern Seite hat das Chirstentum (...) in den verschiedensten Zeiträumen angsterzeugend und gesundheitsfeindlich gewirkt. Es hat durch Angstvorstellungen und Triebeinschränkungen Angst hervorgerufen, vor allem Gewissens- oder Schuldangst, die auch Freud vom ärztlichen Standpunkt aus als normal anerkennt, auch Gottesfurcht, daneben freilich auch individuelle und kollektive Neurosen erzeugt, Ängste, bei ihrer Abwehr Zwänge, hysterische Symptome, depressive, unter Umständen auch manische Erregungen der Einzelnen oder ganzer christlicher Gemeinschaften und andere Krankheitszeichen, die hinwieder den Vertreter des Christentums, falls er noch über ein normales Gewissen verfügt, die schwersten Bedenken einflößen müssen." Das Alterswerk Pfisters gilt als einer der grundlegenden Texte für den Dialog zwischen Theologie und Psychologie.

Vielmehr entmachtet die Auferstehung Jesu das Gesetz der Todverfallenheit. Insofern übernimmt der Gott Jesu mit der Auferstehung die volle Verantwortung für das vom Menschen als Daseins-Last empfundene Leben.

2.2.2.3.2 Wahre Mitmenschlichkeit als Frucht der reinen Liebe

Wahre Mitmenschlichkeit nährt sich von der angstfreien Gottes-, Nächsten- und Feindesliebe, wie sie Jesus lebte. „Denn die von Jesus geforderte Nächstenliebe duldet nicht den geringsten Zweifel; sie würde schon im Ansatz erlöschen, wenn sie von der Befürchtung verschattet wäre, daß sich im anderen ein heimlicher Feind verbergen oder daß er sich wenigstens in diesen verwandeln könnte."[143] Das Beispiel des Samariters wäre nicht möglich gewesen, wenn die Angst des Samariters vor einer Bedrohung durch die Situation des Opfers und der Umstände dominiert hätte. Die Sicht des Opfers als Ebenbild des Samariters wäre erloschen und hätte wohl zur Lethargie oder Flucht geführt.

Die jesuanische Ankündigung des schon angebrochenen Reiches Gottes ist, so Biser, die definitive und unüberholbare Antwort auf die im Menschen durch das primordiale „wo bist du?" geweckte Frage nach dem Sinn seines Daseins. Da allerdings der Mensch von seinem Ursprung her Sozialwesen sei, reicht die bloß subjektive Erfüllung von Daseins-Sinn zur vollen Verwirklichung der menschlichen Sinn-Möglichkeitsspielraumes nicht aus. Vielmehr lebt der Auferstandene mystisch fort in der von Paulus angesprochenen Glaubensgemeinschaft (Gal 4,19; Kol 1,24).

2.2.2.3.3 Existentielle Gleichzeitigkeit im mystischen Leib des Auferstandenen

Trotzdem sich der Mensch der Unterstützung „von oben" zwar sicher sein kann, nicht aber der Hilfe „von unten", d. h. von den Zuständen der Gesellschaft, in der er lebt: was kann der Mensch dann unter den vorwiegend desintegrativen Bedingungen der heutigen Lebenswelt erreichen?

Biser argumentiert im Anschluss an Kierkegaard[144], der die Einsicht gewonnen hatte, dass die Sache Jesu nur im Präsens sinngerecht verhandelt werden kann. Denn der Glaube bewirkt, nein: er „ist" die Gleichzeitigkeit mit dem inzwischen längst Geschichte gewordenen Heilsgeschehen in der Inkarnation Gottes in Jesus. „Denn der Glaubende lebt in derselben Gleichzeitigkeit mit Jesus wie die Augenzeugen seines Erdenlebens. Somit ist die Gleichzeitigkeit die Bedingung des Glaubens; ja, genauer noch bestimmt, ist sie der Glaube selbst"".[145]

Wenn der suchende Mensch sich nicht mehr von sich selber her denkt, sondern von Jesus Christus, der ihn als Mittler Gottes sucht, dann geschieht die existentielle „Gleichzeitigkeit". Das bedeutet: Der Helfer, der Auferstandene

---

[143] *Biser E.*: Der Mensch, 26.
[144] Vgl. Abschnitt 2.3.3.2.1.
[145] *Biser E.*: Einweisung, 53.

selbst, ist die Hilfe des Menschen, weil sich Jesus in seinen Gaben an die Seinen selber gibt. Der Auferstandene wirkt in seinem fortlebenden mystischen Leib fort. Wer sich von ihm finden lässt, wer an ihn glaubt, erfährt Heil.

2.2.2.3.4 Liebe als die wechselseitige Selbstübereignung der Glieder und des Hauptes im mystischen Leib Christi

Biser fragt nach dem „Ort" der Gleichzeitigkeit, verstanden als die mystische Rahmenbedingung ihres Zustandekommens, und lokalisiert ihn im mystischen Leib Christi, wie ihn Paulus in den Theoremen „in Christus" und „mit Christus" reflektiert (vgl. 5.8.5.5) Mit dem Corpus-mysticum-Konzept als hermeneutischem Schlüssel zum Selbstverständnis von Glaube und Kirche, so Biser, fasst Paulus seine Anschauung zusammen, dass Menschen nicht nur zu Brüdern und Schwestern in der Gemeinschaft der Kirche „hervorgerufen" sind, sondern zu Gliedern in die mystische Lebenseinheit „mit und in Christus" hineingerufen sind – für Paulus die höchste Stufe der christlichen Selbstverwirklichung.

Diesem Modell entsprechend kann Liebe als die Selbstliebe des mystischen Christus verstanden werden. Dialogisch-mystisch gedeutet heißt lieben dann, dass sich die Glieder im Haupt selbst entdecken und dass sich das Haupt in den Seinen wahrnimmt. Dieser dialogisch-mystische Vorgang steht fernab dem säkularen Verständnis von Liebe als individuum-bezogenem Abgrenzungs- und Selbstbehauptungsakt. Das innerste Formgesetz von Liebe ist die gegenseitige, vielleicht besser formuliert: die wechselseitige Selbstübereignung der Glieder und des Hauptes im mystischen Leib.

Biser stuft die Hermeneutik mit dem Instrument des Corpus-mysticum-Konzeptes ganz oben ein: „Es ist dies jene cherubinische Erkenntnisweise, die *Dionysius Areopagita* dem vorletzten Rang der Engelhierarchie zuschreibt, jetzt nur zurückbezogen auf den ordo caritatis im mystischen Leib. Jetzt begreifen die Glieder, daß sie nichts haben, was sie nicht empfangen hätten (1 Kor 4,7), und daß sie ihren innersten Wert dem verdanken, der sie geliebt und sich für sie hingegeben hat (Gal 2,22)"[146]

2.2.2.4 Mystische Ontogenese

Der Biologe und Evolutionist Ernst Haeckel entdeckte das biogenetische Grundgesetz, dessen eine Hypothese besagt, dass die Ontogenese, d. i. die Entstehung der individuellen Lebensform, als die „kurze und schnelle Rekapitulation der Phylogenese, d. i. die Enstehung der Stammesform, zu begreifen ist.[147]

---

[146] *Biser E.*: Einweisung, 410.
Zur Einführung in das Denken des philosophischen Theologen Dionysius Areopagita vgl. *Suchla B.*: Dionysius Areopagita. Das überfließend Eine. In: *Geerlings W. (Hg.):* Theologen der christlichen Antike. Eine Einführung, Darmstadt 2002, 202-220.
[147] *Hemleben J.*: Ernst Haeckel, Hamburg 1964, 76f; *Lubac de H.*: Katholizismus als Gemeinschaft, Einsiedeln 1943, 183.

Henri de Lubac, der prominente Vertreter der *nouvelle theologie,* wandte Hae-ckels Hypothese auf die Geschichte der Menschheit in vier Zuständen an – Na-tura, Lex, Gratia, Patria - und stellte seinerseits die These auf: Die mystische Ontogenese wiederholt die Phylogenese.[148]

Biser greift die Modellvorstellung der mystischen Ontogenese auf, da dies für ihn der hermeneutische Schlüssel ist, die Geschichte des menschlichen Indi-viduums und des Kollektivs angemessen zu deuten.[149] Geschichte ist allerdings nicht im Sinn des antiken zyklischen Geschichtsmodells zu denken, sondern auf der Basis der jüdisch-christlichen Vorstellung von einem zielgerichteten Ge-schichtsgang. Insofern kann sich das Modell der mystischen Ontogenese auf die paulinische und johanneische Reflexion der Lebensleistung Jesu stützen, wird doch dort die Lebensgeschichte Jesu als das Modell verstanden, das sich in der menschlichen Individual- und Menschheitsgeschichte stets von neuem unter veränderten Umständen mystisch wiederholt. „Die Wiederaufnahme seiner Le-bensgeschichte in einem jeden erscheint jetzt als Leitfaden, an dem die Stadien nicht nur des zurückgelegten, sondern auch des künftigen Geschichtsgangs ab-gelesen werden können.“[150]

Die mystische Tiefendimension der Sozialisation des Menschen erschließt sich im synchronischen und diachronische Blick auf den Geschichtsgang. Die Utopie des Reiches Gottes realisiert sich in der gelebten Gotteskindschaft, ver-standen als eine „durchseelte Gemeinschaft“ und als Grundlage zukünftigen Zu-sammenlebens. *„ Wenn Gott uns so geliebt hat, müssen auch wir einander lieben (1 Joh 4,11).* Das ist das Formgesetz der ‚durchseelten Gemeinschaft‘.“[151] Diese ist jedoch, wie Biser betont, im Unterschied zur realexistierenden Gesellschaft zu sehen, da „... die Gesellschaft nur als eine von der Gebrochenheit des Men-schen diktierte Notlösung der Sozialordnung gelten kann, da seinem Optimum erst die Sozialutopie Jesu in Gestalt des von ihm verkündeten und gelebten Got-tesreiches entspricht.“[152]

2.2.2.5 Gottebenbildlichkeit, Gotteskindschaft, Gottesfreundschaft

Die biblische Offenbarung spricht dem Menschen einen möglichen Daseinsmo-dus zu, der seinen gegenwärtigen Selbstverwirklichungs-Status bei weitem über-steigt. Der Mensch ist berufen zum Ebenbild Gottes und verheißen sind ihm die Gotteskindschaft und Gottesfreundschaft als die höchste Stufe der menschlichen Selbstverwirklichungsmöglichkeiten. Das Motiv der Gottebenbildlichkeit besag-te ursprünglich soviel wie die Einsetzung in eine Machtposition. Wenn der Mensch sich dieses Hochbildes seiner Berufung und seiner Möglichkeiten be-

---

[148] *Lubac de H.:* Katholizismus als Gemeinschaft, 183.
[149] Vgl. *Biser E.:* Einweisung ins Christentum, 292ff.
[150] *Biser E.:* Einweisung, 303.
[151] *Biser E.:* Der Mensch, 246.
[152] *Biser E.:* Der Mensch, 297.

wusst wird, kann er sich als in sich verkrümmter Sünder (*incurvatus in se*), als Verlorener und Herabgesunkener wieder aufrichten bzw. aufrichten lassen zu einem neuen Aufstieg.[153]

„Im Lebensakt der Gotteskinder beginnt das Gottesreich; Ursprung dieses Reiches aber ist die in die Welt herabgestiegene und mitvollziehbar, mitlebbar gewordene Liebe Gottes, die fruchtbar wurde in seinem Sohn. Damit ist ein neuer Anfang gesetzt, der die Macht der repressiven Gewalten gebrochen und eine Neugestaltung des Daseins ermöglicht hat (...)"[154] Biser zitiert Paulus (Röm 8,15; 1 Kor 7,31; 2 Kor 5,4) und entnimmt der paulinischen Theologie, dass die Gotteskindschaft mit dem Geist der Heteronomie bricht und das Gotteskind allem Furchterregenden entreißt und so eine Zuversicht ermöglicht, die allen Schrecknissen des Daseins gewachsen ist. „Die Gotteskindschaft muß deshalb dynamisch, als Einstieg und Einbürgerung ins Gottesreich gedacht werden. Die Zugehörigkeit zu ihm ist ihr Zweck, der Künder und Stifter des Gottesreichs ihr Grund."[155]

Allerdings erschwert sich der Mensch den Zugang zur Gotteskindschaft, weil er sündigt, indem er Gottes Anruf und seiner Liebe widersteht. Diese „Schwerfälligkeit", dieser „Schwermut", dieses „Sich-schwer-machen" des Menschen überwinden kann wiederum nur der, so Biser, der „... der den Himmel seiner Transzendenz durchbrach, um den Menschen zu sich emporzuziehen (...)"[156] Dieser ist Jesus Christus, der seine Gottessohnschaft an die Seinen übereignete. Er teilte sein Sohnesbewußtsein mit. Als „Erstgeborener unter vielen Brüdern" bildete er eine Gemeinschaft derer, „... die durch die an sie weitergegebene Gotessohnschaft zu Gotteskindern und dadurch zu Bürgern seines Reiches wurden."[157]

Der Mensch, der sich eingliedert bzw. eingliedern lässt in die Gemeinschaft der Glaubenden an den Auferstandenen und damit sich einbürgern lässt in das Reich Gottes, an dem führt sich die Lebens- und Leidensgeschichte des Auferstandenen selbst fort bis hin zum vollen Mannesalter, zum Vollmaß der Fülle Christi (Eph 4,13).

2.2.2.6 Das Existenzgewissen

„Wo bist du, Mensch?" – Wer sich diese Frage vergegenwärtigt, stellt einerseits fest, dass er sehr wahrscheinlich noch nicht dort angekommen ist, wo seine Möglichkeitsräume ganz genutzt und ausgefüllt sind. Andererseits könnte der

---

[153] Von Biser wohl auch gedacht mit Blick auf das Konzept der Aufstiegsmystik und auf das Ziel der Vergöttlichung (theiosis) bei den griechischen Kirchenvätern, vor allem bei Origenes. Vgl. *Vogt H. J.: Origenes. Theologie des Wortes Gottes. In Geerlings W. (Hg.): Theologen der christlichen Antike. Eine Einführung, Darmstadt 2002, 53-66.
[154] *Biser E.: Der Mensch, 226.
[155] *Biser E.: Der Mensch, 227.
[156] *Biser E.: Der Mensch, 228.
[157] *Biser E.: Der Mensch, 230.

Mensch die Frage nach seinem gegenwärtigen Daseinsmodus nicht verstehen, wenn er nicht von innen her darauf angesprochen würde. In Sorge um das Heil des Menschen fragt Biser nach dem „... Sensorium, das ihn seiner noch ungehobenen Werdemöglichkeiten bewußt werden läßt und ihm den Grad ihrer gelungenen oder verfehlten Realisierung vor Augen führt."[158]

Biser sieht zwei Wege, um sich als Mensch in diesem Angesprochen-Sein zu erfahren: den mystischen Weg und das Hören auf die Stimme des Gewissens. Das Phänomen des Gewissens darf, so Biser, keinesfalls eingeengt werden auf das Verständnis eine moralischen Gewissens.[159] Im Anschluss an Kants Grundfragen des Denkens[160] sieht Biser, dass den vier differenzierten Denk- und Gewissensformen eine einzige zugrunde liegt: das Existenzgewissen. „Es urteilt (...) über das Verhältnis des Menschen zu sich selbst, über seine gewonnene oder verfehlte Identität und den Grad der jeweils erreichten Selbstakzeptanz (...) Insofern ruft es mit seiner Stimme ebenso zur Verabschiedung wie zur Aneignung auf: zu jener, weil aller menschlicher Besitz und Zugewinn an die Bereitschaft zum Loslassen gebunden ist und nur unter dieser Voraussetzung in seiner vollen Werthaftigkeit aufleuchtet. Vor allem aber bewegt sie zur Aneignung, weil der zum Loslassen Bereite allein zu wirklicher Besitzergreifung befähigt ist. Das betrifft in erster Linie die Zustimmung zur Gegebenheit des eigenen Daseins, als die Aneignung seiner selbst (...)"[161]

Das Existenzgewissen wacht, bildlich gesprochen, über das Verhältnis des Menschen zu sich selbst und seiner Bestimmung und ist „... den bekannteren ethischen, ästhetischen und logischen Gewissensformen vorgeordnet (...) Im Unterschied zu diesen urteilt es nicht über Recht und Unrecht, Stil und Geschmack und auch nicht über Fragen der intellektuellen Redlichkeit, sondern über den Grad der Treue, den der Mensch seiner innersten Bestimmung gegenüber wahrte. Im Ruf dieses Existenzgewissens wird uns klar, ob wir der Aufgabe, wir selbst zu sein, genügten, oder ob wir uns den nivellierenden Tendenzen der Massengesellschaft überließen."[162]

Auf dem mystischen Weg gibt es allerdings eine weitaus unmittelbarere Möglichkeit, den Anruf des Menschen aus der Mitte wahrzunehmen. Biser zitiert Nikolaus von Kues „... mit dem für den Hervorgang der Subjektivität aus

---

[158] *Biser E.:* Der Mensch, 191.
[159] Für den Zusammenhang vgl. *Biser E.:* Wo bist du?, 39ff.
[160] *Kant I.:* Logik, Physische Geographie, Pädagogik. In: *Königlich Preußische Akademie der Wissenschaften (Hg.):* Kants gesammelte Schriften, Bd. 9, Berlin-Leipzig 1923, 25. Kant erklärte in seinen Vorlesungen über Logik, dass sich das „Feld der Philosophie" in ihrer „weltbürgerlichen Bedeutung" auf folgende Fragen zusammen fassen lässt: was kann ich wissen? – diese Frage beantwortet die Metaphysik; was soll ich tun? – diese Frage beantwortet die Moral bzw. Ethik; was darf ich hoffen? – diese Frage beantwortet die Religion; was ist der Mensch? – diese Frage beantwortet die Anthropologie. Im Grunde ist aber alles zur Anthropologie zu rechnen, weil sich die drei ersten Fragen auf die letzte beziehen.
[161] *Biser E.:* Der Mensch, 192f.
[162] *Biser E.:* Menschsein und Sprache, Salzburg 1984, 47.

dem Geist der Mystik typischen Satz: *Während ich in schweigender Betrachtung verharre, antwortest du mir, Herr, in meinem Innern mit den Worten: Sei dein eigen, dann bin auch ich dein eigen (sis tu tuus et ego ero tuus).*"[163]

2.2.2.7 Die forensische und ethische Verantwortung des Menschen

Das Dasein als Mensch ist für Biser zu verstehen als eine „... Herausforderung und Aufgabe (...), wenn aber Aufgabe, dann auch Gabe, die verantwortlich sein will." Die Frage nach der Verantwortung gliedert sich dabei „... in zwei Teilfragen, eine forensische und eine ethische, auf. Die eine richtet sich nach außen, an die Öffentlichkeit, vor der man sich verantworten muß, die andere nach innen, und das ist die Frage, ob und wie man überhaupt Verantwortung für sich übernehmen kann."[164]

Unter forensischer Verantwortung versteht Biser, dass der Mensch, der nicht (mehr) der erwarteten Norm der Öffentlichkeit entspricht, beargwöhnt wird, weil er das ganze vernetzte öffentliche Beziehungssystem, gemessen an den Normen der Öffentlichkeit, in Frage stellt. Diese Erwartungshaltung der Öffentlichkeit setzt den Einzelnen unter Druck, weil er wohl versuchen wird, dem Anspruch der Öffentlichkeit (wieder) zu genügen. Je weniger ihm das gelingt, je mehr sein Können scheitert, je mehr seine Selbsterfahrung vom Scheitern geprägt wird, desto stärker leidet die Fähigkeit des Menschen, sich der Verantwortung für sich selbst zu stellen. Der Betroffene stellt sich die Frage, ob er sein Leben angesichts dieser erschwerenden Umstände überhaupt verantworten kann.

Damit ist nach Biser schon der Übergang von der forensischen zur ethischen Fragestellung vollzogen. Mit Kierkegaard stellt sich der unter den Druck des Daseins geratene Mensch die Frage, ob er überhaupt sein Dasein verantworten kann, das ihm ungefragt auferlegt worden ist. Dieses Dasein kann nur verantwortet werden, wenn der Mensch bei einer übergeordneten Instanz seine Beschwerde führen kann für die ihm auferlegte Existenz.

Der Gott der bedingungslosen Liebe, den Jesus gelebt und verkündet hat, lässt sich vom fragenden Menschen in die Verantwortung ziehen für seine Daseins-Not - ganz im Gegensatz zu einer ambivalenten Gottesillusion, die den Menschen sowohl zum Glück als auch zum Leid zu bestimmen scheint.

2.2.2.8 „Hier bin ich!" - Die neue Kardinaltugend der Selbstakzeptanz

Der Mensch lebt, bewusst oder unbewusst, als Sinnsuchender. Er fragt nach dem sinnvollen Ursprung seines Daseins. Die volle Antwort auf diese Frage, so Bisers, ist nur zu geben von der biblischen Urfrage her: „Wo bist du, Mensch?" Darin „... erfährt sich der Mensch aber nicht nur als von seinem Ursprung – und von sich selber her – in Frage gestellt, sondern auch als mündig, und das besagt:

---

[163] Vgl. bei *Biser E.*: Der Mensch, 195.
[164] *Biser E.*: Der Mensch, 273.

als zur Beantwortung dieser Frage berufen und befähigt."[165] Der suchende, denkende und glaubende Mensch antwortet auf sein ureigenes Gefragt-Sein und In-Frage-gestellt-Sein, indem er mündig und verantwortungsvoll seine brachliegende Potentialität erkennt und an der vollen Gestalt seiner Selbst-Verwirklichung mitarbeitet – im Glauben an seine hohe Berufung als Angerufener und von Gott fürsorglich Gesuchter.

Biser fordert die „neue Kardinaltugend": „Wenn der Mensch sich vor Gott und der Welt verantworten soll, dann nur unter der Bedingung, daß er sich nicht nur gelegentlich zu seinem Optimum aufschwingt, sondern es zuständlich aufrechterhält."[166] Die klassischen Kardinaltugenden Klugheit, Mäßigkeit, Starkmut und Gerechtigkeit entstammen einer Denkwelt, die nicht, wie die Neuzeit, alles von der menschlichen Initiative erwartete, sondern wusste, dass alles, was wir denken können, uns apriori schon zugedacht ist. Angesichts einer Welt voller Narren, Süchtigen, Kriminellen und Gewalttäter, was sollten da die vier klassischen Kardinaltugenden bewirken?

Die neue Kardinaltugend meint, dass der Mensch sich sein Leben selbst aneignet und selbst akzeptiert im Willen zum Menschsein, das die Bedingungen und Grenzen des auferlegten Daseins annimmt.[167] Es geht um nicht weniger als um die „Selbstfindung in der eigenen Existenz" (nach Kierkegaard). Wenn sich die Kardinaltugend der Selbstakzeptanz auf den Glauben hinordnet, kann sie die lähmende Lebensangst überwinden.

Dabei korrelieren die Dimension der personalen Selbstverwirklichung des einzelnen Menschen und seine soziale Konstitution, theologisch gesprochen: seine Mitgeschöpflichkeit, im Sinne der Verwirklichung des ganzen, des heilen Menschen. „Anders ausgedrückt: mit seinem >Hier bin ich!< tritt der Mensch nicht nur für sich und die von ihm erzielte Aktuierung ein, vielmehr stellt er sich an die Spitze derer, die durch sein geglücktes Menschsein die Hoffnung gewinnen, aus ihrer eigenen Lethargie erweckt und zu ähnlicher Selbstverwirklichung geführt zu werden."[168]

2.2.3 Zusammenfassung

Angesichts der Vielzahl von tatsächlichen und potentiellen desintegrativen Faktoren für die Selbstwerdung des Menschen gelangt Biser zu einer skeptischen Einschätzung des gegenwärtigen menschlichen Daseins, des „Menschseins im Zeichen der Desintegration".[169] Die Erfahrungen des 20. Jh. haben auch die letz-

---

[165] *Biser E.:* Menschsein in Anfechung und Widerspruch. Ansatz einer christlichen Anthropologie, Düsseldorf 1980, 145.
[166] *Biser E.:* Der Mensch, 279.
[167] Biser bezieht sich wohl auf *Guardini R..:* Die Annahme seiner selbst, Würzburg 1952.
[168] *Biser E.:* Menschsein in Anfechtung und Widerspruch, 148.
[169] *Biser E.:* Menschsein in Anfechtung und Widerspruch, 61ff.

te humanistische Illusion zerstört, dass der Mensch als *animal rationale* sich mittels autonomer Selbstüberhebung aus seinem radikal gefährdeten Dasein in der Welt selbst zu erheben vermag. Im Gegenteil: mit dieser hybriden Selbstüberschreitung hat der Mensch sich selbst beinahe zu Tode überwältigt.

Eugen Bisers modale Hermeneutik des menschlichen Daseins deckt auf, dass der Mensch als *homo religiosus* nicht selbstverständlich und aus eigener Kraft die lichten Höhen des Engelhaft-Übermenschlichen erreichen kann, sondern dass der Mensch als *homo abyssus* umso schneller in die Abgründe des Tierischen versinken kann, je mehr er sich seiner selbst und der Welt, in der er lebt, zu bemächtigen versucht.

Nicht nur äußere Bedingungen, sondern auch seine eigene resignative Selbsteinschätzung hindern den Menschen daran, diese negative *conditio humana* zu überwinden und von den potentiell unbegrenzten Selbstwerdungs-Möglichkeiten des Menschen-Daseins einen besseren Gebrauch zu machen als bisher. Mit Biser ergibt sich: Sowohl das Menschenbild (= die Theorie) als auch der konkrete Daseins-Modus des Menschen in der Welt (= die Praxis) sind grundlegend reformbedürftig. Die menschliche Person bedarf der Erhebung und des Blickes nach oben – „Person" bei Biser verstanden als die spekulative Einheit von Leib, Seele und Geist, deren ethische Dimension in der Tugend der Selbstakzeptanz gipfelt.

Wenn das Christentum endlich sein volles Potential als die einzigartige Religion der Angstüberwindung entfalten will, dann muss sie sich wieder auf ihre ureigene Mitte besinnen, und zwar in der Blickrichtung des biblischen Menschenbildes. „Biblische Anthropologie versteht menschliche Subjektivität als heteronome Autonomie."[170] Wenn der Mensch die Mitte seines Daseins wieder sucht im Heil Gottes, das ihm konkret angeboten ist in der jesuanischen Realutopie des Gottesreiches und im tatsächlich möglichen Daseinsmodus der Gottesebenbildlichkeit, der Gotteskindschaft und der Gottesfreundschaft, dann wird der Mensch dieses Heil erreichen. Der Mensch wird dann nicht mehr an seinem Selbstwerde-Potential vorbeileben und nicht mehr an der Verfehlung seiner Möglichkeiten scheitern. Der Mensch wird dann werden können, was er aufgrund eigener Versäumnisse noch lange nicht ist, aber aufgrund des Heilswillens und der Liebe Gottes schon längst sein könnte.

Solange sich der Mensch weiter Ersatzparadiese erschafft und in einem Zustand der Heillosigkeit zwischen Wissen und Können hin und her schwankt, solange lebt er mit dem Rücken zur Zukunft. Biser glaubt jedoch die Glaubenswende zu spüren, in der der Urheber des Glaubens aus dem „Schrein der Vergegenständlichungen" hervortritt, „... um sich anstatt als Botschaft und Lehre in der ersten Person vernehmen zu lassen."[171]

[170] *Heinzmann R.:* Das Christentum als Religion der Freiheit. In *Möde E., Unger F., Woschitz K. M. (Hgg.):* An-Denken. Festgabe für Eugen Biser, Graz-Wien-Köln 1998, 171.
[171] *Biser E.:* Der Mensch, 302.

Im Vernehmen dieser Botschaft liegt der Schlüssel zum Gottesreich, zur Gottesfreundschaft und Gotteskindschaft – zum einzigen „Raum", an dem sich der Mensch voll verwirklichen und seinen Sinn verwirklichen kann. Diesen Raum findet der Mensch, wie zur Zeit des historischen Jesus, nach wie vor in der „... Auskunft der ersten Stunde: Mitten unter euch steht der, den ihr nicht kennt. Auch wenn sich in diesem Wort, rückbezüglich gelesen, das Dunkel, in dem der Fragesteller selbst steht, zu verdoppeln scheint, bewirkt es zuletzt doch das Umgekehrte: es wird für ihn zum Ort der Übereinkunft mit dem, der ihm darin entgegenkommt, um es durch seine Anwesenheit zu lichten."[172]

2.3 Glauben als Gottverstehen – Eugen Bisers Modell einer Glaubenshermeneutik

2.3.1 Die Glaubenskrise als Gotteskrise

Die Analyse und Diagnose der schon seit längerer Zeit gärenden Glaubenskrise des christlichen Abendlandes gehört zu den Hauptthemen in der Theologie Eugen Bisers. „Unsere Zeit lebt in einem tiefen Selbstwiderspruch. Während auf der einen Seite, vor allem in Wissenschaft und Technik, die Horizonte immer weiter gespannt werden, wächst auf der anderen Seite das Gefühl der Beschränkung, der Enge und Ausweglosigkeit. Gleichzeitig ist mit dem Fortschrittsgedanken der innerste Antrieb der wissenschaftlichen Erkenntnis und wirtschaftlichen Progression in eine schwere Krise geraten. Allenthalben werden Grenzen fühlbar: Grenzen des Wissens, Grenzen der Zulässigkeit, Grenzen der Machbarkeit und des noch verfügbaren Lebensraums."[173]

Das europäische Christentum befindet sich im beklagenswerten Zustand der „Agonie"[174] und in einer Spannung, so Biser, die zwischen den Polen „resignativer Rückzug" und „kreativer Aufbruch" oszilliert. Die stabile Mitte ist noch nicht gefunden. Biser charakterisiert die gegenwärtige Krise als „... Stunde des Zwielichts. Denn die Schatten der Gottes- und Weltfinsternis liegen heute, wie selten einmal, im Kampf mit dem Aufdämmern eines Lichts, das einen neuen Morgen verheißt."[175]

Die Glaubenskrise äußert sich vor allem in den Phänomenen des massenhaften Glaubensabfalls und -entzugs, wobei diese Erscheinungen der Glaubenskrise nicht als Abkehr des Menschen vom Glauben oder als eine psychisch bedingte Glaubensschwäche, vielmehr als ein „Erosionsprozeß" zu verstehen

---

[172] *Biser E.:* Der Mensch, 303.
[173] *Biser E.:* Der schwere Weg der Gottesfrage, Düsseldorf 1982, 9.
[174] Vgl. *Unamuno Miguel de:* Die Agonie des Christentums, München 1928.
[175] *Biser E.:* Einweisung, 14.

sind.[176] Die Untersuchung „Die neuen Gesichter Gottes"[177] hat aufgedeckt, welchen dramatischen Umfang und Tiefgang die Entchristlichung des Abendlandes mittlerweile angenommen hat. Auf der Grundlage dieser Studie lässt sich prognostizieren, dass die Zukunft des Glaubens wahrscheinlich im „Fortbestand einer diffusen und konturenlosen, vor allem auf Identität, Geborgenheit und Frieden ausgerichteten Religosität" liegen wird. Die alarmierende Situation der Glaubenskrise zeigt „... das Christentum auf einer Schwundstufe (...), die seinem allmählichen Versickern im abendländischen Bewußtsein bedrohlich nahekommt."[178]

Die gegenwärtige epidemische Glaubenskrise dürfte die schwerste Krise in der Geschichte des Christentums sein. Das Phänomen der Glaubenskrise, so Biser, gründet in einer tiefgreifenden Identitätskrise sowohl des Menschen als auch der Kirche. Biser bezweifelt jedoch, ob sich der Mensch seiner Identitätsnot überhaupt bewusst ist. Denn zu sehr hat sich der Mensch orientiert an der Ideologie des Machbaren. Er konzentriert sich auf Konsum und Leistung. Der Mensch hat sich von den Heilsversprechen des Fortschritts blenden lassen. Die säkulare Fortschrittsidee ist ihm zum Verhängnis geworden.

Die Ursache der Glaubenskrise als Identitätskrise wurzelt noch tiefer als in der bloßen Immanenz. Die gegenwärtige Glaubenskrise reicht hinab bis zum Grund des menschlichen Gottesglaubens. Die Glaubenskrise, so Bisers grundle-

---

[176] Biser selbst bringt die ambivalente Stimmung der Glaubenskrise im säkularisierten Denk- und Lebensraum des industrialisierten Abendlandes in engen Zusammenhang mit dem Kontext von Psalm 137, der die Verlusterfahrung der in Babylon im Exil gefangenen Israeliten beklagt und gleichzeitig trösten will mit der Hoffnung auf Befreiung aus dieser epidemischen Notsituation.

[177] *Jörns K. P.*: Die neuen Gesichter Gottes: Was die Menschen heute wirklich glauben, verb. Aufl., München ²1999. Grundlage dieser religionssoziologischen Studie ist eine Umfrage aus dem Jahr 1992 in ausgewählten west- und ostdeutschen Gebieten. Leitendes Interesse war, wie sich Glaube, Religion und Religiosität und die Lebenswelten der Menschen im wiedervereinten Deutschland aufeinander beziehen. Die Auswertung der Umfrage ergibt, eine neue Glaubenstypologie notwendig ist. Demnach ist im Hinblick auf die religiöse Wirklichkeit im wiedervereinigten Deutschland qualitativ zu differenzieren zwischen Gottgläubigen (Menschen, die an einen persönlichen Gott glauben), Transzendenz-Gläubigen (Menschen, die an transzendenten Mächte, aber nicht unbedingt an einen persönlichen Gott glauben), Unentschiedene (Menschen, die sich religiös nicht positiv festlegen, aber Religion auch nicht negativ ausschließen wollen) und Atheisten (Menschen, die jegliche transzendentale Wirklichkeit kategorisch ablehnen). Diese Glaubenstypen finden sich quer durch die Gesellschaft, auch quer durch die großen christlichen Konfessionen. Als grundlegende Konsequenz erhebt die Studie die dringlichen Forderungen, eine integrierende Theologie der Religionen zu entwickeln und „dogmatische Grenzsicherungen" aufzugeben zugunsten einer neuen religiösen Wahrnehmungskultur.
Vgl. a. a. O., 232 : „Christliche Theologie als Wissenschaft wird dann danach fragen, ob die neuen Gesichter Gottes das Angesicht Jesu Christi, das Christen als glaubwürdige Wahrnehmungsgestalt der Liebe Gottes in unserer Geschichtet kennen und bekennen, nicht verdecken. Sie kann aber nicht sagen, daß irgendeine dogmatische Wahrnehmungsgestalt dieses Jesus Christus über Glaube und Unglaube entscheidet."

[178] *Biser E.*: Glaubenserweckung. Das Christentum an der Jahrtausendwende, Düsseldorf 2000, 31.

gende These, ist zutiefst eine Gotteskrise und eine Krise des menschlichen Got-
tesbewusstseins. Dem Menschen hat sich der Sinn für das Göttliche verdunkelt.
Mit dem Abdunkeln des Göttlichen hat sich auch sein Dasein verdüstert. Das
Geheimnis Gottes ist mit einem Schleier aus Angst und Hoffnung verhüllt. Der
Mensch leidet bis an die Wurzel seiner Existenz an diesem gestörten Gottes-
verhältnis. Als Folge ist dem Menschen das eigene Leben unerklärlich und zur
Last geworden, wie bereits Martin Buber analysierte: Die „Gottesfinsternis" ist
über den Menschen hereingebrochen.[179]

Erheblichen Anteil an der Glaubenskrise hat in diesem Zusammenhang
das ambivalente Gottesbild, das, aus religionsgeschichtlicher und religionspsychologischer Perspektive, alle Weltreligionen dem Menschen anbieten, auch das
faktisch bestehende Christentum. Verschärfend kommen die Auswirkungen der
mittlerweile etablierten Sichtweise der neuzeitlichen Religionskritik hinzu, wonach Gott und Gottesreich lediglich Projektionen des in Identitätsnot geratenen
Menschen sind.

2.3.2 Die Analyse und Diagnose der Glaubenskrise
2.3.2.1 Die Bedrohung des Glaubens „von außen"
2.3.2.1.1 Der ozeanische Atheismus

Spitzenreiter unter den „Widersachern" des Christentums ist der sich scheinbar
unaufhaltsam ausweitende „ozeanische Atheismus", der die religiösen Funda-
mente der abendländischen Kultur stillschweigend untergräbt. Die Gestalt des
Atheismus hat sich in den letzen Jahrzehnten grundlegend gewandelt. Einst war
der erklärte, argumentierende und polemisierende Atheismus der Gegner des
christlichen Glaubens.[180] Diese Form des Atheismus hatte sich aus Überzeugung
und als Herausforderung im argumentativen Diskurs, wenn auch polemisch,
dem Glauben und der Theologie entgegengestellt.[181]

---

[179] *Buber M.:* Gottesfinsternis, 27: „Verfinsterung des Himmelslichts, Gottesfinsternis ist in
der Tat der Charakter der Weltstunde, in der wir leben."
Die „Gottesfinsternis" gibt es für Buber so konkret wie es auch eine Sonnenfinsternis gibt.
Der Prozess der Gottesfinsternis hat für ihn begonnen mit der kopernikanischen Wende und
der großen Frage, wie angesichts des unendlichen Weltenraumes ein Gott zu finden ist, der
dem Menschen in seiner Verlorenheit antworten kann. Die Gottesfinsternis hat sich gesteigert
über das moralische Gottesbild Kants, die Auflösung der Theologie in der rein immanenten
Anthropologie bei Feuerbach, die soziologische Reduktion bei Marx bis schließlich hin zur
„endgültigen" Formel bei Nietzsche „Gott ist tot".
[180] Dazu *Biser E.:* Theologie und Atheismus. Anstöße zu einer theologischen Aporetik, München 1972.
[181] Vgl. *Biser E.:* Glaubensprognose. Orientierung in postsäkularisierter Zeit, Graz-Wien-
Köln 1991, 119-123.
Biser zitiert in Bezug auf den klassischen, argumentativen Atheismus immer wieder den Ox-
ford-Philosophen John Leslie Mackie, der als prominenter Vertreter des diskursiven, rationalen Atheismus gilt und die negative Prognose für die Zukunft des christlichen Glauben reprä-
sentativ vertreten hat. Mackie unterschied scharf zwischen einerseits Moral und Religion als

Demgegenüber erscheint der ozeanische Atheismus der Gegenwart bemerkenswert „amorph", konturen- und sprachlos, wie eine „religiöse Apathie".[182] Die Wurzeln liegen in den Untiefen einer pragmatisch-indifferenten Wohlstands- und Überflussgesellschaft. Der amorphe Atheismus nimmt mittlerweile, wie selbstverständlich, die dominierende weltanschauliche Position in der abendländischen Gesellschaft ein. Weil diese „neue" Form des Atheismus schwer zu fassen ist, wirkt sie sich ungleich gefährlicherer aus auf die Zukunft des Glaubens als die klassische Form des Überzeugungs-Atheismus.

2.3.2.1.2 Der Reduktionismus

Das Bewusstsein des abendländischen Menschen, dass Gott der Herr des Kosmos ist, den von ihm geschaffenen Kosmos bei weitem überragt und den Menschen von seinem Lebensgefühl akosmischer Verlorenheit und der daraus resultierenden Daseinsnot befreien will, schwindet in erschreckendem Maße. Der Reduktionismus hat sich als Folge der Aufklärung und des Säkularismus entwickelt.[183] Er nährt sich von der Reduktion der Hoffnung auf das innerweltlich Machbare, von der Fixierung des Geschichtsbegriffs auf das faktisch Begründbare und von der Eingrenzung der Lebenswelt auf die Immanenz. Als Folge verflacht der Mensch existentiell und wird um seine Entfaltungsmöglichkeiten gebracht. Der fortschreitende Reduktionismus raubt der göttlichen Heilsbotschaft Zug um Zug die Verwirklichungsräume.

2.3.2.1.3 Die drei Kränkungen des Christentums nach Freud

Biser ortet in Freuds Kritik an Religion im Allgemeinen und am Christentum im Besonderen einen wichtigen Einflussfaktor für die gegenwärtige Glaubenskrise. Freud formulierte suggestiv in seiner Studie „Eine Schwierigkeit der Analyse" (1917)[184], dass dem Christenum in den vergangenen Jahrhunderten drei große Kränkungen zugefügt wurden. Die erste Kränkung des Christentums brachten die Erkenntnisse des Kopernikus. Mit der Überwindung des geozentrischen Weltbildes kam der christliche Glaube ins Trudeln, galt doch die Erde bisher als

---

Ausdruck des menschlichen Sinnverlangens und andererseits der Rationalität. Vor der kritischen Vernunft kann seines Erachtens das Postulat der Existenz Gottes nicht bestehen; deswegen muss die Existenz Gottes geleugnet werden. Mackie musste allerdings zum Ende seines Lebens staunend und resignativ zugleich das „Wunder des Theismus" in seinem gleichnamigen Werk eingestehen. Mit der Stimme Mackies, so Biser, ist die klassische Position des Atheismus gefallen. Darüber hinaus zeigt sich der Verfall des klassischen Atheismus auch am Niedergang politischer und gesellschaftlicher Diktaturen im 20. Jh., die auf atheistische Strategien eingeschworen waren.

[182] *Biser E.*: Glaubenserweckung, 53.

[183] Die Aufklärung versteht Biser nicht als Medium des Bösen, sondern als Konsequenz eines Glaubens, der zu sich selber finden will. Der Säkularismus hat für Biser ebenfalls eine christliche Wurzel: Säkularismus ist die Zurücknahme der christlichen Hoffnung auf das innerweltlich Machbare.

[184] Für die nähere Entfaltung bei Biser vgl. *Biser E.*: Glaubenserweckung, 68-71.

der besondere Schauplatz in Gottes Schöpfung, gipfelnd in der Menschwerdung Gottes selbst. Die zentrale Stellung der Erde im Kosmos war plötzlich verloren. Die zweite Kränkung des Christentums, so Freud, kam mit Darwin. Die Entwicklung der Evolutionslehre nahm dem Menschen die Illusion, das privilegierte Geschöpf Gottes zu sein und entthronte ihn seiner Selbstherrlichkeit. Die Folgen für das Selbstbild des Menschen und die anthropologische Reflexion infolge der Evolutionstheorie wirkten revolutionär. Noch Kant hatte die Wesensfrage „was ist der Mensch?", die von der privilegierten Stellung des Menschen in der Schöpfung ausgeht, als die Grundfrage des menschlichen Daseins genannt. Mit der Evolutionstheorie, selbst wenn sie die Entwicklung des Lebens auf der Erde nur hypothetisch und keinesfalls lückenlos zu erklären vermag, stellt sich nunmehr die Frage nach dem Menschen ganz anders, und zwar aus der Perspektive seiner tierischen Vorgeschichte, seiner eigenen Geschichtlichkeit und Geschichtsfähigkeit und seiner evolutiv determinierten Daseinsmöglichkeiten.

Die dritte Kränkung fügte Freud selbst, wie er sagte, dem Christentum zu, indem er die Abgründe des menschlichen Unterbewussten erschloss. Dem Instanzenmodell Freuds zufolge erkennt der Mensch, dass er gar nicht „Herr im Haus des eigenen Bewusstseins" ist. Die klassische Vorstellung vom bewussten „Ich" des Menschen als Inbegriff des Person-Seins wird nach Freuds Psychoanalyse zu einem sehr problematischen Grenzbegriff. Denn der Mensch, so Freud, lebt einerseits unter dem Diktat des misstrauisch beobachtenden, richtenden und strafenden „Über-Ich", verstanden als moralische Instanz. Die Regulativen und Direktiven des Über-Ich entstehen durch vorgegebene genetische, gesellschaftliche, erzieherische und religiöse Ideale und Verhaltensmuster. Andererseits wird der Mensch vorangetrieben von Instinkten und Komplexen in den ichfremden Teilen seiner Person, die Freud als das „Es" bezeichnet. Das klassisch gedachte „Ich", das den Menschen als Person und als Träger des Gesamtwillens mit Bewusstsein (Sprache und Denken) definiert, versucht nun mehr schlecht als recht, so Freud, inmitten dieser mächtigen Einflüsse zwischen den Ebenen Über-Ich und Es zu oszilieren, zu vermitteln und die eigene Person zu organisieren, um die Identität der Person zu erreichen.[185]

---

[185] *Freud S.:* Neue Folge der Vorlesungen zur Einführung in die Psychoanalyse. In *Mitscherlich A. u. a. (Hgg.):* Sigmund Freund. Studienausgabe, Bd. I, korr. Aufl. Frankfurt a. M. [6]1975, 514f: „Ein Sprichwort warnt davor, gleichzeitig zwei Herren zu dienen. Das arme Ich hat es noch schwerer, es dient drei gestrengen Herren, ist bemüht, deren Ansprüche und Forderungen in Einklang miteinander zu bringen. Diese Ansprüche gehen immer auseinander, scheinen oft unvereinbar zu sein; kein Wunder, wenn das Ich so oft an seiner Aufgabe scheitert. Die drei Zwingherren sind die Außenwelt, das Über-Ich und das Es (...) So vom Es getrieben, vom Über-Ich eingeengt, von der Realität zurückgestoßen, ringt das Ich um die Bewältigung seiner ökonomischen Aufgabe, die Harmonie unter den Kräften und Einflüssen herzustellen, die in ihm und auf es wirken, und wir verstehen, warum wir so oft den Ausruf nicht unterdrücken können: Das Leben ist nicht leicht."

2.3.2.1.4   Der Geist der Schwere

Der „Geist der Schwere"[186] lähmt den Glauben des Menschen, so Biser.[187] „Wenn eine Wende zum Besseren einsetzen soll, dann nur unter der Bedingung, daß es gelingt, diesem Ungeist zu wehren. Was mit allen Kräften ins Werk gesetzt werden muß, ist deshalb ein am kirchlichen Lebensgefühl ansetzender Exorzismus: die Austreibung des Dämons, der alles niederdrückt und lähmt, der die Spontaneität und Glaubensfreude zum Verschwinden brachte und alles einem Zustand der Kälte und Erstarrung verfallen läßt."[188]

Dieser Ungeist redet dem Menschen ein, dass Gott wohlgefällig ist, was dem Menschen schwer fällt und weh tut. Das menschliche Gottesverhältnis wird von einem unwürdigen „Handelsgeist" in der Gestalt des Leistungs- und Vergeltungsgedankens in Besitz genommen. Der Dämon der Schwere versetzt das Christentum in den Zustand der Heteronomie zurück, „... die Jesus, wie sein unübertroffener Interpret Paulus mit Nachdruck betont, durch seine Botschaft von der Vaterliebe Gottes und der Erhebung der Menschen zum Stand der Gotteskindschaft überwunden und dadurch die Dimension der Freiheit und Hoffnung aufgestoßen hatte."[189]

Der Geist der Schwere übt auch Kritik an der Kirche und und offenbart ihr das „... schlechte Gewissen einer Institution, die im Mißverhältnis zu ihrer ureigenen Mitte agiert und sich durch ihre vorwiegend moralische Selbstdarstellung den Weg dorthin verbaut."[190] Kirche tut sich nach wie vor schwer mit der Geschichte und der Daseinsmodalität des Menschen, der sowohl theoretisch als auch praktisch durch Aufklärung und Subjektivismus hindurch gegangen und davon geprägt worden ist. Kirche verkennt den Menschen in seiner Angefochtenheit.

Zum Übel des lähmenden Geistes hinzu kommt die selbstzerstörerische Tendenz des Menschen im Medienzeitalter, sich mit den moderen Massenmedien lieber zu Tode zu vergnügen als sein Leben selbstverantwortlich zu entwerfen auf einen ihn übersteigenden Sinn hin.[191]

---

[186] Vgl. *Nietzsche Fr.*: Also sprach Zarathustra, Stuttgart [18]1988, Dritter Teil: Vom Geist der Schwere, 212-217. Nietzsche gibt dem Geist der Schwere die Verantwortung für das, was den Menschen unmenschlich unterjocht. Weil der Mensch die Last tragen muss, zwischen Gut und Böse zu wählen, wird ihm das Leben schwer. Zwang, Satzung und Not sind die Folge. „Fast in der Wiege gibt man uns schon schwere Worte und Werte mit: ‚Gut' und ‚Böse' – so heißt sich diese Mitgift. Um derentwillen vergibt man uns, daß wir leben." Der Mensch ist sich selbst ein Rätsel. „Der Mensch ist schwer zu entdecken und sich selber noch an schwersten; oft lügt der Geist über die Seele." Und: „Schwer heißt ihm Erde und Leben; und so will es der Geist der Schwere! Wer aber leicht werden will und ein Vogel, der muß sich selber lieben (...)"
[187] Vgl. *Biser E.*: Überwindung der Lebensangst. Wege zu einem befreienden Gottesbild, München [2]1997, 97.
[188] *Biser E.*: Glaubensbekenntnis und Vaterunser. Eine Neuauslegung, Düsseldorf 1993, 17.
[189] *Biser E.*: Glaubenserweckung, 12.
[190] *Ebd.*
[191] Vgl. *Postman N.*: Wir amüsieren uns zu Tode. Urteilsbildung im Zeitalter der Unterhaltungsindustrie, Frankfurt a. M. 1985.

2.3.2.2 Die Bedrohung des Glaubens durch Binnenkonflikte
2.3.2.2.1 Das vertikale Schisma

Die Großkirchen leiden unter einem Phänomen, das Biser im Begriff des „vertikalen Schismas" festmacht. Deutlichstes Symptom dieser Entwicklung ist der Übergang des Kirchenvolkes zur „spirituellen Selbstversorgung", die zusammen hängt mit einer zunehmenden Abwehr gegenüber den Direktiven der lehramtlichen Spitze.

Im Fall der römisch-katholischen Kirche liegen die tieferen Gründe in der nicht vollständig erfolgten Rezeption des Zweiten Vatikanums. Das Aggiornamento des Zweiten Vatikanums konnte zunächst den vorkonziliaren Autoritäts- und Gehorsamsglauben überwinden. Die inhaltlichen Aussagen des Konzils lebten aus dem Geist des Dialogs und forderten und förderten ein hohes Maß an Dialog und Freiheit im Glauben. Das Konzil spornte an zur gläubigen Eigenverantwortung. „An die Stelle des von *Martin Buber* beklagten Satzglaubens trat der von *Karl Rahner* geforderte Erfahrungsglaube und an die Stelle des tief eingewurzelten Leistungsglaubens der im Bewusstsein christlicher Allverbundenheit geübte Verantwortungslglaube."[192] Genau diese konziliaren Errungenschaften führten aber gerade nicht zu der befürchteten Lockerung der Kirchenbindung. „Nie war die Zustimmung des Kirchenvolks zur hierarchischen Führung so lebendig und intensiv wie in den Tagen des Konzils, und das ungeachtet der Tatsache, daß sich gleichzeitig die Vorboten der bald danach einsetzenden weltweiten Autoritätskrise bemerkbar machten."[193]

Nach dem Konzil beschleunigten sich steigernde Maßnahmen zur Straffung der Strukturen den Prozess der Enttäuschung, Entfremdung und Abkehr, der zum vertikalen Schisma senkrecht durch die Kirchen hindurch führte.

Als Zentralursache für diese selbstverschuldete Krise der Kirche diagnostiziert Biser einen Zustand kirchlicher Selbstvergessenheit. Er argumentiert mit Paulus, der das Geheimnis der Kirche in das Begriffsbild des mystischen Leibes gefasst hat. Der Apostel versteht Kirche als eine Lebens- und Sprachgemeinschaft. Im mystischen Leib der Kirche existiert ein dialogisches wechselseitiges Verhältnis von Haupt und Gliedern (vgl. 1 Kor 12). Kirche und christlicher Glaube gründen als einzige Religion in der Person eines Religionsstifters, der nicht nur eine Botschaft hat, sondern die ihm aufgetragene Botschaft selbst als Person verwirklicht, wie der Anfang des Johannesprologs belegt.

Im Laufe der Kirchengeschichte aber dominierte mehr und mehr das Kirchenbild von einer Organisation mit einem hierarchisch gestuften Amt. Im Verlauf dieser Entwicklung musste sich der Lebensvollzug von Kirche als mysti-

---

[192] *Biser E.:* Die Entdeckung des Christentums. Der alte Glaube und das neue Jahrtausend, Freiburg-Basel-Wien ^{2}2001, 11.
[193] *Biser E.:* Glaubenserweckung, 35.

78

scher Leib Christi dem Systemzwang unterwerfen. An die Stelle der Kommunikation von Haupt und Gliedern trat die Struktur von Ämtern und Funktionen. Kirche wurde zur Institution. Genau an diesem Problem setzte die Institutionenkritik seit dem 19. Jh. an. Bisers nüchternes Fazit: „So sehr es im Außenraum inzwischen zu Fortschritten in Richtung auf die interkonfessionelle und interreligiöse Verständigung kam, kam das innerkirchliche ‚Kolloquium' doch aufgrund der übermächtigen Institutionalisierung noch immer nicht im angemessenen Maß in Gang."[194]

2.3.2.2.2 Die Randunschärfe und Konzentrationsschwäche des Glaubens

Die „Randunschärfe" des Glaubens nimmt zu, weil sich Glaube und Theologie auf Nebenschauplätze ablenken ließen, wo abgeleitete und sekundäre Glaubensinhalte, wie z. B. die Jungfrauengeburt oder die eschatologische Frage nach den „letzten Dingen", zwar heftig, aber fruchtlos erörtert wurden und noch immer werden.[195]

Das Christentum leidet an einer evidenten „Konzentrationsschwäche", die sich alarmierend darin äußert, dass offensichtlich immer mehr Christen ihre Glaubenskonzentration vom Zentralartikel der Auferstehung Jesu abwenden und vertauschen mit der asiatischen Reinkarnationsvorstellung.[196] Die Hinwendung von Christen zu asiatischen Meditationsformen und esoterischen Verheißungen rechtfertigt sich mit der Begründung, dass dem Kirchenvolk die in Jahrhunderten angesammelten Schätze mystischer Spiritualität nicht in ausreichendem Maß erschlossen werden konnten.

Diese Konzentrationsschwäche wird von der überbordenden Esoterikwelle genutzt. Esoterik, so definiert Biser, „... ist eine in betonter Abkehr von der außen- und gegenstandsorientierten Wissenschaft nach innen gerichtete Denkweise, die auf Signale aus der alles Seiende vernetzenden Sphäre achtet und in ihrer antimetaphysischen Randzone der Unterscheidung von Subjekt und Objekt die Vorstellung von einer beides amalgamierenden Feinstofflichkeit entgegensetzt."[197] Heterogene Esoterik vereinnahmt z. B. die Chakrenlehre (aus dem buddhistischen und hinduistischen Kontext) und paranormale Phänome wie mediale Hellsicht, Telepathie und Präkognition und gießt sie wie in einen Schmelztiegel zusammen. Die meisten dieser esoterisch-paranormalen Phänomene lassen sich rational nicht nachprüfen.

Die asiatische Reinkarnationsvorstellung bildet eines der zentralen Elemente der Esoterik. Reinkarnation meint den Glauben an astrale Vorherbestimmung und die Realität eines karmischen Ursache-Wirk-Prinzips und wiederholte Wiedergeburten gemäß dem angesammelten Karma. Dieses kosmische Erklä-

---

[194] *Biser E.:* Glaubenserweckung, 36.
[195] Vgl. näherhin bei *Biser E.:* Glaubensprognose, 137-141.
[196] *Biser E.:* Glaubensprognose, 145-149,
[197] *Biser E.:* Die Entdeckung des Christentums, 359.

rungsmodell kann, so Biser, unmöglich mit dem christlichen Glauben an einen liebenden personalen Vatergott vereint werden, ebenso wenig mit der biblischen Aussage von der Einzigartigkeit und der unvertretbaren Würde der menschlichen Person.

Deshalb bewertet Biser „... die Esoterik als eine über den Horizont der Rationalität hinausgehende und bisweilen in die abschüssigen Bereiche des Irrationalen ausufernde Mystik (...)"[198]

2.3.2.2.3 Die Sprachkrise

Die Kirche leidet an einer massiven „Sprachkrise". Die Spitze der Kirchenhierarchie hat grundsätzlich „das Sagen". Aber sie maßt sich die Macht an, dass nur sie das Sagen hat. Sie beharrt auf ihrem Redemonopol. Die Verlautbarung und Auslegung des Wortes Gottes von oben artikuliert sich auf vielfältige Weise, wohingegen eine Rückäußerung kaum möglich ist. Aber die Rezeption des Wortes Gottes als leibhaftige Selbstmitteilung an die Welt ist von der ganzen Kirche zu tragen. Dies gilt auch für das Dogma der „Unfehlbarkeit", das trotz der Differenzierung zwischen Lehramt und Kirchenvolk unteilbar ist. Insofern hängt die Unfehlbarkeit der Lehre konstitutiv von der Akzeptanz dieser Lehre durch die Gläubigen ab (*sensus fidelium*). Die Kommunikationspraxis der Kirche ist allerdings entfernt von den Grundlagen und Herausforderungen des im Geiste des Dialogs geschehenen Zweiten Vatikanums.

Die Sprachkrise der Kirche lässt sich auch aus dem Sprachstil zwischen Hierarchiespitze und Kirchenbasis heraushören. Der „Umgangston", so Biser, ist wesentlich dekretorisch von oben nach unten. Dieses Sprachverhalten erinnert all zu schnell an die unmenschlichen Kommunikationsstrukturen der faschistischen und kommunistischen Diktaturen, die mit ihren Untergebenen in einem ähnlichen Befehlston voller Drohungen und Sanktionen kommunizierten.

Im Vergleich der einzelnen Konfessionen gibt es keinen prinzipiellen Unterschied in der Sprachkrise, höchstens einen graduellen Unterschied.[199]

Die Sprachkrise kann nur überwunden werden, wenn sich Kirche wieder auf das Sprachverhalten Jesu besinnt, „... der im Ton werbender Liebe und Selbstübereignung spricht, (...) zur Lebensgemeinschaft mit sich einlädt und (...) dem von Sorgen und Ängsten Beschwerten die ‚Ruhe' der von ihm gewährten Geborgenheit verspricht."[200]

Die Sprachkrise pflanzt sich fort im Problem der „Sprachlosigkeit", die sich quer durch kirchliches Lehramt, Theologie und durch das Leben an der Ba-

---

[198] *Biser E.:* Die Entdeckung des Christentums, 359.
[199] Vgl. *Biser E.:* Einweisung, 14f.
[200] *Biser E.:* Glaubenserweckung, 37; vgl. *a. a. O.,* 234: Biser fordert von der hierarchischen Kirche eine grundsätzliche innere Reform, in deren Zusammenhang die Kirchenleitung angesichts des Priestermangels endlich viri probati zum Weihepriestertum zulässt, Frauen wieder das Diakonat ermöglicht und den christlichen Glauben gegenüber Irrlehrern und Ketzern verteidigt anstatt gegenüber den eigenen Theologen und Theologinnen.

sis des Kirchenvolkes zieht. Diese Sprachlosigkeit hat viele Gläubige dazu bewogen, ihren Glauben zu privatisieren und wie eine „Verschlußsache" für sich zu behalten.[201]

Zu Sprachkrise und Sprachlosigkeit kommen nach Bisers Ansicht erschwerend hinzu die Phänomene der Trivialisierung des Glaubens[202] und der christliche Fundamentalismus.[203]

2.3.2.3 Resümee

„Nach vielen Anzeichen zu schließen, ist die gegenwärtige Kirchenkrise in erster Linie durch eine Phasenverschiebung verursacht, die sich daraus ergibt, dass die Lehraussage der Kirchenführung glaubensgeschichtlich hinter die ins mystische Zeitalter vorandrängende Glaubenserwartung des Kirchenvolks zurückfällt."[204]

Trotz dieser ernüchternden Analyse und Diagnose glaubt Biser an die Zukunftsfähigkeit des Christentums, denn der christliche Glaube birgt das Potential, die epidemische Glaubenskrise zu überwinden. Von Theologie und Kirche muss dem suchenden Menschen wieder zu Bewusstsein gebracht werden, dass der Mensch größer gedacht ist, als ihm von der Leistungs- und Mediengesellschaft eingeredet wird. Gleichzeitig tut es not, den Menschen zu ermutigen, seinen Glauben selbsttätig und schöpferisch zu leben. „Dem Wagnis zu selbstverantwortlichem Denken, zu dem KANT mit dem ‚Sapere aude' seiner Aufklärungsschrift aufgerufen hatte, muß demgemäß ein Aufruf zu personaler Selbstaneignung im Sinn des kusanischen ‚Sis tu tuus' entsprechen, dem paulinischen Grundsatz ‚Ich glaube, darum rede ich' (2 Kor 4,13) eine Ermutigung zum Einstiege in die Glaubensmystik (...)".[205]

Die Kirche muss ihre Strategien der Selbstbeschädigung beenden, indem sie von ihrer unseligen moralischen Selbstdarstellung ablässt und sich wieder grundlegend auf ihre Herkunft und Lebensmitte besinnt. Denn Kirche lebt genuin vom Dialog, weil der Herr der Kirche in den Seinen im Dialog fortlebt. Kirche ist dazu beauftragt, die Gläubigen nach dem Beispiel Jesu zum eigenständigen Denken und selbsttätigen Glauben zu ermutigen und so, im jesuanischen Vertrauen auf den konkreten Menschen, dem Heil Gottes in der Welt den Weg zu bahnen.

Der Weg aus der gegenwärtigen Glaubens- und Kirchenkrise beginnt nach Biser mit der Einsicht, dass diese „... aus der mangelnden Konzentration auf die Mitte erklärt und demgemäß in erster Linie als eine Identitätskrise zu gelten

---

[201] Zur Analyse der Glaubenskrise vgl. *Biser E.:* Glaubensbekenntnis und Vaterunser, 16; *Biser E.:* Glaubenskonflikte. Strukturanalyse der Kirchenkrise, Freiburg-Basel-Wien 1989, 46ff.
[202] *Biser E.:* Glaubensprognose, 203ff.
[203] *Biser E.:* Glaubensprognose, 213ff.
[204] *Biser E.:* Die Entdeckung des Christentums, 334.
[205] *Biser E.:* Glaubenserweckung, 26f.

hat."[206] Die glaubenspraktische Umsetzung dieser Einsicht wird für das Christentum lebenswichtig sein, da in einer Epoche, in der Zivilisationen und Weltreligionen zusammenprallen, das Christentum nur dann überleben kann, wenn es zum „Vollbewußtsein seiner Identität"[207] gelangt ist.

Herausführen aus der Identitätskrise, die auf die Krise des Gottesbewusstseins zurückzuführen ist, kann allein der Glaube an das liebende „Antlitz" des Vaters, das die Lebensleistung des Jesus von Nazareth offenbarte. Er, der auch heute noch in den Seinen „fortlebende Christus", ist die Initiative, die Motivation, die Mitte und das Ziel der möglichen Glaubenswende und Glaubenserweckung.

2.3.3 Die Glaubenswende

Trotz der epidemischen Glaubenskrise sieht Biser eine großangelegte, wenngleich noch subversiv verlaufende große Glaubenswende in Gang, die, wie in früheren geschichtlich Phasen, wohl immer dann auftritt, wenn eine kultur- und glaubensgeschichtliche Entwicklung definitiv an ihr Ende gekommen ist. Anzeichen dieses Epochenendes erkennt Biser im Verfall des kirchlichen Instruktions- bzw. Indoktrinationsmodells und in der grundsätzlichen argumentativen Überwindung des Atheismus sowie in der Selbsterschöpfung des Säkularismus. Der Säkularisierungsprozess, so Bisers optimistische Einschätzung, ist am Kernbestand des Glaubens weitgehend wirkungslos vorübergegangen. „Weder gelang es ihm, ihn von innen her auszuhöhlen, noch ihn einem Gestaltwandel zu unterwerfen, wie dies bei der zum Fortschritt pervertieren Hoffnung und der zur Solidarität abgeschwächten Liebe der Fall war."[208]

2.3.3.1 Vom Gegenstandsglauben zum Innerlichkeits- und Identitätsglauben

2.3.3.1.1 Das Christentum als therapeutische und mystische Religion und als sekundäre Schriftreligion

Jesus von Nazareth hat historisch in die Daseinsstrukturen des Menschen eingegriffen und greift geschichtlich als „fortlebender Christus" in die mystische Gemeinschaft der Glaubenden ein. Von der Lebensleistung Jesu her muss neu bedacht werden:

---

[206] *Biser E.*: Einweisung, 11.
[207] *Biser E.*: Einweisung, 12.
[208] *Biser E.*: Glaubensprognose, 79. Biser bewertet den Säkularisierungsprozess aus der Sicht des Glaubens nicht durchweg negativ; vgl. *Biser E.*: Glaubensprognose, 50: „Denn so vieles durch den Säkularisierungsprozeß zerstört, verwüstet und untergraben wurde, so setzte er doch zugleich Möglichkeiten und Energien frei, die in der religiös determinierten Lebenswelt schwerlich entbunden worden wären."

„Mit dem Buddhismus verglichen ist das Chris-
tentum
keine asketische, sondern eine therapeutische Re-
ligion.
Im Vergleich zum Judentum ist es
keine moralische, sondern eine mystische Religion
und im Vergleich zum Islam
keine primäre, sondern eine sekundäre Schriftre-
ligion."[209]

Die Unterscheidung des Christentums vom Buddhismus, den etliche Christen und Christinnen heute in das christliche Glaubensleben integrieren wollen, begründet Biser damit, dass der Buddhismus eine negative Mystik lehrt und lebt, die das Ende aller Personalität und Subjektivität bedeutet. Dagegen lehrt und lebt das Christentum eine positive Mystik, die die Vollendung aller Personalität und Subjektivität anstrebt.[210]

Damit die Glaubenswende ihr Ziel erreichen kann, nämlich das Antlitz Gottes in Leben und Sterben des Auferstandenen in voller Kraft aufleuchten zu lassen in den Herzen der Menschen, bedarf es „... Menschen eines lebendigen, überzeugten, tatkräftigen, inspirierten und kreativen Glaubens."[211]

Wenn der Glaubende erfährt, dass sich die Gewichte verlagern, und wenn er verspürt, dass an die Stelle der ihn umfangenden, beheimatenden und bestätigenden Weltwirklichkeit, leuchtend wie ein Sonnenaufgang, die Wirklichkeit Gottes tritt, dann hat der Glaubende eine elementare Glaubenserfahrung gemacht. So lässt sich „Glauben" nach Biser verstehen als ein sich auf die Wirklichkeit Gottes beziehen und sich in ihr begründen.

---

[209] *Biser E.:* Die Entdeckung des Christentums, 17.
[210] Vgl. *Biser E.:* Die Heilkraft des Glaubens. Entwurf einer therapeutischen Theologie. In: Concilium 34 (1998) 534.
Im Hinblick auf Zukunft der beiden Weltreligionen Christentum und Buddhismus knüpft Biser an die These Romano Guardinis an. Für Biser „... droht ein Konflikt vor allem im Verhältnis von Christentum und Buddhismus, da deren Stifter jeweils Gleichsinniges, nur mit entgegengesetzter Zielrichtung anstrebten. Beide, Jesus wie Buddha, griffen in die Lebensvollzüge des Menschen ein, der eine, um ihn zum Stand der Gotteskindschaft zu erheben, der andere, um sie zum Ziel der Leidverminderung zum Erliegen zu bringen. Dadurch erweist sich der Buddhismus als Prototyp einer asketischen, auf die Dämpfung der Leidenschaften und die Auslöschung des Lebenswillens ausgehenden Religion. Für die Standortbestimmung des Christentums gilt dann aber: Es ist, anders als der Buddhismus, *keine asketische, sondern eine therapeutische Religion.* Während sich Buddha von der Unterdrückung des menschlichen Lebens und Selbstverständnisses die Auslöschung der Leidenschaften und damit des Herdes allen Leids verspricht, das Menschen einander zufügen, weiß sich Jesus gesandt, die ‚gebrochenen Herzen' zu heilen und den mit der Todeswunde geschlagenen Menschen aus seiner Verfallenheit im zweifachen Sinn des Ausdrucks zu sich selbst zu erheben."
[211] *Biser E.:* Die Entdeckung des Christentums, 28.

2.3.3.1.2   Die dreifache Wende

Als positive Frucht der Glaubensbewegung entdeckt Biser „... die dreifache Wende, in der die Glaubensszene nach wiederholten Anzeichen begriffen ist, näherhin die Wende

> *vom Gehorsams- zum Verstehensglauben,*
> *vom Bekenntnis- zum Erfahrungsglauben und*
> *vom Leistungs- zum Verantwortungsglauben."*[212]

Die Initiative der dreifachen Wende geht vom Auferstandenen aus. Er hat sich aus dem jahrhundertelang bestens gehüteten „Schrein" bzw. „Gehäuse einer mehrfachen – doktrinalen, kerygmatischen und liturgischen – Vergegenständlichung"[213] befreit hat und sich infolgedessen nicht mehr nur als „Botschaft", sondern wieder als der ursprüngliche „Bote" des Gottesreiches den Glaubenden zu erkennen gibt.

Die dreifache Glaubenswende lässt sich im Grunde, so Biser, auf eine einzige Wende zurückführen, nämlich auf den „Übergang

> *vom Gegenstands- zum Innerlich-*
> *keits- und Identitätsglauben"*[214].

Dieser Übergang bedeutet einen radikalen Wandel im Glaubensvollzug: was bisher in Form von Sätzen und Bildern geglaubt wurde, muss zum spirituellen Dialog mit dem Geglaubten werden.

2.3.3.1.3   Die Spitze: vom Gegenstands- zum Identitätsglauben

Die Entwicklung weg vom Gegenstandsglauben und hin zum Identitätsglauben hängt zusammen mit der Überwindung der kartesianischen Unterscheidung von Subjekt und Objekt (res cogitans, res extensa), bei der das erkennende Subjekt einer ihm entgegen geworfenen Welt von Gegenständen gegenübersteht.[215] Dieser Unterscheidung entsprach im religiösen Denken ein Glauben an sachhaft definierte Mysterien und an das „Depositum fidei" des Glaubensbekenntnisses, das als die Zusammenstellung aller zu glaubenden Inhalte verstanden wurde. Die Entdeckungen der Mikro- und Quantenphysik (Max Planck, Albert Einstein,

---

[212] *Biser E.:*Die Entdeckung, 28. Biser hat diese dreifache Wende bereits früher skizziert in: *Biser E.:* Die glaubensgeschichtliche Wende, 171-199.
[213] *Biser E.:* Die Neuentdeckung des Glaubens, Stuttgart 2004, 19.
[214] *Biser E.:* Einweisung, 192. Biser erweitert hier die Formulierung um die Dimension der „Innerlichkeit", die z. B. in *Biser E.:* Die Entdeckung des Christentums, 326, nicht auftaucht.
[215] Vgl. *Descartes R.:*Abhandlung über die Methode des richtigen Vernunftgebrauchs und der wissenschaftlichen Wahrheitsforschung, in Dt. übertr. v. Kuno Fischer, erneuert u. m. einem Nachw. vers. von Hermann Glockner, Stuttgart 1990.
Descartes definiert sich selbst als „denkendes Etwas" (res cogitans) im Gegenüber zur Außenwelt. Die „Gegenstände" der Außenwelt und den eigenen Leib bezeichnet Descartes als „ausgedehnte Sachen" (res extensae). Alles Seiende in der Welt schrumpft so zusammen auf den grundlegenden Unterschied von res cogitans und res extensa. Mit diesem Denkansatz formuliert Descartes zwei wesentliche Grundzüge neuzeitlichen Denkens: den Vorrang des Selbstbewusstseins (Prinzip der Subjektivität) und den Dualismus von Ich und Außenwelt, von Seele und Körper.

Niels Bohr, Werner Heisenberg, Wolfgang Pauli u. a.)[216] entlarvten die kartesianische Unterscheidung zwischen Subjekt und Objekt beim Eintritt in den sub-
atomaren Bereich als hinfällig, selbst wenn die These von der signifikanten Subjektbezogenheit quantenphysikalischer Beobachtungen umstritten ist.[217] Prinzipiell haben die Quantentheorie und die neuen Theorien zu den Elementarteilchen den kartesianischen Dualismus überwunden und damit auch die damit zu-
sammenhängenden Dualismen von Ich und Außenwelt und von Geist, Seele und
Leib.[218]

Denn der Mensch, der als Beobachter quantenphysikalischer Vorgänge
auftritt, steht nicht den naturhaften Gesetzmäßigkeiten gegenüber, sondern ist
essentiell Teil des sich vollziehenden, beobachteten Prozesses. Klares Indiz dafür ist die Erkenntnis, dass von einem Elementarteilchen der Natur entweder
Aussagen über „Ort" oder „Bewegung" gemacht werden können, nicht aber
Aussagen über beide Zustände zugleich (Welle-Teilchen-Dualismus). Das zu
beobachtende „System" und der beobachtende Mensch stehen in Wechselwirkung. Subjekt und Objekt haben unmittelbar miteinander zu tun. Die Elementar-
kräfte und –teilchen erscheinen in einer Wechselbeziehung mit dem beobachtenden Subjekt, das als solches in das als nichtobjektivierbar erkannte „Objekt"
eingeht.

---

[216] Zu den grundlegenden Einsichten der Quantenphysik und den erkenntnistheoretischen
Folgen für das Verhältnis von Subjekt und Objekt vgl. u. a. bei *Pauli W.:* Die philosophische
Bedeutung der Idee der Komplementarität. In: *Ders:* Aufsätze über Vorträge über Physik und
Erkenntnistheorie, Braunschweig 1961, 14f: „Es ist unmöglich, den ganzen Einfluß des Me-
ßapparates auf das gemessene Objekt (...) in Rechnung zu stellen. Jeder Gewinn an Kenntnis
atomarer Objekte durch Beobachtung muß mit einem unwiderruflichen Verlust anderer
Kenntnis bezahlt werden. Die Naturgesetze verhindern zum Beispiel den Beobachter, eine
gleichzeitige Kenntnis sowohl von Energie und Bewegungsgröße als auch von raumzeitlicher
Lokalisierung eines Objektes zu erreichen. (...) Dadurch ist die Voraussetzung einer Beschreibung der Phänomene unabhängig von der Art ihrer Beobachtung nicht mehr erfüllt (...)
Die Beobachter und Beobachtungsmittel, welche die moderne Mikrophysik in Betracht ziehen
muß, unterscheiden sich demnach wesentlich von dem losgelösten Beobachter der klassischen
Physik (...) In der Mikrophysik ist (...) jede Beobachtung ein Eingriff von unbestimmbarem
Umfang sowohl in das Beobachtungsmittel wie in das beobachtete System und unterbricht
den kausalen Zusammenhang der ihr vorausgehenden mit den ihr nachfolgenden Erscheinungen."
Der österreichische Physiker Wolfang Pauli (1900-1958) gilt als einer der Mitbegründer der
Quantentheorie und erhielt 1945 den Nobelpreis für Physik.
[217] Zur Subjektbezogenheit der Quantenphysik vgl. aus philosophischer Perspektive *Kutschera Fr. v.:* Grundfragen der Erkenntnistheorie, Berlin-New York 1981, 380: „Die für uns zentrale Frage ist die nach der Rolle des Subjekts, des Beobachters in der Quantenmechanik. Wir
haben schon gesehen, daß die Aussagen, welche die Quantenmechanik über ein System
macht, Aussagen über die Wahrscheinlichkeit von Resultaten von Beobachtungen am System
sind, und daß sich beobachtete Eigenschaften und Objekte nicht objektivieren lassen, daß also
aus den Aussagen über Beobachtungsresultate keine Aussagen über das unbeobachtete System folgen. All das spricht *prima facie* dafür, daß die Aussagen der Quantenphysik ihrem Gehalt nach wesentlich auf menschliche Beobachtungen und Beobachter bezogen sind."
[218] Vgl. auch *Stadelmann H.-R.:* Im Herzen der Materie. Glaube im Zeitalter der Naturwissenschaften, Darmstadt 2004, 38f.

Auf der Seite des Glaubens führte dies zu einer Denkwende, wie Biser resümiert. Galt vorkonziliar der traditionelle kirchliche Extrinsezismus, das ist die Verordnung des „Depositum fidei" an den Gläubigen von außen im Sinne der heteronomen Vorlage eines unbedingt anzunehmenden Fremd-Glaubens, so hat die Immanenzmethode, wie sie das Zweite Vatikanum, z. B. in „Gaudium et spes", angewandt hat, diesen Extrinsezismus überwunden. Damit kann christlicher Glaube seine Heilsmacht entfalten als globale Identitätshilfe für den Menschen im Glauben an die Lebensleistung Jesu und im Vertrauen auf den „neuen Gott", den Jesus Christus lebte und verkündete.

2.3.3.2 Heilung von Grund auf

Sozusagen als Lichtseite der epidemischen Glaubenskrise zeigt sich, vielleicht unverhofft, aber doch gut begründet, die Möglichkeit des Glaubenswachstums. Aber wie ist das zu denken: Der Glaube kann wachsen!? Kann sich die christliche Religion als therapeutische Religion zur umfassend verstandenen Heilsmacht inmitten des „ozeanischen Atheismus" und der epidemischen Glaubenskrise aufschwingen?

2.3.3.2.1 Die existentielle Gleichzeitigkeit mit dem Auferstandenen

Die notwendige „Heilung von Grund auf" geht im Begriff auf die Diagnose bei Kierkegaard zurück, der das Christentum als Religion der (Angst-)Freiheit proklamierte. Biser greift Kierkegaards Gedanken von der „existentiellen Gleichzeitigkeit" des Glaubenden mit dem Auferstandenen auf, da diese Gleichzeitigkeit die Voraussetzung für eine Heilung durch den Glauben von Grund auf ist.[219]

Der Auferstandene ist der Urheber und der Inhalt des Glaubens selbst. Jesus erwiderte die Bitte seiner Jünger „mehre unseren Glauben!" (Lk 17,5) mit dem Vorwurf, dass ihr Glaube nicht einmal so groß sei wie ein Senfkorn (Lk 17,6). Das Bild vom bergeversetzenden Glauben (z. B. Mk 11,22f; 1 Kor 13,2), mutet paradox an, da dem Kleinsten, dem Senfkorn, die Kraft zur Überwindung des Größten, des Berges, zugetraut wird. Aber genau dieser Glaube, so Biser, setzt eschatologische Kräfte frei, die das ganze Weltgefüge zum Einsturz bringen werden.

Bei der Analyse dieser glaubenstheoretischen Schlüsselstelle der Bibel darf nicht übersehen werden, dass sie mit der nachösterlichen Erfahrung der Auferstehung Jesu zu deuten ist. Das Wort vom bergeversetzenden Glaube ist für Biser konstitutiv gebunden an den gekreuzigten Auferstandenen.[220] Besonders intensiv verkündet Paulus seinen heilsmächtigen eschatologischen Glauben vom Ereignis der Auferstehung her, die der Welt als töricht, haltlos und wertlos

---

[219] *Kierkegaard S.:* Einübung im Christentum, 13.: „Diese Gleichzeitigkeit ist die Bedingung des Glaubens und, näher bestimmt, ist sie der Glaube."
[220] Vgl. Abschnitt 5.3.2.1

erscheint (vgl. 1 Kor 1,18-2,7). Ignatius von Antiochien ermutigt in seinem Brief an die Smyrnäer zur Nächstenliebe im festen Glauben an den Auferstandenen: „Auch euer wird sich nicht schämen der vollkommene Glaube, Jesus Christus."[221]

Im Grunde genommen geht es für den Menschen um nichts weniger als um das, was Luther und andere Mutige in der Glaubensgeschichte ebenfalls gewagt haben, nämlich die Außenwände des Glaubens zu durchstoßen und zu einem Identitäts-Glauben aus der Mitte der Gottesoffenbarung vorzudringen. Dazu bedarf es der existentiellen Gleichzeitigkeit mit Jesus Christus – im Glauben.

2.3.3.2.2   Der Glaube als selbständige Entität mit eigenständiger Dignität

Der Glaube ist ein Elementarakt und begründet sich, so Biser, ausschließlich durch sich selbst. Glaube ist nur auf dem Boden der Gottesgewissheit möglich ist. Ob der Glaube diese Gewissheit selbst erbringt, oder ob diese Gewissheit dem Glauben vorgegeben ist durch andere Instanzen, wie z. B. durch das Denken oder eine religiöse Tradition, ist eine kontroverse Frage. „Wer den Glauben jedoch als einen Elementarakt und gar als ein ‚Sprachereignis' begreift, kann sich unmöglich mit der zweiten Ansicht abfinden. Denn als Elementarakt begründet sich der Glaube ausschließlich durch sich selbst. Man kann ihn sowenig ‚erlernen' wie die Arbeit oder die Liebe; er gehört zu den Grundvollzügen eines voll gelebten Menschseins."[222]

Der Glaube hat eine eigenständige Entität und Dignität. Der Grund für die Heilsmacht des Glaubens liegt im Glaubenden selbst. „Jesus nimmt (...) in diesen ältesten Wendungen die geglückte Heilung keinswegs für sich selbst in Anspruch. Vielmehr schreibt er sie dem wie eine selbständige Entität agierenden Glauben zu. Damit ist aber aufs Deutlichste unterstrichen, dass auch er als der Erwecker des Glaubens – wie dieser selbst – zu heilen vermag."[223].

Biser wehrt sich allerdings gegen eine eindimensionale Rezeptivität des Gottesreiches durch den Glaubenden als rein passives Geschehen. Denn es hängt sehr viel von der Kreativität und Initiative des Glaubenden an. „Der Glaube liegt, trotz aller Festschreibungen, noch keineswegs als fertiger Bestand vor; er ist vielmehr immer noch unterwegs zu sich selbst."[224] Dem Menschen ist der freie Wille als Gabe und Aufgabe gegeben, gerade auch im Hinblick auf die Kreativität und Eigenverantwortung des Glaubens an Jesus Christus. „Denn die von ihm gebotene Hilfe ist stets an die Bereitschaft zur Selbsthilfe gebunden."[225]

---

[221] *Fischer J. A. (Hg.):* Die Apostolischen Väter. Gr.-Dt., eingel., hrsg. übertr. u. erl. von Joseph A. Fischer, München ⁹1986, 212f.
[222] *Biser E.:* Älteste Heilsgeschichten. Wege zum Ursprung des Glaubens, Würzburg 1984, 118.
[223] *Biser E.:* Die Entdeckung des Christentums, 364.
[224] *Biser E.:* Einweisung, 280.
[225] *Biser E.:* Der Helfer. Eine Vergegenwärtigung Jesu, München 1973, 13.

Eine Heilung von Grund auf durch den Glauben geschieht dort, wo das von Jesus verkündete Gottesreich die Lebensgestaltung des Glaubenden prägt, der Glaubende das Gottesreich also annimmt und aufnimmt.

Wenn der Mensch an Gott und das von Jesus proklamierte Gottesreich glaubt, dann wächst der Glaube in dem, der glaubt – bis hin zur Vollreife eines vollentwickelten Glaubens (vgl. Eph 4,13), dem eine entsprechende Heilsmacht zuzutrauen ist. Der Glaube an den, den Gott gesandt hat, wird den Glaubenden in die Lage versetzen, das und noch Größeres zu tun als das, was Jesus selber zu tun vermochte (vgl. Joh 14,12).

2.3.3.2.3 Der Glaube als Geschenk der Selbstoffenbarung Gottes

Biser weist immer wieder darauf hin, dass die Bedingung der Möglichkeit, dass der Mensch überhaupt glauben und seinen vollen Lebenssinn verwirklichen kann, allein in der Selbstoffenbarung Gottes begründet liegt. „Es hätte die christliche Glaubensmöglichkeit niemals gegeben, wenn Gott nicht in Christus sein ewiges Schweigen gebrochen und sich der Welt zu verstehen gegeben hätte. So steht und fällt der Glaube (...) mit Christus, dem >>aus dem Schweigen hervorgegangenen Wort Gottes<<".[226]

2.3.3.3 Exkurs: Paulus als der optimale Problemlöser der christlichen Glaubenskrise

Das Leben und Werk des „unbekannten" Apostels Paulus[227] zeichnet sich durch mehrere Prädikate aus, so dass Paulus, nach Jesus, alle Christen in der Geschichte überragt: 1. Paulus weist das Potential auf, „der größte Erzieher der Christenheit" zu sein.[228] 2. Paulus hat einzigartige christliche Wirkungsgeschichte geschrieben, da er als erster erkannte, worin die Zukunft der christlichen Religion liegt, nämlich in der Innerlichkeit (vgl. Röm 15,18; Phil 4,13).[229] „Innerlichkeit" meint, dass der „innere Mensch" (vgl. 2 Kor 4,16) die „'Herberge' der Einwohnung Christi" bildet. Die Einwohnung ist zugleich Prozess und Akt und erscheint bei Paulus als das höchste Ziel der Erfüllung des göttlichen Heils für den Menschen, d. i. die Gotteskindschaft. Auf diesem Weg bedarf der Glaube des Menschen der Initiative und Beihilfe des Auferstandenen; gleichzeitig wirkt der Glaubensakt des Menschen auf das höchste Erfüllungsziel der Gotteskindschaft hin.[230] 3. „Als erster Medienverwender und Medienthroretiker der Christenheit gibt er Antwort auf die Fragen des Medienzeitalters. Als Schöpfer einer evolutionären Weltsicht mischt er sich ein in den Disput um die Evolutionsbiologie. Und als Theoretiker einer realisierten Eschatologie gibt er wie kein anderer

---

[226] *Biser E.:* Die Entdeckung des Christentums, 187.
[227] *Biser E.:* Der unbekannte Paulus, Düsseldorf 2003.
[228] *Biser E.:* Der unbekannte Paulus, 86.
[229] *Biser E.:* Der unbekannte Paulus, 108.
[230] *Biser E.:* Der unbekannte Paulus, 115.

Hinweise auf die Fragen der sich als Ziel realisierter Menschheitsträume und Utopien darstellenden Gegenwart."

Selbst wenn die glaubensgeschichtliche Stellung des Apostels seit Martin Buber umstritten ist,[231] so steht für Biser dennoch fest: „Wie Paulus in seiner Sprache lebt, lebt er aus dem Glauben."[232] Und dieser Glaube ist für Paulus zugleich Kerygma und Konfession: „Wie der Glaube aus dem – als Gotteswort angenommenen - Wort der Verkündigung hervorgeht, so muß er in das Wort des Bekenntnisses und der Bezeugung ausmünden. Ebenso wie Bekenntnisglaube ist der Glaube für Paulus vor allem der Auferstehungsglaube."[233]

Akt und Inhalt des Glaubens sind bei Paulus unmittelbar auf seine Damaskuserfahrung bezogen. Aufgrund dieser Korrelation weist der Glaube bei Paulus eindeutig mystische und hermeneutische Akzente auf. So tritt bei Paulus „... der Glaubensakt in einen gleicherweise mystischen wie hermeneutischen Zusammenhang. Mystisch, weil die ‚Diener des Wortes' dem Glaubenden nur das zusprechen können, was ihm bereits innerlich gesagt ist, so daß er mit diesen im Grund ein Selbstgespräch führt, weil er mit ihnen einen Sprachverbund bildet, der auf kommunikativer Ebene des vorwegnimmt, was im mystischen Leib zum kirchlichen Ereignis wird. Jetzt wird auch klar, warum es aus paulinischer Sicht zu Glaubenserkenntnis und Glaubensverständnis kommt. Denn mit dem mystischen Aspekt ist der hermeneutische mitgegeben. Wie der Verstehensakt nur dadurch zustande kommen kann, daß sich der Sprechende sein Wort gesagt sein läßt und so die Bedingung seines Verstandenwerdens schafft, so auch hier, jetzt nur unter der Voraussetzung des mystischen Zusammenhangs. Weil dem Glaubenden das Wort der Botschaft bereits innerlich zugesprochen ist, kann er es sich gesagt sein lassen, so daß er versteht, was er hört und glaubt."[234]

So zu glauben wie Paulus – in mystischer und hermeneutischer Tiefendimension -, heißt: wie aus einem Zwang heraus zu glauben, wie aufgrund einer inneren Nötigung (vgl. u. a. 2 Kor 3,2; Eph 4,11ff). Grund dafür ist die Bewegung und Dynamik der mystischen Inversion des Menschen, deren eigentliche Ursache der Auferstandene ist. Er ist zum Fundament und Tragpfeiler des Glaubens geworden (vgl. 1 Kor 8,6; Kol 1,17). Mystische Inversion und Transformation führen den Menschen seinem höchsten Erfüllungsziel entgegen: „... als Gotteskinder ‚tadellos und rein inmitten eines perversen Geschlechts zu leben und zu leuchten wie die Sterne im Weltall' (Phil 2,15)."[235] Das große eschatologische Ziel des Glaubens bei Paulus sind die Evolution der Gotteskindschaft des

---

[231] Vgl. *Buber M.:* Zwei Glaubensweisen, Zürich 1950. Buber macht den Apostel Paulus dafür verantwortlich, dass der alttestamentlich verwurzelte, prophetische emuna-Glauben des Jesus von Nazareth durch Paulus zu einem bloßen Satz- und Bekenntnisglauben degradiert worden ist.

[232] *Biser E.:* Der unbekannte Paulus, 76.

[233] *Biser E.:* Der unbekannte Paulus, 76f.

[234] *Biser E.:* Der unbekannte Paulus, 78f.

[235] *Biser E.:* Der unbekannte Paulus, 100.

Einzelnen und die Evolution der universalen Gotteskindschaft der ganzen Welt (Röm 8,12ff). Das originäre paulinische Glaubensverständnis zeigt sich genauerhin in zwei weiteren expliziten Beziehungsstrukturen: in der Glaube-Rechtfertigungs-lehre-Verbindung und im Glaube-Gebet-Kontext. Die Rechtfertigungslehre, so Biser, hat Paulus als „Abgrenzungs- und Abwehrstrategie" konzipiert, denn „... er mußte sich (...) eine Zitadelle der Innerlichkeit bauen, in der er, unerreichbar für alle Anfeindung und aufreibende Beanspruchung, bei sich sein und dem ‚inneren Menschen' nach ‚von Tag zu Tag erneuern' konnte (2 Kor 4,16)."[236] Die Rechtfertigungslehre als Abwehrstrategie entwickelte Paulus in erster Linie zur Zielerreichung seines Evangeliums von Gesetzesfreiheit und –unabhängigkeit, nicht aber in erster Linie im Dienst seines Konzeptes von der mystischen Inversion im Glauben. Insofern sieht Biser das paulinische Theorem von der Rechtfertigung aus Glauben wohl auf der exoterischen Ebene des paulinischen Glaubensverständnisses, weniger auf der esoterischen Tiefen-Ebene, wo das Konzept von der mystischen Inversion und Transformation[237] des Glaubenden hin zur Gotteskindschaft angesiedelt ist.

Die Strukturen von Glaube und Gebet sind bei Paulus einander so inhärent zugeordnet, „... daß der Glaube für Paulus im Gebet wurzelt, so wie dieses im Glauben seine krönende Erfüllung erreicht".[238]

Im Ergebnis verblüffend, aber nach der Argumentation nicht überraschend, sondern durchaus plausibel, gipfelt Bisers Hermeneutik des Glaubens bei Paulus in der durchaus nachvollziehbaren These: „Staunend kann man nur wahrnehmen, daß auch das Glaubensproblem der Gegenwart lediglich mit seiner Hilfe zu lösen ist."[239]

2.3.3.4   Die Frage nach dem „Mehrwert" des Glaubens
2.3.3.4.1   Glaubenswende als anthropologische Wende
Früher oder später fragt sich jeder Mensch: Warum soll ich glauben? Warum glauben Menschen? Biser weitet den Fragehorizont: Warum lässt sich der Mensch überhaupt auf das geistige Risiko des Glaubens ein? Was verspricht er sich davon? Ist der Glaube nicht entbehrlich? Was bewegt, treibt ihn dazu, von außen und vor allem von innen her? Was hat die Religion des Christentums dem Menschen überhaupt zu bieten?[240]

---

[236] *Biser E.:* Der unbekannte Paulus, 101
[237] Vgl. 2.3.3.5
[238] *Biser E.:* Der unbekannte Paulus, 115. Vgl. auch das „Apostelgebet" in Eph 3,13-19. Selbst wenn der Brief an die Epheser nicht von Paulus selbst stammt, so kommt doch für Biser an dieser Stelle die einzigartige Glaubenstheorie und Mystik des Apostels zum Vorschein.
[239] *Biser E.:* Der unbekannte Paulus, 13.
[240] *Biser E.:* Hat der Glaube eine Zukunft?, Düsseldorf 1994, 192-220.

Die Glaubenserwartung ist groß: Was darf ich mir vom Glauben erhoffen? Welche Macht hat der Glaube? Eine zeitgerechte Glaubensbegründung stellt die „Utopie des Glaubens", die dem Christentum zugrunde liegt, auf den Prüfstand. Das Hauptziel der Glaubensbegründung visiert den Erweis des „Mehrwertes" an, der dem christlichen Glauben zu eigen ist - gegenüber der rational, empirisch und rein weltlich-immanenten Weltanschauungsform, wie sie Säkularismus und Atheismus, d. i. militante Speerspitze des Säkularismus, in ihrer radikalsten Form vertreten.

Die Frage nach dem „Mehrwert" des Glaubens berührt das Grundverständnis des Christentums, die sich in der Anthropologie und Christologie zuspitzt. So wurde z. B. in der Diskussion um Eugen Drewermann die soteriologische Zentralfrage nach der Heilsmacht des Glaubens zur Rückfrage nach dem zentralen Heils- und Sendungsbewusstsein Jesu. Drewermann wurde wiederholt vorgeworfen, dass er mit der Überbetonung der menschlichen Lebensangst den Zentralgedanken des Christentums, nämlich die Lehre vom Sünhetod Christi und von der Rechtfertigung des Sünders, aufgegeben und die christliche Religion in eine psychologische Heilslehre aufgelöst hat. Wer ihn damit exegetisch zu widerlegen versucht, setzt sich allerdings, so Biser, in die Nesseln des eigenen Fachs, das in seinen Spitzenvertretern längst schon den im Niedergang begriffenen Wert der Sünden- und Sühnelehre erkannte.

Der heutige Mensch, so Biser, steht vor der schier unüberwindbaren Lebenshürde, dass er die Zustimmung zu seinem eigenen Dasein selbst kaum zu leisten in der Lage ist: aufgrund innerer Hemmnisse, vor allem durch kritische Erfahrungen mit der eigenen Identität und aufgrund äußerer Bedrängnisse, vor allem durch die entfremdenden Lebensbedingungen der eigenen Umwelt.

Die gegenwärtige conditio humana fordert die Theologie heraus, den Glauben zuerst anthropologisch und existentiell zu denken und radikal in der Bewegung der „anthropologischen Wende"[241] zu verstärken. Glaubensbegründung muss dort ansetzen, „... wo sich der existentiell verunsicherte, geängstete und von sich abgehaltene Mensch um die ‚Annahme seiner selbst' bemüht (...)"[242] Auch in dieser Hinsicht korrelieren in Bisers Denkmodell die Bewegungen der „Glaubenswende" und der „anthropologischen Wende".

2.3.3.4.2   Sieben gute Gründe, warum Menschen glauben
Biser nennt ein ganzes Panorama von positiven Glaubensgründen, die für den „Mehrwert" des Glaubens sprechen und die Glaubensgewissheit fördern:[243]

---

[241] Vgl. *Rahner K.*: Theologie und Anthropologie. In: *Ders.*: Schriften zur Theologie, Bd. 8, Einsiedeln-Zürich-Köln 1967, 43. Rahner fordert, „... daß die dogmatische Theologie heute theologische Anthropologie sein muß, daß eine solche ‚anthropozentrische Wendung' notwendig und fruchtbar ist."
[242] *Biser E.*: Glaubensimpulse. Beiträge zur Glaubenstheorie und Religionsphilosophie, Würzburg 1988, 43.
[243] Vgl. *Biser E.*: Glaubenswende, 77f.

1. Der Mensch glaubt, weil er sich zu Größerem berufen weiß als zu kurzfristigem Glücksstreben, sklavischer Pflichterfüllung und einem visionslosen Leben im Rahmen enger Fakten.
2. Der Mensch glaubt, weil er sich über Zwänge, Manipulationen und Frustrationen erheben und sich nicht funktionalisieren lassen will.
3. Der Mensch glaubt, weil das wissenschaftliche Weltbild dem Menschen das eigene Dasein erklärt, aber ihn nicht bis auf den Grund seines eigenen Daseins sehen, d. h. ihn nicht sich selbst verstehen lässt.
4. Der Mensch glaubt, da die „Möglichkeitsspielräume" des Daseins noch lange nicht ausgeschöpft sind.
5. Der Mensch glaubt, weil er sich nicht mit einer skeptischen oder gar pessimistischen Einschätzung des Menschen zufrieden gibt.
6. Der Mensch glaubt, weil er an die Macht der Vernunft, die Autorität des Menschenrechts und die Möglichkeit zum Frieden glaubt.
7. Der Mensch glaubt, obwohl er um seine eigenständige Intelligenz, Kreativität und Energie weiß. Mit dieser Begabung erfährt und erkennt der Mensch, dass er sich nicht selbst überschreiten kann, dass er desto mehr der Erbarmung dessen bedarf, der sich dem Menschen selbst mitteilt und so den Menschen zur vollen Verwirklichung seiner Möglichkeiten überhaupt erst befähigt.

2.3.3.5 Mystische Inversion und Transformation des Glaubens

Um den „Geist der Schwere" zu bannen und den Menschen zum Glauben zu bewegen, bedarf es einer Art Doppelbewegung: der Transformation und der Inversion.[244] Mit Transformation wird ausgedrückt, was von der anthropologischen Analyse her deutlich geworden ist: Der Mensch braucht Möglichkeitsspielräume, in denen er sich zu sich selbst voll verwirklichen kann, in denen er sich emporhebt zu den lichten Höhen seines noch zu verwirklichenden Lebenssinnes. Dazu bedarf es einer transformatorischen Aufwärtsbewegung.

Das „wie" erklärt sich von der Bewegung der Inversion her. Sie bildet die „Achse" der Glaubenswende. Um diese Achse herum kehrt sich, so Biser, der Prozess um, der zur Entstehung des Christentums in seiner traditionellen Gestalt führte. Diese Gestalt verhärtete sich in vielerlei Verobjektivierungen, z. B. der Künder des Reiches Gottes zum Verkündeten, der zum Glauben Rufende zum Glaubensobjekt und der Lehrer zum objektiven Lehrbegriff und Lehrinhalt.

Inversion meint nun genau die Gegenbewegung. Entscheidender Beweggrund der Inversion ist der Geglaubte selbst – der fortlebende Christus, der „inwendige Lehrer", der „Helfer", der „Freund", das „Antlitz". Er bewegt den Menschen zum Glauben, Glauben verstanden nicht zuerst als Lehre, sondern als Bewegung, die ausgelöst und in Gang gehalten wird von dem, der von sich sagt: „Wer mich gesehen hat, hat auch den Vater gesehen" (Joh 14,9). Dies qualifi-

---

[244] Vgl. *Biser E.*: Einweisung, 310ff.

ziert die Bewegung nach innen als erfahrungsbezogene „mystische Inversion", die auch den Apostel Paulus im Damaskuserlebnis „... sein Erkennen als Widerschein eines vorgängigen Erkanntseins, sein Sehen als Frucht eines zuvorkommenden Gesehenseins und sein Begreifen als Folge eines vorangehenden Ergriffenseins erfahren lässt."[245]

Das Christentum als mystische, therapeutische und erst im sekundären Sinne Schriftreligion ist die Religion der Freiheit. Der Christenglaube ist ein Akt der Freiheit, nicht des Buchstaben- und Gesetzesgehorsams. Allein der christliche Glaube vermag es, den Menschen von seinem Hang zur Selbstbestrafung und Selbstverneinung zu befreien und seine Heilung von Grund auf zu ermöglichen.[246]

Die Bewegung der mystischen Inversion bildet die Grundkraft der von Biser diagnostizierten Glaubenswende. „Denn der Glaube kommt zwar aus dem Hören des Offenbarungswortes und des darin zur Welt redenden Gottes; doch erreicht er sein Ziel erst dadurch, daß er dessen ansichtig wird, der zu ihm spricht. Somit kommt alles darauf an, die Außensicht des Glaubens auf diese Innensicht hin zu überschreiten, weil es nur dem verinnerlichten und in das Kraftfeld der mystischen Inversion geratenen Glauben gelingen kann, die gegenwärtige Krise zu überwinden und die Zukunft für sich zu entscheiden."[247]

2.3.3.6 Glauben und Verstehen in die „Mitte" hinein

2.3.3.6.1 Der verstehende Glaube: dialogisch, autonom, mystisch

„Als Verstehensakt begriffen, hat der Glaube es zwar nach wie vor mit der Autorität Gottes zu tun; doch verliert diese nunmehr jeden Anschein von Repression, weil sie sich im Grunde dessen, was verstanden wird, als Erkenntnishilfe zu verstehen gibt."[248] Verstehender Glaube heißt „für etwas einstehen". Verstehender Glaube, der heute gefordert ist, muss dialogisch, autonom und mystisch sein. Dialogischer Glaube ist sich voll des göttlichen Partners gewiss, der überhaupt erst die Möglichkeit zu glauben ist. Das heißt, dass die Herkunft des Glaubens, also die Bedingung der Möglichkeit für den Menschen zu glauben, aus der göttlichen Selbstzusage in der Offenbarung herkommt.

Autonomer Glaube meint nicht, dass der Mensch wie auch der Glaube autonom im säkularen Sinne zu verstehen sind. Denn im tiefsten Sinn ist der Mensch als einzelner zur Gemeinschaft „hervorgerufen".[249] Das bedeutet wiederum nicht, dass Glaube und Dasein zutiefst heteronom zu verstehen sind. „Lebendiger Glaube, Glaube als Lebensvollzug, ist nur dort möglich, wo die Autori-

---

[245] *Biser E.*: Die Entdeckung des Christentums, 358.

[246] In die gleiche Richtung ist die Prognose Karl Rahners zu verstehen, dass der kommende Christ entweder Mystiker oder überhaupt nicht mehr sein wird.

[247] *Biser E.*: Das Antlitz. Christologie von innen, Düsseldorf 1999, 16.

[248] *Biser E.*: Glaube nur! Gott verstehen lernen, Freiburg i. Br. 1980, 117.

[249] Vgl. hebr. *kahal* und griech. *kyriake*: die Kirche als Gemeinschaft der „Hervorgerufenen".

tät Gottes als die Überlegenheit dessen erkannt wird, der dem Menschen das Wahrste, Wichtigste und Beglückendste zu sagen hat – sich selbst – und der ihn dadurch zum Glauben bewegt."[250]

Die Ursache für die freie Zustimmung des Glaubens ist die Autorität Gottes.

„Wer Gott im Glauben zu verstehen sucht – und dies um so konsequenter anstrebt, als er seinen Glauben als ein „Gott verstehen" begreift -, hat sich Gott immer schon in der Erwartung ‚unterworfen', von ihm das über seinen Lebenssinn entscheidende Wort zu vernehmen. Dabei ist er zugleich mit Schmerz dieser Unterwerfung dadurch versöhnt, daß ihn das Erlebnis des Hörens ebenso hoch erhebt, wie er sich zuvor gedemütigt hatte."[251]

Dieses Verstehen-Wollen Gottes geschieht in der mystischen Inversion.

2.3.3.6.2 Suggestive Glaubensinduktion statt argumentative Glaubensargumentation

Die Analyse der existentiellen Situation des Menschen zeigt, dass der Mensch die existentiell sich ereignende Primär-Erfahrung der Anwesenheit und Gegenwart Gottes braucht, um ganz zu sich selbst zu finden. Viele Menschen wollen glauben, dass es Gott gibt, dass Jesus Christus „der Weg, die Wahrheit und das Leben" ist und er allein die „Tür zum Glauben" öffnet, ja selbst der Eingang ist, den zu durchschreiten den Menschen heil macht.

Aus heutiger Sicht kann nur schwer nachvollzogen werden, dass das Glaubenskonzept des Ersten Vatikanums die vom Menschen so sehr gesuchte „Erfahrung" ausgeschlossen hatte und Erfahrung noch lange bis ins 20. Jh. hinein in der Kirche als Inbegriff modernistischer Tendenzen galt. Das Erste Vatikanum prägte in die Glaubensgeschichte ein ganz abstraktes Verständnis von Glaube ein, der vor allem lehrbar ist und zu sein hat und durch das Lehramt der Kirche authentisch vermittelt wird. Die intellektualistisch gestimmte Neuscholastik erreichte in dieser Phase der Glaubensgeschichte wohl ihren höchsten Gipfel und lieferte dem Lehramt das spekulativ-theologische Rüstzeug, um die hierarchische Verfasstheit von Kirche und die intellektuelle Glaubenswahrheit in das Glaubensbewusstsein der kollektiven und individuellen Geschichte einzubrennen - „mit der Konsequenz eines selbst im Mittelalter nicht erreichten Zentralismus." Die Kirche wurde als „Anstalt" verstanden, deren Hauptaufgabe die „Glaubensdisziplin" und deren Hauptinstrument die „Disziplinierung der Gläubigen" ist.[252]

Biser bemerkt sehr kritisch, dass das traditionelle Instruktionsmodell bzw. Indoktrinationsmodell des Glaubens in der gegenwärtigen Theologie leider wieder belebt wird durch die seit Jahren erstarkende Tendenz zur Restauration in

---

[250] *Biser E.:* Älteste Heilsgeschichten, 119.
[251] *Biser E.:* Glaubenswende, 81.
[252] *Biser E.:* Die glaubensgeschichtliche Wende, 46.

der Kirche.[253] Mit dem Indoktrinationsmodell verbindet sich ein restauratives Wahrheitsmodell. Dahinter offenbart sich das Bild vom defizitären Menschen, dem der Glaube als ein geistiges Ordnungsgebilde zentral vom Lehramt vermittelt werden muss, um ihn in seiner Verlorenheit inmitten einer chaotischen Weltsituation zu retten.

Glauben lernen heißt gemäß diesem Glaubenskonzept, auf bestimmte authentische Glaubenslehrer angewiesen zu sein, in deren Verfügbarkeit das rechte Verstehen und die wahre Information über den Glauben gelegt ist. Von einem Glauben an die Möglichkeit, dass die geoffenbarte Gotteswahrheit grundsätzlich jedem Menschen zugänglich ist, wie z. B. in der patristischen Vorstellung von den *lógoi spermatikói*, hat sich dieses traditionelle Glaubensmodell weit entfernt.[254]

Zentralproblem dieses Glaubensverständnisses bleibt der Bezug des Glaubens zum Menschen als Glaubenssubjekt. Denn der lern- und lehrbare Glaube kommt wie eine Zugabe (*additivum*) zum Dasein des Menschseins hinzu, damit es ihn bereichert und perfektioniert. Aber solcher extrinsezistische Glaube ist nicht im Menschen selbst verwurzelt, da er ihm von außen her zugetragen ist und nicht aus ihm selbst hervorkommt. Ein solcher Glaube, so Biser, steht der Selbstwerdung des existentiell bedrohten Menschen im Wege, ja er steigert die Daseinsnot, da er zusätzliche Lasten aufbürdet wie ein schweres Joch.

Biser resümiert: „Die Hoffnung auf einen *intellectus fidei*, eine intellektuelle Entschlüsselung des Offenbarungsgeheimnisses, der vor allem die Denker der Frühscholastik nachhingen, hat sich längst an einer realistischen Einschätzung des Menschen Möglichen zerschlagen."[255]

Das Konzept der argumentativen Glaubensbegründung und das Theorem von der Lehrbarkeit des Glaubens ist eine verkürzende Antwort auf die Frage, warum Menschen glauben und inwiefern der Glaube eine Heilsmacht ist. Glaube ist vielmehr induktiv zu verstehen. Er muss nicht primär erlernt und gelehrt werden, wie anders das Radfahren oder Klavierspielen, sondern der Glaube gehört zu jenen Grundakten, die nicht erlernt zu werden brauchen, weil sie mit dem Menschsein selbst gegeben sind.

---

[253] Vgl. *Biser E.*: Glaubenswende, 126ff.
Biser kritisiert dort den Begriff „Restauration" als politischen Begriff aus der nachnapoleonischen Ära, der im Grunde nur unangemessen auf das Phänomen von Glaube und Kirche übertragen werden kann. Das kirchliche Phänomen der Restauration kann den Prozess der Glaubenswende als Tat Jesu Christi zwar letztlich nicht aufhalten kann, aber zu gefährlichen Irritationen im Glauben des Menschen und der Kirche führen.
[254] Vgl. *Barnard W. L.*: Art. Apologetik I. Alte Kirche. In: *Krause G., Müller G. (Hgg.)*: Theologische Realenzyklopädie, Bd. 3, Berlin-New York 1978, 371-411.
Die Wendung *lógos spermatikós* ist eine charakteristische Formulierung in den beiden Apologien bei Justin dem Märtyrer (150/160 n. Chr.). Dahinter stehen traditionelle jüdische und griechische Spekulationen und der Prolog des Johannesevangeliums. Nach Iustin wohnt das universale Wirken des Logos im Ganzen allein Jesus Christus inne, wohingegen Menschen höchstens „Keime" (*spermatikói*) des Logos besitzen können.
[255] *Biser E.*: Glaube nur, 136.

Allerdings bringt dieses Glaubensverständnis auch eine Gefahr mit sich. Wenn nämlich der Glaube nicht mehr erlernt zu werden braucht, muss er argumentativ auch nicht mehr vermittelt werden. Aber argumentative Glaubenshilfen können nach wie vor Lebenshilfen sein, jedoch eben Hilfen zum Glauben und nicht etwa Methoden zur Disziplinierung des Menschen. Deswegen steht für Biser eine Rückbesinnung auf das biblisch begründete und frühkirchlich verwirklichte Modell der „suggestiven Glaubensinduktion" an, das lange Zeit vor der argumentativen Anleitung zum Glauben abgelöst worden war.

2.3.3.6.3   Der Glaube als inspirativer Impuls

Die Besinnung auf die innovative Lebensleistung Jesu erweist den Glauben als einen Urakt menschlicher Selbstverwirklichung und fordert zum Paradigmenwechsel in Glaube und Theologie heraus: von der Lehr- und Lernbarkeit des Glaubens hin zur Erfahrbarkeit und Verstehbarkeit des Glaubens. Denn biblisch fundiert ist Glaube ein religiöser, offenbarungsbezogener Verstehensakt, der dem tiefsten Bedürfnis des identitätssuchenden Menschen entgegenkommt. „Glaube hat demnach mit der Selbstfindung Jesu in den Seinen zu tun; er ist die ihm entgegengebrachte Zustimmung zu seinem Weg und, so gesehen, die menschliche Bedingung seiner Selbstfindung. Wer glaubt, bringt sich in den Identifiktionsakt Jesu ein; er läßt ihn, durch sich, zu sich selbst kommen. In diesem Sinn betet er ‚dein Reich komme!' (...)"[256]

Vom Ursprung des Christentums versteht sich religiöser Glaube als „inspirativer Impuls" (vgl. Apg 2,37; Joh 2,11; Mk 1,27). Von der biblischen Begründung her tritt an die Stelle der zum Glauben bewegenden Argumente etwas ganz anderes, nämlich die belebende, bestärkende und bewegende Inspiration, die von der Person Jesu selbst ausging und vom Auferstandenen für den Glaubenden in existentieller Gleichzeitigkeit heute noch ausgeht. Die Inspiration des Glaubens geht aus dem Gottesgeheimnis selbst hervor, „... verstanden als eine den Menschen über seinen Wissens- und Seinsstand hinaushebende, mit neuer Kompetenz erfüllende und zur vollen Selbstfindung führende Erfahrung."[257] Der konkrete Erfahrungsglaube ist und bleibt eine Angelegenheit der personalen Innerlichkeit, weil nur sie um Erfahrung und Gewißheit weiß. Das Kernstück des Christenglaubens erfasst der Begriff „Glaubensmystik".

2.3.3.6.4   Der Glaube als Erfahrungsglaube

Der Mensch, so Biser, sucht im Glauben in erster Linie Erfahrungswerte. Selbst wenn das religiöse Bewußtsein der Gegenwart dazu neigt, genaue Begründungen zu suchen und präzise Ursachenforschung zu betreiben – selbst wenn das Informationsangebot des Medienzeitalters die Tendenz zur Investigation und Erkundung selbst größter Banalitäten (z. B. Big Brother, nachmittägliche Talk-

---

[256] *Biser E.*: Glaubensbekenntnis und Vaterunser, 162.
[257] *Biser E.*: Die glaubensgeschichtliche Wende, 51.

Shows der privaten Fernsehsender) ständig verstärkt - so heißt das noch lange nicht, dass der heutige Glaube ebenfalls besonders „genau wissen will". Der Glaube möchte vielmehr „ergründen", wo die Quellen fließen, die der Ausgang des Glaubens in seiner ursprünglichen Gestalt sind.[258]

Der unausgesprochene Satz könnte lauten: „Gib mir Erfahrung, und ich glaube!"[259]

Der Glaube als Erfahrung, die sich vom Gottesgeheimnis her ereignet und ermöglicht, ist wie ein „Text" zu verstehen, der den Menschen gleichzeitig zum „Ort" und „Zeugen", also zur Geschichte des Glaubens-Ereignisses macht. Dadurch gelangt der Mensch voll zu sich selbst.

Der authentische Gotteszeuge ist der Auferstandene selbst. „Der einzige Sohn, der am Herzen des Vaters ruht, er hat die Kunde gebracht" (Joh 1,18). Jesus Christus ist sowohl Gegenstand als auch Subjekt des Glaubens, sowohl Geglaubter als auch Glaubender. Glauben ohne die Selbstoffenbarung Gottes in der Person Jesus Christus ist gar nicht möglich.

Glaube, der sich so vergewissert und rückbindet an die Lebensleistung Jesu und das Geheimnis des Abba-Vatergottes seiner Verkündigung, dient der Angstüberwindung unddem Frieden. Der Glaube an das heilende Fortwirken Jesu rettet den Menschen. Kein anderer Glaube vermag das.

2.3.3.6.5 Der Glaube als wacher Glaube

Mit dem Motiv des „wachen Glaubens" bringt Biser noch eine weitere Dimension seines hermeneutischen Glaubensmodells zur Geltung. „Ein wacher Glaube aber ist fürs Erste ein sich seiner selbst und seiner Fähigkeiten bewusst gewordener Glaube. Als solcher weiß er ebenso um seine Kreativität und um die ihm (nach 1 Joh 5,4) zugesicherte Überlegenheit und ebenso weiß er um seine Verpflichtung, durch die Liebe wirksam zu werden (Gal 5,6). Doch diese Bewusstwerdung ist mehr noch als seine eigene Leistung das Werk des Geglaubten in ihm. Im Maß, wie der Glaube wächst und (nach Eph 4,13) zum Vollalter Christi heranreift, schlägt dieser in ihm die Augen auf; denn der wache Glaube ist letztlich derjenige, in dem der Geglaubte im Ganzen der Glaubensgemeinschaft zu sich selbst erwacht."[260]

2.3.3.6.6 Der Vertrauensglaube im Sinne Jesu

Christlicher Glaube hat sich im Laufe der Auslegungsgeschichte der Botschaft Jesu vergegenständlicht zu einem Glauben „an" Gott, wohingegen ein Vertrauensglaube (hebr. ’ämunah), wie der historische Jesus ihn lebte und verkündete, „in die Mitte Gottes hinein" führt. Der Zugang zu dieser Mitte bleibt dem Gegenstandsglauben jedoch verwehrt, da das Geheimnis Gottes verstellt ist vom

---

[258] Vgl. *Biser E.*: Älteste Heilsgeschichten, 45.
[259] *Biser E.*: Glaubenswende, 29.
[260] *Biser E.*: Die Entdeckung des Christentums, 333.

christologischen Erscheinungsbild Gottes, das auf dem Weg der Verschriftung der Botschaft zur Ikonostase fixiert worden ist. Damit der christliche Glaube wieder der Vertrauensglaube Jesu an „seinen" Gott sein kann, bedarf es der Öffnung, sodass wieder das Bild des unsichtbaren Gottes zum Vorschein kommt.[261] Jesus proklamierte in Wort und Tat das Gottesreich. Die Botschaft vom Gottesreich hat als die Mitte seiner Botschaft zu gelten. Christlicher Glaube als Vertrauensglaube im Sinne Jesu meint „... somit die das ganz menschliche Sein durchgreifende Hinordnung auf das von ihm verkündete – und verkörperte – Heilsereignis",[262] das ist das Gottesreich. Christlicher Glaube heißt, Jesus auf seinem Weg nachfolgen. Wer an ihn und seine Lebensleistung glaubt, tritt durch ihn heran an das sich offenbarende Geheimnis Gottes.

2.3.4 Zusammenfassung

Biser forciert den Paradigmenwechsel in Theorie und Praxis des christlichen Glaubens, d.h.: weg vom Modell der vergegenständlichenden Glaubensanweisung im Paradigma der Instruktions- bzw. Indoktrinations-Theologie, hin zum Modell eines verstehenden und ergründenden Glaubens. Theologie als hermeneutische Glaubenswissenschaft muss sich fundamental von der Identitätskrise des heutigen Menschen herausfordern lassen. Deshalb sind Glaubenstheorie- und praxis konsequent im Anschluss an die Analyse und Diagnose des konkreten geschichtlichen Daseins-Modus des Menschen zu denken und zu leben, wie Biser in seinem Modell einer Modalanthropologie gezeigt hat.

Ohne den Glauben wird der Mensch seine Identität als Mensch im konkreten Dasein nicht verwirklichen können. Allerdings muss der Mensch nicht erst mit sich selbst identisch sein, um zu glauben. Der Glaube begleitet den vielmehr Menschen auf seinem dynamischen Weg der geschichtlichen Selbstverwirklichung und der Identitätsfindung.

Subjektive Glaubenserfahrung ist nicht autonom, sondern die eigenständige und kreative Antwort des Menschen auf die Selbstaussage Gottes. „Wer glaubt, weiß sich von der Wunde, die sein Innerstes zerreißt, geheilt. So ist der Glaube als das Vernehmen der göttlichen Selbstzusage nicht nur das Ende der Gottesfinsternis, sondern, aktuell noch, auch das Ende der menschlichen Selbstentfremdung."[263]

Der Glaubensakt des Menschen und das gesamte menschliche Dasein, das Biser als Glaubensgeschehen versteht, bahnen sich den Weg zur Gotteskindschaft und zur Einbürgerung in das Gottesreich. „Das Gottesreich ist nichts anderes als ‚gegenständlich' dargestellte Gotteskindschaft, die Gotteskindschaft

---

[261] Vgl. *Biser E.:* Der Freund. Annäherungen an Jesus, München ²1989, 223f.
[262] *Biser E.:* Der Freund, 225.
[263] *Biser E.:* Glaube nur, 33.

dagegen das auf seinen subjektiven Vollzug zurückgeführte Gottesreich."[264] Den Weg zur Gotteskindschaft im Gottesreich gehen der Glaubende und der Auferstandene in gleichzeitiger mystischer Verbundenheit: „Christlicher Glaube ist Mitvollzug der Lebensgeschichte Jesu, gläubige Selbstbegründung auf seine Lebensleistung und (...) geistige Nachfolge auf seiner Lebensspur."[265]

Christologisch reflektiert, gibt sich im Geschehen der Glaubenswende der Auferstandene selbst als Beweggrund dieser großen Bewegung zu erkennen. Er hat den Glauben in uns eingestiftet, er erweckt uns zum Glauben, er leitet uns an, er inspiriert uns.

Weil Gott an uns glaubt, so die theologische Reflexion des christlichen Glaubens, kann der Mensch sich selbst überschreiten und glauben. „Und das heißt in letzter Konsequenz: Wir werden zum Glauben nicht erzogen, sondern bewogen! Bewogen (...) durch das als Offenbarungsereignis erfahrene und begriffene Gotteswort."[266]

Die Glaubenstheorie Bisers gipfelt in der Erkenntnis: „Das Christentum ist die Religion der Freiheit und der Christenglaube ein Akt der Freiheit. Rückläufig gesprochen: der Freiheit vom Zwang des Buchstabens, der Freiheit vom Zwang der Pflicht und der Freiheit vom Hang zur Selbstbestrafung und Selbstverneinung."[267] Im Kontrast zum Buddhismus und zum Islam ist die christliche Religion primär eine therapeutische Religion.

Das fundamentaltheologische Glaubensmodell Bisers betont die mystisch-hermeneutische und die transformatorisch-inversive Dimension des christlichen Glaubens. Weil er dem Menschen zugleich das existentielle „sich-selbst-Verstehen" als auch das „Gott-verstehen" ermöglicht, wirkt der Glaube identitätsstiftend und erweist sich darin als wirkungsvolle Heilsmacht.

2.4 Christologie von innen – Eugen Bisers Modell einer Christologie der Identität

2.4.1 Auf dem Weg zur Mitte des Christentums

2.4.1.1 Der Glaube an die identitätsstiftende Lebensleistung Jesu

Der christliche Glaube hat das Potential, dem verwundeten Menschen in seiner Identitätsnot die volle Dimension des heilenden Heiles in Jesus Christus zu erschließen. Für Biser bildet die Modalanthropologie den reflexiven Ausgangspunkt für seine christologische und theologische Argumentation. Bisers Entwurf einer Modalanthropologie hat gezeigt, dass die bloße Anthropologie des konkreten Daseins-Modus des Menschen ohne christologisches Fundament eine defizi-

---

[264] *Biser E.*: Die Gleichnisse Jesu. Versuch einer Deutung, München 1965, 166.
[265] *Biser E.*: Glaubensbekenntnis und Vaterunser, 35.
[266] *Biser E.*: Glaubenswende, 71.
[267] *Biser E.*: Überwindung der Lebensangst, 98.

täre Christologie bleibt, da der Mensch erst durch den in ihm fortlebenden Christus zu seinem wahren Selbst gelangt. Die Zukunft des Glaubens ist nur im Rückgriff auf das christologische Fundament zu gewinnen. Der Rückgriff auf dieses Fundament geschieht in der Besinnung auf die Lebensleistung Jesu. Er hat den Menschen geheilt und ihm den Blick für Gottes Heil neu geöffnet, indem er den Menschen aus der Randexistenz seiner Entfremdung zu sich in die Mitte des Lebens nahm und so dem Menschen zu sich selbst verhalf. Jesus hat sich, wie die Bibel bezeugt, als „die" Identifikations-, Integrations- und Emanzipationsfigur für den Menschen erwiesen, der nach Orientierung, Beheimatung und Frieden inmitten einer bedrohlichen Welt sucht. Der Glaube an die Lebensleistung des Jesus von Nazareth und an das Fortleben des Auferstandenen in den Seinen erweist sich als die Mitte und als der Brennpunkt des christlichen Glaubens.

2.4.1.2   Christologie von innen – der goldene Mittelweg?

Bisers Modell einer „Christologie von innen" erschließt sich heute in wesentlichen Zügen aus seiner „Einweisung ins Christentum"[268], die als (vorläufige) Zusammenfassung seines Lebenswerkes gilt, und aus dem Jesusbuch „Das Antlitz: eine Christologie von innen".[269] Dieses christologische Modell will vermitteln zwischen einer „Christologie von oben"[270] (Deszendenzchristologie) und einer „Christologie von unten"[271] (Aszendenzchristologie). Die Defizite beider Modelle sind nicht nur Biser bekannt. „Wie es der ‚Christologie von oben' nicht gelingt, zur vollen Menschlichkeit Jesu herabzusteigen, so führt die ‚Christologie

---

[268] *Biser E.:* Einweisung, 17. Der Begriff „Einweisung" spielt auf das biblische Weisheitsmotiv an. Biser versteht dementsprechend seine Einweisung als „einweisend-weisheitliche Betrachtung des Christentums".

[269] *Biser E.:* Das Antlitz, 13. Biser beschreibt und deutet das Umschlagbild „Das Antlitz". Es zeigt eine Plastik des Künstlers Wilfried Koch. Der gekrönte „Cruzifixus" trägt eine dreifache Krone: die Königs-, die Dornen- und die Reblaubkrone. Die Krone aus Rebzweigen erinnert an das letzte der johanneischen Präsentationsworte. Dieser Christus „... wird zu einer bildhaften Vergegenwärtigung der großen Einladung Jesu an die Bedrückten und Beladenen, denen er die ‚Ruhe' der Lebensgemeinschaft mit sich anbietet." Der Künstler führt mit diesem „Antlitz" den Betrachter nahe an die Mystik heran. Dieses Anliegen deckt sich mit Bisers zentralem Anliegen seiner „Christologie von innen".

[270] Zwei für die „Christologie von oben" typische, die sich ganz traditionell am kirchlichen Dogma orientieren sind: *Grillmeier A.:* Mit ihm und in ihm: christologische Forschungen und Perspektiven, Freiburg 1978; *Kasper W.:* Jesus der Christus, Mainz 1986.

[271] Vgl. *Biser E.:* Jesus für Christen. Eine Herausforderung, Freiburg i. Br. 1984, 23. Biser nennt dort als Beispiele für christologische Entwürfe „von unten" *Schoonenberg P.:* Ein Gott der Menschen, Zürich 1969; *Küng H.:* Christ sein, München 1976; *Rahner K.:* Grundkurs des Glaubens. Einführung in den Begriff des Christentums, Freiburg i. Br. 1976; *Pannenberg W.:* Grundzüge der Christologie, Gütersloh 1976; *Schillebeeckx E.:* Jesus. Die Geschichte von einem Lebenden, Freiburg i. Br. 1975. Diese Autorenliste ist aus heutiger Sicht unbedingt um die wegweisenden christologischem Entwürfe der Befreiungstheologie zu ergänzen, z. B. *Boff L.:* Jesus Christus, der Befreier, Freiburg i. Br. 1989.

von unten' nicht zur vollen Höhe seiner Gottessohnschaft empor. Zwar halten sie thetisch an ihrem jeweiligen Gegenpol fest, so daß es mit ihnen dogmatisch gesehen, durchaus seine Richtigkeit hat; doch versagen sie bei dem Versuch eines plausiblen Aufweises. Von ihrem jeweiligen Ansatz her können sie nicht glaubhaft machen, wie sich der Gegenpol aus ihrer Konzeption tatsächlich ergibt."[272]

Trotz Ansätzen zu einer Identitätschristologie bei den Kirchenvätern, allen vor allem bei Origenes (Christus als *autobasileia* und *autosoteria*)[273], und in Kierkegaards „Einübung im Christentum"[274] blieb das Modell einer Christologie von innen bisher so gut wie unbeachtet und konnte seine Wirkung nicht entfalten, auch nicht im Zweiten Vatikanum, das ja formal keine Christologie artikuliert hat.[275] Die Stimme der Christologie von innen muss sich erst noch Gehör verschaffen. Aber: „Ihre Stunde scheint nun aber gerade heute geschlagen zu haben."[276]

Biser bezeichnet es selbst als großes Anliegen, sich mit seiner Christologie der Gestalt Jesu zu nähern im Gedanken an die verborgene Passionsgeschichte der Gegenwart.[277] Ziel ist es, dem „Antlitz" des Auferstandenen in der existentiell-mystischen Gleichzeitigkeit des Glaubens zu begegnen. „Unter dem Titel ‚Das Antlitz' soll die Sache Jesu im Abwurf störender Vermittlungsstrukturen bis dorthin vorangetrieben werden, wo dieses Antlitz, wie es abschließend heißt, ‚im Gitterwerk' der Texte lesbar wird.[278]

2.4.1.3 In der Glaubenswende auf dem Weg zu einer Christologie der Identität

Im Zuge seiner Christologie setzt Biser von Anfang an auf das Theorem vom fortlebenden Christus, der sich in den Seinen selbst vergegenwärtigt und im Menschen seine heilenden Wirkungen entfaltet.[279] Der fortlebende *Christus prä-*

---

[272] *Biser E.:* Jesus für Christen, 25.
[273] Eine prägnante Einführung in Lebenswerk und Denken des Origenes bietet *Vogt Hermann J.:* Origenes. Theologie des Wortes Gottes, 53-66.
[274] *Biser E.:* Der Freund, 27: „... denn Kierkegaard 'antwortete' mit seiner Christologie auf die ihn als seine ureigene Herausforderung bewegende Lessing-Frage, wie auf die geschichtliche Kunde von Jesus das Gebäude eines in die Ewigkeit hineinreichenden Glaubens errichtet und dadurch der zwischen beiden Positionen aufgebrochene 'Graben' überbrückt werden könne (...)"
[275] Vgl. *Biser E.:* Jesus für Christen, 22. Das große Ereignis der Neuentdeckung Jesu im Verlauf der glaubensgeschichtlichen Wende kam, so Biser, allerdings nicht unvorbereitet und nur ungefähr. Wichtige und vorbereitende Jesusbücher der Zwischenkriegszeit erkennt er in *Adam K.:* Jesus Christus, Augsburg 1933; *Guardini R.:* Der Herr, Würzburg 1937.
[276] *Biser E.:* Das Antlitz, 88.
[277] Vgl. *Biser E.:* Der Helfer, 10.
[278] *Biser E.:* Das Antlitz, 16.
[279] Die „Vergegenwärtigung Jesu" korrespondiert mit dem Theorem Kierkegaards von der „existentiellen Gleichzeitigkeit" des Glaubenden mit dem Christus präsens, wie ihn Kierkegaard versteht. D. h.: „Der Helfer ist die Hilfe."

sens wird identifiziert mit dem Impulsgeber der aktuellen Glaubensbewegung, der den Glauben des Menschen überhaupt erst initiiert. Bisers Interesse gilt weniger dem historischen Jesus, wie er „war", sondern wie aufgrund seiner Lebensleistung und seiner Wirkungsgeschichte heute ist und morgen sein wird. Auf diesem Weg zeigt sich die Gestalt Jesu, den der heutige Mensch erwartet. „Der zur Vergegenwärtigung drängende Jesus ist zugleich brüderlich und lebensnah, gesellschaftskritisch engagiert und dem Einzelnen in seiner Bedrängnis zugewandt, persönliches Erfüllungsziel und Helfer aller, Initiator und Vollender, Sprecher und Täter, Wort und Liebe."[280]

Damit wendet sich Biser ab von einer Christologie, die zur Vergegenständlichung und zur satzhaft-begrifflichen Darstellung der Botschaft Jesu führt oder diese Verobjektivierung stützt. Biser entwickelt seine Christologie nicht auf Christus hin, sondern von ihm her. „Wer sinngerecht von Jesus reden will, muß zu ihm sprechen. Angemessen ist ihm nicht, wie bei anderen Gestalten der Geschichte, die informative, auf möglichst exakte Daten ausgehende Sprache, sondern die invokative, die Sprache der Anrufung."[281]

Die Glaubenswende vom Gegenstands- zum Identitätsglauben wirkt sich, so Biser, auch auf die Christologie aus, denn sie hat sich gewandelt von einer Christologie der Autorität (z. B. in der vorkonziliaren Deszendenzchristologie) hin zu einer Christologie der Solidarität (z. B. in der Politischen Theologie und in den Theologien der Befreiung), die sich nun weiterentwickelt zu einer Christologie der Identität und Innerlichkeit, wie sie Biser erarbeitet.

2.4.1.4 Das „Antlitz" – auf der Suche nach dem alternativen Jesusbild

Wie bereits Albert Schweitzer erkannte, ist die historisch-kritische Jesusforschung an ihrem – utopischen – Ziel gescheitert, den „garstigen Ostergraben" (Lessing) zu überspringen und das Bild des historischen Jesus freizulegen aus dem Dunkel der Geschichte mithilfe der historischen Kritik und dann mit dieser aufgeklärten Gestalt wieder in die Gegenwart zurückzukehren. Die historische Forschung konnte den Gesuchten nicht finden, da sie sich in Aporien verstrickte. In einem versteckten Zirkelschluss begann sie die Suche beim historischen Jesus, als ob sie ein vorgängiges Wissen um die Positionen und Intentionen des historischen Jesus schon hätte, anstatt die Suche nach dem Antlitz bei der großen Lebenswende Jesu, d. i. das niedagewesene Ereignis der Auferstehung,, zu beginnen.[282] Der Weg führt von dem geglaubten und verkündigten Christus zu dem verkündigenden Jesus, nicht von diesem zum Christus des Glaubens. Umso

---

[280] *Biser E.:* Der Helfer, 15.
[281] *Biser E.:* Der Helfer, 17.
[282] Zur Kritik Bisers am Auslegungsmonopol der historisch-kritischen Methode vgl. *Biser E.:* Der Helfer, 24f.

verläßlicher kann dann, so Biser, von diesem auf den historischen Jesus und seine identitätsstiftende Lebensleistung zurückgefragt werden.

Wenn die Vergegenwärtigung Jesu das Ziel des Glaubens ist, geschweige denn die Gleichzeitigkeit des Glaubenden mit ihm, dann bietet sich dem Beobachter nur die überlieferte Gestalt des gekreuzigten Auferstandenen in der Verkündigung des Neuen Testaments.[283]

Der Weg der Suche führt zwar mitten hinein in die Erforschung der biblischen Quellen, aber so, dass der mehrfache Schriftsinn der biblischen Schriften wieder mitbedacht und bei der Auslegung der Schriften konstitutiv mit berücksichtigt wird.

Das Ziel Bisers, den verborgenen Schatz (das „Antlitz") zu bergen und zu heben, ist ein anderes Ziel als das der historisch-kritischen Jesusforschung. Diese fragt nach dem sachlichen Informationsgehalt des Überlieferten und scheidet das authentische Jesusgut von dem sekundären, legendarischen, anekdotischen Verkündigungsgut der Evangelisten und der Gemeinden. Dabei bleibt viel Restbestand übrig, der als unhistorisch eingestuft wird, den die historisch-kritische Forschung wiederum nicht koordinieren kann und mit dem Prädikat „Kerygma" (ab)qualifiziert wird. Das ist der Forschung, so Biser, zwar bewusst, aber eine Lösung ist mittels derselben historisch-kritischen Methode, die ja das Problem geschaffen hat, nicht möglich.

Deshalb schlägt Biser die hermeneutische Methode vor, um das Antlitz im Gitterwerk der Texte aufzuspüren: „Die hermeneutische Methode bestünde in dem Versuch, ‚zwischen den Zeilen' des Evangeliums zu lesen und auf diesem Weg das im Gesagten nur Mitgesagte, nicht aber ausdrücklich Artikulierte zur Sprache zu bringen, ohne dabei dem ausschweifenden Verfahren der alexandrinischen, auf die Freilegung eines allegorischen ‚Hintersinns' ausgehenden Exegese zu verfallen. In sachlicher Hinsicht entspräche dem die Sichtung des von der Kritik beiseite geschobenen Materials unter dem Leitgedanken der ‚Erfahrungen mit Jesus'."[284]

Auf der Suche nach dem alternativen Jesusbild gilt es allerdings auch Klippen zu umschiffen, z. B. den anmaßenden Anspruch obskurer „Neuoffenbarungen", authentisch das von Jesu ursprünglich Gemeinte auslegen zu können. Auch gegenüber schwärmerischen Jesusbildern, z. B. in apokrypher oder esoterischer Literatur, und vor bewusst produzierten „anderen Jesusbildern" in der modernen Literatur ist Vorsicht geboten. Angebliche originale Abdrücke des „Antlitzes", wie z. B. auf dem Turiner Grabtuch[285], führen aufgrund der wahr-

---

[283] Zur „Gleichzeitigkeit von Text und Interpret" vgl. *Biser E.*: Theologische Sprachtheorie und Hermeneutik, München 1970, 285ff.

[284] *Biser E.*: Der Helfer, 27.

[285] *Biser E.*: Jesus für Christen, 20: „Nicht weniger bedenklich steht es schließlich um das – in frömmigkeitsgeschichtlicher und künstlerischer Hinsicht hochrangige – Christusbild des Turiner Grablinnens, dessen Echtheit nur mit einem dokumentierenden Wunder zu erklären wäre. Damit entfällt aber auch die letzte Möglichkeit, mit Hilfe ‚externer' Quellen zu jener neu-

scheinlichen Entstehungsgeschichte solcher umstrittenen „Quellen" eher ins Abseits als zur Mitte des Glaubens.

2.4.2 Exkurs: Die Bibel als Medium

2.4.2.1 Auf der Suche nach dem „hörbaren Bild" und der „sichtbaren Stimme"

Ausgangspunkt und norma normans non normata für die Suche nach dem „Antlitz" bleibt nach wie vor die Offenbarung Gottes in den biblischen Quellenschriften. Seit Schleiermacher gilt zwar: „Jede heilige Schrift ist nur ein Mausoleum der Religion, ein Denkmal, daß ein großer Geist da war, der nicht mehr da ist (...)"[286] Das erste Ziel der Rückübersetzung der biblischen Quellenschriften bleibt dennoch die Entdeckung der Mündlichkeit, die der jeweiligen Textstelle zuvorkommt, nicht allerdings die nicht zu bewerkstelligende Rekonstruktion der Originalsprache Jesu, da sie unwiederbringlich verloren ist.[287] Auf der Suche nach dem „Antlitz" – seiner Freilegung, Auslegung und Ausdeutung aus den biblischen Quellenschriften - geht es darum, „... den zu Wort kommen zu lassen, in dessen Namen und Auftrag er spricht."[288]

Bisers unbescheidener Anspruch zeigt sich darin, dass er auf seiner Suche hofft, „den Gesuchten in einer Weise ,zu Gesicht' zu bekommen, die dem Eindruck entspricht, als habe er sich durch die Texte hindurch selbst vernehmen und blicken lassen."[289] Die Suche nach dem „Antlitz" entspricht nicht weniger als der Suche nach, in Paradoxien verstärkt ausgedrückt, „sichtbaren Stimme" und dem „hörbaren Bild" des Gesuchten selbst.[290]

2.4.2.2 Der Verlust von Primärerfahrungen im Medienzeitalter

Die größte Herausforderung der heutigen Theologie, so Biser, geht von der Medienszene aus, da die Massenmedien zu einem massenhaften Wirklichkeitsentzug, genauer: zum Entzug primärer Erfahrungen führen. Wirklichkeitsstörungen bis hin zum Wirklichkeitsverlust, Angsterregung und –mehrung sind die Folgen.

---

en ,Lesart' des Lebens Jesu vorzustoßen, die im Interesse seiner Präsentation 'für Christen' unerläßlich ist."
[286] *Schleiermacher Fr.:* Über die Religion. Reden an die Gebildeten unter ihren Verächtern, Leipzig 1911, 77.
[287] Dennoch gibt es ernstzunehmende Versuche, der aramäischen Ur-Botschaft Jesu nahe zu kommen, z. B.: *Lamsa George M.:* Die Evangelien in aramäischer Sicht, Bern-Lugano [9]1963.
[288] *Biser E.:* Das Antlitz, 25.
[289] *Ebd.*
[290] Vgl. *Biser E.:* Die neue Lesart. Anleitung zu einer transkritischen Bibellektüre. In: Stimmen der Zeit 215 (1997) 803-814.
Ders.: Habt ihr das alles verstanden? Umriß einer rezeptionsgeschichtlichen Methode. In: Stimmen der Zeit 217 (1999) 15-28.

Allerdings kennt das Christentum diese Herausforderung, wenn auch nicht in
dieser Intensität, da Schrift und Schrifttum nach wie vor zentrale Medien der
menschlichen Kulturgeschichte sind und das Christentum zum Kreis der Schrift-
religionen gehört.

Die Kontaktaufnahme zur primären Gotteswirklichkeit mithilfe des Glaubens wird im Medienzeitalter immer mehr schwerer. Deshalb ist die Medienszene als der eigentliche Gegenspieler von Gebet und Glaube anzusehen.[291] Beten
heißt für Biser: als Mensch die Not des Daseins hinausschreien und von Gott die
Antwort vernehmen, dass er das ewige Sein ist. So wird Gebet zum Anfang des
Glaubens.[292] Der Glaube führt das Anliegen des Gebets zum Erfolg: „… er ist die
Krönung des Gebets so wie dieses sein Fundament und Motivationsgrund ist."[293]

2.4.2.3 Die mediale Differenz

„Die Erhöhung Christi", so Bisers These, zog einen „… tiefgreifenden Perspektivenwandel nach sich; denn jetzt wurde

> *der Botschafter des Gottesreiches zur Botschaft,*
> *der Wegbereiter des Glaubens zu dessen Inhalt*
> *und der Lehrer der Seinen zum Inbegriff der Leh-*
> *re."*[294]

Im Übergang vom historischen Jesus, d. h. vom Botschafter, hin zur Verkündigung des Auferstandenen, d. h. zur Botschaft, ist es zu einem „Abbruch" gekommen, wie Martin Luther feststellt, da die mündliche Verkündigung nach
dem Tod der Augenzeugen in die schriftliche Fixierung überging.[295] Die Distanz
zur Ur-Rede und Ur-Botschaft Jesu hat mit der neutestamentlichen Adressierung
an einen bestimmten Kreis von Hörenden und Lesenden und mit dem später
notwendigen Kanonisierungsprozess zugenommen. So erklärt sich die evidente
mediale Differenz zwischen dem dialogisch gesprochenen Ur-Wort Jesu und
dem Surrogat von Schrift und Text in den neutestamentlichen Schriften. Diese
mediale Differenz kann nicht ausgeglichen werden, da akustische oder gar au-
diovisuelle Daten zur Erhellung des von Jesus ursprünglich Gesagten und Gemeinten nicht vorliegen.

---

[291] *Biser E.:* Die Bibel als Medium. Zur medienkritischen Schlüsselposition der Theologie,
vorgetr. am 27. Januar 1990, Heidelberg 1990 (Sitzungsberichte der Heidelberger Akademie
der Wissenschaften. Philosophisch-historische Klasse, Bericht 1, 1990), 5.
[292] *Biser E.:* Älteste Heilsgeschichten, 27. Im Gebet zeigt sich für Biser, „… was der Glaube
von seinem Ursprung her ist: ein Akt der Befestigung in Gott, der in seiner Selbstzusage e-
benso tief zum Beter hinabsteigt, wie er ihn zu sich erhebt, um ihm die Last der Lebensangst
abzunehmen und ihn an seinem Herzen ruhen zu lassen."
[293] *Biser E.:* Einweisung, 358.
[294] *Biser E.:* Einweisung, 307.
[295] Luther bezeichnet es als einen „großen Abbruch und ein Gebrechen des Geistes, daß von
der Not erzwungen", überhaupt Bücher geschrieben werden mussten, zitiert bei *Biser E.:*
Glaubensimpulse, 309-323.

2.4.2.4 Die Medienkritik bei Paulus

„Erster Medienverwender der Christenheit von literarischem Rang ist (...) Paulus (...) ‚gedrungen' von der ‚Not' seiner Missionsaufgabe, also vorwiegend aufgrund äußerer Faktoren."[296] Er nutzte unter dem Druck seiner missionarischen Situation das Medium des literarischen Briefes und stellte es in seinen Dienst als kritischer Medienverwender und Schriftsteller. Mit seinem schriftstellerischen Werk erfüllte er den tiefsten Sinn sprachlicher Äußerung, der weit über den bloßen Informationsnutzen von Sprache hinausgeht, nämlich den Ausdruck und den Zuspruch von Liebe – für seine Gemeinden und für den, von dem er sich erkannt weiß, d. i. der Auferstandene.

Gleichzeitig übte Paulus scharfe Medienkritik, so Biser, vor allem im Theorem vom „tötenden Buchstaben" und „lebendigmachenden Geist" (vgl. Gal 4,20). Wenn der Geist dem Adressaten seines Wortes, das Christus allen ins Herz geschrieben hat, nicht beim Verstehen des Wortes hilft, dann kehrt die alte Macht des tötenden und verfinsternden Gesetzesbuchstabens wieder. Paulus verkündet das Wort, das er weder erdacht noch erlernt, sondern aus göttlicher Offenbarung empfangen hat (Gal 1,10ff). Trotzdem bleibt sich der schreibende Paulus der Grenzen des von ihm zur Missionsarbeit genutzten Mediendienstes bewusst: in der mündlichen Mitteilung wäre mehr möglich, trotz – oder gerade wegen – der hohen Reflexität seiner Briefe an die Gemeinden.

Die Evangelien als Medien zeichnen sich, so Bisers Lesart der Evangelien im Vergleich zu Paulus, sowohl durch narrative Verknappungstendenzen als auch Dehnungstendenzen aus. Die Evangelien setzen „ – mit einer Vorliebe für das Anekdotische und Szenische – das ‚fort', was in der mündlichen Tradition nur thetische, meist in Form einprägsamer Bildworte gesagt worden war."[297] Die narrative Dehnung führt, im Gegensatz zur prägnanten Knappheit der paulinischen Darstellung, zu „einer Verflachung der Aussage zum Lehrhaft-Erbaulichen hin."[298]

2.4.2.5 Die Rückfrage nach der Sprachleistung Jesu

Die Theologie sieht sich von Anfang an mit dem Problem der Medialität und Textualität der Botschaft Jesu konfrontiert. Die Frage ist, ob Theologie die Bibel als das Offenbarungsmedium angemessen versteht, d. h. ob sich Theologie bewusst ist, dass sie den „Schlüssel zum Medienproblem" ebenfalls von Anfang an in Händen hält, nämlich in der Anerkenntnis, dass die *norma normans non normata* des christlichen Glaubens, die Bibel, als Buch vorliegt - mit allen Mög-

---

[296] *Biser E.:* Die Bibel als Medium, 15.
[297] *Biser E.:* Die Bibel als Medium, 25f.
[298] *Biser E.:* Die Bibel als Medium, 26.

lichkeiten der Auslegung, aber noch mehr mit allen Grenzen, die sich durch die fixierte Schriftlichkeit der Offenbarungsurkunde ergeben. „Die mangelnde Sensibilität der Theologie für das ihr mit den biblischen Schriften gestellte Medienproblem erklärt sich letztlich aus der Vernachlässigung der Sprachproblematik, vor allem in Gestalt der Rückfrage nach der Sprachleistung Jesu."[299]

Die hermeneutische Macht des Geistes, so Biser, befreit den Text von seinem rasterhaften Gitterwerk und öffnet den Blick für den tieferliegenden Sinn des Wortes. Das „Antlitz" des Gemeinten scheint auf. So kann das Wort beim Lesenden Gestalt annehmen, indem sich das Gesagte anschaulich zeigt und existentiell zum Tragen kommen kann. „Denn im Sinn moderner Hermeneutik kann nur das verstanden werden, was aufgrund einer antizipierenden Rezeption gesprochen ist. So wie umgekehrt ein wirkliches Verstehen erst aufgrund eines replizierenden Sprechens gelingt. Sprecher und Rezipient müssen sich somit das ‚gesagt sein lassen', was der eine ausspricht und der andere versteht."[300]

Mit diesem Problembewusstsein kann der gerade Weg durch die Hülle der Verschriftung der Botschaft Jesu hin zur vorgängigen Mündlichkeit des Botschafters Jesus beschritten werden. „The medium is the message" (Marshall McLuhan).[301] Die Hoffnung der Theologie ist durchaus berechtigt, dass sich mithilfe einer medien- und sprachkritischen Hermeneutik der Bibel der Botschafter Jesus selbst mit seinem „Antlitz" zeigen wird.

2.4.3 Die Lebensleistung Jesu

2.4.3.1 Der neue Gott Jesu – der Abschied vom ambivalenten Gottesbild

Glaubenswende und anthropologische Wende, die unmittelbar miteinander korrelieren, wurzeln nach Bisers Ansicht in der historischen Lebensleistung des Jesus von Nazareth und im geschichtlichen Wirken des fortlebenden Christus. Die Wiederdeckung dieser Beweggründe wirken wiederum verstärkend zurück auf die glaubensgeschichtliche Wende und auf die Anlegestelle für das Modell einer Christologie von innen, deren sachlicher Beweggrund vom Motiv der Selbstübereignung Jesu ausgeht.

Jesus wendet sich radikal dem verwundeten Menschen zu und vollzieht gleichsam als „der Erste" die anthropologische Wende, indem er das dunkle Gottesbild korrigiert. „Im Zerrbild Gottes entschleiert sich für Jesus das gespaltene Antlitz des Menschen. So aber wird für ihn die Theologie auf elementare Weise zur Anthropologie. Indem er die Tiefen der Gottheit entsiegelt, entreißt er den Menschen dem Zwiespalt, dem die Verkennung Gottes wie die seiner selbst entsprang. Das Mißverständnis Gottes war die Folge des Mißgriffs, durch den

---

[299] *Biser E.:* Die Bibel als Medium, 31.
[300] *Biser E.:* Das Antlitz, 54.
[301] Vgl. *McLuhan M.:* Die magischen Kanäle. Understanding Media, Frankfurt 1979, 17-32.

der Mensch sich selbst verfehlte."[302] Jesus entlarvt das ambivalente Gottesbild als Ursache für die fundamentale Gottesangst des Menschen.

2.4.3.2 Die innovatorische Sprachleistung Jesu

„... Sprache ist dem Menschen nicht nur nach Art einer instrumentellen Überlebenshilfe gegeben, sondern dem Menschsein konsubstantial."[303] Biser erteilt dem Verständnis von Sprache als Instrument und Medium des bloßen Informationstransfers, wie es sich vom Gebrauch der Alltagssprache her nahelegt, eine klare Absage. Sprache erfüllt bei weitem mehr als kognitiv-rationale Funktionen und sie beinhaltet nicht nur informative Komponenten. Sprache verfügt über mannigfache transinformative und transverbale Qualitäten, z. B. die Kraft der Illustration, der Suggestion, der Performation und der Präsentation.

Umso mehr muss zukünftige innovatorische Theologie, Christologie, Anthropologie und Glaubenstheorie von der innovatorischen Sprachleistung Jesu ausgehend erarbeitet werden. „Das Wort Jesu ist eine in der Sprachgeschichte der Menschheit einzig dastehende Apotheose der Metapher."[304] Die Innovation und einzigartige Sprachleistung Jesu besteht weniger darin, dass er spontan völlig Neues hervorbrachte, vielmehr ihm vorgegebene Elemente verarbeitete und neu beleuchtete. In der Neomorphose wird erst der wahre Stellenwert dieser Elemente ins Licht gerückt.

Die Gleichnisse Jesu, vor allem die Reich-Gottes-Gleichnisse, bezeugen am stärksten die einzigartige Sprachleistung Jesu. Seine Reich-Gottes-Botschaft setzte er dem Hörer vor allem durch Gleichnisse und Gleichnisreden ins Hör-Bild.[305]

Das Gottesreich zu verkünden und heraufzuführen weiß sich Jesus gesandt. Das große Problem besteht in der sprachlichen Vermittlung der Reich-Gottes-Botschaft, da es dafür kein innergeschichtliches und lebenswirkliches Äquivalent gibt. Weder eine Verortung noch eine empirische Verifizierung der Reich-Gottes-Botschaft ist möglich. „Man kann auch nicht sagen: Seht, hier ist es!, oder: Dort ist es!" (Lk 17,21). Deshalb schuf Jesus sein sprachliches Modell, indem er alttestamentliche und zeitgenössische Bilder und Erfahrungen kombinierte, einen neuen Verständnisschlüssel entwickelte und somit vom Gottesreich wie vom Herannahen einer Person sprechen konnte, die in unmittelbarer Beziehung zu seiner eigenen Person steht – erfahrbar für seine Hörer durch den Zuspruch des Heiles Gottes und der Verwirklichung in konkreten Heilungen verschiedener Gebrechen und Verwundungen. Die Gleichnisse Jesu dienen der

[302] *Biser E.:* Einweisung, 216.
[303] *Biser E.:* Die Bibel als Medium, 11.
[304] *Biser E.:* Der Freund, 129.
[305] Vgl. *Biser E.:* Die Gleichnisse Jesu, 30: „Darum lautet auch die endgültige Antwort auf die Frage: warum Gleichnisse? *Des Gottesreiches wegen!* Es lag im verborgen-offenbaren Wesen dieses Reiches, daß es sich am angemessensten in Gleichnissen bekunden ließ."

Vergegenwärtigung seiner Zentralbotschaft, das ist die Ansage des Gottesreiches.[306] Das Potential der jesuanischen Gleichnisse ist allerdings noch nicht im vollen Maße wahrgenommen, weil die Schriftlichkeit der biblischen Texte noch zu wenig im Horizont der Rückübersetzung ihrer vorgängigen Mündlichkeit verstanden wird.

2.4.3.3 Das Selbst- und Gottesbewusstsein Jesu

Das Selbst- und Gottesbewusstsein Jesu weist Phasen auf, so Biser, „... in denen das Gottesverhältnis Jesu seine Vollgestalt gewann".[307] Das Johannesevangelium stellt die besonderen Kenntnisse Jesu vom Menschen heraus, da Jesus wusste, wie es sich mit dem Menschen verhielt, ohne dass er darüber informiert werden musste (vgl. Joh 2,24f). Er kannte offensichtlich weitere Zugänge zum Menschen als nur über die Sprache und über die Lebenserfahrung. Der Schlüssel zu diesen anderen Zugängen liegt wohl im Bewusstsein seiner eigenen Sendung und in seinem Gottesbewusstsein.

Das Tauferlebnis Jesu, wie es die Evangelien schildern, bewahrt in szenisch-dramatisierter Gestalt die Antwort, die dem Selbstbewusstsein Jesu („wer bin ich?") als Zuspruch und Übereignung seiner Gottessohnschaft während seines Lebenslaufes früher oder später gegeben wurde: „Du bist mein geliebter Sohn!" (Mk 1,11)

2.4.3.3.1 Das Gottesbewusstsein Jesu als Kritik an der abendländischen Denktradition

Das Gottesbewusstsein Jesu integriert und überwindet die Einseitigkeit paradigmatischer christlicher Gottesbilder, z. B.: Gott ist nicht nur der unüberdenklich Größte, sondern auch das nicht unterschreitbar Kleinste. Gott ist für Jesus „... der Erstgegebene und Erstgewisse, die alles tragende und durchlichtende Vorgegebenheit seines Bewußtseins."[308] Jesus glaubt an Gott als den, der jedem Denk- und Erfahrungsinhalt der Welt vorausgeht.

Der Wissens- und der Gewissheitsgrund des jesuanischen Gottesbewusstseins unterscheidet sich grundlegend vom Gottesbild traditioneller theologischer Denkkategorien und vom Gottesbild der Philosophie. Denn die Philosophie staunt – rückblickend - über den von Jesus verkündeten Gott und wundert sich

---

[306] *Biser E.:* Die Gleichnisse Jesu, 58, Anm. 8: „Den Gleichnissen eine andere Thematik als die der Vergegenwärtigung des Gottesreiches zu unterstellen, käme demgegenüber der Behauptung gleich, daß Jesus gerade in den vollkommensten Schöpfungen seiner Wortkunst nicht im Namen seiner selbst und seiner heiligsten Absicht, sondern lediglich im Hinblick auf die sich zufällig stellenden Fragen spräche." Jesus ist mehr als als nur ein „Weisheitslehrer", der Gleichnisse als Geschichten zur Erbauung erzählt.
[307] *Biser E.:* Einweisung, 229.
[308] *Biser E.:* Einweisung, 227.

über das dem Geschehenen „primordial Vorgegebene". Der Philosophie hält Biser erkenntnistheoretische Hilflosigkeit vor, weil sie weitgehend eine Denkbewegung im Sinn einer cognitio vespertina[309] vollzieht und damit sowohl die Antwort auf die biblische Ur-Frage nach dem Menschen als auch auf die Suche nach der Lebensleistung Jesu verfehlt.

Das jesuanische Gottesbewusstsein präsentiert sich anders. Jesus sieht Gott vom Horizont der Glaubenserwartung her dem Menschen entgegenkommen. Und zwar als Zuvorkommender, denn Gott ist die Initiative, die immer wieder, wie die Morgendämmerung, das ureigene Licht in das Dunkel der menschlichen Geschichte hineinträgt. Gott so zu denken und zu glauben entspricht erkenntnistheoretisch der *cognitio matutina*.[310] Dieser Weg, den Glauben zu denken, erweist sich für Biser als die der biblischen Gottesoffenbarung angemessene Erkenntnisform.

So betrachtet wirkt der Einblick in das Gottesbewusstsein Jesu wie eine fundamentale Kritik an der Erkenntnistheorie der theologischen Spekulation in der abendländischen Denktradition.

2.4.3.3.2 Die Liebe als die diamantene Herz- und Identitätsmitte des Christentums

Das Gottesbewusstsein Jesu offenbart sich gemäß der biblischen Offenbarung in der verunsicherten Reaktion seiner Zuhörer: „Woher hat er das alles?" (Mk 6,2) Jesus erscheint als der in das Gottesgeheimnis Eingeweihte (vgl. Mt 6,14.18.28ff.32; 10,29; Mk 13,32; Lk 6,35). Jesus veröffentlichte sein Selbst- und Gottesbewusstsein vor allem durch seine Liebes-Taten, die er dem Menschen schenkt. „Wer mich sieht, sieht den Vater." (Joh 14,9) Jesus repräsentiert das „Antlitz" des Vaters. Dieses liebevolle Angesicht bringt er mit seiner liebevollen Anrede Gottes als „Abba" zum Ausdruck – eine Tatsache, „... die, so sehr sie im Spätjudentum gebräuchlich sein mochte, in seinem Mund den Tatbestand einer sprachlichen Innovation erster Ordnung erfüllt."[311]

Die Liebe Jesu zu den Menschen ist die Liebe Gottes. „Diese Liebe ist die diamantene Herz- und Identitätsmitte des Christentums. In ihr besteht seine Unüberwindlichkeit ebenso wie seine unerschöpfliche Kraft zur Selbsterneuerung. Deswegen könnte die Glaubens- und Kirchenkrise mit einem Schlag überwunden werden, wenn es gelänge, das Glaubensbewußtsein und mit ihm zusammen

---

[309] *Augustinus A.:* Über den Wortlaut der Genesis. Der große Genesiskommentar in zwölf Büchern, in dt. Sprache von Carl Johann Perl, Bd. 1 (Buch I-VI), Paderborn 1961, 143: "Ein großer Unterschied liegt zwischen der Erkenntnis der Dinge im Worte Gottes und ihrer Erkenntnis in ihrer Natur, und mit Recht kann man das eine mit dem Tag, das andere mit dem Abend vergleichen."
[310] *Ebd.*
[311] *Biser E.:* Einweisung, 228.

Verkündigung und Unterweisung auf diese Mitte hin zu justieren und mit dem in ihr lodernden Feuer zu durchglühen."[312]

Biser betont, dass die „Tiefenschicht im Gottes- und Selbstbewußtsein Jesu" erst ganz ausgelotet wird, wenn zusammen mit Jesu Liebestaten auch seine Gebetspraxis berücksichtigt wird. Wie sich am Modellgebet Jesu, dem Vaterunser zeigt, bittet Jesus zuerst um die Anliegen Gottes und um die Anerkennung des Vaternamens: Abba. Daran schließen sich die Bitten um die Erfüllung berechtigter menschlicher Grundanliegen an.

2.4.3.4 Jesus, der Offenbarer der Gottesfreundschaft und Gotteskindschaft

2.4.3.4.1 Die mitwissende Gottesfreundschaft

Die „Ich-bin-Aussagen" des Johannesevangeliums eröffnen wichtige Zugänge zur gesuchten Mitte.[313] Die Bildrede vom wahren Rebstock als dem letzten der Präsentationsworte nimmt dabei eine besondere Stellung ein: „Ich bin der wahre Rebstock, und mein Vater ist der Winzer. (...) Ich bin der wahre Rebstock, ihr seid die Reben ..." (Joh 15,1.5)[314] Rudolf Bultmann bezeichnete dieses Präsentationswort als „Rekognitionsformel", im Unterschied zu den vorangehenden Präsentationsworten als „Qualifikationsformeln".[315]

Joh 15,1.5.15 formuliert das johanneische Konzept der Gottesfreundschaft. Die Rede vom Rebstock und den Ranken versinnbildlicht die Lebensgemeinschaft des Offenbarers mit den Seinen. Der wahre Rebstock ist der Offenbarer, der vom Vater gesandt wurde. Er ist der Lebensbaum. Er nimmt die Seinen in die Lebens- und Geistesgemeinschaft mit hinein und beschenkt sie allmählich mit der ganzen Lebens- und Wissensfülle. Die Freunde und Freundinnen des Offenbarers sind Freunde und Freundinnen des Vaters. Sie sind nicht

---

[312] *Biser E.:* Einweisung, 369f.

[313] Joh 6,35.48: Ich bin das Brot des Lebens; Joh 8,12;9,5: Ich bin das Licht der Welt; Joh 10,7: Ich bin die Tür zu den Schafen; Joh 10,11: Ich bin der gute Hirte; Joh 11,25: Ich bin die Auferstehung und das Leben; Joh 14,6: Ich bin der Weg, die Wahrheit und das Leben; Joh 15,1.5: Ich bin der wahre Rebstock.

[314] Biser korrigiert hier sachlich die Einheitsübersetzung, da die Übersetzung „Weinstock", in Unkenntnis der Winzersprache, falsch ist.

[315] *Bultmann R.:* Das Evangelium des Johannes, Göttingen ²¹1986, 406f.
Vgl. a. a. O., 167f, Anm. 2, Punkt 4: Die Rekognitionsformel liegt laut Bultmann auch in Joh 6,35; 8,12; 10,7 und an anderen Stellen mehr vor. In diesen Präsentationsworten erweist sich der gegenwärtig Redende durch das *egó eimi* als der Erwartete, Erfragte, Besprochene: Ich bin es. Die Prädikation geschieht durch die Betonung des „Ich".
Vgl. a. a. O., 407f: Im Präsentationswort Joh 15,1.5 „Ich bin der wahre Rebstock" liegt laut Bultmann weder ein Vergleich noch eine Allegorie vor. Der Rebstock wird nicht genannt im Hinblick auf das Fleisch des Weines, sondern im Hinblick auf die Verbindung von Rebstock und Ranken. Die Ranken werden von der Lebenskraft des Rebstocks durchströmt; sie erhalten von ihm ihre Kraft zu Wachstum und Fruchtbringen. Getrennt von ihm Verdorren sie. Rebstock und Ranken sind eine Lebensgemeinschaft. Der Rebstock ist der Lebensbaum.

mehr Knechte, sondern Freunde und Freundinnen Gottes.[316] Denn der Offenbarer hat ihnen die Augen für die Wahrheit geöffnet und den freien Zugang zum Gottesgeheimnis ermöglicht. Alle Schatten auf dem verdunkelten, weil ambivalenten Gottesbild (- „Gott ist eher zu fürchten als zu lieben!?" -) sind zerstäubt. Gottesfreunde und -freundinnen sind die wahren Menschenfreunde und -freundinnen, und Gottesliebe ist die wahre Nächstenliebe, denn: „Es gibt keine größere Liebe, als wenn einer sein Leben für seine Freunde hingibt." (Joh 15,13) Biser sieht in diesem Präsentationswort die Schlüsselaussage, wie Jesus, der Bot-schafter der Gottesfreundschaft, das neue Verhältnis zu dem Gott der unbedingten Liebe mit der mitwissenden Gottesfreundschaft begründet und befestigt. Die Teilhabe der Glaubenden an der Gottesfreundschaft Jesu bedeutet das Herangezogen-Werden und Einbezogen-Werden der Glaubenden in die Mitte der Lebensgemeinschaft Gottes. Damit endet gleichzeitig jede Form von religiöser Heteronomie.

Die „Stimme"[317] in der Bildrede vom Rebstock und den Rebzweigen ruft die „Reben" zur „Gegewart" und „Bleiben" im Lebensraum des Rebstocks auf. „Das ist nun aber nicht mehr im Stil einer Mitteilung, sondern (...) einer Selbstvergewisserung und einer daraus hervorgehenden Selbstbekundung gesprochen."[318] Die Stimme ertönt aus der Richtung, „... wo das Christentum insgesamt seinen Ausgang nimmt und seine Sprache gewinnt: von der Auferstehung Jesu."[319]

Die Perspektive der Auferstehung ist für das Verstehen der Rebstockszene ist unverzichtbar. Denn nach johanneischer Darstellung hatte Jesus ja die Notwendigkeit der Offenbarung des Gottesgeheimnisses betont, als er den Vorwurf erhob: „Ihr habt weder seine Stimme gehört noch seine Gestalt gesehen." (Joh 5,37) Erst die Auferstehung des Gottessohnes hat die Stimme und Gestalt des verborgenen Gottesgeheimnisses offenbar werden lassen. Die Rebstockszene versinnbildlicht diese Offenbarung.

In der Rebstockszene erkennt Biser eine zentrale Anlegestelle für eine Glaubenshermeneutik in der Bewegung der mystischen Inversion. Das „Verbleiben" in der Rebstockszene bedeutet für ihn so viel wie „Glauben", verstanden als verstehendes Glauben. Die Glaubenden erkennen in der „Stimme"

---

[316] Das Alte Testament (vgl. Weish 7,27f) knüpft das Motiv der „Gottesfreundschaft" an das Motiv der „Weisheit", die Menschen erwählt und zu Freunden Gottes und Propheten verwandelt. Nur der Mensch, der in engster Verbindung mit der Weisheit lebt, ist Gottes Freund. Jesus als „Freund" begegnet im Johannesevangelium zweimal, allerdings mittelbar (vgl. Joh 3,29;15,15).

[317] Vgl. *Augustinus A.*: Die Auslegung der Psalmen. Christus und sein mystischer Leib. Psalm 42, Paderborn 1950, 90-93. Das Theorem von der „Stimme als innerer Anruf Gottes" entfaltete vor allem Augustinus. Für ihn ist der mystische Leib Christi der „Ort", an dem diese Stimme vernommen wird. Die Stimme durchhallt den Leib, einmal jubelnd, einmal klagend. Nikolaus von Kues entwickelte später das Theorem von der „großen Stimme" in *Cusanus: Excitationes* 1,3.

[318] *Biser E.:* Das Antlitz, 41.

[319] *Ebd.*

des Rebstocks den, der sich in Leben und Tod ganz für die Seinen hingegeben und sich ihnen ganz selbst übereignet hat. Aus der Perspektive der Auferstehung fordert das Johannesevangelium die Glaubenden zur mystischen Gemeinschaft mit dem Auferstandenen auf, indem sie, die „Reben", am Rebstock bleiben.

Diese dialogische Selbstübereignung der Glaubenden an den Auferstandenen ist sowohl ein rezeptiver als auch ein kreativer Vorgang. Rezeptiv, „... weil der Glaubende nun einsieht, daß er mit seiner Zustimmung den Auferstandenen in sich aufnimmt und er dadurch die Bedingung seines Auf- und Fortlebens schafft. Entsprechendes gilt aber auch von seiner Kreativität. Staunend bemerkt der Glaubende, daß der Auferstandene auf seine Zustimmung angewiesen war und angewiesen sein wollte, so daß sein Glaube an ihn dem Selbstbewußtsein des Geglaubten in ihm gleichkommt."[320]

Diese Begegnung der Dialogpartner signalisiert nichts weniger als die österliche Geburtsstunde des Glaubens. „Das ist der große Augenblick des gegenseitigen Erwachens: des Geglaubten im Glaubenden und dessen Erwachen in ihm. Es ist der allzeit währende österliche Augenblick, in dem die Lebensgeschichte Jesu immerfort in seine Wirkungsgeschichte umschlägt und in dem der davon Ergriffene erst wirklich zu leben beginnt."[321]

Der Prozeß der dialogischen Selbstfindung charakterisiert sich als reziproke Vorgang eines „wunderbaren Tausches": „Wie sich der Auferstandene in seiner Gottessohnschaft wahrnimmt, so wird der Glaubende seiner Erhebung zur Gotteskindschaft bewußt. Denn er weiß sich in den Identifikationsakt Jesu einbezogen, so daß dessen Selbstfindung klärend auf die seine zurückstrahlt."[322]

Wie aktuell die johanneische Rebstockszene für die Relevanz des christlichen Glaubens heute ist, zeigt die notwendige Auseinandersetzung des Glaubens mit der überbordenden Esoterikflut, die das christliche Lehrgebäude zu unterspülen droht. Eine Spitzenaussage der Esoterikwelle lautet ja, dass es jedem Menschen jederzeit möglich ist, sich die Buddhaschaft zu erwerben. Das Erreichen der Buddhaschaft als Heilszustand gelingt nur unter kreativer und aktiver Beteiligung des Rezipienten der Lehre Buddhas.

Hier sieht Biser, trotz der so verschiedenen Voraussetzungen des christlichen und des buddhistischen Glaubens, eine frappierende Entsprechung. Denn die Verheißung, die Buddhaschaft erlangen zu können, entspricht „weithin der Selbstbekundung des fortlebenden Christus, wie sie aus der johanneischen Rebstockszene spricht und von den mit ihr Angesprochenen entgegengenommen sein will (...)"[323] Der Vergegenwärtigung der Rebstockszene kommt erhebliche Bedeutung für das christliche Selbst-Bewusstsein zu, da das Rebstockmotiv die

[320] *Biser E.:* Das Antlitz, 44.
[321] *Ebd.*.
[322] *Biser E.:* Das Antlitz, 45.
[323] *Biser E.:* Das Antlitz, 89.

Selbstvergegenwärtigung Jesu im christlichen Glaubensraum paradigmatisch zur Sprache bringt.

2.4.3.4.2 Der Zugang zum „Antlitz" über die Gotteskindschaft

Das Ende jeder heteronomen Glaubensform proklamiert auch Paulus, wenn er von der Gotteskindschaft als dem höchsten Ziel des religiösen Menschen spricht (vgl. Röm 8,15). Der Apostel grenzt sich mit dem Begriff der Gotteskindschaft vom ambivalenten jüdischen Gottesbild, von der nomothetischen Glaubensform des jüdischen Gesetzes, von jeder religiösen Heteronomie und von den daraus für den Menschen entstehenden Ängsten und Zwängen ab. Christsein bedeutet für Paulus, so Biser, die Erfahrung von Freiheit aufgrund der mit Christus möglich gewordenen Gottesfreundschaft. [324]

Die Gotteskindschaft ereignet sich im Geschehen der mystischen Inversion des Glaubenden, deren Mitte die Einwohnung Christi im Herzen des Glaubenden ist. Die Verbundenheit der Glaubenden in der Kirche, gedacht im Modell des *corpus mysticum*, bestimmt die Kirche, deren Wesensmitte die Einwohnung Christi ist. „Dem ‚Christus in uns' hält das ‚Wir in Christus' die Waage. Von dorther kommt der Strom, der uns die Herrlichkeit des Erhöhten zuträgt; dorthin ebbt er zurück. In seinem Kommen und Gehen erfahren wir den Herzschlag des Gotteslebens, so wie es sich vergegenwärtigt mitten unter uns."[325] Im Anschluss an Bisers Gedankengang lässt sich resümieren: Der „wahre Rebstock" in der „subjektiv-dialogischen Sprache" des Johannesevangeliums und die „bildhaft veranschaulichende Ausdrucksweise" im Begriff der Gotteskindschaft und des mystischen Leibes Christi bei Paulus bilden eine weitgehende Entsprechung.

Mithilfe der Motive der Gottesfreundschaft und der Gotteskindschaft tritt dem Rezipienten das „Antlitz" aus dem Gitterwerk der Texte deutlicher entgegen

---

[324] Paulus verbindet das Theorem der Gottesfreundschaft mit zwei Begriffsbildern: der Verbindung Christi mit den Seinen im „Leib Christi" (1 Kor 12,12) und als „Leib in Christus" (Röm 12,4); vgl. auch 1 Kor 12,26; Eph 4,16. Für die paulinische Mystik konstitutiv sind außerdem die paulinischen Grundformeln „in Christus" (Gal 3,26.28; Röm 8,1f.39; 12,5 u. a. m.) und „Christus in uns" (Gal 2,20; 2 Kor 5,17), letztgenannte auch als Einwohnungsformel bezeichnet.
In der Mystik des Paulus spielt die „theologia cordis" eine große Rolle. Denn für Paulus ist das Herz der Raum, in dem sich dem Paulus die Identifizierung mit dem Offenbarer, dem Auferstandenen – dem Gottessohn – ereignet und in dem sich die Identifizierung des Paulus mit den Gemeinden ereignet (2 Kor 7,3; Phil 1,7). Das Herz bildet die Schnittstelle aller Lebensströme. Es ist das Organ der Selbstfindung, der Selbstmitteilung, der Sammlung, der Offenheit, der Identität, der Verbundenheit, der Einkehr, der Hingabe. In das Herz des Menschen hinein zeigt sich das „Antlitz".
Vgl. *Son J.-Ch.*: Herz und Erkenntnis im Licht der Bibel. Eine biblisch-anthropologische Studie zum Topos „Herz" als Hauptsitz des Glaubens, Wuppertal 1999.
[325] *Biser E.*: Das Licht des Lammes. Hinblicke auf den Erhöhten, München 1958, 123.

2.4.3.5   Jesus, der Therapeut
2.4.3.5.1   Jesus, der verwundete Arzt

Bemerkenswert ist, so Biser, dass die Theologie jahrhundertlang übersehen konnte, dass der historische Jesus nicht Gottessohn, Kyrios, Messias und andere Hoheitstitel für sich beanspruchte, sehr wohl aber den Titel des „Arztes", wie das chiffrierte Wort aus dem Markusevangelium erkennen lässt: „Nicht die Gesunden brauchen den Arzt, sondern die Kranken. Ich bin nicht gekommen, die Gerechten zu berufen, sondern die Sünder." Das Logion Mk 2,17 erinnert an das Selbstverständnis und Selbstbewusstsein Jesu. Er verstand sich als Arzt, der gesandt ist zu den sozial Geschädigten, Verletzten und Marginalisierten. Jesu ärztliche Praxis bestand darin, die Benachteiligten seiner Zeit in seine Tisch- und Lebensgemeinschaft aufzunehmen und sie so in seiner Nähe heilen zu lassen.

Jesus unterscheidet nicht zwischen denen, die aus eigener Kompetenz das Heil erwirken können, und denen, die dabei auf seine heilende Zuwendung angewiesen sind. „Vielmehr grenzt er damit aus dem Universum der ‚Kranken' nur diejenigen aus, die sich ihre Krankheit nicht eingestehen und deshalb erst zum Bewußtsein ihrer Hinfälligkeit gebracht werden müssen und als solche nur um so mehr des ‚Arztes' bedürfen."[326] Die „Gesunden" bedürfen noch des Bewusstseins, dass sie – existentiell – krank sind – eine tatsächliche und allgemeine „Modalität" menschlichen Daseins, die sie nicht wahrhaben wollen.

Jesus wusste - nach Joh 2,21 -, wie es um den Menschen steht. Er sah den Menschen als heilungsbedürftiges Glaubenssubjekt, nicht als zu therapierendes Krankheitsobjekt. „Das setzt voraus, dass er sich ihr Leiden wie ein davon Mitbetroffener zu Herzen gehen lässt, ja dass er sich ihnen als der ihre Not Mit- und Zuendeleidende einstiftet. So wird die Identitätsfindung, zu der er ihnen verhilft, zu ihrer ‚Heilung von Grund auf' (...)"[327]

Die frühe Kirche rief den Auferstandenen mit der Bitte um ganzheitliche therapeutische Hilfe an.[328] Jesus hat sich den Seinen seiner Zeit erwiesen als der verwundete Heiler und Arzt, der die Verletzung der Kranken und Verwundeten zu Ende leidet. Wer an ihn, den fortlebenden Christus, in existentieller Gleichzeitigkeit glaubt, kann heute – wie damals – die volle Dimension des heilenden Heiles erfahren.

---

[326] *Biser E.*: Das Antlitz, 130.
[327] *Biser E.*: Mystik und Therapie. In: *Möde E., Müller St. E. (Hgg.)*: Von der Heilkraft des Glaubens. Perspektiven therapeutischer Theologie, Würzburg 2002, 28f.
[328] Vgl. *Fischer J. A.*: Die apostolischen Väter, 147-149. Ignatius von Antiochien formuliert im Christushymnus seines Briefes an die Epheser: „Einer ist Arzt, aus Fleisch zugleich und aus Geist gezeugt und ungezeugt, im Fleische erschienener Gott, im Tod wahrhaftiges Leben, aus Maria sowohl wie aus Gott, zuerst leidensfähig und dann leidensunfähig, Jesus Christus, unser Herr." (7,2).

2.4.3.5.2   Jesus, der Heiler

„Unbelichtet blieb (...) der Zug im Antlitz Jesu, der ihn als den Arzt kenntlich macht, dem es als einzigem gegeben ist, die dem Menschen geschlagene Todeswunde und seine darin begründete Leid- und Angstverfallenheit zu heilen."[329] Die durch Jesus vorgegebene Richtung, seine Botschaft als therapeutische Lebenshilfe zu verstehen, ging unter dem Zwang apologetischer Rechtfertigung und im Bestreben nach ideologischer Selbstdarstellung bereits in der Alten Kirche verloren. Die therapeutische Lebenshilfe des Botschafters Jesu ruhte nun, verobjektiviert und stark eingeengt, im kirchlichen Lehrsystem und wurde als ethische Wegweisung verkündet.

Jesu hatte die therapeutische Gabe zu heilen, und zwar von Grund auf, das heißt dort, „wo der Herd der 'Krankheit zum Tode' zu suchen ist. Mit der Gabe seiner Selbstübereignung heilt Jesus die Wunde, die das Selbstzerwürfnis gerade auch im heutigen Menschen aufreißt."[330]

Biser betont, dass am therapeutischen Grundcharakter der Sendung Jesu nicht zu zweifeln ist.[331] Die therapeutische Dimension zeigt sich in Vollform sowohl in seiner Person als auch in seinem heilvollen Wirken. Der therapeutische Grundzug in Jesu Sendung integriert Person und Lebensleistung Jesu und qualifiziert beide Aspekte als grundlegend therapeutisch. Jesus ist, aufgrund der biblischen Überlieferung, als Therapeut zu verstehen, weil das Therapeutische erstens das Ganze seiner Sendung betrifft und zweitens als konstitutives Moment seiner heilvollen Proexistenz für den heils- und heilungsbedürftigen Menschen zu verstehen ist. Gemessen an diesem Maßstab entlarven sich manche Tendenzen in der aktuellen Jesusforschung und –literatur, die quasi einen halbierten Jesus präsentieren - Jesus war entweder ein „menschenfreundlicher Therapeut(...)" oder ein „drohender Apokalyptiker" - als unbiblisch, einseitig und denkbar unangemessen.[332]

In Verbindung mit dem augustinischen Konzept von Christus als dem inwendigen Lehrer erweist sich die Suche nach dem „Antlitz" als die Suche nach Jesus Christus, dem inwendigen Lehrer, und Jesus Christus, dem Heiler bzw. Therapeuten, die in einer wechselseitigen Äquivalenzbeziehung zu sehen sind, denn das Wort Jesu heilt und seine Heilungen belehren.

Der therapeutische Impuls des inwendigen Lehrers in seinem Dienst als Lebemeister bewirkt existentiell die Heilung und das Überleben des Kranken. Wenn der Mensch an die Grenzen seiner Möglichkeiten angelangt ist, kommt ihm der inwendige Lehrer zu Hilfe. „Ein Synergismus ist somit angesagt, wenn die Heilung gelingen soll. Denn erst wenn der Lebens- und Genesungswille zu den körpereigenen und medizinischen Hilfen hinzutritt, wird jener Wirkungs-

---

[329] *Biser E.:* Das Antlitz, 195.
[330] *Biser E.:* Der inwendige Lehrer, 115.
[331] *Biser E.:* Der inwendige Lehrer, 28.
[332] *Biser E.:* Einweisung, 243

grad erreicht, der zum Sieg über die Krankheit führt. Alles liegt somit an der Möglichkeit, den Heilungswillen zu stimulieren."[333]

2.4.4 Der inwendige Lehrer

Da die Christus-Figur des „inwendigen Lehrers" vergessen wurde, mutmaßt Biser, hat die religiöse Verständigung, gerade binnenkirchlich, Schaden genommen. Die Wiederentdeckung des „inwendigen Lehrers" vergleicht Biser mit dem Auffinden einer kostbaren Perle aus der Tiefe des Glaubensreichtums. Die gleichnamige Studie „Der inwendige Lehrer" dient deshalb der Vergegenwärtigung des Konzeptes vom inwendigen Lehrer im aktuellen religiösen Bewusstsein.

2.4.4.1 Zur Geschichte des Begriffs

Der Titel „Lehrer" (*rabbi*) für Jesus begegnet im Neuen Testament (z. B. Mk 11,27) und in der altchristlichen Literatur.[334] Den Bezug zur Lebensgeschichte Jesu, wie nämlich Jesus die Rolle des inwendigen Lehrers zugeschrieben werden kann, beantworten einerseits die Evangelien. Mit Blick auf die Taufe Jesu (Mk 1,10), seine Versuchung in der Wüste (Mk 1,12), sein Geführt- und Gedrängtwerden (Lk 4,14; 5,17) zeigt sich, „... daß der als inwendiger Lehrer Waltende in seinem lebensgeschichtlichen Anfang selbst ein 'Belehrter' war."[335] Die nächste Parallele zum inwendigen Lehrer findet sich in den Evangelien wohl in der Figur des „Parakleten" im Johannesevangelium. Andererseits, so Biser, finden sich die stärksten Belege für die biblische Begründung der Figur des inwendigen Lehrers bei Paulus (vgl. u. a. Hebr 12,2; Gal 1,15f; Röm 15,18).

Den expliziten Begriff des inwendigen Lehrers (*magister interior*) entwickelte Augustinus.[336] Augustinus entwickelte die Figur des inwendigen Lehrers im Anschluss an Platons Ideenlehre[337], allerdings mit entscheidenden Veränderungen. Menschliches Sprechen dient für beide entweder der Belehrung oder der Erinnerung. Augustinus greift das Motiv der „Rückerinnerung (Anamnese) an die Vergangenheit der präexistenten Ideenschau" aus Platons Ideenlehre auf, verlegt aber den Ort der Anamnese in die Gegenwart der Innerlichkeit und der

---

[333] *Biser E.:* Der inwendige Lehrer, 125.
[334] Vgl. *Irenaeus „Ludgunensis":* Adversus haereses V, c. 1,1. In: PG 7, 1120: „Denn auf keine andere Weise hätten wir lernen können, was Gott ist, wenn nicht unser Lehrer, das Wort, Mensch geworden wäre." (Eigene Übersetzung)
[335] *Biser E.:* Der inwendige Lehrer, 33.
[336] Vgl. *Augustinus A.:* Der Lehrer, in dt. Sprache von Carl Johann Perl, Paderborn 1959; *ders.:* Alleingespräche, in dt. Sprache von Carl Johann Perl, Paderborn 1950.
[337] Zur philosophischen Einführung in die Ideenlehre Platons vgl. *Bordt M.:* Platon, Freiburg-Basel-Wien 1999, 64ff. Zur Einführung der „Idee" bei Platon vgl. *Platon :* Euthyphron, hrsg. von Reinhold Merkelbach, München 2003.

von ihr ausgehenden Belehrung. Die abstrakt gedachte geistige Idee bei Platon tauscht Augustinus durch die personal gedachte Figur des inwendigen Lehrers aus. Aus der platonischen Rückerinnung in der Schau des orientierenden Urbildes wird bei Augustinus „das Vernehmen eines Zuspruchs (...) in einem inneren Dialog."[338]

Am Ende seiner „Selbstgespräche" stellt Augustinus im Kontext seiner mystischen Erkenntnismetaphysik fest, dass der Grund aller Erkenntnis nicht, wie bei Platon, ein alle Sinnfülle in sich vereinendes Prinzip ist, sondern das „Antlitz der Wahrheit" (*facies vertitatis*). Biser formuliert im Anschluss an Augustinus: „Denn der lichtende Grund des Erkennens ist nicht mehr die das Ideenreich krönende Wahrheit, sondern deren lebendige Konkretisierung in dem, der als der geschichtlich Einmalige zugleich das universale Licht aller Wahrheitssucher ist."[339]

Im inwendigen Menschen wohnt die Wahrheit, die sich personal in Christus als Sinngrund allen Seins offenbart.

2.4.4.2 Der inwendige Lehrer als Hermeneut

Die Beantwortung der Frage, wie der einstige Botschafter Jesus zum aktuell einwohnenden Helfer des in sich gekehrten Menschen werden kann, führt über die Frage, wie das Theorem des fortlebenden Christus und die „Einwohnung" des inwendigen Lehrers in den Glaubenden zu verstehen ist. Alttestamentlich und im Kontext der jüdischen Religion liegen die Wurzeln in der Vorstellung von der Gegenwart Gottes in der Schöpfung (*schechina*). Als neutestamentliche Schlüsselstelle für das Theorem gilt Eph 4,13, der vom Heranreifen der Glaubenden zum Vollalter Christi spricht. Theologiegeschichtlich hat sich das Theorem u. a. in der Rekapitulationslehre des Irenäus von Lyon niedergeschlagen.[340]

Das Theorem vom fortlebenden Christus geht von der Überzeugung aus, dass sich die Lebensgeschichte Jesu nach Art eines Engramms der Menschheit eingeprägt hat und sich im Einzel- und Gesamtleben fortwährend wiederholt. Die Individualgeschichte Jesu wird so zum Gesetz, nach dem sich die Gattungsgeschichte des Menschen formt.[341]

Der inwendige Lehrer begegnet als „innere Instanz" dem Glaubenden und der Glaubende dem inwendigen Lehrer in der Dynamik der mystischen Inversion und der existentiellen Gleichzeitigkeit des Glaubens. Der Raum, in dem sie sich begegnen, ist das mystische Herz des Glaubenden. Der inwendige Lehrer wirkt primär wie ein Hermeneut, wie ein „Lesemeister", „Lebemeister" und

---

[338] *Biser E.:* Der inwendige Lehrer, 16.
[339] *Biser E.:* Der inwendige Lehrer, 18f.
[340] Vgl. *Irenaeus „Ludgunensis":* Adversus haereses II, c. 22,4.
[341] Vgl. *Rahner H.:* Die Gottesgeburt. Die Lehre der Kirchenväter von der Geburt Christi im Herzen der Gläubigen. In: Zeitschrift für katholische Theologie 59 (1935) 333-418.

„Therapeut", der dem Glaubenden in mystischer Inversion die volle Wahrheit der Gottesoffenbarung erschließt. Diese innere Instanz korrespondiert dem äußeren Lehramt. Beide Konzepte ergänzen sich und konvergieren im Glaubensgeschehen. Der inwendige Lehrer verleiht dem Glauben Licht, Zuversicht und Gewißheit und verhilft ihm so zu Zustimmung zu den unterschiedlichen Formen gläubiger Orientierung und Wegweisung. Der innere Lehrer garantiert „mir" (nach 1 Joh 2,27), dass „mein" Glaube sicher und richtig ist. Und er lebt „in mir" als Quelle nicht versiegenden Reichtums an Einsicht und Weisheit. Entsprechend umfassend ist auch das Spektrum seiner Fingerzeige und Äußerungen. Der inwendige Lehrer spricht vor allem durch die authentischen Zeugnisse der Gottesoffenbarung, also durch die biblischen Schriften und die kirchlich sanktionierten Dokumente der Tradition. Mit geringerer Verbindlichkeit spricht der inwendige Lehrer durch inspirierte Werke der Theologie und nicht zuletzt durch religiöse Dichtung, Kunst und Musik.

Die Innerlichkeit, in die der inwendige Lehrer entrückt, ist nicht die Innerlichkeit des verschlossenen Individuums, sondern die der gegenseitigen Einwohnung des fortlebenden Christus im Menschen und die der Gegenwart des Menschen im Mitmenschen. Die gegenseitige Einwohnung bildet gleichsam die Schnittstelle der miteinander „vernetzten" Seelen.

2.4.4.3   Resümee

Bei Biser nimmt die Figur des „inwendigen Lehrers" in seiner „Christologie von innen" und in seiner „therapeutischen Theologie" eine Schlüsselfunktion ein. Der inwendige Lehrer bahnt den Weg zur Mystik. Glaubensmystik bedeutet für Biser nicht Ausnahme und Abgeschiedenheit, sondern Lebensnähe und Verbundenheit - eine Mystik, die redet und handelt. Glaubensmystik als lebensnahe Mystik, die durch den den „inwendigen Lehrer" ermöglicht wird, ist nicht dem Verdikt Wittgensteins unterworfen.[342]

Der inwendige Lehrer ist als der auferstandene und fortlebende Christus in den Herzen der glaubenden Menschen zu identifizieren. Er wirkt als „Lesemeister" und interpretiert als Verstehenshelfer bei der Selbstauslegung des menschlichen Lebens in Korrelation mit der biblischen Offenbarung; er wirkt als „Lebemeister" und interpretiert als höchste Instanz der christlichen Sittlichkeit; er wirkt als „Bekenner" und als „Therapeut" und interpretiert als heilender Heilbringer Gottes.

---

[342] *Wittgenstein L.:* Tractatus logico-philosophicus. Tagebücher 1914-1916. Philosophische Untersuchungen. In: *Wittgenstein L.:* Werkausgabe in 8 Bänden, Bd. 1, Frankfurt a. M. [6]1989, 9: „Was sich überhaupt sagen läßt, läßt sich klar sagen; und wovon man nicht reden kann, darüber muß man schweigen.".

Der inwendige Lehrer erschließt den „Innenraum" des Glaubens. Glauben heißt nicht mehr nur in kognitiver Hinsicht „an" das Gottesgeheimnis glauben und dieses annehmen und es aufgrund seiner Rationalität bekennen. Glauben heißt jetzt, angeleitet vom *magister interior*, sich umfassend „in" den Geheimnissen Gottes wieder finden und sich damit selbst finden.[343]

Vom inwendigen Lehrer geht der große Impuls der Glaubenserweckung aus. Er initiiert „... die aktuelle Inspiration, die das Heil als gegenwärtig wirkende Macht erfahrbar macht."[344]

2.4.5 Christomathie – Christus als die personifizierte mystische Inversion

Christomathie[345] steht als Begriff und Denkweise für die christliche Glaubenslehre, die nicht nur auf Christus als Glaubens-„Objekt" bezogen ist, sondern die als Wissenschaft und Lehre von Christus als Glaubenssubjekt ausgeht und deren Lehrer er selbst ist. Christomathie denkt, metaphysisch gesprochen, den ontologischen Initiationsakt als „dankbare(n) Gewärtigung des sich Zueignenden und Begebenden" und damit im Gegensatz zur „fixierenden Betroffenheit des philosophischen Staunens".[346]

Christomathie wurzelt im Neuen Testament: *So aber habt ihr Christus nicht kennengelernt (Eph 4,20)*. Diese Formulierung setzt den Glauben an den Christus voraus, der den Lernprozess in den Seinen selbst initiiert. „Denn zum 'Kennenlernen' gehört immer auch der Beitrag dessen, der sich dabei zu erkennen gibt."[347] Ignatius von Antiochien hat das Programm der *christomathia* in seinem Brief an die Philadelphier weitergeführt: „Ich vertraue zur Gnade Jesu Christi, der jede Fessel von euch lösen wird. Ich ermahne euch aber, nichts aus Selbstsucht zu tun, sondern nach der Lehre Christi zu handeln."[348]

Die Denkweise der Christomathie ermöglicht, dass ein neuer Blick auf das „Antlitz" gelingt, da sich der „Schrein der Vergegenständlichung" der verobjektivierten Botschaft nach Jahrhunderten wieder öffnet. Diese Wieder-Entdeckung kann geschehen, da das Ereignis der Auferstehung im großen Zug der Glaubenswende neu bedacht wird, so

> *daß in der Botschaft wieder die Stimme des Künders hörbar wird,*

---

[343] Biser veranschaulicht diesen Vorgang der mystischen Inversion mit dem platonischen Höhlengleichnis und arbeitet den Unterschied der beiden Erkenntnisweisen heraus: der Glaubende schaut das „Antlitz", weil es sich ihm zeigt und ihm vorweg entgegenkommt; der Denkende bei Platon schaut die herrliche Idee, weil er aufgrund eigener Denkleistung zu ihnen aufsteigt.

[344] *Biser E.:* Der inwendige Lehrer, 78.

[345] Vgl. ausführlich bei *Biser E.:* Einweisung, 330ff.

[346] *Biser E.:* Einweisung, 337.

[347] *Biser E.:* Einweisung, 330.

[348] Vgl. *Fischer J. A.:* Die Apostolischen Väter, 200f.

daß der zum Glaubensakt Erhobene wieder zum Glauben
bewegt und
daß der zum Inbegriff der Lehre Gewordene wieder zu lehren
beginnt.[349]
Diese Inversion darf allerdings nicht historizistisch missverstanden werden. Biser wendet sich gegen den Anspruch von Neuoffenbarungen, über erweitertes Wissen um den „echten" historischen Jesus zu verfügen. Das Antlitz des wieder zu lehren beginnenden Christus zeigt sich vielmehr „... in der Metasprache des inneren Dialogs und im Zuspruch dessen, den der frühe Augustin entdeckte und den ‚inwendigen Lehrer' (magister interior) nannte."[350]

Christus, personifizierte Inversion der Glaubenswende und Zentralakt der mystischen Inversion und mystischen Ontogenese, kann den „Geist der Schwere", diesen lähmenden Auslöser der Glaubenskrise, überwinden. Als inwendiger Lehrer wirkt er als Lese-, Lebemeister und Therapeut und richtet den Blick des Menschen auf die Mitte, die er, Christus, selbst ist und die er selbst vermittelt. So erweckt er neue Glaubensmacht und neue Glaubensfreude. Wer an ihn glaubt, wird in dieser Glaubensmacht und –freude mit ihm gestaltet.

Christus hat dem Christentum das ontogenetische Entwicklungsgesetz eingestiftet. Die Glaubenskrise fördert zutage, dass das Christentum dieses Gesetz noch lange nicht erfüllt hat und noch nicht zum Vollbewusstsein seiner selbst gelangt ist. Doch darin erweist sich die Glaubenswende als christologische Wende, indem „... das Christentum von der vergegenständlichenden Außensicht seines Glaubens in dessen identitätsstiftende Innensicht überzugehen beginnt."

Biser fordert und fördert das Modell der Christomathie im Rückgriff auf biblische und frühkirchliche Ansätze. Denn das Konzept der Christomathie und der Paradigmenwechsel der Glaubenswende vom Gegenstand- zum Identitätsglauben korrelieren. Christomathie heißt: die Schwelle in den Innenraum des Glaubens überschreiten, sich von der traditionellen Christologie der Christusbotschaft lösen und sich vom Botschafter selbst, dem fortlebenden Christus, einweisen lassen in das Geheimnis Gottes, und zwar im Akt der mystischen Inversion, deren Urheber und Ziel die personifizierter Inversion ist: Christus, das Antlitz.

2.4.6 Zusammenfassung

Eugen Bisers „Christologie von innen" gleicht einer mystagogischen Führung hin zum „Herz" des fortlebenden Christus. Der Gang dorthin bedeutet gleichzeitig den Weg zur lebendigen Mitte der christlichen Religion. Der existentielle

---

[349] *Biser E.:* Einweisung, 331.
[350] *Ebd.*

und theologische Impuls für diese Expedition in den Innenraum des christlichen Glaubens ist die Rückbesinnung auf die Lebensleistung Jesu. Diese Rückbesinnung geschieht gnoseologisch im Glauben an die Auferstehung des gekreuzigten Jesus von Nazareth und trotz der rationalen Kritik angesichts dieses „unerhörten" und noch nie dagewesenen Ereignisses.

Die Reflexion auf die Lebensleistung Jesu lässt das „Antlitz" des Auferstandenen erahnen. Auf dem Weg der historischen und rezeptionsgeschichtlichen Rückfrage offenbart sich dem Suchenden und Glaubenden das „Antlitz" Jesu immer deutlicher als ein aufgeklärtes und aufgehelltes Bild, in dem sich der fortlebende Christus dem Glaubenden vor allem als inwendiger Lehrer und umfassender Therapeut zu erkennen gibt.

Die innovatorische Lebensleistung Jesu gipfelt darin, dass Jesus den Gott der bedingungslosen Liebe (wieder) entdeckt und in Wort und Tat gelebt hat (vgl. Lk 6,35). In existentieller Gleichzeitigkeit ist es dem Glaubenden zur Zeit Jesu wie auch dem Glaubenden heute möglich, dem fortlebenden Christus im Glauben zu begegnen. Dieser Glaube bringt Heilung und Heil. Der Auferstandene selbst legt in diesem mystischen und transformatorischen Geschehen den Weg zur Mitte seines Daseins frei im Akt der wechselseitigen mystischen Inversion und Selbstidentifikation. Die Bedingung der Möglichkeit zu glauben ist der in den Seinen fortlebende Christus selbst. Der Glaube ist dem Menschen vom Auferstandenen eingestiftet.

Der Glaube an den in den Seinen fortlebenden Christus ist weit mehr als ein bloß rezeptiver Akt, sondern fordert den ganzen Menschen mit all seiner Initiative, seiner Kreativität und seinem Engagement heraus. „Wer Christus wirklich als die Erfüllung des göttlich Verheißenen denken will, der muß in eine Wandlung seines Denkens einwilligen. Er muß den Standort des unbeteiligten Zuschauers, den er anfänglich einnimmt, mit dem Blickpunkt vertauschen, den die Sache selbst bezeichnet. Er darf keinen Augenblick außer acht lassen, daß sich in eben dem Ereignis, in welchem Gott seine Verheißungen einlöst, sein eigenes Heil entscheidet und der Sinn seines Daseins erfüllt. Und das bekommt er nur in den Blick, sofern er aus einem Akt der Zustimmung heraus denkt und mit Augen sieht, wie sie ihm die dankbare Liebe anschafft: mit >>erleuchteten Herzensaugen<< (Eph 1,18)."[351]

Jesus Christus hat alle trennenden Grenzen überwunden, die der Mensch zwischen sich und Gott errichtet hatte. Christus selbst ist die exemplarische und einzigartige Inkarnation der bedingungslosen Liebe Gottes für die „Seinen", d. i. der Mensch. „Mit seinem ehrfürchtig-zärtlichen ‚Abba-Vater' durchbrach er die Trennwand der Unnahbarkeit Gottes, überbrückte er den Abgrund der Gottesferne und erschloß den Zugang zum Herzen des Angerufenen. Da er damit zugleich das Joch der Sorge von den Schultern der Menschen nahm und die Pfahlwurzel der Angst aus ihren Herzen riß, erwies er sich schon durch diese Tat

---

[351] *Biser E.*: Das Licht des Lammes, 18.

zugleich als der größte Wohltäter und Therapeut der Menschheit, nicht weniger aber auch dadurch, daß er die weltverwandelnden Konsequenzen aus diesem zwar schon vielfach geahnten, aber erst durch ihn zum Durchbruch gebrachten Gottesbild zog. Er hat die Welt, um es auf die einfachste Formel zu bringen, mit dem neuen Gott der bedingungslosen und unwiderruflichen Liebe beschenkt und dadurch auf eine neue Basis gestellt."[352]

2.5 Liebesgemeinschaft statt Machtinstrument – Eugen Bisers Modell einer Ekklesiologie der Identität

Die Frage nach der Zukunft des Menschen und die Frage nach der Zukunft und Zukunftsfähigkeit von Kirche sind unmittelbar miteinander verknüpft, denn die „... Identitätsnot des religiösen Menschen trifft auf die offene Identitätsfrage der Kirche – und durch sie hindurch auf die des Christentums -, so daß sich die eine in der anderen beziehungsreich spiegelt. Der damit gegebene Fingerzeig aber besteht darin, daß die Not des *homo religiosus* nur dann wirklich behoben werden kann, wenn es gelingt, die Identitätsfrage des Christentums zu beantworten."[353]

2.5.1 Das Unvermögen der Kirche, über ihre eigene Identität Auskunft zu geben

Biser stellt mit Blick auf die Kirchengeschichte fest, dass die denkbar weiten Möglichkeitsräume des konkreten Menschen im Binnenraum der Kirchen bisher kaum genutzt worden sind. Biser kritisiert unverhohlen, dass es für ihn unbegreiflich ist, wie z. B. Theologen vom Rang eines Thomas von Aquin so sehr vom Zeitgeist geblendet waren, dass sie den Einspruch des Evangelims gegen Hexenwahn und Todesstrafe übersahen. Ebenso schwer ist zu verstehen, dass die Verteidiger des neuen und alten Glaubens im Zeitalter der Reformation zu den Waffen griffen, um für die Wahrheit im Namen Christi zu streiten – als ob Jesus diese ihm denkbar fremde Hilfe historisch in aller Form niemals zurückgewiesen hätte. Und wie konnte es geschehen, dass im blutigsten aller Jahrhunderte, dem 20. Jh., immer wieder religiöse Scheinmotive zur Rechtfertigung von Unterdrückung und Gewaltat ausgespielt wurden?

Die leidvolle Folge dieser Entwicklung ist das heutige Zerrbild von Kirche. Die negative Dimension der Wirklichkeit und Wirksamkeit von Kirche „...

---

[352] *Biser E.:* Einweisung, 235.
[353] *Biser E.:* Einweisung, 16.

ist gekennzeichnet durch eine Hypertrophie des Institutionellen, durch eine Schematisierung der Glaubensgehalte und zumal durch eine repressive Darstellung der sittlichen Normen. So wird der religiöse Organismus zum System, der Gottesdienst zum Kult, die Lehre zur Doktrin und die Wegweisung zum Gesetz. Aufgrund systemimmanenter Tendenzen fügt sich all das zu einem Riesenbau zusammen, jedoch zu einem Bau von kalter Pracht, in dem sich der Mensch bestenfalls überwältigt, niemals aber aufgehoben fühlt."[354]

Biser übt harte Kritik an der konkreten geschichtlichen Kirche, da sie sowohl bei der Verwirklichung des Modells von Kirche als dem mystischen Leib Christi noch bei der Gestaltwerdung des Modells von Kirche als dem pilgernden Gottesvolk weit unter ihren Möglichkeiten geblieben ist. Die konkrete Kirche hat offensichtlich bis heute dem konkreten Menschen, der aus seiner Situation der Angst, Identitätsnot und Identitätsvergessenheit heraus nach Hilfe schreit, die volle Anerkennung versagt.

Der Mensch ruft nach Religion und erhofft sich Hilfe von der Mitte des Evangeliums und erwartet Hilfe von der Kirche – und die Kirche antwortet ihm nicht dem Evangelium gemäß, weil sie die Mitte des Evangeliums verloren bzw. vergessen hat. Die Mitte des Evangeliums und die Mitte der Kirche ist aber die Lebensleistung des Jesus von Nazareth, die die Kirche offenkundig nicht in dieser Qualität wahrgenommen und adäquat begriffen hat. Kirche hat stattdessen, so Bisers These, den Botschafter des Gottesreiches im „Schrein der Vergegenständlichungen" festgesetzt und zur Botschaft erstarren lassen. Sie selbst hat sich verkrustet und handelt überwiegend als moralische Institution. Selbst nicht bereit, zur Mitte des Evangeliums vorgelassen zu werden, lässt sie den Menschen allein. Sie beweist das, indem sie auf die spirituelle Herausforderung der Menschen schweigt. Und dieses Schweigen ist „... nicht etwa ein Schweigen der Verweigerung, sondern des Unvermögens, über ihre Mitte und damit über ihre Identität Auskunft zu geben."[355]

2.5.2 Der Mensch und die Kirche als Schicksalsgemeinschaft

Mit der Wiederentdeckung der Lebensleistung Jesu und in mystischer Verbundenheit mit dem fortlebenden Christus kann Kirche nur Liebesgemeinschaft, nicht aber Machtinstrument sein. Biser sieht keine Alternative. Deshalb lauten seine Forderungen an die real existierende Kirche: „Mehr Verantwortung als Gehorsam, mehr Solidarität als Disziplin, mehr Partizipation als Loyalität." Ne-

---

[354] Biser E.: Kirche – Liebesgemeinschaft oder Machtinstrument? Eine Anfrage. In: Ders. u. a. (Hgg.): Prinzip Liebe. Perspektiven der Theologie, Freiburg-Basel-Wien 1975, 17.
[355] Biser E.: Einweisung, 16.

124

gativ formuliert heißt das: „Nicht mehr Direktive als nützlich, nicht mehr Kontrolle als erforderlich, nicht mehr Institution als unerläßlich."[356]
Für das zukünftige Erscheinungsbild von Kirche nennt Biser Kriterien: „Die Kirche der Zukunft muß ökumenisch, medienbewußt, mystisch und menschlich sein."[357]
Gottesreich und Gotteskindschaft verwirklichen sich in und mit Kirche, denn der genuine Verwirklichungsraum der Gottesfreundschaft und Gotteskindschaft des Menschen ist und bleibt, so Biser, die Kirche als Gemeinschaft der Glaubenden. Im Sinne einer Ekklesiologie, die sich modalanthropologisch und christologisch „von innen" versteht, geht die heilsame Glaubenswende vom existentiellen und mystischen Glauben an den Auferstandenen aus und findet in der Kirche ihren sozialen und kommunikativen Ausdruck.
Die Erkundung der Lebensleistung Jesu beantwortet die Frage nach der Entstehung und dem „Ort" von Kirche. Im Sinne der „Christologie von innen" bei Biser heißt das: Jesus übereignet sich an die Jünger und will, dass sie Gemeinschaft mit ihm haben über den Tod hinaus. „Durch die Auferstehung Jesu ist das endzeitliche Reich Gottes zum zeitgeschichtlichen Ereignis der Kirche geworden, ohne daß darüber seine eschatologische Zukunft verlorengegangen wäre."[358] Kirche ereignet sich in der Geschichte als Wechselbeziehung Christi in den Herzen der Glaubenden und der Glaubenden in Christus: „Danach ist die Kirche der Raum der die ganze Geschichte durchwaltenden Anwesenheit Jesu, anders ausgedrückt: die soziale Erscheinungsform des fortlebenden Christus."[359]
Biser denkt Glaube, Mensch und Kirche weder individualistisch noch privatistisch. Denn Jesus Christus war der Botschafter des Gottesreichs. „Nicht als der private Heilbringer, sondern – sosehr ihm das Schicksal einzelner zu Herzen geht – als Protagonist einer neuen Lebensgemeinschaft ging er in die Religionsgeschichte ein. Dem entspricht das Gesetz seines Wirkens. Wo immer er spricht, entstehen fluktuierende Gemeinschaften, die das vorausbilden, was dann später ‚Kirche', verstanden als die Versammlung der ‚Herausgerufenen' (kahal) heißt."[360] Dieser Ansatz schließt gleichzeitig eine mögliche Fehlinterpretation aus, dass „... das Gottesreich wie Jesus es verstand und proklamierte, eine pure Angelegenheit des Herzens und die im Zug seiner Verwirklichung entstandene Sozietät eine 'Kirche des Geistes', angesiedelt in der Region der Innerlichkeit, fernab von allen gesellschaftlichen Realitäten" ist.[361]

[356] *Biser E.*: Kirche- Liebesgemeinschaft oder Machtinstrument?, 32.
[357] *Biser E.*: Glaubenswende, 134ff. Dort skizziert Biser diese Kriterien näher.
[358] *Biser E.*: Der Freund, 255.
[359] *Biser E.*: Der Freund, 253.
[360] *Biser E.*: Einweisung, 81.
[361] *Biser E.*: Kirche – Liebesgemeinschaft oder Machtinstitut, 31.

2.5.3 Zusammenfassung

Für die Zukunft und Zukunftsfähigkeit von Mensch und Kirche prognostiziert Biser vorsichtig optimistisch: „Damit zeichnet sich aber eine kaum noch für wahrscheinlich gehaltene Schicksalsgemeinschaft zwischen Mensch und Kirche ab, die dazu angetan ist, dem vielfach als unaufhaltsam angesehenen Entfremdungsprozess zwischen beiden ein Ende zu setzen und sie zum Schulterschluss zu bewegen. Wenn das geschehen soll, muss es allerdings zu einer gegenseitigen Entdeckung kommen. Dann muss der vor allen Institutionen zurückschreckende Mensch dieser Zeit nicht nur in der Kirche die Gralshüterin seiner Selbstfindung erkennen; vielmehr muss auch die Kirche einsehen, dass ihr mit Mitläufern und Nachbetern wenig, umso mehr mit Menschen geholfen ist, die aus dem Verlangen nach Überwindung ihrer Identitätsnot und aus Sehnsucht nach definitiver Geborgenheit zu ihr finden, und dies nicht zuletzt deswegen, weil sie durch ihre Suche sie, die Kirche, an ihre eigene Identitätsmitte verweisen."[362]

Mensch und Kirche stehen in einer Schicksalsgemeinschaft. Sie müssen sich gemeinsam wiederentdecken in der Rückbesinnung auf die Lebensleistung des Jesus von Nazareth und in der gemeinsamen Selbstverwirklichung im mystisch fortlebenden Christus diese Wiederentdeckung verwirklichen. Diese gemeinsame Bewegung zur Mitte des Christentums führt hin zu dem Gott der unbedingten Liebe, den Jesus Christus in Wort und Tat vollkommen repräsentiert. Nur in der radikalen Abkehr von allen ambivalenten Kirchenbildern und -strukturen haben der Mensch, der christliche Glaube und die Kirche als soziale und mystische Verwirklichungsform des Gottesreiches eine positive Zukunft zu erwarten.

Die Sakramente der Kirche sind für Biser in anthropologischer Reflexion existentiell notwendige Lebenshilfen, da der Mensch sowohl der sensualempirischen als auch der geschichtlich-zeichenhaften Vermittlung von subjektiver Glaubensmystik konstitutionell bedarf. In ekklesiologischer Perspektive sind die Sakramente Dienstleistungen, die sich ganz an der Lebensleistung Jesu zu orientieren haben. Die Vermittlungsfunktion der Kirche besteht darin, die Lebensleistung Jesu im Vollzug der Sakramente sichtbar und erfahrbar zu gestalten. In christologischer Reflexion sind Sakramente für Biser Zeichen der Immanenz Christi im Menschen und die äußere Verifizierung dieser Immanenz. Die Feier der Eucharistie ist demnach zu verstehen als die vergegenwärtigende Anamnese der Immanenz Christi. Sakramente dienen nicht dazu, dass uns der fortlebende Christus „in uns" nicht vergisst, sondern damit wir Menschen aufgrund unserer geschichtlichen Kontingenz und Fragmentarität nicht auf die Begegnungsmöglichkeit mit dem Auferstandenen verzichten.

---

[362] *Biser E.:* Die Entdeckung des Christentums, 331.

2.6 Theologie als Therapie – Eugen Bisers Modell einer therapeutischen Theologie

2.6.1 Die Theologie im Stadium ihrer Selbstkorrektur

Mitten im Geschehen der großen Glaubenswende befindet sich die Theologie der Gegenwart im Stadium ihrer Selbstkorrektur.[363] Auf der Grundlage dieser These entwickelt Biser sein Modell einer therapeutischen Theologie.

2.6.1.1 Die Theologie als hermeneutische Wissenschaft

Die Theologie ist eine Interpretationswissenschaft. Sie legt das Gottesgeheimnis aus, das ihr zugesprochen ist. Das heißt in soteriologischer Perspektive: Theologie ist beauftragt, als Antwort auf das ihr Zugesprochene dem sinnsuchenden Menschen nicht nur lehrhafte Auskünfte über „Rettung und Heil in Christus" anzubieten, sondern dem Menschen das Heil Gottes nach dem Beispiel Jesu zuzusprechen.

Die Theologie ist eine Reflexionswissenschaft. Sie reflektiert die inneren und äußeren Bedingungen ihres Verfahrens und sie reflektiert die ständige Wechselbeziehung des Glaubens mit der Weltwirklichkeit, die sich ständig verändert. Da der Erkenntnis-„Gegenstand" der Theologie im vollen Sinne unendlich und unerreichbar ist, versucht Theologie ihren „Gegenstand" denkerisch einzuholen – in einem von der Sache her unabschließbaren Gang.

Theologische Erkenntnis geschieht hauptsächlich kognitiv, allerdings unter der Voraussetzung, dass große theologische Paradigmenwechsel, Innovationen und wissenschaftliche Revolutionen zwar denkerisch geschehen, aber: „Sie sind nicht die Folge abgewogener Denkschritte, sondern das Ergebnis scheinbar unmotivierter Eingebungen, spontaner Ein-Sichten, unverhoffter Intuitionen. Als solche gehen sie gerade nicht aus der logisch zwingenden Kombination verfügbarer Erkenntnisse, sondern aus der divinatorischen Wahrnehmung des noch Unausgedachten, allenfalls Geahnten, und darum aus dem Griff in den Fonds des Wißbaren, aber faktisch noch nicht Gewußten hervor."[364]

2.6.1.2 Die Theologie als Kommunikation und Intuition

Biser diagnostiziert einen Strukturwandel in der Theologie und in der theologischen Erkenntnistheorie. Im Vollzug der Glaubenswende geschieht auch die Hinwendung zur theologischen Kommunikation, die gleichzeitig eine Abkehr

---

[363] *Biser E.:* Theologie im Stadium ihrer Selbstkorrektur, Salzburg 1981. Diese These findet sich zuvor schon bei *Grabner-Haider A.:* Theorie der Theologie als Wissenschaft, München 1974, 210. Grabner-Haider geht aus von „... entscheidenden Selbstkorrekturen in der der kontinentalen Theologie zugrundeliegenden hermeneutischen Wissenschaft".
[364] *Biser E.:* Glaubensimpulse, 116.

bedeutet von der begrifflich operierenden Argumentations- und Disputations-
theologie mit all ihrer Dialektik und dem Paradox als bevorzugtem Denkmodell.
Die Wende verläuft von der Definition zur Kommunikation.[365]

Im Grunde genommen, so Biser, impliziert alle Erkenntnis, selbst der
streng syllogistisch oder argumentativ operierende Erkenntnisakt, nicht nur ein
intuitives Moment, sondern beginnt mit einem Akt der Intuition – Intuition verstanden als Erkenntnisform der Initiation, des Überblicks, der Zusammenschau.
„Wie die theologischen Konstrukte im 'Einzugsgebiet' der ausfolgernden und
systematisierenden Denkoperationen liegen, sind Hypothesen, Analogien und
Konfigurationen die von Haus aus der schauenden Denkweise zugeordneten
Sinngebilde."[366]

Theologie mit dem Willen zur Zukunftsfähigkeit muss mit einem Paradigmenwechsel den System- und Analogiezwang der Inkarnationstheologie
durchbrechen, und zwar „... im Anschluß an die paulinische Kreuzestheologie
(...), um im Spannungsfeld der Paradoxien zur mystischen Fühlung des Gottesgeheimnisses zu gelangen."[367] Erst dann, so Biser, wird Theologie - frei von
Systemzwängen - wahrhaft, wirklich und wirksam Therapie Gottes für den
Menschen sein.

Für das Konzept einer therapeutischen Theologie, ja für die Theologie
insgesamt, ist der intuitive Erkenntnisakt unverzichtbar. Doch Biser analysiert
nüchtern: „Die Herausforderung, der sich die Gegenwartstheologie durch Wissenschaftstheorie, philosophische Sprachanalyse und Kritischem Rationalismus
ausgesetzt sieht, scheint dem intuitiven Denken heute umso weniger eine Chance zu lassen, als in der Hektik des herrschenden Wissenschaftsbetriebs für die
elementaren Voraussetzungen der Intuition, Besinnlichkeit und Sammlung, immer weniger Raum bleibt."[368]

---

[365] Dieser Strukturwandel bedeutet allerdings für Biser nicht notwendig ein Wiederaufblühen
des Analogiedenkens oder gar der Allegorese, die in der Alten Kirche dominierte.
[366] *Biser E.:* Glaubensimpulse, 130.
[367] *Biser E.:* Glaubenswende, 153.
Vgl. *Athanasius:* De incarnatione Domini nostri Jesu Christi contra Apollinarium. In: PG 26,
1093ff.
Den Anfang der Inkarnationstheologie markiert, nicht unumstritten, diese Schrift des frühen
Athanasius (um 336). Die Denkstrukturen der Inkarnationstheologie unterscheiden sich
grundlegend von den Denkstrukturen der paulinischen Kreuzestheologie, die der Lebensleistung Jesu, so Biser, wesentlich näher kommt. Die Inkarnationstheologie ist formal geprägt
von Analogie, Metaphysik und Argument und setzt inhaltlich am geschichtlichen Anfang des
Lebens Jesu an. Die paulinische Kreuzestheologie zeichnet sich aus durch das Paradox, die
Mystik und die Insinuation und deutet die Lebensleistung Jesu von Kreuz und Auferstehung
her.
[368] *Biser E.:* Glaubensimpulse, 134.

2.6.1.3 Von der Systemtheologie zur Theologie der mystischen Erfahrung bei Paulus

Biser ruft zur konsequenten Durchführung der anthropologischen Wende auf, damit aus der systemhaften Form von Theologie die therapeutische Form entstehen kann, die ihrerseitswiederum radikal beim Menschen ansetzen muss, dessen Dasein hart an der Identitätsnot leidet. Die Theologie als Systemgebäude wird im Zuge der Wende zu einer „bewohnbaren" Theologie umgebaut werden müssen.[369] Theologie als Glaubenswissenschaft muss sich verändern weg vom Paradigma des Wissensglaubens und hin zum Paradigma des Erfahrungsglaubens und der Reflexion des Erfahrungsglaubens.

Biser spricht in diesem Zusammenhang von der „paulinischen Stunde".[370] „Kaum einmal benötigte die Christenheit Paulus in seiner Doppelrolle als Initiator und Korrektiv so dringend wie heute."[371] Das paulinische Kerygma zentriert sich im Damaskuserlebnis, das dem Paulus sowohl zu eigenen Identitätsfindung als auch zu seiner theologischen Grundkonzeption diente.[372] Paulus argumentiert, dass ihm im Antlitz des Auferstandenen das seit Urzeiten verborgene Gottesgeheimnis dreifach ins Herz eingestiftet wurde: Protologisch (vgl. 2 Kor 4,6), eschatologisch (vgl. Phil 3,12) und mystisch (vgl. Gal 2,20). „Da gefiel es Gott in seiner Güte, seinen Sohn in mir zu offenbaren." (Vgl. Gal 1,15f)[373] Die Berührung mit der Auferstehungswirklichkeit Christi scheint im Apostel eine umfassendes Emanzipationserlebnis bewirkt zu haben, vor allem im Hinblick auf die Befreiung von der „Sklaverei des Gesetzes", das sich dem Menschen präsentiert in Zwängen, Direktiven und Restriktionen.

Vor dem Hintergrund dieses theologischen Grundkonzeptes des Weltapostels Paulus fordert Biser den Paradigmenwechsel in der Theologie, der zurückführt zur paulinischen Kreuzestheologie des Paulus. Aber nicht im Sinne einer Systemtheologie mit allen Gefahren der Überbewertung der Rechtfertigungs-Aussagen des Apostels und der Entgleisung in einer soteriologischen Satisfaktionstheorie, sondern im Sinne einer Wiederentdeckung der Kreuzestheologie des Apostels in unmittelbarer Verknüpfung mit der mystischen und spirituellen Damaskus-Erfahrung des Apostels , als sich sich ihm der Gekreuzigte als der Auferstandene vergegenwärtigte.

Das Tor zum Paradigmenwechsel hin zur therapeutischen Theologie öffnet sich, so Biser, mit dem „Paßwort Kreuzeswissenschaft" im Anschluss an die Theologie der mystischen Erfahrung des Apostels Paulus.

---

[369] Vgl. Anm. 86.
[370] *Biser E.:* Glaubensimpulse, 144.
[371] *Biser E.:* Glaubensimpulse, 272.
[372] Zur „Damaskusvision" vgl. *Biser E.:* Glaubenserweckung, 207ff.
[373] Vgl. *Biser E.:* Glaubenserweckung, 284f.

2.6.2 Die Wiedergewinnung einer theologischen Therapeutik
2.6.2.1 Die verlorene bzw. vergessene Dimension der Theologie

Den Zusammenhang von Heil und Heilung zu erkennen, war eine der größten Intuitionen der Menschheit. „Sie war freilich in einem der tiefsten Bedürfnisse des Menschseins angelegt. Daß der Mensch überhaupt die Idee einer heilbringenden Intervention der Gottheit faßte, hängt zweifellos ursächlich mit der Erfahrung eines Defizits, konkret gesprochen seiner Heillosigkeit, zusammen. Und wiederum ergab es sich aus dem Bewußtsein seiner Todverfallenheit, daß diese Heillosigkeit für ihn ihren konkretesten Ausdruck im Erlebnis seiner Erkrankung fand."[374]

2.6.2.1.1 Theologische Therapeutik im Anschluss an das Selbstverständnis Jesu

Ohne die Wiedergewinnung einer theologischen Therapeutik, so Bisers Grundthese, kann die gegenwärtige Theologie keine Lebenshilfe für den Menschen sein. „Die Frage nach der therapeutischen Leistungskraft stellen, heißt aber eindeutig, sie – zumindest für ihre konventionelle Ausgestaltung – verneinen. Nicht als ob es an der Heilkraft selbst mangelte. Vielmehr besteht nach dem Selbstverständnis Jesu der primäre Sinn seiner Sendung darin, den Gefangenen die Befreiung und den Blinden das Augenlicht zu verkünden, die Zerschlagenen in die Freiheit zu führen und das Gnadenjahr des Herrn auszurufen (Lk 4,18f)."[375]

Aber auf dem Weg der Traditions- und Redaktionsgeschichte der Evangelien, d. h. im Fortgang der Theologiegeschichte, erfolgte „... die funktionale Abwertung der Wunder zu apologetischen Stützen (...)" von Jesu Glaubwürdigkeit und damit „... die funktionale Abwertung des therapeutischen Aspekts der Tätigkeit Jesu (...)"[376] Ursache für diese Umdeutung war die spekulativ-theologische Deutung der Offenbarung Gottes in Jesus von Nazareth in den bevorzugten Metaphern von „Heil als Lehre" und „Heil als Weg" – ein Vorgang, der „...den vom Evangelium akzentuierten Zentralaspekt, das Heil als Heilung, vernachlässigt." Diese spekulativ-theologische Umdeutung geschah im Prozeß der Hellenisierung und Inkulturation der Evangelien, also „... nicht etwa fahrlässig oder gar schuldhaft, sondern unter dem Zugzwang, unter den sie durch den missionarischen Anspruch des Christentums geriet."[377]

Unter dem Einfluss der philosophischen Denkmittel der „... Archê, den Urgrund aller Dinge, und stimuliert durch das ethische Interesse, welches Sokrates mit dem der theoretischen Welterklärung verknüpfte", galt das Hauptinteresse „... der Erklärung des Universums und (...) der sittlichen Veredelung des Menschen. Diesem Doppeltrend gehorchend, stellte nun auch die Theologie das

---

[374] *Biser E.*: Theologie als Therapie. Zur Wiedergewinnung einer verlorenen Dimension, Heidelberg 1985, 104.
[375] *Biser E.*: Das Heil als Heilung. Aspekte einer therapeutischen Theologie, 121.
[376] *Biser E.*: Das Heil als Heilung, 122f.
[377] *Biser E.*: Das Heil als Heilung, 123.

in Christus erschienene Heil entweder als lehrbare Wahrheit oder aber als Weg-weisung zum seligen Leben dar."[378]

Statt einer „theologischen Therapeutik" entfaltete die spekulative Theolo-gie „... die auf die Sünde als einzige Unheilsform bezogene Lehre von der Erlö-sung, die Soteriologie." Diese Soteriologie bewertet Biser als zwar richtige Aus-sage, aber als „... von der Hypothek eines kategorialen Fehlansatzes belastet (...)"[379]

2.6.2.1.2   Die Trennung von Theologie und Medizin

Biser diagnostiziert, dass die Theologie der Gegenwart aufgrund ihrer szienti-fistischen Einseitigkeit zur Balance zwischen Theorie und Therapie, wie sie Je-sus in heilsamer Verkündigung und Tat verwirklicht hat, nicht mehr fähig ist. Auslöser dieser Entwicklung war der szientifische Druck, der seit Kants „Streit der Fakultäten" auf der Theologie lastete.[380]

Der weiter zurückliegende Grund liegt in dem spontan auftretenden und aus innerchristlicher Veranlassung einsetzenden Differenzierungsprozess von Religion und Medizin. Die beginnende Trennung von Medizin und Religion ist für Biser die Folge eines Emanzipationsprozesses, pessimistisch betrachtet eines Verfallsprozesses. Dieser führte zum Zerfall der Einheitskultur, optimistischer gesehen, zur Ausgliederung und Verselbständigung ganzer Kulturbereiche, die ursprünglich zum integralen Bestandteil der verfallenden Ganzheit gehörten. Als das Christentum in die Antike eintrat, war dieser Emanzipationsprozess bereits in vollem Gang, selbst wenn die christliche Deutung Jesu als Heiland- und Heil-bringer-Gestalt im frühen Christentum noch die Heils-Dimensionen von Religi-on und Medizin miteinander verklammerte.[381] Immerhin gehörte die Anrufung Christi als Arzt zu den beliebtesten Redewendungen der frühen Christenheit.

---

[378] *Biser E.:* Das Heil als Heilung, 123.
[379] *Biser E.:* Das Heil als Heilung, 124.
[380] *Kant I.:* Der Streit der Fakultäten, Leipzig 1984.
Dieser Streit problematisierte u. a. das Verhältnis von Theologie und Philosophie als Begleite-rin der Theologie: Soll die Philosophie wie eine Magd der Theologie die Schleppe nachtragen oder ihr als Fackelträgerin vorangehen?
[381] Vgl. *Biser E.:* Theologie als Therapie, 10.
Der Blick auf den antiken griechischen Mythos zeigt, dass in der Gestalt des Asklepios (lat. Aesculapius) die beiden Dimensionen Heil und Heilung noch nicht differenziert, sondern i-dentisch waren. Asklepios, der aus zweifelhafter Verbindung hervorgegangene Sohn Apolls, wurde von Cheiron erzogen und in der Heilkunst unterwiesen. Diese Befähigung drückt sich in den Namen seiner Töchter Hygieia (Gesundheit), Iaso (Heilung) und Panakeia (Allheilerin) aus.
Asklepios' mythisches Attribut ist der an den Lebensbaum erinnernde „göttliche Stab". Der Stab in seiner Hand lässt erkennen, dass seine Heilkraft so weit reicht, dass er Hippolyt, den getöteten Freund der Artemis, aus dem Totenreich heraufzuführen vermag. Für diese Tat wird er allerdings vom Donnerkeil des Zeus getroffen und selbst in den Hades hinabgeworfen. Vgl. auch Anm. 1000.
Dieser Mythos klingt bei Hippokrates von Kos, dem größten Arzt der vorchristlichen Geschichte, nur noch nach, insofern er den Menschen in seiner kosmischen Verflochtenheit sieht und demgemäß als „Mikrokosmos" begreift. Eine Identität von Heil und Heilung liegt in

Zum definitiven theologischen Heilsverlust kam es einerseits mit dem „Grabenbruch", vor dem die Urgemeinde mit dem Ausbleiben der sehnsüchtig erwarteten Wiederkunft ihres Herrn zu stehen kam. Andererseits verlor das entstehende Christentum mit dem Tod der Altapostel den primären und originären Kontakt zu dem Geschichte gewordenen Heilsereignis in Jesus von Nazareth.

Die konkrete Religionspraxis leistete der Abspaltung der emanzipierten Medizin weiteren Vorschub, da sich im altchristlichen Heilwesen primitive Formen eines magischen Wunderglaubens breitmachten und die Kirche sich unter dem Einfluß eines dualistischen Spiritualismus zunehmend auf die Sorge um das „Seelenheil" zurückzog. In der entstandenen Nische zwischen religiöser Heils- und medizinischer Heilungpraxis nisteten sich andere Heils-, -Heilungs- und Heilermodelle ein.[382]

Die moderne Ersatzleistung auf Seiten der Medizin war die Entwicklung der psychoanalytischen Methode und der Psychoanalyse als eine Art säkularisierter Seelsorge, weil sie das Verhältnis von Arzt und Patient aus seiner wissenschaftlichen Vergegenständlichung auf seine genuine Dialogik zurückführte. Andererseits offenbart diese Entwicklung, dass die Medizin, wie die für ihre jüngste Entwicklungsphase bezeichende Einbeziehung des Therapeuten in das Heilungsgeschehen zeigt, ihre religiöse Herkunft je länger desto weniger verleugnen kann.

Theologie und Medizin haben sich im Verlaufe des geschichtlichen Differenzierungsprozesses auffällig entsprechend entwickelt. Eine Art „Imitationseffekt" (ver-)führte die Theologie dazu, die wissenschaftlich gewordene Medizin in ihrer Selbstdarstellung nachzuahmen. Tatsächlich scheint kaum etwas so sehr auf die Konstituierung der Theologie als Wissenschaft hingewirkt zu haben wie die Ausgliederung und Verselbständigung der Medizin zu einer wissenschaftlichen Disziplin.[383]

2.6.2.1.3 Der aktuelle Anspruch an Theologie und Medizin

Der erkrankte Mensch erhält heute von der emanzipierten Medizin kaum, was ihm die um die Dimension des Therapeutischen verkürzte Theologie schuldig bleibt. Die einseitig am Modell der Naturwissenschaften orientierte Medizin bleibt dem Menschen den therapeutischen Dienst im dialogisch-personalen Sinn

---

und demgemäß als „Mikrokosmos" begreift. Eine Identität von Heil und Heilung liegt in diesem Stadium der Verselbständigung beider Dimensionen bereits nicht mehr vor. Vgl. Anm. 983.
[382] Vgl. *Biser E.:* Theologie als Therapie, 13.
Die sogenannten Wunderheiler seit dem frühen Christentums bewegten sich mehr oder weniger in der Spur des Neupythagoreers Apollonius von Tyana, der zur Regierungszeit Neros als Wundertäter das Römische Reich durchzog. Nach der Jahrhundertwende wurde er zu einem heidnischen Gegenbild Jesu stilisiert, indem ihm christologische Qualitäten wie Jungfrauengeburt, Allwissenheit, Allmacht und Auferstehung nachgesagt wurden.
Vgl. näherhin Abschnitt 5.3.4.2
[383] *Biser E.:* Theologie als Therapie, 111

132

des Wortes genauso schuldig wie die gegenwärtige Theologie.. Das Selbstverständnis der Medizin kritisiert Biser im Hinblick auf das Logion „Arzt, heile dich selbst" (Lk 4,22), „... – das besagt, in diesem Kontext gelesen, soviel wie: Medizin, werde dich der strukturellen Gewalt bewusst, die deine Methoden und Techniken ausüben, und versuche, angesichts des von dir dem Kranken zugefügten Leidens ihn im Gegenzug dazu zur Annahme seines Schicksals zu bewegen."[384]

Glaubende sahen Jesus von Nazareth von Anfang an in der Doppelrolle des Lehrers und Arztes. Beide Dimensionen verstanden sie als gleichwertige Aspekte seiner Heilssendung. Dies besagt im Hinblick auf das Selbstverständnis des Arztes, „... daß die Orientierung an der Gestalt Jesu in der Einsicht erfolgt, daß die vom Arzt verlangte Durchbrechung der Objektivität letztlich nicht nur anthropologisch, sondern religiös motiviert ist. Es ist die Hinordnung des ärztlichen Dienstes und mehr noch der von diesem Dienst geprägten Persönlichkeit auf den göttlichen Heilbringer, die den Arzt immer wieder dazu aufruft, aus der unvermeidlichen Funktionalität seines Tuns hervorzutreten, um dem von ihm betreuten Patienten – der Nächste zu sein."[385]

Die gegenwärtige Glaubenswende eröffnet unverhoffte Möglichkeiten. Nicht, dass das Christentum die Medizin wieder der ursprünglich religiösen Verwaltung unterwerfen soll oder dies überhaupt kann. Keinesfalls geht es darum, der Medizin das ihr zugefallene und von ihr mit unbestreibarem Erfolg verwaltete Terrain wieder streitig zu machen. Vielmehr eröffnet sich für Glaube, Religion und Theologie die neue und großartige Chance, den unaufhebbaren Zusammenhang von Heil und Heilung und damit die therapeutische Zielsetzung des Religiösen erneut ins allgemeine Bewusstsein zu rufen.

Die religiös vermittelte Heilung muss die Kompetenz der Medizin respektieren und sich demgemäß auf den Bereich konzentrieren, der von der Medizin – auch unter Einbeziehung der psychosomatischen und psychotherapeutischen Disziplinen – nur unvollkommen abgedeckt wird.[386]

Die Heilsmacht des christlichen Glaubens kann am besten vermittelt werden, wenn therapeutische Theologie und medizinische ‚Salutogenese' gemeinsam auf dem Weg der Vermittlung und Heilungspraxis zusammenarbeiten.[387]

2.6.2.2 Der therapeutische Impuls

2.6.2.2.1 Der verdunkelte Gottesbegriff

Das Problem der Erfahrung von Gottesferne hängt eng zusammen mit dem ungelösten Theodizee-Problem und der Verdunkelung des biblischen Gottesbegrif-

---

[384] *Biser E.*: Theologie als Therapie, 144
[385] *Biser E.*: Theologie als Therapie, 147
[386] *Biser E.*: Theologie als Therapie, 159
[387] Vgl. *Biser E.*: Die Entdeckung des Christentums, 373.

fes. Die Erfahrung der Gottesferne als existentielle Mangelerfahrung bedrängt Gottesdenker, Beter, Mystiker und Religionskritiker. Für den Gottesdenker bedeutet Gott den kognitiven Grenzwert, das unüberdenklich Größte, das in dieser Größe erst dann begriffen ist, wenn es als existent gedacht wird. Für den Beter, gar den Mystiker, ist Gott der Inbegriff des erlebten, in seiner Wirklichkeit erfassten und erfahrenen Gottes. Der Religionskritiker Freud, so Biser, stürzte das Gottesbild des christlichen Glaubens: was der Mensch früher als Götter verehrte, waren Kulturideale. Durch Wissenschaft und Technik hat der Mensch diese Kulturideale weitgehend verwirklicht und „... ist beinahe selbst ein Gott geworden (...), sozusagen ein Art Prothesengott (...)"[388] Nietzscheproklamierte den endgültigen Tod Gottes im Bewusstsein des Menschen, selbst wenn sich in Zukunft noch „Höhlen" zeigen werden, wo die Schatten Gottes eine Zeit lang weiter existieren werden.[389]

Maßgeblichen Anteil am Problem der Gottesferne und der Verdunkelung des biblischen Gottesbildes haben die Satisfaktions- und die Rechtfertigungslehre. Die Satisfaktionslehre hat theologie- und kirchengeschichtlich verhängnisvoll gewirkt, da „... das Licht, das der Sühnegedanke auf das Rätsel des Kreuzestodes Jesu[390] zu werfen schien, mit einer Verdunkelung des Gottesbegriffs erkauft war: erkauft mit dem Rückfall auf den von Jesus überwundenen Gott der rigorosen Strafgerechtigkeit, der auf unbedingter Genugtuung besteht und sich daher das Todesopfer des eigenen Sohnes abverlangen mußte."[391] Anselm von Canterbury systematisierte mit diesem Theorem eine schon lange vorgegebene Modellvorstellung, nämlich das Paradigma der Inkarnationstheologie, das abendländische Theologie in der Folge von Athanasius lange beherrschte.[392] Anselm versuchte im Rahmen seiner Satisfaktionstheorie die Inkarnation Gottes logisch korrekt zu beweisen. Für dieses Verfahren postulierte er einen Gott, in dem der göttliche Heilswille und die auf unnachsichtiger Sühne bestehende göttliche Strafgerechtigkeit sich in der denkerischen Balance befinden. Der negative Folge dieses Balanceaktes zeigt sich darin, dass dieser Beweisgang „extrem unbiblisch" ist[393] Anselm konnte angesichts dieser Aporien sein Ziel, die Inkarnation rational zu begründen, nicht erreichen.

---

[388] *Freud S.:* Das Unbehagen in der Kultur. Und andere kulturtheoretische Schriften, Frankfurt a. Main. 1994, 57.
[389] Vgl. *Nietzsche Fr.:* Der tolle Mensch. In: *Ders.:* Die fröhliche Wissenschaft, m. einem Nachwort von Gunter Figal, Stuttgart 2000, III §125: „(...) Gott ist tot! Gott bleibt tot! Und wir haben ihn getötet! Wie trösten wir uns, die Mörder aller Mörder? Das Heiligste und Mächtigste, wqas die Welt bisher besaß, es ist unter unsern Messern verblutet – wer wischt dieses Blut von uns ab? (...)"
Vgl. bei *Biser E.:* Die Anwesenheit des Heils. Überlegungen zum Problem der „Radikalen Theologie". Sonderdruck aus der Tübinger Quartalsschrift 148 (1968), 29ff.
[390] Vgl. *Biser E.:* Der unsichtbare Sonnenaufgang. Vom Zweck zum Sinn des Kreuzes. In: Stimmen der Zeit 213 (1995) 723-735.
[391] *Biser E.:* Überwindung der Lebensangst, 51f.
[392] Vgl. 2.6.1.2.
[393] *Biser E.:* Überwindung der Lebensangst, 65.

134

Biser kritisiert, dass die Sündenbock-Theorie der Satisfaktionslehre gegenwärtig wieder belebt wird. Heute, mitten in der großen Glaubenswende, steht die Satisfaktions- und Rechtfertigungslehre dem „Erwachen" Jesu im Glaubensbewusstsein des gegenwärtigen Menschen erneut diametral entgegen. Jesus verkündete ja ganz eindeutig Gott als liebenden und barmherzigen Abba-Vater und lebte dem Menschen beispielhaft eine heilvolle Beziehung zu Gott vor. Allerdings hofft Biser auf die „Struktur wissenschaftlicher Revolutionen"[394] und rechnet damit, dass das Gedankengebäude der Satisfaktion bald endgültig verfallen wird.

2.6.2.2.2 Der qualitative Neuansatz beim Gottesbild Jesu

Am Gottesbegriff hängt die ganze Identität der christlichen Religion. Der christliche Gottesbegriff, so Biser, lässt sich wiederum nur von der Lebensleistung Jesu her klären. Die Neuentdeckung Jesu und seines Gottesbildes wurde zwar im Anschluss an das Zweite Vatikanum zunächst positiv gedeutet.[395] Das Zweite Vatikanum hatte die große Lebensleistung Jesu wieder entdeckt, „... sofern er den 'ambivalenten Gott' (Görg) der menschheitlichen und jüdischen Tradition in die rettende Eindeutigkeit führte."[396] Aber diese Entdeckung hat sich seitdem zunehmend wieder verdunkelt.

Biser selbst vertritt einen qualitativen Neuansatz, der an das Herzstück der Theologie, das Gottesbild, heranführt. Er vergleicht zunächst das Gottesbild der drei großen monotheistischen Religionen. Demnach glaubt das Judentum an einen weltüberlegenen Gott, vor dem die Vielheit der Götter sich zu Nichtigkeiten auflöst und der seiner Schöpfung in absoluter Selbstherrlichkeit und Selbsttranszendenz gegenübersteht. Ihm sind alle numinosen Qualitäten zu eigen, so dass alle Kreaturen ihrer Selbstherrlichkeit entkleidet und in die Verfügungsmacht des Menschen gegeben werden. Dem Menschen ist es aufgegeben, die Kreatur stellvertretend für Gott und deshalb in seinem Sinn zu verwalten. Das Judentum ist zu verstehen als eine nomothetische, also in einem göttlichen Gesetz zentrierte Religion.

Im Vergleich dazu kennt der Islam einen absolut einzigen, monolithischen Gott, der durch diese Vorstellung eine einzigartige Macht über den Menschen gewinnt, wodurch der Islam seinen außergewöhnlichen Zugriff auf den Gläubigen bekommt.

---

[394] *Kuhn Th.:* Die Struktur wissenschaftlicher Revolutionen, 2., revidierte u. um d. Postskriptum von 1969 erg. Aufl., Frankfurt a. M. [13]1995.
[395] Biser verweist im Hinblick auf die Neuentdeckung Jesu auf folgende Titel auch außerhalb von Theologie und Kirche: „Jesus für Atheisten" vom Sozialphilosophen und Atheisten Milan Machovec (1972); „Matthäuspassion" vom Philosophen und Agnostiker Hans Blumenberg (1988); „Bruder Jesus" vom jüdischen Philosophen Shalom Ben-Chorin (1972).
[396] *Biser E.:* Überwindung der Lebensangst, 44.

Das Gottesbild Jesu[397] und damit das christliche Gottesbild qualifiziert das Christentum von der Mitte her, so Biser, als die Religion der Angstüberwindung.[398] Der Mensch ist „Gotteskind" (Joh 3,1). „Die angstüberwindende Kraft des Christentums (...) ist letztlich seine Tat, die Tat der Selbstvergegenwärtigung Jesu in dem von ihm geschaffenen Lebensraum, was dort, wo die Angst alles unter ihre lebenzerstörende Macht zu zwingen sucht, einen Raum des angstfreien Aufatmens entstehen läßt."[399]

Die Lebensleistung Jesu korrigierte das ambivalente religionsgeschichtliche Gottesbild, indem Jesus das jüdische Gottesbild im Bewusstsein seiner Gottessohnschaft rezipierte. Jesus verinnerlichte den Glauben an den Gott, der Abraham und Mose zu Vertrauenspersonen erwählte (vgl. Gen 18,17; Ex 33,11), der Israel wie einen hilflos in seinem Blut liegenden Findling aufnahm und es zu seiner Braut heranzog (vgl. Ez 16,6-14), der Israel mit Seilen der Liebe an sich zog und seiner unwandelbaren Zuneigung versicherte (vgl. Hos 11,1-11). Jesus proklamierte nicht den Gott des Gerichts (vgl. Mt 3,110ff) und nicht den Gott des Zorns (vgl. Lk 4,19). Jesus lebte und verkündete Abba-Vater als seinen eindeutigen Gott der Liebe.[400]

2.6.2.2.3   Die Korrektur des Todesverständnisses Jesu

„Denn der Weg, den Jesus in Tod und Auferstehung beschreitet, endet letztlich im Herzen derer, die ihn in Glauben und Liebe aufnehmen und in denen er auf- und fortlebt. Sein Tod ist die Wende von seiner Lebensgeschichte zu der mit seiner Auferstehung beginnenden Wirkungsgeschichte im Grund des Weltgeschehens, im Zentrum der Glaubensgeschichte und in der Lebensgeschichte der Seinen."[401]

Die Neuentdeckung der Lebensleistung Jesu, das ist das zentrale Ereignis der glaubensgeschichtlichen Wende, verlangt nach einer Korrektur, wie der Tod Jesu zu verstehen ist. Diese Korrektur durchzuführen bedeutet nicht weniger als eine globale Selbstkorrektur von Theologie und Glaube. Jesu Tod, so Biser, war ein Akt der Hingabe und Selbstübereignung an alle, die sich diesem extremsten Liebeserweis aufschlossen. Das „für euch" (1 Kor 11,24) wurde traditionell als

---

[397] Zum Gottesbild in der Jesusüberlieferung vgl. bei *Klauck H.-J.:* „Pantheisten, Polytheisten, Monotheisten" – eine Reflexion zur griechisch-römischen und biblischen Theologie. In: *Ders.:* Religion und Gesellschaft im frühen Christentum, Tübingen 2003, 41f.
[398] Vgl. *Biser E.:* Das Christentum als Religion der Angstüberwindung. In: *Möde E. (Hg.):* Leben zwischen Angst und Hoffnung. Interdisziplinäre Angstforschung, Regensburg 2000, 163-195.
[399] *Biser E.:* Der Mensch, 136.
[400] *Biser E.:* Hat der Glaube eine Zukunft?, 29.
Unterschwellig, so Biser, haben sich jedoch auch diese Züge in Jesu Gottesbild eingeprägt, z. B.: „unser Gott ist ein verzehrendes Feuer" (Hebr 12,29). Doch diese Züge haben sich so eingeprägt, dass Jesus dem jüdischen Gottesbild nur das entnahm, was dem Kriterium seiner Sohnschaft entsprach.
[401] *Biser E.:* Der inwendige Lehrer, 4.

stellvertretende Sühneleistung missverstanden und damit der Tod Jesu als stellvertretender Sühnetod funktionalisiert, vor allem in der Satisfaktionstheorie.

Bisers sieht die potentiell heilstiftende Bedeutung des Todes Jesu: „Er
hätte die Welt verwandelt, und, fast augenblicklich, auf das Niveau des von Jesus angesagten Gottesreiches gehoben, wenn er in diesem Sinne begriffen und
angenommen worden wäre."[402] Der Rechtfertigungs- und Sühnegedanke des
Todes Jesu verfolgt eine Immunisierungsstrategie, die, so Biser, die Gesellschaft
in die Lage versetzt, trotz allen Glaubens es bei den eingefahrenen Verhältnissen
bewenden zu lassen. Dieses Missverständnis muss überwunden werden, ebenso
die Verklammerung von Heil und Sünde, weil diese pädagogischen und immu-
nisierenden Denkmodelle keinen biblisch begründeten christologischen Anhalt
finden, dadurch die Glaubenskraft beschneiden und den Vorstoß zur Mitte des
Glaubens und somit die Glaubenswende bzw. die Glaubenserweckung blockieren.

Jesu Tod ist „zweckenthoben" und bedeutet nichts weniger als die universale Hingabe an alle. „Der Tod Jesu war und ist, so gesehen, der Exzeß seiner
Liebe."[403] In seinem Kreuz ist Heil, auch so verstanden, dass Jesu Sterben die
schwerwiegendsten Menschheitsfragen erhellt, wie Paulus schon erfasst hat. „Er
hat seinen eigenen Sohn nicht verschont, sondern ihn für uns alle hingegeben –
wie sollte er uns mit ihm nicht alles schenken?" (Röm 8,32) In Kreuz und Auferstehung lebt Jesus fort. „Hier liegt, wenn irgendwo, die Wurzel für die raum-
und zeitübergreifende und überdies alle Individualgrenzen durchbrechende
Selbstvergegenwärtigung Jesu. Durch seinen Tod geht er in alle ein, die sich ihm
nicht verweigern; durch seine Auferstehung lebt er in ihnen auf und fort. (...)
Das Kreuz ist somit der Ursprung aller Christusmystik, die Auferstehung ihre
Initiation und Erfüllung."[404]

Der Exeget Ferdinand Hahn macht bewusst, dass die urchristlichen Gemeinden erst die Sprache finden mussten, um die Bedeutung des Todes Jesu für
das Heil des Menschen zu finden.; deshalb gibt es die vorliegende Vielzahl der
unterschiedlichen Aussagen über Jesu Tod. Allerdings stimmen alle Aussagen
darin überein, dass Leben und Sterben Jesu ebenso zusammengehören wie Sterben und Auferstehung Jesu.[405]

Anselm von Canterburys Auffassung[406], wonach Jesus ein sühnewirk-
sames Opfer darbringen musste, um der strafenden Gerechtigkeit Gotte Genüge
zu tun und Heil für die Menschen zu erwirken, wirkte erstens verhängnisvoll für

---

[402] *Biser E.:* Der Mensch, 146.
[403] *Ders.:* Überwindung der Lebensangst, 90.
[404] *Biser E.:* Der Mensch, 150.
[405] Vgl. *Hahn F.:* Der Tod Jesu nach dem Zeugnis des Neuen Testaments, Graz-Wien-Köln
1998.
[406] *Anselmus Cantuariensis:* Proslogion II-IV. In: S. Anselmi Cantuariensis Archiepiscopi
pera omnia, ed. Franciscus Salesius Schmitt, Seckau-Rom-Edinburgh 1938-1961, Bd. 1,
Nachdr. d. Ausgabe 1968, Stuttgart-Bad Cannstatt ²1984, 89-139.

die Glaubens- und Theologiegeschichte und widerspricht eindeutig dem biblischen Zeugnis. Nach 2 Kor 5,19 ist nicht Gott zu versöhnen, sondern er versöhnt die Menschen mit sich. Insofern muss nach diesem Zeugnis der Tod Jesu als stellvertretende Sühne für andere verstanden werden. Jesu Leben und Sterben waren Ausdruck seiner Pro-Existenz „für die Menschen". Sein Sterben ist Ausdruck der Liebe Gottes zu den Menschen, nicht Bedingung der Möglichkeit für die Besänftigung eines ansonsten unversöhnlichen Gottes. „Jesus selbst ist in seinem Leben, in seinem Sterben und in seinem Auferstehen das Siegel der unverbrüchlichen Liebe Gottes zu den Menschen."[407]

2.6.2.3 Der esoterische Impuls: christliche Esoterik und Mystik

Die Entfaltung einer christlichen Esoterik nimmt den Rang einer Grundaufgabe für die gegenwärtige Theologie ein. Ein Rückblick auf die altkirchliche Abgrenzung des christlichen Glaubens von den (Geheim-)Lehren der Gnosis bestätigt, wie aktuell und notwendig die Selbstvergewisserung der esoterischen und mystischen Mitte des christlichen Glaubens nach wie vor geblieben ist. Christliche Esoterik kann das Überleben des Christentums gewährleisten, wie Karl Rahner bereits prognostiziert hat.

Erstes Kriterium und wichtigstes Forum für die Erarbeitung einer christliche Esoterik ist und bleibt die biblische Offenbarung. Wichtige neutestamentliche Ansätze für eine christliche Esoterik findet Biser im Johannesevangelium. „Doch der Kronzeuge der christlichen Esoterik ist fraglos Paulus."[408] (Vgl. 1 Kor 2) Im Verlauf der Kirchengeschichte tauchte schließlich, so Biser, ein christlich-kosmozentrisches Weltbild auf, das sich wie kaum ein anderes im Kontext des christlichen Abendlandes für die Wiederentdeckung und Weitergestaltung eines umfassenden Modells von christlicher Esoterik und Mystik eignet, und zwar das Werk der Hildegard von Bingen (1098-1179). Hildegard versteht Krankheit als Folge und Symptom der durch Schuld oder Schicksal gestörten Harmonie der Wechselbeziehung von Mensch und Kosmos. Ihre Vorstellung von Glaube, Heilung und Heil weist, so Biser, zurück auf das stoische Prinzip des in Übereinstimmung mit der Natur zu bringenden Daseins. Wer in Übereinstimmung mit dem Weltgesetz lebt, so Hildegard, dessen Leben gelingt in gesundheitlicher und ethischer Hinsicht.[409]

Biser erwartet sich viel von der Rezeption der kosmozentrischen Esoterik Hildegards durch die weiter zu entwickelnde therapeutische Theologie. Vor allem kann diese Rezeption die Theologie von ihrer „Kopflastigkeit" heilen, die ausgewachsen ist infolge des überbetonten Szientifismus in der Theologie. Die Synthese von esoterischem Denken und therapeutischem Wirken bei Hildegard

---

[407] *Hahn F.*: Der Tod Jesu nach dem Zeugnis des Neuen Testaments. In: *Möde E., Unger F., Woschitz K. M. (Hgg.)*: An-Denken. Festgabe für Eugen Biser, Graz-Wien-Köln 1998, 267.
[408] *Biser E.*: Die Entdeckung des Christentums, 352.
[409] Vgl. Abschnitt 6.1.

kann dazu beitragen, das gestörte Verhältnis des heutigen Christentums zu sich selbst wieder ins Gleichgewicht zu bringen.

Die Grenzen zwischen christlicher Esoterik und Mystik fließen und beide sind wechselseitig aufeinander bezogen. „Der Hauptunterschied gegenüber der Mystik besteht jedoch in ihrer kognitiven, auf eine tiefere und umfassendere Sicht geistes- und glaubensgeschichtlicher Zusammenhänge ausgerichteten Tendenz, während die Mystik mit ihrer zentralen Zielrichtung auf Gotteserfahrung und, mit ihrem Kernbegriff gesprochen, auf die 'unio mystica' ausgeht."[410]

2.6.2.4 Der therapeutische Grundcharakter der Theologie

2.6.2.4.1 Heil und Offenbarung als theologisch gleichwertige Größen

Die beiden theologischen Grunddimensionen Heil und Offenbarung sind komplementär. Erst wenn sie zusammen geschaut werden, stellt sich das den Christenglauben konstituierende Ereignis der Selbstmitteilung Gottes vollständig dar.

„Offenbarung" bezieht sich auf die kognitive, d. h. den Menschen als Erkenntniswesen ansprechende und somit „verstehbare" Sicht des Heils. „Heil" bezieht sich auf die empirische Sicht des Menschen als religiöses „Mängelwesen", auf dessen Heilsbedürftigkeit die rettende Selbstoffenbarung Gottes geantwortet hat.

Deshalb muss eine auf ihre innere Unverkürztheit bedachte Theologie beides gleicherweise zur Geltung bringen: den kognitiven wie den soteriologischen Aspekt der göttlichen Selbstmitteilung. Deshalb muss Theologie beides unverkürzt sein: Theorie und Therapie.[411]

2.6.2.4.2 Die Dienstleitung am Menschen als Substanz der Theologie

Gleich zu Beginn seiner Untersuchung „Theologie als Therapie" weist Eugen Biser darauf hin, dass die forcierte wissenschaftstheoretische Unterbauung der Theologie der zurückliegenden Jahre zwar ihren szientifischen Charakter betont hat, sich Theologie damit aber weiter entfremdet hat von theologischen Dimensionen, die seit Jahrhunderten der Theologie aus dem Blick entschwunden sind, nämlich die soziale, die ästhetische und die therapeutische Dimension.[412]

---

[410] *Biser E.:* Die Entdeckung des Christentums, 358f.
[411] Vgl. *Biser E.:* Theologie als Therapie, 9.
[412] Vgl. *Biser E.:* Theologie als Therapie, 14f.
Die soziale Dimension des christlichen Glaubens, so Biser, konnte die Politische Theologie und mehr noch die Befreiungstheologien einholen. Die ästhetische Dimension entdeckte beispielhaft Hans Urs von Balthasar wieder. Die therapeutische Dimension ist somit die letzte wiederzugewinnende Dimension einer defizitären szientifistischen Theologie.
Gleichzeitig kritisiert Biser die Reichweite der theologischen Entwürfe bei Metz, Moltmann und v. Balthasar. Die Politische Theologie, so Biser, will u. a. eine Engführung durch das augustinische Ausschließlichkeitsprinzip „Gott und die Seele" und durch das kartesianische Immanenzprinzip „cogito, ergo sum" überwinden. Von Balthasars Theodramatik plädiert zwar entschiedener als andere theologische Modelle für den Kategorienwechsel, für den es angesichts der bisher nur „episch" verfahrenden Theologie endgültig Zeit geworden ist. Mate-

Dem humanitären Interesse gebührt im Ganzen der religiösen Prioritäten zweifellos der Vorzug vor dem Nachweis der Wissenschaftlichkeit von Theologie.[413] „... Auch von der Theologie gilt unverkürzt das, was das Sabbatwort Jesu (Mk 2,27) von jeder religiösen Institution, selbst der heiligsten sagt: sie ist für den Menschen da und nicht umgekehrt der Mensch für sie. Sollte sich daher herausstellen, daß die Theologie dem Menschen auch in gesundheitlicher Hinsicht beizustehen vermag, so müßte diese Möglichkeit aktiviert werden, selbst auf die Gefahr hin, daß damit, zumindest der Optik nach, ein szientifischer Profilverlust verbunden wäre."[414]

Das therapeutische Interessee der Theologie ist im größeren Kontext ihrer Menschlichkeit zu sehen. Wenn das therapeutische Interesse der Theologie in den Hintergrund gerät oder wenn es im Sinn eines kulturgeschichtlichen Differenzierungsprozesses völlig an die Medizin abgetreten wird, dann ist nicht nur das innere Gleichgewicht der Theologie gefährdet, sondern auch ihre gesamte Substanz. Denn die Substanz der Theologie, so Biser, ist nur solange gegeben, wie sie sich als Dienstleistung am Menschen versteht.

Die Hinwendung zum heilsuchenden Menschen entspricht ganz dem Charakter der Theologie, der in der grundsätzlichen Hinordnung Theologie auf das Heil des Menschen gegeben ist. Die Dienstleistung am Menschen ist und bleibt die Substanz der Theologie.[415]

2.6.2.4.3 Das innerste Modell der Theologie: die Liebe Jesu

„Nicht die Gesunden brauchen den Arzt, sondern die Kranken" (Mk 2,17). Ziel- und Blickrichtung der therapeutischen Theologie ist der *homo patiens* als der Mensch im Ganzen seiner Lebensvollzüge, seiner Gestaltungskräfte und seiner durch Krankheit und Todverfallenheit bestimmten Kontingenz. Therapeutische Theologie muss sich auf die Notsituation des heutigen Menschen, seine Anfälligkeit, Gebrochenheit und Hinfälligkeit abstimmen. Dann gelingt es ihr, die Heilsbotschaft von ihrem Zentrum her freizulegen.

Die therapeutische Theologie ist nicht bloß eine „Adjektiv-Theologie" neben anderen, wie z. B. die „ästhetische" oder „politische" Theologie. „Die therapeutische Theologie ist keine theologische Spezialform neben anderen, sondern die Form, in welcher die theologische Sache heute allein verhandelt werden kann."[416] Theologie als Therapie heißt nicht weniger, dass es sich hier

---

rial findet sie im Rollenspiel des Theaters, Topos „Welttheater". Großer Schwachpunkt dieses Modells ist für Biser das Problemfeld „Leiden". Die Kritische Theorie hat nachgewiesen, dass bei v. Balthasar eindeutig die Siegreichen und Erfolgreichen überwiegen. Der soteriologische Teil mündet in einen Ausblick auf die „Schlacht des Logos" – allerdings mit dem Blick eines hingerissenen und überwältigten, aber kaum wirklich mitbetroffenen und mitleidenden Beobachters.

[413] *Biser E.:* Theologie als Therapie, 8.
[414] *Ebd.*
[415] *Biser E.:* Theologie als Therapie, 9.
[416] *Biser E.:* Hat der Glaube Zukunft?, 205.

„... um die „Wiedergewinnung der durch Jesus vorgegebenen Grundform handelt, in der das Wort noch wirkmächtig und das Wunder eine getätigte Botschaft war."[417]

Leitbild der therapeutischen Theologie ist die Liebe Jesu zu den Menschen und sein Einsatz für Gott.[418] Diese Liebespraxis Jesu geschah von Anfang an in zwei gleichwertigen Formen: in Verkündigung und in therapeutischer Handlung. Das Beispiel Jesu ist die Richtschnur für die therapeutische Theologie, seine Liebespraxis zumindest in homöopathischen Dosen dem Kranken zu vermitteln.

2.6.2.5 Pharmakon Hoffnung

2.6.2.5.1 Ohne Hoffnung keine Heilung

Hoffnung[419], so Biser, ist in ihrer theologischen Tiefenstruktur gesehen, die existentielle „Umkehr zur Zukunft".[420] Im Anschluss an Gabriel Marcel weist Biser darauf hin, dass nicht erst die Tat, sondern schon die Hoffnung ein Prinzip der Veränderung ist.[421] Wichtige Anzeichen sprechen dafür, dass das Christentum der Gegenwart nunmehr im Begriff steht, vom Stadium seiner moralischen Auslegung in das seiner mystischen überzugehen. Die glaubensgeschichtliche Wende verlagert den Schwerpunkt des Glaubensbewusstseins von der durch die Kirche gebildeten „Peripherie" auf die mit Christus gegebene „Mitte".

Gottesglaube, Hoffnung und Nächstenliebe sind aus christlicher Perspektive heilsame Angebote des christlichen Glaubens gegen die Versuchung des Menschen, in die Falle der Selbstimmunisierung zu tappen, in der irrigen Hoffnung, aus eigener Macht die Kontingenz zu überwinden und endgültig zu meistern.

Die notwendige und mögliche „Heilung von Grund auf" nimmt, angewandt auf die Theologie selbst, ihren Anfang in der Korrektur ihres Heilsbegriffs, wie er sich von der fundamentalen Heilsbotschaft Jesu her nahelegt. Davon ausgehend wird sich Theologie durch die theologiegeschichtlichen Umgestaltungsprozesse hindurcharbeiten müssen, um sagen zu können, wie das von seinem Ursprung her verstandene Heil heute zur Geltung gebracht werden kann.

---

[417] *Biser E.:* Mystik und Therapie, 35.
[418] *Biser E.:* Theologie als Therapie, 9.
[419] Vgl. *Biser E.:* Theologie als Therapie, 169.
Die Formel vom „Pharmakon Hoffnung" formuliert Biser im Anschluss an „Das Prinzip Hoffnung" (Ernst Bloch) und an die medizinisch nachgewiesene Wirksamkeit der gelebten Hoffnung als heilungsfördernden Therapiefaktor.
[420] *Biser E.:* Theologie als Therapie, 172.
[421] Vgl. bei *Biser E.:* Theologie als Therapie, 174.

2.6.2.5.2   Therapeutische Theologie als gottgeschenkte Theotherapie

Der Verlust der Sichtweise auf das Heil des Menschen in seiner integralen Ganzheit und die Konzentration auf die Wissenschaftlichkeit der Theologie führten zu einem nachhaltigen Kompetenzverlust der theologischen Aussage. Zusammen mit der szientifischen Einseitigkeit der heutigen Theologie droht das ganze Glaubensbewusstsein gefährlich aus dem Gleichgewicht zu geraten. Wenn sich der christliche Glauben nicht mehr mit dem Vertrauen auf seine Heilkraft in gesundheitlichen Nöten verbündet, wird er auf Dauer auch nicht mehr als die gottgeschenkte Therapie der existentiellen Heillosigkeit gelten können.

Das öffentliche Leben, so Biser, steht so sehr im Zeichen einer signifikant geschwächten Mitmenschlichkeit, dass sich die Hoffnung auf heilende Zuwendung und tröstenden Zuspruch noch am ehesten auf Kliniken und Sanatorien konzentriert, während die Familie kaum noch als der natürliche Ort helfender und heilender Fürsorge empfunden wird.[422]

Wenn Theologie sich selbst grundsätzlich als Therapie versteht, dann wird Theologie als Glaubenswissenschaft heilende Wirkung im Denken der Glaubenssubjekte entfalten müssen. Das Selbstverständnis der Theologie müsste über die Ausformulierung eines speziellen Traktates „Soteriologie" noch hinausgehen, wo das Heil als „soteriologische" Erscheinungsform der göttlichen Selbstmitteilung verstanden wird.

Theologie darf sich nicht bloß des in der Welt gegebenen Suchens nach Heil vergewissern und sich mit dieser Sehnsucht auseinandersetzen. Es geht um eine ganze und radikale Hinordnung der Theologie auf das von Gott geoffenbarte Heil des Menschen hin. Theologie muss dies ganz zentral deutlich machen, um tatsächlich die von Gott geschenkte „Theotherapie"[423] für die existentielle Heillosigkeit des Menschen zu sein.

2.6.2.5.3   Die Annahme des Unannehmbaren: das Leiden

Therapeutische Theologie, wie sie Biser andenkt, kann dann vor allem jene Radikalform von Krankheit in den Blick nehmen, die durch die Diagnose und Prognose der „Unheilbarkeit" belastet ist: die chronische Erkrankung. Denn mit der normalen Krankheit verbindet sich stets die Hoffnung, sie nach kürzerer oder längerer Zeit als völlig oder doch annähernd Geheilter überstehen zu können.

Menschliche Selbsthilfe oder gar der Versuch der Selbstimmunisierung müssen beim chronisch Kranken fehlschlagen. Denn wer von seiner Triebstruktur her geschwächt und in seiner Vitalität „angeschlagen" ist, bringt schon von sich aus nicht den Antrieb auf, sein Leben personal zu integrieren, indem er die Kardinaltugend der Selbstakzeptanz lebt.

---

[422] *Biser E.:* Theologie als Therapie, 12
[423] Vgl. *Biser E.:* Die Entdeckung des Christentums, 373.

142

„Hauptziel des therapeutischen Theologen aber müsste es, unabhängig vom jeweiligen Medieneinsatz, sein, das große Heer der Unglücklichen in dieser Lebenswelt vom Sinn ihres Leidens zu überzeugen."[424] Die konkreteste Hilfe, welche die therapeutische Theologie einem chronisch Kranken anzubieten hat, sind die Botschaft von Kreuz und Auferstehung Jesu. Denn das Kreuz ist der „Inbegriff der Negativität".[425] Das Kreuz ist das Zentrum der Heilsaussage, weil es sowohl vom stellvertretenden Sinn des Kreuzesleidens Jesu als auch und von seiner exemplarischen Bewältigung durchdrungen ist. Zum Anderen kann die Auferstehung Christi als Inbegriff der Positivität „... in der Lebensgeschichte eines Kranken auf vielfältige Weise ‚vorgefühlt' werden: als Trost, als Beruhigung, als Bestätigung, vor allem aber als die Bewahrung vor der Urversuchung des kontingenten Menschseins, der Verzweiflung."[426]

Auf dem Weg zu Heilung und Heil des Menschen gehört der Akt des Betens und die kritische Reflexion einer vorgegebenen und vorgeprägten Gebetskultur zu den genuinen Aufgaben einer Theologie, die sich als Therapie für den Menschen versteht. Zentrum des Betens bleibt, im Anschluss an die Lebensleistung Jesu, das Vaterunser-Gebet. „Die praktische Handreichung, die eine therapeutische Theologie für den Menschen in tiefer Existenz- und Identitätsnot anzubieten hat, besteht in erster Linie in einer Anleitung zu jenem Gebet, das alle vordergründigen Heilserwartungen auf seine Grundintention hin durchstößt und sich als die durch den Glauben ermöglichte Abwehr der Verzweiflung begreift."[427]

Dieser Weg des Betens wirkt heilsam und führt den Menschen heraus aus dem Abseits seiner Daseinsverlorenheit. „Wer, angeleitet durch die therapeutische Theologie, so beten lernt, dass er dadurch Fühlung mit der unverbrüchlichen Gotteswirklichkeit gewinnt und sie als die antworthafte Erfüllung seiner Sinnsuche begreift, hat die Not seiner Kontingenz auch schon mit dem Glück einer ihn zutiefst beruhigenden und stabilisierenden Geborgenheit vertauscht."[428]

Beten dient dazu, im Leiden zu bestehen und im Glauben an die Heilsmacht Gottes an der Überwindung des Leidens mitzuwirken.

„Leiden macht Sinn" – eine provozierende Spitzenaussage, die Bisers Modell einer therapeutischen Theologie dem heilsbedürftigen Menschen problem- und verantwortungsbewusst zusprechen will und kann.[429]

---

[424] *Biser E.:* Mystik und Therapie, 38.
[425] *Biser E.:* Theologie als Therapie, 167.
[426] *Biser E.:* Theologie als Therapie, 168.
[427] *Biser E.:* Theologie als Therapie, 162
[428] *Biser E.:* Theologie als Therapie, 163.
[429] Biser bezieht sich theologiegeschichtlich wohl auf Ps.Dionysius Areopagita, der formulierte: Gott wird mehr noch durch Leiden als durch Forschen erkannt (*non discens, sed patiens divina*).
Vgl. *Ps.-Dionysius Areopagita:* Die Namen Gottes, eingel, übers. u. m. Anm. vers. von B. R. Suchla, Stuttgart 1988 (Bibliothek der griechischen Literatur 26), c. 2.

2.6.2.5.4 Heilendes Reden von Gott

Therapeutische Theologie als angewandte Theotherapie muss sich, im Anschluss an die innovatorische Sprachleistung Jesu, wieder auf die heilende Dimension des gesprochenen und, sekundär, des geschriebenen Wortes rückbesin-
nen. Vom Evangelium her, nach abfallenden Deutlichkeitsgraden geordnet, lassen sich vier Formen eines helfenden und heilenden Redens unterscheiden:[430]

a) Das elenchische Reden (vgl. z. B. 1 Kor 14,23ff), das auf die „Erweckung" eines verstörten oder überlagerten Bewusstseins abzielt;

b) das paränetische Reden (vgl. z. B. 1 Thess 2,7.11f), das sich auf Zuspruch und Zusage konzentriert;

c) das akolytische Reden, das sich nur auf eine redende Assistenz beschränkt, das ist die bescheidenste und zurückhaltendste Form des therapeutischen Redens – auch das Schweigen ist ein Modus des Redens, z. B. bei der Be-
gleitung von Patienten, Trauernden und Menschen in anderen Grenzsituationen;

d) schließlich das identifizierende Reden mit dem Ziel der Selbstannahme
des Notleidenden.

Im Sinne ihrer Qualität als hermeneutischer Glaubenswissenschaft hat
sich Theologie als Therapie schließlich auch der eigenen Gottesrede zu vergewissern bzw. sich der Frage zu stellen: Wann reden wir sinngerecht von Gott?
Biser antwortet beispielhaft: Wir reden sinngerecht von Gott, „... wenn wir von
ihm sprechen wie der Hungernde vom Brot oder der Sterbende vom Leben. Jedes Wort über ihn ist ein Schritt, der in der Absicht der je größeren Annäherung
getan wird und nur darin seinen Sinn und seine Berechtigung hat."[431]

2.6.3 Zusammenfassung

Die Glaubensbereitschaft des heutigen Menschen reibt sich an kaum einem
Problem so sehr wie an der Glaubwürdigkeit des christlichen Glaubens. Grad-
messer der Glaubwürdigkeit ist vor allem die Erfahrbarkeit des Zusammenhangs
von Glaube, Heilung und Heil. Das Konzept einer therapeutischen Theologie bei
Biser will auf diese kritischen Anfragen antworten.

Im Panorama der heutigen theologischen Modelle hat Bisers Konzept keine Parallele und kaum eine Alternative. Dennoch bedarf es der Weiterentwicklung. So muss das Modell einer therapeutischen Theologie auch auf kritische
Fragen antworten, z. B.: Geht die Vorstellung von einem therapeutischen Denken auf das Konto Kranker bzw. geht sie von Glaubenden aus, deren innere
Biographie zutiefst von Krankheit gezeichnet ist? Sind die kritischen Diagnose-
ergebnisse von einer pathologischen Zeitepoche nicht etwa die Analyse selbst
pathologischer Individuen in einer ansonsten heilen Zeit, also nichts anderes als

---

[430] Vgl. *Biser E.:* Theologie als Therapie, 178ff.
[431] *Biser E.:* Der Helfer, 16.

Selbstprojektionen? Das Modell einer therapeutischen Theologie hat den Nachweis zu erbringen, dass die derzeitige Epoche tatsächlich pathologisch stigmatisiert ist und deshalb die theologische Zeitkritik, wie Biser exemplarisch übt, tatsächlich gerechtfertigt und angemessen ist.

Die Grundantwort in Bisers „Theologie als Therapie" lautet denkbar einfach: aus der Perspektive der Lebensleistung Jesu erweisen sich der konkrete einzelne Mensch, der Glaube und das Christentum im synchronischen wie auch im diachronischen Durchblick als zutiefst heilungs- und heilsbedürftig.

Der christliche Glaube an den Abba-Vater-Gott des Jesus von Nazareth bildet die ideale Umschlagstelle, so Biser, wenn das Konzept einer therapeutischen Theologie in die Praxis umgesetzt werden soll (vgl. 2 Kor 4,13; 1 Ptr 3,15; Jak 2,14-26). Die radikale Hinwendung von Theologie und Kirche zum heilungs- und heilsbedürftigen Menschen „... auf dem schmalen Sektor der Sakramentenlehre und Sakramentenverwaltung ..."[432] reicht keinesfalls aus, um die verlorene therapeutische Dimension von Theologie und Kirche wiederzugewinnen.

Ob die verlorene therapeutische Dimension der Theologie wieder gewonnen und für die Gestaltung der menschlichen, christlichen und kirchlichen Zukunft fruchtbar gemacht werden kann oder nicht, wird nachhaltig und zentral entschieden durch die Bereitschaft und Fähigkeit der Theologie als Glaubenswissenschaft, die potentielle und tatsächliche Heilsmacht des christlichen Glaubens in die innerste Mitte ihrer Reflexionen herein zu holen. In die innerste Mitte gelangt der Mensch durch die mystische Inversion. Dort begegnet der Glaubende – denkend, forschend, fragend, schauend, betend, schweigend – dem fortlebenden Christus. Das ist der Kern der gottgeschenkten „Theotherapie", wie sie Biser postuliert.

2.7 Eugen Bisers „Neue Theologie" im Überblick

2.7.1 Bisers neue Theologie als ein neues Paradigma

Eugen Biser selbst versteht seine neue Theologie als ein neues theologisches Paradigma. Nach der werkimmanenten Analyse seiner zentralen Modelle und Thesen kann diesem Selbstverständnis zugestimmt werden. Bisers neue Theologie setzt nicht bei der „alten" Frage nach dem allgemeinen Wesen des Menschen „an sich" und nach dem allgemeinen, denknotwendigen, und absoluten Wesen Gottes „an sich" an. Das neue Paradigma kehrt ab von einer metaphysisch und spekulativ erarbeiteten Seinsontologie, die noch traditionelle Denkmodelle in Philosophie und Theologie beherrscht(e). Solche Theologie kann dem Menschen

---

[432] *Biser E.*: Theologie als Therapie, 111.

angesichts seines konkreten Daseinsmodus in der (post)modernen Welt keine glaubwürdige Hilfe mehr sein. Gleichzeitig distanziert sich Bisers qualitativ neuer Ansatz von einer gegenwärtigen Strömung traditioneller Theologie, die gegenläufig zum Gottesbild Jesu fließt, „einen Gottes des Zornes, der Drohung und des Gerichts"[433] verkündet und damit einer Ideologie nahe kommt.

Bisers neue Theologie fragt modalanthropologisch „wo bist du, Mensch?" (Gen 3,9). Mithilfe seiner existential-modalen Hermeneutik setzt Biser konsequent die Forderung nach der anthropologischen Wende des christlichen Glaubens in die theologische Tat um. Die Grundantwort auf diese zentrale Orientierungsfrage gewinnt der suchende und glaubende Menschen in der Lebensleistung Jesu und in dem Gott, den Jesus offenbart hat (vgl. Lk 6,35). Dieses Gottesbild wirkt heilsam, weil es das vollständige Ende aller ambivalenten und angstbesetzten Gottesbilder bedeutet. Therapeutische Theologie reflektiert auf die Spannung zwischen dem konkreten Daseinsmodus des Menschen und der Lebensleistung Jesu. Suprematsbegriff der therapeutischen Theologie bei Biser ist die Gotteskindschaft, die leider oft als Infantiliseirung des Glaubens und der Theologie missverstanden wird. Dagegen ist die Gotteskindschaft als das höchste Ziel des Menschen zu verstehen, nämlich als die an uns Menschen persönlich übergebene Gottessohnschaft Jesu.

Die Annahme dieses gnadenhaften Geschenks geschieht im eigenständigen und kreativen Glaubensgeschehen des Menschen. Der christliche Glaube ist eine gottgeschenkte Gottestherapie zur Identitätsfindung und Selbstwerdung des Menschen.[434] So qualifizierter christlicher Glaube macht heil. Das Projekt Jesu mit dem einzelnen Menschen und mit der Gemeinschaft der Glaubenden im mystischen Leib Christi kann im Anschluss an Biser treffend auf den Begriff „Glaubensmystik" gebracht werden.

Mithilfe seiner idiographischen Denkweise gelingt es Biser, den christlichen Glauben als Heilsmacht auch bildhaft zu veranschaulichen „... als der vom Herzen Gottes ausgehende Strom, der in der Wüste der Welt das neue Paradies des mit Gott und sich selbst versöhnten Daseins entstehen läßt. An diesem Strom Wurzeln zu schlagen, ist Sinn und Aufgabe des Glaubens (...)"[435]

---

[433] *Biser E.*: Die Neuentdeckung des Glaubens, Stuttgart 2004, 12.
Als Beispiel für diese gegenwärtige Strömung vgl. *Miggelbrink R.*: Der zornige Gott. Die Bedeutung einer anstößigen biblischen Tradition, Darmstadt 2002.
[434] Vgl. dagegen bei *Feuerbach L.*: Das Wesen des Christentums, Stuttgart 1998, 400: „Wir haben bewiesen, daß der *Inhalt* und *Gegenstand* der Religion ein durchaus *menschlicher* ist, bewiesen, daß das *Geheimnis der Theologie die Anthropologie*, des göttlichen Wesens das menschliche Wesen ist. (...) Ist das Wesen des Menschen das *höchste Wesen* des Menschen, so muß auch praktisch das *höchste* und *erste Gesetz die Liebe des Menschen zum Menschen* sein. *Homo homini Deus* – dies ist der oberste praktische Grundsatz – dies der Wendepunkt der Weltgeschichte."
[435] *Biser E.*: Älteste Heilsgeschichten, 20.

146

2.7.2 Zentrale Thesen, Postulate und Leitziele

Die „Einweisung ins Christentum" gilt als vorläufige Summe des Biser-Gesamtwerkes. Im Nachwort[436] formuliert Biser drei Postulate für einen neuen Weg des Glaubens und der Theologie, die gleichzeitig als Leitziele seiner neuen Theologie zu verstehen sind.

1. Glaube und Theologie haben seit Lessing und Kant den Schwerpunkt auf Ethik und Moral verlagert. Das Christentum, so Bisers Grundthese, ist aber keine moralische Religion, obwohl sie eine Moral hat, sondern eine therapeutische Religion. Glaube und Theologie bedürfen der „Einkehr von der Peripherie in die Mitte", eine Rückführung auf die mystische Mitte, wie sie Kierkegaard entdeckt hatte. Die Besinnung auf die Kernkompetenz von Christentum und Kirche gelingt nur in der Besinnung auf die Mitte der Botschaft und Lebensleistung Jesu.

2. Jesus verkündete und lebte in Wort und Tat den „neuen Gott". Das Antlitz des Abba-Gottes ist klar und eindeutig, ohne Ambivalenz. Gott ist der Gott der Liebe. Christentum und Kirche haben dieses aufgeklärte Gottesbild noch immer nicht verwirklicht, wie sich unter anderem an der moralischen Selbstdarstellung von Kirche und an den Überresten des Indoktrinationsmodells ablesen lässt.

3. Biser fordert die „... *Vertauschung der gegenständlich-bildhaften Außensicht mit der Innensicht*, wie sie schon Paulus unter Berufung auf den Reifegrad des mündigen Christen befürwortet hatte." Die Außensicht von Glaube und Theologie hatte weg vom Identitätsglauben des Jesus von Nazareth und hin zur verhängisvollen Vergegenständlichung des Reich-Gottes-Botschafters und zur Verobjektivierung des Botschafters in der kirchlichen Doktrin geführt.

---

[436] *Biser E.:* Einweisung, 422.
Im Nachwort seiner „Einweisung ins Christentum" gibt Biser außerdem ein eindrucksvolles Beispiel seiner idiographischen Denkweise: „Deshalb mündet der durchschrittene Gedankengang in das Ansinnen aus, das Portal der an einen gotischen Dom erinnernden Architektur des Christentums mit seinen bildhaften Darstellungen der auf das endzeitliche Gottesgericht zulaufenden Heilsgeschichte zu durchschreiten, um der in ihrem Inneren erstrahlenden Licht- und Farbenfülle ansichtig zu werden. In der Figurenfolge der Fenster und der Rosette wiederholen sich die Darstellungen der Fassade, jetzt aber in deren leuchtender Innenperspektive. Keines der Glaubensmysterien ist aufgegeben, auch nicht das Gerichtsmotiv, nur daß dieses seinen drohenden Aspekt verlor. Denn jetzt erscheint die Glaubenswelt in jener neuen Sicht, die, anders als die sich in Aporien verfangende äußere, zu ihrer reflektierenden Aneignung verhilft. So wird die Schöpfung zum reflektierenden Medium, in welchem der Glaubende die alle Lebensnot überstrahlende Gunst des Geschaffenseins würdigen lernt; so wird die Menschwerdung für ihn zum Hebel seiner Erhebung zur Gotteskindschaft, die Passion zum Ruf in die Leidensgemeinschaft mit dem Gekreuzigten, die Auferstehung zum Einlaß in die Sphäre des die Seinen umfangenden und in ihnen fortlebenden Christus und die Wiederkunft zum Hochbild der alles Sein und Streben in sich aufnehmenden Liebe des ‚Gott alles in allem' (1 Kor 15,28)".

Die Glaubenswende vollzieht am Christentum eine Revision der Glaubens- und Denkgewohnheiten. Das Wagnis des Glaubens, die Utopie des Glaubens, erfordert den Sprung hinein in „die von der Utopie Jesu eröffnete(...) Zukunft". Denn „... die Utopie Jesu lebt aus dem Vertrauen, in ihm den Nächsten zu finden, und aus der sich daran entzündenden Liebe zu ihm."[437]

Das „dreifache Wunder" wird dem geschehen, der dieses Wagnis eingeht: „Das Wunder des verstehenden anstatt des nur gehorchenden Glaubens; das Wunder seines Angenommenseins durch den Vater, der ihn an sein Herz zieht, und nicht zuletzt das Wunder der Innensicht, das ihn das im Licht der Liebe auf neue Weise erleben läßt, was er zuvor nur in verschatteter Außenperspektive wahrgenommen hatte."[438]

Damit endet das Dasein des Glaubenden als unwissender Knecht, der Christus nicht kennengelernt hat. Ein neues Dasein beginnt – mit der Existenz der zu sich selbst findenden Identität des Menschen.

Biser selbst schwingt sich im Verlauf seines Werkes immer deutlicher ein auf die Frequenz dessen, der die Hilfe ist für den Menschen zur Identitätsfindung im Glauben: verstanden als der „Helfer", das „Antlitz", der „Freund", der „Auferstandene", der „inwendige Lehrer" - der in den Seinen fortlebende Christus.

2.7.3 Die neue Theologie als modale Hermeneutik

Eugen Biser denkt konsequent induktiv und heilsgeschichtlich und setzt seine Analyse von Glaube und Religion bei der konkreten Modalität des menschlichen Daseins an. Der geschichtliche Mensch mit seinen Freuden und Ängsten, Sorgen, Konflikten, Hoffnungen und Fragen – kurz gesagt: der Mensch in seiner Identitätsnot – rückt bei ihm in die Mitte der theologischen Reflexion und Interpretation. Dies rückt Bisers Theologie an die Linie heran, auf der sich die theologischen Typen „existentiale Hermeneutik" und „sprachgeschichtliche Hermeneutik" bewegen.[439] Insofern Biser vom Ist-Stand des menschlichen Daseins, also von der konkreten Modalität des Menschen ausgeht und diesen Modus konfrontiert mit dem biblisch geoffenbarten Soll-Zustand, also der von Gott gewollten Potentialität des Menschen, kann Bisers neue Theologie als Weiterentwicklung dieser beiden theologischen Typen gelesen und, auf den Begriff gebracht, als eigenständige „modale Hermeneutik" charakterisiert werden.

Von der (Religions-)Philosophie fordert Biser, im Blick auf die modale Hermeneutik den Blick nach vorne zu richten im Sinne einer *cognitio matutina*.

[437] *Biser E.:* Einweisung, 420.
[438] *Biser E.:* Einweisung, 423.
[439] Vgl. *Beinert W.:* Dogmatik studieren. Einführung in dogmatisches Denken und Arbeiten, Regensburg 1985, 123-127.

148

Dann kann sie dem konkreten Menschen helfen, seinen Sinn und seine Bestimmung zu verstehen vor dem offenen Horizont seiner größtmöglichen und denkbaren Werdemöglichkeiten. Das Vollbild der menschlichen Werdemöglichkeiten ist als unüberbietbare Vision in den biblisch-theologischen Theoremen von „Gottesfreundschaft", „Gotteskindschaft" und „Gottebenbildlichkeit"[440] als Verheißung Gottes an den Menschen gegeben und zur sozialen Realutopie geworden in der Lebensleistung des Jesus von Nazareth und fortwährender Beweggrund des Glaubens in der jesuanischen Botschaft vom angebrochenen „Gottesreich".

2.7.4 Die neue Theologie im Dienst der menschlichen Identitätswerdung

Biser gelingt es, die geschichtliche Wirklichkeit sychronisch zu erfassen mithilfe seiner weitgespannten diachronischen Geschichts- und Ideenanalysen. Die diachronisch gewonnenen Erkenntnisse dienen ihm als geistig-geistliche Sonden, um das heutige Bild des Menschen, der christlichen Religion, der Kirche und der Theologie zu verstehen, zu kritisieren und Therapievorschläge anzubieten,

In der Tiefendimension erweist sich Bisers Werk als großartige denkerische Innovation durch Kombination überlieferter Motive nach dem Gesetz der „Wahlverwandtschaften". Wahlverwandtschaften haben, so auch Biser, den Vorteil, dass sie durch mehr oder weniger freie Verbindungen entstehen, so dass gleichsam Neues entstehen kann, indem etablierte Verwandtschaft-„Zwänge" aufgesprengt werden oder eingefahrene Denkstrukturen unberücksichtigt bleiben können. So entsteht Befreiung von traditionellen Beweisgängen, Argumentationsfiguren, Denkmodellen; so entsteht Raum für die Innovation und Erneuerung des Glaubens, da Probleme nicht durch Methoden und Paradigmen gelöst werden können, durch die sie geschaffen wurden.

Eugen Bisers Lebensleistung als Theologe und Religionsphilosoph kann gut begründet als Koproduktion verschiedener Wissenschaften unter dem Titel „Theologie und Philosophie im Dienst der Identitätswerdung des Menschen" charakterisiert werden. Denn „Lebensglück", wie es Biser verseht, und „Identität" sind für Biser identisch: „Das Glück des Menschen hat (...) nicht unbedingt mit Gefühlen der Beglückung zu tun. Es ist keine Frage der Stimmung und schon gar nicht der Euphorie, sondern, grundsätzlich gesehen, der Identität."[441]

---

[440] Zu diesen Metaphern vgl. auch *Müller P.*: Die Metapher vom „Kind Gottes" und die neutestamentliche Theologie. In: *Müller P.*: „... was ihr auf den Weg verhandelt habt". Festschrift für Ferdinand Hahn zum 75. Geburtstag, Neukirchen 2001, 192-203.
[441] *Biser E.*: Menschsein und Sprache, 75.

149

2.7.5 Kritik

Wie kaum ein anderer glaubenswissenschaftlicher Entwurf der Gegenwart bietet sich Eugen Bisers neue Theologie geradezu an, um von der Außenfassade der christlichen Religion voranzuschreiten in ihre „Mitte", d. h. hinein in deren mystischen und therapeutischen „Innenraum".[442] Aus der Perspektive dieser hermeneutischen Mitte kann Theologie heute von Neuem - im vollen Bewusstsein ihrer eigenen geschichtlichen Traditionsbrüche und gegenwärtigen Identitätskrise - umso glaubwürdiger mit anderen Wissenschaften und Wirklichkeitsfeldern kommunizieren und im partnerschaftlichen Dialog nach der vollen Verwirklichung der menschlichen Werdemöglichkeiten streben.

Bei aller Konzentration auf die mystische, transformatorische und inversive Dimension des christlichen Glaubens übersieht Biser die Bedeutung der äußeren Glaubwürdigkeitsgründe bei der Suche nach Glaubensgewissheit und die Bedeutung der kirchlichen Vermittlungsfunktion für den Glauben nicht. Bisers modale Hermeneutik widerspricht fundamental einem subjektivistischen, individualistischen und mystizistischen Glaubens-Missverständnis. Wer die optimale Glaubenserfahrung der Gottesfreundschaft und –kindschaft macht in der existentiell-gleichzeitigen Begegnung mit dem Auferstandenen, der wird – mit Biser zurecht - danach streben, die „Eindrücke" in seinem intrapersonalen Erleben als „Ausdrücke" in interpersonalen Begegnungen auszuleben. Dieser Ausdruck zeigt sich in gelebter Gottes-, Nächsten- und Selbstliebe. Innere Glaubensmystik und sozial voll verantwortliches Glaubensleben in der mystischen Gemeinschaft der Glaubenden korrelieren inhärent. Die äußeren Glaubwürdigkeitsgründe des Glaubens zeigen sich in einem nach innen und nach außen identisch und authentisch gelebten Leben, das konsequent dem doppelten Liebesgebot Jesu folgt.

Doch auch das theologische Großmodell Bisers offenbart Lücken und Defizite. Diese korrelieren vor allem mit Bisers methodischer und perspektivischer Konzentration auf die christliche Theologie in religionsphilosophischer „Lesart". Die aktuelle kritische Glaubenssituation und der heutige, weitestgehend religionskritische Wissenschaftsdiskurs fordern Glaube und Theologie jedoch in neuartiger Weise heraus. Als gewichtige Herausforderer treten z. B. Fragestellungen auf nach dem Zusammenhang von Glaube und Gesundheit/Krankheit und nach der medizinischen Relevanz des „Glaubensfaktors" (*faith* factor) und des Glaubens als „Gesundheitsfaktor" (*health factor*). Hinzu kommen kritische Anfragen durch die human- und naturwissenschaftlich betriebene Neuro-Theologie sowie durch evolutionäre Religionstheorien und neurowissenschaftliche Identitätskonzepte auf der Basis des monistischen Materialismus, welcher derzeit die Kognitions- und Neurowissenschaften beherrscht.

Als Desiderat für die Weiterentwicklung des Biserschen Paradigmas einer neuen Theologie ergibt sich hieraus die Forderung, diese gegenwärtigen Fragestellungen, verstanden als interdisziplinär zu bearbeitende Baustellen, in Bisers

---

[442] Vgl. *Biser E.:* Die Neuentdeckung des Glaubens, 23f.

großangelegten theologischen Entwurf grundsätzlich miteinzubeziehen und intensiv mitzubedenken.

Über diese Kritik zur Weiterentwicklung der neuen Theologie bei Biser hinaus soll abschließend noch auf einige, zumindest hypothetisch zu formulierende Kritikpunkte hingewiesen werden. Denn manche der Hauptthesen Bisers bieten ohne Zweifel enorme Angriffsflächen für kritische Anfragen. Insbesondere gilt dies für seine zentrale These: Das Christentum ist verglichen mit dem Buddhismus keine asketische, sondern eine therapeutische Religion, verglichen mit dem Judentum keine moralische sondern eine mystische Religion und verglichen mit dem Islam keine primäre, sondern eine sekundäre Schriftreligion.[443] Eine derart differenzierte, aber nicht weniger pointierte und polarisierende Kontrastierung dieser großen Weltreligionen - wobei die Verhältnisbestimmung zwischen Israel und Kirche sicher anders zu verstehen und bewerten ist als der interreligiöse Dialog zwischen Christentum, Buddhismus und Islam (vgl. NA 4; LG 16) - dürfte erheblichen Widerspruch hervorrufen, und zwar weniger aus dem Raum des Buddhismus und des Islam als von seiten der Exegeten, die dadurch den jüdisch-christlichen Dialog gefährdet, belastet oder gar verhindert sehen.

Mit dieser Spitzenthese stehen Bisers Israeltheologie und sein Bild von der jüdischen Religion zur Diskussion. Vertritt Biser möglicherweise implizit ein traditionell-defizitäres Modell der Verhältnisbestimmung von Israel und Kirche, wie es bis heute, trotz des Zweiten Vatikanums, das Verhältnis beider Geschwisterreligionen belastet?[444] Könnte nicht der schwere Vorwurf gegen Biser erhoben werden, er rezipiere und tradiere mit der Aussage, die jüdische Religion sei eine moralische und nomothetische Religion, unverblümt judenunfreundliche oder gar judenfeindliche Stereotypen? Erliegt Biser etwa der systematisch-theologischen Versuchung, eine retrospektive Christologie zu formulieren, die „metaphysisch", „steil", „spekulativ" und „schwindelnd-hoch" eine Christo-

---

[443] Vgl. Abschnitt 2.3.3.1.1
Die umstrittene These, dass das Christentum, anders als das Judentum, keine moralische, sondern eine mystische Religion sei, wiederholt Biser auch an anderer prominenter Stelle. Vgl. *Biser E., Hahn F., Langer M.:* Der Glaube der Christen. Ein ökumenisches Handbuch, 2 Bde., Bd. 1, München-Stuttgart 1999, XVIf.
[444] Traditionell-defizitär meint hier Israel-Kirche-Modelle im Sinne eines *Substitutionsmodells* (d. h. die Kirche ersetzt Israel), eines *Integrationsmodells* (d. h. die Kirche integriert Israel), eines *Typologiemodells* (d. h. Israel ist lediglich Vorstufe und Vorabbildung der Kirche), eines *Illustrationsmodells* (d. h. Israel ist die exemplarische Negativ-Folie der Kirche) oder im Sinne eines *Subsumtionsmodells* (d. h. Israel ist als Fall von dem allen Menschen geltenden Allgemeinen ein- und unterzuordnen).
Vgl. *Schöttler H.-G.:* „Auf der Ebene ihrer zu eigenen Identität verbunden" (Johannes Paul II.). Theologische Überlegungen zu einem neuen Verhältnis von Kirche und Israel und zum christlich-jüdischen Dialog. In: *Baumann M. P. u. a. (Hgg.):* Musik und Kultur im jüdischen Leben der Gegenwart, Berlin 2005 (Kulturwissenschaften), 8, Anm. 16.

zentrik repräsentiert, die der christlichen Religion die eigene Identität garantiert auf Kosten der Identität Israels?[445]

Erkenntnistheoretisch orientiert könnte die Kritik lauten: Geht Biser reduktionistisch und damit unverantwortlich mit anstößigen Traditionen der biblischen Offenbarung um, z. B. mit dem Zorn-Gottes-Motiv und dem Gerichtsgedanken im Alten Testament? Nivelliert er diese Passagen und integriert er sie so in ein geglättetes Jesus- und Gottesbild, dass sich das Bild von einem Gott der reinen Liebe bei Jesus von Nazareth und das Bild eines ambivalenten Gottes in der Religionsgeschichte, auch im Alten Testament, antithetisch gegenüberstehen?[446]

Eine intensive Diskussion dieser potentiellen Kritikpunkte benötigte mehr Raum als ihn diese Untersuchung bereitstellen kann.[447] Im Anschluss an die werkimmanente Analyse bei Biser, wie sie hier durchgeführt worden ist, hat sich jedoch gezeigt, dass solche Kritik an der Israeltheologie Bisers und an seinem Bild von der jüdischen Religion ihrerseits widerlegen müsste, dass erstens Bisers Theologie deutlich erkennbar dem Zweiten Vatikanum verpflichtet ist und auf dessen jüdisch-christlichen und interreligiösen Grundlagen explizit weiterdenkt, und dass zweitens Biser selbst auf der Grundlage des Zweiten Vatikanums den jüdisch-christlichen Dialog persönlich gefördert hat, wie nicht zuletzt Bisers wegweisende Rezeptionen der großen jüdischen Denker Martin Buber und Franz Rosenzweig dokumentieren.

---

[445] Zur möglichen Kritik an Denkstrukturen wie bei Biser vgl. das Israel-Kirche-Modell bei *Schöttler H.-G.:* Christliche Predigt und Altes Testament, 482.

[446] Als mögliche Kritik vgl. exemplarisch *Miggelbrink R.:* Der zornige Gott. Die Bedeutung einer anstößigen biblischen Tradition, Darmstadt 2002.

[447] Zur eigenen Position im Hinblick auf die Israeltheologie und auf die Verhältnisbestimmung im jüdisch-christlichen Dialog vgl. die Abschnitte „5.1.3" bis „5.1.5".

3 Die tiefenpsychologisch erweiterte theologische Hermeneutik bei Eugen Drewermann

„Der Glaube, der heilt, ist so universell wie die menschliche Not, und ein jeder Mensch ist berufen, das Paradies seines Lebens wiederzufinden. Insofern kann der Glaube gerade der Heilungswunder nur ein Glaube sein, der allen Menschen zukommt und den alle Menschen brauchen."[448]

3.1 Vorbemerkungen

3.1.1 Das „Phänomen" Eugen Drewermann

Mit „Kleriker – Psychogramm eines Ideals"[449] hielt Drewerman Einzug in die nationalen Buch-Bestsellerlisten. Drewermann ließ sich zum populärsten deutschsprachigen Theologen inszenieren. Aber nicht erst seit seiner Medienpräsenz scheiden sich an ihm sprichwörtlich die Geister. Die bis heute fortwirkende ambivalente Wirkungsgeschichte Drewermanns hängt sicher auch damit zusammen, dass der „Fall Drewermann" infolge der kirchenbehördlichen Sanktionen zwar „entschieden, aber nicht wirklich bewältigt" ist.[450]

Die Buchpublikationen und Vorträge des Theologen und Psychotherapeuten Eugen Drewermann gehören auch nach dem Bruch zwischen ihm und dem kirchlichen Lehramt zu den prominentesten deutschsprachigen Beiträgen im Umkreis der großen Themen von Glaube, Religion und Kirche, aber auch von Ökologie, Naturwissenschaften und Lebensführung. Drewermanns Arbeiten werden nach wie vor in beiden christlichen Konfessionen und über den binnenkirchlichen Raum hinaus rezipiert.[451] Wie kaum ein anderer Theologe hat Drewermann die jüngste Kirchen- und Theologiegeschichte im deutschsprachigen Raum mitgeprägt, und dies, nicht zu vergessen, unter den erschwerten Bedingungen einer weitgehend säkularen und religiös-indifferenten Gesellschaft.

Drewermanns Thesen und Positionen polarisieren – und wollen polarisieren. Darin liegen sowohl die enormen Chancen als auch die großen Risiken seines Werkes. Manchen Gläubigen gilt Drewermann als Häretiker und Schismati-

---

[448] *Drewermann E.*: Psychoanalyse und Moraltheologie, Bd. 1: Angst und Schuld, Mainz 1982, 167.

[449] *Drewermann E.*: Kleriker – Psychogramm eines Ideals, München ²1991.

[450] *Nientiedt K.*: Entschieden, aber nicht wirklich bewältigt. Zu Verlauf, Themen und Stand des Falles Drewermann E. In: HerderKorrespondenz 46 (1992) 277.

[451] Vgl. aus protestantischer Sicht *Frey J.*: Eugen Drewermann und die biblische Exegese. Eine methodisch-kritische Analyse, Tübingen 1995 (Wissenschaftliche Untersuchungen zum Neuen Testament II/71), 2: „Auch unter evangelischen Christen besitzt Drewermann eine große und vermutlich immer noch wachsende Anhängerschaft, nicht zuletzt unter Theologiestudierenden, Pfarrerinnen und Pfarrern (...)"

154

ker, wie pointiert die Geschichte seiner lehramtlichen Verurteilung dokumentiert.[452] Manche Bischöfe und Fachtheologen weichen einem Dialog mit Drewermann aus, manche setzen sich mit seinen Positionen auseinander.[453] Pfarrer und Pfarrerinnen beider Konfessionen erfahren Drewermanns tiefenpsychologische Exegese als innovative Predigtimpulse. Manche Beobachter, vor allem von protestantischer Seite, waren versucht, den „Fall Drewermann" mit dem „Fall Martin Luther" zu parallelisieren.[454] Manche Menschen solidarisieren sich mit ihm als Identifikationsfigur für ihre eigene verletzte und gebrochene Geschichte mit der Kirche.[455] Viele Christgläubige und religiös Suchende innerhalb und außerhalb der christlichen Kirchen sehen in Drewermann einen Hoffnungsträger.

Die Gründe für den Widerhall Drewermanns bei vielen Menschen sind vielschichtig. Bei genauerem Hinsehen und Hinhören gelingt es, trotz des „erhöhten" Zugangs zu seinem Werk aufgrund seiner anspruchsvollen und eigenwilligen Sprachvermittlung, den tieferen Grund für den „Erfolg" Drewermanns zu sehen.[456] Er greift nämlich die bedrängenden persönlichen und existentiellen Fragen vieler Menschen auf. Er nimmt die Mentalität glaubender und nicht glaubender Menschen wahr und ernst. Diese „gehörten" Menschen fühlen und wissen sich deshalb in seinen Reflexionen „verstanden" und nutzen seine religiöse und theologische Hermeneutik als Angebot zur eigenen und selbsttätigen Gestaltung von Glaube und Leben. Menschen lesen seine Bücher und hören seine Vorträge, weil sie glauben wollen, aber nicht mehr können; weil sie glauben können, aber nicht mehr alles glauben wollen, was ihnen zu glauben vorgelegt wird; weil sie noch nicht glauben können oder Antworten auf ihre Lebensfragen suchen, die ihnen weiter helfen als das, was ihnen bisher zwischen Agnostizismus, Atheismus und Theismus angeboten worden ist.

[452] Z. B. *Rick H.-J. (Hg.):* Dokumentation zur jüngsten Entwicklung um Dr. Eugen Drewermann, hrsg. für d. Erzbischöfliche Generalvikariat Paderborn, Paderborn 1991. Vgl. dazu die Gegendarstellung bei *Drewermann E.:* Worum es eigentlich geht. In: *Eicher P. (Hg.):* Der Klerikerstreit, München 1990.
[453] Hier eine exemplarische Auswahl an fachtheologischer Sekundärliteratur zu Drewermann in alphabetischer Reihenfolge: *Biser E.:* Der Indikator. Gründe und Folgen des Falles Drewermann. In: Stimmen der Zeit 210 (1992) 291-296; *Görres A., Kasper W. (Hg.):* Tiefenpsychologische Deutung des Glaubens? Anfragen an Eugen Drewermann, Freiburg i. Br.-Basel-Wien 1988; *Frey J.:* Eugen Drewermann und die biblische Exegese. Eine methodisch-kritische Analyse, Tübingen 1995; *Lohfink G., Pesch R.:* Tiefenpsychologie und keine Exegese, Stuttgart 1987; *Lüdemann G.:* Texte und Träume. Ein Gang durch das Markusevangelium in Auseinandersetzung mit Eugen Drewermann, Göttingen 1992; *Pottmeyer H. J.:* Fragen an Eugen Drewermann: eine Einladung zum Gespräch, Düsseldorf 1992; *Sudbrack J.:* Eugen Drewermann – um die Menschlichkeit des Christentums, Würzburg 1992.
[454] Vgl. näherhin bei *Frey J.:* Eugen Drewermann und die biblische Exegese, 2.
[455] Zur These vgl. *Frey J.:* Eugen Drewermann und die biblische Exegese, 229.
[456] Einen Erklärungsversuch für den Erfolg Drewermanns mit soziologischen Kategorien unternimmt *Schmidt-Rost R.:* Eugen Drewermann. Die Wiederkehr der Bilder oder die Religion auf dem Medienmarkt. Eugen Drewermanns therapeutische Theologie als Mittel der Privatisierung von Religion in der Single-Gesellschaft. In: *Evangelische Zentralstelle für Weltanschauungsfragen:* Information Nr. 118 (VII/1992), Stuttgart 1992.

In einem Satz: Offensichtlich kann Drewermanns „seismographisch sensible"[457] theologische Hermeneutik von Glaube und Leben das bewegte Kaleidoskop menschlicher Glaubens- und Unglaubens-Situationen wirkungsvoll beleuchten, trotz der Ambivalenzen in seinen öffentlichen Auftritten und auch in seinem Werk.

3.1.2 Das eigene Wagnis der Auseinandersetzung mit Eugen Drewermann

Offensichtlich tritt Drewermann in seinem bisherigen Gesamtwerk mit dem Anspruch an, für eine Erneuerung und Wiederbelebung der Religion im Allgemeinen und des christlichen Glaubens im Besonderen sorgen zu wollen. Manche werfen ihm aufgrund dieses grundsätzlichen Anspruchs und der konkreten Durchführung dieses Anliegens in seinem bisherigen Werk einen „tiefenpsychologisch verbrämten Theologismus"[458], absolutistische Allverstehens- und -erklärungsansprüche, einen „quasi-messianischen Anspruch" und „fundamentalistische Züge" vor.[459]

Drewermanns Thesen und Positionen zielen zwar vordergründig auf die „Herrschaftsstrukturen und Selbstkritik der Kirche" ab. Im Ganzen geht es aber um weit mehr und Wichtigeres, nämlich „um Strukturen des Heils und der Heilsvermittlung".[460]

An diesen zentralen Fragen entzündet sich die folgende Auseinandersetzung mit Eugen Drewermann.

Wer Drewermanns tiefenpsychologisch erweiterte theologische Hermeneutik im dogmatisch-soteriologischen Kontext durcharbeitet, hat Zeugnis darüber abzulegen, aus welchen Beweggründen eine Auseinandersetzung mit ihm im binnenkirchlichen Rahmen des vorgegebenen Depositum fidei und trotz der lehramtlichen Verurteilung Drewermanns stattfinden soll und überhaupt gelingen kann. Daraufhin sind vor allem zwei Beweggründe zu nennen: Der Wille zum Verstehen und zum Dialog mit Drewermanns Positionen wird dabei die eine unverzichtbare Dimension sein; die existentielle Sorge um die wirkliche Heilsmacht des christlichen Glaubens die andere.

Diese Untersuchung vertraut darauf, in den zentralen Weisungen des jüdischen und christlichen Glaubens einen sicheren Halt zu finden: Liebe Gott aus

---

[457] So eine Aussage über Drewermann von Eugen Biser, zitiert bei *Roeggele O. B.:* Der unmögliche Dialog. Eine Psychologie von gestern für eine Theologie von morgen. In: Internationale Katholische Zeitschrift Communio 21 (1992)170.

[458] Vgl. *Wahl H.:* Pastoralpsychologie – eine Grunddimension Praktischer Theologie. Ein Dialogvorschlag zum Streit um Eugen Drewermans ‚tiefenpsychologische' Remythisierung christlicher Lehre und Praxis. In: Münchener Theologische Zeitschrift 39 (1988) 36.

[459] *Frey J.:* Eugen Drewermann und die biblische Exegese, 231.233.

[460] *Wetter Fr.:* Stellungnahme der Glaubenskommission der Deutschen Bischofskonferenz zum Entzug der Lehrerlaubnis von Dr. Eugen Drewermann. In: *Rick H.-J. (Hg.):* Dokumentation zur jüngsten Entwicklung um Dr. Eugen Drewermann, Paderborn 1991, 314.

ganzem Herzen, mit all deinem Denken, mit deiner ganzen Existenz – und ebenso liebe deine Mitgeschöpfe, vor allem deine Mitmenschen, wie dich selbst
(nach Ex 20; Dtn 6,4f; Mk 12,28-34 par.).

Dieser biblischen Summe existentiell verpflichtet, kann die Auseinandersetzung mit Glauben und Theologie des Eugen Drewermann gelingen. Sehr
wahrscheinlich wird sie sich zu einem Grenzgang entlang den abgesteckten
Markierungen des etablierten Systems von Glaube, Theologie und Kirche entwickeln. Sehr wahrscheinlich werden diese Grenzen über-schritten, ja müssen ü-
berwunden werden – hoffentlich bewusst – mit dem Ziel der Wahrheitsfindung.
Nur mit dem Mut dieser Grenzüberschreitungen, so die These, kann das tiefenpsychologische und theologische Werk Drewermanns verstanden werden. Wer
sich nicht auf dieses Wagnis einlassen will, muss den Dialog mit dem lehramtlich verurteilten Paderborner Theologen und Psychotherapeuten vorzeitig abbre-
chen, ohne bis zu seinen innersten Positionen und Argumentationen vorgedrun-
gen zu sein. Ein besonderes Augenmerk richtet die folgende Analyse deshalb
auf eine so weit als möglich vorurteils- bzw. vorverurteilungsfreie Diskussion,
wenn dies nach der bisherigen (Wirkungs-) Geschichte um den „Fall Drewermann" überhaupt noch möglich ist.

Der Weg dorthin bedeutet auch eine persönlich-existentielle Grenzerfahrung. Immerhin stellt „Drewermann" klassische theologische Theoreme und
letztlich das gesamte bisher etablierte theologische „Sprachspiel" in Frage. Der
eigene Glaube und das eigene Glaubensbekenntnis bleiben von dieser Prüfung
keinesfalls verschont.[461] Genau darauf kommt es aber an, um Drewermanns
neue Theologie verstehen und richtig „beurteilen" zu können. Ein ganzheitliches
Sich-Einlassen auf die enorme Dynamik der Thesen und Positionen Drewermanns ist für eine authentische Hermeneutik seiner Theologie notwendig.

3.1.3   Der Fragehorizont und die Methode der Reflexion

Die kritische Analyse der Struktur und Grammtik in Drewermanns theologischer
Hermeneutik, die kritische Analyse der tiefenpsychologischen Exegese Drewermanns und die kritische Analyse der tiefenpsychologischen und (neo)psy-
choanalytischen Positionen haben bereits andere gründlich geleistet.[462] Die

---

[461] Vgl. *Albus E. (Hg.):* Welches Credo?, Eugen Drewermann, Eugen Biser, Freiburg i. Br.
1993.
[462] Vgl. *Fehrenbacher Gr.:* Drewermann verstehen. Eine kritische Hinführung, Olten-
Freiburg i. Br. ²1992; *Frey J.:* Eugen Drewermann und die biblische Exegese. Eine methodisch-kritische Analyse, Tübingen 1995; *Bucher A. A.:* Auf Felsen oder auf Sand gebaut?
Rückfragen an Eugen Drewermanns psychologische Theorien und Methoden. In: *Pottmeyer
H. J. (Hg.):* Fragen an Eugen Drewermann: eine Einladung zum Gespräch, Düsseldorf 1992;
Görres A.: Erneuerung durch Tiefenpsychologie? In: *Görres A., Kasper W.:* Tiefenpsycholo-
gische Deutung des Glaubens? Anfragen an Eugen Drewermann, Freiburg-Basel-Wien 1988.

Die Ergebnisse dieser Untersuchungen werden hier explizit vorausgesetzt, wenn auch die Urteile der Autoren nicht immer geteilt werden.[463]

Aus dem Blickwinkel der Frage „Macht der Glaube heil?" rückt aus dem Gesamtwerk Drewermanns[464] sein dogmatisch-systematisches Großprojekt „Glauben in Freiheit" (1993-2002, Trilogie in 5 Teilbänden) in den Blickpunkt des Interesses. Drewermann verbindet in diesem monumentalen Entwurf eine außergewöhnliche Fülle an enzyklopädischem Wissen, mit hohem Reflexionsgrad, intensivem Glaubensringen und mit einer vielschichtigen sprachlichen Dynamik, leider auch mit mancher inhaltichen Polemik und Agitation, zu einer neuartigen theologischen Perspektive auf die christliche Religion. Diesen Eindruck können die vielen weitschweifenden, teils ausufernden Anmerkungen gerade in den ersten Teilbänden, wo sich Drewermann des öfteren auch noch selbst zitiert, zwar trüben, aber nicht zerstören.[465] Die konzeptionelle Weite, Breite und Tiefe von „Glauben in Freiheit" spricht vielmehr für den Überblick Drewermanns auf den „Markt der Positionen" über den binnenkirchlichen Diskurs hinaus und für das nachhaltige „Gewicht" seiner eigenen Stimme im Diskurs von Glaube, Theologie, Kirche und Welt.

Die Perspektive und die Methode der Reflexion auf Drewermann geschieht in paralleler Struktur zur Auseinandersetzung mit Eugen Biser. Die Verstehensanalyse erfolgt auch hier weitgehend werkimmanent. Auf eine umfassende Bibliographie wird hier verzichtet.[466]

---

[463] Der protestantische Exeget Jörg Frey spricht „ein derart negatives Urteil" über die tiefenpsychologisch erweiterte Bibelexegese Drewermanns, so dass infolgedessen aus systematisch-theologischer Perspektive eine noch einmal erhöhte Wachsamkeit im Umgang mit Drewermanns Exegese angezeigt ist, aber eine einhellige Zustimmung zu Freys Position nicht notwendig ist. Vgl. *Frey J.:* Eugen Drewermann und die biblische Exegese, 241; vgl. auch *a. a. O.,* 175, Anm. 12. Dort nennt Frey mehr oder weniger namhafte Exegeten beider Konfessionen, die die Ambivalenz der fachtheologischen Rezeption der Drewermannschen Exegese widerspiegeln.

[464] Das Gesamtwerk Drewermanns gleicht einem großen literarischen Gebirgszug. Märchenauslegungen, Bibel-Kommentare, systematische Arbeiten zu Moraltheologie, Exegese, Tiefenpsychologie und Dogmatik, Einzelmonographien zu Themen wie Friede, Vaterunser und Glaubensbekenntnis bilden gleichsam die einzelnen Gebirgsmassive.

[465] Drewermanns Kritiker verweisen immer wieder auf die lückenhaften Literaturkenntnisse Drewermanns in Fragen der Exegese, der Theologie, aber auch der Psychoanalyse und Tiefenpsychologie. Drewermann sei nicht auf der Höhe der Forschung; seine Kritik sei zu relativieren.
Vgl. exemplarisch *Görres A.:* Erneuerung durch Tiefenpsychologie? In: *Görres A., Kasper W.:* Tiefenpsychologische Deutung des Glaubens? Anfragen an Eugen Drewermann, Freiburg -Basel-Wien 1988, 157. Görres kritisiert: „... die Lücken in Drewermanns Literaturverzeichnis sprechen Bände."

[466] Vgl. auch *Sobel A.:* Eugen-Drewermann Bibliographie. Primär- und Sekundärliteratur, Rezensions-verzeichnis, Bibliographie zum Fall Drewermann, Wiesbaden 1992.

3.1.4 Der Lebensweg und die Lebensleistung Eugen Drewermanns

Eugen Drewermann (*20. Juni 1940 in Bergkamen bei Dortmund, aufgewachsen in einer gemischtkonfessionellen Familie), Dr. theol., studierte von 1959 bis 1965 Philosophie in Münster und katholische Theologie in Paderborn. 1966 wurde er zum Priester der römisch-katholischen Kirche geweiht.[467] Danach arbeitete er u. a. als Präfekt des Erzbischöflichen Theologenkonvikts Paderborn und als Studentenseelsorger. Während dieser Zeit ließ er sich in der Neuroseklinik Tiefenbrunn bei Göttingen in der Neopsychoanalyse nach H. Schultz-Hencke ausbilden, allerdings ohne den Abschluss seiner eigenen Lehranalyse.

Drewermann begann 1970 mit der Arbeit an seiner Promotion im Fach katholische Dogmatik bei Prof. Heribert Mühlen an der theologischen Fakultät in Paderborn. Seine Studie „Strukturen des Bösen"[468] wurde 1978 als Promotions- und Habilitationsschrift angenommen. Erzbischof Dr. Johannes Joachim Degenhardt erteilte Drewermann die „venia legendi", mit der Drewermann als Privatdozent ab 1979 katholische Dogmatik an der Paderborner Fakultät lehrte. Neben der Wissenschaft praktizierte Drewermann als Psychotherapeut und Referent. Am 7. Oktober Oktober 1991 entzog ihm Erzbischof, später Kardinal J. J. Degenhardt (+2002), die Lehrerlaubnis. Darauf folgte im Januar 1992 der Entzug der Predigtbefugnis, die Amtsenthebung als Subsidiar in der Pfarrei St. Georg/Paderborn und am 24.3.1992 die Suspendierung vom Priesteramt. Seit dem Bruch mit der römisch-katholischen Amtskirche arbeitet Drewermann vor allem als freier Schriftsteller, Referent und Psychotherapeut, leitet Wortgottesdienste und nimmt einen Lehrauftrag für Kulturanthropologie an der Universität/Gesamthochschule Paderborn wahr.

3.1.5 Leitmotive und Schlüsselbegriffe bei Eugen Drewermann
3.1.5.1 Die Integration von Tiefenpsychologie und Theologie

Das programmatische Leitziel für Drewermann lautet, die „... Theologie christlich abendländischer Prägung insgesamt aus dem Getto ihrer Verstandeseinseitigkeit herauszuführen (...)" mithilfe der Methoden von Psychoanalyse und Tiefenpsychologie.[469] Die Ansätze zu einer tiefenpsychologischen Erweiterung von historisch-kritischer Exegese[470], Existenzphilosophie und Moraltheologie hat Drewermann umfangreich dargelegt.[471]

---

[467] Weitere biographische Angaben und Deutungen bei *Frey J.*: Eugen Drewermann und die biblische Exegese, 9ff.

[468] *Drewermann E.*: Strukturen des Bösen, 3 Bände, Paderborn 1977/78.

[469] *Drewermann E.*: Tiefenpsychologie und Exegese, Bd. 1: Die Wahrheit der Formen – Traum, Mythos, Märchen, Sage und Legende, Olten 1984, 21.

[470] Zu Drewermanns Abwehrhaltung gegenüber der historisch-kritischen Exegese vgl. *Drewermann E.*: Tiefenpsychologie und Exegese 1, 12: „In ihrer (die historisch-kritische Exegese, R. F.) Abgetrenntheit vom Gefühl, in ihrer Isolation vom Subjekt, in ihrer Unfähigkeit, die innere, psychische Realität für unendlich wirklicher zu nehmen als die Ebene der äußeren

Das derzeitige Verhältnis von Theologie und Tiefenpsychologie (Theorie-ebene) und von Psychotherapie und Seelsorge (Praxisebene)[472] brandmarkt Drewermann als „faktischen Dualismus".[473] Dieser interdisziplinäre Dualismus begründet sich auch mit der innerdisziplinären Pluralität und Heterogenität in Theologie und Tiefenpsychologie. Grundsätzlich sieht Drewermann Theologie und Tiefenpsychologie in einer typologischen, konstruktiven und dialektischen Spannung.[474] Die Annäherung und Integration beider Pole hält Drewermann für unbedingt notwendig.[475] Nur auf der Grundlage dieser Synthese können sich Glaube, Theologie und Seelsorge regenerieren aus der Quelle der Botschaft Jesu. Wenn nämlich beide Pole, also die Kunde von der Seele des Menschen und die Rede von Gott, „... in dem Verhältnis zueinander stünden, in dem sie sich befinden sollten, in unseren Tagen mancherlei Krankheiten entweder gar nicht erst entstehen würden oder aber einer rascheren Heilung zugänglich wären."[476]

Tiefenpsychologie betrachtet Drewermann als ein Hilfsorgan zum Selbstverständnis der Theologie[477], das der Theologie hilft, ihren genuinen Auftrag zu

---

,Tatsachen', ist diese Form von ,Exegese' prinzipiell gottlos, sooft sie auch den Namen ,Gott' in ihrem Munde führen mag (...) Fragt man indessen nach dem Geheimnis dieser existentiell so überaus beruhigten Sprechweise von ,Gott' und ,Göttlichem' im Gewande einer derartigen Scheintheologie, so wird man alsbald finden, daß es die Angst ist, die sie in ihr selbstgewähltes Getto führte."
Vgl. *ders.:* Tiefenpsychologie und Exegese, Bd. 2: Die Wahrheit der Werke und Worte. Wunder, Vision, Weissagung, Apokalypse, Geschichte, Gleichnis, Olten-Freiburg i. Br. 1985, 13-35: „Einführung: Von vier Gefahren der Theologie – der Exegese aber im besonderen (...) 1. Das erfahrungslose Sprechen von fremden Erfahrungen oder: Das Brotgelehrtentum (...) 2. Die Zerstörung der Bilder oder: Der Rationalismus der Schriftauslegung (...) 3. Das Beurteilen nach dem Erfolg oder: Die professorale Distanz geschichtlicher Forschung (...) 4. Die Verleugnung der zentralen Alternative von Angst und Glauben oder: Der Gang des Petrus über das Wasser (...)"
[471] *Drewermann E.:* Strukturen des Bösen, 3 Bände, Paderborn 1977/78; *ders.:* Psychoanalyse und Moraltheologie, 3 Bände, Mainz 1982-84; *ders.:* Tiefenpsychologie und Exegese, 2 Bände, Olten-Freiburg i. Br. 1984/85.
[472] Vgl. dazu auch *Drewermann E.:* Psychoanalyse und Moraltheologie 1, 179-189: „Heil und Heilung – Eine Meditation über das Verhältnis von Psychotherapie und Seelsorge".
[473] *Drewermann E.:* Psychoanalyse und Moraltheologie 1, 171. Vgl. *ebd.,* 172: „Man weiß in der Psychologie schließlich von Gott und Göttlichem gar nichts mehr, und so seelenlos wie die Psychologie, so seelenlos wird die Gotteslehre, die Theologie."
[474] *Drewermann E.:* Tiefenpsychologie und Exegese 2, 761. Drewermann sieht einen „dialektischen Gegensatz von historisch-kritischer Exegese und tiefenpsychologischer Hermeneutik", den es „herauszuarbeiten und zu erhalten gilt."
[475] Insgesamt will Drewermann im Sinne einer positiven Synthese die historisch-kritische Exegese mithilfe der Tiefenpsychologie „transformieren".
Vgl. *ders.:* Tiefenpsychologie und Exegese 1, 21: „Insbesondere die Exegese in ihrer Mittelstellung zwischen ,Quelle' und ,Wüstenwanderung' soll im folgenden von einem historisierenden ,Transportsystem' mit Hilfe der Tiefenpsychologie in ein Instrument zur ,Tiefenbohrung' umgewandelt werden."
[476] *Langel H. (Hg.):* Rede und Antwort. Theologie im Gespräch, Bremen 1992, 20.
[477] Zur Relativität der tiefenpsychologischen Hermeneutik vgl. *Drewermann E.:* Tiefenpsychologie und Exegese 2, 790: „Nach dem unumgänglichen religiösen Schiffbruch der historisch-kritischen Methode kann die tiefenpsychologische Hermeneutik heute nicht mehr sein als ein Floß, das man benutzen muß, um gegen alle Strömungen und Winde der Zeit dennoch

erfüllen, denn sie ist dazu bestimmt, „... den Menschen durch Verständnis und Güte zu heilen und in das Zentrum seiner Persönlichkeit von Gott her zurückzuführen (...)"[478] Psychoanalyse und Tiefenpsychologie sind für ihn profane Wissenschaftsdisziplinen in der optimalen „Mittlerstellung zwischen Naturwissenschaft und Geisteswissenschaft".[479]

Andererseits weiß Drewermann um die Grenzen jeder wissenschaftlichen Methode und damit auch um die Grenzen der Psychoanalyse und Tiefenpsychologie. „Keinesfalls betrachten wir die Tiefenpsychologie dabei als eine ‚Universalwissenschaft' oder als eine Form von Religionsersatz; im Gegenteil sind wir uns der Grenzen und der Unzulänglichkeit der Tiefenpsychologie gerade angesichts der unendlichen Weite des Mythos durchaus bewußt."[480] Psychoanalyse ist vielmehr zu bewerten und zu nutzen als „... ein äußerst wirksames Instrument der Veränderung; aber sie ist und bleibt dabei an ihre eigene Zielsetzung: Bewußtwerdung und Entfaltung in Freiheit, gebunden. Die Psychoanalyse will und kann nicht mit Vorwürfen, Anklagen oder Forderungen arbeiten; sie kann und will lediglich Zusammenhänge, Tendenzen, Hintergründe und Strukturen aufweisen und entsprechend den Möglichkeiten des Patienten vorteilhafter gestalten (...) Insofern ist eine psychoanalytische Untersuchung, gleich zu welchem Thema, vorderhand keine ‚politische' Streitschrift, sondern nichts weiter als der Versuch, etwas besser zu verstehen."[481] Psychoanalyse, so Drewermann, kann den Menschen zwar bis zur Freiheit hin befreien, aber: „Die Angst (vor) der Freiheit kann sie ihm nicht nehmen."[482]

Mit der tiefenpsychologischen Deutung der Bibel und der kirchlichen Tradition behauptet Drewermann – so ein kritischer Vorwurf - „... Ungeheuerliches (...), das von der kirchlichen Tradition in jedem Fall abweicht."[483] Damit spitzt sich die Auseinandersetzung mit Drewermann auf die Frage zu, ob und inwieweit Drewermanns tiefenpsychologisch erweiterte theologische Hermeneutik und die biblische Offenbarung des christlichen Glaubens weitgehend kompatibel sind.

---

ans andere Ufer zu gelangen. Hat man dieses Ziel erreicht, so mag man auch die tiefenpsychologische Hermeneutik getrost vergessen oder, was auf dasselbe hinausläuft, ihrer nur noch historisch gedenken. Hoffentlich kommt dieser Tag bald. Bis dahin aber bleibt die Psychoanalyse wohl unser aller Schicksal."
[478] *Drewermann E.*: Psychoanalyse und Moraltheologie 2, 109.
[479] *Drewermann E.*: Glauben in Freiheit, 3 Bände in 5 Teilbänden. In: *Ders.*: Glauben in Freiheit oder Tiefenpsychologie und Dogmatik. Dogma, Angst und Symbolismus, Bd. 1, Solothurn-Düsseldorf 1993, 298.
[480] *Drewermann E.*: Tiefenpsychologie und Exegese 2, 789.
[481] *Drewermann E.*: Kleriker, 25.
[482] *Drewermann E.*: Glauben in Freiheit 1, 344.
[483] *Fehrenbacher:* Drewermann verstehen, 218.

3.1.5.2 Das Paradigma „Glauben in Freiheit"

Schon in seiner Trilogie „Strukturen des Bösen" zeigen sich Drewermanns Methode und Hauptanliegen, d. i. eine Synthese von Psychoanalyse, Existenzphilosophie und Theologie zu einer tiefenpsychologisch erweiterten theologischen Hermeneutik des menschlichen Daseins.[484] In „Glauben in Freiheit" verfolgt Drewermann diesen ursprünglichen Ansatz weiter. Er rezipiert zu diesem Zweck eine Flut von neueren Erkenntnissen aus den Human- und Naturwissenschaften sowie aus der Friedens- und Jesusforschung. „Glauben in Freiheit" fordert Glaube, Kirche und Theologie grundlegend heraus, z. B. mit folgenden Fragen:
1. Haben Religion im Allgemeinen und der christliche Glaube im Besonderen nicht die primäre und ursprüngliche Aufgabe, den Menschen zu befreien aus Daseinsnot und Daseinsangst und so Heilung und Heil zu ermöglichen?
2. Wie kann ein suchender Mensch angesichts von Natur und Evolutionsgeschichte, so wie sie sind, mit einem riesigen Überhang an Krieg, Krankheit und Tod, überhaupt (noch) an den liebenden Abba-Gott des Jesus von Nazareth glauben?
3. Kann ein Mensch, der religiöse Orientierung und Halt im Glauben sucht, an den Gott Jesu glauben und zugleich Abschied nehmen von der tradierten Kirchensprache und Theologie?[485]
d) Wie kann eine Kirche, die vorgibt, dem Menschen nahe zu sein und darüber hinaus als Instanz der bürgerlichen Moral gesellschaftlichen Einfluss ausüben will, paradoxerweise wichtige gesellschaftliche und geistige Entwicklungen und Erkenntnisse beharrlich ignorieren und allen vernünftigen Einwänden zum Trotz, in traditioneller Beharrlichkeit weiterhin die Gläubigen in Abhängigkeit halten und moralisch zensieren?

Im Überblick verfolgt „Glauben in Freiheit" mehrere systematische Leitziele: 1. Die Entwicklung und Darbietung einer tiefenpsychologischen Fundamentaltheologie, um Eigenheiten des Religiösen zu erklären; 2. die Ermöglichung einer tiefenpsychologischen Dogmatik zur ganzheitlichen Interpretation der Glaubenslehre[486]; 3. eine tiefenpsychologisch erweiterte Anthropologie; 4. eine tiefenpsychologisch erweiterte Christologie; 5. ein tiefenpsychologischer Zugang zur Tradition der Mystik als Königsweg der Selbst- und Gottesfindung.

---

[484] Vgl. dazu ausführlich bei *Fehrenbacher Gr.*: Drewermann verstehen.
[485] *Drewermann E.*: Glauben in Freiheit 1, 25: „.... Religiöser Glaube, gleich welcher Konfession, ist eine Funktion von Mystik; nie mehr, in alle Zukunft nicht, eine Funktion behördlich verwalteter Dogmatik. So steht es Gott sei Dank, heute." Vgl. ausführlich *a. a. O.*, 47- 267: „Glaube als Ichfunktion".
[486] Vgl. Drewermanns frühere Ankündigung seiner tiefenpsychologisch erweiterten Dogmatik in *Marz B. (Hg.)*: Wort des Heils – Wort der Heilung. Von der befreienden Kraft des Glaubens, Bd. 1, Düsseldorf 1988, 172: „Nächstens möchte ich dann zur Dogmatik kommen, das ist mein eigentliches Fach, ich möchte zeigen, daß man die Bibel auch als Dogmatiker wieder so lesen kann, daß sie vom Glauben spricht und nicht als Buch von tausend historischen Hypothesen erscheint, das für die Dogmatik eigentlich entfremdet worden ist."

Seinen großen systemischen Entwurf „Glauben in Freiheit" ordnet Drewermann umgekehrt zur traditionellen Traktatenfolge an. Zuerst untersucht er, „... wie die religiöse Frage im Menschen aus der fundamentalen *Angst* entsteht". Als Antwortversuch darauf ist das Evangelium daraufhin zu prüfen, „... wie die Botschaft des Mannes aus Nazareth der Welt, in der wir leben, *standhält*. Es ist dieselbe Frage, wie *wir* unsere Menschlichkeit durchhalten inmitten *der Welt,* wie sie ist, und inmitten *der Geschichte,* die wir zwar selber uns schaffen, doch deren Opfer wir auch zugleich sind."[487]

„Die Kirche"[488] hat in unverantwortlicher Weise „sich ihren Christus gemacht"[489] und damit sowohl an der Botschaft Jesu als auch an der Situation des Menschen vorbeigelehrt und –gehandelt. Drewermann will deshalb auf der Basis einer mündigen und radikalen anthropologischen Wende und in konzentriert christologischer Perspektive einen Neuanfang starten, „... was *wir* in unserem Leben und *wie* wir in unserem Leben beginnen mit der ursprünglichen Botschaft des Jesus aus Nazareth; mit der Befreiung zum Frieden."[490]

3.1.5.3 Tiefenpsychologisch erweiterte Theologie als eine existentiell-soteriologische Hermeneutik und als eine integrative Form des Erkennens

Die Auseinandersetzung der Theologie mit moderner Astrophysik und Kosmologie und mit deren innerer Kohärenz ist für Drewermann die unabdingbare Voraussetzung dafür, dass die religiöse Frage nach Gott in wissenschaftlicher Redlichkeit und existentieller Ehrlichkeit und im Angesicht der Not des menschlichen Daseins als „notwendig" begriffen werden kann. Religion dient dabei dem Verstehen des menschlichen Daseins (Hermeneutik), die Modelle Naturwissenschaften hingegen dem Erklären, nicht notwendig dem Verstehen des Mikro- und Makrokosmus.[491]

Drewermann unterscheidet dialektisch zwischen zwei möglichen epistemischen Standpunkten einer religiösen und theologischen Hermeneutik: zwischen dem ethisch-ontologischen und dem existentiell-soteriologischen. Er entscheidet sich für die Perspektive einer existentiell-soteriologischen Hermeneutik. Im Sinne einer Synthese beider Perspektiven geht es darum „... eine poetische, nicht an ‚Fakten', sondern an Bedeutungen orientierte Lektüre der Bibel (und anderer religiöser wie märchenhafter Texte) plausibel zu machen (...)" Er

---

[487] *Drewermann E.:* Glauben in Freiheit, Bd. 2: Jesus von Nazareth. Befreiung zum Frieden, Düsseldorf-Zürich ⁵1998, 663.
[488] „Die Kirche" ist eine von Drewermann häufig gebrauchte undifferenzierte und häufig polemische Generalisierung.
[489] *Drewermann E.:* Glauben in Freiheit 2, 664.
[490] *Ebd.*
[491] Vgl. *Drewermann E.:* Glauben in Freiheit 3/3: Im Anfang...: Die moderne Kosmologie und die Frage nach Gott. Religion und Naturwissenschaft Teil 3, Düsseldorf-Zürich 2002, 26.

sucht die „... *Einheit* von Glauben und Wissen, von Gefühl und Intellekt, von ‚subjektiver' und ‚objektiver', von ‚verstehender' und ‚erklärender' Weltsicht zu ermöglichen (...)"[492]
Wichtigstes erkenntnistheoretisches Moment seiner existentiell-soteriologischen Hermeneutik ist die angestrebte integrative Form des Erkennens. Dazu synthetisiert Drewermann die analytisch-regressive Methode der Wahrnehmung von Wirklichkeit mit der synthetisch-progressiven Methode. „In der Tat ist es aus vielen Gründen unerläßlich, das alte gegenstandsgerichtete Denken durch eine integrative Form des Erkennens zu erweitern (...)"[493]

3.1.5.4 Theologie als therapeutische Hermeneutik

Drewermann kritisiert, dass die gesamte Theologie im Grunde genommen wertlos ist, wenn sie dem Menschen nicht heilsame Antworten in seiner Existenznot geben kann, gerade in Grenz- und Dilemmasituationen. Die althergebrachte und „abergläubische" dogmatische Verkündigungssprache der Theologen kann diese Antworten, so Drewermann, nicht geben. Infolge seiner existentiell-soteriologischen Hermeneutik betreibt er methodisch konsequent eine konkrete, induktive und empirische Wissenschaft des Glaubens, die radikal beim konkreten menschlichen Subjekt und bei seinen Daseins-Nöten und –Ängsten ansetzt.

Glaube und Theologie, die sich im Dienst des Menschen und der Personwerdung des Menschen verstehen, sind als therapeutische Hermeneutik auszuüben. Der „*therapeutische* Verstehensansatz" ist für Drewermann „... so entscheidend, daß außerhalb davon jedes andere theologische Konstrukt von ‚Erlösung' ohne ‚Anknüpfungspunkt' bleibt und sich selbst, notgedrungen, zu einer rein moralisierenden Äußerlichkeit verurteilt (...) Indem wir *vom Einzelnen* ausgehen, verfügen wir nicht nur über eine zunächst gewiß noch stark reduzierte, doch dafür *überschaubare Ausgangssituation;* wir gewinnen mit Hilfe des therapeutischen Interpretationsmodells ein *Paradigma,* das für die Durcharbeitung aller weiterer Ebenen gültig und maßgebend ist."[494]

---

[492] *Drewermann E.:* Glauben in Freiheit 3/3, 26.
[493] *Drewermann E.:* Glauben in Freiheit 3/2: ... und es geschah so. Die moderne Biologie und die Frage nach Gott. Religion und Naturwissenschaft Teil 2, Düsseldorf-Zürich 1990, 770.
[494] *Drewermann E.:* Glauben in Freiheit 2, 344.

3.2 Anders existieren – Eugen Drewermanns Modell einer tiefen-psychologisch erweiterten Anthropologie

3.2.1 Die Hinwendung zum Menschen

„Es ist nicht länger möglich, von der Bibel herkommend auf ‚die Leute' zuzugehen, also gewissermaßen von der Kirchenkanzel als dem Berg der Erleuchtung auf die Straße draußen hinabzusteigen, - umgekehrt: es gilt, von den Erfahrungen der Menschen her, von ihren Nöten, Ängsten, Sorgen, Sehnsüchten und Hoffnungen her auf die Bibel oder, richtiger, auf die Person Jesu in bzw. hinter der Bibel zuzugehen, um von ihr her eine tragende Antwort für die Konflikte der Zeit wie des Einzelnen zu finden."[495] Glaube und Theologie müssen sich zum Menschen hinwenden, ja sprichwörtlich zum Menschen bekehren, wenn sie einerseits dem ganzen Menschen und andererseits der Botschaft des Jesus von Nazareth im vollen Maß entsprechen wollen.

3.2.1.1 Die Überwindung des anthropologischen Dualismus

Wo Glaube und Theologie den Blick für den ganzen Menschen verlieren, kommt es folgenschwer zum anthropologischen Reduktionismus auf Verstand und Wille oder gar zum Dualismus zwischen dem Bewussten und Unbewussten. In dieser verkürzten bzw. gespaltenen Sichtweise des Menschen sieht Drewermann den tieferen Grund für die konfessionelle Spaltung und die Kontroverse von Protestantismus und Katholizismus begründet. Denn es „... leidet der Protestantismus an dem gleichen Übel, das er bereits vom ‚Katholizismus' übernommen hat: der Isolation des Glaubensbegriffs von den unbewußten Schichten der Psyche. Der Katholizismus hat zwar objektiv eine Fülle von archetypischen Symbolen in seine Glaubenslehren und Riten aufgenommen, aber er hat sich stets geweigert, den Ursprung dieser Bilder in der menschlichen Psyche anzuerkennen (...) Die anthropologische Reduktion des Menschen auf Verstand und Willen hat den Menschen selbst zwischen Bewußtsein und Unbewußtem aufgespalten, und es ist diese anthropologische Spaltung, die den eigentlichen Grund der konfessionellen Spaltung bildet, indem der Protenstantismus den Glaubensvollzug wesentlich in dem reflexen Ich des Menschen verankert, wohingegen der Katholizismus die objektiven Glaubensinhalte stärker hervorhebt (...)"[496]

Auf dem Hintegrund dieses anthropologischen Dualismus entfaltet Drewermann seine *„tiefenpsychologisch erweiterte Anthropologie (...), die es erlaubt, einen Mittelweg zwischen einer ‚bilderlosen' ‚Personologie' des religiösen Erlebens und einer ‚Theologie' vergegenständlichter Projektionen* zu formulieren."[497]

---

[495] *Drewermann E.:* Glauben in Freiheit 2, 38.
[496] *Drewermann E.:* Tiefenpsychologie und Exegese 2, 775.
[497] *Drewermann E.:* Glauben in Freiheit 1, 382.

3.2.1.2 Drewermanns Kritik an Karl Rahner
3.2.1.2.1 Karl Rahner als inklusiver und integrativer Vordenker der anthropologischen Wende

Die Initiative der anthropologischen Wende der Theologie steht synonym mit Karl Rahner.[498] Dessen innovative Theologie markiert den Wendepunkt zur Transformation der traditionellen Theologie hin zur theologischen Anthropologie und soteriologischen Perspektive der gesamten Theologie. So würdigt Drewermann das Werk Rahners respektvoll: „Die Theologie RAHNERS (...) war und ist gewiß der wichtigste Versuch einer intellektuell redlichen Öffnung der katholischen Kirche zur ‚Welt' hin, den es im Einklang mit dem kirchlichen Lehramt in unserem Jahrhundert gegeben hat."[499] Drewermann hält Rahners Theologie für „... das Beste, was die katholische Kirche unter Voraussetzung des äußersten ihr gerade noch möglich scheinenden Spielraums an Gedankenfreiheit am Ende des 2. Jahrtausends nach Christus den Menschen zu sagen hat."[500]

Rahner gilt zurecht als inklusiver und integrativer Denker des christlichen Glaubens. Im Anschluss an Rahners Theorem vom „anonymen Christen" resümiert Drewermann: „KARL RAHNER. Sein Intellekt und sein Glaube waren viel zu groß, als daß er den Zerfall der kirchlichen Theologie zu einer bloßen Sektenideologie hätte mittragen können oder wollen. Im Gegenteil: Der christliche Glaube sollte in seinen Augen nicht länger dem *Ausschluß* aller Nichtchristen, sondern der Einladung und dem *Einschluß* aller Menschen dienen."[501]

3.2.1.2.2 Rahners Theologie im Konflikt mit dem konkreten Dasein des Menschen

Andererseits können die Grenzen der Theologie Karl Rahners nicht übersehen werden, weil dieser sich innerhalb der Enge des Katholizismus bewegte, ja im Sinne des Selbsthaltes bewegen musste. Drei „strukturelle Voraussetzungen" mussten, so Drewermann, erfüllt sein, damit Rahner katholisch bleiben und systemimmanent wirken konnte.[502] 1. Rahners labyrinthhafter und schwer verständlicher Sprach- und Aussagestil: Rahner musste so schreiben und reden, „... um in der Kirche gerade noch geduldet zu werden" und nicht das gleiche Schicksal wie sein Ordensbruder Teilhard de Chardin zu erleiden, denn aufgrund seiner hermetischen Sprache wurde Rahner weitgehend nur von akademischen Insidern verstanden. So verblieb Rahners Theologie überwiegend im universitären Raum,

---

[498] *Rahner K.:* Theologie und Anthropologie, 43-65.
[499] *Drewermann E.:* Glauben in Freiheit 1, 217.
[500] *Drewermann E.:* Glauben in Freiheit 1, 218.
Karl Rahner hat, wie Drewermann betont, den Einzelnen sehr wohl gesehen und bedacht. Vgl. *Drewermann E.:* Glauben in Freiheit 1, 606, Anm. 119: „Es müßte alles, was dieser wegweisende Theologie gewollt hat, kirchenkritisch abgearbeitet werden, damit es in der Kirche Wirklichkeit würde, statt als Entschuldigung zu dienen."
[501] *Drewermann E.:* Glauben in Freiheit 1, 213.
[502] Für den folgenden Zusammenhang und die Zitate vgl. *Drewermann E.:* Glauben in Freiheit 1, 218ff.

den das kirchliche Lehramt kontrollieren konnte. 2. Rahner dachte vom überlieferten Dogma aus und auf das Dogma hin. Er erfüllte als kirchlicher Theologe die dogmatischen Vorgaben. „Ein solches Denken, das die Wahrheit, die es zu finden vorgibt, im Grunde immer schon voraussetzt, erfüllt vollauf den Tatbestand dessen, was wir (...) als ‚Ideologiebildung' beschrieben haben."[503] 3. Der Abstraktionsgrad Rahners in seinen Reflexionen über das Mensch-Sein, das Da-Sein und andere Kategorien, „... so richtig sie sind, haben den gesamten *Widerspruch der Wirklichkeit* des real existierenden Katholizismus ebenso wie der ‚Welt' gegen sich; doch da sie diesen Widerspruch selbst weder bezeichnen noch bearbeiten, fordern sie ihn auch nicht heraus (...)" Wie die Welt entstand, wie es um sie steht und was aus ihr werden soll bzw. kann, das, so Drewermann, „... kann einem Theologen der Gegenwart nach der Lektüre der RAHNERschen Schriften im Grunde egal sein."[504] So zeigt sich, dass „... RAHNER eine Lösung gesucht hat, die er nicht finden konnte, weil er theologisch die ‚Wende zur Anthropologie' vollzog, ohne die Anthropologie des 20. Jahrhunderts wirklich aufzugreifen."

Aufgrund des faktischen Mangels an konkreter, induktiver und empirischer Anthropologie konnte Rahner in seiner Theologie die Spannungen zwischen kirchlicher Theologie und Psychologie, kirchlicher Seelsorge und Psychotherapie, zwischen kirchlichem Gottesbild und kirchlichem Menschenverständnis nicht überwinden.

Drewermanns Fazit lautet: Die Schuld an der existentiellen Hilflosigkeit des gesamten transzendentalphilosophischen und existentialtheologischen Ansatzes Karl Rahners im Umgang mit konkretem Freud und Leid im Leben, auch in der Kirche, „... trägt nicht eigentlich K. RAHNER selber; die Ursache *dafür* liegt in dem System einer kirchlichen Theologie begründet, die sich nur ‚rechtfertigen' und begründen läßt, wenn man vom Menschen allenfalls das eine Achtel seines Unbewußten mit allem Reden von Gott nicht durcharbeitet, sondern in der Verdrängung hält."

Diese Kritik am „System der kirchlichen Theologie" führt Drewermann weiter. „Allein durch ihre *strukturelle Bewußtseinseinseitigkeit* muß man eine solche Theologie nicht nur als unfähig zur seelischen Heilung, sondern in sich selbst als krankheitsverursachend erklären."[505]

3.2.2 Der ganze Mensch – eine evolutive und integrative Anthropologie

Drewermann will die Defizite einer strukturell bewusstseinseinseitigen Theologie überwinden und den Mensch wahrnehmen als Lebewesen, das nicht nur mit

---

[503] *Drewermann E.:* Glauben in Freiheit 1, 220.
[504] *Drewermann E.:* Glauben in Freiheit 1, 222.
[505] *Drewermann E.:* Glauben in Freiheit 1, 225.

Bewusstsein, Verstand und Wille begabt ist, sondern zu dessen Menschlichkeit der gesamte Bereich des Unbewussten gehört. Weiterhin an einem Menschenbild festzuhalten, das die Forschungsergebnisse auf dem Gebiet der Evolutionsforschung, der Kogntions- und Neurowissenschaften vernachlässigt, kann weder wissenschaftlich verantwortet noch weiter redlich geglaubt werden.[506]

Der christliche Glaube, Kirche und Theologie sind aufgerufen, endlich ernst zu machen mit der radikalen und ganzheitliche Wende hin zum Menschen: „... die ‚anthropologische Wende' der Theologie müßte sich längst schon zu einer ‚biologischen' und ‚kosmologischen' Wende erweitert haben."[507]

In diesem Sinne will Drewermann seine Vision einer evolutiven und integrativen Anthropologie entfalten.

3.2.2.1 Der Mensch aus tiefenpsychologischer und biologischer Sicht
3.2.2.1.1 Der Mensch als kollektives Wesen und das Archetypische

Nach den Erkenntnissen der Gehirn- und Verhaltensforschung arbeitet das menschliche Gehirn nicht einfach wie ein evolutiv optimierter Spiegel zur Repräsentation der Wirklichkeit:[508] „Nicht wie die Welt ‚an sich' ist, bildet den Inhalt unserer Wahrnehmungen auf der Stufe des Zwischenhirns; wir bekommen von ihr auf dieser Ebene lediglich gerade so viel zu ‚sehen', wie wir ‚wissen' müssen, um uns in ihr zurechtzufinden. Es *soll* für uns offenbar nur gerade so viel an Wirklichkeit geben, wie wir zum Überleben benötigen, und alles, was wir davon auf der Ebene des Zwischenhirns wahrnehmen, ist perspektivisch auf diese Frage hin zentriert."[509]

Was sich über die gehirnorganischen und neuronalen Voraussetzungen für das aussagen lässt, was C. G. Jung als die archetypischen Symbole bezeichnet, gilt als verifizierbare wissenschaftliche Erkenntnis. „Wir verfügen auf der Ebene des Zwischenhirns über die Tatsache von angeborenen *Schemata,* die als typisierte Abbilder bestimmter Gegebenheiten der Umwelt *früher* sind als jeder mögliche Kontakt des Individuums mit der Welt draußen; diese im Verlauf der Artenentwicklung historisch entstandenen, insofern ‚archaischen' Schemata können infolge ihrer typisierten From sowie aufgrund ihrer hohen psychischen Bedeutsamkeit auch als *Symbole* (oder ‚Signale') bezeichnet werden, und nichts hindert uns jetzt mehr, im Sinne C.G. JUNGS hier von *archetypischen Symbolen*

---

[506] Vgl. *Drewermann E.*: Glauben in Freiheit 1, 304.
[507] *Drewermann E.*: Glauben in Freiheit 3/1: Der sechste Tag. Die Herkunft des Menschen und die Frage nach Gott. Religion und Naturwissenschaft Teil 2, Düsseldorf-Zürich ²1998, 48.
[508] Vgl. *Lorenz K.*: Die Rückseite des Spiegels. Versuch einer Naturgeschichte menschlichen Erkennens, München u. a. 1973, 148-211.
[509] *Drewermann E.*: Glauben in Freiheit 1, 289.

zu sprechen, die als ein echtes ‚Apriori' der Wahrnehmung und des (Um)Welterlebens aller individuellen ‚Psychologie' zugrunde liegen."[510]
Als verifizierbare wissenschaftliche Erkenntnis „... läßt sich vielmehr die gesamte psychische Leistung und Arbeitsweise des Zwischenhirns überhaupt nicht anders beschreiben denn als eines Ensembles von Schaltkreisen, die entlang spezifischer Auslöser durch ein komplexes Verhaltensrepertoire für das einzelne Lebewesen in einer an sich unbekannten Situation die in jedem Falle richtige Antwort parat halten."[511]
Auf dieser Ebene der Hirnentwicklung ist das, was als individuelles Lernen bezeichnet wird, noch nicht möglich. Informationserwerb und –verarbeitung „... und der gesamte psychische Fortschritt ist hier noch gebunden an die Maschinerie der Vererbung." Darauf hat C. G. Jung mit seiner Rede von der nicht zu unterschätzenden *kollektiven Dynamik* der archetypischen Welt hingewiesen, selbst wenn er diese aufgrund seiner Methodik nicht beweisen konnte.[512]
Keinesfalls will Drewermann das Heil durch Jesus Christus ersetzen durch die Erlösung mittels Archetypen. Denn „... im Unterschied zu den mythischen Religionen", so Drewermann, betont die christliche Religion „sehr stark und sehr wesentlich und richtig (...), daß ja nicht die Bilder an und für sich erlösende Qualität haben, sondern erst der Raum des Vertrauens, der worthaft ist, der personal gebunden ist, der geschichtlich ist. Und in dieser Einheit eines Vertrauens, das sich an eine bestimmte Person, Jesus von Nazaret bindet, dann aber stark genug ist, den ganzen Bilderreichtum der Seele freizusetzen, schafft sich das, was uns Menschen integral leben lässt (...)"[513]

3.2.2.1.2   Der Mensch als Individuum

Damit sich der Mensch im Verlauf der Evolution aus dem Bannkreis der unbewussten kollektiven Dynamik (Natur) lösen und zur Ebene eines freien und selbständigen Individuums aufschwingen konnte (Kultur), bedurfte es einer Schnittstelle, die in der Verhaltenspsychologie als „Prägung" bezeichnet wird. „Das Verfahren, über welches die *Natur* hier verfügt, um letztlich der *Kultur* auf die Sprünge zu helfen, ist schon Jahrmillionen alt; es ist wohlerprobt bei den Tieren und brauchte für den Menschen keinesfalls neu erfunden zu werden: es heißt *Prägung*. Das Wort *Prägung* bezeichnet exakt die Stelle, an welcher die starren kollektiven Zwischenhirnprogramme sich zu individuellem Lernen öffnen."[514]

---

[510] *Drewermann E.:* Glauben in Freiheit 1, 287.
[511] *Ebd.*
[512] Vgl. *Jung C. G.:* Gegenwart und Zukunft. In: Gesammelte Werke X, Olten-Freiburg 1974, 284-291.
[513] *Marz B. (Hg.):* Wort des Heils – Wort der Heilung. Von der befreienden Kraft des Glaubens, Bd. 3, Düsseldorf 1989, 52.
[514] *Drewermann E.:* Glauben in Freiheit 1, 295.

Die Aufwärtsentwicklung des Menschen zeigt sich deutlich an der Architektur der Sprachzentren in der linken Hemisphäre des Großhirns. Dieser evolutive Fortschritt „... stellt einen entscheidenden Schritt zur *Loslösung* der psychischen Abläufe von den unmittelbaren Wahrnehmungen der Umwelt dar und bedeutet zugleich eine nie gekannte Unabhängigkeit von den Gefühlen und Verhaltenssteuerungen, die im Zwischenhirn codiert sind. Ohne Zweifel: der Mensch hat durch seine Spezialisierung auf die Leistungen des Großhirns aufgehört, ,nichts anderes als' ein Triebwesen zu sein. Er ist im Gegenteil jetzt das einzige Wesen der Erde, dessen Überleben daran hängt, *Informationen zu verarbeiten* und weiterzugeben, zu *lernen* also und Gelerntes anderen zu vermitteln."[515]

Auf der evolutiven Stufe der Großhirnentwicklung erweist sich der Mensch als potentiell freies und selbständiges Wesen. „Erwachsen aus den Zentren des Zwischenhirns, die zum erstenmal den stabilen Kreislauf der angeborenen auslösenden Mechanismen zwischen Innen- und Außenwelt zugunsten des individuellen Lernens öffneten, ist das Großhirn nicht länger mehr ein Speicherorgan fertiger Verhaltensmuster beziehungsweise, mit KANT gesprochen, ein ,transzendentales Subjekt' als Träger einer Fülle von ,Urteilen apriori' (...), sondern es ist eine Art *black box* zur Aufnahme und Verarbeitung eines Optimums detaillierter Informationen durch Zusammenschaltung einer Vielzahl von Neuronen."[516]

3.2.2.1.3   Der Mensch als geistiges Wesen und die personale Integration

Die Rede vom Menschen als einem geistigen Wesen heißt für Drewermann, bewusst vom Menschen zu sprechen als einem Lebewesen auf der Höhe seiner Gehirnorganik und seiner Gehirnfunktionen. „Der ,Geist' des Menschen – das ist nie nur eine Funktion des Großhirns *oder* des Zwischenhirns, das ist stets und immer, wie wir gesehen haben, das Zusammenspiel und die Einheit beider Bereiche des menschlichen Gehirns."[517] Das Werden des Menschen als geistiges bedarf der personalen Integration. Diese „... muß erreicht werden im Umgang *mit der Triebwelt* (der ,Natur'), im Umgang *mit den anderen Menschen* (mit der ,Gesellschaft') und *mit den Inhalten der geistigen Welt (*der ,Kultur')."[518] Dies zu leisten vermag „*die integrale Universalität des Symbolismus*".[519]

Drewermann versteht den „Geist" des Menschen weder als Epiphänomen noch als materielles Substrat des Biologischen bzw. Physikalischen. Darauf deutet Drewermanns Vergleich zwischen schamanischen Heilungen und biblischen Wunderheilungen hin: „Allerdings bedarf es, um die Möglichkeit solcher Heilungen zu verstehen, oder auch nur ihr Faktum anzuerkennen, einer erheblichen

---

[515] *Drewermann E.:* Glauben in Freiheit 1, 294.
[516] *Drewermann E.:* Glauben in Freiheit 1, 301.
[517] *Drewermann E.:* Glauben in Freiheit 1, 304.
[518] *Drewermann E.:* Glauben in Freiheit 1, 407.
[519] *Drewermann E.:* Glauben in Freiheit 1, 407.

Korrektur der uns gewohnten abendländischen Denkweise. Man muß in der Tat angesichts der schamanistischen Heilung die Perspektive vor allem der neuzeitlichen Weltsicht vollständig ändern: nicht am Körper, sondern am Geist erkranken die Menschen primär, und entgegen dem gängigen Materialismus oder anthropologischen Dualismus ist es methodisch richtiger, den Körper als eine Funktion, als einen Spiegel der Seele zu betrachten, als umgekehrt: den Geist als ein Produkt hirnphysiologischer Stoffwechselvorgänge anzusehen."[520]

3.2.2.2 Evolutive Anthropologie als notwendige Grundlage für Glaube und Religion

Die konkreten Erkenntnisse von der Evolution des Lebens und des Menschen „... bilden den Rahmen jeder uns heute möglichen Anthropologie, und diese wiederum bildet den unerläßlichen Ausgangspunkt jeder wirklichen Gotteserfahrung und theologisch reflektierten Gotteslehre." Evolutive Anthropologie versteht Drewermann weder als einen Modus der Schöpfungslehre noch als „eine abstrakte Dynamik der ‚Selbstoffenbarung des Dreifaltigen Gottes'"[521], sondern als die Voraussetzung, um zunächst authentische Gotteserfahrung von sekundär vermitteltem Glaubenswissen unterscheiden zu können und dann Gott in der Freiheit der subjektiven Erfahrung und Verantwortung zu glauben.

Auf dieser epistemischen Grundlage sind dann Glaube und Religion auf dem Hintergrund der Evolution zu denken. Denn die Glaubensinhalte liegen nicht objektiv und außerhalb des Menschen vor, sondern in ihm selbst. „Es genügt einfach nicht länger mehr, zu sagen, daß Gott der Herr die menschliche Seele ‚geschaffen' habe; man muß auch theologisch mittlerweile zur Kenntnis nehmen, *auf welche Weise* die Strukturen des Psychischen in der Evolution entstanden sind. Erst wer versteht, wie Menschen sind, versteht, wie ihnen Gott erscheinen kann."[522]

3.2.3 Das Angstproblem
3.2.3.1 Die Angst aus evolutiver Sicht
3.2.3.1.1 Die Angst aus der Sicht der Verhaltensforschung

Aus dem Erbe der Tierreihe nennt Drewermann „*vier* Grundsituationen", die „auch dem menschlichen Angsterleben vorgegeben" sind:[523]

---

[520] *Drewermann E.:* Tiefenpsychologie und Exegese 2, 116f. Trotz dieser Präzisierung bleibt Drewermann an dieser Stelle ungenau, inwiefern „Seele" und „Geist" des Menschen sich zueinander verhalten und inwiefern sie eine zugrunde liegende Einheit oder Verschiedenheit repräsentieren.
[521] *Drewermann E.:* Glauben in Freiheit 1, 504.
[522] *Drewermann E.:* Glauben in Freiheit 1, 260.
[523] Für den folgenden Zusammenhang vgl. *Drewermann E.:* Glauben in Freiheit 1, 311-318.

1. Die Situation der Ausweglosigkeit in der Bedrohung durch einen Beutegreifer: Die Parallele im menschlichen Erleben liegt, so Drewermann, in der Krankheitsform der Depression, in der „... die gesamte Lebenslage erscheint als eine einzige Falle", und am Ende „... kann die Angst vor dem Tode selbst tödlich sein, und es erscheint der Tod wie ein letzter Ausweg inmitten vollständiger Ausweglosigkeit."[524]

2. Angst infolge von Übertretung feststehender Normen im Zusammenleben der Gruppe: Sowohl im Zusammenleben von Tieren als auch bei archaischen Gesellschaften von Menschen kann beobachtet werden, dass bei Zuwiderhandeln gegen die geltende Norm der Ausschluss bzw. der Ausstoß aus der Gemeinschaft droht und in der Regel auch erfolgt.

3. Die Angst vor dem Verhungern: Im menschlichen Leben drückt sich diese Grundangst, die in der Tierwelt allerorten und in allen Gattungen begegnet, auf verschiedenen Ebenen aus – z. B. als Angst vor zu wenig Nahrung, als Angst des Kleinkindes vor dem Verlust der Mutter, als Angst vor dem Misslingen des eigenen Lebensentwurfes, als Angst, in der Partnerschaft zu kurz zu kommen, als Angst vor dem Sinnverlust und vor dem Verlust der eigenen Identität. Für Tier und Mensch gilt in ähnlicher Form: „Die Angst vor dem ‚Verhungern' führt in der Phase der Erschöpfung leicht zu der *Angst*, selber *zur Beute* der ‚Jäger' zu werden (...)"[525]

4. Die Segregationsangst als Angst vor der Trennung von der sozialen Bezugsgruppe und der drohenden Vereinzelung: Die ständige Angstbereitschaft, die im Tierreich üblich ist, steht „... aus den Jahrmillionen der Evolution auch dem Menschen als Fluch oder Segen nach wie vor zu Gebote (...)".[526]

3.2.3.1.2 Die Angst aus der Sicht der Psychoanalyse

Das psychoanalytische Verständnis von Angst ist notwendig, um z. B. psychosomatische Symptome und psychoneurotische Funktionsstörungen zu verstehen, ja „... auch für die *Psychosomatik* ist die Angsttheorie der Psychoanalyse von unschätzbarem Wert, indem sie *das Problem der ‚Organwahl'* genauer anzugehen vermag."[527]

Anstelle der Realangst, die sich beim Tier angesichts realer Bedrohungen zeigt, deckt die Methode der Psychoanalyse[528] Phänomene von sozialer Angst auf, die sich im Unbewußten zeigen und auch dort verarbeitet werden. Diese Angstphänomene werden z. B. beschrieben als die vier klassischen Neuroseformen der Psychoanalyse (Schizoidie, Depression, Zwangsneurose und Hysterie), die Paranoia, die Acht-Monats-Angst von Kleinkindern und die Stufenfolge der oralen, analen und ödipalen Phase der Triebentwicklung auf dem Weg einer

---

[524] *Drewermann E.*: Glauben in Freiheit, 312.
[525] *Drewermann E.*: Glauben in Freiheit 1, 316.
[526] *Drewermann E.*: Glauben in Freiheit 1, 318.
[527] *Drewermann E.*: Glauben in Freiheit 1, 332f.
[528] Für den Zusammenhang vgl. *Drewermann E.*: Glauben in Freiheit 1, 318-336.

wachsenden Ich-Entwicklung, jeweils verbunden mit den korrespondierenden Ängsten.

Der Begriff „Angst" aus der Sicht der Psychoanalyse will „... eine entscheidende psychodynamische Achse entlang einer Kette unvermeidbarer Konfliktstellungen der seelischen Entwicklung (...) formulieren und von daher den Mechanismus der Charakterbildung (...) verstehen. ‚Angst' bezeichnet jetzt also nicht mehr nur den Bereich akuter Angstzustände, sondern der Begriff erstreckt sich psychoanalytisch mittlerweile auf die verdrängten Angstinhalte im Unbewußten sowie auf die charakterlich eingefrorenen Formen einer ständigen Angstvermeidung gegenüber den verinnerlichten Strafandrohungen des Überichs."[529] Konkret liegen meistens Mischformen der verschiedenen Neuroseformen und Angstausprägungen vor.

Angst-Erkrankungen, „... die das Maß des Neurotischen und des Psychosomatischen weit übersteigen, indem sie *die gesamte Weltsicht* verstellen (...)", nennt die Psychoanalyse Psychosen. „In der *Psychose* hat die Angst nicht länger mehr den Wert eines Warnsignals vor inneren oder äußeren Gefahren, hier ist sie selber zur Gefahrenquelle erster Ordnung geworden."[530]

3.2.3.1.3 Die Angst aus der Sicht der Existenzphilosophie

Der Mensch erkennt nach Kierkegaard die Relativität seines Daseins als geschichtliches Wesen und darin seine Abhängigkeit von einem Anderen. Das konkrete Leben hält dem Menschen seine Kontingenz vor Augen, da er eingestehen muss, dass er nicht aus sich selbst heraus zu existieren vermag. Der Mensch erkennt, dass alle Leiden seines Daseins im Bewusstsein seiner selbst, also im Selbstbewusstsein wurzeln, wodurch sich der Mensch als Heimatloser und Vertriebener auf der Erde erfährt.

Andererseits erkennt sich der Mensch auch als Geist, der nicht nur dazu genötigt, sondern auch in der Lage ist, sein Dasein als Selbst und als abhängiger Geist zu gestalten. Der Mensch „... ist ein ganz und gar ‚abgeleitetes Verhältnis', wie KIERKEGAARD sagt (...), und so trägt er den Grund seines Daseins nicht in sich selbst. Eben darin aber liegt, geistig, der Grund aller *Angst:* auf ‚abgeleitete' (kontingente) Weise ‚Geist' zu sein."[531]

Der Mensch wird sich seiner Angst als geistige Bestimmtheit mit dem zunehmendem Bewusstsein seiner Individualität selbst bewusst. „Nichts von dem, was uns umgibt, sind wir selbst; das aber, was wir sind, ist ebenso abhängig wie bedroht von den Dingen rings um uns her. Erst von diesem Moment des erwachenden Selbstbewußtseins an tritt die *Angst* als eine *geistige* Bestimmtheit auf, indem sie sich als *Bedingung* erweist, unter der das Ich seiner

---

[529] *Drewermann E.:* Glauben in Freiheit 1, 331.
[530] *Drewermann E.:* Glauben in Freiheit 1, 334.
[531] *Drewermann E.:* Glauben in Freiheit 1, 336.

indem sie sich als *Bedingung* erweist, unter der das Ich seiner selbst als einer ‚endlichen Unendlichkeit' bewußt werden kann."[532]

Die negative Erfahrung, auf dieser Welt fremd, nicht notwendig, überflüssig, ja absurd zu existieren, drückt Sartre als Erfahrung von „Ekel" aus.[533] Wenn sich die von der Verhaltenspsychologie beobachtete Segregationsangst bei Tieren mit der menschlichen Selbsterfahrung von „... der prinzipiellen *Grundlosigkeit,* der Zufälligkeit, der Beliebigkeit, der *Absurdität* unserer Existenz" verbindet, dann weitet sich das „soziale Problem von Nähe und Ferne" zu einem „ontologischen Problem" aus und die „... schizoiden Ängste der Psychoanalyse haben sich in eine bestimmte Art des Weltentwurfs verwandelt."[534]

Das Phänomen der Angst wandelt sich vor den Augen des Betrachters je nach Methode der Betrachtung. „Die Ursache der Angst liegt jetzt nicht mehr in dem Verhältnis des Menschen zur Welt an sich, wie sie in den Grundängsten der Verhaltensforschung im Leben der Tiere schon erscheint, sie liegt auch nicht mehr nur in dem – durch die zufälligen Gegebenheiten der Kindheit geprägten – Verhältnis des Ichs zu den anderen Menschen, wie die Psychoanalyse lehrt; Ursache der Angst ist jetzt wesentlich die Bewußtwerdung des In-der-Welt-Seins des menschlichen Daseins selbst."[535]

3.2.3.1.4 Die Befreiung von Angst durch Integration der ganzen Person

Das Phänomen der Angst, so die Erkenntnis, ist offensichtlich gebunden an das Erleben von Individualität. Auf der Ebene der Verhaltenspsychologie stellt Angst ein Phänomen auf der Ebene der „Natur" dar und funktioniert z. B. als Warnsignal vor einem Angriff. Angst, wie sie sich der Psychoanalyse zeigt, ist ein Phänomen auf der Ebene der „Kultur" und äußert sich grundlegend als Verlustangst des Ich im Kontext seiner Umwelt. Um Angst auf der Ebene geistiger Selbstwahrnehmung und Reflexion des Menschen, zu verstehen, bedarf es der existenzphilosophischen Perspektive.

Im Überblick erweist sich das menschliche Angstproblem als bipolar. Darauf antwortet „... die Religion, indem sie selber strukturell mit einer Bipolarität des Ausdrucks von Personalem und Archetypischem, von Individuellem und Kollektivem, von Situativem und (relativ) Zeitlosem arbeitet."[536]

Drewermann fasst die Differenzierung des Angstproblems so zusammen, „... daß es sich eigentlich nur um zwei verschiedene Arten von Angst handelt, je nachdem, ob *die Gefahren der äußeren Welt im Bewußtsein* wahrgenommen werden oder ob das Bewußtsein selbst sich als *Selbstbewußtsein* reflektiert und damit seiner Freiheit und Kontingenz inne wird. Die Angst des Bewußtseins

---

[532] *Drewermann E.:* Glauben in Freiheit 1, 337.
[533] Vgl. *Sartre J. P.:* Der Ekel, übers. von Heinrich Wallfisch, Reinbek 1963, 136.
[534] *Drewermann E.:* Glauben in Freiheit 1, 339.
[535] *Drewermann E.:* Glauben in Freiheit 1, 340.
[536] *Drewermann E.:* Glauben in Freiheit 1, 377.

können wir als *äußerlich,* die Angst des Selbstbewußtseins können wir als *innerlich* bezeichnen."[537]

Gegen Gnostizismus, Psychologismus, Dualismus und Historizismus betont Drewermann, „... daß eine Befreiung des Menschen, eine ‚Erlösung' von seiner Angst, wirklich nur möglich ist in einer Synthese von Geschichtlichem und ‚Ungeschichtlichem', von Personalem und Archetypischem (...)".[538]

3.2.3.2 Angst, Freiheit und Moral

3.2.3.2.1 Die Angstverstärkung durch die Deflation oder Inflation des Ego

Die kirchliche Lehre und Theologie traditionellen Typs arbeitet nach Drewermann nicht an dieser Synthese und kann folglich auf die Angst als Preis der Freiheit nicht sinnstiftend und glaubwürdig antworten. Sie führt deshalb zu einer pathologenen „Deflation des Ego". „*Der kirchliche Dogmatismus* ist ungeeignet, die Angstproblematik des menschlichen Daseins zu lösen, da er die Bilder der menschlichen Psyche *verobjektiviert,* institutionalisiert und ritualisiert – da gibt es keine Angst mehr, die zu lindern wäre, weil es letztlich kein Ich mehr gibt, das sie empfinden dürfte; das Innere des Menschen ist hier in sein Äußeres verwandelt worden, sein Persönliches in das Allgemeine, sein Gewissen delegiert an das Lehramt, das individuelle Leben sieht sich reduziert auf einen reinen Anwendungsfall des kollektiven Reglements (...)"[539]

In die entgegengesetzte Richtung, d. h. zur „Inflation des Ego" als pathogenem Ichverlust, führt das Problem der „gnostischen Identifikation", weil in diesem Fall das „Ich" der Person sich gar nicht mehr als „Selbst", sondern als Teil des Göttlichen empfindet. Das Ich droht seine Identität zu verlieren und sich im Unbewußten aufzulösen.[540]

3.2.3.2.2 Wann ist der Mensch frei?

Die Frage nach der Freiheit des Menschen korreliert nach Drewermann nicht nur mit der Frage nach der Angst des Menschen, sondern auch mit der Erfahrung des Bösen und mit der menschlichen Moral als Antwortversuch auf die Phänomene der Angst und des Bösen - Moral in diesem Zusammenhang verstanden als die scheinbare oder tatsächliche Freiheit des Menschen zur Entscheidung für das Gute gegen das Böse.

Auf die Frage „wann und wie eigentlich ist der Mensch frei?" meint Drewermann im Anschluss an Kant[541], dass es die Freiheit im Allgemeinen nicht gibt und „die Freiheit an sich" theoretisch nicht zu beweisen ist. Der Mensch

[537] *Drewermann E.:* Glauben in Freiheit 1, 352.
[538] *Drewermann E.:* Glauben in Freiheit 1, 380.
[539] *Drewermann E.:* Glauben in Freiheit 1, 406.
[540] *Ebd.*
[541] Vgl. *Drewermann E.:* Glauben in Freiheit 2, 59.

lebt Freiheit „für sich" und im Besonderen. Drewermann wendet sich gegen das christlich geprägte traditionelle Menschenbild, demzufolge die Kenntnis von Verstand und Wille genügen, um die Psyche des Menschen zu verstehen und beherrschen zu können und alle weiteren Dimensionen mehr oder weniger zu vernachlässigen sind.[542]

Die Moral des Menschen ist zwar gebunden an die Vorstellung von Freiheit, aber diese Relativität der Vorstellung schließt mit ein, dass Freiheit nicht notwendig, sondern möglich ist in der Verwirklichung „meiner" existentiellen Entscheidung.[543] Mit Fichte versteht Drewermann Freisein nicht als Tatsache, sondern als eine Tathandlung.[544] Aus der Sicht der Psychoanalyse definiert sich Freiheit als „Frucht der Selbsterkenntnis".[545]

3.2.3.2.3 Moral als notwendige Folge des Angstproblems

Das Problem der katholischen Morallehre besteht für Drewermann darin, dass sie zwischen einem existentiell-hermeneutischen und einem ethisch-ontologischen Standpunkt hin und her schwankt, „... ohne mit sich selbst ins Reine zu kommen."[546]

Weil die Moral selbst aber als Folge aus dem menschlichen Angstproblem hervorgeht, kann die Moral das Problem der Angst nicht lösen.[547] „Die Moral kommt *zu spät,* um dem Menschen wirklich zu helfen; sie lindert nicht seine Not, sie vermehrt sie."[548]

Deshalb eignet sich Moral als Heilmittel nicht, denn sie ist „... gerade so ‚tauglich', wie wenn ein Arzt seinem Patienten vorhalten wollte, seine Krankheit bestehe eben darin, daß er sich aus seinem Bett nicht erhebe, daß er so fiebrige Träume habe, daß er so bleich aussehe, daß er keinen Appetit habe – er *müsse* – eben sich mehr bewegen, besser schlafen, besser aussehen, mehr essen... Gesundheit läßt sich nicht befehlen, sondern nur durch Kenntnis der Krankheit und durch eine entsprechende Therapie erreichen."

Heilen kann den Menschen nur die Unterstützung auf dem Weg seines Ich-Werdens im „Glauben in Freiheit". „Einzig ein wirkliches *Verstehen* kann dem Menschen dazu verhelfen, *das* wirklich zu werden und tun was er in geläutertem Zustande eigentlich sein und tun möchte."[549]

---

[542] *Drewermann E.:* Glauben in Freiheit 2, 62.
[543] *Kant I.:* Kritik der reinen Vernunft. In: *Ders.:* Werke in 12 Bänden, hrsg. von W. Weisschedel, Bd. IV, Frankfurt a. Main, 1968, 426-433; 488-506.
[544] *Fichte J. G.:* Grundlage der gesamten Wissenschaftslehre, Hamburg 1956, 1. Teil, § 1, 11.
[545] *Drewermann E.:* Glauben in Freiheit 2, 62.
[546] *Drewermann E.:* Glauben in Freiheit 2, 519.
[547] Vgl. *Drewermann E.:* Psychoanalyse und Moraltheologie 1, 111-127.
[548] *Drewermann E.:* Glauben in Freiheit 2, 40.
[549] *Drewermann E.:* Glauben in Freiheit 2, 76.

3.2.3.2.4   Freiheit als Grundlage von Glaube und Religion

„Entscheidend an der menschlichen Freiheit indessen ist es, daß sie wesentlich *nicht* dem Allgemeinen, sondern dem Personalen gegenübersteht, ja, daß sie überhaupt so erst wirklich zustande kommt. Würde die Freiheit des Menschen in den Bestimmungen des Ethischen aufgehen, so würde sie nie etwas anderes sein als der Ort der Anwendung des Allgemeinen auf das Besondere. Tatsächlich aber ist die Freiheit des Menschen selbst das Besondere."

Daraus folgt nach Drewermann für das Verhältnis von Freiheit und Glaube bzw. Religion. Freiheit „... ist *identisch* mit dem Wissen um die Einmaligkeit und Unableitbarkeit des eigenen Seins als Person; und eben dieses Wissen schafft allererst den Grund des Religiösen."[550]

Damit sind die Freiheit als Grund und Grundlage des Religiösen und die Moral bzw. das Ethische als Folge der Angst im Wesentlichen verschieden. Für Drewermann bedeutet diese Einsicht gerade im Hinblick auf die Auslegung der Bergpredigt Jesu einen eindeutigen hermeneutischen Paradigmenwechsel.

3.2.4   Selbstfindung und Heilung
3.2.4.1   Die Selbstfindung als Entfaltung der ganzen Person zum selbständigen Individuum

Selbstfindung des Menschen bedeutet nach Drewermann in erster Linie Identitätsfindung und „... keineswegs ein subjektiv gelungenes und zu Ende gekommenes Dasein."[551] Wer sich selbst finden und mit sich selbst identisch werden will, muss sich auch von heteronomen Fremdbildern und Außenorientierungen lösen. „ 'Sich selber finden' – das heißt als erstes, all die verinnerlichten Formen von Zwang und Außenlenkung abzustreifen, die bislang aus dem Erbe von Tradition und Institution dem Leben Halt zu geben schienen."[552] Auf dem Weg zum großen Lebensziel, ein religiöses Individuum und eine ganze Person zu werden, kann dies gegebenenfalls dazu führen, „...in den Widerspruch zu der vorgegebenen Ordnung zu treten!"[553]

Der Weg, als Mensch „selbst" und „identisch" zu werden, ist jedem Menschen als eine natürlich, eigenständige und selbständige Aufgabe aufgegeben. Kein anderer Mensch kann diese Aufgabe stellvertretend für sie je anderen Mitmenschen lösen. Es kommt auch nicht darauf an, sich vom Anderen ein Bild zu machen, sondern das Bild wahrzunehmen, das meiner je eigenen Existenz zugrunde liegt. Die Annäherung an mein Ur-Bild bedeutet nicht, den Anderen

[550] *Drewermann E.:* Glauben in Freiheit 2, 67.
[551] *Drewermann E., Jezioriowski J.:* Gespräche über die Angst, Gütersloh ⁴1993, 79.
[552] *Drewermann E.:* Glauben in Freiheit 2, 174.
[553] *Drewermann E.:* Glauben in Freiheit 2, 68.

meinen eigenen Wunschvorstellungen anzupassen, sondern umgekehrt: dem Anderen zu helfen, sich dem ‚Urbild' seiner selbst immer mehr anzunähern. In diesem Prozess der Ablösung von Vorgaben des Über-Ich und heteronomen Selbstbildern und Fremdbildern geschieht Heilung. Dazu bietet sich dem Menschen eine mächtige Hilfe an, damit der Prozess der Selbstfindung gelingen kann, nämlich die Disziplin der Psychotherapie. „‚Psychotherapie' ist eigentlich nichts weiter als ein *künstlicher* Weg zu eben diesem natürlichen Ziel des Menschen. Anders gesagt: Nicht alle brauchen den Arzt, aber nur dann nicht, wenn sie gesund leben; nicht alle bedürfen eines Psychotherapeuten, doch nur dann nicht, wenn sie selbst dahingelangen, wozu die Psychotherapie sie notfalls einlädt und begleitet: *selbständige Menschen* zu werden."[554]

Psychotherapie und Gruppentherapie verbinden sich zu einem wirkmächtigen Hilfsmittel der Befreiung und Erlösung des Menschen. „Wie die Psychotherapie im (analytischen) Einzelgespräch auf der individuellen Ebene als *Modell* für die ‚Erlösung' des Einzelnen aus seiner Verlorenheit und ‚Gottesferne' gelten konnte, so können wir (...) die (analytisch geführte) *Gruppentherapie* als Modell der Vermenschlichung eines Einzelnen in seinen Beziehungen zu anderen und umgekehrt: einer Gruppe von ‚anderen' in ihren Umgangsweisen mit einzelnen heranziehen."[555]

3.2.4.2 Existentielle Gleichzeitigkeit des Menschen als Bedingung des Christseins

3.2.4.2.1 Existentielle Gleichzeitigkeit als diachronische Gleichzeitigkeit

Drewermann versteht den Menschen als das mit Leidenschaft nach Halt suchende Subjekt, das, wie bereits Kierkegaard entdeckte, Halt im Dasein findet allein im Subjektiven, nicht aber in der Bibel, wenn diese missverstanden wird als historisches Buch objektiver Tatsachen und äußerer Wahrheiten. Halt findet der Mensch auch nicht in der geschichtlich-verobjektivierten Tradition der Kirche, denn „... die Wahrheit des Religiösen wird allein erreicht im Übersprung über

---

[554] *Drewermann E.:* Glauben in Freiheit 2, 313.
[555] *Drewermann E.:* Glauben in Freiheit 2, 346.
Vgl. *a. a. O.*, 313. Gegen den Vorwurf von seiten der politischen Theologie, Drewermanns psychoanalytisches und tiefenpsychologisches Bemühen um die Selbstfindung des Menschen führe zur Gnostisierung und Psychologisierung des christlichen Menschenbildes, erwidert Drewermann: „Wer das politische Engagement *gegen* das therapeutische Bemühen um die Lösung dieses Grundproblems der menschlichen Existenz (d. i. die Selbstfindung, R. F.) ausspielen will, der verwechselt ganz simpel die logischen Ebenen der jeweiligen Aufgabe: Pazifistische Propaganda mag einen gewissen Nutzen beim Prozeß politischer Willensbildung besitzen, doch kommt sie allemal zu früh (oder zu spät), wenn es darum geht, auch nur einen einzigen Menschen wirklich friedfertig werden zu lassen. *Hier* hilft das psychotherapeutische Modell am besten weiter, um zu verstehen, welch eine Chance und Aufgabe zur Befreiung des Menschen die Botschaft in sich schließt."

die Geschichte – durch die existentielle *Gleichzeitigkeit* zwischen dem ‚Lehrer' (Jesus) und dem Schüler (dem Menschen, der ein Christ werden möchte)."[556] Existentielle Gleichzeitigkeit meint übergreifende, auch diachrone Gleichzeitigkeit, nicht aber zwingend historisch-sychrone Gleichzeitigkeit. Es genügt nicht, so Drewermann, einem fremden Beispiel von außen zu folgen oder anderes, von außen Herangebrachtes blind nachzubeten oder nachzuahmen, wie das Paradigma der gegnerischen Zeitgenossenschaft der historischen Gegner Jesu beweist. „In historischem Simme mag jemand ein ‚Gleichzeitiger' sein und ist doch unendlich getrennt von der Gegenwart des Außerordentlichen; - alle Pharisäer und Hohenpriester in den Tagen Jesu bieten ein warnendes Beispiel dafür, wie wenig es genügen kann, rein äußerlich zeitgleich mit jemandem zu sein! In existentiellem Sinne ein Gleichzeitiger zu werden – das bedeutet, daß die Differenz der Zeit dahinfällt, indem das gleiche Anliegen und dieselbe Evidenz der Überzeugung sich als ein gemeinsames verbindliches Motiv des Lebens zu erkennen geben."[557]

3.2.4.2.2 Der gelebte Augenblick als Kriterium eines christlich-religiösen Lebens

Mit Kierkegaard kommt Drewermann überein, „... daß es nur *eine* Dimension der Zeit geben kann, die religiös relevant ist: das ist der *Augenblick* (...) der Einzelne kann und muß ihn leben, indem er sich nach dem Vorbilde Jesu in diesen Schnittpunkt von Endlichkeit und Unendlichkeit hineinstellt. Die Struktur der Existenz selber ist für KIERKEGAARD, wenn man so will, ‚christologisch' bestimmt; anders wäre es unmöglich, jemals ein Christ zu sein."[558]

Das Kriterium eines wahren christlich-religiösen Lebens ist dann gegeben, wenn ein Mensch den „*Augenblick* ergreift" und „nach der Art des ‚Vorbildes'" Jesus von Nazareth lebt.[559] Im ergriffenen und gelebten Augenblick vergegenwärtigt sich Gottes Reich. „Insofern ist alle Religiosität, wenn sie wahr sein will, ein Leben im Augenblick. ‚Sorget euch nicht um den morgigen Tag' (Mt 6,34) – was sagt dieser Satz Jesu anderes, als im Vertrauen auf Gott in die Gegenwart heute zu finden? Wo eine solch ruhige Gelassenheit im Augenblick heute gelebt wird, dort ist für den, der so fühlt, das ‚Reich Gottes' Gegenwart."[560]

3.2.5 Zusammenfassung

Eine sinngebende Antwort auf die Problemstellung der menschlichen Existenz inmitten der „Natur und der Welt, wie sie sind", ist nach Drewermann sinnvoll

---

[556] *Drewermann E.*: Glauben in Freiheit 3/1, 419.
[557] *Drewermann E.*: Glauben in Freiheit 3/1, 420.
[558] *Drewermann E.*: Glauben in Freiheit 3/1, 421.
[559] *Drewermann E.*: Glauben in Freiheit 3/1, 422.
[560] *Drewermann E.*: Glauben in Freiheit 3/1, 427

nur innerhalb „... der unmittelbaren existentiellen, religiösen Fragestellung im engsten Sinne" zu suchen.[561] Weder von naturphilosophischem Anthropozentrismus noch von metaphysisch-anthropologischem Dualismus[562] können in Zukunft auf die Frage, „wie zu leben wäre",[563] wissenschaftlich verantwortbare und evangeliumsgemäße Antworten erwartet werden.

Drewermann stellt die plausible These auf, dass es wohl nur der integralen Kraft einer tiefenpsychologisch erweiterten Anthropologie gelingen kann, „... daß dem Einzelnen wieder das Vertrauen in die Kompetenz seines eigenen Daseins in religiösen Fragen zurückgegeben wird."[564] Erst dann, wenn Theologie konsequent die Tatsache integriert, dass der Mensch mitentscheidend geprägt ist von der biotischen Evolution auf der Erde, ist ein ganzes, ganzheitliches und damit dem Menschen würdiges Bild vom *homo religiosus* möglich.

Das Erkenntnisinteresse der Tiefenpsychologie bei Drewermann konzentriert sich stark auf das Subjekt und das Individuum. Drewermann selbst weist auf die zwangsläufigen Konflikte mit dem etablierten theologischen Menschenbild hin, denn es kann nicht ausbleiben, dass selbst „... bei denen, die an sich den *humanen* Charakter dieses Grundpostulates der Religionskritik von FEUERBACH bis FREUD mitzutragen bereit sind", Zweifel und Befürchtungen aufsteigen werden, „... ob nicht der Ausgang einer Neubegründung der Religion vom Subjekt her *die Inhalte* des Christentums selber von völliger Beliebigkeit preisgeben und am Ende durch einen haltlosen Subjektivismus und Individualismus notgedrungen zerstören müsse."[565]

Der Verdacht liegt nahe, dass Drewermann ein subjektivistisches und individualistisches Bild des Menschen zeichnet und damit die Grundlage für eine subjektivistische Erlebnisreligion und Erfahrungstheologie schafft, die weder mit dem biblischen noch mit dem kirchlichen Menschenbild vereinbar ist. Aber dieser Verdacht hat sich nach der werkimmanenten Analyse weder erhärtet noch bestätigt. Vielmehr erweist sich Drewermanns konkrete, induktive, empirische, existentiell-soteriologische und tiefenpsychologisch erweiterte Perspektive auf den Menschen – mit allen Möglichkeiten und Grenzen einer gewählten Perspektive – als ein erweiterter Ansatz, um das konkrete Dasein des Menschen „neu"

[561] *Drewermann E.:* Glauben in Freiheit 3/1, 60.
[562] Vgl. *Drewermann E.:* Glauben in Freiheit 3/1, 201: „Entsprechend dem Grundgedanken der Evolution ist es unmöglich, irgendein Lebewesen als die ‚Krone' oder gar das ‚Ziel' des gigantischen Experiments ‚Leben' auf dieser Erde aufzufassen."
Zu den Konsequenzen für Gottes- und Menschenbild vgl. *Drewermann E.:* Glauben in Freiheit 3/1, 62: „In summa: Gott ‚herrscht' nicht über die Erde, wenn diese evolutiv sich entfaltet; der Mensch ‚herrscht' nicht über die Welt, die in solchen Dimensionen ihn überragt; ja, der Mensch ‚herrscht' nicht einmal über sich selber, wenn er als ein Tier, das gerade eben zu sprechen und zu denken beginnt, allererst dabei ist, die Augen des Geistes aufzuschlagen und zu sehen, in welch einer Welt er sich befindet und wie es um ihn und mit ihm bestellt ist."
[563] *Drewermann E.:* Wie zu leben wäre – Ansichten und Einsichten. Im Gespräch mit Richard Schneider, Freiburg i. Br. 2002.
[564] *Drewermann E.:* Glauben in Freiheit 1, 203.
[565] *Drewermann E.:* Glauben in Freiheit 1, 203.

zu verstehen, gerade im Hinblick auf die abstrakte theologische Rede von der Heilsmacht der Religion im Allgemeinen und des christlichen Religion im Besonderen.

Die besondere Bedeutung des tiefenpsychologisch erweiterten Menschenbildes bei Drewermann für die Frage nach der Heilsmacht des christlichen Glaubens besteht darin, dass Drewermann, wie auch Biser, ganz deutlich macht, dass der Mensch als *homo religiosus* unmündig und unselbständig, d. h. außengelenkt bleibt, so lange theologische Kategorien wie Glaube, Heil und Offenbarung extrinsezistisch verstanden und von kirchlicher Seite von außen und dekretorisch den Gläubigen ohne primären Erfahrungshintergrund „zu glauben" vorgegeben werden.

Zurecht postuliert Drewermann die individuelle Freiheit des Menschen als Glaubenssubjekt und die primäre Erfahrungsqualität des Glaubens, besonders des christlichen Glaubens: „... die Vorstellung von dem, was christlich ‚Glauben' heißt – alles das entscheidet sich an der Frage, ob die Symbole des Glaubens als äußere Setzungen (in historisierter Tatsächlichkeit) und äußere Satzungen (in dogmatischer Sicherheit von Amts wegen) geglaubt werden müssen, oder ob sie als Ausdrucksformen bestimmter religiöser Erfahrungen verstanden werden dürfen."[566]

Aufgrund dieser Argumentation ist Drewermann zuzustimmen, dass der christliche Glaube sich erst dann als wahre und wirklich Heilsmacht erweist, wenn er sich ganz in den Dienst der Menschlichkeit des ganzen Menschen stellt. Der ganze Mensch ist für Drewermann die Person in allen Dimensionen ihrer Existenz und das freie Glaubenssubjekt im Prozess seiner eigenständigen Selbstwerdung und Selbstfindung. Die existentiell unverzichtbare Dimension der Mitmenschlichkeit zeigt Drewermann positiv im Kontext seiner christologischen, ekklesiologischen und theologischen Argumentation auf.

3.3 Anders glauben – Eugen Drewermanns Modell einer tiefenpsychologisch erweiterten Hermeneutik des Glaubens

3.3.1 Glaube und Religion im Dienst des Menschen

3.3.1.1 Die Diagnose der Glaubenskrise

Die Gründe für die Krise der christlichen Religion sind für Drewermann vor allem in den zunehmenden Zweifeln des aufgeklärten Menschen an der traditionellen lehramtlichen Version der biblischen Offenbarung zu finden. Drewermann fragt deshalb diese Version der christlichen Religion grundsätzlich an: Ist

---

[566] *Drewermann E.:* Glauben in Freiheit 1, 204.

der christliche Glaube eine tradierte und zu tradierende Lehrform oder eine Form der gelebten und zu lebenden Selbst- und Gottfindung?[567]

Das wachsende Bewusstsein des Menschen um das Rätsel seiner selbst und um seine Freiheit suchen nach Antworten, die von seiten der traditionellen Kirche offenbar immer weniger befriedigend gegeben werden können. „An den Leuten liegt es nicht, auch wenn die Oberhirten der Kirche sich und ihren Gläubigen es gerne so vorreden möchten. Nicht das religiöse Bewußtsein ist im Schwinden begriffen. Wohl aber die Bindung an den Kirchen- und Kinderglauben."[568]

Deshalb will Drewermann mit seiner Version von Glaube und Theologie den eigentlichen Wert von Glaube und Religion wieder bewusst zu machen. Dieser liegt in echten subjektiven Primärerfahrungen, selbst wenn Drewermanns generalisierende Voraussetzung, jeder Mensch strebe tatsächlich nach Selbst- und Gottfindung, zu optimistisch erscheint. „Man glaubt in Fragen der Religion absolut nichts mehr, was nicht von innen her zum Menschen redet."[569]

Es bedarf dazu einer grundlegenden Therapie von Glaube und Religion. Notwendig ist dazu auch eine „Krankheitsgeschichte der kirchlichen Glaubenslehre".[570] Glauben und Religion bieten sich an als existentielle Hermeneutik des Menschen. Denn das religiöse Reden von Gott deutet das menschliche Leben in Chiffren. Eine Erklärung der Welt mit Begriffen des Verstandes eignet der Methode und der Disziplinen der Naturwissenschaften, nicht aber der Religion. Religion ist „... eine Auslegung des menschlichen Daseins, keine Begründung der Weltwirklichkeit."[571]

Glaube und Religion sind zu verstehen als „... *Beschränkung* jeder religiösen Aussage auf das existentielle Interesse des Subjekts (...) Nicht etwas als ‚gegeben' zu ‚erkennen', sondern Erfahrungen im Raum einer reifenden Menschlichkeit zu ermöglichen, ist der Sinn und das Anliegen der Religion!"[572] „Religion ist (...) zu verstehen als eine Form der Mitteilung der absoluten Person Gottes, die sich ausspricht in der Personwerdung jedes einzelnen Menschen. Mit anderen Worten: wir werden Gott, wer immer er sei, wenn das Gesagte gilt, gerade so viel verstehen und zu Gesicht bekommen, als wir *im Feld unserer eigenen Personwerdung in der Begegnung mit anderen Menschen* zu leben vermögen."[573]

Die Begriffe „Glaube" und „Religion" verwendet Drewermann weitestgehend bedeutungsgleich. Religion versteht er nicht als definitorisches und extrinsisch-sekundär hinzukommendes Ordnungssystem, sondern als evolutiv entwi-

[567] *Drewermann E.:* Glauben in Freiheit 1, 62.
[568] *Drewermann E.:* Glauben in Freiheit 1, 9.
[569] *Drewermann E.:* Glauben in Freiheit 1, 43.
[570] *Drewermann E.:* Glauben in Freiheit 1, 170.
[571] *Drewermann E.:* Glauben in Freiheit 3/1, 281.
[572] *Drewermann E.:* Glauben in Freiheit 3/1, 433.
[573] *Drewermann E.:* Glauben in Freiheit 1, 380.

182

ckelte, existentielle und intrinsisch-primäre Globaleinstellung gegenüber dem gesamten Leben in all seinen Dimensionen und Aspekten. Religion und die umfassende Lebenseinstellung „Glaube als Vertrauen" (im Gegensatz zu „Sünde als Verzweiflung")[574] bedeuten für Drewermann dasselbe.

3.3.1.2 Die Menschlichkeit des Menschen und die Göttlichkeit Gottes
3.3.1.2.1 Menschlichkeit als entscheidender Maßstab für Glaube und Religion

Echte Religion und echter Glaube lassen sich, so Drewermann an folgenden Kriterien messen: Glauben zu dürfen und zu können in Freiheit, am Prozesscharakter, an der Dynamik, an der tatsächlichen Lebenshilfe, am Dienstcharakter, an der Dialogfähigkeit. Das ist wahre Religion, die dem Menschen „... die Chance gibt, noch einmal von vorne zu beginnen, die unsere Angst und Schuld zu überwinden hilft durch Annahme, Geborgenheit und Einklang, die an die Stelle starrer Perfektion und zwanghafter Gesetzlichkeit die spielerische Kraft des Werdens setzt und die es uns ermöglicht, in der Liebe zweier Menschen zueinander Gottes Nähe selbst zu spüren – eine solche Religion hat nur noch *einen* Grund und ein Ziel: die Menschlichkeit (...)"[575]

Biblisches Kriterium für die Menschlichkeit einer Religion ist die „... Menschlichkeit ihrer Wirkung: ‚An ihren Früchten sollt ihr sie erkennen.'"[576]

Menschlichkeit als Maßstab für Religion und Glaube schließt andererseits Dogmatismus und Konfessionalismus aus. „Nur durch ein Denken, das konsequent von unten her konzipiert ist, läßt sich der ‚Überbau' eines Lehramtes ‚göttlicher' Unfehlbarkeit und menschlicher Entfremdung abtragen."[577] Deshalb liegt Drewermann zuerst daran, „... die *Veräußerlichung der Religion* in der Gestalt des lehramtlichen Kirchenglaubens *aufzulösen.*"[578] Glaube erlangt seine Begründung weder in dem objektiv Vorgegebenen der Tradition oder Institution der ‚Kirche', „sondern „... in der Selbstgewißheit des Subjekts beziehungsweise in einem Apriori des Gefühls."[579]

3.3.1.2.2 Religion im Dienst der Menschlichkeit des Menschen und der Göttlichkeit Gottes

Religion dient der Menschwerdung, der Menschlichkeit und der individuell-geschichtlichen Personwerdung, „... wenn und solange sie selber *als ein integrativer Prozeß* der Vermittlung von Ich und Es verstanden wird, der auf dem Hin-

---

[574] Vgl. Abschnitt 3.3.7.5
[575] *Drewermann E.:* Glauben in Freiheit 1, 503.
[576] *Drewermann E.:* Sind Propheten der Kirche ein Ärgernis? Eugen Drewermann im Gespräch mit Felizitas von Schönborn, Zürich ²1991, 32f.
[577] *Drewermann E.:* Glauben in Freiheit 1, 504.
[578] *Drewermann E.:* Glauben in Freiheit 1, 503.
[579] *Drewermann E.:* Glauben in Freiheit 1, 506.

tergrund einer alle Angst umspannenden Geborgenheit im Gegenüber eines absoluten Du, das in der Zuwendung einer anderen menschlichen Person erscheint,
sich vollzieht und ermöglicht."[580]
Religion steht für Drewermann im Dienst der Göttlichkeit Gottes und der
Menschlichkeit des Menschen, und nicht länger – wie bei Feuerbach und der
darauf folgenden Religionskritik -, im Dienst der Vermenschlichung Gottes und
der Verunmenschlichung des Menschen.[581]
Deshalb kann Religion „... solange nicht zur Menschlichkeit fähig sein,
als sie sich nicht selber vom Menschen her begründet. (...) die Religion ist keine
Sache Gottes, sondern des Menschen, der bestimmter Offenbarungen des Göttlichen bedarf, um sich selber zu vollziehen."[582]

3.3.1.2.3 Der Grad der religiösen Existenz

Der Mensch steht vor der klaren Entscheidung, mit welcher Intensität er seine
Existenz leben will. Im Angesicht der Natur und der Evolution, so, wie sie sind,
kann dies sinnvoll nur gelingen mithilfe der Religion als Ant(i)-Wort, d. h. als
Erwiderung auf die unbarmherzige evolutive Natur des Menschen. Drewermann
erachtet Religion sowohl als Antwort auf die Funktion der Evolution. „Die Religion antwortet (...) auf Infragestellungen, die den Gedanken des *Neocortex* entstammen , mit den uralten Bildern , die im *limbischen System* niedergelegt sind;
sie löst gewissermaßen die Krisen des Holozäns mit den Instrumentarien des
Erdmittelalters und des Tertiärs, indem sie die biologischen, weltimmanenten
Signale von einst in transzendente Symbole verwandelt."[583] (Vgl. 7.3)

3.3.2 Der Glaube als Ichfunktion

3.3.2.1 Der Glaube als Ausdruck des existentiellen Interesse des Subjek-
tes

3.3.2.1.1 Der Glaube als „Organ der Selbstfindung"

Drewermann lehnt die Ansicht ab, die vor allem Hegel[584] entfaltet hat, wonach
die Aspekte menschlicher Zugangswege zum Göttlichen spekulativ als Hervorgang göttlicher Selbstentfaltung und Selbstdarstellung verstanden und gedeutet
werden können. Das ist aufgrund des unüberbrückbaren Gegensatzes von Natur
und Welt einerseits und dem Gott der Liebe andererseits, dem Jesus vertraute,
nicht möglich.

---

[580] *Drewermann E.:* Glauben in Freiheit 1, 379.
[581] *Drewermann E.:* Glauben in Freiheit 3/1, 21.
[582] *Drewermann E.:* Glauben in Freiheit 1, 503f.
[583] *Drewermann E.:* Glauben in Freiheit 1, 404.
[584] Vgl. *Hegel G. W. F.:* Die Phänomenologie des Geistes, hrsg. von J. Hoffmeister, Hamburg
[6]1952 (Philosophische Bibliothek 114).

Drewermann weist damit auch die nur scheinbar mögliche objektive Verwahrungs- und Verwaltungsmöglichkeit des göttlichen Geistes in Form von kirchenamtlicher Religion zurück. „Die Religion ist nicht ‚objektiv', so viel steht fest -, es gibt keine Gottheit, die Religion benötigen würde; es sind einzig wir Menschen, die ‚Religion' haben, gar brauchen."[585]
Eine Religion, die in Zukunft das Leben des Menschen positiv gestalten kann und in der der Mensch sein Urbild als höchste Möglichkeitsform wiederfinden kann, „... gedeiht nur noch unter den Bedingungen eines ‚Reiches des Geistes'."[586] Doch dazu bedarf es der „... Umwandlung der ‚römischen' Form des Religiösen in die Religion eines solchen aufgeklärten Goldlandes des Geistes (...)"[587] Nach dieser Transformation „... kann die *Religion* wieder verstanden werden *als ein Organ der Selbstfindung, der Personwerdung, der Freiheit, der Reifung und der Integration der menschlichen Psyche*: Religion hört mithin auf, ein Werkzeug autoritärer Abhängigkeit und verinnerlichter Gewalt zu sein; sie wird, in der Sprache der Psychoanalyse, aus einer Überichfunktion in *eine Ichfunktion* verwandelt: sie wird damit gewalt- und herrschaftsfrei. Dies ist der *‚psychische'* Vorteil (...)"[588]

3.3.2.1.2 Subjektivität und Projektion
Drewermann weist die Deutung von „Projektion" als Verzerrung, Verfremdung oder gar Verfälschung der Wirklichkeit aufgrund einer falsch gewählten Perspektive als ein Fehlverständnis von Projektion zurück. „‚Projektion'(...) – das ist vielmehr so etwas wie der Schein einer Taschenlampe in einem an sich unbeleuchteten Keller: nur wo der Lichtstrahl der Lampe hinfällt, wird etwas sichtbar."[589] Projektion bedeutet für Drewermann konkrete Heuristik, eine Methode der Investigation, die er auf seinem Weg zum „Glauben in Freiheit" selbst anwenden muss.
„*Religiös* gilt, daß nur der eine bestimmte Wahrheit finden wird, der sie von ganzem Herzen benötigt. Das *subjektive* Moment stellt religiös eine unerläßliche Erkenntnisbedingung dar; wer sie als ‚nur subjektiv" oder ‚rein projektiv" verwirft, behält nichts weiter übrig als einen Haufen toter Götzen, nichts von dem, was einem persönlichen Gott gleicht. Wenn wir von der Person Jesu religiös sprechen, darf daher das subjektive Erkenntnisinteresse nicht verleugnet werden."

---

[585] *Drewermann E.*: Glauben in Freiheit 3/1, 494.
[586] *Drewermann E.*: Glauben in Freiheit 1, 159. Zum Theorem von der „Religion des Geistes" vgl. *Fiore v. J.*: Das Reich des Heiligen Geistes, übers. von A. Rosenberg, München 1955; *Hegel G. W. F.*: Vorlesungen über die Philosophie der Religion. In: *Ders.*: Sämtliche Werke in 20 Bänden, Bd. 15-16, hrsg. von H. Glockner, Stuttgart-Bad Cannstatt [4]1965.
[587] *Drewermann E.*: Glauben in Freiheit 1, 160.
[588] *Drewermann E.*: Glauben in Freiheit 1, 264.
[589] *Drewermann E.*: Glauben in Freiheit 1, 50.

Die universelle Wirklichkeit des religiösen Symbols, gespeichert im Mythos, verbindet sich nach Drewermann mit Fakten und Informationen von historischen Ereignissen und Gegebenheiten. Denken und Fühlen, Erkennen und
Glauben, Rationalität und Mystik stehen nicht mehr wie Gegensatzpaare unver-
mittelt neben einander, sondern finden sich als das Eigentliche bzw. Universelle
im geschichtlich Bedingten zusammen. In der Universalität des Symbolismus
gewinnen Glaube und Religion wieder eine umfassende Identität. Der Glaubende findet in der Religion wieder eine identitätsstiftende und heilsame Macht.

3.3.2.2 Subjektiver Glaube als Synthese von Kollektivem und Individuel-
lem

3.3.2.2.1 Die institutionelle Dimension des Glaubens als Funktion des personalen Glaubensvollzuges

Tatbestand und Zustandsbeschreibung des seelischen Zustandes des christlich
geprägten Abendlandes ist für Drewermann eindeutig die zwangsneurotische
Zerrissenheit und Unversöhntheit des Subjektiven und des Objektiven. „Wenn
der christliche ‚Glaube' seinen entfremdenden, zwanghaften Charakter *verlieren*
soll, so müssen wir im Zentrum einer Neubegründung des christlichen Glaubens
das Verhältnis von Person und Inhalt, von Erfahrung und Ausdruck, von ‚Subjekt' und ‚Objekt', von Wort und Bild *gerade umgekehrt* interpretieren, als es im
kirchlichen Dogmatismus geschieht (...) Der christliche *Glaube*, mit anderen
Worten, muß *als* eine *Synthese von personaler Erfahrung und deutenden Bildern,* aus individuellem Erleben und kollektiven Chiffren verstanden werden."[590]

Eine Form von Glaube und Religion, die das Kriterium der Menschlichkeit und des Dienstes am Menschen erfüllen will, „...muß rein formal (...) zwei
psychischen Grundbedingungen folgen: sie muß *individualpsycholgogisch* als
eine Funktion des Ichs, nicht des Überichs begriffen werden, und sie muß *sozialpsychologisch* sich aus dem Erfahrungsaustausch unter den Menschen ergeben, sie darf nicht autoritär von oben nach unten verwaltet werden. Die *institui-
onelle* Seite einer Glaubensgemeinschaft mit anderen Worten muß in Funktion
der personalen Seite des Glaubens*vollzuges* gesehen werden, nicht umgekehrt."[591]

3.3.2.2.2 Liebe vor Dogmenglauben, Person vor Institution

Die Wahrheit einer Religion lässt sich nicht historisch beglaubigen, sondern nur
in existentieller Gleichzeitigkeit leben, genauer gesagt: „... was wahr ist in den
Fragen der Religion, entscheidet sich einzig in der Gleichzeitigkeit der Existenz,

---

[590] *Drewermann E.:* Glauben in Freiheit 1, 208.
[591] *Drewermann E.:* Glauben in Freiheit 1, 192.

wie S. KIERKEGAARD es formulierte, bzw. in der Gleichursprünglichkeit des religiösen Erlebens.“[592]

Damit korreliert Drewermanns zentrale These, dass der Grund von Glaube und Religion im Menschen selber liegt, „... nicht in der Institution, sondern in der Person, nicht in der Soziologie, sondern in der Psychologie.“[593]

Existentielle Liebe geht eindeutig vor abstraktem Dogmenglauben. Den Dogmenglauben qualifiziert Drewermann als „Fetischisierung des Religiösen“[594], „... die dogmatische Befestigung des Glaubens ist daher wirklich gerade so viel wie eine Abart des Unglaubens. Und genau an dieser Stelle liegt das Verhängnis! Es besteht in dem vereinseitigenden Überhang des Intellektuellen innerhalb des Glaubens selber.“[595] Indem christliche Dogmatik die existentielle Liebe durch den abstrakten Intellekt ersetzt, die Freiheit durch den Zwang, die Angst durch die Fremdbestimmung, begeht sie ihren Kardinalfehler.[596]

3.3.3   Glaube, Religion und Symbol

„Die Religion (...) kann die äußere Lage unseres Lebens nicht ändern, aber sie kann *Symbole* (er)finden, die ihr eine neue Bedeutung verleihen und sie dadurch leichter erträglich machen.“[597]

Was eine bestimmte Form von Religion, also auch die christliche, inhaltlich dem Menschen zu glauben anbietet, ist zu verstehen als symbolischer Urgrund des Daseins, wobei Unterschiede im Bedeutungsgehalt der religiösen Symbole in den verschiedenen Religionen bestehen. Bezogen auf die Evolution des Menschen heißt das, dass in den Prozess der Personwerdung der Inhalt einer Religion als symbolischer Urgrund des Daseins notwendig integriert werden muss, weil ohne diesen Prozess die „... Überwindung der Angst in den Tiefenschichten der menschlichen Psyche nicht möglich ist.“[598]

3.3.3.1   Die Bedeutung von Symbolen, Symbolisierungen und Symbolismus

3.3.3.1.1   Die relative und subjektive Wahrheitsbedeutung des Symbols

Zur Frage der Symbolisierung von Gegenständen und Wirklichkeiten vertritt Drewermann folgende Positionen: 1. Symbole gibt es nur in der Mehrzahl. Sie sind miteinander verknüpft und überziehen die empirische Welt „... mit einem

---

[592] *Drewermann E.:* Glauben in Freiheit 2, 34.
[593] *Drewermann E.:* Glauben in Freiheit 2, 38.
[594] *Drewermann E.:* Glauben in Freiheit 1, 107.
[595] *Drewermann E.:* Glauben in Freiheit 1, 185.
[596] Vgl. *Drewermann E.:* Glauben in Freiheit 1, 186.
[597] *Drewermann E.:* Glauben in Freiheit 1, 496.
[598] *Drewermann E.:* Glauben in Freiheit 1, 380.

geheimnisvollen Netz von Verweisungen und Bedeutungen (...), die sich welchselseitig erklären und nur als ganzes verstehbar sind (...) Die symbolische Welt ist ein Organismus, der stirbt, wenn eines seiner wichtigen Organe zu funktionieren aufhört."[599] 2. Symbole dienen nicht als „Beweise" für die gesamte empirische Wirklichkeit, die sie repräsentieren, weil sie nicht in einem „1:1"-Abbildungsverhältnis zueinander stehen wie z. B. Original und Kopie. Symbole fungieren vielmehr als offene und grundsätzlich unabgeschlossene Hinweise auf die ihnen zugrundeliegende Wirklichkeit, die sie zugleich im Bedeutungsgehalt übersteigen.[600] 3. Das Symbol und das Subjekt, das dieses Symbol betrachtet und versteht, bilden eine organische Einheit. Die Wahrheits-Bedeutung des Symbols ist deshalb relativ: „*Das Symbol redet nur zu Gläubigen. Es trägt nie eine Wahrheit an sich (...)*"[601]

3.3.3.1.2 Die Relativität und Geschichtlichkeit der symbolischen Weltbetrachtung

Ein Symbol vergleicht Drewermann mit „... einer Staffelung verschiedener Formen von ‚Bildern'"[602] Ein religiöses Symbol ist ein „Bildkomplex, der *auf der Ebene des Zwischenhirns gespeichert ist.*"[603]

Der Symbolismus als radikale Methode der symbolischen Weltbetrachtung „... ist, so gesehen, tatsächlich nichts weiter als ein kultur- und gesellschaftsbedingter Zeichenapparat zum Zwecke der menschlichen Verständigung über den rechten Umgang des Menschen mit sich selbst beziehungsweise mit den Dingen ringsum."[604]

Glaubensaussagen siedelt Drewermann auf der Ebene des Symbols an.[605] Sie haben für ihn symbolische Struktur, wie z. B. der Mythos der Jungfrauengeburt. Das Problem der kirchlichen Dogmatik liegt in der grundsätzlichen dogmatischen Tendenz zur „*Historisierung des Mythos*".[606] Der Vorwurf von seiten der aufgeklärten, rationalen Theologie, dass die Symbolisierung des Glaubens gleichzeitig eine Re-Mythisierung und Gnostisierung bewirkt, weist Drewermann apodiktisch als Fehl-Verständnis von Symbol und Symbolisierung zurück: „... *die Irrationalität* des symbolischen Denkens ergibt sich *nicht* aus dem Symbolismus selbst, sondern erst, wenn man vergißt oder verleugnet, daß ein Symbol ‚nur' ein Symbol ist und eben keine ‚objektive' Gegebenheit (...)"[607]

[599] *Drewermann E.:* Glauben in Freiheit 1, 388.
[600] Vgl. *Drewermann E.:* Glauben in Freiheit 1, 388.
[601] *Drewermann E.:* Glauben in Freiheit 1, 389.
[602] *Drewermann E.:* Glauben in Freiheit 1, 386.
[603] *Drewermann E.:* Glauben in Freiheit 1, 403.
[604] *Drewermann E.:* Glauben in Freiheit 1, 390.
[605] Zum Verhältnis von Glaube und Symbol vgl. auch *Wahl H.:* Glaube und symbolische Erfahrung. Eine praktisch-theologische Symboltheorie, Freiburg-Basel-Wien 1994.
[606] *Drewermann E..* Glauben in Freiheit 1, 394.
[607] *Drewermann E.:* Glauben in Freiheit 1, 396.

3.3.3.1.3 Zwei Fehlverständnisse von Symbolen und Symbolisierungen

Drewermann weist zwei Fehlverständnisse von Symbolen und von Symbolisierungen von Wirklichkeit zurück.[608] Einerseits neigt die traditionelle Theologie zu einem ideologischen Verständnis von Symbolen, das Drewermann, je nach Variation, als „objektivistisch", „fundamentalistisch", „naturalistisch", „konzeptualistisch" bzw. „rationalistisch" einordnet. In diesem Fehlverständnis werden Symbole als Funktion der gegenständlichen Wirklichkeit, die sie repräsentieren, verstanden und sind die Bezeichnungen für eine objektive, historische und tatsächliche Wirklichkeit. Gemäß dieser Vorstellung gibt es die vom Symbol bezeichnete Wirklichkeit ganz unabhängig vom betrachtenden Subjekt. Doch Symbole „... sind *keine* Abzeichen *für* etwas (Gegenständliches), allenfalls sind sie die Anzeichen *von* etwas (Geistigem), auf das sie hindeuten, indem sie es als ein Bedeutendes *hinter* den Gestaltungen des Sichtbaren sinnenfällig machen." Symbole sind mehr „.als gegenstandsgerichtete *Begriffe* zur Erfassung eines objektiven Sachverhalts".

Als ebenso unangemessen und falsch betrachtet Drewermann die subjektivistische, relativistische bzw. historizistische Symbolbetrachtung. Demnach besitzt das Symbol zwar eine hinweisende Bedeutung, die aber von historischen und kulturellen Voraussetzungen abhängt, „... aus denen das jeweilige religiöse Symbol hervorgeht und mit denen es folglich auch untergeht." Gemäß dieser Fehlinterpretation gibt es die „Wirklichkeit", die das Symbol bedeutet, nur innerhalb der Vorstellung des betrachtenden Subjekts.

3.3.3.2 Symbol und Mythos als Sprache der Religion
3.3.3.2.1 Religiöse Erkenntis als subjektive Erkenntnis durch Symbol und Mythos

Die Grundlage des Religiösen, so Drewermann, liegt nicht in äußeren Tatsachen, sondern im Menschen selbst.[609] „Damit etwas religiös verbindlich sei, muß es gerade das ‚Subjekt' erreichen. ‚*Objektivität*' im Sinne der Abspaltung des persönlichen Interesses an einer bestimmten Fragestellung ist in jedem Falle das genaue Gegenteil religiöser Erkenntnis. *Religiös* ist eine Erkenntnis nur, die sich aus einem wirklichen Suchen unter Einsatz der gesamten eigenen Existenz ergibt."[610] Im Zusammenhang mit religiöser Erkenntnis ist religiöses Wissen „... nicht anders zu vermitteln als in Form traumnaher, dichterischer, mythischer Bilder, die bestimmte persönliche, geschichtliche Erfahrungen ausdrücken, und

---

[608] Vgl. für den Zusammenhang *Drewermann E.:* Glauben in Freiheit 1, 398f
[609] Vgl. *Drewermann E.,* Glauben in Freiheit 1, 507. Vgl. auch *Drewermann E.:* Sind Propheten dieser Kirche ein Ärgernis?, 20: „Die Religion besteht mit ihrer symbolischen Redeweise in der Subjekt-Objekt-Verschmelzung."
[610] *Drewermann E.:* Glauben in Freiheit 1,49.

umgekehrt: in Form von Erfahrungen, die bestimmte poetische Bilder wachrufen."[611]

3.3.3.2.2 Symbol und Mythos als Repräsentation einer universellen Wirklichkeit

Die Sprache der Religion sind Symbole.[612] Die subjektive und objektive Seite des Glaubens bilden für Drewermann eine Einheit auf symbolischer Ebene, weil „... *die religiösen Symbole selber den objektiv vorgegebenen* Strukturen der Seele entstammen." Religiöse Ereignisse werden in der Form des Mythos erzählt.

Symbolsprache und Mythos repräsentieren eine universelle Wirklichkeit. Die religiöse Symbolsprache stammt aus Schichten der Psyche, „... die von den verschiedenen Kulturen zwar geformt, aber gewiß nicht ‚geschaffen' werden (...)"[613] Religiöse Symbole sind auf der Grundlage der Seele eng miteinander verbunden. „... die Sprache der Religion ist am besten zu verstehen nach der Art, wie man einem lyrischen Gedicht zuhört, und ihre Riten sind am ehesten zu betrachten wie bewegte Gemälde oder choreographische Darbietungen im Theater."[614]

3.3.3.2.3 Die transzendentale Funktion religiöser Symbole

Als „tiefstes" Symbol des Lebens nennt Drewermann die Erfahrung der Geburt und weist darauf hin, dass „... *allerorten* in den Religionen der Menschheit Geburt und Wiedergeburt als Symbole des Lebens und der Lebenserneuerung gelten."[615]

Sowohl die jungfräuliche Geburt als auch die Auferstehung von den Toten sind als religiöse Symbole zu verstehen und „... im Grunde *nur zwei Aspekte ein und desselben Geheimnisses:* des Hervorgangs des Seins aus dem Noch-Nichtsein beziehungsweise aus dem Nichtmehrsein, und das eine verweist auf das andere, bestätigt es, verheißt es, ‚*erklärt*' es in der Logik des symbolischen Denkens."[616]

Im religiösen Symbol der „Himmelfahrt" sieht Drewermann einen universellen Wegweiser, wohin die Selbswerdung des Menschen in positiver Bedeutung führen kann: „,Himmelfahrt' – das ist ein solches Freilegen all der Schönheit eines Menschen, die in seinem Wesen angelegt ist und die nur darauf wartet, trotz aller Verformungen endlich sichtbar zu werden."[617]

---

[611] *Drewermann E.:* Glauben in Freiheit 1, 508f.
[612] Vgl. *Drewermann E.:* Glauben in Freiheit 1, 407: „Es sei aber vermerkt, daß, wie die Strukturen des Neocortex, so auch *kulturgeschichtlich* allerorten das symbolische Denken des Mythos dem diskursiven Denken der Philosophie vorausgeht (...)"[612]
[613] *Drewermann E.:* Glauben in Freiheit 1, 508.
[614] *Drewermann E.:* Glauben in Freiheit 1, 254.
[615] *Drewermann E.:* Glauben in Freiheit 1, 401.
[616] *Drewermann E.:* Glauben in Freiheit 1, 402.
[617] *Drewermann E.:* Glauben in Freiheit 2, 207.

Religiöse Symbole haben für Drewermann generell transzendentale Funktionen.[618] Aber diese Funktion besteht eben nicht darin, das Transzendente „objektiv" in der Immanenz zu repräsentieren.[619] „Etwas ,Göttliches' hingegen macht sich *verdächtig,* nicht glaubhaft, wenn es *unsymbolisch* zur Deutung geschichtlicher Vorgänge herangezogen wird; *das Menschliche, das sich als menschlich* beglaubigt – mehr verlangen wir nicht, mehr brauchen wir nicht, mehr gilt uns nicht länger als ,göttlich'!"[620]

3.3.4 Exkurs: Die Religion der Gnosis
3.3.4.1 Der Vorwurf der Gnostisierung des Evangeliums durch Drewermann

Ein Hauptargument gegen Drewermanns tiefenpsychologische Deutung des christlichen Glaubens lautet, dass damit „... die Gestalt und die Botschaft des Juden Jesus von Nazareth in ,gnostisierender' Weise *aufgelöst* (...)" wird.[621] Drewermann weist diesen Vorwurf kategorisch zurück[622] und versucht ihn als „Antignostiker" zu widerlegen.[623]

Die Gnosis, so Drewermann, entwickelte, wie auch die kirchliche Theologie und Dogmatik, aus der Botschaft Jesu ein dogmatisches Lehrsystem: „... und wenn sie auch die Veräußerlichung des Religiösen mit allen Mitteln zu vermeiden suchte, so wurde sie doch vom kirchlichen Dogmatismus ebenso in eine enggeführte Innerlichkeit getrieben, wie sie ihrerseits die kirchlichen Dogmen zu immer größerer Spitzfindigkeit und Veräußerlichung trieb."[624]

Um Religion, Glaube und Theologie von den Zwängen des kirchlichen Dogmatismus zu befreien und so die Botschaft des Jesus von Nazareth wieder freizulegen, bedarf es für Drewermann einer grundlegenden Aufarbeitung des kirchengeschichtlichen Phänomens der „Gnosis" mithilfe der Methode der Tiefenpsycholgie. Die Gnosis überwinden heißt, sowohl die Grundlage jeder Gnosis als auch jeder veräußerlichten kirchlichen Theologie bzw. Dogmatik aufzulö-

---

[618] *Drewermann E.:* Glauben in Freiheit 3/2I, 847.

[619] Zur Frage der Beziehung von Wirklichkeit und Symbol und zur Bedeutung des religiös-eschatologischen Symbols „Himmel" vgl. ausführlich *Drewermann E.:* Glauben in Freiheit 3/3, 657ff.

[620] *Drewermann E.:* Glauben in Freiheit 1, 397.

[621] *Drewermann E.:* Glauben in Freiheit 1, 233. Diese Kritik, die Drewermann hier zitiert, stammt wohl aus der Richtung der politischen Theologie. Vgl. Anm. 518.

[622] Vgl. *ders.:* Wort des Heils – Wort der Heilung, Bd. 1, 159: „Gnosis ist eine Auffassung der menschlichen Selbsterlösung, die Vorstellung, daß Gott nur Teil der menschlichen Psyche sei, auch Christus eigentlich nur ein Menschheitstraum, eine Chiffre des Inneren. Nein, ich habe das nie vertreten."
Vgl. *Drewermann E., Jeziorowski J.:* Gespräche über die Angst, 77f: „Ich stimme dem Erbe der Dialektischen Theologie sehr zu. Gott ist kein Teil der menschlichen Psyche, und wenn das mit Gnosis gemeint wäre, bin ich schärfstens Antignostiker."

[623] *Drewermann E.:* Glauben in Freiheit 1, 227-244; zur Systematik der Gnosis vgl. *a. a. O.,* 241.

[624] *Drewermann E.:* Glauben in Freiheit 1, 231.

sen, d. h. die theologischen Projektionen aufzulösen, genauer gesagt: die Überwindung „... der Theologisierung beziehungsweise Metaphysizierung der projizierten Inhalte der menschlichen Psyche."[625]

3.3.4.2 Selbstfindung als das Hauptthema der Gnosis

Die Gnosis lehrt die spekulative Identität des Seins des Göttlichen und des Menschlichen, also die ontologische Seinseinheit, im Akt der Bewußtwerdung des Göttlichen im Menschen. Unter dieser Voraussetzung ist dem Gnostiker die Möglichkeit der Selbstvergöttlichung und Selbsterlösung des Menschen gegeben, indem Gott den Menschen zum Bewusstsein seiner göttlichen Berufung erleuchtet und der Mensch das Göttliche in sich zur Entfaltung bringt. Aus der Perspektive der Alten Kirche und in der autoritativen Tradition der kirchlichen Theologie und wird „gnostisch" so verstanden, dass das, was an Bildern und Vorstellungen apriori im Menschen liegt, mit Gott identifiziert wird.

Tatsächlich, so Drewermann, ist aber die Gefahr der nicht nur ontischen, sondern auch ontologischen Indifferenz des Göttlichen und des Menschlichen in der Gnosis gar nicht gegeben. Wenn nämlich Religion und Glaube, wie sie von Jesus eigentlich gemeint waren, existentiell und als menschliches Proprium gedacht werden, dann ist dem großen Vorwurf gegen die Gnosis entgegenzuhalten: „'Selbstvergöttlichung'? ,Selbsterlösung'? Aber nein! Gerade weil alle *menschliche* Bejahung niemals dieses *Absolute* hervorbringen kann, was erfordert ist, um das Wunder der Ichwerdung zu begründen, sprachen die ,Gnostiker' unverwandt von dem *göttlichen,* nicht (nur) menschlichen ,Ruf', durch den das Ich des Menschen zu sich selber kommt."[626]

Das eigentliche Hauptthema der Gnosis bildet insofern nicht die Selbstvergöttlichung oder die Selbsterlösung des Menschen, sondern seine „... Selbst*findung* als Ausdruck der Erlöstheit des Daseins."[627]

Drewermann würdigt Markion, dass dieser, wie der Apostel Paulus, das vollkommen reine und gute Gottesbild des Jesus von Nazareth von sekundären Überlagerungen befreien und in seiner ganzen Deutlichkeit profilieren wollte. Auf dem Weg zu diesem positiven Ziel verwickelte sich Markion jedoch, „wie seine kirchlichen Kontrahenten"[628], in den Fallstricken theologischer Systematik, Dogmatik und falscher Projektionen. „Vor allem: er projiziert mit seinen

---

[625] *Drewermann E.:* Glauben in Freiheit 1, 234.
[626] *Drewermann E.:* Glauben in Freiheit 1, 249.
Das Phänomen der menschlichen Liebe und ihrer Grenzen ist für Drewermann ein Beispiel, wie sich Menschliches und Göttliches aufeinander beziehen und bei aller Analogie doch stets eine fundamentale ontologische Differenz zwischen beiden Polen gegeben ist. Denn auf die Liebe Gottes vertrauen heißt auf die grenzenlose Liebe vertrauen. Erst dieses volle Vertrauen befreit den Menschen dazu, seine eigene begrenzte Liebe so weit als nur irgend möglich vom Ich zum Du weiterzuverschenken und so menschliche Grenzen zu überschreiten.
[627] *Drewermann E.:* Glauben in Freiheit 1, 249.
[628] *Drewermann E.:* Glauben in Freiheit 1, 233.

theologischen Theoremen, ohne es zu wissen, die psychische Erfahrung in das Göttliche selbst hinein und stattet sie dadruch mit einem eigenen *Sein,* mit einer metaphysischen Realität aus."

Dem Vorwurf der Ungeschichtlichkeit der Gnosis erwidert Drewermann: „Eine klarere *historisch* gebundene Gläubigkeit, als sie sich bei MARCION findet, vermag auch kein noch so kompliziert formuliertes Bekentnis der kirchlichen ‚Orthodoxie' zu vermitteln. – *Freilich:* auch für MARCION, nicht anders als bei *Paulus,* ist es *nicht die historische Information* über den Nazarener, die den Glauben begründet, sondern umgekehrt: es ist eine Sehnsucht, ein Urbild, das durch die Person Jesu wachgerufen wird und sich seiner bemächtigt, - es ist der *Christus,* an den *Paulus,* an den *Marcion* glaubt."[629]

3.3.4.3 Die Synthese von äußerer lehramtlicher Kirche und innerer gnostischer Kirche

Die Tradition des kirchlichen Ritualismus und Dogmatismus haben sich zwar gegenüber dem Prinzip der Innerlichkeit und Selbsterfahrung in der Gnosis durchgesetzt, aber um einen hohen Preis, so Drewermann. Die christliche Kirche leidet bis heute unter „einem lähmenden Verlust an Innerlichkeit". Deswegen plädiert Drewermann für eine Synthese aus „äußerer lehramtlicher" Kirche und „innerer gnostischer" Kirche, um einerseits Fehlentwicklungen der Kirchengeschichte aufzuheben und andererseits Religion und Glaube wieder glaubwürdig zu ermöglichen im Sinne der Botschaft Jesu.[630]

Drewermann legt das eigentliche Anliegen seiner tiefenpsychologischen Aufarbeitung der Gnosis offen. „Was wäre darum zu geben, wenn es gelänge, *das Gottesbild des* MARCION jenseits der dogmatischen Querelen und wechselseitigen Verketzerungen durch den Filter tiefenpsychologischer Durcharbeitung *im Menschen* bewußt zu machen und zum Leben zu erwecken! Es wäre *das Ende* der ‚Gnosis' *ebenso* wie des ‚kirchlichen Lehramtes'! Es wäre die Rückkehr zu einem einfachen Tun der Liebe, wie Jesus sie lebte!"[631]

So lautet die hochprovokante und hochproblematische These Drewermanns im Anschluss an die Systematik der Gnosis und an die Lehre bei Markion: „Nie zuvor in der Geschichte der Menschheit (...) ist – außerhalb des *Buddhismus* – Religion so sehr als eine Form der Erlösung des Menschen durch

---

[629] *Drewermann E.:* Glauben in Freiheit 1, 253.
Vgl. *Harnack A. v.:* Lehrbuch der Dogmengeschichte 1, unveränd. reprograf. Nachdruck der 4., neu durchgearb. und verm. Aufl. Tübingen 1909, Freiburg-Basel-Wien 1980, 292f. V. Harnack spricht von Markion als dem großen Schüler des Paulus, der die alttestamentliche Grundlage des Christentums beseitigen, die Tradition bereinigen und die christliche Religion aufgrund des paulinischen Evangeliums reformieren wollte.
[630] *Drewermann E.:* Glauben in Freiheit 1, 244.
[631] *Drewermann E.:* Glauben in Freiheit 1, 235.

Selbstfindung und Selbsterkenntnis interpretiert worden; und ohne Zweifel wurde damit ein wichtiges Anliegen auch der Botschaft Jesu aufgegriffen."[632]

3.3.4.4 Kritik

Positiv ist zu würdigen: Drewermann sieht in den Positionen „äußere lehramtliche Kirche" und „innere gnostische Kirche" nicht unüberwindbare Gegensätze, sondern geschichtlich bedingte Diastasen, die sich als Pole nunmehr gegenüber stehen, aber mit Blick auf ihren gemeinsamen religiösen Ursprung wieder zu einem Ganzen integriert werden können. Ergebnis der Wiedervereinigung müsste nach Drewermann die Wiedergewinnung der ursprünglichen religiösen Einheit sein, wie sie sich in Leben und Person, Wort und Tat des Jesus von Nazareth einzigartig und in vollkommener personaler Identität gezeigt hat und als Beispiel für das Leben jedes Menschen dienen kann. Das positive Potential einer möglichen konstruktiven Synthese zu sehen und die Umsetzung dieses drängenden Projektes anzumahnen und einzufordern, zeichnet Drewermann auch an dieser Stelle als einen Glaubensdenker aus, der danach strebt, Dualismen und Antinomien aufzudecken und Diastasen dialektisch-existentiell[633] zu überwinden.

Aber Drewermann ist zu kritisieren, dass er nach diesem positiven und verheißungsvollen Impuls gefährlich weit offen lässt, wie der Weg dorthin mit tiefenpsychologischer Hilfe gegangen werden könnte. Wie kann eine konstruktive glaubenstheoretische und –praktische Synthese gelingen aus zum Teil disparaten Elementen, d. h. aus „äußerem" christliches Glaubensbekenntnis, „innerer" gnostischer Religiosität und buddhistischer Mystik?[634] Gerade die markionitische Lehre ist ja geprägt von zum Teil extremen Dualismen und Antinomien.[635] Kann diese Synthese, Symbiose und Synergie tatsächlich gelingen und dabei dem christlichen Glauben als Heilsmacht zugleich treu bleiben und ihn „von der persönlichen Erfahrung her neu"[636] begründen? Darauf muss Drewermann klarere und handhabbarere Antworten geben.

Drewermann erkennt „ein unerläßliches Erfordernis der *Therapie* eines Menschen (...)"[637] Sieht Drewermann dabei die Gefahr einer „mystischen Überforderung" des Suchenden und Glaubenden nicht? Die meisten suchenden und glaubenden Menschen dürften mit der Aufgabe hoffnungslos überfordert sein, Drewermanns postulierte Synthese persönlich und existentiell zu leisten ohne

---

[632] *Drewermann E.*: Glauben in Freiheit 1, 242.
[633] „Dialektisch" verstanden im Sinne Karl Barths und Sören Kierkegaards, nicht im Sinne G. W. F. Hegels.
[634] Vgl. bei *Berger K.*: Jesus, 500ff, den kurzen, aber präzisen interreligiösen Vergleich zwischen „Jesus und Buddha", der die Differenzen zwischen beiden Religionsstiftern und deren Positionen deutlich macht.
[635] *Aland B.*: Art. Marcion/Marcioniten. In: TRE, Bd. 22, 89-101.
[636] *Drewermann E.*: Glauben in Freiheit 1, 227.
[637] *Drewermann E.*: Glauben in Freiheit 1, 238.

weitergehende theologische und glaubenspraktische Hilfestellungen. Dieser Vermutung widerspricht allerdings Drewermanns klare Warnung vor den Risiken des mystischen Glaubensweges, der nicht nur Chancen birgt.

Offen bleibt, ob Drewermann für das Erreichen seiner postulierten Synthese von „äußerer lehramtlicher Kirche" und „innerer gnostischer Kirche" ein so weit fortgeschrittenes Glaubensverständnis und hochentwickeltes Glaubensleben beim Einzelnen voraussetzt, dass seine Glaubenshermeneutik ein elitäres, nur von wenigen Gläubigen zu verwirklichendes Lebensprojekt ist. Diese Exklusivität widerspräche dann allerdings grundsätzlich der universellen Heilsbotschaft des Jesus von Nazareth.

Insofern müsste Drewermann in dieser wichtigen Frage noch deutlicher seine tiefenpsychologisch erweiterte theologische „Therapie des Menschen" erklären und noch eindeutiger sein Verständnis einer „... Art von ‚Theologie'" vorstellen, „... die dieses Thema der Selbstfindung – mit den Mitteln der Tiefenpsychologie und der Anthropologie des zwanzigsten Jahrhunderts heute – als zentralen Inhalt der christlichen Erlösungsbotschaft wiederentdeckt ...)"[638]

3.3.5 Tiefenpsychologie, Glaube und Mystik

3.3.5.1 Mystischer Glaube und traditioneller Kirchenglaube als Gegensätze

Mystischer Glaube und gläubiges Festhalten an der kirchlichen Lehre stehen für Drewermann im Gegensatz. „*Mystik* – das ist: daß Gott zum Menschen *unmittelbar* spricht; *Kirche,* wie wir sie haben, das ist: daß Gott nur *mittelbar* durch den Mund seiner päpstlichen und bischöflichen Amtsinhaber dem Menschen sich ‚mitteilt'. *Mystik* - das ist: der unvertauschbare Vorrang des Einzelnen vor dem Kollektiv; *Kirche,* wie wir sie haben, das ist: der absolute Vorrang des Kollektivs vor dem Individuellen."[639]

Der Subjektivismus der Mystiker hat die mystische Erfahrung des Glaubens und die Glaubensmystik seit je her dem kirchlichen Lehramt verdächtig gemacht, wie sich am Beispiel Meister Eckharts[640] ablesen lässt.

Dies zeigt, wie wichtig die Wiederbelebung der Mystik für die gegenwärtige Erneuerung des religiösen Bewusstseins ist. Die lyrische, subjektbetonte und erfahrungsbezogene Sprache der Mystik steht dem alltäglichen, medialen und kirchlichen Sprachgebrauch diametral gegenüber, und die macht es, so Drewermann, kaum möglich, dass die Mystik der Ausgangspunkt der religiösen Erneuerung sein kann, sehr wohl jedoch das Ziel.[641] Auch für die Theologie be-

---

[638] *Drewermann E.:* Glauben in Freiheit 1, 250.
[639] *Drewermann E.:* Glauben in Freiheit 1, 194.
[640] Vgl. die Konstitution „In agro dominico" Papst Johannes' XXII. (27.03.1329). In: DH 950-980. Dort werden die "Irrtümer" Eckharts verurteilt.
[641] *Drewermann E.:* Glauben in Freiheit 1, 194.

deutet die Wiederbelebung der Mystik die große Chance, sich wieder dem Menschen und dem Gottesgeheimnis auf konkrete Weise und zur Mitte hin zu öffnen. Dazu bedarf es der Sprache der Mystik bzw. der Rhetorik in der Nähe der Mystik, „... die *meditierend*, nicht definierend, *schwebend* (kursiv), nicht festschreibend (*diskursiv*), *wirklichkeitsverdichtend* (poetisch), nicht dogmatisch geformt ist."[642]

3.3.5.2 Mystik als die Hermeneutik einer menschlichen Religion und eines heilenden Glaubens

3.3.5.2.1 Glaube und Mystik als Medikmente für das menschliche Dasein

Religion dient nach Drewermann zur Angstberuhigung – gegen die Angst vor dem Nichts, das dem Menschen durch den Tod droht, vor der „... '*Grundlosigkeit aller Gründe*' angesichts des Abgrunds, den wir deutlich sehen, sobald wir unserer Lage bewußt werden, welche die Religion mit Trost und Zuspruch zu überdecken trachtet (...) Alle Vernunft, welche die Religion aufzubieten vermag, besitzt die Funktion und die Wirkung eines *Medikaments* gegen den Wahnsinn, der in unserer Seele Raum gewinnen *muß*, sobald wir unserer wirklichen Lage inmitten der Welt inne werden."[643]

Als Heilmittel für die Regeneration von Glaube, Kirche und Theologie liegt religionsgeschichtlich, so Drewermann, eine Wiederbelebung der Mystik nahe.[644] Im Unterschied zur Prophetie setzt der Mystiker „... seine Erfahrungen nicht in Form einer 'Botschaft', die er im Auftrag seines Gottes zu verkündigen hat, in Kritik und Bejahung an den bestehenden Strukturen der Religion seiner Zeit nach außen, er verbleibt viel entschiedener bei sich selbst (...)"[645] Dieser Subjektivismus stützt und transformiert die Funktion des menschlichen Ich. „*Religionspsychologisch* tritt in dem Erleben der Mystik das Ich des Menschen seinem Schöpfer *unmittelbar* gegenüber, so sehr, daß der Unterschied zwischen Schöpfer und Geschöpf in einem ekstatischen Einheitserleben wie aufgehoben scheint."[646] Die mystische Erfahrung wirkt heilsam. „Eine tiefe innere Freiheit und Ruhe entsteht aus diesem Gefühl eines absoluten 'Aufgehobenseins' in einem 'Umgreifenden', in dem die Differenz von Ich und Du wie in der Ver-

---

[642] *Drewermann E.:* Glauben in Freiheit 1, 197.
[643] *Drewermann E.:* Glauben in Freiheit 1, 184f.
[644] Vgl. *Marz B.:* Wort des Heils – Wort der Heilung, Bd. 2, Düsseldorf ³1990, 141. Drewermann fordert: „Ich möchte, daß wir unter den Voraussetzungen des heutigen Wissens um die Strukturen der menschlichen Psyche, um Ethnologie, um Tiefenpsychologie, um Verhaltensforschung, auf dem Wissensstand, der uns heute zugänglich ist, das Anliegen der Mystik ins 20. Jahrhundert übersetzen."
[645] *Drewermann E.:* Glauben in Freiheit 1, 193.
[646] *Drewermann E.:* Glauben in Freiheit 1, 193.

schmelzung der Liebe wenigstens momenthaft, im Augenblick des Glücks, verschwunden ist."[647]

3.3.5.2.2 Tiefenpsychologie als Vorbereitung auf die mystische Glaubenserfahrung

Wenn Religion als Therapie und der mystische Glaube als Heilmittel verstanden und gelebt werden, dann muss dennoch auf die möglichen Gefahren hingewiesen werden, die bei einer unangemessenen und inflationären „Anwendung" von Mystik auftreten können.[648] „Die *Vorbedingung* aller ‚Mystik' mit anderen Worten besteht in einer gewissen Ichstärke und einer inneren Identität, wie sie in der westlichen Kultur mit ihrem hohen Verdrängungsanteil, ihrer extremen Äußerlichkeit und ihrem geringen Maß an Introspektionsfähigkeit alles andere als selbstverständlich ist; schon deshalb gilt es als erstes, mit Hilfe der Tiefenpsychologie den neurotischen Schutt abzutragen, der sich vergiftend über die Quellen des Religiösen gelegt hat und die Inhalte der Frömmigkeit in die Formen eines reinen Ersatzlebens der Uneigentlichkeit und Entfremdung verwandelt."[649]

Der Glaube des christlichen Abendlandes leidet unter dem Stigma des Exzentrischen, der permanenten Aktion, der Ideologie der Planbarkeit, der einseitigen Konzentration auf das Ich, auf das Bewusstsein und auf den Verstand. Diese Situation, so Drewermann, ist abgrundtief pathologisch. Zur grundlegenden Heilung bedarf es nicht nur der erneuten und erneuerten Konzentration auf das Gottvertrauen des Jesus von Nazareth, sondern zur Regeneration bedarf es, gleichsam als ausgleichender Gegenpol, dringend der östlichen Techniken und Lehren der mystischen Versenkung, Sammlung, Selbstfindung und damit der Gottfindung.

Die Psychoanalyse und die Tiefenpsychologie des 20 Jh. bilden einen ersten Ansatzpunkt im westlichen Abendland, um den dogmatisch verzerrten christlichen Glauben von den synchronen und diachronen Neurosen zu befreien.[650] Erst nach dieser vorbereitenden, ausleitenden Therapie kann mithilfe der

---

[647] *Drewermann E.:* Glauben in Freiheit 1, 193.
[648] Zu den Problemen der „reinen Unmittelbarkeit" mystischer Erfahrungen, zur „kopierten" und „dogmatisierten" Unmittelbarkeit und zur Hybris der Selbstvergottung im Schatten der Mystik vgl. auch *Schmid G.:* Mystische Erfahrungen – Nachfrage und Angebot. In: *Audretsch J., Nagorni K. (Hg.):* Was ist Erfahrung? Theologie und Naturwissenschaft im Gespräch. Beiträge einer Tagung der evangelischen Akademie Baden vom 11.-13. Mai 2001 in Bad Herrenalb, Karlsruhe 2002 (Herrenalber Forum 32), 75-87.
[649] *Drewermann E.:* Glauben in Freiheit 3/1, 306.
[650] Vgl. *Drewermann E.:* Wort des Heils – Wort der Heilung, Bd. 1, 15f: „Ich will (...) nicht die Psychoanalyse als eine Allheilkur predigen, ich glaube aber, daß ihr eigener Entwicklungsweg im Grunde konsequent dazu geführt hat, eine tiefere Form der Religiosität der Menschen wiederzuentdecken (...) Das würde bedeuten, daß wir in uns selbst integraler und harmonischer leben könnten (...) Woran ich glauben möchte, ist, daß der Katholizismus sich zu sich selber zu bekennen vermöchte, zu einer im Grunde vertrauensvollen und integralen Form des Umgangs des Menschen mit sich selbst und darin inklusive mit der Welt draußen."

Mystik als passiver oder aktiver Methode ein neuer Transfer der Gottesoffenbarung zum Menschen hin gelingen.[651] Drewermann weist ausdrücklich darauf hin, dass die Heilkraft des mystischen Glaubens und die mystische Tiefendimension der christlichen Religion kein Kinderspiel ist; christlicher Glaube kann Kindern und Jugendlichen nicht mehr wie bisher vermittelt werden und wird wohl auch für Erwachsene eine echte Grenzerfahrung an der Grenze zum Chaos bedeuten, ja sogar bedeuten müssen.[652]

In einer These zusammengefasst versteht Drewermann Mystik als Hermeneutik einer menschlichen Religion und eines heilenden Glaubens.

3.3.5.3 Selbstfindung und Gottfindung zwischen Theonomie, Heteronomie und Autonomie

Mit der Frage nach dem Verhältnis von Gottfindung und Selbstfindung präsentiert sich der kirchlichen Lehre und Dogmatik das „alte" Problem, wie „Glauben in Freiheit" zwischen Theonomie, Heteronomie und Autonomie zu verstehen ist. „Das Problem ist bis heute in der kirchlichen Theologie nicht ausgestanden: *Jüdisch* gesprochen, bedeutet die Beziehung des Menschen zu Gott, *nach außen* zu hören, einem *Anderen,* der wir nicht selber sind; zu *gehorchen,* sich seiner Macht zu *unterwerfen,* sich an ihn auszuliefern; *hellenistisch* gesprochen, bedeutet die Beziehung des Menschen zum Göttlichen, *nach innen* zu hören und die Kraft, die von Gott ist, *im eigenen Ich,* so sehr es möglich ist, zu *entfalten.* (...) Die kirchliche Dogmatik hat die griechische Philosophie bislang wesentlich dazu verwandt, um die jüdische *Existenz*bestimmng in eine *Doktrin* der Äußerlichkeit und der Außenlenkung zu verwandeln (...)"[653]

Mit anderen Worten: Die Offenbarung Gottes als Bedingung der Möglichkeit von Glaube und Religion kann, so Drewermann, nicht auf einzelne Momente geschichtlicher und objektiver Erfahrung reduziert werden, sondern, „... im Gegenteil: die gesamte Evolution der Welt ist – für den Gläubigen! – *eine einzige* Offenbarung Gottes, einzig in der Herkunft des Menschen aus der Tierreihe begreift man die Strukturen, die uns seelisch und geistig befähigen, religiöse Fragen zu stellen und religiöser Antworten zu bedürfen."[654]

3.3.5.3.1 Echte Mystik als Grund und Ergebnis innerer Freiheit

Die eigentliche Entdeckung der Mystik liegt für Drewermann darin, dass die dem Verstand als Zumutung erscheinende ‚Grundlosigkeit' des Daseins sich auch erfahren lässt als eine „... unbedingte *Gnade!* (...) Die ‚Grundlosigkeit' der

---

[651] Vgl. *Drewermann E.:* Glauben in Freiheit 3/1, 341.

[652] *Drewermann E.:* Glauben in Freiheit 3/1, 306.

[653] *Dreweramnn:* Glauben in Freiheit 2, 619.

[654] *Drewermann E.:* Glauben in Freiheit 1, 514.

menschlichen Existenz daher, innerlich genommen, ist *identisch* mit der Grundlosigkeit Gottes!"[655]
Echte und wirkliche Mystik „... kann nur sein als Grund und Resultat innerer Freiheit; oder anders ausgedrückt: ein religiöser Bewußtseinszustand *unterhalb* des psychischen Reflexionsniveaus der Psychoanalyse ist in der westlichen Kultur des 20. Jahrhunderts menschlich nicht länger glaubwürdig (...)" Am Beispiel des Mystikers Meister Eckhart zeigt sich, was Mystik zu leisten vermag, nämlich nicht weniger als die Erkenntnis von der Geburt Gottes in der Seele des Menschen und die Erfahrung, dass in diesem Ereignis Selbstfindung und Gottfindung identisch sind.[656] Für Drewermann bilden folglich die heuristischen Prozesse der Selbstfindung und Gottfindung des Menschen eine unauflösbare Einheit.[657]

3.3.5.3.2   Die mystische Glaubenserfahrung als Geburt des Selbst

Mystik bedeutet „... eine neue Form der religiösen Einstellung, die – entsprechend der Methodik des Existentialismus ebenso wie der Psychoanalyse – eine neue Art von ,Erkenntnis' voraussetzt (...)" Dieser neue Weg der Selbst- und der Gotterserkenntnis ist „... nicht mehr gebunden an die vergegenständlichenden Verfahren des Verstandes, sondern offen für die Absichtslosigkeit einer Wahrnehmung, wie sie am besten dem Austausch zweier Liebender gleichkommt (...)".[658]
Dem Existentialismus liegt nach Heidegger erkenntnistheoretisch zugrunde, dass Subjekt und Objekt ineinander übergehen und miteinander identisch werden. Das objektivierende Verstandesurteil erscheint dann nur als ein „derivater und depravierter" Modus eines „ursprünglichen Sich-Verhaltens".[659] Drewermann greift über Heidegger hinaus auf Kierkegaard zurück und rezipiert dessen Kritik gegen Hegel. „Gott läßt sich nicht ,denken', die Welt läßt sich nicht von Gott her als ein logisch notwendiger Prozeß ,begreifen', die Religion insgesamt ist ein unbegreifbares ,Paradox'".[660] Die Entdeckung des Unbewussten und die darauf bauende Erkenntnistheorie der Tiefenpsychologie verifiziert die Erkenntnis des Existentialismus.
Tiefenpsychologie im Anschluss an diese Erkenntnis korrigiert die irrige Vorstellung, dass das bewusste Ich das Zentrum der Gesamtpersönlichkeit ist und Bewusstsein und Verstand die maßgeblich entscheidenden Funktionen des Menschen im Umgang mit sich selbst und seiner Umwelt sind. Psychoanalyse und Tiefenpsychologie haben deutlich herausgearbeitet, dass nicht das schmale

---

[655] *Drewermann E.*: Glauben in Freiheit 3/1, 328.
[656] *Drewermann E.*: Glauben in Freiheit 3/1, 327.
[657] *Drewermann E.*: Glauben in Freiheit 1, 507.
[658] *Drewermann E.*: Glauben in Freiheit 3/1, 303.
[659] Vgl. *Heidegger M.*: Sein und Zeit, § 31, 147.
[660] Vgl. bei *Drewermann E.*: Glauben in Freiheit 3/1, 303.

Band des Bewusstseins, sondern das „Selbst" die Weite der menschlichen Gesamtperson bestimmt.[661]

Im Anschluss an die Deutung der Glaubenserfahrung des Apostels Paulus durch C. G. Jung konstatiert Drewermann, dass der Glaube an Christus als „... eine *Erfahrung* im Inneren der eigenen Seele gemacht wird (...)"[662] Eine neue religiöse Einstellung bricht sich Bahn: An die Stelle der Bewusstseinseinseitigkeit des Verstandes, der Sphäre des Ichs, der Ebene des subjektiven Wollens und Bestimmens tritt die Annahme des erfahrenen Glaubensereignisses, das auch das Irrationale und an sich denkerisch und objektiv Unbegreifliche miteinschließt.

„Der eigentliche Kern der religiösen Erfahrung liegt hier ganz und gar *jenseits* des Verstandes, im Bereich des *Mystischen*, und er ist religionspsychologisch identisch mit der *Geburt des Selbst*. Alles, worauf die religiösen Symbole und Riten hinweisen und hinführen wollen, ist dieser Vorgang der *Erweiterung* des Bewußtseins, des *Überstiegs* über den Geltungsbereich des Verstandes, der *Integration* des Unbewußten, der *Selbstfindung* und *Selbstwerdung des Menschen.*"[663]

3.3.5.3.3 Selbstvervollkommnung durch Mystik statt Selbstgenügsamkeit

Das höchste Ziel des Menschen ist die Vervollkommnung des Selbst, so Drewermann. Dazu gehört die Läuterung der eigenen Motive. Aber auf diesem anspruchsvollsten aller Wege lauern viele Gefahren, vor allem die Verirrung in der Sackgasse der Selbstgenügsamkeit – eine Versuchung, die alle menschlichen Beziehungen abwertet, da diese nur als etwas Oberflächliches zu erachten sind.

Drewermann fragt im Rahmen seiner Vorstellung vom Weg der Mystik der Leere, der Liebe und des Augenblicks und unter Zuhilfenahme der hinduisti-

---

[661] Vgl. *Jung C. G., Wilhelm R.:* Geheimnis der Goldenen Blüte. Das Buch von Bewußtsein und Leben, aus d. Chines. über. und erläutert von R. Wilhelm, m. einem Komm. von C. G. Jung (1929), neu hg. u. mit Nachw. vers. von U. Diederichs, München 1986. Vgl. *Jung C. G.:* Kommentar zu „Das Geheimnis der Goldenen Blüte". In: Gesammelte Werke XIII, hrsg. von L. Jung-Merk und E. Rüf, Olten 1978, 11-63.
Vgl. *a. a. O.*, 59f. Jung bezieht sich auf die Christusmystik des Apostels Paulus in Gal 2,20 und kommentiert: „Das Symbol ,Christus' ist als ,Sohn des Menschen' eine analoge psychische Erfahrung von einem höheren geistigen Wesen menschlicher Gestalt, das unsichtbar im einzelnen geboren wird, ein pneumatischer Leib, der uns zur zukünftigen Behausung dienen wird, den man, wie Paulus sich ausdrückt, anzieht wie ein Kleid. ... Es ist in einem gewissen Sinne das Gefühl des ,Ersetztseins', allerdings ohne die Beimischung von ,Abgesetztsein'. Es ist, als wenn die Leistung der Lebensgeschäfte eine unsichtbare Zentralstelle übergegangen wäre. NIETZSCHES Metapher ,frei in liebevollstem Muß' dürfte nicht ganz unpassend hierfür sein. Diese merkwürdige Erfahrung ist eine Folgeerscheinung der Loslösung des Bewußtseins, vermöge welcher das subjektive ,Ich lebe' zu einem objektiven ,Es lebt mich' wird. Dieser Zustand wird als ein höherer als der frühere empfunden, ja eigentlich als eine Art von Erlösung von Zwang und unmöglicher Verantwortung. ... Dieses Gefühl der Befreiung erfüllt Paulus völlig, es ist das Bewußtsein der Gotteskindschaft."
[662] *Drewermann E.:* Glauben in Freiheit 3/1, 304.
[663] *Ebd.*

schen Religion und Mystik: „Wie ist es möglich, das Unendliche nicht in der Abkehr vom Endlichen, sondern in einer Hinwendung zum Endlichen kraft des Unendlichen zu leben? (...) Und an eben dieser Stelle ergibt sich die Ergänzungsbedürftigkeit der Mystik der Leere durch eine *umgekehrte*, in gewissem Sinne *gegenläufige* Bewegung der Existenz. Sie setzt den Aufstieg in das unpersönliche, endliche Brahma, die Läuterung der Leere voraus, hebt sie dann aber auf, indem sie sich selber zum Personhaften, Gestalthaften, Endlichen hin vermittelt."[664]

Auch an dieser Stelle bleibt Drewermann allerdings den dringend notwendigen Hinweis schuldig, wie dieses komplexe „mystische Unternehmen" ansatzweise im Kontext des christlichen Glaubens gelingen soll.

3.3.5.3.4 Leere, Liebe, Augenblick – die goldene Trias der Mystik

„Eine Mystik der Leere, eine Mystik der Liebe und eine Mystik des Augenblicks – sie könnte ersetzen, was die Theologie bisher als die ‚unendliche Macht', als die ‚unendliche Güte' und als die ‚unendliche Weisheit' über die Gottheit vermeinte denken und dozieren zu müssen."[665]

Die drei Erfahrungen der Leere, der Liebe und des Augenblicks finden sich, geschichtlich betrachtet, in den verschiedensten Religionsformen und theologischen Deutungen. Sie gehören offensichtlich „... zum Zentralbestand *mystischen* Erlebens (...) In ihnen öffnen sich drei Zugangswege des Göttlichen, die in logischer Perspektive miteinander nicht vereinbar sind, die aber *aspekthaft* sich als zusammengehörig und als sich wechselseitig bedingend erweisen."[666]

3.3.6 Drewermanns Theorie der Religionen
3.3.6.1 Die integrative Form des Religiösen statt Integralismus

Drewermann lehnt eine integralistische Form von Religion ab, weil diese Form Bereiche wie das Ökologische, Ökonomische, Soziale u. a. zu vereinnahmen und unter das Diktat einer zentralistischen Hierarchie zu stellen neigt, wie aus seiner Sicht das Beispiel der römisch-katholischen Kircheninstitution belegt. Ganze Lebensbereiche, wie z. B. die Ökologie, werden hier aus moralischer Perspektive wahrgenommen und zugleich hierarchistisch subsumiert.

Dagegen versteht die integrative Form des Religiösen alle Bereiche der Wirklichkeit in einer Beziehung der Koexistenz. Dies führt zu einem Konzept von Religion, in dem „... Natur und Mensch, Gesellschaft und Individuum, Tradition und Selbstentscheidung eine spannungsreiche Einheit bilden."[667]

---

[664] *Drewermann E.:* Glauben in Freiheit 3/1, 470.
[665] *Drewermann E.:* Glauben in Freiheit 3/1, 302.
[666] *Drewermann E.:* Glauben in Freiheit 3/1, 491.
[667] *Drewermann E.:* Glauben in Freiheit 1, 418.

3.3.6.2 Die Komplementarität aller Religionsformen

Den Auftakt zu diesem Postulat hat Drewermann als Eingangsthese seiner Argumentation über „Die Angst der Tiere und die Angst des Menschen" formuliert.[668] Nach dem Durchgang durch das Angstproblem aus dem Blickwinkel der Verhaltensforschung, der Psychoanalyse und der Existenzphilosophie weitet er seine Eingangsthese aus zu einer Art „Vereinigungstheorie der Religionen".[669] Drewermann behauptet, dass religionsgeschichtlich betrachtet, auf dem Weg hin zu den monotheistischen Religionen ein zunehmendes Maß der Verinnerlichung festzustellen ist. Wie auf einer religionsgeschichtlichen Achse nimmt mit der Höherentwicklung einer Religion „... die Angst selber *quantitativ* mit dem Grad der wachsenden Bewußtwerdung der Lebensvorgänge zu (...)", wobei „... zugleich *qualitativ* die Angstinhalte selber mit der Existenz des Menschen verschmelzen."[670]

Judentum, Christentum und Islam will Drewermann „... vorerst als eine einzige ‚monotheistische' Religionsform verstehen, die mit der Vorstellung eines *persönlichen* Gottes auf die ‚geistige', mit dem Personsein selbst gegebene Angst des menschlichen Daseins zu antworten vermag, während die östlichen Religionen des Hinduismus und Buddhismus auf die beiden anderen Ebenen der Angstthematik zu beziehen sind: auf die Infragestellung des Menschen inmitten der Natur und auf die Infragestellung des Menschen als eines bewußten Wesens im Unterschied zur Natur."[671]

3.3.6.3 Die Synergie und Synthese aller Religionen

Glaube und Religion bedürfen der Synergie und Synthese, um den ganzen Menschen zu heilen und zum Heil zu führen. Die Möglichkeit dieses Heils-Prozesses begründet Drewermann evolutiv. Im Rahmen seiner evolutiven Religionstheorie stellt er folgende Thesen auf: 1. An bestimmten Schnittstellen und Konvergenzpunkten in der Evolution des menschlichen Bewußtseins gab es sehr wahrscheinlich unterschiedliche Formen von Religion als „echte *Offenbarungen des Göttlichen*", und diese verschiedenen Religionsformen scheinen der Loslösung von der Angst durch Beruhigung und Orientierung zu dienen (bzw. gedient zu haben).[672] 2. Verschiedene Religionen sind weder gegenseitige Konkurrentinnen noch sind alle miteinander gleichsinnig, gleichwertig und gleichrangig. Wie es je nach Art und Grad der menschlichen Erkrankung eines spezifischen Medika-

---

[668] *Drewermann E.:* Glauben in Freiheit 1, 309-384.
A. a. O., 309: „Alles, was die Religion dem Menschen zu sagen hat, ist als Antwort zu lesen auf die Fragen, die sich auf den verschiedenen Stufen des Daseins in der Sprache der Angst zu Wort melden."
[669] Vgl. *Drewermann E.:* Glauben in Freiheit 1, 354.
[670] *Drewermann E.:* Glauben in Freiheit 1, 353.
[671] *Drewermann E.:* Glauben in Freiheit 1, 353.
[672] *Drewermann E.:* Glauben in Freiheit 1, 353.

mentes bedarf, so geben die verschiedenen Religionen jeweils auf unterschiedliche menschliche Fragestellungen entsprechende Antworten. D. h.: Im Grunde bilden die verschiedenen Religionsformen als Phänomene, wie sie im Verlauf der Evolution in verschiedenen Kontexten aufgetreten sind, eine komplementäre Sinn-Einheit, da sie wie differenzierte Therapeutika mit unterschiedlicher Bedeutsamkeit auf differenzierte Störungs-Symptome, vor allem der Angst, zu verstehen und „anzuwenden" sind.[673]

3.3.6.4 Das Verhältnis von Psychoanalyse und Buddhismus

Die Kompetenz der Psychoanalyse reicht für Drewermann einerseits so weit, die Entstehung und Eigenart von Gottesbildern aus der Personentwicklung des Menschen selbst zu begründen und plausibel zu machen, anderseits „... all die Ängste zu *beseitigen,* die als religiöse Barrieren den Weg zu einem persönlich reiferen und reicheren Leben versperren können." Da sowohl die Psychoanalyse als auch der praktische „Atheismus" der buddhistischen Religionsform blockierende Gottesbilder aufzulösen vermögen, meint Drewermann „... in der psychoanalytischen Bewegung selbst so etwas zu sehen wie einen ‚Buddhismus' für ‚Abendländer' (oder in dem Buddhismus eine Art asiatischer Psychoanalyse)."[674] Die gemeinsame Kompetenz von Psychoanalyse als wissenschaftliche Disziplin und Buddhismus als Religionsform liegt in der Auflösung blockierender Gottesbilder.

Der Unterschied zwischen beiden „Therapieformen" liegt allerdings ebenfalls offen zutage: Die Psychoanalyse will nicht die Ichauslöschung des Menschen im Unbewussten bzw. im Nirwana wie der Buddhismus, sondern das Unbewusste in die bewusst gewordene Persönlichkeit aufheben und integrieren, d. h. die Psychoanalyse will die positive Selbstfindung des Menschen.[675]

---

[673] *Drewermann E.:* Glauben in Freiheit 1, 353.
Vgl. dazu auch *Krieger D. J.:* Dalai Lama, Drewermann Eugen: Der Weg des Herzens. Gewaltlosigkeit und Dialog zwischen den Religionen, Olten-Freiburg 1992, 31.
A. a. O., 32. Der Dalai Lama kommentiert: „Es gibt Menschen, denen der eine Glaube mehr hilft und eine größere Wirkung erzielt als der andere (...) Es ist ja (...) unmöglich, jedem kranken Menschen mit derselben Medizin zu helfen. Unterschiedliche Kranke mit unterschiedlichen Krankheiten brauchen (...) verschiedene Medizinen."
Vgl. *Drewermann E.:* Glauben in Freiheit 2, 39.
[674] *Drewermann E.:* Glauben in Freiheit 1, 362.
[675] *Drewermann E.:* Glauben in Freiheit 1, 363.

3.3.7 Der Glaube an Gott

3.3.7.1 Der Glaube an Gott als universale Hermeneutik

Anknüpfend an die Grundfrage, wie der Mensch „*inmitten dieser Welt* Liebe glauben"[676] kann, ist zu fragen, was eigentlich Menschen meinen, wenn sie sagen, sie glauben (an) Gott? „Sie reklamieren damit (...) nicht eine bestimmte Form der Welterkenntnis oder der Welterklärung; sie treffen damit überhaupt keine Aussage auf der Ebene gegenstandsgerichteten Erkennens; sie legen es sich mit einem solchen Bekenntnis vielmehr nahe, das Insgesamt möglicher Welterkenntnis auf eine bestimmte Weise zu *deuten.*"[677] Mit anderen Worten: „Gott zu glauben hat damit zu tun, eben *die Worte zum Sein* zu vernehmen, die einem Menschen die Natur *nicht* zu sagen vermag."[678]

3.3.7.2 Vier (scheinbar) paradoxe Gründe, an Gott als Person zu glauben

Drewermann nennt vier Gründe, an Gott als Person zu glauben, die angesichts der Natur und Evolution paradox erscheinen. Aber genau in dieser Sinn-Widrigkeit begründet sich der eigentliche Sinn von Glaube und Religion für den Menschen. Diese vier paradoxen Gründe sind: 1. die Subjektivität des Menschen, 2. seine Individualität, 3. seine Freiheit und 4. die Möglichkeit des Scheiterns – das Geschick, das auch Jesus von Nazaret, menschlich betrachtet, ereilte.[679] „In all den vier paradoxen Gründen, Gott als Person zu glauben, erweist sich der Gottesglaube als die entscheidende Ermutigung, *anders* zu ‚existieren' (in wörtlichem Sinne!), als die ‚Strategien der Genesis' es vorsehen. Der Gott, der sich im Hintergrund der Welt *verbirgt*, ist gerade *nicht* der Gott, der sich in ‚Christus' ‚*offenbart*' (...)"[680]

Diese Sichtweise qualifiziert das Glaubensverständnis Drewermanns als „alternativischen" Glauben, um anders zu leben als nach den Gesetzmäßigkeiten

---

[676] *Drewermann E.:* Glauben in Freiheit 3/1, 18.

[677] *Drewermann E.:* Glauben in Freiheit 3/2, 771.

[678] *Drewermann E.:* Glauben in Freiheit 3/2, 772.

[679] Vgl. *Drewermann E.:* Glauben in Freiheit 3/2, 810-829.
A. a. O., 828: „ Rekapitulieren wir, so ist es die *Subjektivität* des Bewußtseins, die im Widerspruch zum objektiven Gang der Welt im Hintergrund der ‚Schöpfung' ein absolutes Bewußtsein, einen Gott, der selbst Subjekt und niemals Objekt ist, erfordert; so ist es die *Individualität*, die als Grund ihrer existentiellen Ermöglichung eine absolute Person verlangt, die durch ihre Gegenwart das Individuum in seiner Einmaligkeit bestätigt, wertschätzt und *liebt;* so ist es die *Freiheit*, die zur Aufhebung der mit ihr verbundenen *Angst* eines Gegenübers bedarf, das unendlich viel *mehr* ist als die mythische Verkörperung der Naturgesetzlichkeiten oder des Moralgesetzes, sondern das zu dem Allerfreiesten und Allerindividuellsten fähig ist, das es im Umgang mit ‚Gesetzen' geben kann: zur ‚Ausnahme' der *Vergebung;* und ist es die Notwendigkeit des *Scheiterns* an den stets zu engen Wänden dieser Welt, die nach einem Gott ausgreifen läßt, der als unendlicher doch jedem Endlichen in gleicher Weise nahe ist; denn nur ein solcher Gott bildet den Grund einer Geborgenheit, die selbst Zerbruch, Sinnlosigkeit nd Tod, wenn nötig, noch als Aufbruch, Sinnstiftung und Anfang wahren Lebens glauben läßt."

[680] *Drewermann E.:* Glauben in Freiheit 3/2, 828.

der Natur - und als Lebenshilfe, um als Mensch anders als nach den Gesetzmäßigkeiten der Evolution zu existieren.

3.3.7.3 Gott als Subjekt und personales Gegenüber

Drewermanns Argumentationsgang eröffnet die „... unvermeidliche Gewißheit,
daß es für den Glauben an Gott *als Subjekt* absolut keine anderen als *rein
subjektive Gründe* gibt noch geben kann."[681]

Das ist genauerhin so zu verstehen: „Gott als Subjekt ‚erklärt' zunächst
nicht die physische Existenz eines Menschen; der Glaube an Gott ermöglicht als
erstes das Wagnis eines eigenen Subjekt- und Personseins; und erst aus dieser
Bedingung des Existierens als Person ergibt sich der Glaube an Gott als den personalen Grund der Existenz überhaupt.[682] Es handelt sich mithin um einen
‚Schluß' vom Sinn auf das Sein, von der existentiell (ontologisch, seinsausle-
gend) vorgestellten ‚Zielursache' auf eine (dann auch ontisch, also ‚seinshaft'
geglaubte) ‚Wirkursache' – eine Folgerung, die sich nicht logisch, wohl aber
psychologisch nahelegt: Wenn ein Mench nur leben kann, indem er spürt, *wozu*
er leben soll, so traut er diesem Grund seines Existierens auch zu, der Ursprung
seiner Existenz zu sein. Einzig durch einen solchen ‚Schluß' vom Sinn auf das
Sein hebt die *Grundlosigkeit* des menschlichen Daseins im Rahmen bloß kausaler Zusammenhänge sich auf. Gesucht wird existentiell ja nicht eine ontische
Erklärung der Seinsursächlichkeit des faktischen Daseins, *notwendig* zur Aufhebung der radikalen Kontingenz des menschlichen Daseins ist vielmehr ein personales Gegenüber, das die Überflüssigkeit und Überzähligkeit von der menschlichen Existenz zu nehmen vermag."[683]

3.3.7.4 Der Glaube an Gott als die absolute Person und als der Urgrund und Ermöglichungsgrund der Menschlichkeit

„Wer mich gesehen hat, hat den Vater gesehen." (Joh 14,9) – wenn dieser Satz
existentiell verstanden wird, so Drewermann, „... so bietet er die klarste und beste, ja, die einzig mögliche Auflösung des Problems der Gottesfrage: der Glaube
an einen persönlichen Gott läßt sich, nach allem, was wir bisher gesehen haben,
durchaus *nicht* gewinnen aus der Betrachtung der durch und durch unpersönli-

---

[681] *Drewermann E.:* Glauben in Freiheit 3/2, 770.
[682] Vgl. *Marz B.:* Wort des Heils – Wort der Heilung, Bd. 1, 39. Drewermann antwortet auf
die Frage, ob der Mensch auch menschlich sein kann, ohne religiös zu sein: „... Religionsgeschichtlich hat sich gezeigt, daß die Entdeckung von Personalität, mithin auch die Fähigkeit
von Liebe, die wir pflegen, gebunden war an die Vorstellung einer absoluten Person im Gegenüber, im Dialog der menschlichen Existenz, und in dieser Wechselbeziehung ist die Freiheit, die Personalität, die Individualität zu denken möglich geworden. Ohne diese Sicherung
im Absoluten überfordert man den einzelnen. Ich denke, wir brauchen, um Personen zu bleiben, das Gegenüber einer absoluten Person und den ständigen Dialog mit ihr."
[683] *Drewermann E.:* Glauben in Freiheit 3/3, 1132f.

chen Natur, er findet seinen Grund letztlich in nichts anderem als in der Evidenz der Menschlichkeit einer Person, die bis in (Druckfehler in der Vorlage, R. F.) Innerste von ihrem Glauben an die Personalität Gottes selbst durchdrungen und geformt ist." Das heißt weitergedacht: „Wenn es der Glaube an die Personalität Gottes ist, der die Person des Menschen selbst vermenschlicht, so ist, vom Standpunkt des Glaubens aus formuliert, Gott zu betrachten als ‚Bedingung der Möglichkeit' von Menschlichkeit (...)"[684]

Gott ist nicht zu verstehen „... als ‚Hinter'grund, sondern als ‚Ur'grund bzw. als ‚Ermöglichungs'grund unserer Menschlichkeit."[685]

3.3.7.5 Gottglaube und Gottvertrauen statt Angst und Verzweiflung

Der Mensch ist zutiefst heilungs- und heilsbedürftig aufgrund der Sünde, die Drewermann im Anschluss an Kierkegaard als „Krankheit zum Tode"[686] versteht und als „Verzweiflung vor Gott". Ursprung der Angst ist die Verzweiflung, und Verzweiflung ist die schlimmste Krankheit des Menschen in existentieller, d. h. in eigentlicher Perspektive. Das Gefühl des Dasein-Müssens, der Notwendigkeit und Kontingenz des eigenen Daseins treibt den Menschen in die Spirale der Verzweiflung hinein, und der Mensch muss erkennen, dass es „... eine *Sünde,* ja *die Sünde* schlechthin ist, verzweifelt zu sein."[687]

Verzweiflung und Angst des Menschen verhalten sich gegensätzlich zu Glaube und Vertrauen. „Verzweiflung ist ein Mißverhältnis zu sich selbst aufgrund eines Mißverhältnisses zu Gott, und Glauben ist ein rechtes Verhältnis zu sich selbst aufgrund eines rechten Verhältnisses."[688] Die Formen der Verzweiflung entsprechen den vier Grundformen der Neurose (Zwangsneurose, Hysterie, Depression und Schizoidie) – Neurosen verstanden als „Formen der Fehlverarbeitung von Daseinsangst"[689] und die psychoanalytische Neurosenlehre als theologische Phänomenologie der Sünde.[690]

Drewermann erarbeitet auf dem Weg der Synthese von Dogmatik und Psychoanalyse vier wesentliche Aspekte für die Korrelation zwischen Glaube und den vier Grundformen der Neurose: Heilung aus dem Glauben an ein vorgängiges Daseindürfen als Befreiung von Zwangsneurose; Heilung durch den Glauben in der Freiheit von Menschenvergötterung als Befreiung von Hysterie; Heilung durch den Glauben, als endliches Wesen berechtigt zu sein als Befrei-

---

[684] *Drewermann E.:* Glauben in Freiheit 3/2, 828.
[685] *Drewermann E.:* Glauben in Freiheit 3/2, 856.
[686] *Kierkegaard S.:* Die Krankheit zum Tode, hrsg. und übers. von Liselotte Richter, Reinbek 1962.
[687] *Drewermann E.:* Psychoanalyse und Moraltheologie 1, 128.
[688] *Drewermann E.:* Psychoanalyse und Moraltheologie 1, 140.
[689] Vgl. *Drewermann E.:* Psychoanalyse und Moraltheologie 1, 142.
[690] Vgl. *Drewermann E.:* Psychoanalyse und Moraltheologie 1, 161f.

ung von Depression; Heilung im Glauben als Ende der Selbstmythologisierung als Befreiung von Schizoidie.[691]

Heilung von Zwangsneurose (vgl. Gen 3.4,1-16: Kain und Abel) geschieht, wenn der Mensch sein vorgängiges Dasein-Dürfen fühlen kann und die Entscheidung trifft danach zu leben. Dies „... setzt einen Akt des Vertrauens zur Ursprung des Daseins insgesamt voraus." Ursprung des Daseins kann dabei nur sein ein absolutes Gegenüber: Gott. Glaube und Vertrauen auf Gott beruhigen zuinnerst die Ängste des Menschen und korrigeren heilsam das Missverhältnis des Menschen zu sich selbst.

Heilung von Hysterie (vgl. Joh 4: Die Begegnung am Jakobsbrunnen) bedeutet, dass der Mensch frei ist bzw. wird, so dass er sich lösen kann von falschen Anhängigkeiten und Abhängigkeiten des Über-Ich.

Von Depression geheilt zu werden heißt (vgl. Lk 7/Mk 14: Jesus und die Sünderin): Der Mensch empfindet sein Dasein nicht mehr als niederdrückende Schuld, der Mensch verzweifelt nicht mehr daran, sich das Leben und seine Existenzberechtigung zusprechen zu wollen, das aber aufgrund seiner Kontingenz nicht tun zu können, sondern der Mensch vertraut fortan auf Gott als absolutes Sich-Gegenüber, der das Leben des Menschen will und ihn damit von Druck und Schuld befreit und ihn aufrichtet.

3.3.8 Zusammenfassung

Die Krise der christlichen Religion ist für Drewermann eine „... Krise, in der alle Religiosität sich befindet." Der Ausweg aus dieser Krise steht dem Christentum offen, erfordert aber einen grundsätzlichen Paradigmenwechsel: weg vom traditionellen Verständnis von Religion als Funktion des Über-Ich hin zur Religion als Ich-Funktion. „Entweder bleibt sie, was sie bisher zu sein schien, eine Funktion des Überichs, eine also von außen her verinnerlichte Form der Angleichung der Person an die Zwänge der Umgebung, ein Ensemble von Riten, von verfeierlichten Redensarten, von herzusagenden Sprechformen, die man als Kind lernt und als Erwachsener nur so weiter reden muß, um zu zeigen, daß man ein Katholik, ein Protestant, ein Christ im allgemeinen ist. Ober aber Religion transformiert sich zu etwas, das aus dem Inneren des Menschen selber in seiner Freiheit und seiner Persönlichkeit sich gestaltet. Religion wird eine Ichfunktion."[692]

Christliche Religion, die glaubwürdig das Lebensprojekt Jesu fortsetzen will, muss das Leben und den Menschen in seiner ursprünglichen Ganzheit und Integrität wiederentdecken. Dann verwirklicht sich heilsam, „... daß das Christentum nur als *Befreiung* von Seelenzerrissenheit, Ichverlust und Depersonalisation verstanden werden kann, inklusive der Durcharbeitung derjenigen Faktoren

---

[691] Vgl. *Drewermann E.:* Psychoanalyse und Moraltheologie, 128-162.
[692] *Langel H., Wedel v. E. (Hg.):* Theologie im Gespräch, 22.

in Staat, Kirche und Gesellschaft, die der Selbstwerdung des Menschen aus wirtschaftlichen, machtpolitischen oder gruppenegoistischen Interessen im Wege stehen. Freilich trägt eine solche Durcharbeitung revolutionäre Züge."[693]

Integrativer Glaube und universelle Religion haben der Menschlichkeit des Menschen und der Göttlichkeit Gottes zu dienen. Nicht Gott braucht die Religion, sondern der Mensch.

Mit der anzustrebenden integrativen, nicht integralistischen Form der christlichen Religion sind auch bestimmte inhaltliche Glaubenstheorien und – praktiken an ihr Ende gekommen, z. B. die Vorstellung von Religion und Göttlichem als Sonderform eines eingegrenzten Bewusstseins, mangelhafter Respekt des Menschen vor Natur und Umwelt, die Vorstellung von geographisch und geschichtlich begrenzten Kulturen, eng begrenzte Systeme von Dogmen und Verobjektivierungen und die Realität verschiedener Konfessionen, die der biblischen Erinnerung an die ursprüngliche Einheit und der Verheißung zukünftiger Wiedervereinigung widerspricht.[694]

Glaube und Religion sind zu verstehen als eine Funktion echter Mystik auf dem Weg der Selbst- und Gottfindung und sind zu leben als integrative und universelle Hermeneutik von Mensch, Welt und Gott. „Die Einheit des Menschen mit Gott ist zugleich die Einheit des Menschen mit sich selbst und damit die Einheit aller Menschen untereinander."[695]

Nicht das Moralische, sondern das Therapeutische unterscheidet die christliche Religion von allen anderen Religionen. Indem die christliche Religion die Angst des Menschen beruhigt und ihn von der Verzweiflung als der eigentlichen Sünde befreit, hat sie ein Grundanliegen, ja womöglich *das* Grundanliegen des Jesus von Nazareth erst richtig verstanden. Denn die Sendung Jesu dient vor allem der konkreten Heilung und dem integrativen und ganzheitlichen Heil jedes einzelnen Menschen.

Allerdings neigt Drewermanns Glaubensmodell auch zu kritischen Instabilitäten. Er sieht zwar die Chance einer Synthese von christlichem Glaubensbekenntnis, gnostischer Innerlichkeit, dem Glauben Markions sowie westlicher und östlicher Mystik. Er lenkt damit den Blick auf die Möglichkeit einer großen „religiösen Vereinigungstheorie". Wie die Integration dieser disparaten, zum Teil heterogenen Elemente jedoch theoretisch zu formulieren und praktisch zu leben ist, lässt Drewermann gefährlich weit offen. Diese Deutungsoffenheit birgt die große Gefahr, dass der suchende und glaubende Mensch mit der Aufgabe der

[693] *Drewermann E.:* Glauben in Freiheit 3/3, 1170.
[694] Vgl. *Minde van der H. J.:* Für ein offenes Christentum. Mit einem Beitrag von Eugen Drewermann. Kirche der Zukunft – Zukunft der Kirche, München 1994, 40: „Die Religion von morgen muß integral sein, indem sie dem Menschen eine Heimat in der Natur wiedergibt, die ihn umgibt. Ökologisch muß sie integrativ sein. Die innere Natur, sagte ich psychologisch, steht in Korrespondenz zur Natur draußen (...) Das Christentum von morgen müßte integrativ sein zwischen den Kulturen und den Konfessionen (...)"
[695] *Drewermann E.:* Glauben in Freiheit 3/1, 312.

persönlichen und existentiellen Integration von disparaten religiösen Elementen in die je eigene Biographie allein gelassen wird.[696]

Drewermann selbst sieht in der tiefenpsychologischen Erweiterung von Glaube und Theologie die entsprechende Hilfe, um diese von ihm skizzierte Vision wirklich werden zu lassen.

3.4 Die Befreiung zum Frieden – Eugen Drewermanns Modell einer tiefenpsychologisch erweiterten Christologie

3.4.1 Drewermanns christologische Perspektive

Mit einer tiefenpsychologisch erweiterten Christologie[697] will Drewermann, wie bereits in seiner Sicht des Menschen und in seiner Sicht von Glaube und Religion dargelegt, einen neuen Weg aufzeigen, um dem Menschen eine glaubwürdige und sinngebende Antwort auf den „Wahnsinn" von Natur und Evolution zu geben. Dazu wählt er eine Form der Darbietung seiner Thesen und Postulate, die „... die jeweilige Problemstellung nicht vorschnell harmonisieren oder ‚gesundbeten', sondern sie in allen Zügen ihrer scheinbaren Unentrinnbarkeit kennenlernen und eben dadurch dialektisch aufheben wollen."

Grundstock seiner Christologie ist die grundlegende Kenntnis der wissenschaftlich gesicherten Grundlagen der Evolution des Lebens, vor allem des Lebewesens Mensch. Im Hinblick auf die Anthropologie heißt das, dass die „... Anthropologie des ‚alten Menschen' in all den Facetten seiner Angst und seiner psychosozialen Sicherungsmechanismen" gleichsam den breiten Vor-Raum der Erörterung eröffnet. Die daran anknüpfende Christologie wird zeigen (müssen), wie „... die Worte und die Verhaltensweisen des Mannes aus Nazareth ihre eigentlich heilende, befriedende Kraft und Bedeutung" gewinnen können „... auf dem Hintergrund der „... nur zu gut verstehbaren Gründe, die unter gegebenen Umständen immer wieder den Menschen in den Krieg treiben müssen."[698] Entsprechend diesem Leitziel nennt Drewermann seine Christologie programmatisch „Befreiung zum Frieden".

Für das Portrait des historischen Jesus greift Drewermann exegetisch vor allem auf die Evangelien nach Markus und Matthäus zurück.[699] Markus gilt für

---

[696] Vgl. *Drewermann E.*: Glauben in Freiheit 2, 169; *ders.*: Glauben in Freiheit 3/1, 484. Diese Hinweise bringen zwar mehr Klarheit in das Verhältnis zwischen Christentum und Buddhismus, helfen aber nur einen kleinen Schritt weiter.

[697] Vgl. *Drewermann E.*: Glauben in Freiheit 2: Jesus von Nazareth – Befreiung zum Frieden, Düsseldorf-Zürich 1998.

[698] *Drewermann E.*: Glauben in Freiheit 2, 470.

[699] Vgl. *Drewermann E.*: Das Markusevangelium. Erster Teil: Mk 1,1 bis 9,13, , Olten-Freiburg i. Br. 1987; *ders.*: Das Markusevangelium. Zweiter Teil: Mk 9,14-16,20, Olten-

Drewermann als das chronologisch früheste Evangelium, das die Wortüberliefe-
rung Jesu (*halakha*) und seine Taten (*haggada*) in schriftlicher Form zusammenfasst.[700] „Worte und Taten, Halakha und Haggada, Gleichnisse und Wunder –
indem sie beide *zusammenkommen*, entsteht das *Evangelium*, die erlösende Botschaft des Jesus aus Nazareth, wie als erster sie *Markus* uns überliefert hat."[701]

3.4.2 Der Krieg als zentrales Übel der Welt

Drewermanns Jesusbild und seine tiefenpsychologisch erweiterte Christologie
knüpfen an die Ausgangsfrage seiner Anthropologie und seiner Perspektive von
Religion an, indem er fragt, „ „was den Menschen *böse* macht."[702] Folgerichtig
taucht in diesem Blickfeld die Frage nach Krieg und Gewalt in der Natur auf.
Am Beispiel des Krieges lässt sich für Drewermann am deutlichsten ablesen, „...
wie weit diese Welt von dem entfernt ist, was in der christlichen Theologie als
‚Erlösung' bezeichnet wird, und wie sehr sie doch gerade einer solchen ‚Erlösung' bedürftig ist."[703]

3.4.2.1 Krieg aus der Perspektive der Evolution
3.4.2.1.1 Krieg führen als Atavismus

Über Millionen von Jahren haben sich in der Evolution Verhaltensweisen entwickelt und manifestiert, die das Kriegführen von Menschen verhaltenspsycholo-
gisch erklären und begründen. „Revierverteidigung, Kampf um die Weibchen,
Schutz von ‚Frauen von Kindern', der Egoismus der einen Gruppe gegen den
Egoismus der anderen Gruppe – all das brauchten wir Menschen nicht zu erfinden, es lag als ein fertiges Programm in unseren Köpfen, genauer gesagt: es
stellt ein Verhaltensmuster aus dem Repertoire des *Zwischenhirns* dar."

Wenn Menschen Krieg führen, dann bedeutet das so etwas wie einen
Rückschlag und den freien Fall auf die Ebene des Tierreiches. „Nur deswegen
sind Menschen im Kriege zu derartigen Unmenschlichkeiten imstande, weil sie

---

Freiburg i. Br. 1988; *ders.:* Das Markusevangelium. In der Übersetzung von Eugen Drewermann E., Olten ³1992; *ders.:* Das Matthäusevangelium. Erster Teil: Mt 1,1 - 7,29. Bilder der
Erfüllung, Olten-Freiburg i. Br. 1992; *ders.:* Das Matthäusevangelium. In der Übersetzung
von Eugen Drewermann E., Olten-Freiburg i. Br. 1993; *ders.:* Das Matthäusevangelium.
Zweiter Teil: 8,1-20,19, Olten-Freiburg 1994; *ders.:* Das Matthäusevangelium. Dritter Teil:
20,20 - 28,20, Olten-Freiburg i. Br. 1995.
[700] *Drewermann E.:* Glauben in Freiheit 2, 36.
[701] *Drewermann E.:* Glauben in Freiheit 2, 298.
[702] *Drewermann E.:* Glauben in Freiheit 1, 40.
[703] *Drewermann E.:* Glauben in Freiheit 2, 77. Vgl. *ders.:* Psychoanalyse und Moraltheologie,
Bd. 1: Angst und Schuld, Mainz 1982, 45-52; *ders.:* Psychoanalyse und Moraltheologie, Bd.
3, 251-257.

im Krieg sich ihrer Persönlichkeit, ihrer kulturellen Sittlichkeit, ihrer Menschlichkeit begeben und tief in die Tierheit zurückfallen."[704]

3.4.2.1.2   Der Krieg führende Mensch als Irrläufer der Evolution?

Das Säugetiergehirn (das limbische System) hat sich, als zentrale Errungen-
schaft der Evolution, mit dem menschlichen Großhirn verknüpft. „*Neurologisch*
beziehungsweise hirnorganisch betrachtet, gehorchen wir im Kriege Handlungs-
impulsen, die im Zwischenhirn lokalisiert sind, aber mit den Mitteln des Großhirns reflektiert und ‚operationalisiert' werden. (...) Während zwischen der rechten und der linken Hirnhälfte im sogenannten ‚Balken' (im Corpus callosum)
über zwanzig Millionen Nervenleitungen (Axone) für eine entsprechende Verbindung beider Hemisphären sorgen (...), ist etwas ähnliches zwischen limbi-
schem System und Neocortex nicht gegeben. Allem Anschein nach hat sich der
menschliche Teil unseres Gehirns in den letzten zwei Millionen Jahren *zu rasch*
entwickelt, um bereits ausgereift zu sein. Möglicherweise existieren wir in evolutiver Sicht immer noch am Rande des Tier-Mensch-Übergangsfeldes (...), *vernünftig* inzwischen genug, um Naturwissenschaft und Technik hervorzubringen,
doch so *unvernünftig* noch immer, daß wir uns selbst und dem Leben auf dieser
Erde zur größten aller Gefahren werden."

Drewermann fragt drastisch, ob wir Menschen „Irrläufer der Evolution?
(...) Wahnsinnig Gewordene an Geist? (...)" sind.[705]

3.4.2.2   Die Frage nach der Überwindung des Krieges

Anzeichen kriegerischen menschlichen Verhaltens sind am Verhalten gegenüber
dem Fremden als Einzelnem oder der fremden Gruppe zu erkennen. „Eine
Merkwürdigkeit des menschlichen Verhaltens liegt darin, dem *einzelnen* Fremden aufgeschlossen und hilfsbereit gegenüberzutreten, den Fremden *in Gruppen*
aber eher scheu und abwehrend zu begegnen (...)" Der Einzelne oder eine Gruppe, die durch das Auftauchen des Fremden in einer Gruppe vermeintlich oder
tatsächlich gefährdet wird, reagiert darauf mit Abgrenzung. Das Unbekannte,
das sich im Fremden präsentiert, „... bietet von vornherein eine ideale Leinwand
zur Projektion der verdrängten Negativanteile der eigenen Psyche."[706] Diese
Projektion der verdrängten Negativanteile nährt Konflikte, die allmählich an-
schwellen und oft genug im Krieg eskalieren.

Plakativ formuliert bedeutet Krieg den Sieg sozialpsychologischer Me-
chanismen über die Individualpsychologie. Drewermann diagnostiziert: „Der
Einzelne braucht keinen Krieg, und er führt keinen Krieg, und doch ist sein
Schicksal immer wieder mit Mechanismen verbunden, die ihn am Ende zum La-

[704] *Drewermann E.:* Glauben in Freiheit 2, 110.
[705] *Drewermann E.:* Glauben in Freiheit 2, 115.
[706] *Drewermann E.:* Glauben in Freiheit 2, 94.

kaien einer Gesellschaft erniedrigen, die jederzeit kriegsbereit und notfalls auch kriegswillig ist."[707]
Krieg bricht aus als „'Ungleichzeitigkeit' von Innen und Außen" im einzelnen Menschen, der von der Dynamik einer Gruppe manipuliert wird. „Wir handeln im Krieg augenscheinlich immer noch nach Handlungsgewohnheiten, als wenn die Steinzeit die Gegenwart wäre (...)", da wir als Menschen auf der Entwicklungsebene des Verstandes im Industriezeitalter immer wieder auf die Ebene des „Gefühls" wie im Steinzeitlichen zurückfallen.[708]
Das Phänomen des Krieges und seine Ursachen zu verstehen, das heißt für Drewemann den ganzen Abgrund zu verstehen, „... der das Tier vom Menschen trennt, und vor allem die Dynamik, die uns, nach einem GOETHE-Wort, noch ‚tierischer als jedes Tier' sein läßt (...)"[709] Das Phänomen des Krieges zieht sich wie ein roter Faden durch die Geschichte der Evolution und durch die Geschichte der Entwicklung der Menschheit. Ein radikaler Verzicht auf Krieg bzw. die radikale Wahl des Friedens wird solange nicht möglich sein, „...als Menschen geneigt sind, ihre inneren Konflikte nach außen zu verlegen und an anderen Menschen auszuagieren; und es wird so viel an Frieden entstehen, wie es gelingt, die äußeren Streitigkeiten zwischen Menschen in ihrem inneren Antrieb, in ihrer Bedeutung für das eigene Erleben zu verstehen und verständlich zu machen."[710]
Dem christlichen Glauben im Dienst der Menschlichkeit des Menschen und der Göttlichkeit Gottes kann es gelingen, die Menschheit inmitten ihrer Unheilssituation „...von Zerstörtsein und Zerstörung, von Zerrissenheit und Zerreißen, von Angst und Haß hinüberzuleiten zu Einheit und Einigung, Reifung, Rechtfertigung, Vertrauen und Toleranz (...) An keinem Problem stellt sich diese Frage dringlicher und eindringlicher als an dem ‚Größten anzunehmenden Unfall', den die Menschheit und die Menschengeschichte kennt, - als an der Aufgipfelung allen Menschenwahns, als am Krieg. Also: Wie können wir *den Krieg* überwinden?"[711]

---

[707] *Drewermann E.:* Glauben in Freiheit 2, 300.
[708] *Drewermann E.:* Glauben in Freiheit 2, 113.
[709] *Drewermann E.:* Glauben in Freiheit 2, 56.
Vgl. *Goethe J. W. v.:* Faust. Der Tragödie erster und zweiter Teil. Urfaust, hrsg. von E. Trunz, München 1972: Prolog im Himmel, Vers 285-286.
[710] *Drewermann E.:* Glauben in Freiheit 2, 195.
[711] *Drewermann E.:* Glauben in Freiheit 2, 52.

3.4.3 Der Glaube und das Gottesbild des Jesus von Nazareth
3.4.3.1 Der Glaube Jesu an Gott
3.4.3.1.1 Der Glaube Jesu: individuell-therapeutisch, sozialpsychologisch-integrativ, prophetisch-offen

Jesus von Nazareth „... ging in ‚wörtlichem', das heißt in *existentiellem* Sinne ‚von Gott aus', um durch das Vertrauen an eine absolut gute, also gütige Macht im Hintergrund der Welt die Angst in der Seele des Menschen auf allen Ebenen der Wirklichkeit zu widerlegen." Das zentrale Anliegen seiner Worte und Taten des Friedens waren, den „... Menschen zu *heilen* in all den Facetten seiner Ichzerstörung, den Umgang miteinander in der Praxis von Gruppen und Gemeinden zu vermenschlichen, die Ausübung politischer Macht an die Interessen der Ärmsten und Schwächsten zu binden und bis in die Logik des Geld- und Geschäftsgebarens den Menschen zu *entschulden* – das hieß es für Jesus, an Gott zu ‚glauben'." [712]

Drewermann beschreibt den Glauben Jesu als eine vollständige Synthese aller Aspekte und Dimensionen des menschlichen Daseins: „Individuell therapeutisch, sozial-psychologisch integrativ, politisch revolutionär und im Ursprung mit dem ‚Mammon' sich Freunde schaffend, statt Feinde (...) – auf die Weise versuchte Jesus im Namen Gottes die Zerstörungsgewalt der menschlichen Geschichte Schicht um Schicht abzutragen." [713]

3.4.3.1.2 Jesu Vision vom Anbruch des Reiches Gottes

Der Anbruch des Reiches Gottes war für Jesus notwendig verbunden mit dem Zusammenbruch des weltmächtigen Religions- und Gesellschaftssystems. Beide Prozesse laufen einander genau entgegen. Die Botschaft vom nahegekommenen Reich Gottes beinhaltet bei synchronischer wie auch bei diachronischer Analyse der Wirklichkeit ein radikales systemkritisches Potential. So betont Drewermann, „... daß Jesus in einem Weltbild lebte und dachte, innerhalb dessen er einen solchen Einsturz von allem geradewegs wollte und wünschte – die *Apokalypse* als erste Phase eines wirklichen Neuanfangs und Neuaufbaus, die *Katastrophe* als Voraussetzung aller Hoffnung. Es ist klar, daß die gesamte Energie, die in einem System gebunden ist, sich *dagegen* wehren wird." [714]

Jesu Botschaft vom Reich Gottes versteht Drewermann als das große Menschheitsmärchen – als Sinnentwurf auf der ursprünglichen Ebene des Mythos und des Symbols, die den Urgrund alles Religiösen repräsentieren. [715] Die

---

[712] *Drewermann E.:* Glauben in Freiheit 3/1, 16.
[713] *Ebd.*
[714] *Drewermann E.:* Glauben in Freiheit 2, 343.
[715] Vgl. *Hermisson H.-J.:* Art. Märchen II. Praktisch-theologisch. In: TRE, Bd. 21, 672-677. Die Verknüpfung der theologischen Zentralkategorie des Reiches Gottes und des Lebens und der Botschaft Jesu mit dem Begriff und der Hermeneutik des Märchens ist sicher problematisch. Vgl. *a. a. O.,* 675f. Die tiefenpsychologische Märchendeutung wird grundsätzlich dahingehend kritisiert, dass sie geschichtliche Besonderheit des einzelnen Märchens oft zu wenig

spätere Christologie, so Drewermann, hat sich „... archetypischer Chiffren bedient, um die ‚Erlösung' der menschlichen ‚Seele' aus dem Reich des ‚Bösen' mit der Person Jesu zu verbinden (...)"

Im Rahmen einer tiefenpsychologisch erweiterten Christologie kommt es darauf an, „... das Leben des Mannes aus Nazareth tatsächlich als einen solchen ‚phantastischen' Entwurf eines sich realisierenden ‚Märchens' zu verstehen", so dass für Drewermann „... das wirklich entscheidende ist, daß Jesus in gewissem Sinne wie in einem Märchen *gelebt* hat oder, besser gesagt, daß er das Menschheitsmärchen vom ‚Reiche Gottes' endlich verwirklichen sollte."[716]

3.4.3.1.3 Die anstehende und noch ausstehende Verwirklichung des Reiches Gottes

Das Reich Gottes ist nach Mk 1,15 nicht nur nahegekommen und hat sich aufgrund der Parusie auch nicht verzögert: es ist in Jesus von Nazareth definitiv angekommen. „Dass Gott sich verzögerte, war Jesus niemals das Problem. Dass die Menschen einen unendlich langen Draht haben aus lauter Angst, weil sie es nicht über sich bekommen, die paar Dinge, die richtig sind, auch wirklich zu tun, das ist die ganze Auseinandersetzung."[717]

Einzig und allein an den Menschen und damit auch an der Kirche liegt es, dass das Reich Gottes noch immer nicht in die Tat umgesetzt worden ist, d. h. von den Menschen konkret gelebt wird. „Jeder, dem es gut geht, kann die Revolution des Jesus von Nazareth aussitzen und denken, so eilig hab' ich's nicht, es

---

oder gar nicht würdigt und häufig sogar die historische und die (tiefen)psychologische Märchenauslegung als exklusive Alternativen einander gegenübergestellt. Ihre Ergebnisse erscheinen „... oft als gewaltsame Allegorese einer anders begründeten Erzählgestaltung (...)" Das Märchen ist „... weder als Psychogramm noch als durchgehende Reihe psychischer Symbole zu verstehen (...)" Schließlich, so die grundsätzlich theologische Kritik, kommt Gott im Märchen nicht vor, abgesehen von bestimmten Formen christlicher Märchendeutung und – fortschreibung. Gott „... gehört nicht zum Märchenland und bewirkt nicht dessen Wunder." Die theologische Kritik an der tiefenpsychologischen Methode trifft auf Drewermann nur in begrenztem Umfang zu. Drewermann geht grundsätzlich davon aus, dass Märchen, Symbol und Mythos universale psychische Grundstrukturen repräsentieren. Das Märchen ist eine evolutiv-anthropologische Grundkonstante aufgrund seines symbolischen und mythologischen Gehalts, weniger aufgrund der Erzählform des Märchens. Gleichzeitig strebt Drewermann ja gerade eine Synthese und keine exklusive Alternativsetzung von historischer und tiefenpsychologischer Perspektive auf die zugrundeliegende Wirklichkeit Gottes an. Wenn also Drewermann das Leben und die Botschaft Jesu im Kontext des Gottesreiches als dem großen Menschheitsmärchen deutet, dann löst er die geschichtliche und historische Bedeutung Jesu und der Botschaft vom Gottesreich keinesfalls auf, sondern erweitert den Blick auf deren fundamentale und universale Bedeutung.
[716] *Drewermann E.:* Glauben in Freiheit 2, 244.
Vgl. *ebd.* Für Drewermann gelten zum Beispiel Lk 16,19-31 (Die Geschichte vom armen Lazarus und vom reichen Prasser) und Lk 14,15-24 (Die Geschichte von dem großen Gastmahl) typologisch als „Märchen", deren Bedeutung sich auf das altägyptische Märchen von Sa Osire bezieht.
Vgl. *Drewermann E.:* Tiefenpsychologie und Exegese 1, 187-200.
[717] *Drewermann E.:* Wozu Religion? Sinnfindung in Zeiten der Gier nach Macht und Geld. Im Gespräch mit Jürgen Hoeren, Freiburg-Basel-Wien 2001, 66.

war doch gar nicht so schlecht, wie es war. Aber die Leidenden können nicht warten. Die Geschundenen können nicht warten. Die den Tod vor Augen haben, müssen die Erlösung jetzt spüren. Und in deren Namen redet Jesus. Darum gibt es für ihn kein Warten (...)"[718]

3.4.3.2 Das Gottesbild Jesu als vollständige Umkehrung der Wirklichkeit
3.4.3.2.1 Der Gott Jesu als die reine Kraft zum Guten und als die reine Liebe

Für Drewermann steht am Ende der tradierten Theologie fest, „... daß es für den Juden Jesus so etwas wie ein Problem der ‚Theodizee' durchaus nicht gab noch geben konnte, indem er mit Hilfe des Glaubens an Gott nicht die Ordnung der Welt zu erklären, sondern die Unordnung des menschlichen Lebens zu überwinden trachtete. Gott bedeutete für Jesus nicht ein Etwas unter den Dingen oder ein Etwas im Leben, vielmehr sah er in Gott eine Kraft, die imstande war, das menschliche Dasein im ganzen zum Guten zu formen."[719]

Der Gott Jesu ist reine Liebe, Licht ohne Schatten, Bejahung ohne Verneinung, Güte ohne Voraussetzung, Verstehen ohne Vorwurf, existentiell gedacht wie eine vollkommen gütige und gut Bezugsperson ohne jede Ambivalenz.[720]

Jesus fand seinen Gott so, „... wie ein Arzt bei der Erforschung bestimmter Erkrankungen ein Medikament findet – als einen Wirkstoff, der all dem ‚widerspricht', was den Menschen leiden macht (...) für Jesus bedeutete an Gott zu glauben nicht mehr und nicht weniger, als mit äußerster Entschlossenheit einem vollkommenen Kontrastprogramm zu allem Vorgefundenen zu folgen (...) Das gesamte Gottesbild Jesus enthält in diesem Sinn eine reine Umkehrung der ‚Wirklichkeit' (...)"[721]

3.4.3.2.2 Das Gottesbild Jesu: die Integration „väterlicher" und „mütterlicher" Züge

„In gewissem Sinne kann man die entscheidende Tat Jesu darin erblicken, daß er in der Kraft seines persönlichen Vertrauens die Menschen einen Gott lehren wollte, der jenseits aller Angst und Zweideutigkeiten *nur gut, nur gnädig, nur zugewandt, nur vergebend, nur begleitend, nur aufrichtend, nur voller Liebe*" ist.[722] Jesus überwand die „*zwangsneurotische Ambivalenz des Gottesbildes*", indem er die Opfermentalität der jüdischen Gesetzesreligion gegenüber einem zutiefst zornigen Gott – als negative Glaubenshermeneutik infolge der Paradiesvertreibung – als zutiefst ambivalent entlarvte.[723]

[718] *Drewermann E.*: Wozu Religion? 65.
[719] *Drewermann E.*: Glauben in Freiheit 3/1, 370.
[720] Vgl. *Drewermann E.*: Glauben in Freiheit 3/1, 372.
[721] *Drewermann E.*: Glauben in Freiheit 3/1, 373.
[722] *Drewermann E.*: Glauben in Freiheit 1, 227.
[723] Vgl. *Drewermann E.*: Glauben in Freiheit 1, 228.

Religionspsychologisch betrachtet wollte Jesus mit seinem Bild von Gott-Vater sämtliche „... Ambivalenzgefühle überwinden (...), die mit der patriarchalen Form des ‚Vatergottes', insbesondere im Umfeld priesterlicher Opferrituale, notwendig verknüpft sind. Ein Gott, der gerade die Ausgestoßenen, die Verzweifelten, die am Boden Liegenden aufsucht, aufnimmt und aufhebt, zeigt psychologisch all die Züge, die gemeinhin für ‚maternal' gehalten werden, und es ist im Namen *dieses* ‚väterlichen' Gottes, daß Jesus die ödipale Vaterangst ebenso auflösen mochte wie die gleichermaßen angstfixierte Bindung an die Mutter."

Für Drewermann ist es auf „...dieser Stufe einer verinnerlichten Frömmigkeit (...) *unerheblich, ob man sich Gott ‚männlich' oder ‚weiblich' vorstellt, als ‚Vater , oder ‚Mutter',* entscheidend ist, daß Gott als das Gegenüber eines Vertrauens erfahrbar wird, in dem die Angst vor den Menschen sich ebenso aufhebt wie die Angst vor der Natur, die uns umgibt; in der Erfahrung eines solchen Gottes liegen erkennbar alle ‚mütterlichen' Grundeinstellungen verborgen, die mit der Bedürftigkeit des Menschen nach einer vorbehaltlosen Akzeptation (nach einer ‚reinen Gnade') verknüpft sind; und es liegen darin ebenso all die Momente von Unabhängigkeit und Freiheit enthalten, die wir mit der ‚Vatergestalt' des Göttlichen verknüpfen."[724]

3.4.3.2.3 Der „Gottesbeweis" Jesu: sein Glaube an das Personsein Gottes

Einen Gott nicht zu denken, ist subjektiv durchaus möglich, meint Drewerman gegen Anselm von Canterburys Versuch eines objektiven ontologischen Gottesbeweises. Anselm argumentierte, dass Gott notwendig existieren muss, denn ein Existierendes ist immer größer als etwas Nicht-Existierendes; deshalb ist es unmöglich, die Nicht-Existenz Gottes zu denken, womit das So-Sein und das Dasein Gottes notwendig bewiesen ist.[725] Jesus allerdings glaubte nicht an einen objektiv notwendig existierenden Gott, der „an sich ist und existiert". Der Gott, an den Jesus glaubte, und den er den Menschen vorlebte, ist für Drewermann „durch und durch *subjektiv.*"

Jesus glaubte an das „Personsein" Gottes, der als absolute Person die Menschen vollkommen liebt. Ohne diese absolute Person ist nicht nur vollkommene Liebe gar nicht denkbar, sondern auch nicht das Phänomen der menschlichen Liebe, die ganz im Widerspruch zu den vollständig „lieblosen" Naturgesetzen steht: „... das ‚Personsein' Gottes ist es deshalb, was wir als Menschen um der Menschlichkeit willen nicht als nicht-existent denken können."[726]

Drewermann weist allerdings auch selbstkritisch darauf hin, dass seine Argumentation auch in diesem Zusammenhang relativ bleiben muss, denn „...

---

[724] Vgl. für den Zusammenhang *Drewermann E.:* Glauben in Freiheit 3/2, 808.
[725] Vgl. bei *Drewermann E.:* Glauben in Freiheit 3/1, 377. 379.
[726] *Drewermann E.:* Glauben in Freiheit 3/1, 379.

wie abhängig von dem jeweiligen Bewußtseinszustand ist der Begriff *Person* selbst!"[727]
Der Gott, an den Jesus glaubte, ist für den Menschen in „... streng KAN-Tianischem Sinne (...) nicht mehr und nicht weniger als die Bedingung der Möglichkeit unserer Vermenschlichung. In *theoretischer* Absicht ist und bleibt es für alle Zeiten unbeweisbar, daß ‚es Gott gibt'; aber wir selber, um an die Liebe zu glauben, müssen in *praktischer* Absicht einen ‚väterlichen' Gott als existierend voraussetzen."[728]
„Die eigentliche ‚Offenbarung Jesu'", resümiert Drewermann, ist „sein ‚Gottesbeweis'."[729] „Seinen" Gott beweist Jesus durch seinen unbedingten Glauben an das Personsein-Gottes und seine besondere Befähigung aufgrund dieses Glaubens.

3.4.3.3 Der existentielle Glaube an den Gott Jesu
3.4.3.3.1 Der Glaube an den Gott Jesu als ganzheitlich-existentielles Geschehen

Der Glaube an den Gott, dem Jesus vertraute, ist ein Geschehen, das den ganzen Menschen erfasst und herausfordert, nicht aber ein Glaube als ein partikulär intellektuelles Verhältnis zu einem „gedachten" Gott. „Zu *lernen,* was Jesus wollte, das ist nur möglich, indem man tiefer zu vertrauen, unbefangener zu leben, intensiver zu lieben und mutiger zu hoffen wagt. Wäre der ‚Glaube' an Gott im Sinne Jesu ein intellektuelles statt ein existentielles Verhältnis, so befänden sich die (in kirchlicher Absicht) ‚Gebildeteren' gegenüber den ‚Ungebildeteren' augenblicklich in einem unvergleichlichen Vorteil. Genau das aber war für den Mann aus Nazareth undenkbar. Er *pries* Gott förmlich dafür, daß er alles, was er

---

[727] *Drewermann E.:* Glauben in Freiheit 3/1, 380.
[728] *Drewermann E.:* Glauben in Freiheit 3/1, 379.
[729] *Drewermann E.:* Glauben in Freiheit 3/1, 370.
Zur Offenbarung Gottes in Jesus Christus und zur existentiellen Bedeutung für den Menschen vgl. *Drewermann E.:* Glauben in Freiheit 1, 256f: „Offenbarung ist *religionspsychologisch,* nach dem bisher Gesagten, das Auftauchen einer Grundgestalt des Unbewußten, ausgelöst durch eine dazu geeignete personale Erfahrung im Raum des Geschichtlichen. Die *‚Inhalte'* des ‚Glaubens' haften dabei, wenn diese Auffassung zutrifft, entscheidend an der Person des Religionsstifters beziehungsweise des Offenbarungsträgers, doch enthält dessen historische Geschichte nur den *Auslöser* für das Auftreten all der symbolischen Aussagen, die sich mit ihm aus den Tiefenschichten der Psyche deuten verbinden. Daß also ‚Glaube' *mehr* ist als ‚nur' eine Haltung bloßen Vertrauens, daß er überhaupt zu einer Lehre, zu einem Mythos, zu einem Ritual sich ausdehnen kann, ist demnach nicht aus der historischen Biographie des Offenbarungsträgers, aus seinen Taten und Worten (etwa durch besondere Stiftungen und Einsetzungen), zu begründen, sondern ist wesentlich aus der *Wirkung* zu verstehen, die sein Auftreten in den menschlichen Psyche hinterläßt, indem es dort *Bilder* freisetzt, die den Umkreis seiner ‚wirklichen' Bedeutung für die Menschheit festlegen; es ist dann sein *‚Geist',* der die Gläubigen, die von ihm Faszinierten, ‚in alle Wahrheit einführt' (Joh 16,13)."

zu sagen hatte, den Großen und Klugen *verborgen*, den ‚Einfältigen', den *Kind-lichen* aber ‚geoffenbart' hatte (Mt 11,25)."[730]

3.4.3.3.2   Die existentielle Gleichzeitigkeit im Glauben an den Gott Jesu

Die existentielle Gleichzeitigkeit im Vertrauen auf und im Glauben an den Gott Jesu führt zu nichts weniger als zu einer unauslotbaren Meta- und Neomorphose des Menschen, nämlich „... ein anderer Mensch zu werden."[731] Wer mit Jesus an den Abba-Vater-Gott Jesu glaubt, wie es Jesus für unbedingt notwendig hielt, „... wird mit ihm zwischen Karfreitag und Ostern durch den ‚Tod', durch die ‚Vorhölle' hindurchgehen müssen, um sein Leben noch einmal unter dem Vorzeichen der Freiheit statt des Zwangs, der Selbstbestimmung statt der Entfremdung, der Güte statt der Gewalt beginnen zu können."[732]

Der Glaube an den Gott Jesu bedeutet die mögliche Wiedergewinnung eines positiven Verhältnisses zu Natur und Welt. „Für einen Menschen, der an der Seite Jesu Gott als den ‚Vater' ‚erkannt' hat (Joh 5,19-24; 14,9-11) und der darin zu sich selbst zurückgefunden hat, taucht in gewisser Weise die Welt als möglicher Erfahrungsraum Gottes überhaupt erst auf."[733]

Wer wie Jesus an den Gott der reinen Kraft zum Guten und der reinen Liebe glaubt, kann nicht mehr Krieg, sondern nur noch Frieden leben, Liebe, Sanftmut und Geduld. Denn mit Jesus an den Gott der Liebe glauben, heißt auch an Jesus als den Mittler der Liebe zu glauben.[734] „Der Glaube an den ‚Vater' ist mithin der Grund eines Weltentwurfs der Güte, und so versteht es sich von daher fast wie von selbst, daß nur gütige Menschen, wie Jesus einer war, einen solchen Weltentwurf des Glaubens an Gott als den Vater zu beglaubigen vermögen."[735]

3.4.3.3.3   Die Wiederbelebung der menschlichen Königswürde

Jesus wollte mit seinem unbedingten Vertrauen auf den Abba-Vater-Gott dem Menschen eine Grundlage schenken, sich selbst als Mensch und ebenso die anderen Menschen zu achten und anzuerkennen, und damit nicht genug: „Wenn *er* sprach von dem ‚Kommen' der ‚Gottesherrschaft' (Mk 1,15), so in der Absicht, daß ein jeder sich selbst zu betrachten lerne wie das Kind dieses unsichtbaren Königs und ein jeder dem anderen begegne mit dem Respekt, wie er einem Prinzen oder einer Prinzessin zukommt. Die Geburt in ‚Gott', von welcher die *Mystik der Leere* sprach, wird jetzt in der *Mystik der Liebe* zu einer Haltung der Hochachtung und der Wertschätzung, die in jedem Menschen etwas Göttliches wiedererkennt und anerkennt."[736]

---

[730] *Drewermann E.:* Glauben in Freiheit 2, 398.
[731] *Drewermann E.:* Glauben in Freiheit 3/I, 292.
[732] *Drewermann E.:* Glauben in Freiheit 3/I, 17.
[733] *Drewermann E.:* Glauben in Freiheit 3/III, 1138.
[734] *Drewermann E.:* Glauben in Freiheit 3/II, 479.
[735] *Drewermann E.:* Glauben in Freiheit 3/2, 834.
[736] *Drewermann E.:* Glauben in Freiheit 3/1, 376.

3.4.3.3.4 Die pneumatologische Begründung der existentiellen Gleichzeitigkeit

Drewermann versteht im Zusammenhang mit der personalen Selbstwerdung des Menschen das Theorem von der existentiellen Gleichzeitigkeit im Glauben nicht nur christologisch, sondern begründet dieses auch pneumatologisch. Jesus als der Mittler der reinen Liebe Gottes muss „... *vergeistigt* werden (...), um in Trennung (Isolation) und Verschmelzung (Identifikation) die Selbständigkeit eines eigenen Lebens in einer eigenen Überzeugung zu begründen."[737] Nur so kann sich die eigene Persönlichkeit authentisch entwickeln.

In diesem entwicklungspsychologischen Bezug versteht Drewermann das biblische Theorem von der „... 'Geistsendung', die (im Anschluß an Joh 19,30) in der kirchlichen Lehre dogmatisch zumeist mit dem *Tode* Jesu verbunden wird (...)" Diese Geistsendung ist zu verstehen „... im Grunde als eine solche Verinnerlichung der Botschaft Jesu in einer eigenen, verselbständigten Existenz (...) ,Geist' bedeutet als erstes eine solche Ermächtigung zum Selbstsein – zum eigenen Denken, zum eigenen Fühlen, zum eigenen Reifen, zum eigenen Lernen, es bedeutet, den Grund seiner selbst in sich selber zu tragen; doch ist dieser ,Grund' in sich selbst von außen vermittelt (...)"[738]

Im Vergleich der christlichen mit der buddhistischen Religion zeigt sich für Drewermann ein wesentlicher qualitativer Unterschied in Bezug auf die heilende Kraft des Glaubens für die Personwerdung des Menschen. „Während der Buddha endgültig in das Nirvana eingeht, geht der Christus des *Johannes*-Evangeliums hinüber, um seinen Jüngern ,Wohnungen' zu bereiten (Joh 14,2.3); die Art seiner ,Geistsendung' ist ein ,Wiedersehen' (Joh 20,20), ein Wiedererkennen (Lk 24,31; Joh 21,7), eine neue, tiefere Form der *Begegnung*. Der *persönliche Faktor* hebt sich in der Sicht des Neuen Testamentes nicht auf, er verstärkt sich vielmehr."[739]

3.4.4 Exkurs: Jesu Sprachvermögen und die Gleichnisreden Jesu
3.4.4.1 Jesu Gleichnisreden als Verdichtung des menschlichen Lebens

Die historisch-kritische Exegese wendet gegen eine tiefenpsychologische Auslegung der neutestamentlichen Gleichnsreden ein, dass Psychologie oder Tiefenpsychologie Epiphänomene des 19. bzw. 20. Jh. sind, aber während der Lebenszeit Jesu und der Entstehungszeit der Evangelien nicht vorhanden waren. Diesem Einwand hält Drewermann entgegen, dass sich die starke psychologische Wirkung der Gleichnisreden Jesu aus der dichterischen Sprache Jesu und aus seiner heilsamen Wirkung auf die Zuhörenden ergeben haben. „... es leidet

---

[737] *Drewermann E.:* Glauben in Freiheit 3/1, 483.
[738] *Drewermann E.:* Glauben in Freiheit 3/1, 483.
[739] *Drewermann E.:* Glauben in Freiheit 3/1, 484.

keinen Zweifel, daß Jesus allein schon durch die Meisterschaft seiner Rede die Menschen, die ihm zuhörten, in seinen Bann gezogen hat. Es muß unter anderem zweifellos *auch* ein *ästhetisches* Vergnügen gewesen sein, ihm zu lauschen."[740] Als Kleinformen von Literatur korrespondierten die Gleichnisse mit bestimmten Gefühls- und Stimmungslagen der Zuhörenden, ohne deren Kenntnis und Berücksichtigung die Gleichnisreden kaum oder gar nicht verstanden worden wären. Selbst wenn Jesus „methodisch reflektierte und begrifflich ausformulierte ‚Psychologie'" im modernen Sinne nicht kannte bzw. aufgrund der geschichtlichen Situation nicht anwandte, dann dürfte dennoch Konsens darüber bestehen, „... daß es keine dichterische Darstellung des menschlichen Lebens gibt ohne ein außerordentlich hohes Maß an Kenntnis der menschlichen Seele."[741]

3.4.4.2 Die Frage nach der ursprünglichen Gleichnisrede Jesu

Ein Gleichnis, dessen Sinn der Hörende nicht unmittelbar verstehen kann, weil die Bedeutung gleichsam verhüllt ist und deshalb einer „besonderen Auslegung" bedarf, befindet sich nicht mehr im Originalzustand. Verfälschte Originalität liegt für Drewermann z. B. bei der Allegorisierung von Gleichnisreden Jesu vor, bei gemeindlichen Mahnungen an „Insider" (z. B. Mk 4,3-9; 13-20) und bei christologischen Umdeutungen infolge der ausbleibenden Parusie. „Im Ursprung waren die Gleichnisse Jesu gewiß alles andere als komplizierte, andeutungsspickte Geheimreden für das Sonderwissen einer esoterischen Gemeinde; weit eher machen sie deutlich, wie Jesus in einfachen Worten zu einfachen Leuten über das für ihn Allereinfachste und Allerwichtigste: über Gott zu reden versuchte."[742]

3.4.4.3 Die Gleichnisse Jesu als Ausdruck einer universalen symbolischen Weltsicht

Jesus erzählte den Menschen von Gott immer wieder in Gleichnissen, da „... diese Redeform die einzige Art darstellt, von Gott nicht ‚autoritär' oder ‚doktrinär' zu sprechen, sondern existentiell verdichtend, psychologisch bestimmte Affekte und Grundeinstellungen verwandelnd, die Aufmerksamkeit der Zuhörer zu einer bestimmten Einsicht hinlenkend. (...) Das *Denken in Bildern* ist auf das engste dem *Träumen* verwandt; es läßt sich niemals begrifflich festlegen, doch eben deshalb ist es von einer hohen *emotionalen* Verbindlichkeit." Jesu Gleichnisrede

---

[740] *Drewermann E.:* Glauben in Freiheit 2, 236.
[741] *Drewermann E.:* Glauben in Freiheit 2, 253f.
[742] *Drewermann E.:* Glauben in Freiheit 2, 245. Vgl. *ebd.:* Die alexandrinische Exegese der Kirchenväter bezeichnet Drewermann als „willkürliche Phantasterei der kirchlichen Deutung".

diente als Entscheidungshilfe. Denn das Hören der jesuanischen Gleichnisse
führt notwendig zu einer existentiellen Entscheidungssituation auf Seiten des
Hörenden. „Wer *ein Gleichnis* hört, (...) der *muß sich entscheiden*, und zwar
nicht unter äußerem Zwang, sondern aus innerer Nötigung. Er muß Antwort geben auf das, was er gehört hat."[743]
    Wer fragt, warum Jesus von Nazareth seinen Glauben an Gott vor allem in
seinen Gleichnisreden vermittelte, fragt früher oder später nach den psychologischen Voraus-setzungen von Gleichnissen.[744] Drewermann setzt die Bedeutung
der Gleichnisse Jesu auf der Ebene der universellen symbolischen Weltsicht an,
die alle individuellen und sozialen Begrenzungen des Natürlichen transzendiert
und zugleich auf ihren Urgrund zurückverweist. „Die Welt als ein Gleichnis zu
sehen, das bedeutet, die gesamte Einstellung zur Welt ringsum zu relativieren;
alle Strebungen, die einen Menschen naturhaft mit der Welt verbinden, gilt es,
ins Absolute zu heben, da sie erst dort ihre Wahrheit besitzen und ihre Erfüllung
finden. Gerade dieser ‚Schleuse' der Affekte wollen die Gleichnisse dienen."[745]

3.4.5 Das Therapeutische als die zentrale Dimension der Sendung Jesu
3.4.5.1 Der therapeutische Filter der Evangelien

Drewermann spricht von dem „therapeutischen Filter"[746], durch den die Botschaft und das Wirken Jesu im Glauben des Menschen „laufen" muss, da nur so
aus dem Glauben Jesu heraus zu verstehen ist, wie das Beispiel Jesu das Dasein
des Menschen im Sinne Gottes verändern kann. Ohne diesen Filter ist der neuzeitlich aufgeklärte, rationalistisch eingestellte Mensch „... grundsätzlich außer-
stande (...), die Gestalt Jesu oder eines der Propheten, das Wesen eines Priesters
oder eines Sehers wirklich zu verstehen (...) So paradox ist jetzt die Lage: während die historisch-kritische Bibelwissenschaft als ein verspäteter Bastard des
Rationalismus und Säkularismus der Neuzeit angesichts der Wundererzählungen
von einer Peinlichkeit in die andere stolpert, kann ein einziger Blick auf das Leben eines wirklichen Wunderheilers außerhalb des europäischen Kulturkreises
zeigen, wie die Wunder der Heilung zu verstehen sind und vor allem: welch eine
Wirkmacht einer unverfälschten Form von Religiosität zuzutrauen ist."[747]

---

[743] *Drewermann E.:* Glauben in Freiheit 1, 59.
[744] *Drewermann E.:* Tiefenpsychologie und Exegese 2, 712-753; *ders.: Glauben in Freiheit 2,*
246f.
[745] *Drewermann E.:* Glauben in Freiheit 2, 249.
[746] *Drewermann E.:* Glauben in Freiheit 2, 398.
[747] *Drewermann E.:* Tiefenpsychologie und Exegese 2, 122f.

3.4.5.1.1 Die Wundertaten und Heilungswunder Jesu im Glauben an seinen Gott

Die Wundertaten als besondere Befähigung Jesu, die Jesus im Glauben an seinen Gott der unbedingten Liebe ausüben konnte, waren keinesfalls „.. Demonstrationen seiner Göttlichkeit, sondern, wenn schon, dann ‚Manifestationen' Gottes in einer Form gelebter Menschlichkeit waren seine ‚Wunder'."[748] Im besonderen Fall der Heilungswunder in den Evangelien[749] zeigt sich die besondere Befähigung Jesu „... als verdichtete Formen gelebter Menschlichkeit. Sie erweisen Jesus nicht als das (göttliche) Anderssein des Menschen, sondern als die Verkörperung des Menschlichen." Drewermann resümiert mit Selbstbewusstsein, gefährlich nahe an der Anmaßung: „Eine bessere Deutung der ‚Wundergeschichten' des Neuen Testaments ist nicht möglich."[750]

Jesu Heilungs- und Heilskompetenz zeigt sich existentiell an der Beruhigung der menschlichen Angst, die dem Menschen im Glauben an Jesus geschenkt wird. „Die Angst des Menschen im Vertrauen auf Gott zu überwinden, *das* war sein ‚Amt', seine ‚Beauftragung', sein ‚Königtum', seine ‚Gottessohnschaft', seine ‚Göttlichkeit', sein ‚Genie'." Im Sinne einer gelebten existentiellen Gleichzeitigkeit heißt das für uns Menschen heute: „Um von dieser Befähigung Jesu zu den Menschen *unserer* Tage zu sprechen, müssen wir deshalb wohl erneut, wie damals zu den hellenistsichen Heiden', vor allem von der heilenden ‚Kraft' sprechen, die in der Einstellung, in dem *‚Geist'* lag, durch den Jesus an der Seite seines Lehrers Johannes des Täufers buchstäblich ‚ein anderer Mensch' wurde, *getauft'* und *‚wiedergeboren'* unter einem offenen Himmel (...)"[751]

[748] *Drewermann E.:* Glauben in Freiheit 2, 273.
[749] Vgl. *Drewermann E.:* Tiefenpsychologie und Exegese 2, 114.
Drewermann greift in religionsgeschichtlicher und religionspsychologischer Perspektive auf das Paradigma der schamanischen Heiler in den Naturvölkern und Stammeskulturen zurück, um die Wunderheilungen in der biblischen, vor allem in der neutestamtlichen Überlieferung, tiefenpsychologisch erweitert auszulegen: „Worin liegt das eigentliche Wunder der Wunderheilung? – Paradox formuliert muß man sagen: Es liegt nicht in der Durchbrechung der Naturordnung, sondern in deren Wiederherstellung; es besteht nicht darin, etwas Geheimnisvolles ins Werk zu setzen, sondern das Geheimnis der Wirklichkeit bewußt zu machen; es ist keine Verdunklung des Verstandes in Richtung von Irrwitz und Willkür, sondern eine Erleuchtung, eine Offenbarung jenseits des Verstandes in Richtung einer tieferen Einheit und Vernunft. Daß sich das Herz des Kranken aus seiner Enge löst und wieder weit wird bis zu den Enden der Welt, daß es aus seiner Haltlosigkeit zurückfindet in die Geborgenheit der Mitte, daß es sich von innen her getragen fühlt durch das Vorbild eines anderen, der selber gerade so im Zentrum aller Dinge sich wiedergefunden hat – *das* ist das eigentliche Wunder der Wunderheilung. Daß die Angst überwunden wird durch das Bewußtsein der universellen Güte aller Dinge – *dieses* Vertrauen zu vermitteln ist das Geheimnis, das *Wunder* der schamanistischen Heilung."
[750] *Drewermann E.:* Glauben in Freiheit 2, 279.
[751] *Drewermann E.:* Glauben in Freiheit 2, 619.

3.4.5.1.2 Der Vergleich zwischen schamanistischen Heilungsverfahren und der therapeutischen Praxis Jesu

Nach dem religionspsychologischen und religionsgeschichtlichen Vergleich der biblischen Wundererzählungen mit den schamanistischen Heilverfahren steht für Drewermann fest: biblische Heilungswunder sind tatsächlich geschehen. Heilungswunder attestieren die ganzheitliche Wirkmacht des Glaubens Jesu und die Heilungstaten Jesu sind symbolisch als Sakramente zu verstehen.[752]

Drewermann sieht in der „Personalisierung" und „Individualisierung" des christlichen Glaubens die deutlichen Anzeichen dafür, dass der christliche Glaube – im Vergleich zu anderen Glaubensformen und Religionen – tatsächlich die definitive Heilsmacht repräsentiert, insofern der Glaube des Jesus von Nazareth und der Glaube an ihn „... *die Angst* tiefer und ihre Überwindung mächtiger erfaßt hat als jemals vor und nach ihm eine andere Religion (...)"[753]

Die Heilungstaten Jesu bedürfen nicht mehr, wie noch die schamanistischen Heilverfahren, bestimmter Rituale. „Was der Schamane durch den Ritus vermitteln möchte: daß der Kranke zur Einordnung in das Ganze und zur Mitte der Welt zurückfinden möge, bewirkt Jesus *fast ausschließlich* durch seine eigene Person. Die Person Jesu nimmt daher mehr und mehr die Stelle des schamanistsichen Ritus ein, und hierin liegt zweifellos ein entscheidender Unterschied zu den Heilungswundern der Schamanen." Aufgrund dieses entscheidenden Unterschiedes muss der Mensch „... um geheilt zu werden, nicht nur durch oder in Jesus zu einem heilenden Glauben finden, sondern auch *an* Jesus glauben (...) als das Haupt, das Zentrum des Alls (Kol 1,16-18), weil in der Liebe zu ihm alles in ihm lebt, was man zum Leben braucht."[754]

Für die Verbindung zwischen Jesus von Nazareth, der christlichen Religion und den Sakramenten der Kirche bedeutet das: „Es handelt sich um eine Personalisierung des Rituellen, die in der Tat ein Specificum des Christentums zu sein scheint und offensichtlich mit der Person Jesu und mit ihrem Wirken auf das engste zu tun hat." Der Anspruch der Kirche, dass die Sakramente der Kirche die Fortsetzung und gar die Ablösung der Heilungswunder Jesu sind, kann sich nur dann bewahrheiten, „... wenn der eigentliche Hintergrund des sakramentalen Geschehens, die Ebene von Traum, Archetyp und Heilung" nicht ausgeblendet wird. „Der Bereich des Sakramentalen ist nur solange wahr und mächtig, wie die Sprache des Unbewußten mächtig ist; wird diese unter dem Lärm der rationalen Begriffe und einer Theologie der bloßen Worte unhörbar, so stirbt die Welt der Bilder und Symbole wie von selbst."[755]

---

[752] *Drewermann E.:* Glauben in Freiheit 2, 123-140.
[753] *Drewermann E.:* Tiefenpsychologie und Exegese 2, 137.
[754] *Drewermann E.:* Tiefenpsychologie und Exegese 2, 138.
[755] *Drewermann E.:* Tiefenpsychologie und Exegese 2, 132.

3.4.5.1.3 Die tiefenpsychologisch erweiterte Auslegung der biblischen Heilungsgeschichten

Drewermann betrachtet die meisten Symptome von Kranheiten bzw. Krankheitsbildern als „... Symptome *konversionshysterischer* Erkrankungen, die in den Heilungsgeschichten eine Rolle spielen. Gemeint sind mit diesem Begriff eine Reihe von Krankheitsformen, in denen die Motorik oder Sensorik eigentümlichen Störungen unterliegt (...); die entsprechenden Sinnesorgane oder Muskelgruppen weisen an sich keinerlei organische Schäden auf, und doch ist ihre Funkiton weitgehend oder gänzlich durch eine psychisch bedingte Fehlsteuerung beeinträchtigt.“[756]

Im Anschluss an die Erkenntnisse der Psychoanalyse und Traumdeutung bei Freud betrachtet Drewermann Krankheiten als „*Ausdrucksgeschehen* (...) Die Symptome selber sind – nach dem Vorbild der Traumdeutung – als *Symbole* zu interpretieren. Für die Auslegung der Wundererzählungen ist es von daher sehr wichtig, die gebotenen Szenarien insgesamt zu deuten wie entsprechende Sequenzen in einem Traum. Alle Umstände, Räume, Zeitangaben, Bewegungsvorgänge, die Konstellationen der handelnden Personen sollten, wie in der Traumanalyse, als seelische Zustände, Bereiche, Phasen, Prozesse und innere Beziehungen betrachtet werden. Es ist dabei zunächst nicht verkehrt, auch in der Person Jesu selber rein ‚subjektal‘ einen Teil der eigenen Psyche zu sehen, stammt doch alle ‚Macht‘, die ein Therapeut besitzt, aus einer (unbewußten) Machtverleihung seines Klienten. Dann aber darf man nicht vergessen, daß es nicht möglich ist, die Problematik der Angst rein projektiv aufzulösen.“[757]

Um die Wundererzählungen in den Evangelien zu verstehen, muss „... das Wechselverhältnis der Symptomatik auf Seiten des Kranken und der Symbolik auf seiten des ‚Therapeuten‘“ berücksichtigt werden. „Die ‚Intervention‘ des ‚Therapeuten‘ in den Wundergeschichten stellen zumeist einen äußerst wichtigen *Kommentar* zum Verständnis des Krankheitsgeschehens selber dar; und umgekehrt versteht man erst von der Bedeutung der Krankheitssymptome her die Bedeutung der einzelnen ‚Heilungsmaßnahmen‘ von seiten des Therapeuten.“[758]

Als wichtigste aller Therapiemaßnahmen versteht Drewermann das „Gespräch (...) *Redefreiheit,* die aus Vertrauen erwächst, - darin *besteht* geradezu das, was wir heute als ‚Psychotherapie‘ bezeichnen.“[759]

---

[756] *Drewermann E.:* Glauben in Freiheit 2, 276.
[757] *Drewermann E.:* Glauben in Freiheit 2, 277.
[758] *Drewermann E.:* Glauben in Freiheit 2, 277.
[759] *Ebd.*
Mit Sprache meint Drewermann nicht nur die Wortsprache im Alltag und in den verschiedenen Fachbereichen und Wissenschaften, sondern gerade auch die Vielfalt, in denen das Unterbewusste sich artikuliert, z. B. die Bildsprache, die Körpersprache, die Traumsprache, die dichterische Sprache.

Andererseits ist sich Drewermann der Relativität der Psychotherapie bewusst. „Wahr ist auch, daß die Psychotherapie kein Allheilmittel ist; sie ist – in bestem Falle! – ein Anfang."[760] Und: „Die Psychotherapie macht aus dem Menschen nicht etwas völlig anderes; im Gegenteil, sie bemüht sich aufs äußerste darum, jeden einzelnen in seiner Eigenart zu verstehen, ihn anzunehmen, ihn gelten zu lassen und gerade dadurch die Selbstheilungskräfte seiner Psyche zu fördern, neue Möglichkeiten in ihm anzuregen und vor allem: die *Richtung* seiner Antriebsdynamik und Lebenseinstellung zu ändern."[761]

Die kirchliche Auslegung der Heilungsgeschichten der Evangelien widersetzt sich, so Drewermann, dem Paradigma einer therapeutischen Theologie, trotz der Wahrheit der in den Evangelien verbürgten Heilungstaten Jesu. Den Grund dafür sieht Drewermann theologie- und kirchengeschichtlich im Kampf der Kirche gegen die Gnosis, die zur scharfen Abgrenzung der kirchlich orthodoxen Lehre und damit verbunden zum Verlust der Dimension der Innerlichkeit und therapeutischen Dimension der christlichen Religion führte.[762]

3.4.5.2 Jesus als Therapeut
3.4.5.2.1 Der religionsgeschichtliche Archetyp des „Heilers"
Der Eintrag des therapeutischen Aspektes des Wirkens Jesu in die vorgeprägten jüdischen Hoheitstitel haben, so Drewermann, die hellenistischen Kreise des frühen Christentums vorgenommen. So wurde auch die „*Geburtslegende* Jesu" (vgl. Lk 2,1-20) geschaffen.[763] Die Hoheitstitel „Arzt" und „Heiler" bzw. „Heiland" repräsentieren für Drewermann religionsgeschichtlich uralte Archetypen.[764] „Jesus als der Helfer, als der ‚Arzt', als der ‚Heiler', das genau bildete 3-4 Jahrhunderte *vor* ‚Christus' den Inhalt des Kultes zu Ehren des griechischen Gottes *Asklepios*. (...) Jesus als der ‚Heiland', das ist ‚hellenistisch' nicht anders zu verstehen als in der Nähe *des* griechischen Heilgottes schlechthin: *des Asklepios;* die Ähnlichkeiten zwischen der Geburtslegende des ‚Christus' und der Geburtsmythe des Asklepios verdeutlichen das zur Genüge."[765]

3.4.5.2.2 Jesus als Prophet, Poet und Therapeut
Bereits im Vorwort seines Jesus-Buches „Jesus von Nazareth: Befreiung zum Frieden" weist Drewermann auf einige formale „*Grundtatsachen*" hin, die „...

[760] *Drewermann E.:* Glauben in Freiheit 2, 299.
[761] *Drewermann E.:* Glauben in Freiheit 2, 344.
[762] Vgl. *Drewermann E.:* Glauben in Freiheit 2, 355.
[763] *Drewermann E.:* Glauben in Freiheit 2, 601.
[764] Vgl. *Drewermann E.:* Tiefenpsychologie und Exegese 2, 141-188: „Parallelen in der antiken Welt oder: Das Beispiel göttlicher Ärzte". Drewermann zeigt an den historischen Figuren Pythagoras, Empedokles und Asklepios sowie am Mythos des Orpheus die religionsgeschichtliche Archetypen des „göttlichen Heilers" in der antiken Welt auf. Vgl. Anm. 1130.
[765] *Drewermann E.:* Glauben in Freiheit 2, 602.

historisch unstreitig sind: Jesus war ein *Prophet,* und er wollte, daß wir nicht anders lebten denn als Gottbegeistete und Gottbegeisterte (...) Jesus war ein *Poet,* und er wollte, daß wir eine Sprache des Glaubens und des Betens wiedergewönnen, die uns frei macht und ehrlich vor Gott und den Menschen. Und er war ein *Therapeut;* er wollte, daß wir von Gott nie anders sprächen, als daß darunter die Wunde von Menschen sich schließt."[766]

Die therapeutische Dimension des Jesus von Nazareth bildet für Drewermann das Zentrum der Sendung Jesu, worauf die Belegstelle Mt 4,24 - das matthäisch-redaktionelle Summarium im Rahmen der Bergpredigt – hinweist. Sie enthält für Drewermann das ganze Evangelium.[767]

„Es gibt bei allem Zweifelhaften und hypothetisch Diskutierbaren zwei historisch gut gesicherte Tatsachen aus dem Leben Jesu, das ist *die Art seines Redens* und *die Art seines Handelns.* Beides kann uns daher als erster Anhaltspunkt dienen, um ein verbindliches Bild dieser erstaunlichen Persönlichkeit *in religiöser Absicht* zu malen. Die eine Tatsache lautet: er sprach nach der Weise der *‚Dichter‘*; die andere: er wirkte nach der Weise der *‚Ärzte‘*; beides: Poesie und Therapie, verschmolz in ihm zu einer Einheit, die schließlich jenes Dritte begründet: eine religiös motivierte *Revolte* gegen das Bestehende, wie sie in dieser subjektiven Selbstverständlichkeit und Selbstgewißheit in der Geschichte der Menschheit niemals, weder vorher noch nachher, geäußert wurde."[768]

Die tiefenpsychologisch erweiterte Hermeneutik führt auch im Hinblick auf das Verständnis des Jesus von Nazareth zu einem Paradigmenwechsel. „Kein einziges zentrales Bibelwort kann dabei so stehenbleiben, wie es in der Tradition vorliegt."[769]

3.4.5.2.3 Jesus als Prophet und Therapeut – gegen das politische Prinzip

Am Beispiel Jesu offenbart sich für Drewermann das unvereinbare Gegenüber zwischen dem Prophetischen/Therapeutischen einerseits und dem Politischen andererseits. „Es ist die extreme *Innerlichkeit* der religiösen Grundeinstellung Jesu, mit der er das *politische Prinzip* radikal entgöttlicht, ihm seinen bisherigen Absolutheitsanspruch nimmt und es auf eine rein pragmatisch-funktionale Außenseite reduziert."[770] Der Adressat der Botschaft Jesu ist, so Drewermann, der Einzelne, nicht das Kollektiv. „Politisch ist allein die Masse stark; religiös ist die Masse gleichgültig. Die Brüderlichkeit der Menschen, die von der Religion der Bibel ausgeht, bedarf unbedingt der Individualität des Einzelnen."[771]

---

[766] *Drewermann E.:* Glauben in Freiheit 2, 13.
[767] Vgl. Mt 4,24: „Und sein Ruf verbreitete sich in ganz Syrien. Man brachte Kranke mit den verschiedensten Gebrechen und Leiden zu ihm, Besessene, Mondsüchtige und Gelähmte, und er heilte sie alle."
[768] *Drewermann E.:* Glauben in Freiheit 2, 216.
[769] *Drewermann E.:* Glauben in Freiheit 2, 38.
[770] *Drewermann E.:* Glauben in Freiheit 2, 414.
[771] *Drewermann E.:* Tiefenpsychologie und Exegese 2, 782.

Mit anderen Worten: Das Poetische und das Therapeutische koalieren bei Jesus von Nazareth und bewirken die Synergie seiner Heilsworte und –taten zur vollen Heilsmacht. „*Prophetie* und *Therapie* – diese beiden zusammengehörigen Seiten des Wirkens Jesu formieren und firmieren sich hier im ausdrücklichen Gegenüber und Unterschied zum Politischen, und gerade so muß es sein. Jesus *könnte* nicht Menschen helfen und er *könnte* nicht Gott verkünden, wenn er sich von den Maßnahmen der Machthaber beeindrucken ließe; nur die *Freiheit,* die sich ihm *jenseits* des Diktats menschlicher Machtausübung von Gott her erschließt, erlaubt es ihm, Menschen von der *Angst* zu befreien, die sie, je nachdem, in Krankheit, Wahnsinn und Verbrechen treibt. Die Menschen unter den Augen Gottes sich selber zurückzugeben – das bedeutet *wesentlich,* sie von den Festlegungen des Politischen *unabhängig* zu machen; ein Mensche ist *mehr,* als was die staatliche Administration über ihn verfügt. Schon das ist eine der Formen, Menschen von ‚Besessenheit' durch böse Geister zu heilen."[772]

3.4.5.2.4   Die Integration von Soterio-Logie und Soterio-Praxis bei Jesus

Die klassische Soteriologie unterscheidet einerseits zwischen der Soterio-Logie Jesu im strengen Sinne des Begriffes, d. i. Jesu Wortverkündigung vom Heil Gottes, vor allem in den Gleichnissen, und andererseits zwischen der Soterio-Praxis, das sind die Heil wirkenden und stiftenden Taten Jesu für die Menschen. Für Drewermann übersieht diese Trennung die integrative Bedeutung von beiden Dimensionen – das Dichterische und das Therapeutische – für das rechte Verständnis der ganzen Person Jesu. „Jesus hat Gleichnisse erzählt, und er hat Kranke gesund gemacht. Wie aber, wenn beides zusammengehörte? Wie, wenn Jesus *als Dichter* zum ‚*Arzt'* allererst geworden wäre, indem er so von Menschen und zu Menschen sprach, daß es in der angegebenen Weise heilend und heilsam für die so Angeredeten wurde, und indem er umgekehrt die Art seiner Sprache nach den Bedürfnissen der Menschen formte, die er in ihren Krankheiten und Nöten kennenlernte?"[773]

Hier gesteht Drewermann der kirchlichen Lehre zu, von der Person Jesu Wesentliches erkannt und verstanden zu haben, denn „... so bizarr der römische Sakramentenritualismus (...) auch ausfällt (...), man hat gleichwohl in *diesem* Punkt etwas Richtiges gesehen, daß es im Auftreten Jesu tatsächlich *eine tiefe Entsprechung von Reden und Wirken,* von ‚Bezeichnendem' und ‚Bezeichnetem', von ‚Wort' und ‚Sakrament' (im ursprünglichen Sinne) gab."[774]

3.4.5.2.5   Jesus als Therapeut und Erlöser

Nicht die Kategorien des Philosophen, des Morallehrers und des Theologielehrers können die Gestalt des „Erlösers" zeichnen, vielmehr, so Drewermann, „...

---

[772] *Drewermann E.:* Glauben in Freiheit 2, 417f.
[773] *Drewermann E.:* Glauben in Freiheit 2, 261.
[774] *Drewermann E.:* Glauben in Freiheit 2, 271.

weit eher der Dichter, der Therapeut – der Mensch(ensohn), der sich *ein*setzt für den anderen, indem er sich *aus*setzt mit all seinen Ängsten, Wiederholungszwängen und Übertragungen; denn erst so kann das Veraltete, unnötig Gewordene, Fehlidentifizierte durch eine neue, freiere, ichgerechtere Bearbeitung ersetzt werden. Da tritt ein *Bruch ein,* der doch ein *Durch*bruch ist, da kommt etwas *Neues* zum Vorschein, das doch die ‚*Wiedergeburt'* des im Grunde Gemeinten bedeutet, da zerreißt die *Kontinuität* des Vorangegangenen um einer tieferen *Anknüpfung* willen. Da wird ‚*Delphi'* ermöglicht durch ‚*Golgotha'* (...)"[775]

Für die Heilung, klassisch soteriologisch formuliert: für die Erlösung des Menschen kommt es nach dem Beispiel Jesu darauf an, nicht zu separieren, sondern zu integrieren. „Wenn es darum geht, Menschen zu *heilen,* so ist es unmöglich, den Dichter vom Therapeuten zu trennen, den Therapeuten vom Priester, den Priester vom Menschen, den Menschen von Gott... Sondern eben darin, daß sie alle *eins* sind in der menschlichen Seele, besteht schon die ganze Heilung."[776]

3.4.5.2.6   Die therapeutische Funktion von Dichtung und Psychoanalyse

Die therapeutische Funktion von Dichtung ist nicht so zu verstehen, dass sie wie ein praktisches Problemlösungs-Instrumentarium für den menschlichen Alltag zu funktionieren hat, denn dann wäre Dichtung nichts mehr als „Propaganda und Gehirnwäsche".[777]

Der Unterschied zwischen der Psychoanalyse und der Dichtung liegt darin, dass „... die beste psychoanalytische Erklärung nie etwas anderes sein wird als ein Arbeits-Hilfsmittel auf dem Weg zum Verstehen". Dagegen „... gibt *Dichtung* diesen Weg dieses Verstehens durch sich selbst frei und begleitet den Suchenden ein ganzes Stück weit darauf."[778] Die Psychotherapie ist für Drewermann eine umgekehrte Dichtung und die Dichtung eine umgekehrte Form der Psychoanalyse. „Beide bilden die Endpole ein und derselben Reihe von Bemühungen zur Wiedergewinnung und zur *Heilung,* zur Bewahrung und Bewahrheitung des Menschlichen."[779]

3.4.5.3   Die therapeutische und soteriologische Dimension der Bergpredigt

Drewermann wendet sich gegen die kasuistische und legalistische Verformung der Bergpredigt. Es macht für ihn „... keinen Sinn, die Bergpredigt selber in legalistischer Auslegung in einen neuen Gebotekatalog zu verwandeln; es kommt vielmehr darauf an, die menschliche Hilflosigkeit und ‚Erlösungsbedürftigkeit'

---

[775] *Drewermann E.:* Glauben in Freiheit 2, 345.
[776] *Drewermann E.:* Glauben in Freiheit 2, 279.
[777] *Drewermann E.:* Glauben in Freiheit 2, 261.
[778] *Ebd.*
[779] *Drewermann E.:* Glauben in Freiheit 2, 270.

selber zum Ausgangspunkt zunehmen. (...) Die Erfahrung Jesus *war* es, die Erfahrung jeder Psychotherapie *ist* es, daß auf die grenzenlose Not des Menschen nur ein grenzenloses Verstehen adäquat zu antworten vermag. Das Zentrum eines solchen Verstehens nannte Jesus seinen und unseren ‚Vater'; - *das* war der Grund seiner ‚*Theozentrik';* er ging *von Gott* auf die Menschen zu, um sie in diese Sphäre eines unbedingten Vertrauens zurückzutragen, und es war seine Hoffnung, auch sie selbst würden die Erfahrung, aus der sie neu zu leben begonnen hätten, wie selbstverständlich an andere weitergeben."[780]

Das heißt mit anderen Worten, dass „... die ‚Bergpredigt' ‚funktioniert', sobald man beginnt, sie ernst zu nehmen." Und „... das ‚Heilmittel' Jesu gegen den Kreislauf von Angst und Zerstörung im Herzen des Menschen war der Glaube an Gott."[781]

Die traditionelle Soteriologie bedarf zum tiefenpsychologisch erweiterten Verstehen der Botschaft Jesu die psychologische Hilfestellung. Im Hinblick auf das richtige Verstehen der Zehn Gebote und des Inhaltes der Bergpredigt und „... um die Ausgeliefertheit des Menschen an sich selbst unter dem Grundgefühl des Abgelehntwerdens und Verstoßenseins wirklich zu verstehen, ist eine *Vertiefung der existentialen Analyse* durch die *Psychoanalyse* unerläßlich; - es ist dringend nötig, die in der theologischen ‚*Erbsündenlehre'* angedeuteten Phänomene mit Hilfe der psychoanalytischen Neurosenlehre zu konkretisieren (...), und umgekehrt: die *Erlösungslehre* des Christentums von den Erfahrungen der Psychotherapie her zu beleuchten."[782]

3.4.5.4   Resümee

„War Jesus ein Dichter? War Jesus ein Arzt? – Er war beides ineins. (...) seine ‚Dichtung' mag man den *Traum* von Gott nennen; seine Art aber, Menschen zu heilen, war für ihn selbst wohl ein bestätigendes Zeichen für die Richtigkeit seiner Vision. Gott heilt, Gott versteht, Gott vergibt, Gott ist jedem einzelnen Menschen zugetan (...)"[783]

Jesus von Nazareth war für die Menschen auch Menschensohn, Messias, König, Davidssohn, Gottessohn und Herr.[784] Aber an seinem einzigartigen Beispiel kann nicht nur, sondern muss konsequent gelernt werden „... *der Vorbildcharakter des Therapeutischen.* In der Art des Auftretens Jesu waren Poesie und Therapie, wie wir sahen, nicht etwas, das er, wie nebenher, *auch* betrieben hätte,

---

[780] *Drewermann E.:* Glauben in Freiheit 2, 524.
[781] *Drewermann E.:* Glauben in Freiheit 3/1, 12.
[782] *Drewermann E.:* Glauben in Freiheit 2, 520.
[783] *Drewermann E.:* Glauben in Freiheit 2, 298.
[784] Zu Drewermanns tiefenpsychologisch erweiterter Deutung der christologischen Hoheitstitel vgl. *Drewermann E.:* Glauben in Freiheit 2, 566-655. Drewermann folgt im Wesentlichen den Positionen des Exegeten Ferdinand Hahn.
Vgl. *Hahn F.:* Christologische Hoheitstitel. Ihre Geschichte im frühen Christentum, erw. Auf., Göttingen ⁵1995.

- es waren die Rahmenbedingungen für alles andere. Das *therapeutische* Moment seines Wirkens bildete das Zentrum, das *Modell* für alles andere. Nicht die ethisch verordnete Gerechtigkeit (oder das selbstgerechte Moralisieren) war sein Bemühen, sondern die Durcharbeitung der Not des Menschen auf allen Ebenen seiner Existenz."[785]

3.4.6 Das Problem der „Erlösung" durch Tod und Auferstehung Jesu

3.4.6.1 Das Problem der Erlösung durch Christus zwischen Objektivismus und Subjektivismus

3.4.6.1.1 Gegen die traditionelle Lehre vom stellvertretenden Opfertod Jesu

Drewermann lehnt die christologische Position ab, wonach Jesus Christus mit seinem Opfertod am Kreuz die Welt objektiv und wesenhaft, sprich ontologisch, erlöst hat, indem er die gefallene Menschheit mit Gott versöhnt hat.

Er formuliert die kirchlich-dogmatische Position dazu mit seinen Worten um. „Die Redeform des kirchlichen Dogmas stellt die Dinge auf den Kopf: *Danach* hat Gott am Karfreitag ein Problem gelöst, das er angesichts der schuldig gewordenen Menschheit seit den Tagen Adams und Evas wesentlich *mit sich selber* hatte: hin- und hergerissen zwischen seinem Gerechtigkeitswillen und seinem Mitleid, sah er sich einerseits gedrängt, nach dem Modell der Sintflut die Todesstrafe über den Menschen zu verhängen; doch dann vollzog er, getrieben von unendlicher Barmherzigkeit, diese gerechte Strafe *an sich selbst;* insofern er in der zweiten Person der Gottheit die menschliche Natur in Gestalt des Jesus von Nazareth annahm und diesen stellvertretend für die Schuld aller Menschen kreuzigen ließ. (...) Nicht an gewissen Veränderungen ‚in Gott' läßt sich ablesen, daß so etwas wie eine ‚Erlösung' stattgefunden hat; ‚Erlösung', wenn sie je war oder gewesen wäre, müßte sich an bestimmten Veränderungen im Verhalten und in der Haltung der *Menschen* zu erkennen geben. Gerade davon aber kann in Anbetracht der Realität kaum die Rede sein."[786]

3.4.6.1.2 Die Glaubensaporien des objektiven Erlösungsglaubens

Den Glauben an den objektiv wirksamen Kreuzes-Opfertod Christi sowie an die objektive Erlösung durch das Heilssakrament der Taufe schätzt Drewermann als „*Zentralfehler* der kirchlichen ‚Glaubenslehre'" ein, denn hier „... verwandelt sie nicht nur ein entscheidendes Thema der menschlichen Existenz in *projektiver* Gestalt in ein innergöttliches Geschehen, sie kompensiert zugleich auch den

---

[785] *Drewermann E.:* Glauben in Freiheit 2, 299.
[786] *Drewermann E.:* Glauben in Freiheit 2, 153.

kompletten Ausfall an psychologischer Einsicht durch ein Höchstmaß an Ritualismus und Magie.“[787]

Der Mensch, der an die objektive Erlösung glaubt, stößt auf Glaubenswiderstände in Form von Aporien und Paradoxien: „... da die Menschen ‚objektiv' für ‚erlöst' zu gelten haben, ohne es subjektiv zu sein, steht das Subjekt ab sofort unter der *Pflicht*, sein Leben dem Urbild und ‚Vorbild' seiner ‚Erlösung' anzugleichen; die objektive Ohnmacht der rituellen Magie wird für den einzelnen ‚Gläubigen' mithin zur Überforderung der Moral; statt aus den *Erfahrungen* zu leben, die Jesus zu vermitteln kam, steht der Kirchengläubige den Worten Jesu jetzt wie einem unbegreifbaren Katalog neuer, unerfüllbarer Forderungen gegenüber, die allenfalls den Status seiner Nichtidentität, den Widerspruch von Sein und Sollen, das Maß seiner Schuldgefühle vermehren und damit das Problem der menschlichen Zerrissenheit eher noch verschärfen, als es zu lösen.“[788]

3.4.6.2 Das Todesverständnis Jesu
3.4.6.2.1 Der Tod Jesu als Folge seines Gottglaubens

Drewermann liest aus den Evangelien heraus, dass Jesus nicht wissen konnte, *wie* er zu Tode kommen würde, aber, „... daß es Jesus in eigentümlicher Weise *egal* gewesen zu sein scheint, was seine Gegner im einzelnen tun würden und wie es mit ihm weitergehen werde.“[789] Andererseits wurde Jesus auch nicht von einer neurotischen Todessehnsucht angetrieben. „Jesus ging in den Tod nicht aus Blindheit oder aus der perversen Priestersehnsucht, Gott ein ‚reines und makelloses Opfer' darzubringen (Hebr 10,12) (...) aber es ist wahr: er wich vor dem Tod nicht zurück, *weil* er – mit der Überzeugung der Pharisäer seiner Tage – den Tod nur als Tor in die Wirklichkeit Gottes betrachtete.“[790]

Jesus von Nazareth dachte „... überhaupt nicht daran (...), in kultischem Sinne zum ‚Opferlamm' oder ‚Sündenbock' Israels zu werden, sondern umgekehrt: daß er in die Rolle des ‚Sündenbocks' notwendig gedrängt wurde, weil sein *nur* gütiges, *nicht*-ambivalentes Gottesbild die Grenzen der Sozialpsychologie der verfaßten Religion seiner Zeit *und aller Zeit* sprengte und sprengen mußte. Und daß er am Ende in diese Rolle einwilligte, weil der Konflikt um die Sache Gottes ihm diesen Preis und *jeden* Preis wert schien. Er *wollte* diese Rolle *nicht*, doch er konnte es irgendwann nicht vermeiden, sie zu übernehmen, und zwar nicht, weil Gott so war, sondern weil Gott so *nicht* war, weil aber die Menschen in ihrer Angst und in ihrer Angstsicherung sich unglaublich schwertaten und schwertun, ‚Glauben' an Gott im Sinne Jesu zu lernen.“[791]

---

[787] *Drewermann E.:* Glauben in Freiheit 2, 154.
[788] *Drewermann E.:* Glauben in Freiheit 2, 155.
[789] *Drewermann E.:* Glauben in Freiheit 2, 554.
[790] *Drewermann E.:* Glauben in Freiheit 2, 202.
[791] *Drewermann E.:* Glauben in Freiheit 2, 555.

3.4.6.2.2 Die individual- und sozialpsychologische Deutung des Todes Jesu

Drewermann fasst seine Überlegungen in einem Postulat zusammen: „Statt den Archetypus des ‚Opfers' individualpsychologisch als Motiv dem Verhalten Jesu zu unterstellen, gilt es als erstes, die Funktion dieses Archetypus *sozialpsychologisch* zu verstehen."[792]

Wenn die biblischen Theoreme vom „Opferlamm" und „Sündenbock" zur Interpretation des Todes Jesu somit nicht opfertheologisch von Gott her, sondern sozialpsychologisch vom Menschen her gedeutet werden, dann ist das „... durchaus für das Schicksal Jesu gültig und anwendbar." Dasselbe gilt für die diachrone Deutung des Todesschicksals Jesu. „*Jedes* soziale System wird sich, solange es kann, gegen sein Selbstauflösung zur Wehr setzen; die Botschaft Jesu aber droht bis heute das Funktionieren des gesamten politischen, wirtschaftlichen und kulturellen Gefüges der Staaten und Nationen, der Kirchen und Verbände, der Banken und Konzerne, der Waffenexporteure und der Militärs von Grund auf zu gefährden; was Wunder also, daß das bestehende System sich *gegen* den Mann aus Nazareth zur Wehr setzt, wie das Immunsystem des Körpers sich gegen einen eingedrungenen Virus zur Wehr setzen wird?"[793]

3.4.6.3 Der Tod Jesu und die Überwindung der Todesangst des Menschen

3.4.6.3.1 Der Tod Jesu als universell apokalpytisches Ereignis

Drewermann deutet den Tod Jesu als universell apokalyptisches Ereignis. „Wenn ‚Apokalypse' bedeutet: die *Offenlegung* (der Wirklichkeit), dann war der Gang Jesu in den Tod eine solche ‚Apokalypse' der Welt. Seither liegt es deutlich vor aller Augen, was Frieden ist, was Freiheit ist und was die Werke des Todes sind."[794]

Der Tod ist das endgültige Werk des Bösen. Der Tod nimmt den Menschen gefangen, ja er vernichtet ihn, allerdings nur so weit und so lange der Mensch dies zulässt. „Der Tod, so sah es Jesus, hat Macht über den Menschen nur durch die Todes*angst;* Gott aber ist das Leben, und der Glaube an Auferstehung in der Kraft Gottes ist die *Überwindung* der Todesangst. In dieser Überzeugung gelang es Jesus, die Teufelskreise der Angst auf allen Stufen der Wirklichkeit zu durchbrechen: *auf der Ebene des Einzelnen,* dessen Seele er heilte bis in die Bereiche des Körpers hinein, *auf der Ebene der Gruppe,* deren Gesetze des Zusammenlebens er auf Vertrauen statt auf Mißtrauen gründete, *auf der Ebene des Politischen,* indem er den Egoismus der Völker, Religionen und Staaten für etwas Anachronistisches erklärte und in seinem Umgang mit Menschen

---

[792] *Drewermann E.:* Glauben in Freiheit 2, 555.
[793] *Drewermann E.:* Glauben in Freiheit 2, 551.
[794] *Drewermann E.:* Glauben in Freiheit 2, 560.

eine einige Menschheit unter einem offenen Himmel realisierte, *auf der Ebene des Geldes,* indem er dem Götzen Mammon die Grundlage nahm: das Wuchern mit der Verschuldung der Notleidenden, *auf der Ebene der Kultur,* deren Inhalt und Auftrag er unter den Augen Gottes ins Grenzenlose trieb: - es würde nie wieder ein Mensch auftreten müssen gegen den anderen, um ihn zu töten, im Wahn, auf diese Weise ‚Gott' zu gewinnen!"[795]

Jesus hat mit seiner radikalen Parteinahme für die heilungs- und heilsbedürftigen Menschen bewusst riskiert, vom menschlichen Widerwillen gegen den göttlichen Heilswillen als „Sündenbock" (im sozialpsychologischen Sinn) „geopfert" und schließlich am Kreuz hingerichtet zu werden[796], damit wir Menschen radikal geheilt werden und das Heil finden, indem wir aufhören können, den Tod zu fürchten, indem wir an Gott als den Gott der reinen Kraft zum Guten und der reinen Liebe existentiell heilsam glauben können.[797]

3.4.6.3.2 Subjektiv erlöstes Handeln als Kriterium echter Erlösung durch Christus

Erlösung geschieht einem Menschen subjektiv, empirisch, induktiv, konkret und existentiell, nicht aber objektiv, ideell-romantisch, deduktiv, abstrakt und metaphysisch-ontologisch. „Ob der ‚Messias' ‚gekommen' ist oder nicht, bildet keine Frage des ‚Fürwahrhaltens' bestimmter Lehren, sondern der Bewährung des Lebens; ‚Glaube' – das ist nicht das Hersagen eines Satzes von zweifelhaftem historischem Inhalt mit dem Anspruch einer trotzdem bestehenden kirchlich versicherten Wahrheit; Glauben – das ist die Erfahrung, daß es in der Person und im Wirken Jesu Momente gibt, die das Leben zutiefst verändern, gerade auch wenn der Zustand der menschlichen Geschichte ‚an sich' dagegensteht."

Erlösung zeigt sich dem Menschen nicht innertrinitarisch-spekulativ, sondern heilsökonomisch-existentiell. „Nicht wie ein Gott im Himmel Krieg, Flüchtlingselend, Asylantenabschiebung, Hunger, Krankheit oder was immer auf Erden ‚zulassen' kann, stellt religiös das Problem dar, sondern wie Menschen, die sich ‚durch die Taufe' für ‚erlöst' erklären, etwas derartiges zulassen und dabei mitmachen können, - *darum* geht es."[798]

---

[795] *Drewermann E.:* Glauben in Freiheit 2, 658.
[796] Vgl. zur Symbolik des Kreuzes *Drewermann E.:* Glauben in Freiheit 1, 450: „Nicht der Gekreuzigte ‚erschafft' die Symbolik des Kreuzes, umgekehrt: das Kreuz überstrahlt mit seiner *symbolischen* Bedeutung bei weitem die *historische* Tatsache der ‚Kreuzigung'; es umrankt und überwächst, es umwindet und überwindet mit seinem ‚naturhaften' Trost als Symbol die sonst verzweifelte Trostlosigkeit der menschlichen Existenz." Zur Deutung des Todes Jesu vgl. auch *Drewermann E.:* Glauben in Freiheit 2, 554f.
[797] Vgl. *Marz B.:* Wort des Heils – Wort der Heilung, Bd. 3, 111.
[798] *Drewermann E.:* Glauben in Freiheit 2, 154.

3.4.7 Zusammenfassung

Drewermann hat eine tiefenpsychologisch erweiterte Christologie „von unten" vorgelegt. Die hermeneutische Mitte seiner Christologie ist „... die ‚einfache' Gestalt des Nazareners in ihrer historischen Beengheit und Bedingtheit; denn erst so wird uns die weltumspannende Weite, die menschheitliche, weil zutiefst menschliche Größe dieses Mannes aufgehen."[799] Im Summarium Mt 4,24 erkennt Drewermann das ganze Evangelium. In dieser Zusammenfassung offenbart sich das Therapeutische der Sendung Jesu als die zentrale Begründung der Heilsmacht des christlichen Glaubens. Aus diesem Zentrum empfangen Glaube und Religion sowohl die gnadenhafte Bedingung der Möglichkeit als auch den ethischen Anspruch, sich ganz in den Dienst der Heilung und des Heiles des Menschen zu stellen.

Jesus von Nazareth wollte keine neue Lehrform, sondern eine neue Lebensform des Glaubens, „... nicht ein göttlich begläubigtes Dozieren, sondern ein durch tieferes Vertrauen in Gott vermenschlichtes Existieren wollte er ermöglichen."[800] Drewermann ist zuzustimmen, dass Jesus weder eine abstrakte Theologie der Erlösung noch eine abstrakte Gnadenlehre oder Soteriologie entworfen hat. Vielmehr hat er in existentiell einzigartiger Hingabe „... sein Herz in den Himmel geworfen und die Wolken bewogen, endlich zu regnen über dem dorrenden, durstenden Land."[801]

Was Jesus Christus für die Menschen und von Gott her ist, kann – mit Drewermann - nur in einer tiefenpsychologisch erweiterten Deutung seines Beispieles verstanden werden. „Selbst von Jesus als dem ‚Christus' wissen wir durchaus nicht, wie er jemals ‚jungfräulich' hat zur Welt kommen oder ‚leibhaftig' aus dem Grab hat erstehen und zum Himmel auffahren können; was wir stattdessen bei einiger Ehrlichkeit wissen, ist die Tatsache, daß es sich hier um *Bilder* handelt; und wenn es eine religiöse *Wahrheit* gibt, die in ihnen liegt, so entstammt sie gewiß nicht bestimmten äußeren Ereignissen in Raum und Zeit, sondern der Aktivierung von Vorstellungskomplexen, die in der menschlichen Seele selbst angelegt sind; ihr Aussagewert bezieht sich daher nicht auf den Bereich der *Facta* (des Geschehenen), sondern der *Facienda* (des zu Geschehenden)."[802]

Der „Ort" der Facta und Facienda der Heilung (bzw. Erlösung) des Menschen ist der einzelne Mensch selbst in der radikalen Hingabe seiner ganzen Existenz an den Gott, auf den Jesus vertraute. Dann ereignen sich existentielle Wiedergeburt, Auferstehung und Himmel.

---

[799] *Drewermann E.:* Glauben in Freiheit 2, 36.
[800] *Drewermann E.:* Glauben in Freiheit 2, 397.
[801] *Drewermann E.:* Glauben in Freiheit 3/1, 373.
[802] *Drewermann E.:* Glauben in Freiheit 1, 258.

3.5 Kirche leben in Freiheit – Eugen Drewermanns Modell einer tiefenpsychologisch erweiterten Ekklesiologie

3.5.1 Die Diagnose: Kritik an der römisch-katholischen Glaubensform

3.5.1.1 Zweifel an der Menschlichkeit der lehramtlich verordneten katholischen Glaubensform

Drewermann weist entschieden den Vorwurf zurück, dass er mit seiner Kritik des kirchlichen Glaubens und der kirchlichen Theologie die „katholische Glaubensform" als grundsätzlich pathologische Glaubensform brandmarkt, denn „... es geht überhaupt nicht um die Verallgemeinerung einer begrenzten Zahl empirischer Einzelbeobachtungen zu einem hypothetischen Gesamtbild ‚des' Katholischen."[803]

Aber das katholische Glaubensverständnis zeigt notwendigerweise psychologische Wirkungen bei den Gläubigen, die es kritisch zu betrachten gilt, weil die Zweifel an der Menschlichkeit der lehramtlich verordneten katholischen Glaubensform berechtigt sind. Die Untersuchung dieser Faktoren stellt nicht „... das empirische Durchschnittsbild katholischer ‚Normalität' dar, wohl aber bietet es das idealtypische Bild der ‚Basispersönlichkeit', die das Ensemble der kirchlichen Vorstellungen und Einrichtungen trägt und von diesen geprägt wird."[804]

Drewermann fragt, wie ein bestimmter, weitverbreiteter Phänotyp kirchlichen Dogmenglaubens und kirchlicher Frömmigkeit sozialpsychologisch zu beschreiben und zu verstehen ist. Gemäß Freuds religionspsychologischer These, wonach sich Entsprechungen zwischen dem Seelenleben bei Wilden und Neurotikern analysieren lassen[805], arbeitet Drewermann „vier Merkmale als Muster"[806] einer kirchlichen Neurose- und Sozialpsychologie heraus.

Aufgrund der Einseitigkeiten des triebdynamischen psychoanalytischen Ansatzes erfolgt eine differenzierte, von Drewermann unabhängige Diskussion nach dem christlichen Glauben als „Gesundheitsfaktor" an einer weiter fortgeschrittenen Stelle.[807]

---

[803] *Drewermann E.:* Glauben in Freiheit 1, 97.
[804] *Ebd.*
[805] Vgl. *Freud S.:* Totem und Tabu. Einige Übereinstimmungen im Seelenleben der Wilden und der Neurotiker. In: *Ders.:* Gesammelte Werke IX, London 1940.
[806] Vgl. für den Zusammenhang *Drewermann E.:* Glauben in Freiheit 1, 142ff.
Vgl. *Freud S.:* Massenpsychologie und Ich-Analyse. In: *Ders.:* Gesammelte Werke XIII, London 1940, 71-161; *ders.:* Die Zukunft einer Illusion. In: *Ders.:* Gesammelte Werke XIV, London 1948, Kap. 4, 342-346; Kap. 8, 363-368; *ders.:* Totem und Tabu. In: *Ders.:* Gesammelte Werke IX, Kap. 7, 186-194.
Zur Frage der Neurosenpsychologie und der Zwangsneurose vgl. auch *Pfister O.:* Das Christentum und die Angst, 273. Pfister merkt an, dass die „... sozial- und individualethischen Erfolge der kirchlichen Zwangserziehung mit dem Verlust der freien Persönlichkeit innerhalb seines Kirchenturms und mit der Beeinträchtigung des selbständigen Denkens, Fühlens, Wollens, sittlichen Entscheidens in weitem Umfang erkauft werden mußten."
[807] Vgl. Abschnitt 6.3.

3.5.1.2 Die Kritik an der extrinsezistischen Position des kirchlichen Lehramtes

Das Lehramt der römisch-katholischen Kirche handelt aus der Perspektive des vom ihm tradierten Depositum fidei. Doch in Verbindung mit dem Alleinvertretungsanspruch erweist sich diese Perspektive, so Drewermann, allerorten als falsch, da sich das Lehramt immer wieder in Widersprüche verstrickt und in Aporien verirrt, denn: „... man kann nicht religiöse Wahrheit *von Amts wegen* verordnen, durchsetzen und verwalten wollen; man kann nicht Gott *außerhalb* der menschlichen Seele in *ein geistliches Besitztum* verwandeln; man kann nicht den Glauben an Gott und damit die Freiheit des Menschen in *Kirchengehorsam und Kirchenzwang* verwandeln (...) der kirchliche Dogmenglaube aber spricht von einer Freiheit, die er in der *Veräußerlichung des Inneren*, in der Objektivierung des Subjektiven beziehungsweise in der Institutionalisierung des Personalen Zug um Zug in ihr Gegenteil verwandelt."[808]

3.5.1.3 Die Kritik an der institutionellen Hierarchie

Die konkrete Gestalt der römisch-katholischen Kirche zeigt einen offensichtlichen „... Überhang des Organisatorischen, Institutionellen, Rechtlichen (...)" – für Drewermann ein „... deutliches Indiz für die *Ohnmacht* des Geistes in einer Gruppe, und nichts könnte für ungeistiger und in *diesem* Sinne für *dämonischer* gelten, als daß, wie in der ideologisch erstarrten Kleriker-Kirche Roms, der ,Besitz' und ,Beistand' des Geistes Gottes nicht an die Person und an die Existenzweise lebender Menschen, sondern -: an ein Amt, an einen Titel, an die Institution eines ,Priesters', eines ,Bischofs' oder ,Papstes' gebunden wird."

Die konkrete Institution der römisch-katholischen Kirche verkörpert die Prinzipien der abstrakt gewordenen Macht und des Autoritären schlechthin, da diese Kirche „... mit dem Formalprinzip ihrer beamteten Unfehlbarkeit sich selber jeglichen konkreten geistigen Inhaltes entleert hat (...) und es kommt im folgenden nur noch darauf an, daß sie als solche die im Staat *konkret* gewordene Autorität von sich her heiligt und stützt."[809] Die Macht des kirchlichen Lehramtes, die sich in der kirchlichen Hierarchie ausgestaltet und manifestiert hat, gilt Drewermann „... nichts weiter als *die religiöse Verfeierlichung von Menschenherrschaft* im Namen Gottes."[810]

Auch an dieser Stelle seiner Kirchenkritik will Drewermann dem Menschen, der nach Wahrheit im Glauben sucht, die Radikalität der persönlichen Entscheidung klar machen: entweder dem Depositum fidei des kirchlichen Lehramtes folgen oder „Glauben in Freiheit", d. h.: dem Beispiel des Jesus von Nazareth selbständig und mit der ganzen Existenz folgen. „Eine Hierarchie von

---

[808] *Drewermann E.:* Glauben in Freiheit 1, 271.
[809] *Drewermann E.:* Glauben in Freiheit 1, 125.
[810] *Drewermann E.:* Glauben in Freiheit 1, 127.

geistgeleiteten Wahrheitsbeamten ist logisch *unvereinbar* mit einer Hierarchie von Wahrheitsinhalten. Bischöflicher Wahrheitsbesitz und Kirchenzensur auf der einen Seite und offene Wahrheitssuche entlang der eigenen Einsicht auf der anderen Seite – dazwischen gilt es zu *wählen; dazwischen gibt es kein Drittes.*"[811]

An diesem rigiden Entweder-Oder-Dualismus Drewermanns ist zu kritisieren, dass er die „dritte" Alternative übersieht: „Glauben in Freiheit" und das Depositum fidei des christlichen Glaubensbekenntnisses können wohl in einer konstruktiven Spannung gelebt werden, und zwar auf dem Weg einer persönlichen glaubensmystischen Synthese, wie sie Eugen Biser theologisch entfaltet hat.

3.5.1.4 Die Kirche als Machtstruktur im Widerspruch zur selbstgewählten Ohnmacht Jesu

Drewermann hält der Kirche vor, dass sie Hitler und den Faschismus über Jahre hinweg offiziell duldete und damit unterstützte, Hitler nicht einmal exkommunizierte und gegen Ende seines Regimes „bestenfalls" noch schwieg. Ähnlich verhielt sich die Kirche etwa zur gleichen Zeit gegenüber dem portugiesischen Diktator Salazar, dem spanischen General Franco, dem italienischen Faschisten Mussolini und dem kroatischen Ustasha-Führer Pavelic. Anstatt diesen Gewalt-Diktaturen prophetisch-mutig zu widersprechen, hatte sich die Kirche angepasst und hielt still gegenüber der staatlichen Macht – im Interesse der eigenen Machterhaltung.[812]

Dieses Verhalten geißelt Drewermann auf dem Hintergrund der biblischen Versuchungsszene von Lk 4 und Mt 4, als Satan alle irdische Macht in die Hände Jesu geben wollte. Wenn Jesus jede Machtergreifung oder Solidarisierung mit der Macht *abgelehnt* hat, dann gilt dieser Maßstab unverkürzt gerade für die Kirche, die ihre Autorität ja auf den „Herrn Jesus Christus" gründet. Da die Kirche aber nicht dem Beispiel Jesu gefolgt ist, hat sie, gemessen an ihrem genuinen Auftrag und an ihrem selbst erhobenen Anspruch, versagt, „... und zwar nicht durch einzelne Fehler einzelner Entscheidungsträger, sondern durch die Manifestation dessen, was sie *wesentlich* ist: (...)" – so Drewermann ganz extrem – „ eine Organisationsform, *eine Teufelsanbeterin* in biblischem Sinne – in keinem Betracht eine ‚Nachfolgerin' Christi."[813]

---

[811] *Drewermann E.:* Glauben in Freiheit 1, 88.
[812] Vgl. ausführlich bei *Drewermann E.:* Glauben in Freiheit 1, 127.
[813] *Ebd.*

3.5.1.5 Die Kritik an den kirchlichen Machthabern

Die konkrete Kritik am politischen Handlungsprinzip der „Ausgewogenheit", genauer gesagt: am Schweigen der kirchlichen Machthaber in den USA trotz des US-amerikanischen Rüstungs-Wahnsinns weitet Drewermann zu einer generellen Kritik an den kirchlichen Machtstrukturen und deren Protagonisten aus. Maßstab ist und bleibt für Drewermann die therapeutische, die poetische und die prophetische Dimension im Leben des Jesus von Nazareth. „Wer ihnen sagt, daß Jesus kam, um Menschen zu *heilen*, dem werden sie einen psychologistischen Kult der Innerlichkeit vorwerfen; wer ihnen sagt, daß Jesus kam, um *Staat und Kirche* auf *neue Grundlagen* zu stellen, den werden sie einen blauäugigen oder haßerfüllten Fundamentalisten nennen; wer ihnen sagt, daß man die ‚christologischen' Bilder des Neuen Testamentes, statt sie abergläubig zu historisieren, mit den Mitteln der *Tiefenpsychologie* nach innen ziehen müsse, um sie besser zu verstehen, den werden sie für einen Propheten des Zeitgeistes und der postmodernen Beliebigkeit erklären."

Kirchliche Macht, die diese zentralen christologischen Aspekte nicht in die Mitte ihrer Glaubensposition integriert, wehrt all das ab, „was persönlich verbindlich sein könnte (...)"[814]

3.5.1.6 Die Alternative: Kapitulation oder Revolte

Das heutige kirchliche Selbstverständnis paraphrasiert Drewermann als „... großangelegtes Dienstleistungsunternehmen in den Fragen der göttlichen ‚Heilsvermittlung' und ‚Heilsökonomie' (wieder zwei echte Theologenworte!) (...)"[815] Aber zwischen dem Heils-Auftrag der Kirche und ihrem gelebten Heils-Anspruch klaffen große Lücken.

Verantwortlich dafür ist vor allem die christologische Begründung des kirchlichen Lehramtes, das glaubt, in Fragen des Glaubens und der Sitte definitiv verkündigen zu können, was richtig und was falsch ist, und zwar aufgrund der Autorität Christi, die der Kirche in Form des Lehramts gegeben ist. Drewermann kritisiert, „... daß Jesus von Nazarareth gerade *das* nicht gewollt hat: eine Kirche, die sich auf Gott beruft, um in den Besitzanspruch unfehlbarer und

---

[814] *Drewermann E.:* Glauben in Freiheit 2, 660.
[815] *Drewermann E.:* Glauben in Freiheit 1, 136.
Drewermann argumentiert systemkritisch. Die Kirche hat „... projektiv ein großangelegtes *himmlisches* Mittlersystem entworfen, bestehend aus Engeln, Heiligen, besonderen Nothelfern in speziellen Lebenslagen (...), ganz zu schweigen von der immerwährenden Jungfrau und Gottesmutter Maria, von den sieben Gaben des Heiligen Geistes, von der Heilsgnade des Opfertodes Jesu, von den Früchten des alltäglichen Meßopfers der Priester am Altare oder von den verdienstvollen Gebeten und guten Werken der Gläubigen selber nach Weisung der Kirche." Für den Gläubigen „... bieten sich diese weiteren eine Vielzahl von Wallfahrtsorten (...) kurz, was immer eines Menschen Herz begehrt, fühlt, leidet und erhofft, findet unverhofft hier seinen ‚objektiven' Ausdruck – freilich *außerhalb* des menschlichen Subjektes."

unwandelbarer Dogmen und Doktrinen Menschen voneinander abzugrenzen und auszuschließen."[816]

Das kirchliche Lehramt, „... das sich selbst im Namen Gottes absolut setzt, basiert *strukturell* auf der Unterdrückung der Person des einzelnen Menschen."[817] Kirchliches Lehramt und kirchlich gebundener Dogmatismus beschwören nach Drewermann einen tödlichen Gegensatz herauf: „... nicht mehr *im* Menschen und *durch* Menschen redet jetzt Gott – er *hat* geredet, ein für allemal, in seinem Lehramt. Unter diesen Umständen gilt es wirklich, sich zu entscheiden: hört man auf sich selber *oder* hört man auf die Kirche?"[818] Doch: „Wenn Gott aufhört, aus dem Menschen zu reden, verliert, das Reden von Gott selbst seinen geistigen Halt und religiösen Inhalt."[819]

Aus der Perspektive eines tiefenpsychologisch erweiterten Kirchenbildes sieht Drewermann nur zwei Alternativen: „In jedem ernsten Konfliktfall zwischen kirchlicher Lehre und persönlichem Gewissen gibt es unter den Bedingungen eines unfehlbaren, göttlichen Lehramtes nur zwei Wege: die *Kapitulation* oder die *Revolte.*"[820]

3.5.2 Die Synthese zwischen „Kirche von oben" und „Kirche von unten"
3.5.2.1 Kirchenbildung nach dem Beispiel Jesu
3.5.2.1.1 Jesu Umwertung der etablierten Hierarchiestrukturen

Jesu Beispiel gibt für Drewermann das Kriterium vor, wie sich Kirche zu konstituieren hat: „... wer bei euch groß sein will, der soll euer Diener sein, und wer bei euch der Erste sein will, soll der Sklave aller sein." (Mk 10,43f). Jesus wollte eine radikale Veränderung der etablierten Führungs- und Hierarchiestrukturen. „Die *Umwertung,* die Jesus gerade an dieser Stelle vornimmt, ist *radikal,* - ein Umsturz in allem; was *er* vorschlägt – und zwar nicht als ein Moment unter anderen, sondern im Kern seiner Botschaft -, läuft darauf hinaus, die Perspektive total umzukehren: nicht nach oben, auf den ‚Alpha', ist zu schauen, sondern nach unten, auf den ‚Omega'; der ‚Befehl zum Handeln soll nicht aus dem Munde des Mächtigsten ertönen, er soll von dem – ausgesprochenen oder unausgesprochenen – Ruf um Hilfe aus dem Munde des Ohnmächtigsten gegeben werden; die ‚Identifikation' soll erfolgen *nicht* mit dem Mann an der Spitze, sondern mit demjenigen, der ganz am Ende der Rangpyramide steht."

[816] *Drewermann E.:* Glauben in Freiheit 1, 505.
[817] *Drewermann E.:* Glauben in Freiheit 1, 100.
[818] *Drewermann E.:* Glauben in Freiheit 1, 98.
[819] *Drewermann E.:* Glauben in Freiheit 1, 101.
[820] *Drewermann E.:* Glauben in Freiheit 1, 99.

3.5.2.1.2 Die therapeutische Dimension der Gemeindebildung

Jesus von Nazareth wollte einen „*therapeutischen*", nicht aber einen „kirchlichen Typ von ‚Vergesellschaftung' (...) Das ganze Engagement des Mannes aus Nazareth deutet von Anfang an auf eine typisch ‚therapeutische' Akzentuierung seiner Art von Gemeindebildung hin: der Einzelne ist fraglos vorrangig gegenüber dem Allgemeinen!"[821]

„Menschlichkeit" ist für Drewermann auch das entscheidende Kriterium für die Glaubwürdigkeit von Kirche und Papstamt. „Eben deshalb könnte der Kirche selbst nichts Besseres geschehen, als daß man dem Papst und mit ihm dem gesamten katholischen ‚Lehramt' seine *Menschlichkeit:* das heißt seine Irrtumsfähigkeit, seine Gesprächsbereitschaft, seine Gemeinsamkeit mit den leidenden Menschen zurückgäbe."[822] Denn ein „... Papst (...), der dem gläubigen Volke nur noch seine (Voll)Macht demonstriert, hat den suchenden Menschen, selbst wenn er wollte, nichts mehr zu sagen."[823]

3.5.2.2 Die Kirche als Gemeinschaft der freien Glaubenssubjekte
3.5.2.2.1 Die Freiheit für den einzelnen in der Kirche

Kirche, die sich ganz vom Beispiel des Jesus von Nazareth ableitet, muss sich immer wieder die Frage stellen, wie sie selbst „... beschaffen sein müßte, um die *prophetische* und *therapeutische* Dimension der Botschaft Jesu an die Menschen weiterzugeben." Kirche müsste, auf der Ebene des Einzelnen gedacht, sich dem Modell einer „Therapiegruppe" annähern, und auf der Ebene des „... Politischen (...), des kollektiven, zweckgerichteten Handelns, müßte ‚Kirche' so etwas sein wie ein ‚Interessenverband' universeller Menschlichkeit und universeller Weltverantwortung, ein politisches Korrektiv gegenüber allen nationalstaatlichen oder bündnisegoistischen Machenschaften, die direkt oder indirekt am Ende doch wieder Kriege nicht ausschließen oder geradeweg begünstigen."

Aber die konkrete gegenwärtige Kirche vergeudet ihre Ressourcen, weil sie auf der Ebene des Individuellen ihre Macht missbraucht, um die Glaubenssubjekte zu normieren, und weil sie auf der Ebene des Kollektiven ihr Macht missbraucht, d. h. „... mit den Mächtigen in Staat und Gesellschaft, so oft es geht, zu kooperieren."[824]

Deshalb bedarf Kirche einer umfassenden Therapie im Sinne einer Selbsterkenntnis und daraufhin einer grundlegenden Verhaltensänderung: „... nur eine ‚Kirche', die den Einzelnen ihre Freiheit schenkt, gewinnt auch für sich

---

[821] *Drewermann E.:* Glauben in Freiheit 2, 353.
Vgl. dazu Drewermanns Verweis auf die Passage in der Logienquelle Q: Mt 18,12-14; Lk 15,4-7; 19,10.
[822] *Drewermann E.:* Glauben in Freiheit 1, 505.
[823] *Drewermann E.:* Glauben in Freiheit 1, 505.
Diese Kritik erinnert an das differenzierte Verständnis von Autorität bei *Gadamer H.-G.:* Wahrheit und Methode, 261-269.
[824] *Drewermann E.:* Glauben in Freiheit 2, 442.

‚Kirche', die den Einzelnen ihre Freiheit schenkt, gewinnt auch für sich selber die Freiheit gegenüber den Festlegungen des Politischen; nur eine solche ‚Kirche' wird es wagen, aufzustehen und unter den Augen des ‚Kaisers' Gott zurückzugeben, was Gottes ist."[825]

3.5.2.2.2 Die Interaktion der Gläubigen als hierarchisches Muster der kirchlichen Selbstorganisation

Der fortschreitende Prozess der „horizontalen Spaltung" in der römisch-katholischen Kirche ist seit der Abspaltung der protestantischen Reformansätze im 16. Jh. in Gang. Infolgedessen müssen „... mittlerweile zwei grundverschiedene Modelle von Kirche miteinander konkurrieren: das Denken ‚von oben' (= Primat der Institution) und das Denken ‚von unten' (= Primat der Person vor der Institution); beide Modelle ließen sich miteinander gut vereinen, wenn man es zulassen würde, ‚synergistisch' in einer Logik von Rückkoppelungsschleifen in vernetzten Strukturen zu denken."

Drewermann fordert den Vorrang der konkreten Menschen als Glaubenssubjekte vor der abstrakten institutionellen Hierarchie. „Es kann nicht darum gehen, eine Gruppe zu konstruieren, die *ohne* hierarchische Muster ihrer Selbstorganisation auskommen könnte; doch es muß darum gehen, die Institutionen und sozialen Ränge in der Kirche, ja, die Institution Kirche selbst von den Interaktionen der ‚Gläubigen' selbst her zu verstehen; in den ‚Gläubigen' selbst oder nirgends redet der ‚Gott', an den sie glauben."[826]

3.5.3 Zusammenfassung

Kirche hat in bestimmten Ausdrucksformen, so Drewermann, den ursprünglichen Glauben des Jesus von Nazareth degeneriert. „Aus dem Heilsamen wurde das Krankhafte, aus dem Befreienden das Unterdrückende, aus dem Befriedenden etwas Kriegtreibendes und Kriegeförderndes."[827]

Drewermann sieht das „*prophetische Prinzip des Religiösen* (in der Botschaft und in der Person Jesu selber)"[828] in Widerspruch zur kirchlichen Lehr- und Lebensform des christlichen Glaubens, den Drewermann als „lehramtliche Travestie" disqualifiziert.[829] Die konkrete Gestalt der römisch-katholischen

---

[825] *Drewermann E.:* Glauben in Freiheit 2, 442.
[826] *Drewermann E.:* Glauben in Freiheit 2, 374.
[827] *Drewermann E.:* Glauben in Freiheit 2, 657.
[828] *Drewermann E.:* Glauben in Freiheit 1, 140.
[829] Vgl. *Drewermann E.:* Glauben in Freiheit 1, 89.
Am Beispiel der geschichtlich bedingten Tatsache, dass Jesus von Geschlecht Mann war, am Beispiel des Kreises der „Zwölf" ausschließlich unter Männern, am Beispiel der Bestimmung der zweiten göttlichen Person als Maskulinum und an der Tatsache des Ausschlusses von Frauen aus dem Priesteramt infolge dieser „Offenbarungslogik" gibt Drewermann zu verstehen, was er mit „Travestie der kirchlichen Glaubenslehre" meint.

Glaubensform befindet sich im Zustand der „Versteinerung", erstarrt wie ein to-
tes „Mausoleum".[830] Diese Version von christlicher Religion kann sich keinesfalls auf Person und Botschaft des Jesus von Nazareth berufen, ja beide Modelle
repräsentieren in der Sichtweise Drewermanns gegensätzliche Deutungen von
Welt und Gott.

Die tatsächliche, biblisch begründete Existenzberechtigung von Kirche
auf Erden liegt für Drewermann darin, dass sie an der Gestaltwerdung des Reiches Gottes mitwirkt. „Der ‚Traum' von einem ‚Reich Gottes' auf Erden ist i-
dentisch mit der Sozialpsychologie einer *offenen* Gruppe, die sich erst ‚schließt',
wenn sie alle miteinschließt, einer Gruppe, die ihren ‚Vorteil', ihre ‚Freude' und
ihre ‚Aufgabe' darin sieht, keinen ‚Feind' draußen mehr anzuerkennen."[831] Damit Kirche dies gelingen kann, muss sie vor allem ihre sozialen Strukturen radikal überdenken und ihre eigene Gruppendynamik radikal verändern. Dazu bedarf es der radikalen und konsequenten Orientierung am „therapeutischen Modell" des Jesus von Nazareth, der ausgrenzende Strukturen aufbrach, um ausge-
grenzten Menschen den Zugang zum Leben zu ermöglichen. Jesus half den „...
Außenstehenden, doch indem er diese in die ‚Gemeinde Gottes', wie er sie
verstand, zu *integrieren* suchte (...)".[832]

Kirche, die im Sinne Jesu zwischen oben und unten, zwischen links und
rechts – grundsätzlich zwischen allen Polen und Gegensätzen integrieren kann
und will, bedeutet dann auch das Ende aller Konfessionen, aller institutionellen
Hierarchien und den Beginn der umfassenden Hominisation im Namen Jesu und
im Namen des Gottes, an den Jesus glaubte. „Die Kirche sollte nicht eine feste
Burg sein – *die* wäre Gott für uns. Kirche sollte eine Gemeinschaft von Menschen sein, die angstfrei zueinander finden, eine Gemeinschaft, die in einem
Raum des Vertrauens es ermöglicht, daß Menschen sich selber wiedergeboren
werden aus der Kraft des Vertrauens, das Gott in unser Herz gelegt hat."[833]

Gottesfreunde und -freundinnen statt Gottesknechte und -mägde – das
will Jesus von Nazareth, das ist die Reich-Gottes-Botschaft. „Die Alternative zu
einer maroden Kirche ist nicht unbedingt eine andere oder bessere Kirche, aber
befreite Menschen. Auf die gründe ich mein Vertrauen. Gott will keine Knechte!"[834]

Dem konkreten Menschen als Glaubenssubjekt den eindeutigen Vorzug
zu geben vor der abstrakten institutionellen Hierarchie und die gesamte Kirche
in den Dienst der Heilung und des Heils des Menschen zu stellen, so lautet die
Spitzenthese in Drewermanns tiefenpsychologisch erweitertem Kirchenbild.

---

[830] *Drewermann E.:* Glauben in Freiheit 3/1, 489.
[831] *Drewermann E.:* Glauben in Freiheit 2, 366.
[832] *Drewermann E.:* Glauben in Freiheit 2, 377.
[833] *Marz B.:* Wort des Heils – Wort der Heilung, Bd. 1, 204.
[834] *Obermüller K.:* Eugen Drewermann/ Herbert Haag: Laßt euch die Freiheit nicht nehmen.
Für einen offenen Dialog in der Kirche, Zürich 1993, 123.

242

3.6 An Gott glauben in Freiheit – Eugen Drewermanns Modell einer tiefenpsychologisch erweiterten Theologie

3.6.1 Das Paradigma der traditionellen Kirchenlehre und Dogmatik

3.6.1.1 Das Dogma

3.6.1.1.1 Das religiöse Dogma als neurotische Zwangsidee

Der Freud-Schüler und, so Drewermann, „Altmeister der psychoanalytischen Religionskritik"[835], Theodor Reik, nahm Freuds Theorie vom Aufstand der „Söhne" gegen den „Vater" auf und deutete die Verkündigung des Jesus von Nazareth „... als eine geschichtliche *Wiederholung* dieses Urmotivs vom Anfang der menschlichen Kultur (...) das *Dogma* wäre demnach *als eine Reaktionsbildung* des herrschenden Gottes gegen die Sohnesrevolte zu interpretieren beziehungsweise als eine schrittweise Wiederherstellung der ‚alten' Vaterreligion unter schrittweiser Verschmelzung und Unschädlichmachung des ursprünglichen Sohnes-Protestes."[836]

Reiks These basiert auf seiner psychoanalytischen Sichtweise der Dogmengeschichte der frühen Kirche. „Die Dogmengeschichte zeigt uns, daß es in den Anfängen der Religion kein Dogma gegeben hat. Jesu Botschaft zum Beispiel war völlig undogmatisch; er ahnte auch nicht einmal etwas von einer kommenden Kirche. Nichts lag Jesus ferner als der Gedanke an dogmatische Fixierung, nichts würde ihn mehr in Erstaunen gesetzt haben als die Existenz des Katholizismus."[837]

Auf die Frage, was ein Dogma ist, antwortet Drewermann mit Reik, „... das religiöse Dogma in der Entwicklungsgeschichte der Menschheit entspreche der *neurotischen Zwangsidee* oder, anders formuliert, es sei ‚der bedeutsamste Ausdruck des Zwangsdenkens des Völker'."[838]

Die kirchliche Dogmenbildung begann nach Reik, weil die Kirche die konkreten sozialgeschichtlichen Bedingungen und Abhängigkeiten, welche die Form und den Inhalt der Dogmen maßgeblich beeinflussten, verleugnete und in die göttliche Sphäre hinein projizierte.[839] „Das Dogma ist ein gedanklicher Kompromißausdruck von verdrängten und verdrängenden Vorstellungen (...) Seine Gestaltung ist durch die Abwehrkämpfe gegen das Verdrängte, das in entstellter Form und in Ersatzbildungen wiederauftaucht, bedingt (...)"[840] Das Dogma als Zwangsidee zeigt asoziale Charakterzüge aufgrund „... der abge-

---

[835] *Drewermann E.*: Glauben in Freiheit 1, 165.
Vgl. *a.a. O.*, 174. In ihrer Hermeneutik des Dogmas, d. h. in religionspsychologischer, psychoanalytischer und sozialpsychologischer Perspektive, mutmaßen Freud und Reik: „... irgendetwas wird von der kirchlichen Dogmatik *verschleiert* (...)".
[836] *Drewermann E.*: Glauben in Freiheit 1, 162f.
[837] *Reik Th.*: Dogma und Zwangsidee. Eine psychoanalytische Studie zur Entwicklung der Religion, Stuttgart 1973, 25.62.
[838] *Drewermann E.*: Glauben in Freiheit 1, 165.
[839] Vgl. *Reik Th.*: Dogma und Zwangsidee, 21.
[840] *Reik Th.*: Dogma und Zwangsidee, 51.

schlossenen, nur einzelnen Priestern und Religonsforschern zugänglichen Natur der theologischen Spekulation."[841]

3.6.1.1.2 Der Dogmatismus als besondere Religionsform

Die Hypothesen Reiks, die Drewermann zitiert, beinhalten zwei wesentliche Momente: einerseits soll das Phänomen der Dogmenbildung wesentlich zum Phänomen der Religion gehören, andererseits soll die Dogmenentwicklung in Analogie zum Denken Zwangskranker geschehen sein. Diese Form von Religionskritik greift die grundsätzliche Kritik Freuds an der potentiellen Pathogenität religiösen Glaubens[842] auf und verdichtet sich in der kirchlichen Dogmengeschichte.

Drewermann differenziert und relativiert diese, aus heutiger Sicht völlig einseitige und überholte psychoanalytische Hypothese über Dogmatismus und Religion so, „.. daß der Dogmatismus keinesfalls *die* Religion ausmacht, wohl aber bestimmte Religionsformen unter bestimmten geistigen Bedingungen kennzeichnet."[843] Die Dogmatisierung des Glaubens scheint nur unter bestimmten Bedingungen ein allgemeines Religionsphänomen zu sein, worauf gerade die schriftgelehrten Glaubensdefinitionen und Festlegungen im Judentum und Islam hinweisen. Aber, so Drewermann, „... es ist nicht so sehr der Inhalt, sondern eher die Form des Denkens, die den Dogmatismus begründet."[844]

Damit widerspricht Drewermann eindeutig Reiks generellem psychoanalytischen Verdacht, dass die zwangsneurotische Züge der kirchlichen Dogmatik und bestimmte verdrängte Inhalte der christlichen Religion kausal-konditional miteinander zusammenhängen. Wenn das so wäre, dann müsste sich das negative Muster des Dogmatismus exklusiv im Christentum zeigen. Diese Behauptung kann aber dem Vergleich der Religionen nicht standhalten, selbst wenn Drewermann der Religion des Alten Ägypten und dem Hinduismus wesentlich mehr „Offenheit, Flexibilität und Toleranz gegenüber Neuerungen" zuschreibt als den „'biblischen' Religionsformen (Judentum, Christentum und Islam)."[845]

3.6.1.1.3 Die geistigen Formalbedingungen des Dogmatismus in den biblischen Religionsformen

Drewermann vertritt die These, dass die Gründe für den Dogmatismus, speziell in den biblischen Religionsformen, nicht im Dogmeninhalt, sondern in der Religionsform zu finden sind. Er benennt drei Faktoren „als geistige Formalbedingungen des Dogmatismus" in den biblischen Religionsformen.

---

[841] *Reik Th.:* Dogma und Zwangsidee, 86.
[842] Vgl. Anm. 1519.
[843] *Drewermann E.:* Glauben in Freiheit 1, 165.
[844] *Drewermann E.:* Glauben in Freiheit 1, 175.
[845] *Ebd.*

1. Das Phänomen der Bibel selbst bedeutet den Bruch mit den mythischen Religionen und damit verbunden die „... Zerstörung der ursprünglichen Einheit von Wort *und Bild* in dem Symbolismus der mythischen Religiosität."[846] Obwohl das Weltbild der Bibel in den frühen Anfängen noch dem Mythos verhaftet ist, zielt es doch immer stärker auf den Offenbarungsglauben ab, untrennbar verknüpft mit dem Monotheismus. „Es ist mithin *das monotheistische Dogma*, das in äußerster Schärfe und Polemik die Entfaltung der mythischen Religionsformen durchbricht und unterbricht. Das Wort, der Gedanke, das Gebet, die *geistige* Welt traten auf diese Weise in immer schärferen Kontrast zu dem Symboldenken der mythischen Glaubenswelt der ‚Heiden', und damit war der erste Schritt in Richtung einer ‚festen', dogmtischen Frömmigkeitshaltung getan. Fortan galt es, um den rechten Glauben in Einzigartigkeit und besonderer Erwählung auf sein oder Nichtsein zu *kämpfen*. Eine absolute Wahrheit stellt sich seither buchstäblich gegen den Rest der Welt."[847]

2. Die Konzentration auf das bestimmte, klare und eindeutige „Wort" gegenüber dem unscharfen Denken und Sprechen in „Bildern" und "Symbolen" führt zum Verlust der ursprünglichen religiösen Ganzheit und Einheit. Wenn erst einmal die Wahrheit des Glaubens in der rational-einseitig, theologisch-abstrakten Begriffssprache formuliert wird, dann dominiert die Formel bzw. Formelhaftigkeit der religiösen Aussage bald das ursprünglich Gemeinte, sodass die Formel des Wortes, das Dogma, alsbald ganz leicht verwechselt werden kann mit der ursprünglich bezeichneten, zugrundeliegenden Erfahrung. Es kommt zur „Entbildung" bzw. zur „‚Verwortung' des Göttlichen (...)."[848]

3. „*Die mythischen Bilder der ‚Heiden' unter dem Zwang griechischer Logik –* das erst bildet die spezifische Struktur des *kirchlichen Dogmas!*" Zum Dogmatismus hat erst die Vermengung der biblischen Botschaft mit der griechischen Philosophie geführt. Diese Verknüpfung ermöglichte „die falsche Historisierung des Mythos" und „die unredliche Rationalisierung des ‚Wunderbaren'" in der kirchlichen Apologetik (...)"[849]

3.6.1.2 Die Intellektualisierung des Gottesbegriffs
3.6.1.2.1 Zur rationalen Verantwortbarkeit des Gottesglaubens

Kirchliche Theologie, das ist für Drewermann sowohl die Theologie des kirchlichen Lehramtes als auch die akademische Theologie, die sich in den Dienst des Lehramtes stellt und die man „... nur *in* Funktion und *als* Funktion der kirchlichen Machtstrukturen begreifen kann."[850] Dieser Form der etablierten und standardisierten Theologie wirft Drewermann vor, dass sie sich und die Gläubigen

---

[846] *Drewermann E.*: Glauben in Freiheit 1, 177.
[847] *Drewermann E.*: Glauben in Freiheit 1, 178.
[848] *Drewermann E.*: Glauben in Freiheit 1, 179.
[849] *Drewermann E.*: Glauben in Freiheit 1, 18.
[850] *Drewermann E.*: Glauben in Freiheit 1, 138.

täuscht und in die Irre führt. „Obenan steht gewiß die *Intellektualisierung des Glaubensbegriffs,* sie ist der erste große Triumph der kirchlich gelenkten Theologie."[851] Traditionelle Theologie[852] argumentiert deduktiv, objektivierend und metaphysisch, so als ob sie „die Welt aus der Sicht Gottes betrachten" kann. Diese Theologie ist nach Meinung Drewermanns schlichtweg falsch, denn sie gibt vor, die authentische Auslegung der Sprache Gottes an die Menschen zu sein. Das aber will und kann Religion, wie sie Drewermann versteht, gerade nicht sein.

Kirchliche Theologie hat sich dem Diktat der wissenschaftlichen Normen unterworfen und die rationale Verantwortbarkeit des christlichen Glaubens zu einem der höchsten theologischen Prinzipien erhoben. Gottes Offenbarung, so die kirchliche Theologie, kann rational begründet und sogar bewiesen werden (*demonstratio Dei*).[853] „Die kirchliche ‚Theologie' indessen ist immerfort bestrebt, von Gott zu reden, so als wenn sie das ‚Geheimnis des Göttlichen' kennen würde. Ja, es ist ein *Dogma* der katholischen Kirche, verkündet auf dem ersten Vatikanischen Konzil gegen die Zweifelsucht der Philosophen, daß man Gott mit den Mitteln des Verstandes *beweisen* könne; man wußte seinerzeit sogar ganz genau, wie das zu machen sei: mit Hilfe des ‚Kausalitätsprinzips' – unvorstellbar damals noch, daß wenige Jahrzehnte später schon die Quantenmechanik (...) gerade den ‚Kausalsatz' fundamental in Frage stellen würde."[854]

3.6.1.2.2 Die intellektualisierte Gotteslehre als Verfehlung der ganzen Person

Drewermann anerkennt die grundlegende Notwendigkeit einer rationalen Begründung des Glaubens als eine „... an sich selbstverständliche Tatsache, daß jede Form von religiösem Glauben sich in irgendeiner Weise vor dem Forum der menschlichen Vernunft rechtfertigen muß – schließlich kann niemand verpflichtet werden, etwas völlig Unsinniges zu denken oder zu tun (...)"[855]

---

[851] *Drewermann E.:* Glauben in Freiheit 1, 66.
Vgl. *a.a.O.,* 67, Anm. 32. Hier definiert Drewermann den Begriff psychoanalytisch: „*,Intellektualisierung'* ist bereits hier schon auf dem Hintergrund der psychoanalytischen Beschreibung der Abwehrmechanismen des Ich als ein Verfahren der Verdrängung vor allem sexueller und aggressiver Triebregungen zu betrachten."
[852] Grundsätzlich kategorisiert Drewermann mit dem Stichwort „traditionelle" Theologie jene Form der theologischen Hermeneutik, die nicht tiefenpsychologisch erweitert ist bzw. Tiefenpsychologie und Psychologie weder methodisch noch sachlich integriert hat.
[853] Vgl. Dei Filius. Dogmatische Konstitution über den katholischen Glauben. In: DH 3004: Gott kann „mit dem natürlichen Licht der menschlichen Vernunft aus den geschaffenen Dingen gewiß erkannt werden (...)"
[854] *Drewermann E.:* Glauben in Freiheit 1, 66.
Vgl. Dei Filius. In: DH 3026.3004.
[855] *Drewermann E.:* Glauben in Freiheit 1, 67.

Aber intellektualisierte Gotteslehre, wie sie die kirchliche Theologie betreibt, verfehlt die ganze Person.[856] Der Glaube wird verkürzt, indem er rationalisiert und intellektualisiert, d. h. einseitig gedacht und nicht mehr empfunden bzw. gefühlt wird: „... mit Intellektualisierung des Glaubens ist die Verfälschung eines Denkens gemeint, das seine eigenen Begriffe nicht länger mehr zur Interpretation der Wirklichkeit verwendet, sondern vornehmlich zum Jonglieren mit den Differenzierungen der eigenen Begriffsgeschichte und zum Ausgleich bestimmter selbstgeschaffener Paradoxien.“[857]

Die rationale Einsichtigkeit des Glaubens ist eine unverzichtbare, aber nur eine von mehreren Dimensionen des ganzen Glaubens. Der ganze Glaube will die existentiell-persönliche Verwandlung des Menschen. „Wenn man Menschen ändern will, indem man von Gott spricht, so gibt es dazu wohl nur ein einziges Mittel: statt Gott zu lehren, muß man Gott *leben*; denn: Gott zu ‚lehren', das ist nichts anders denkbar, als wie man die Liebe lehrt oder die Lyrik: man lehrt das Lieben nur durch das Lieben, das Dichten nur durch das Dichten, den Glauben an Gott nur durch eine ansteckende Art von Vertrauen. (...) Jede *theologische* Darlegung über Gott spricht allenfalls den *Intellekt* an, sie geht nicht tiefer, sie erreicht niemals die Stelle, an der sich im Leben eines Menschen wirklich etwas entscheidet. *Ein Gleichnis*, eine Bildrede schon.“[858]

3.6.1.3   Die Erstarrung der kirchlichen Orthodoxie
3.6.1.3.1   Gründe für die Erstarrung: Intellektualisierung, Entemotionalisierung, Entexistentialisierung, Entpersönlichung

Das Ergebnis der Intellektualisierung der kirchlichen Theologie schlägt sich zentral in der konkreten kirchlichen Dogmenbildung nieder – Dogmen verstanden als „... die *Intellektualisierung* des Redens im Verein mit der *Entemotionalisierung* des Argumentierens.“[859] Zur Entemotionalisierung hinzu kommt die „*Entexistentialisierung* aller Lehrinhalte“.[860] Dahinter glaubt Drewermann mithilfe der Psychoanalyse typische Strategien erkennen zu können. „Die Entemotionalisierung und Entpersönlichung des kirchlichen Lehrbetriebs ist *unerläßlich*

---

[856] Vgl. *Drewermann E.,* Glauben in Freiheit 1, 71. Drewermann weist die Verteidigung der kirchlichen Position, dass kirchlicher Glaube, in der Sprache und dem Verständnis des lateinischen Mittelalters als „actus intellectus" verstanden, sowohl die Willenstätigkeit des Menschen miteinschließt als auch seiner emotionalen Zustimmung bedarf, als vordergründig und nur scheinbar fortschrittlich zurück. Nichtsdestotrotz hat kirchliche Theologie, die dem Prinzip des „actus intellectus" gefolgt ist, zu einer intellektualisierten Theologie degradiert und ihre „Hochform" in der scholastischen Theologie gefunden. Die drei wesentlichen Charakteristika dieser Form von Theologie sind für Drewermann: formelhafte Antworten, lehr- und lernbare Schemata, scholastische Theologien mit dem Status, Träger eines besonderen Wissens zu sein.
[857] *Drewermann E.:* Glauben in Freiheit 1, 67f.
[858] *Drewermann E.:* Glauben in Freiheit 1, 59.
[859] *Drewermann E.:* Glauben in Freiheit 1, 70.
[860] *Drewermann E.:* Glauben in Freiheit 1, 117.

zur *Ablenkung des aggressiven Potentials* innerhalb des autoritären Systems selber." Und: „*Entpersönlichung* – das ist psychoanalytisch identisch mit der Verdrängung bzw. mit der Verschiebung der aggressiven Ichtriebe gegen die eigene Person."[861]

Das Denken, Sprechen und Handeln der dogmatischen Theologie und der kirchlichen Orthodoxie verirrt sich in dem Bestreben, die eigene Existenz bei der Ermittlung und Vermittlung des Glaubens aus Gründen der wissenschaftlichen Rationalität ausblenden zu können. Gerade die dogmatische Form der Theologie neigt zur rationalen Objektivierung des Glaubens und verliert somit die Ganzheit des Menschen weitgehend aus dem Blick: „... *die Zerstörung der Emotionalität* ist *identisch* mit dieser Starrheit und Sicherheit des eigenen Wahrheitsanspruchs und insgleichen mit der Zerstörung des Menschlichen selber." Denn das weite Feld der Gefühle, der Träume und des Unbewussten, die das menschliche Dasein ganz entscheidend prägen und bestimmen, bleiben in orthodoxer dogmatischer Theologie weitgehend unberücksichtigt oder werden verdrängt. „Alles Eigene, alles Persönliche, hat hier prinzipiell *ausgeblendet* zu werden, und die Folge: neben dem Verschwinden der eigenen Person des Gesprächspartners, ja, es verschwindet am Ende auch die Person Gottes selbst: Er wird aus einem handelnden Subjekt in dieser Art von Theologie zu einem ‚Erkenntnisgegenstand' der menschlichen Vernunft."[862]

3.6.1.3.2   Die Kritik am theologischen Diskurs

Drewermann geht mit dem standardisierten theologischen Diskurs hart ins Gericht. „Das theologische Gespräch selber gleicht fortan einem Dialog von Unpersonen, die, eben als Theologen, gar nie darüber sich Rechenschaft geben dürfen, was ihre Theorien über das Wesen ‚des Göttlichen' *in ihrem eigenen Leben* bedeuten würden und was für Erlebnissen sie womöglich selber entstammen."[863] Orthodoxer theologischer Diskurs geschieht unter den Bedingungen „...*der vollkommenen Verdrängung des menschlichen Faktors* (...) in der vollkommen *Ausklammerung der persönlichen Emotion. Es gilt, die Gottesfrage objektiv zu stellen.*"

Infolgedessen erscheint Gott als „... das Gegenteil des Persönlichen und Individuellen. ‚Gott' – das ist hier so viel wie das ‚Ding an sich' in der Erkenntniskritik von IMMANUEL KANT, mit dem Unterschied freilich, daß die kirchliche Dogmatik über den an sich unerkennbaren Gott dann doch eine ganze Menge redseliger Erkenntnisse beizubringen versteht."[864] Theologen erscheinen im religiös verbrämten kirchlichen Sprachspiel wie „*Bildungsexperten göttlichen Wissens*".[865] Dabei müsste doch auch der akademischen Theologie bekannt

---

[861] *Drewermann E.*: Glauben in Freiheit 1, 130f.
[862] *Drewermann E.*: Glauben in Freiheit 1, 68.
[863] *Ebd.*
[864] *Drewermann E.*: Glauben in Freiheit 1, 70.
[865] *Drewermann E.*: Glauben in Freiheit 1, 73.

sein, wie Drewermann ironisch bemerkt, „... daß Gott (...) niemals ein ‚Gegenstand' des kategorialen Denkens sein könne."[866] Vielmehr ist und bleibt alle Gotteserfahrung „*emotional, besser, personal (...)*"[867]

3.6.1.3.3 Die Kritik an der kirchlichen und theologischen Sprache

Aus psychoanalytischer Perspektive begründet Drewermann den Verlust des Lebendigen und Gegenwärtigen in der kirchlichen und theologischen Sprache durch den Mechanismus der „*Verdrängung des Werdenden durch das Fertige.*"[868] Ja, die „... gesamte dogmatische Sprache der Kirche ist *die Redeform verängstigter Perfektionisten,* und sie *muß* es sein, geht es doch Stelle um Stelle jetzt um den *Totalanspruch der Wahrheit.*"[869] Da es um nicht weniger geht als um den Anspruch der ganzen und absoluten Wahrheit, war die kirchliche Dogmensprache „... vom ersten Augenblick an (...) auch und zentral *ein Herrschaftsinstrument.*"[870]

Die Rede der kirchlichen Dogmensprache von Gott erweist sich als negatives Zentralbeispiel für die verobjektivierenden Bemächtigunstendenzen, denn sie spricht vom Geheimnis Gottes als „*Gegenstand reiner Wortmagie*".[871]

Das traditionelle kirchliche Sprachspiel setzt sich verhängnisvoll fort bis hin zur Theologen- und Priesterausbildung. „Hier wird mit den Mitteln religiöser Glaubenslehre das ‚Heil' des Menschen an Kirchenunterweisung gebunden; hier wird *getrennt* zwischen den Unterweisenden und den zu Unterweisenden; hier wird mit anderen Worten ganz simpel *Macht* verteilt, und zwar ohne Skrupel darüber, daß Jesus unter ‚Glauben' offensichtlich etwas völlig anderes verstanden haben muß, als in einem solchen Mißbrauch seiner Worte zum Ausdruck kommt."[872]

3.6.1.4 Die religiöse Erfahrung und das Glaubensbekenntnis
3.6.1.4.1 Das Depositum fidei als negatives Umkehrbild der religiösen Erfahrung

Der kirchliche Dogmatismus mit seinem „objektiven" Depositum fidei repräsentiert die genaue Gegenrichtung zur originären religiösen Erfahrung; Drewermann bezeichnet es als „Umkehrbild". Dieses entwickelt sich über das verobjektivierende und historisierende Zwangsdenken und erscheint dann vollständig im Dogma, das dann vom kirchlichen Lehramt weitergeleitet und von außen an den

---

[866] *Drewermann E.:* Glauben in Freiheit 1, 72.
[867] *Ebd.*
[868] *Drewermann E.:* Glauben in Freiheit 1, 86.
[869] *Ebd.*
[870] *Drewermann E.:* Glauben in Freiheit 1, 181.
[871] *Drewermann E.:* Glauben in Freiheit 1, 75.
[872] *Drewermann E.:* Glauben in Freiheit 1, 182.

Gläubigen herangetragen wird. Der Gläubige hat das Dogma in einem willentlichen Glaubensakt nachzusprechen und zu bejahen.

Dieser Vorgang der Abhängigkeit und Anhängigkeit an die kirchliche Lehre bedeutet für die rationalisierte und intellektualisierte Theologie der Kirche: „... das theologische Denken, ursprünglich ein Akt kreativer, meditativer Reflexion, verformt sich jetzt zu einer erzwungenen Irrationalität, indem die Ebene des symbolischen Ausdrucks als eine ‚göttliche' Wahrheit der menschlichen Rationalität *erkennbar* gemacht werden muß: nicht die menschliche Erfahrung Gottes, sondern die ‚Offenbarung' Gottes in seiner Kirche ist hier der ‚Gegenstand' des Denkens; nicht vom Menschen aus, sondern von Gott, das heißt von der Kircheninstitution her, hat hier ‚gedacht' zu werden; der ‚Denkgegenstand' selber aber wird damit zu etwas ‚Undenkbarem' schlechthin, zu einem ‚Geheimnis', das um so unbegreifbarer wird, je mehr man es zu begreifen sucht; und der Ausfall an persönlicher religiöser Erfahrung muß dann wieder kompensiert werden durch den willentlichen (moralischen) Anspruch zur Gestaltung der Wirklichkeit."[873]

Nicht mehr die religiöse Erfahrung formt die Gestalt der menschlichen Existenz, sondern das Über-Ich der Kirche und die Glaubensmoral des Einzelnen. Der Mensch, der sich auf diesen Glaubensvorgang einlässt, lebt ein moralisches Verhältnis zur religiösen Wirklichkeit und gilt in den Augen der Kirche als von den Sünden erlöster Mensch.

3.6.1.4.2 Vom Abstieg der religiösen Erfahrung zur theologischen Lehre

In absteigender Reihenfolge und Wertigkeit ordnet Drewermann die Phänomene „religiöse Erfahrung" (Erfahrungsebene), „symbolischer Ausdruck" (Bildebene) und „theologische Lehre" (Denkebene) einander zu:[874] 1. Religiöse Erfahrung liegt auf derselben Ebene wie das Personale. Religiöse Erfahrung beschreibt Drewermann als *„dialogisches Verhältnis zwischen* dem Ich des Glaubenden *und* dem Du seines Gottes". Religiöse Erfahrung ist subjektiv, individuell, personal und bewusstseinstranszendent. 2. Der symbolische Ausdruck ist angesiedelt auf der untergeordneten Ebene des Mythischen (z. B. die Legende) bzw. des Magischen (z. B. das Ritual) und ist kollektiv und unbewusst (im tiefenpsychologischen Sinn). 3. Die Ebene der theologischen Lehre, die verbunden ist mit dem rationalen Ausdruck, ist ihrem Wesen nach nicht dialogisch, sondern ideologisch. Für eine Therapie der Theologie braucht es einen „... neuen personal geführten Dialog, jetzt unter den Gläubigen, gestützt auf das Bilderreservoir des kollektiven Symbolismus."

---

[873] *Drewermann E.:* Glauben in Freiheit 1, 202.
[874] Vgl. für den folgenden Zusammenhang *Drewermann E.:* Glauben in Freiheit 1, 198.

3.6.1.5 Resümee

Die etablierte kirchliche Theologie und Dogmatik, so Drewermanns Kritik, intellektualisiert und rationalisiert den Glauben, dogmatisiert die Glaubensvorstellungen, verbeamtet die Glaubenslehre und ritualisiert die Wahrheit, die so degradiert wird zur „... leeren zeitübergreifenden Gebärde eines göttlichen Geistbesitzes in der Sukzession einer Ämterfolge reiner Geistlosigkeit (...)"[875] Analog zur Metapher bei Eugen Biser (vgl. der „Schrein der Vergegenständlichungen", 1.3.3 Die Glaubenswende) diagnostiziert Drewermann: „Die kirchliche Lehre (...) hat sich um die Botschaft Jesu gelegt wie die Schale einer Walnuß, - wir müssen sie zerbrechen, um an ihren Inhalt heranzukommen."[876]

Drewermann greift auf Feuerbachs Kritik an der Theologie[877] zurück und erweitert sie tiefenpsychologisch. Demnach bewirkt die erstarrte kirchliche Theologie „... die vollkommene Außenlenkung des Menschen im Namen eines den Menschen entfremdenden Gottes, in dessen Bild sich all die Züge spiegeln, die in der Seele des Menschen unterdrückt werden müssen, um die Kirche als eine entfremdende Institution zu legitimieren. In einer solchen Form des Glaubens werden Menschen geistig nicht dahin geführt, im Sinne des Propheten Jesus ‚Vater und Mutter zu verlassen' (Mk 10,29) in einer solchen Religionsform werden Menschen mit System dahin erzogen, unter der Herrschaft beamteter Priester ewige Kinder zu bleiben."[878]

Kirchlich-institutionell gelenkte Theologie ohne den Blick für die ganze menschliche Person und ohne tiefenpsychologische Erweiterung ist eine „... ‚Glaubenswissenschaft', getrennt vom Leben und niedergehalten von einem unfehlbaren Lehramt, das ist unausweichlich beides nicht, was es zu sein vorgibt: es ist weder Glauben, noch ist es Wissenschaft."[879] Derartig betriebene Theologie „im Schatten eines unfehlbaren Lehramtes" ist nicht mehr „als eine Anpassungswissenschaft an das Vorgegebene."[880]

3.6.2 Exkurs: Der christliche Glaube als Schöpfungsglaube und das Verhältnis zur Evolution

„Schöpfung" ist für Drewermann kein explikativer, sondern ein hermeneutischer Begriff. „Das Wort ‚Schöpfung' erklärt nichts im Naturverlauf, es deutet einzig einen Aspekt des menschlichen Daseins (es ist eine ‚hermeneutische', keine ‚kategoriale' Bezeichnung (...)"[881] Schöpfung als Hermeneutik des Da-

---

[875] *Drewermann E.:* Glauben in Freiheit 1, 86.
[876] *Drewermann E.:* Glauben in Freiheit 1, 96.
[877] *Feuerbach L.:* Das Wesen der Religion, 86.
[878] *Drewermann E.:* Glauben in Freiheit 1, 138f.
[879] *Drewermann E.:* Glauben in Freiheit 1, 92.
[880] *Drewermann E.:* Glauben in Freiheit 1, 118.
[881] *Drewermann E.:* Glauben in Freiheit 3/1, 481.

seins kann dann auch keinesfalls die Erklärung dafür sein, dass Natur und Evolution so sind, wie sie sind. Darauf antworten die Naturwissenschaften, die wiederum nicht deuten können bzw. wollen, worin der „Sinn" von „Schöpfung" liegt. Den Sinn von Schöpfung kann nur verstehen, wer Schöpfung als Hermeneutik des Daseins versteht und nach Gott als dem möglichen Urheber dieser Schöpfung fragt. „Von der Welt, wie sie ist, zu Gott zu gelangen, das ist *unmöglich.*"[882]

3.6.2.1 Die ungelöste Frage der Theodizee
3.6.2.1.1 Die Unableitbarkeit der Realität der Welt aus dem verobjektivierten Gottesbegriff

Die Grundfrage der Theodizee, d. i. die Rechtfertigung Gottes angesichts der Existenz des Leids in der Welt, lautet: In welchem Verhältnis zueinander stehen Natur und Gott, den der Glaube als den guten und liebenden Gott versteht? Oder anders gefragt: Kann diese Welt, wie sie ist, wirklich das Werk eines liebevollen Gottes sein?

Drewermann argumentiert: „Die Theodizeefrage hat, nach KANT, ihren Grund (und ihre Unauflöslichkeit) darin, daß wir als Menschen zwei grundverschiedenen Ordnungen zugehören: der intelligiblen Welt der Freiheit, mithin der Moral, und der geschöpflichen, empirischen Welt der Naturkausalität, mithin der Amoral; von einem Gott erwarten wir allerdings, daß er, in seiner unendlichen Freiheit, eine Welt geformt habe, die der Moral gemäß sei, dann aber könnte es die empirische, naturgesetzlich geregelte Welt in dieser Form gar nicht geben; der Kontrast, der mit der Existenz des Menschen selbst gegeben ist, läßt sich prinzipiell nicht auflösen; denn während wir wohl zu wissen glauben, welche Inhalte mit dem Begriff eines allerhöchsten Wesens zu verbinden seien, können wir, was die Welt sei, nur durch Erfahrung lernen; es ist uns aber unmöglich, die Realität der Welt aus dem Gottesbegriff zu deduzieren (so wie etwa die Verfechter einer *Theorie von allem* die gesamte Welt aus einer – mathematischen – Grundgleichung ableiten möchten); folglich müssen beide Ebenen: Idealität und Realität, als unversöhnt nebeneinander stehen bleiben."[883]

3.6.2.1.2 Die Unmöglichkeit einer verobjektivierten *demonstratio Dei* aus der Natur

Aufgrund der hermeneutischen Eigenart von Theologie im Verständnis Drewermanns ist es „... nicht möglich, Gott als ‚Ursache' aus der Natur zu erkennen (zu ‚demonstrieren' im Sinne von ‚erweisen' oder ‚beweisen'). Es ist (...) eine solche *demonstratio Dei* aus der Natur nicht möglich, weil kein Gott, der in

---

[882] *Drewermann E.:* Glauben in Freiheit 2, 663.
[883] *Drewermann E.:* Glauben in Freiheit 3/3, 1089.

252

Weisheit, Güte und Macht *diese* Welt, wie wir sie mit den Mitteln Naturwissenschaften heute zu erkennen vermögen, hätte schaffen können, sie auch nur hätte schaffen dürfen."[884]

Andererseits bedeutet das nicht, dass Gott durch die Naturwissenschaften widerlegt ist. „... Widerlegt ist unzweifelhaft der (in objektivem Sinne) ‚eingreifende' Gott der ‚biblischen' und ‚dogmatischen' Theologie, widerlegt ist der Lückenbüßer-Gott der Fundamentaltheologen, widerlegt ist der Ursachen-Gott der Metaphysiker."[885]

Der methodische Agnostizismus der Naturwissenschaften hat zwar nicht Gott zum Schweigen gebracht, muss aber „... in allen Weltanschauungsfragen (...) einfach zu dem Ergebnis führen, daß die ‚Sprache' eines sich ‚offenbarenden' Gottes in der Welt nicht zu vernehmen ist."[886]

Aus (tiefen-)psychologischer Perspektive bedeutet das: Der Glaube an einen väterlichen Gott beruht vollständig auf einer Identifikation mit der Einstellung Jesu.[887] „Es gibt, wie wir sehen, *keine* Stütze für den Glauben an einen guten, ‚väterlichen' Gott in der Beschreibung der Welt; es ist *nicht* möglich, mit den Mitteln der Naturphilosophie beziehungsweise der ‚Schöpfungstheologie' zu der ‚Erkenntnis' eines ‚personhaften' Gottes aufzusteigen, der uns als personhafte Menschen ‚gewollt' und ‚gemeint' hätte. Um so mehr gilt, was aus der Negativfeststellung *positiv* folgt: Den Glauben Jesu *kann* man glauben, ganz wie die Bibel sagt: ‚durch ihn', ‚mit ihm' und ‚in ihm' – indem man, auf sein ‚Wort' hin versucht, *an seiner ‚Seite' und im ‚Schutz' seines Vorbildes* zu leben *wie er.* Die Existenzweise des ‚Glaubens' Jesu setzt als Glaube sich fort, indem sie eine gleiche *Existenzform* ‚begründet'. *Dann* ‚gibt es' Gott, wenn wir die Welt selber als ‚Gabe' erleben, wenn wir spüren, daß es uns selber in dieser Welt geben darf, geben *soll,* und wenn wir in einem solchen Vertrauen fähig werden, einander uns selber zu geben -; ansonsten ‚gibt es' Gott nicht als den ‚Vater', den Jesus verkündete (...)"[888]

3.6.2.1.3 Die Theodizee-Frage - die Folge menschlicher Projektionen

Auf die traditionelle Theodizee-Frage antwortet Drewermann: „Am Ende aller Ausreden und Ausflüchte, bleibt nur die Schlußfolgerung übrig, daß die gesamte Frage falsch gestellt ist. Der Fehler liegt offenbar darin, daß die Theologien so tun, als wenn sie *von Gott her* die Welt denken könnten, so als stünden sie selber *außerhalb* von Welt und Gott und könnten beides miteinander vergleichen: den Begriff des Göttlichen mit der Wirklichkeit der ‚Schöpfung', nur daß – leider – beide sich nicht recht miteinander vertragen. Was aber rechtfertigt es eigentlich, im Angesicht der Welt einen Gottesbegriff zu entwerfen, dessen wesentliche In-

---

[884] *Drewermann E.:* Glauben in Freiheit 3/2, 810.
[885] *Drewermann E.:* Glauben in Freiheit 3/3, 1099f.
[886] *Drewermann E.:* Glauben in Freiheit 3/3, 1101.
[887] *Drewermann E.:* Glauben in Freiheit 3/1, 482.
[888] *Drewermann E.:* Glauben in Freiheit 3/1, 482.

halte Mitleid und Menschlichkeit sind? Und was bedeutet es zu erklären, daß dieser Gott uns Menschen ‚geschaffen' habe? Und wenn ‚er' schon uns Menschen ‚erschaffen' hat, mit welchem Recht läßt sich diese Aussage ausdehnen auf die Vorstellung einer ‚Schöpfung' der gesamten Welt?"[889]

Drewermann bringt den Konflikt, den Zwiespalt, ja das Dilemma auf den Begriff der Projektion und der menschlichen Erwartungen: „... der Konflikt zwischem dem ‚guten' Vater', den Jesus uns brachte, und dem so ganz anderen ‚Demiurgen' der Welt ist identisch mit dem Konflikt zwischen den Erwartungen, die wir als Menschen moralisch an die Natur richten, und den Erfahrungen, die wir als Menschen mit der Weltwirklichkeit machen. Könnte es folglich nicht sein, daß wir in der Frage nach der ‚Rechtfertigung Gottes' (der ‚Theodizee') angesichts der Übel der Welt lediglich den *Kontrast von Mensch und Welt,* von *Kultur und Natur* ins Göttliche projizieren und dort, im Himmel, nach einer Lösung suchen, die wir nur auf Erden zu finden vermögen?"[890]

Worin liegt nun genau der Fehler der Theodizee-Frage? Drewermann meint, „... daß wir Aussagen, die, hoch projektiv, unserer Selbststabilisierung dienen, behandeln wie Aussagen über ‚objektive' Gegebenheiten, von denen aus wir Schlüsse in Richtung der an und für sich bestehenden Weltwirklichkeit glauben ziehen zu können." [891]

3.6.2.1.4 Die Anthropodizee-Frage - die Rechtfertigung der Menschlichkeit

Anstelle der falschgestellten Theodizee-Frage plädiert Drewermann für die Frage nach dem Verstehen der Evolution. „Statt wissen zu wollen, wie Gott sich zur Welt verhält, sollten wir daher als erstes fragen, wir wir Menschen aus der Welt hervorgegangen sind?"[892]

Aus dieser Fragerichtung folgt die Anthropodizee-Frage[893] als Umkehrung der Theodizeefrage infolge einer konsequenten anthropologischen Wende: „... nicht mehr um die Rechtfertigung Gottes im Angesicht der Welt geht es jetzt, sondern, nach Auflösung der projektiven Form dieser Fragestellung, um die Rechtfertigung der Menschlichkeit im Angesicht einer notwendigerweise nicht menschlichen Naturordnung."[894]

Die jüdisch-christliche Schöpfungsvorstellung fragt nach der Erschaffung des Menschen und des Kosmos und meint, die Antwort im Glauben an den geoffenbarten Gott im biblischen Schöpfungsmythos der Genesis gefunden zu haben,

[889] *Drewermann E.:* Glauben in Freiheit 3/1, 53.
[890] *Drewermann E.:* Glauben in Freiheit 3/1, 53f.
[891] *Drewermann E.:* Glauben in Freiheit 3/1, 54.
[892] *Ebd.*
[893] Zum Anthropodizee-Problem in Verbindung mit der Gnosis vgl. auch *Brox N.:* Das Frühchristentum: Schriften zur Historischen Theologie, Freiburg-Basel-Wien 2000, 26: „Gnostische Theodizee ist also Anthropodizee, Entlastung des Selbst von der Verantwortung für diese Welt."
[894] *Drewermann E.:* Glauben in Freiheit 3/1, 368.

weiß aber kaum um die Herkunft und die Entstehung von Mensch und Kosmos,
da die überlieferte Schöpfungstheologie die heute bereits zugänglichen Kenntnisse um die Entstehungsgeschichte des Menschen kaum oder gar nicht rezipiert
hat.

Die jüdisch-christliche Schöpfungsvorstellung glaubt „an" einen Gott, „...
der nichts ist als ein menschliches Ideal, von der Weltwirklichkeit ebenso isoliert wie das Menschenbild, das sich mit diesem ‚Schöpfergott' legitimiert."[895]
Doch die Geschichte der Evolution lehrt: „Ein menschlicher Gott wird widerlegt
von einer unmenschlichen Welt, ein unmenschlicher Gott aber kann nicht die
Grundlage einer menschlichen Religion sein."[896]

3.6.2.2   Resümee

Die Theologie steht vor der großen Herausforderung, den Menschen evolutiv, d.
h. aus seiner biotischen Entwicklung im Kontext der gesamten Weltentwicklung
zu verstehen. Erst wenn der Mensch lernt, aus seiner eigenen Entstehungsgeschichte heraus zu verstehen, warum er so ist, wie er ist, dann kann er verstehen
lernen, warum die religiöse Idee Gottes und das Phänomen eines Gottglaubens
überhaupt möglich geworden ist und wie sie sich religionsgeschichtlich im Laufe der Evolution entwickeln konnte. Ein Überspringen der Kenntnisse und Fakten um die Geschichte des Menschen führt unweigerlich in die Aporie eines
Gottes in Form und Inhalt eines menschlichen Ideals und eines eingebildeten
Gottes aufgrund einer psychologischen Projektion. „Ehe wir nicht verstehen,
welche Wirklichkeit *in uns selbst* wir als ‚Gott' bezeichnen, werden wir nicht
herausfinden können, worin die ‚Offenbarung' dieses Gottes bestehen könnte;
und erst hernach können wir fragen, wie und ob überhaupt ein Gott ist, der diese
Welt trägt und erträgt."[897]

Erst wenn das in der Evolution gezeichnete Bild des Menschen klar zu erkennen ist und vom Menschen auch verstanden wird, erst dann kann eine *coin-
cidentia oppositorum* erhofft werden als die glaubwürdige Antwort auf die Frage, warum die Welt so ist, wie sie ist, und warum der Gott, dem Jesus von Nazareth so vollkommen vertraut hat, so ganz anders ist als unsere Welt.[898] Das Gottesbild des Jesus von Nazareth ist deshalb so glaubwürdig, weil Jesus die religiöse Frage nach dem Sinn der Schöpfung nicht von menschlicher Projektion und
Erwartung aus gestellt hat, sondern von seinem Glauben an den Gott der unbedingten Liebe aus an den Menschen gerichtet hat.[899]

Schöpfungsglaube als Gottglaube im Sinne Jesu befreit und heilt den
Menschen, weil er ihn von jedem ambivalenten Gottesbild befreit und vor den

---

[895] *Drewermann E.:* Glauben in Freiheit 3/1, 55.
[896] *Drewermann E.:* Glauben in Freiheit 3/1, 281.
[897] *Drewermann E.:* Glauben in Freiheit 3/1, 269.
[898] *Drewermann E.:* Glauben in Freiheit 3/1, 56.
[899] *Drewermann E.:* Glauben in Freiheit 3/1, 23f

Versuchungen materialistisch-monistischer oder spiritualistisch-dualistischer Welterklärungs-Modelle bewahrt.

3.6.3 Drewermanns tiefenpsychologisch erweitertes Gottesbild

3.6.3.1 Die Ermöglichung und Vermittlung religiöser Erfahrungen als wichtigste Funktion der Theologie

Drewermann will über die Synthese von Biologie und Theologie eine Integration heterogener, zum Teil ambivalenter Aspekte im Gottesbild erreichen. Dazu greift er „die ältere Symbolsprache des Mythos" wieder auf, um sie „... in eine verstehbare konkrete Poesie lebendigen Vertrauens rückzuübersetzen."[900] In diesem Zuammenhang wiederbelebt Drewermann die Symbolik von der „Großen Mutter", um danach mit dem väterlichen Antlitz des biblischen Gottesbildes eine positive Synthese und damit ein umfassendes Gottesbild wiedergewinnen zu können.

Drewermann denkt diese Synthese induktiv und empirisch, weil er die „religiöse Erfahrung" dem „symbolischen Ausdruck" und diesen wiederum der „theologischen Lehre" vor- und überordnet: „... die ‚Theologie' besitzt ihre Funktion einzig darin, religiöse Erfahrungen zu vermitteln, indem sie die religiöse Existenz selber anregt: sie kann das allerdings nur, wenn es ihr gelingt, Denken, Vorstellen und Fühlen zusammenzubringen."[901]

3.6.3.2 Theologie als dogmenfreie Sprache des Menschen auf Gott hin

Drewermann will keinesfalls den etablierten kirchlichen Dogmatismus ersetzen durch einen anderen Dogmatismus von Psychoanalyse und Tiefenpsychologie.[902] Denn die „... Psychoanalyse ist und war seit jeher trotz ihres oft anders klingenden Sprachgebrauchs gewiß eher ein Verfahren des *Verstehens* als des Erklärens."[903] Theologie muss neu lernen bzw. wiederentdecken, Glaube und Religion „... als eine Sprache des Menschen auf Gott hin (aufgrund eines ‚Sprechens' Gottes *im* Menschen) zu interpretieren."

Drewermanns Vision von einem integrativen und freien Christentum macht auch vor dem Geschick der Kirche nicht Halt. „Es wird die höchste Zeit, daß wir uns auf die Suche machen nach einem dogmenfreien ‚Christentum'; wo dieses in den Herzen der Menschen wächst, mag eines Tages auch die ‚Kiche'

---

[900] *Drewermann E.:* Glauben in Freiheit 3/2, 773.774f.
[901] *Drewermann E.:* Glauben in Freiheit 1, 197.
[902] Vgl. *Marz B.:* Wort des Heils – Wort der Heilung, Bd. 1, 136: „... Für mich ist die Psychoanalyse nie etwas anderes gewesen als ein Hilfsorgan, tiefer fromm zu sein. Daß dies in der katholischen Kirche aus Angst vor der Wahrheit nicht erlaubt sein soll, ist ein ungeheurer Zustand, den man ihr nicht ernst und klar genug entgegenhalten kann."
[903] *Drewermann E.:* Glauben in Freiheit 1, 164.

sich (wieder) anpflanzen – um den Preis freilich einer neuen, vermenschlichten Gestalt ihrer selbst; es in den bestehenden Kirchen erblühen zu lassen, erscheint derzeit als ein endgültig unmögliches Unterfangen."[904]

3.6.3.3 Theologie als projektive Psychologie und der Gottesbegriff

Theologie enthält stets auch eine projektive Psychologie.[905] Drewermann formuliert seinen Gottesbegriff aus der Perspektive seiner tiefenpsychologisch erweiterten Anthropologie. „Der Gottesbegriff selbst ist die ins Unendliche projizierte Form des Bildes, das der Mensch von sich selbst entwirft, und so dient er wesentlich der ‚Innenstabilisierung' des menschlichen Daseins (...)"[906]

Drewermann hält es für gut möglich, „... daß auch der Begriff ‚Gott' als eine hermeneutische Chiffre zur Deutung des menschlichen Daseins nichts weiter besitzt als eine ‚Wahrheit", die sich in der Sinnstiftung des menschlichen Lebens erweist, und eine Geltung, die sich in der Ordnung des menschlichen Lebens anzeigt (...)" Er hält es für sehr wahrscheinlich, daß das Wort ‚Gott' zu verstehen ist als „... eine Antwort auf die Frage des Geistes nach dem Sinn und eine Ausrichtung des Willens angesichts der Frage nach dem Guten (...)"[907] So verstanden dient das Wort Gott „... nicht dem Erfassen der Wirklichkeit, sondern der Interpretation der menschlichen Existenz im Angesicht der Wirklichkeit. Gott ist ein religiöses *Symbol,* dessen Grund nicht in der Struktur des Seins, sondern in der Grundlosigkeit des menschlichen Daseins liegt (...)"[908]

3.6.3.4 Gottglaube und Gottvertrauen als Therapie
3.6.3.4.1 Die absolute Person Gottes als das Gegenüber des Menschen

Es bedarf einer „*dreifachen Transzendenz* (von Natur, Kultur und Psyche, methodisch gesprochen: von Naturwissenschaft, Soziologie und Psychologie)", denn nur mittels dieser dreifachen Transzendenz „... läßt sich die Wirklichkeit entdecken, die mit Gott bezeichnet zu werden verdient (...)". Nur so, meint Drewermann, kann Theologie überhaupt betrieben werden.[909]

Wie muss ein Gottglauben „beschaffen" sein, damit er angesichts der Erkenntnisse von Natur, Kultur und Psyche der Tatsache standhält, dass aus der Natur kein Gottglaube im Sinne Jesu abgeleitet und als Antwort auf die existentielle Verlorenheit des Menschen angesichts der Natur gegeben werden kann? Die „dreifache Transzendenz" definiert die Qualität des Gottglaubens. 1. Gottglaube als Transzendierung der Natur: der Mensch bedarf eines Gegenübers,

---

[904] *Drewermann E.:* Glauben in Freiheit 1, 141.
[905] *Drewermann E.:* Glauben in Freiheit 3/1, 284.
[906] *Drewermann E.:* Glauben in Freiheit 3/1, 283.
[907] Vgl. *Drewermann E.:* Glauben in Freiheit 3/1, 292.
[908] *Drewermann E.:* Glauben in Freiheit 3/2, 772.
[909] Vgl. *Drewermann E.:* Glauben in Freiheit 3/2, 808.

jenseits der Natur, damit er einen Grund des Vertrauens und der Geborgenheit findet. 2. Gottglaube als Transzendierung der Kultur: der Mensch bedarf eines Gegenübers, jenseits der Menschenwelt, damit er einen Grund der Unabhängigkeit von (ödipalen) Autoritäten des Über-Ich in Elternhaus, Kirche und Gesellschaft findet. 3. Gottglaube als Transzendierung der Psyche: der Mensch bedarf eines Gegenübers, jenseits dessen, was wir „... entlang einer Kette von Projektionen und Introjektionen im Rahmen der Psychogenese als ‚Person' bezeichnen, damit der Mensch einen Grund für die Möglichkeit von Freiheit und Liebe findet. Das heißt: Der Mensch bedarf des Gegenübers der absoluten Person Gottes.[910]

3.6.3.4.2 Gottglaube und Gottvertrauen gegen ein Gottesbild der Angst

Im Licht einer tiefenpsychologisch erweiterten Theologie entpuppt sich traditionelle Gottesbild als eine Vorstellung des Menschen, die aus der Angst vor Gott und der Verzweiflung als Sünde infolge dieser Angst entsteht. Dieser Regelkreis steigert sich zu einem tödlichen Kreislauf, der die Angst des Menschen immer weiter steigert. „Gott verdient *nicht* die Angst, die von ihm drohend und flammend jenseits von Eden über die schuldig gewordene Menschheit wie notwendig ergeht. Gott verdient einzig ein Vertrauen, daß er es *gut* mit uns meint."[911]

Gott vollkommen vertrauen zu können „... *das*, in der Tat, ist das entscheidend Neue, das Wesentliche an der Rede Jesu von Gott als dem ‚Vater'; das, in der Tat, ist der Umsturz von allem, der mit ihm in die Welt kam."

3.6.4 Zusammenfassung

Drewermann stützt seine tiefenpsychologisch erweiterte theologische Hermeneutik auf die anthropologische Grundfrage: „Wer nicht den Menschen versteht, wie will der Gott ‚erkennen' oder, von Gott her, den Menschen?"[912]

Im Dialog mit anderen Wissenschschaften bedarf es für die Theologie einer konsequenten „... *Einarbeitung der konkreten Einsichten des evolutiven Weltbildes* in die Theologie."[913] Mit „Glauben in Freiheit" setzt Drewermann dieses Postulat selbst in die Tat um. So entsteht nicht nur eine neue Weise des Theologisierens, sondern auch eine neue Form von Theologie, die einen neuen Blick auf die „alten" Inhalte des christlichen Glaubens ermöglicht. Um zu dieser neuen theologischen Perspektive zu kommen, bedurfte und bedarf es allerdings, so Drewermann explizit, der „Demontage der bestehenden Form von Theologie", um damit den „Zusammenbruch all der ‚objektiven' Theologenrede" und

---

[910] Vgl. für den Zusammenhang *Drewermann E.*: Glauben in Freiheit 3/2, 809.

[911] *Drewermann E.*: Glauben in Freiheit 2, 167.

[912] *Drewermann E.*: Glauben in Freiheit 2, 143.

[913] *Drewermann E.*: Glauben in Freiheit 1, 223.

den „Zusammenbruch der ,objektiven' Gottesverwaltung durch den Lehr- und Kultbetrieb kirchlicher Behörden (...)" beschleunigt herbeizuführen.[914] Nur so kann seiner Meinung nach die Freiheit gewonnen werden, um eine neue, integrative Form des Erkennens, des Glaubens, der Religion, der Theologie und der Kirche zu entwickeln.

Drewermann postuliert eine tiefenpsychologisch erweiterte theologische Hermeneutik, die sich radikal und konsequent am ganzheitlichen und existentiellen Gottglauben und Gottvertrauen des Jesus von Nazareth orientiert.

Da jede Theologie auch eine projektive Psychologie ist, müssen auch die positiven Dimensionen der Projektion im christlichen Glauben gewürdigt werden. Die Frage, ob der projektiven Qualität des Gottesbildes bei Drewermann auch eine ontologische Qualität zukommt, bleibt offen.

Der Kritik, Drewermanns tiefenpsychologisch betriebene Theologie führe zu Individualismus, Subjektivismus, Ungeschichtlichkeit und Universalismus, hält Drewermann sein eigenes Gottesbild entgegen, in dem er die wesentlichen Züge seines Denkens und Sprechens zusammenfasst. „Ich glaube, Gott ist so etwas wie reine Energie, die möchte, daß ein Mensch den anderen als eine solche unverwechselbare Kostbarkeit betrachtet, wie wenn er der Angehörige eines unsichtbaren Königreiches wäre. Das wird uns die Natur nie lehren, dafür brauchen wir Gott, den wir dann mit menschlichen Begriffen die absolute Liebe nennen oder die absolute Güte oder die schlechthinnige Person oder das absolute Du oder, umgekehrt, dasjenige Ich, das niemals ein Objekt werden kann. Lauter Beschreibungen, die sehr mühsam wiedergeben, daß das Beste von uns, das wir heute verstehen, noch einmal absolut gesteigert vorgestellt werden muß, damit wir den Mut bekommen, uns zu vollziehen und zu leben."[915]

Theologie endet für Drewermann nicht im rationalen Reflektieren und im assoziativen Träumen und Meditieren, sondern erhebt sich zu ihrem Gipfel im Gebet. Mit der Art, wie Drewermann das Gebet[916], besonders das Vaterunser, interpretiert, ist ihm zuzustimmen, „... daß alle religiösen Aussagen *vom Menschen her* in Richtung Gottes gesprochen sind; - die beste Art von ,Theologie' ist ganz dicht dem *Gebet,* sie ist am weitesten entfernt vom Gebot, und ihre innere Energie ist ein befreites Zurückströmen der Schönheit und Wahrheit, die Gott in die Schöpfung gelegt hat."[917]

Gott ist für Drewermann die absolute Person, die der Mensch braucht, um überhaupt sinnvoll existieren zu können. In Jesus von Nazareth hat sich Gott geschichtlich und wirklich geoffenbart. Damit diese Offenbarung den Menschen

[914] *Drewermann E.:* Glauben in Freiheit 3/2, 770.
[915] *Marz B.:* Wort des Heils – Wort der Heilung, Bd. 4, 164.
[916] Vgl. *Drewermann E.:* Das Vaterunser, München 1993, 152: „In Wirklichkeit ist das Gebet revolutionär, ein Kampfmittel, ein Aufputschmittel, sich für die Freiheit einzusetzen, für die Größe des Menschen zu kämpfen und alles zu tun für Heraufziehen eines Zeitalters des Friedens."
[917] *Drewermann E.:* Glauben in Freiheit 1, 262.

jedoch zum Leben verhelfen und heilen kann, bedarf es der existentiellen und persönlichen Glaubenserfahrung dieser Offenbarung. Im existentiell gleichzeitigen Glauben und im Vertrauen überwindet der Mensch die Angst und erfährt den Gott Jesu als die absolute Person der reinen, absoluten Liebe.

3.7 Exemplarische Kritik an Eugen Drewermann aus dogmatischer Sicht

3.7.1 Chancen und Risiken

Eugen Drewermanns tiefenpsychologisch erweiterter theologische Hermeneutik bietet für die innovative Interpretation des christlichen Glaubens als Heilsmacht enorme Chancen. Dafür geht er einerseits ein hohes persönliches und andererseits ein immenses wissenschaftliches Risiko ein. Drewermann tritt ja mit dem universellen Anspruch an, mit einer innovativen theologischen Synthese für die Regeneration und Vitalisierung von Religion im Allgemeinen und für den christlichen Glauben im Besonderen zu sorgen.

Die Kritik an Drewermanns szientologischen, gnoseologischen und methodischen Einseitigkeiten und Unvollkommenheiten und die Kritik an seiner Diktion, die gelegentlich absolutistische Allverstehens- und Allmachtsansprüche wittern lässt, hängt sicher auch zusammen mit der noch nicht abgeschlossenen Entwicklung seines persönlichen interdisziplinären Dialoges mit der Theologie, Psychologie, Kulturwissenschaften, Religionswissenschaft, Naturwissenschaften usw. Jedoch kann der kritische Beobachter im Hinblick auf das bisherige Opus Drewermanns nur staunen, wie weit ein einzelner Glaubensdenker überhaupt bei in einem solchen Großprojekt voranschreiten kann.

Die folgende Kritik stammt aus der „heißen" Phase während der zunehmenden Auseinandersetzungen zwischen Drewermann und dem offiziellen kirchlichen Lehramt. Die Kritik erfolgt exemplarisch aus der Perspektive der Dogmatik, dem genuinen Fachgebiet Drewermanns. Die Positionen der Kritik sind nach wie vor relevant. Erstens spricht die Kritk grundsätzliche Fragen des christlichen Glaubens an, zweitens hat die Kritik wohl Einfluss auf den weiteren „Fall" Drewermanns genommen und drittens sind die Kritikpunkte auch auf das darauf folgende Werk Drewermanns zu beziehen, wie z. B. auf „Glauben in Freiheit". Kritiker ist der renommierte Dogmatiker und heutige Kardinal Walter Kasper.

3.7.2 Tiefenpsychologische Umdeutung – Walter Kaspers Kritik an Eugen Drewermann

Kasper kritisiert die Zuordnung von Angst und Sünde. Drewermann sieht in der Angst des Menschen die Ursache für die Sünde des Menschen und in der Überwindung der Angst das Hauptthema und die Hauptaufgabe von Glaube, Theologie und Kirche. „Ist die Überwindung der Angst wirklich das zentrale und das fundamentale Thema der christlichen Botschaft, oder geht es in ihr nicht zuerst um die Erlösung von der Sünde? Genauer gefragt: Wie verhalten sich Sünde und Angst? Ist die Sünde eine zwanghaft neurotische Reaktion auf die Angst, oder ist nicht eher die Angst eine Folge der Sünde als frei gewählter Abkehr von Gott? Ist die Sünde als notwendig und insofern natural, oder ist sie personal, als freie Tat, zu verstehen? (...) Die Frage, was zuerst ist, die Angst oder die Sünde, ist also von anderer Qualität als die müßige Streitfrage, was früher ist, das Huhn oder das Ei. Es geht um die ursprüngliche Bestimmung und Berufung des Menschen."[918]

Drewermann wirft dem Christentum vor, die Anthropozentrik des Christentums sei wesentlich mitverantwortlich für den modernen Fortschrittsglauben und die Umweltzerstörung. Kasper bewertet diese Position als „geistesgeschichtliche Schwarzweißmalerei" - weder seriös, vorurteilslos noch geschichtlich differenziert erarbeitet.[919] Drewermann wird verdächtigt, „... daß er sich die Thesen des weltanschaulich bestimmten Flügels der ökologischen Bewegung zu eigen machen kann, vor allem die These von der evolutiven Einheit des Menschen mit der ihn umgebenden Natur. Konsequent übernimmt er die Forderung nach einem neuen Einheitsdenken, einer Harmonie mit der Natur, ihren Rhythmen und Kreisläufen, ja einer neuen Mystik und der Natur."[920]

Kasper sieht Drewermann in der Gefahr, den personalen Grundansatz des christlichen Gottglaubens und der christlichen Religion durch eine Naturmystik auflösen bzw. ersetzen zu wollen. Diese Tendenz liegt für Kasper darin begründet, dass Drewermanns Übernahme der evolutionären Erkenntnistheorie in manchen Thesen und Hypothesen, konsequent weitergedacht, zur „Naturalisierung des Menschen und seiner sittlich-religiösen Anschauungen" und zu einer „'Verpsychologisierung' des Glaubens" führen muss.[921]

Drewermann wird des Doketismus und der Gnosis verdächtigt, weil Drewermann zugegebenermaßen Probleme hat, die Jungfrauengeburt biologisch zu verstehen. An dieser Stelle der Kritik ist aber kaum nachzuvollziehen, wie Kas-

---

[918] *Kasper W.:* Tiefenpsychologische Umdeutung des Christentums? In: *Görres A., Kasper W. (Hg.):* Tiefenpsychologische Deutung des Glaubens? Anfragen an Eugen Drewermann, Freiburg-Basel-Wien 1988, 11f.
Vgl. dort auch die zahlreichen Belegstellen für Kaspers werkimmanente Kritik an Drewermann.
[919] *Kasper W.:* Tiefenpsychologische Umdeutung, 14f.
[920] *Kasper W.:* Tiefenpsychologische Umdeutung, 14.
[921] *Kasper W.:* Tiefenpsychologische Umdeutung, 15.

per an der spezifischen Frage der Jungfrauengeburt den Doketismus- und Gnosisverdacht argumentativ festmachen will.

Kasper kritisiert den Denktypus Drewermanns. Einerseits würdigt ihn Kasper als genialischen, innovativen, intuitiven und suggestiven theologischen Schriftsteller und Ideenlieferanten. Andererseits kritisiert Kasper, dass diese Begabung stark getrübt werde durch enorme Schwächen in Drewermanns Argumentationskraft und Folgerichtigkeit seiner eigenen Thesen und Hypothesen. Daraus resultieren unausgeglichene und sprunghafte Gedankengänge. Kasper wertet Drewermanns Modell von Glaube, Religion und Theologie im Ganzen stark ab. „Letztlich stellt es ein gedanklich unverdautes Konglomerat heterogener Ideenkomplexe dar."[922]

Die Spitze des Problems sieht Kasper in der zentralen Frage, ob Drewermann und sein Werk das „unterscheidend Christliche" und das „unterscheidend Biblische" im personalen Menschen- und Gottesbild noch bewahren oder bereits unbewusst verloren bzw. bewusst aufgegeben haben.[923] Nach Meinung Kaspers sind für Drewermann Religion als allgemein-menschliches Phäomen und die geschichtliche Offenbarung, wie sie das Alte und Neue Testament bezeugt, ein und dasselbe. Diese Gleichsetzung widerspricht aber, so Kasper, dem Glauben, dass sich Gott selbst und frei geoffenbart hat in seinem Wort, in die Geschichte hinein, und zwar im Kontext der spezifischen Heilsgeschichte des Alten und Neuen Testamentes. Diese Offenbarung ist für Kasper eben keine grundsätzlich universell vorhandene psychische oder mythische Qualität in der Evolution und Religionsgeschichte, wie sie Drewermann zu verstehen scheint.

Andererseits erkennt Kasper an, dass Drewermann an einen sowohl persönlich-existentiellen als auch einzigen Gott glaubt, wenn für ihn auch offen bleibt, wie Drewermanns Gottesbild mit dem deutlichen Rekurs auf Symbol, Symbolismus, Mythen und Mythologie mit dem personalen christlichen Gottesbild vereinbart werden kann. „Hebt hier nicht das eine das andere auf?"[924]

Kasper verdächtigt Drewermann des symbolistischen Subjektivismus und Individualismus. Er stellt Drewermann die Frage, ob Jesus Christus der Sohn Gottes objektiv ist oder ob er es nur „für uns" ist in unserer subjektiven Deutung, wie Drewermann zu glauben scheint.[925] Doch Kasper selbst beantwortet die kritische Frage im Anschluss wie eine rhetorische Frage, ob wohlwollend oder unbewusst, indem er sachlich richtig darauf hinweist, dass Jesus Christus für uns ja nur bedeuten kann, was er ist.[926]

---

[922] *Kasper W.:* Tiefenpsychologische Umdeutung, 15.
[923] *Ebd.*
[924] *Kasper W.:* Tiefenpsychologische Umdeutung, 16.
[925] Zur Problematik der Subjekt-Objekt-Dichotomie vgl. *Brüntrup G.:* Das Leib-Seele-Problem. Eine Einführung, Stuttgart-Berlin-Köln ²2001.
[926] Vgl. *Kasper W.:* Tiefenpsychologische Umdeutung, 21.

3.7.3 Resümee

Drewermanns und Kaspers Modell einer theologischen Hermeneutik repräsentieren zwei deutliche Gegensätze im theologischen Diskurs. Während Drewermann eine tiefenpsychologisch erweiterte theologische Hermeneutik „von unten" entwickelt, entfaltet Kasper dezidiert einen Ansatz „von oben" im Sinne des historisch-objektiven Offenbarungparadigmas.[927] Eine Vermittlung bzw. Annäherung beider Modelle stößt auf erhebliche wissenschafts- und erkenntnistheoretische und dann auch auf methodische Probleme. Allem Anschein nach bleiben beide Ansätze im unversöhnten Gegenüber stehen.

Die Aufgabe dieser Untersuchung besteht nicht darin, den Disput zwischen Drewermann und „seinen Gegnern" zu vertiefen. Die Gefahr projektiver Feindbilder soll nicht weiter verstärkt werden. Im Gegenteil. Die exemplarische Durcharbeitung der etablierten systematisch-dogmatischen Kritik an Drewermann dient vielmehr dazu, die Hermeneutik Drewermanns noch genauer verstehen und beurteilen zu können im Hinblick auf die Frage: Dient der christliche Glaube, wie ihn Drewermann versteht und darlegt, der Heilung und dem Heil des Menschen, wie es Jesus Christus beispielhaft, einzigartig und offenbar gelebt hat – oder nicht?

Die von Drewermann angestrebte Synthese von Tiefenpsychologie und Theologie ist noch nicht gelungen, so Kaspers Kritik. Die werkimmanente Analyse von „Glauben in Freiheit" zeigt, dass Drewermann diesem Ziel mittlerweile näher gekommen ist. Gleichzeitig hat sich der Konflikt der theologischen Perspektiven verschärft, weil Drewermann noch deutlicher die Bedeutung des naturwissenschaftlichen Evolutionsparadigmas für eine Glaubens-, Religions- und theologische Erkenntnistheorie herausgestellt hat. Der neueste Diskurs zwischen Theologie und Human- und Naturwissenschaften geht in dieselbe Richtung.[928]

Drewermanns Menschen- und Gottesbild zeigt sich nach der Analyse als voll und ganz personal. Sein Glaubensmodell gründet sich weder auf pantheistischen, materialistisch-monistischen noch auf gnostisch-autosoteriologischen Fundamenten, sondern lebt durch und vom Dialog zwischen dem Ich und dem Du, nicht zuletzt aus dem Gebet des Menschen als der relativen Person mit Gott als der absoluten Person.

Der Mensch bedarf der Vorstellung und des konkreten Glaubens an den Gott des Jesus von Nazareth, um der tödlichen Kontingenz von Natur und Evolution zu entgehen und auf Dauer ganzheitlich leben zu können. Das Potential dieses Glaubens ist dem Menschen in Symbol, Mythos und der ontogenetischen Psyche in der Evolution grundgelegt bzw. angelegt worden. Gleichzeitig ist diese Grundlage nicht gleichzusetzen mit dem Ganzen des Glaubens. Das Ganze des Glaubens ist ein Projekt der freien Entscheidung des ganzen Menschen.

---

[927] Vgl. z. B. *Kasper W.*: Jesus der Christus, Mainz [11]1992.
[928] Vgl. Abschnitt 6.3.

Glaube und Religion sind bei Drewermann weder als biotische Epiphänomene noch als neurophysiologische Funktionen verstanden. Der Glaube dient vielmehr als eine viel umfassendere Hilfe für den Menschen, den Sinn „seines" Lebens zu entdecken und zu deuten. Urgrund dieser Begabung bzw. Veranlagung ist allein der Gott des Jesus von Nazareth, und das Ziel des „Unternehmens Religion" ist die „Menschlichkeit des Menschen" und die „Göttlichkeit Gottes".

3.8 Eugen Drewermanns tiefenpsychologisch erweiterte theologische Hermeneutik im Überblick

3.8.1 Wichtige Thesen, Postulate und Leitziele

An zwei Polen spannt sich der Bogen über Drewermanns tiefenpsychologisch erweiterte theologische Hermeneutik: von der Antithese „Angst"/„Glaube als Vertrauen" hin zu seinen vorgelegten Ansätzen zu einer Wiedervereinigung von existentiellem Glauben, wissenschaftlicher verantwortbarer Theologie, Religion als Dienst am Menschen und glaubwürdiger Kirche. Drewermann überschreibt das von ihm entwickelte neue Paradigma in „Glauben in Freiheit".[929] Das Proprium des christlichen Glaubens sieht Drewermann in der therapeutischen Dimension der Sendung Jesu und im Dienst der christlichen Religion an der existentiell-persönlichen Gestaltwerdung dieser therapeutischen Dimension im Leben der einzelnen Person.

3.8.1.1 Drewermanns Streben nach einer Synthese zwischen Theologie und modernen Wissenschaften

Die neuzeitlichen Naturwissenschaften waren erkenntnistheoretisch in der Geistes- und Wissenschaftsgeschichte als Antithese notwendig, um die jahrhundertelang vorherrschende Schultheologie, die den Glauben überwiegend extrinsezistisch als rationales und historisch-objektives Depositum fidei missverstanden hat, zu entlarven und in ihrer Einseitigkeit und Eindimensionalität zu widerlegen. Natur-, Human- und Kulturwissenschaften werden die Irrtümer dieser „al-

---

[929] *Drewermann E.:* Strukturen des Bösen 3, 578: „Theologie treiben (...) heißt (...) zu sagen, daß der Mensch nicht leben kann ohne Gott, daß all sein Unheil darin liegt, Gott verloren zu haben, und daß allein Gott von seinem Unglück retten kann. Dazu aber gehört, daß der Begriff der *Angst* zu dem entscheidenden Maßstab theologischen Denkens gemacht wird. Nur auf dem Hintergrund der Angst ist Gott dem Menschen *wesentlich*, und nur in der Überwindung der Angst versteht man, was der Glaube ist (...)".

ten" Form von Theologie weiterhin widerlegen (müssen), bis sie überwunden, das heißt aufgelöst sind.[930]

Nach der geistesgeschichtlichen Epoche der Aufklärung ist für die christliche Religion und deren Theologie ein erneuerter Zugang zu Glaube und Religion möglich geworden aufgrund der doppelten Hilfestellung von Atheismus und negativer Theologie.[931]

Mit seiner anderen und neuen Form der theologischen Hermeneutik strebt Drewermann nach einer Synthese von Theologie und modernen Wissenschaften auf der Grundlage einer dialektischen und komplementären Verhältnisbestimmung. Drewermann deutet das Phänomen der geschichtlichen Differenzierung der Wissenschaften bis hin zum gegenwärtig plural-pluralistischen Wissenschaftssystem im Licht eines Ur-Grundes als gemeinsamem Ursprung, aus dem sich alle Wissenschaften entwickelt haben. Dieser Urgrund ist der Gott des Jesus von Nazareth. Die Differenzierungsgeschichte der Wissenschaften ist nach Drewermann zu verstehen als die Geschichte von Symmetriebrechungen einer ursprünglichen Bewußtseinseinheit.[932]

3.8.1.2 Die individuelle und die kollektive Erlösung des Menschen von der Angst

Mit seiner tiefenpsychologisch erweiterten theologischen Perspektive deutet Drewermann die Angst als das Hauptproblem des Menschen. Die Angst ist die Grundursache der menschlichen Daseins-Not, die der Mensch in der Bewußtwerdung seines In-der-Welt-Seins selbst erkennt. Aus Angst sündigt der Mensch, so Drewermann, nicht umgekehrt, wie die traditionelle Theologie lehrt. In theologischer Deutung sündigt der Mensch aus Angst, die entsteht, weil er nicht vollständig an Gott glaubt und sich nicht ganz auf ihn verlässt.

Auf dieser existentiell-soteriologischen Grundlage entwickelt Drewermann seine integrative Anthropologie und fragt dezidiert nach der konkreten Möglichkeit von Erlösung des Einzelnen, dem der Vorrang vor dem Kollektiv gebührt, gerade in Anbetracht vermassender und autoritärer Systeme in Gesellschaft und Kirche. „Was also soll die Heilung des Einzelnen, solange *die Gesellschaft*, in der er lebt, sich nicht wandelt?"[933] Drewermann vertritt die plausible

---

[930] *Drewermann E.:* Glauben in Freiheit 3/3, 1115: „Der methodische Atheismus der Naturwissenschaften erscheint, so betrachtet, als ein äußerst richtiger und wichtiger Versuch, sich nicht länger von den Fehlerwartungen des theologischen Systems in die Irre führen zu lassen."

[931] Vgl. *Drewermann E.:* Glauben in Freiheit 3/1, 279: „... erst die Phase des naturwissenschaftlichen Atheismus der Neuzeit, verbunden mit einer radikal *negativen* Theologie, kann helfen, unabhängig von den Zwangsformeln kirchlicher Dogmen und Riten wieder ein Stück Wahrheit und Klarheit in das religiöse Bewußtsein zu bringen."

[932] Vgl. *Drewermann E.:* Glauben in Freiheit 3/3, 1119f.

[933] *Drewermann E.:* Glauben in Freiheit 2, 300.

These, dass die Wandlung des Ganzen am ehesten über die Wandlung der einzelnen Person im System gelingen kann.

3.8.1.3 Drewermanns Forderung nach einer Wiedergewinnung von Mythos und Symbol für den christlichen Glauben

Die Sprache der Religion, so Drewermann, sind Symbole, und religiöse Ereignisse werden in der Form des Mythos erzählt. Im Mythos werden religiöse Symbole gespeichert und verbinden sich mit Fakten und Informationen von historischen Ereignissen und Gegebenheiten. Der Mythos als erfahrungsbezogenes System[934] repräsentiert zwar die universale Wirklichkeit des Daseins, ist aber mit dieser zugrunde liegenden Wirklichkeit nicht identisch. Drewermann differenziert erkenntnistheoretisch mit absteigender Wertigkeit in: erstens primäre und originäre religiöse Erfahrungen, zweitens die Repräsentation derselben Erfahrungen in Mythos und Symbol und drittens die theologische Reflexion dieser Erfahrungen.

Die universale Wirklichkeit, die allem Dasein zugrundeliegt, qualifiziert Drewermann nicht abstrakt als die fundamentale ontologische Gotteswirklichkeit, sondern als den konkret erfahrbaren Abba-Gott des Jesus von Nazareth. Dieser Gott ist die absolute Person und die absolute Liebe, ohne die der Mensch nicht existieren kann. Die heilvollen Worte und Taten Jesu, die sich in seiner Frohen Botschaft vom nahegekommenen Reich Gottes verdichten, versteht Drewermann als den universalen Sinnentwurf auf der Ebene des Mythos und des Symbols.

War das Welt-Bild der Bibel in den frühen Anfängen noch dem Mythos und damit der ganzheitlichen Bild-Dimension der Wirklichkeit verhaftet, so ging die „Bild"-Dimension im Zuge der Entwicklung zum Monotheismus verloren. Das Bildhafte, Archetypische und Symbolische wurde zurückgedrängt und verdrängt zugunsten der Konzentration auf das „Wort". Aber erst beide Dimensionen zusammen – „Wort" (Logos-Ebene) und „Bild" (Symbolon-Ebene) – können umfassend die ganze zugrunde liegende Wirklichkeit des Gottes Jesu repräsentieren.

Drewermann arbeitet mit seiner tiefenpsychologisch erweiterten theologischen Hermeneutik heraus, dass ein christliches Glaubensbekenntnis („Symbolon"), das die grundlegende Bedeutung von Mythos und Symbol für den Glauben nicht erkennt und nicht integrieren kann oder will, stets defizitär bleiben wird. Der christliche Glaube als Heilsmacht braucht Mythos, Archetypen und Symbole als fundamentale evolutionäre „Daten" für eine heilvolle Ontogenese des Menschen.

---

[934] Vgl. *Hübner K.:* Art. Mythos I. Philosophisch. In: *Krause G., Müller G. (Hgg.):* Theologische Realenzyklopädie, Bd. 23, Berlin-New York, 599.

Deshalb fordert Drewermann die Reintegration der weitgehend verdrängten mythischen und symbolischen Dimension des christlichen Glaubens. Damit unterstützt er ein anerkanntes Desiderat für die gesamte Theologie, besonders für die Dogmatik.[935] Der christliche Glaube ist in seinem Grundbestand selbst auf symbolische Hermeneutik angewiesen, wie das christliche Glaubensbekenntnis als „Symbolum fidei" deutlich zum Ausdruck bringt.

In der neueren Mythosforschung besteht kein Konsens, ob „Mythos" eine anthropologische Grundkonstante ist, die sich in allen Kulturen und Religionen auswirkt, ob der Mythos transzendental-theologischen Ursprungs ist und ob aus dem vielgestaltigen Phänomen Mythos eine fundamentale Ontologie herausgearbeitet werden kann.[936] Aus der religionswissenschaftlich vergleichenden Perspektive gilt „Mythos" als ein Begriff auf der Ebene der Metasprache.[937] Deutlich machen konnte die neuere Mythosforschung jedoch, dass das nachaufklärerische, rationalistisch-liberale Programm der Entmythologisierung des christlichen Glaubens „als überholt betrachtet werden"[938] muss.

Kritisch bleibt zu fragen, warum Drewermann seine tiefenpsychologische Hermeneutik von Mythos und Symbol relativ isoliert von der neueren Mythosforschung entwickelt, wo diese doch, wie Drewermann, die evidente Bedeutung der mythischen und symbolischen Dimension für den christlichen Glauben erkannt hat.[939]

Drewermann hat den äußerst wichtigen, aber hochproblematischen Anlauf unternommen, den latenten Polytheismus des Mythos zu überwinden, indem er ihn mit dem monotheistischen und personalen Gottesbild des Jesus von Nazareth verknüpft hat, selbst wenn nicht zu übersehen ist, dass die Hebräische Bibel bzw. das Alte Testament „ein *gebrochenes* Verhältnis zum Mythos"[940] hat. Drewermanns Risiko besteht darin, dass sein Ansatz als psychologisierender Subjektivismus, Mythologismus und Symbolismus fehlgedeutet wird. Aber nach der werkimmanenten Verstehensanalyse hat sich gezeigt, dass Drewermann weder einen irrationalen Mythologismus und Symbolismus, noch einen romantischen Pansymbolismus noch einen rationalistischem Empirismus und Realismus vertritt.

---

[935] Vgl. *Brändle W.:* Art. Symbol III. Systematisch-theologisch. In: TRE, Bd. 32, 489f.
[936] Den Versuch einer Ontologie des Mythos wagt *Hübner K.:* Art. Mythos I. Philosophisch. In: TRE, Bd. 23, 599ff. Dagegen wird dieser Versuch als „aussichtslos" eingestuft bei *Stolz Fritz:* Art. Mythos II. Religionsgeschichtlich. In: TRE, Bd. 23, 609.
[937] *Ebd.*
[938] *Hübner K.:* Art. Mythos I. Philosophisch, 607.
[939] *Stolz Fr.:* Art. Mythos II. Religionsgeschichtlich, 613: „*In diesem Sinne ist als ‚Mythos' zu bezeichnen, was grundlegend religiöse Orientierungsprozesse auslöst, also die typisch menschlichen Irritationen durch die Erfahrung von Kontingenz, von Chaos und Vieldeutigkeit auffängt, mit Sinn besetzt und der Kommunikation erschließt. Dieser Prozeß, der kognitive und emotionale Aspekte hat, ist als grundlegende Funktion der Religion überhaupt anzusprechen; in diesem Sinne kann man dem Mythos einen zentralen Stellenwert für die Religion zusprechen.*"
[940] *Schmidt W. H.:* Art. Mythos III. Altes Testament. In: TRE, Bd. 23, 636.

Im Hinblick auf die Mythos- und Symbolrezeption ist der „mittlere" hermeneutische Weg, den auch Drewermann geht, zu beschreiten. Denn: „Wir bedürfen (...) der rechten, der humanen und der gegenüber Gott offenen Mythen."[941] Das Mythos- und Symbolverständnis Drewermanns bietet wertvolle Hilfestellungen, um das volle Potential des christlichen Glaubens als Heilsmacht zur Entfaltung zu bringen. Diese Entfaltung geschieht primär in den existentiellen Glaubenserfahrungen der menschlichen Person. In der Seele bzw. im Geist des Menschen[942] ist nach Drewermann das religiöse Potential und damit auch das spezifische christliche Glaubenspotential evolutiv angelegt und grundgelegt ist.

3.8.1.4 Der christliche Glaube als Heilsmacht: individuell-therapeutisch, sozialpsychologisch-integrativ und prophetisch-offen

Im Ursprung war Religion für Drewermann ein umfassendes und integratives „Unternehmen", um die Einheit und den Ursprung der Welt zu erfassen und zu deuten – nicht, um im modernen naturwissenschaftlichen Sinn die Welt zu erklären. Die Einheit von Glaube, Heilung und Heil brach vor allem infolge dogmatischer Entwicklungen und aufgrund anthropologischer Spaltungen auseinander[943], so dass sich Medizin, Theologie, Psychoanalyse und Seelsorge ausdifferenzierten und sich heute weitgehend dualistisch zueinander verhalten. Die modernen Methoden von Psychoanalyse und Tiefenpsychologie versteht Drewermann als notwendige neuzeitliche „Hilfestellungen", damit die Wiedereinbeziehung von Archetyp, Traum, Mythos und Symbol in den christlichen Glaube und seine Theologie möglich wird.[944]

Das heutige Un-Heil in Glaube, Theologie, Kirche und Gesellschaft begründet Drewermann mit geschichtlichen Verkürzungen und Abspaltungen von der ursprünglichen existentiellen Ur-Einheit des Lebens. Diese Ur-Einheit des Lebens ist der personale Gott der reinen und unbedingten Liebe, dem Jesus von Nazareth vollkommen vertraute und den er einzigartig repräsentierte.

---

[941] *Beißer Fr.:* Art. Mythos V. Systematisch-theologisch. In: TRE, Bd. 23, 660.
[942] Die Frage nach dem Verhältnis von Psyche und Pneuma beantwortet Drewermann nicht eindeutig.
[943] Dazu bedarf es, mit Drewermann, auch der tiefenpsychologischen Aufarbeitung der Zwei-Naturen-Lehre Chalcedons. Wenn nämlich die „Korrelation" des Göttlichen und des Menschlichen nicht auch auf symbolischer Ebene verstanden wird, dann entstehen u. a. die traditionell-theologischen Aporien in der Auslegung der Heilungswunder-Geschichten des Neuen Testaments als irrationale Wundergeschichten. Damit ist ein Dialog mit den modernen Naturwissenschaften nicht (mehr) möglich.
[944] Vgl. auch *Drewermann E.:* Wie zu leben wäre – Ansichten und Einsichten. Im Gespräch mit Richard Schneider, Freiburg i. Br. 2002, 113: „Wenn also Geist und Unbewusstes sich miteinander verbinden, entsteht im Schlaf der Traum. Und der ist wie ein Sendbote des Göttlichen."

Drewermann greift in diachronischer Perspektive auf die Modelle der schamanistischen Heiler in den Stammeskulturen und auf den Archetyp des „göttlichen Heilers" in der antiken Welt zurück. Dort lässt sich aufzeigen, wie die Dimensionen von Glaube, Heilung und Heil in der Person des Heilers integriert sind, allerdings im Unterschied zum „Therapeuten" Jesus von Nazareth, der keine rituellen oder magischen Hilfsinstrumente mehr bedurfte, sondern durch sein vollmächtiges „Wort" heilte.

Im Glaubensmodell des Jesus von Nazareth sind Glaube, Heilung und Heil in idealer Weise integriert. Seine Worte und Taten, seine Personalität und Individualität bezeugen seine vollkommen integrative Existenz, die den vollkommenen Dialog mit der existentiellen Ur-Einheit, d. i. Gott, symbolisiert. Jesus von Nazareth symbolisiert die vollkommene Wiedergewinnung der ursprünglichen Einheit von Glaube, Heilung und Heil. (Symbol und Symbolisierung meint bei Drewermann, dass die primäre und originäre religiöse Ur-Erfahrung im Symbol als vielschichtiger Hinweis repräsentiert ist, damit diese Urerfahrung vermittelt werden kann.) Die Existenz „seines" Gottes beweist Jesus durch seinen unbedingten Glauben an das Personsein-Gottes und durch seine Heilsmacht und Heilskraft aufgrund dieses unbedingten personalen und existentiellen Glaubens. Die Heilungstaten und -wunder Jesu attestieren die ganzheitliche Wirkmacht seines Glaubens. Seine Heilstaten sind symbolisch als Sakramente zu verstehen.

Für den Menschen bedeutet das, in existentieller Gleichzeitigkeit und im gleichen Ur-Vertrauen wie Jesus die menschliche Lebensangst zu überwinden und selbständig und eigenverantwortlich diesen Gott als Ur-Einheit des Lebens zu suchen. Dies gelingt in zugespitzter Form auf dem Königsweg des mystischen Glaubens. Auf diesem Weg entdeckt der Mensch seine ursprüngliche Würde als Gotteskind wieder.[945] Konkrete Hinweise, wie diese Glaubensmystik als Synthese disparater religiöser Elemente gelebt werden kann, bleibt Drewer-

---

[945] Vgl. *Drewermann E.:* Tiefenpsychologie und Exegese 2, 198f: „*Der Arzt,* der heilt, ist wesenhaft *Priester,* Mittler zwischen dem Leben eines Menschen und der gütigen Kraft, die es trägt; der *Priester* umgekehrt ist als Glaubender ein *Arzt,* ein Mensch, der durch das Stück Vertrauen, das er selber lebt, Angst überwindet und im Segen Gottes heilt. Die *Trennung* von Arzt und Priester hingegen, die in der Neuzeit durch die Aufspaltung von Subjekt und Objekt, Geist und Körper, Denken und Gefühl, Bewußtsein und Unbewußtem notwendig wurde, kann nur eine seelenlose Medizin und ein körperlose schemenhafte Seelsorge erzeugen, und der Atheismus der heutigen Psychoanalyse hat darin zweifellos Berechtigung und Wahrheit, daß er die Lüge einer Religion dokumentiert, die von dem Menschen nur das Reststück seiner rationalen Seelenkräfte ernstnimmt und auch diese noch in moralischer Zensur zu regeln und zu verwalten sucht. Auf der anderen Seite hätte auch die Psychoanalyse inzwischen Grund, ihre antireligiöse Polemik aufzugeben und gemeinsam mit der Theologie das gemeinsame Erbe als verpflichtend und bindend anzuerkennen, dem Seelenheilkunde wie Seelsorge gleichermaßen entstammen: die ebenso religiöse wie therapeutische Weisheit der Schamanen und Priesterärzte und dem Menschen mit sich selbst und dem ihn umgebenden Natur und mit dem ,Großen Geheimnis', das in den Träumen von der Schönheit der menschlichen Seele sich nicht weniger großartig ausspricht als in der traumhaften Schönheit aller Dinge."

mann allerdings schuldig – außer seinen häufigen Hinweisen, dass die psycho-analytische und tiefenpsychologische Durcharbeitung des „traditionellen" Glaubens wichtige und unverzichtbarer Handlungsschritte sind.

„Glauben in Freiheit" im Anschluss an das Beispiel des Jesus von Nazareth heißt für den Menschen heute: individuell-therapeutisch, sozialpsychologisch-integrativ und prophetisch-offen glauben und existieren. Existentiell erfahrbare Heilung geschieht u. a. im Prozess der Auflösung aller ambivalenten Gottesbilder, in der Ablösung von Vorgaben des Über-Ich und von heteronomen Selbstbildern und Fremdbildern.

Der zentrale Sinn von Religion mit ihrer symbolischen Redeweise besteht für Drewermann in der Subjekt-Objekt-Verschmelzung. Auf dem Weg dieser mystischen Selbstfindung des Menschen in Gott bietet ihm der Gottesglaube im Anschluss an den Gottesglauben des Jesus von Nazareth eine einzigartige Hilfe an. So verstanden dient die christliche Religion als Heilsmacht dazu, sich selbst in seiner Menschlichkeit und Gott in seiner Göttlichkeit zu finden.

Drewermann ersetzt das Heil durch Jesus Christus nicht durch eine Erlösungslehre mittels Archetypen oder gar durch eine gnostische Selbsterlösungslehre. In einer christologischen Grundthese formuliert Drewermann, dass „... nicht die Lehre von dem Tod und der Auferstehung des menschgewordenen Gottessohnes an sich, sondern vor allem der Umstand, daß es den *Archetypus* des göttlichen Erlösers mit der individuellen *geschichtlichen Person* Jesu verband (...)"[946] das unterscheidend Christliche kennzeichnet.

In der „Personalisierung" und „Individualisierung" der christlichen Religion im Anschluss an das Beispiel des Jesus von Nazareth sieht Drewermann deutliche Anzeichen dafür, dass der christliche Glaube – im Vergleich zu anderen Glaubensformen und Religionen – wirklich die definitive Heilsmacht repräsentiert.

3.8.1.5 Kritik

Da Drewermann jüngere und jüngste Literatur aus dem binnenkirchlichen und fachtheologischen Diskurs praktisch nicht mehr zitiert, deutet alles darauf hin, dass er sich von diesem Lebens- und Forschungskontext radikal verabschiedet hat. Andererseits ist es kaum vernünftig denkbar, dass Drewermann ohne jegliche Impulse „von außen" seine tiefenpsychologisch erweiterte theologische Hermeneutik weiterentwickelt hat. Gerade die inhaltliche Nähe Drewermanns zu Eugen Biser lässt zumindest vermuten, dass dort eine naheliegende theologische Erkenntnisquelle für Drewermanns eigenständige Hermeneutik sprudelt. Dann wiederum wäre aber eine Offenlegung des „Naheliegenden" dringend notwendig und für einen konstruktiven Dialog eine echte Hilfe.

---

[946] *Drewermann E.:* Strukturen des Bösen 3, 533.

Drewermanns kann eine „andere", tiefenpsychologisch erweiterte theologische Perspektive anbieten, um den Sinn des Lebens zu deuten, was in seinem Sinn ja die genuine Aufgabe von Glaube und Theologie ist. Aber auch seine Reichweite ist selbstverständlich begrenzt. Darüber hinaus reichende Ansprüche widersprächen der grundlegenden (theologischen) Erkenntnis, dass alle wissenschaftlichen Modelle im Ganzen geschichtlich zu relativieren sind, und seien sie noch so differenziert und weit entwickelt wie bei Drewermann.

Aufgrund seiner teilweise aggressiven Polemik und harter Spitzen gegen seine fiktiven oder tatsächlichen Diskussionspartner weist Drewermanns Gesamtwerk kritische Instabilitäten auf. Diese „Leckstellen" in seiner Argumentation dürfen weder nivelliert noch harmonisiert werden. Wahrscheinlich sind solche Defizite auch der Preis für die Entwicklung eines offenen Glaubensdenkens „in Freiheit" auf hermeneutischem Neuland.

Für die personal-existentielle und fachtheologische „Opposition" Drewermanns ist sicher nicht nur der theologische und kirchliche Mainstream verantwortlich, sondern auch die bewusste und gezielte Kontrastierung durch Drewermann selbst. Diese Frontbildung dient aber keiner Seite, am allerwenigsten dem christlichen Glauben als Heilsmacht.

3.8.2 Zusammenfassung

Eugen Drewermanns tiefenpsychologische Erweiterung der bisherigen theologisch-hermeneutischen Modelle hat neue Zugänge zu Glaube, Theologie und Kirche eröffnet. Im Anschluss an Drewermann zeigen sich neue Freiräume sowohl für die Erschließung des geoffenbarten Gotteswortes in Bibel und Tradition als auch für die Integration dieses Gotteswortes in den selbständig zu verantwortenden persönlichen christlichen Glauben. Insgesamt bietet Drewermanns Hermeneutik die enorme Chance, nachhaltig an der dringend notwendigen existentiellen Subjektivierung und Personalisierung des christlichen Glaubens als Heilsmacht mitzuwirken.

In dogmatisch-soteriologischer Perspektive kann Drewermanns Werk gut begründet als neues Paradigma in der (dogmatischen) Theologie bewertet werden.

Die Hermeneutik Drewermanns lässt sich in Schlagworten als empirisch, konkret, induktiv, situativ, evolutiv, integrativ, poetisch, symbolisch, mystisch, prophetisch und therapeutisch charakterisieren. Mit seinem „Neu-Ansatz"[947] will Drewermann vor allem die mannigfaltigen Diastasen und Dualismen in Glaube, Religion, Kirche und Theologie überwinden.

---

[947] *Sudbrack J.:* Eugen Drewermann - um die Menschlichkeit des Christentums, Würzburg 1992, 128.

Drewermann betont die fundamentale Bedeutung der Tradition als Bezeugungsinstanz der Offenbarung und des christlichen Glaubens. Sein Hauptziel ist eine integrierende Synthese von regressivem Traditionalismus und progressivem Evolutionismus, mit Unterstützung der relativen Möglichkeiten von Psychoanalyse und Tiefenpsychologie als Hilfswissenschaften.

Obwohl Drewermanns theologisches Modell noch im Fluss ist, lassen sich seine Positionen genau bestimmen. Der systemische Entwurf „Glauben in Freiheit" ist ernstzunehmen als ein neuer Maßstab für die zukünftige (systematische) Theologie. Drewermann beschreitet darin einen eigenständigen und qualitativ neuen Weg, auf dem Theologie und Human- und Naturwissenschaften als Dialogpartner wieder respektvoll miteinander einherschreiten können.

Enorme Chancen bietet Drewermanns Werk auch im Zusammenhang der Wiedergewinnung des gemeinsamen Ursprungs von Glaube, Heilung und Heil. So erscheint die Heilsmacht des christlichen Glaubens, im Licht der Hermeneutik Drewermanns betrachtet, lebensnah und wirklich, konkret und erfahrbar, erreichbar, aber nicht machbar. Ursprung, Urgrund und Ureinheit des menschlichen Daseins und damit auch des heilsmächtigen christlichen Glaubens ist für Drewermann ohne jeden Zweifel der Gott, wie er sich in Jesus von Nazareth als Gott der reinen Liebe vollkommen geoffenbart hat.

Für die Zukunft der christlichen Theologie gilt es, die tiefenpsychologisch erweiterte Hermeneutik Drewermanns in eine erneuerte und erweiterte Perspektive der Heilsgeschichte zu integrieren – eine visionäre Forderung, die schon längst von prominenter Seite erhoben worden ist. „Drewermanns Neu-Ansatz darf (und wird!) trotz oder gerade wegen seiner Einseitigkeiten dem christlichen Glauben und der damit verbundenen theologischen Reflexion nicht verlorengehen."[948] Wenn Drewermanns Hermeneutik nur assimiliert würde, beschnitte sich Theologie eines ihrer kräftigsten Triebe; sie nicht mehr zu zitieren hieße letztlich, dass Theologie ihre eigene Geschichte als Geschichte des voranschreitenden und sich entfaltenden Gottesverständnisses nicht ernst nimmt.

Konstruktiv zu verstehen ist Drewermann nur - und so kann er nach der werkimmanenten Analyse auch verstanden werden - als dialektisch-existentieller[949] Glaubensdenker mit der Ambition und Vision einer universellen Erkenntnis-, Wissens- und Glaubenssynthese aus der Perspektive der Theologie.

Nach der möglichst vorurteils- und vorverurteilungsfreien werkimmanenten Verstehensanalyse aus dogmatisch-soteriologischer Perspektive hat sich ergeben, dass Eugen Drewermann in der Gegenwart einer der wegweisenden Vordenker der Integration, der Ganzheitlichkeit, der Einheit, des Friedens und des christlichen Glaubens als Heilsmacht ist.

---

[948] *Sudbrack J.:* Eugen Drewermann- um die Menschlichkeit des Christentums, Würzburg 1992, 128.
[949] „Dialektisch" verstanden im Sinne Karl Barths und Sören Kierkegaards, nicht im Sinne G. W. F. Hegels.

4 Die Synthese: Fünf Thesen im Anschluss an Eugen Biser und Eugen Drewermann

Nach den Analysen der dogmatisch-soteriologischen Modelle bei Eugen Biser und Eugen Drewermann ergibt sich nun die Möglichkeit einer eigenständigen Synthese des Erarbeiteten im Sinne einer existentiellen Deutung. [950] Die Fünfzahl folgt im Anschluss an die fünf systematischen Aspekte der Analysen. Die Herkunft der Thesenelemente ist gekennzeichnet mit „B" für Biser und „D" für Drewermann.

These 1

Der Mensch lebt nicht als der, der er sein kann.
Das volle Potential des Menschen liegt im Prozess seiner Selbstwerdung.
Selbstwerdung und Selbstfindung verwirklicht der Mensch als Glaubender in existentieller Gleichzeitigkeit mit dem Auferstandenen.

Der Mensch lebt nicht als der, der er sein kann. Er ist sich selbst ein Rätsel, die noch unbeantwortete Frage seines eigenen Daseins, das uneingelöste Versprechen der von Gott gegebenen Verheißung. Der Mensch hat sich vom „Paradies" als dem potentiellen Raum seiner vollen Daseinsmöglichkeiten entfernt. (B)

Mitverantwortlich für diese *conditio humana* ist vor allem ein geschichtlich gewordenes dualistisches Menschenbild, demzufolge der Mensch mit Bewusstsein, Verstand und Wille begabt ist, dabei aber die anderen Dimensionen des Menschen nicht oder nur am Rande in den Blick genommen werden. Dieses intellektualistische und rationalistische Menschenbild ist zutiefst reformbedürftig. Denn neuere Forschungen zeigen, dass Verhaltensmuster, Archetypen, Mythen und Symbole aus der phylogenetischen Evolution die Ontogenese des ganzen Menschen in erheblichem Umfang prägen. (D)

---

[950] Vgl. *Kutschera F. v.*: Die großen Fragen. Philosophisch-theologische Gedanken, Berlin-New York 2000, 7f:
„Existentielle Reflexionen sind primär eine Sache des einzelnen. Ihr Resultat sind nicht Aussagen, die Anspruch auf Zustimmung durch jedermann erheben wollen oder auch können. Es handelt sich nicht darum, welche Haltung zum Leben sich nach objektiven Kriterien allgemein empfiehlt, sondern welche Haltung für mich im Blick auf meine Erfahrungen und Einsichten und angesichts meiner konkreten Situation und meiner tiefsten Anliegen richtig und verantwortbar ist. Es gibt keine existentiellen Fragen, die sich jedem Menschen immer stellen, sondern sie stellen sich einer bestimmten Person in einer bestimmten Lage. Daher adressiert man seine existentiellen Überlegungen primär an sich selbst. Natürlich bestehen Gemeinsamkeiten im Erleben, in der Lebenssituation, in den Anliegen, so daß Antworten, der die eine auf seine existentiellen Fragen findet, auch für andere hilfreich sein können. Die Antworten lassen sich aber jedenfalls nur beschränkt verallgemeinern."

Der Mensch existiert in Angst: vor der Natur, der Welt, der Geschichte und der Evolution mit ihren „unmenschlichen" Gesetzmäßigkeiten. Im Grunde lebt der Mensch in Angst vor einem Bild von Gott, den er für den Mangel und das Übel in der Welt verantwortlich macht. Dies ist aber aus der Sicht der Tiefenpsychologie und der Psychoanalyse eine Projektion des Menschen. Der Mensch muss in Wirklichkeit erkennen, dass seine Angst und Identitätsnot der Preis für seine von Gott geschenkte, aber von ihm noch nicht verwirklichte Freiheit, seine Individualität und seine Verantwortung sind. (D)

Der Mensch bedarf der Heilung von Grund auf. Diese Heilung, die auch die Befreiung von seiner Angst einschließt, schafft er nicht aus sich selbst heraus. Sein Daseinsmodus wird geheilt, er wird heil, wenn er im gelebten Augenblick in existentieller Gleichzeitigkeit mit dem Auferstandenen lebt, eingebunden in den pneumatisch zu deutenden mystischen Leib Christi. Auf diesem Weg schwingt sich der Mensch zu seiner höchsten Verwirklichungs-Möglichkeit auf, d.h. in Metaphern ausgedrückt: zu seiner Selbstwerdung, zur Gottebenbildlichkeit, zur Gottesfreundschaft und Gotteskindschaft. (B)

These 2

Die christliche Religion ist im Wesentlichen eine therapeutische Religion. Christlicher Glaube versteht sich als Glaubensmystik. Glaube und Religion stehen ganz im Dienst der Menschlichkeit des Menschen und der Göttlichkeit Gottes.

Die christliche Religion ist im Grunde eine therapeutische Religion. (B, D)

Glaube, Religion und Kirche befinden sich mitten in einer epidemischen Glaubenskrise. Der Weg aus der Glaubenskrise führt über die dreifache Glaubenswende: vom Gegenstands- zum Innerlichkeits- und Identitätsglauben. Vorbild für diesen Identitätsglauben ist der biblische Glaube, verstanden als heteronome Autonomie des Menschen. Der Mensch glaubt und vertraut auf Gott aus freier Entscheidung. (B)

Die erkenntnistheoretisch schon überwundene kartesianische Trennung von „Subjekt" und „Objekt" ist auch im Glaubensvollzug zu überwinden. Demzufolge bedeutet Glauben zuerst eben nicht, sich zu verlassen auf von außen vorgegebene Glaubenssätze, Glaubensbilder und verobjektivierte Glaubenswahrheiten im Sinne eines Indoktrinations- und Instruktionsglaubens, selbst wenn diese vorübergehend eine Hilfe für den Glaubensvollzug sein können. Glauben heißt viel mehr, in einen persönlichen spirituellen Dialog mit dem Auferstandenen und „dessen" Gott einzutreten, gemäß der Identitätsaussage: „Wer mich gesehen hat, hat auch den Vater gesehen." (Joh 14,9) (B)

Der Glaube dient der Menschlichkeit des Menschen, seiner individuell-geschichtlichen Personwerdung und der Göttlichkeit Gottes. Denn der absolute

Bezugspunkt der Selbstfindung und Gottfindung ist Gott als die absolute Person. Heilender Glaube ist erfahrungsbezogen, personal, mystisch und therapeutisch. Christlicher Glaube ist ein Akt der Freiheit und des Vertrauens. In Freiheit zu glauben und voll auf den Gott Jesu zu vertrauen heilt den ganzen Menschen und macht ihn heil. (D)

These 3

Jesus Christus ist der große Wohltäter und Therapeut der Menschheit. Die therapeutische Dimension bildet das Zentrum der Sendung Jesu. Als der fortlebende Christus und als innerer Lehrer ruft er den Menschen in den Innenraum des Glaubens und führt ihn so zur Identität mit sich selbst.

Jesus von Nazareth repräsentiert vollkommen das Antlitz Gottes: frei von aller Negativität und Ambivalenz. Die Lebensleistung Jesu besteht vor allem darin, dass Jesus an Gott als die reine Liebe in Person geglaubt hat. (B)

Jesus von Nazareth glaubte an Gott als den guten „Abba-Vater"-Gott, fernab jeder religionsgeschichtlichen Ambivalenz im Gottesbild. Das Gottesbild Jesu ist zu verstehen als die Integration väterlicher und mütterlicher Züge und als die vollständige Umkehrung der Herrschaft von Naturgeschichte und Evolution. Der Glaube Jesu ist die vollständige Synthese aller einzelnen Aspekte und Dimensionen des menschlichen Daseins. Nach dem Beispiel Jesu leben heißt: individuell-therapeutisch, sozialpsychologisch-integrativ und politisch-revolutionär glauben und leben. Jesus Christus ist das Symbol der umfassenden Befreiung des Menschen von allem Übel, vor allem vom Krieg. (D)

Im Übergang von der Verkündigung des historischen Jesus zur Verkündigung des Auferstandenen ereignete sich ein verobjektivierender Perspektivenwandel, so dass aus Jesus von Nazareth als dem Botschafter des Gottesreiches die Botschaft wurde, aus dem Wegbereiter des Glaubens dessen Inhalt und aus dem Lehrer der Seinen der Inbegriff einer Lehre. Der Blick auf die Lebensleistung Jesu und das wirkliche Antlitz Gottes ist dadurch verstellt worden. Aber der Auferstandene selbst tritt im Zuge der Glaubenswende aus dem von Menschen gemachten doktrinalen, kerygmatischen und liturgischen „Schrein der Vergegenständlichungen" hervor und ermöglicht wieder den Blick auf das unverstellte Antlitz Gottes. (B)

Der Mensch wird vom fortlebenden Christus als dem inneren Lehrer persönlich angesprochen. In diesem existentiellen Angesprochensein kann der glaubende Mensch die Schwelle vom vergegenständlichten Außenraum des Glaubens nach innen hin überschreiten und sich in die Mitte des Glaubens mit hineinnehmen lassen. Der Mensch kann sich in existentieller Gleichzeitigkeit vom inneren Lehrer, d. i. der fortlebende Christus in den Seinen, in das Geheimnis Gottes einweisen zu lassen. In diesem Akt der mystischen Inversion kommt die Liebe als die diamantene Herz- und Identitätsmitte des Christentums wieder zum Vorschein. (B)

Jesus von Nazareth wird wieder deutlich erkannt als der, der er wirklich ist: Offenbarer der heilenden Liebe Gottes und Therapeut des entfremdeten Menschen. (B, D)

These 4

Die Identitätsmitte von Kirche liegt im therapeutischen Zentrum der Sendung Jesu und in ihrem Dienst an der Selbst- und Identitätswerdung des Menschen. Kirche und Mensch leben in einer Schicksalsgemeinschaft. Identitätsbewusste Kirche entsteht als Liebesgemeinschaft von Menschen, die in Freiheit glauben.

Die Glaubwürdigkeit der heutigen Kirche leidet zu großen Teilen daran, dass sie sich selbst und ihrer Umwelt über ihre Identitätsmitte keine überzeugende Auskunft gibt. Die Identitätsmitte von Kirche liegt eindeutig im therapeutischen Zentrum der Sendung Jesu und in ihrem Dienst an der Selbst- und Identitätswerdung des Menschen. Doch das Institutionelle, Schematische, Moralische, Gegenständliche, der Zwang und die Repression verdunkeln die Identität der Kirche. Aber eine unter Identitätsverlust leidende Kirche kann dem heutigen Menschen nicht wirklich helfen, seine eigene Identitätsnot zu heilen. So betrachtet spiegelt sich die Identitätsnot des Menschen in der Identitätsnot der christlichen Religion und der Kirche wider und umgekehrt. (B)

Erschwerend hinzu kommt die Verobjektivierung und Historisierung des Glaubens in dogmatisierter kirchlicher Lehre, indem glaubenssubjektive Inhalte durch Projektion veräußerlicht und vom existentiellen Lebensvollzug abgetrennt werden. Kirche, die Glaube extrinsezistisch versteht und als Depositum indoktriniert, verfehlt sich selbst und den Menschen. (D)

In dieser Form repräsentiert Kirche nur ein Zerrbild ihres Potentials, gemessen am Beispiel Jesu und seiner Botschaft vom Gottesreich, dem einzig wirklichen Maßstab der Kirchenbildung. Mensch und Kirche stehen in einer Schicksalsgemeinschaft. Beide haben nur dann eine positive und gemeinsame Zukunft, wenn sie sich selbst finden und verwirklichen in der therapeutischen Dimension der Sendung Jesu. Diese Sendung lebt fort im mystischen Leib des fortlebenden Christus in den Seinen. Dort liegt der genuine Verwirklichungs-Raum von Kirche, in dem die Selbstwerdung, die Gottebenbildlichkeit, die Gottesfreundschaft und die Gotteskindschaft des Menschen möglich sind. In dieser transformierten Form wird Kirche zur sozialen Verwirklichungsform des fortlebenden Christus: in der gelebten Wechselbeziehung Christi in den Herzen der Glaubenden und der Glaubenden in Christus. (B)

Kirche bildet sich nicht mit Macht und unter Zwang, sondern organisiert sich selbst nach dem Beispiel Jesu als Gemeinschaft von Gläubigen in Freiheit. (D) Erster Beweggrund und höchstes Ziel dieser Gemeinschaft ist allein die umfassende Verwirklichung der Selbst-, Nächsten- und Gottesliebe im Anschluss an das einzigartige Beispiel Jesu. (B, D)

These 5

Innerstes Modell der Theologie ist die therapeutische Dimension der Sendung Jesu.
Substanz der Theologie ist die Dienstleistung am heilungs- und heilsbedürftigen Menschen.
Das Paradigma einer therapeutischen Theologie korreliert mit existentieller Glaubensmystik und strebt nach einer Integration von Erkennen und Glauben, von Theorie und Praxis.

Der Verlust der therapeutischen Dimension der Theologie hat verschiedene Gründe. So hat die Theologie im Prozess der Differenzierung und Emanzipation von Religion und Medizin und im Verlauf ihrer eigenen Szientifizierung die therapeutische Dimension des christlichen Glaubens und das therapeutische Zentrum der christlichen Religion preisgegeben. Stattdessen hat sich die christliche Religion auf eine ethische Wegweisung und auf eine objektive Lehrform von Glaube und Religion selbst verkürzt und von außen reduzieren lassen. (B)

Kirchliches Lehramt und lehramtlich assistierende Theologie haben den existentiellen Vertrauensglauben des Jesus von Nazareth über die Maßen zum veräußerlichten Gottesbegriff funktionalisiert und rationalisiert. Tiefenpsychologisch gedeutet ist diese Form des Gottesbegriffes aber nichts anderes als die ins Unendliche projizierte Form des Bildes, das der Mensch von sich selbst entwirft und der Stabilisierung des brüchigen menschlichen Daseins dient. Das Ergebnis dieser Fehlentwicklung schlägt sich nieder in intellektualisierter, entemotionalisierter, entexistentialisierter und entpersönlichter Theologie, in Dogmatismus und Erstarrung der kirchlichen Orthodoxie. (D)

Theologie bedarf der fundamentalen Selbstkorrektur. Diese geschieht zuerst durch die Rückbesinnung auf die Lebensleistung Jesu und durch die Wiederentdeckung des existentiellen Vertrauensglaubens, den Jesus beispielhaft und einzigartig lebte. Die notwendige Selbstkorrektur der Theologie bedeutet in wissenschafts- und erkenntnistheoretischer Hinsicht: Theologie ist mehr Kommunikation und Intuition als Disputation und Argumentation - Intuition verstanden als Erkenntnisform der Initiation, des Überblicks und der Zusammenschau. (B)

Theologie muss zudem konsequent die konkreten Einsichten des evolutiven Weltbildes einarbeiten. Tiefenpsychologie und Psychoanalyse stehen dazu bereit als ernstzunehmende Hilfestellungen und Erweiterungen der Theologie. (D)

Das Paradigma einer positiven therapeutischen Theologie korreliert mit existentieller Glaubensmystik und strebt nach einer Integration von Erkennen und Glauben, von Theorie und Praxis. Therapeutische Theologie wird zu einer integralen Form des Dialogs. So verstanden wird Theologie zur reflexiven Wissenschaft gelebter Glaubensmystik. Konkrete theologische Rede ist wieder zu betreiben als existentiell bedeutsame Rede des heilsbedürftigen Menschen auf Gott hin. Solche theologische Rede liegt in unmittelbarer Nähe zum aufrichtigen Gebet des Menschen zu Gott. (B, D)

Hauptteil B

Dieser Hauptteil entfaltet die Frage „Macht der Glaube heil?" zuerst in biblisch-soteriologischer Perspektive. Zu untersuchen ist das Glaubens- und Heilsverständnis auf der Grundlage der biblischen Offenbarung. Die Bibel gilt gnoseologisch als norma normans non normata des Christentums und nimmt im Glauben der Kirche den ersten und vornehmsten Platz (*locus theologicus*) ein.[951] Die biblisch-soteriologische Hermeneutik dient auch der Falsifizierung oder Verifizierung der eigenständigen Synthese im Anschluss an die zeitgenössischen theologisch-soteriologischen Modelle bei Eugen Biser und Eugen Drewermann.

Daraufhin werden die gewonnenen Erkenntnisse hermeneutisch erweitert. Für diese Erweiterung werden diachronisch und synchronisch wichtige Modelle ausgewählt, die einen Zugewinn für die dogmatisch-soteriologische Ausgangsfrage erwarten lassen. So gilt z. B. das mittelalterliche „Opus Hildegardis" der Hildegard von Bingen als einzigartiges Phänomen in der christlichen Kirchengeschichte. Wissenschaftliche Theologie hat dieses Modell noch wenig rezipiert.

Um die existentielle Bedeutung des christlichen Glaubens als Heilsmacht ganzheitlich interpretieren zu können, bedarf es des interdisziplinären Austauschs. Zum Abschluss von Hauptteil B werden neuere human- und naturwissenschaftliche Forschungserkenntnisse rezipiert, vor allem aus den Disziplinen Medizin, Gesundheitswissenschaften, Religionspsychologie, Psychoanalyse und den Neurowissenschaften.

5 „Glaube" und „Heil" in biblisch-soteriologischer Perspektive
5.1 Begriffs- und Verhältnisbestimmungen
5.1.1 „Glaube" und „Heil" als theologische Grundbegriffe

„Glaube" und „Heil" gehören zusammen mit „Offenbarung" zu den zentralen theologischen Grunddimensionen, -themen, -strukturen und –kategorien. Theologische Erkenntnis reflektiert: „Der Mensch begegnet dem sich mitteilenden Gott – die Theologie nennt dieses Geschehen *Offenbarung* – und sieht sich aufgefordert, dem Wort Gottes seine Antwort zu geben – die Theologie bezeichnet sie als *Glauben*. Findet dieser Dialog in echter und rechter Weise statt, ereignet sich das verheißene *Heil*."[952]

Offenbarung konstituiert das objektive Prinzip theologischer Erkenntnis, Glaube das subjektive Prinzip, wobei die kognitiv orientierte theologische Erkenntnis nicht nur am Informationswert über Offenbarung und Glaube interes-

---

[951] Vgl. *Beinert W.*: Theologische Erkenntnislehre, 56ff. 93ff.
[952] *Beinert W.*: Theologische Erkenntnislehre, 51.

siert ist, sondern beide Prinzipien als „Eckpfeiler" im großen Spannungsbogen der theologischen Rede vom „Heil" versteht. „Es ist für das Schicksal des Menschen bedeutungsvoll, wahre Erkenntnis über Gottes Selbstmitteilung zu erlangen."[953]

Die Selbstmitteilung Gottes in der Hl. Schrift, die als die wichtigste Bezeugungsinstanz der christlichen Religion und als „die Seele der heiligen Theologie"[954] anerkannt ist, bildet das unverrückbare Fundament jeder dogmatischen Rede vom christlichen Glauben als Heilsmacht. Demzufolge richtet sich der Fokus der folgenden Spurensuche auf exemplarische und paradigmatische Modelle von „Glaube" und „Heil" in der biblischen Offenbarung.

5.1.2   Die strukturelle Zuordnung von „Glaube" und „Heil"

An dieser Stelle ist eine weitere Vorentscheidung zu treffen, und zwar: in welcher Zuordnung und mit welcher Gewichtung soll die biblische Hermeneutik von Glaube und Heil dargestellt werden? Mehrere Gründe sprechen dafür, dass der Schwerpunkt der Fragestellung „Macht der Glaube heil?" auf den Begriff Glaube und dessen Bedeutung zu legen ist:

1. Das Grundwort „Glaube" steht in der Struktur des Titels nicht zufällig in zentraler Position. Die Hermeneutik des christlichen Glaubens bildet den Dreh- und Angelpunkt der Fragestellung. (Vgl. auch „Die Einleitung")

2. Der Untertitel „Der christliche Glaube als Heilsmacht" präzisiert die innere Struktur der Fragestellung. Heil dient demnach als Veranschaulichung, Konkretisierung und nähere Qualifizierung des vorgängig als christlich bestimmten Glaubens.

3. Die These lautet, dass die Höhe oder Tiefe des Daseins mit der Glaubensentscheidung und nachhaltigen Glaubensexistenz des Menschen steht und fällt, je nachdem, ob sie als Glaubenshingabe oder als Glaubensverweigerung erfolgt. Das Leben im Glauben, Kleinglauben, Irrglauben, Aberglauben oder Unglauben, und zwar aus freiem Willen, nicht im blinden Gehorsam, entscheidet über das Heil oder Unheil des Menschen. Die These „der Glaube als Grundvoraussetzung für das Heil" ist nun am biblischen Glaubens- und Heilsverständnis zu verifizieren oder falsifizieren.

---

[953] *Beinert W.:* Theologische Erkenntnislehre, 51.
[954] Vgl. *Dei Verbum:* Dogmatische Konstitution über die göttliche Offenbarung vom 18. November 1965, Kap. 24 (DV).

5.1.3 Die Bedeutung des Alten Testaments für den christlichen Glauben

Die Frage nach „den" Modellen oder nach „dem" Modell von Glaube und Heil in der Bibel bedarf der historisch-kritischen Exegese der Einzeltexte und Kontexte, der Archäologie, der Religionsgeschichte, der Religionswissenschaft und, im Anschluss an Drewermann, auch der Tiefenpsychologie. Nicht zuletzt bedarf es einer gesamtbiblischen Theologie.[955] Biblische Theologie wird hier verstanden als theologische Disziplin und als das Projekt, das den jeweiligen Eigenstand der Theologie des Alten Testaments und der Theologie des Neuen Testaments gesamtbiblisch miteinander in Beziehung setzt, ohne zu harmonisieren und vereinzunahmen, und das Zusammenhänge aufzeigt zwischen dem Ersten (AT) und dem Zweiten (NT) Testament.

Der folgende Gang greift auch auf die Reflexionen gesamtbiblischer Theologie zurück, um das biblische Thema Glaube aus dogmatisch-soteriologischer Perspektive sachgerecht begreifen zu können.

5.1.4 Das Verhältnis von Altem und Neuem Testament nach dem Zweiten Vatikanum

Die christliche Kirche und die christliche Theologie beginnen nicht mit der Botschaft des Neuen Testaments. „Die Kirche hat nicht das Alte Testament irgendwann ‚übernommen', was dann einer Erklärung bedürftig sein könnte, sondern sie hat von Anfang an mit dieser ihrer Bibel gelebt und sie hat ihr eigenes Selbstverständnis, nicht zuletzt auch die Deutung des Lebens und des Geschicks Jesu, aus dieser ihrer Bibel heraus entwickelt (...)"[956]

Das Zweite Vatikanum markierte die Bedeutung des Alten Testaments für die christliche Religion neu. Die meisten Konzilsdokumente argumentieren mit dem evolutiv-heilsgeschichtlichen Modell, wonach sich die Selbstoffenbarung Gottes in der Geschichte auf das Christusereignis hin bewegt und sich im Christusereignis unüberbietbar und im vollen Sinn zeigt. Die im Alten Testament bezeugte Geschichte Gottes mit Israel gilt in den Dokumenten des Konzils als Vorbereitung des Kommens Christi und seines Reiches (DV 14). Das Alte Testament spiegelt die Epoche des Menschengeschlechtes vor der Wiederherstellung des ganzen Heils in Jesus Christus wider (DV 15). Das Christusereignis bildet den Gipfel, den Abschluss und die Vollendung der Selbstoffenbarung

---

[955] Zur aktuellen Diskussion um gesamtbiblische Theologien vgl. *Räisänen H.*: Neutestamentliche Theologie? Eine religionswissenschaftliche Alternative, Stuttgart 2000 (Stuttgarter Bibelstudien 186), 41-46.
[956] *Rendtorff R.*: Theologie des Alten Testaments. Ein kanonischer Entwurf, Bd. 2: Thematische Entfaltung, Neukirchen-Vluyn 2001, 310.
Vgl. auch *Schöttler H.-G.*: Christliche Predigt und Altes Testament. Versuch einer homiletischen Kriteriologie, Ostfildern 2001 (Zeitzeichen. 8), 28-104, hier der Überblick „Die Bibel Israels in der Kirche" aus pastoraltheologischer Perspektive.

282

Gottes in der Geschichte (DV 2, NA 4)[957]. Im Neuen Testament zeigt das Alte Testament seinen vollen Sinn und deutet seinerseits das Neue Testament (DV 16). Die Gründung der Kirche Jesu versteht sich Initiative Gottes, die er in der Geschichte mit dem Volk Israel im Voraus angelegt hat (LG 2).[958] Gott hat sein Volk Schritt für Schritt auf den Neuen Bund in Christus vorbereitet (LG 9). Diese vorbereitende und vorausweisende Heilsgeschichte zeigt sich in den Büchern des Alten Testaments (LG 55). Die Kirche als „Neuer Bund" weiß sich mit dem Judentum als „Stamm Abrahams" durch ein „geistliches Band" verbunden (NA 4).

Trotz dieser respektvollen Verhältnisbestimmung ist den Konzilsdokumenten eine latente Ambivalenz in der Bewertung des Alten Testaments für die christliche Religion immanent.[959] Die Dokumente formulieren nicht einstimmung und explizit, dass das Alte Testament die unverzichtbare hermeneutische Voraussetzung für das Verstehen des Neuen Testaments ist und dass das Alte Testament eine eigene Entität und eigenständige Dignität aufweist.[960] Die evolutiv-heilsgeschichtlich begründete Perspektive, die das Konzil vertritt, kann leider auch in die Richtung gedeutet werden, dass die alttestamentliche Epoche von geringerer Bedeutung und von minderem Wert gegenüber der neutestamentlichen Epoche als der „eigentlichen" Heilsepoche ist.[961] Diese Subordination, die ein echtes Missverständnis wäre und ein Missverhältnis des Interpreten zum Alten Testament und zur Offenbarung Gottes an Israel dokumentieren würde, wird dann gegenstandslos, wenn das Alte Testament gewürdigt wird: 1. als chronologische Vor-Geschichte, 2. als evolutiv notwendige Voraussetzung, 3. als monotheistische und theozentrische Grundlegung und 4. als Wort-Gottes Offenbarung mit eigener Dignität, die das Auftreten des Juden Jesus von Nazareth ankündigt und im prophetischen Sinn verkündigt (vgl. DV 24).

Darüber hinaus ist mitzubedenken, dass Jesus nur aus Büchern des Alten Testaments zitiert hat, die im Judentum erst später zur Hebräischen Bibel kanonisiert wurden und heute in der christlichen Bibel im Alten Testament überlie-

---

[957] Vgl. *Nostra aetate:* Erklärung über das Verhältnis der Kirche zu den nichtchristlichen Religionen vom 28. Oktober 1965 (NA).
[958] Vgl. *Lumen Gentium:* Dogmatische Konstitution über die Kirche vom 21. November 1964 (LG).
[959] *Schöttler H.-G.:* „Auf der Ebene ihrer je eigenen Identität verbunden" (Johannes Paul II.). Theologische Überlegungen zu einem neuen Verhältnis von Kirche und Israel und zum christlich-jüdischen Dialog.
[960] Vgl. *Wilckens U.:* Theologie des Neuen Testaments, Bd.1. Geschichte der urchristlichen Theologie, Teilband 1. Geschichte des Wirkens Jesu in Galiläa, Neukirchen-Vluyn 2002, 6-14.
[961] Die Degradierung des Alten Testaments bzw. der alttestamentlichen Epoche war schon vorkonziliar ein ungelöstes Problem, wie die frühkirchliche Gestalt Markions, die Rezeption Markions bei A. v. Harnack und aktuell auch bei Drewermann belegt (siehe dort). Vgl. *Harnack A. v.:* Marcion - das Evangelium vom fremden Gott. Eine Monographie zur Geschichte der Grundlegung der katholischen Kirche, Leipzig 1921, 248f. A. v. Harnack schätzt das Festhalten der Kirche an den Schriften des Alten Testaments als „Folge einer religiösen und kirchlichen Lähmung" ein!

fert sind (zuzüglich der apokryphen, deuterokanonischen bzw. pseudepigraphischen Bücher der christlichen Bibel). Papst Johannes Paul II. sprach am 17. November 1980 vor Repräsentanten des deutschen Judentums über die Frage nch dem Verhältnis vom Alten zum Neuen Bund und über die Dimensionen, die an einen heute geforderten und in Ansätzen bereits stattfindendenen Dialog zwischen Judentum und Kirchen zu stellen sind. Seine Hermeneutik ist im positiven Sinn wegweisend: „... Die erste Dimension dieses Dialogs, nämlich die Begegnung zwischen dem Gottesvolk des von Gott nie gekündigten (vgl. Röm 11,29) Alten Bundes und dem des Neuen Bundes, ist zugleich ein Dialog innerhalb unserer Kirche, gleichsam zwischen dem ersten und zweiten Teil ihrer Bibel (...)"[962]

5.1.5 Das induktiv-inklusive Verhältnis zwischen jüdischer und christlicher Religion

Die christliche Religion und die Theologie stehen vor der bleibenden Aufgabe, sich der eigenen Herkunft zu vergewissern. Beide Weltreligionen – Judentum und Christentum - wurzeln im gleichen evolutiv-heilsgeschichtlichen Boden und stehen auf dem gleichen Offenbarungsgrund.[963] Deshalb ist die Frage nach der Heilsmacht des christlichen Glaubens auch mit der Frage nach einer versöhnenden und integrierenden Theologie der Religionen zu verbinden.

Kirchengeschichtlich trägt ein exklusivistisches christliches Heilsverständnis erhebliche Verantwortung für die Diskriminierung des Judentums in der biblisch-christlichen „Heils"-Geschichte.[964] Latent antijüdische Tendenzen in der Geschichte der christlichen Kirche(n) sind leider oft in abscheulichen antijüdischen Pogromen eskaliert, die tragischerweise biblisch-theologisch begründet wurden.[965]

Der exklusivistische Glaube an den einzigen Heilsbringer Jesus Christus"[966] dient auch neuzeitlich als zentrales Argument, um den Absolutheitsan-

---

[962] *Rendtorff R., Henrix H. H.*: Die Kirchen und das Judentum, Paderborn-München ²1989, 75. Eine weiterführende Diskussion findet statt in *Zenger E.*: Der Neue Bund im Alten. Zur Bundestheologie der beiden Testamente, Freiburg-Basel-Wien 1993.
[963] Vgl. *Werbick J.*:Soteriologie, 10.
[964] In mehreren bedeutenden theologischen Gesamtentwürfen der Gegenwart wird der Absolutheitsanspruch des Christentums mehr oder weniger relativiert. Vgl. Anm. 19.
[965] Z. B. wurde das Matthäusevangelium ganz zu unrecht zum antijudaistischen Evangelium gebrandmarkt, wobei auf sträfliche Weise aggressiver Antijudaismus mit antijüdischer Polemik, die sich durchaus bei Matthäus findet, verwechselt und gleichgesetzt wurde.
[966] *Döring H.*: Der Absolutheitsanspruch des Christentums. In: *Müller K., Prawdzik W. (Hgg.)*: Ist Christus der einzige Weg zum Heil?, Nettetal 1991, 92: Keinesfalls „... zu übersehen ist, daß das Bekenntnis zur Katholizität nicht unbelastet ist (wenn man etwa an den sehr umstrittenen Satz der Theologie ‚extra ecclesiam nulla salus" denkt!)." Katholizität als drittes Kirchenattribut suggeriert im Kontrast zu Absolutheit eher ein Angebot als einen Anspruch.

spruch des Christentums christologisch zu begründen.[967] Dieser Anspruch führte nicht selten zur Durchsetzung dieser exklusivistischen Glaubensposition mit repressiven Mitteln.[968] „Absolutheit – das klingt und riecht geradezu nach Monopolanspruch und Arroganz, ja nach Inquisition und Intoleranz."[969]

Dagegen ist das Verhältnis zwischen jüdischer und christlicher Religion induktiv-inklusiv zu bestimmen. Inneres Moment dieser Korrelation sind das biblisch geoffenbarte Verständnis von Glaube und Heil. „Über den im Glauben geoffenbarten biblischen Text ist in allen Völkern, selbst in denen, wo keine Juden leben, das jüdische Volk vertreten. Es ist für die Gläubigen unmöglich, sich nicht auf irgendeine Weise mit diesem Volk und mit seiner Geschichte zu identifizieren. Eines der ergreifendsten Beispiele ist das der Schwarzen, die als Sklaven in die Neue Welt deportiert wurden."[970] Das Verhältnis zwischen dem Heil für Israel und dem Heil für alle Völker wird von der biblischen Offenbarung als das Verhältnis vom Besonderen zum Allgemeinen bestimmt.[971] „So ist die besondere Geschichte *dieses* Volkes ausgerichtet auf das Heil *aller* Völker. Aber nicht dem Ehrgeiz der Reiche der Völker entsprechend, die davon träumen, die Herrschaft eines einzigen Volkes über alle anderen zu errichten. Gott, der Einzige, herrscht über alle Völker und ermöglicht allen Völkern, bereits jetzt ihre gleiche Würde zu entdecken."[972]

Für diese Untersuchung ergibt sich in gnoseologischer und praxeologischer Hinsicht: das Alte Testament ist dem Neuen Testament nicht substantiell unterzuordnen, sondern chronologisch-evolutiv vorzuordnen. Erst unter dieser Voraussetzung lässt sich das Alte Testament entsprechend seiner eigenen Entität und Dignität der christlichen Religion zuordnen – im Sinn einer Integration in das Gesamt der Offenbarung, wie sie die Bibel insgesamt dokumentiert.[973]

Mit dieser Entscheidung bietet sich nur eine einzige Alternative an: die Versöhnung beider Weltreligionen auf der Grundlage des biblisch geoffenbarten

---

Nicht übersehen werden darf aber, dass beide Prinzipien nicht explizit biblischen Ursprungs sind, der somit erst theologisch-normativ aufgezeigt werden muss.
[967] Vgl. *Döring:* Der Absolutheitsanspruch des Christentums, 89. Er stellt fest, dass der philosophische Begriff ‚absolut' im Zusammenhang mit dem deutschen Idealismus zum philosophisch-metaphysischen Grundbegriff Gottes geworden und mit dem christlichen Gottesbegriff nicht (mehr) kompatibel ist.
[968] Vgl. z. B. die Kreuzzüge und die Conquista Lateinamerikas „im Namen Christi".
[969] *Döring H.:* Der Absolutheitsanspruch des Christentums, 92.
[970] *Lustiger J.-M.:* Die Verheißung. Vom Alten zum Neuen Bund, Augsburg 2003, 149.
[971] Vgl. *Lustiger J.-M.:* Die Verheißung, 150.
[972] *Ebd.*
[973] Zuzustimmen ist der kritischen Würdigung des Alten Testaments bei *Naber H.:* Die Bedeutung des Alten Testaments für die christliche Theologie. Positionen deutschsprachiger katholischer Alttestamentler des 20. Jahrhunderts, Dissertation, Münster 1998, 209: „Seiner Gleichberechtigung als Wort Gottes folgt seine Gleichstellung mit dem Neuen Testament, mit dem es zusammen die eine göttliche Offenbarung bildet. Der hermeneutische Paradigmenwechsel spiegelt sich auch in der Bezeichnung des Alten Testaments als Erstes Testament wider, weil es den ersttestamentlichen Teil der Offenbarung darstellt."

Heilswillens für alle Menschen, der Christen und Juden gleichermaßen einschließt (vgl. 1Tim 2,4). Nur auf der Grundlage dieses Integrationswillens kann der christliche Glaube sein ganzes Potential als Heilmacht entfalten.

5.2 „Glaube" im Alten Testament

5.2.1 Die hebräische Wurzel *'mn* als Textbasis

Auf der Suche nach einem existentiellen Zugang zum Phänomen Glaube im Alten Testament empfiehlt sich exegetisch „... mit einem Begriff zu beginnen, den sowohl die Septuaginta, das rabbinische Judentum als auch das Neue Testament mit Glauben verbinden, und zu versuchen, die variierenden Verwendungen und geschichtlichen Entwicklungen von je spezifischen Texten her zu entfalten."[974]

Die hebräische Wurzel *'mn* ist für die Anthropologie und Theologie des Alten Testaments von hoher Relevanz. Die Wurzel *'mn* bedeutet soviel wie „fest, sicher, zuverlässig".[975] Ableitungen dieser Wurzel verbinden Hörende des hebräischen Wortes mit „Beständigkeit", „... in sachlicher Hinsicht im Sinn der 'Dauer', in personaler in der Bedeutung 'Zuverlässigkeit'".[976] Als Ableitungen von *'mn* mit mehr oder weniger eigenständiger Bedeutung liegen vor: a) *hä'ämin* als Verb in Hifil- und Nifal–Form, möglicherweise auch in Qal-Form[977]; b) *'ämät* in der Bedeutungsbreite von „Beständigkeit" über „Zuverlässigkeit" und „Integrität" bis hin zu „Wahrheit"; c) *'ämunah* als „Verhalten aus Zuverlässigkeit", „Sicherheit" und „Treue"[978]; d) *'amen*, dessen Bedeutung als Adverb vor allem durch seine doxologische und liturgische Funktion geprägt ist. „Mit 'Amen' bekräftigt der Hörer den Wunsch nach Gottes Handeln, unterstellt sich dem göttlichen Gericht, schließt sich an dem Lobpreis Gottes."[979]

---

[974] *Childs B. S.:* Die Theologie der einen Bibel, Bd. 2: Hauptthemen, Freiburg-Basel-Wien, 2003, 300.

[975] Vgl. *Wildberger H.:* Art. *'mn.* In: ThAT, Bd. 1, 178-210.

[976] *Jepsen A.:* Art. *'mn.* In: ThWAT, Bd. 1, 347. Vgl. auch die einschlägigen Lexika *Balz H., Schneider G. (Hg.):* Exegetisches Wörterbuch zum Neuen Testament, 3 Bände, Stuttgart 1980-1983 (EWNT); *Bauer H. B. (Hg.):* Bibeltheologisches Wörterbuch, Graz [4]1994 (BThW).

[977] Vgl. *Kaiser O.:* Art. Glaube II. Altes Testament. In: RGG[4], Bd. 3., 944-947. Vgl. a. a. O., 944. Kaiser geht davon aus, dass das Qal „ein beständiges Beistehen", das Nifal „das dauerhafte oder zuverlässige Verhalten einer Person, Handlung oder Sache" und das Hifil „den ihr gemäßen vertrauensvollen oder treuen rezeptiven Akt" ausdrücken.

[978] Vgl. *Haacker Kl.:* Art. Glaube II. Altes und Neues Testament. In: TRE, Bd. 13, 278. Haacker weist darauf hin, dass das Wort *'ämunah* nicht das nomen actionis zu *hä'ämin* ist, wie dies bei *pistis* im Verhältnis zu *pisteúein* der Fall ist. Und *'ämunah* taucht auch nicht in Kombination mit *hä'ämin* auf. Deshalb hält es Haacker für „höchst zweifelhaft", ob *'ämunah* jemals mit „Glauben" übersetzt werden kann (vgl. Hab 2,4 und die Rezeption beim Apostel Paulus).

[979] *Jepsen A.:* Art. *'mn*, 347.

5.2.2 *hä'ämin* als Grundwort für das Phänomen Glaube im Alten Testament

Vor allem die Verwendung der Hifil-Form von *hä'ämin* gibt wichtige Hinweise auf das Phänomen Glaube und dessen spezifisch theologische Bedeutung im Alten Testament. In der Hifil-Form liegt *hä'ämin* in verschiedenen Gattungen des Alten Testaments vor: 24mal in erzählenden Gattungen und 4mal an verwandten Psalmenstellen, 7mal in prophetischen Sprüchen, 4mal in sonstigen Psalmen und 11mal in der Weisheit. Gehäuft tritt *hä'ämin* in den Erzählungen von Israels Frühzeit auf, und zwar mit theologischem Bezug, aber auch in der späteren Weisheit, dort jedoch überwiegend in Relation zum „Profanen".

Häufig wird *hä'ämin* intransitiv oder innerlich-transitiv verwendet, d. h. im absoluten Gebrauch ohne unmittelbares Bezugswort oder ein semantisch notwendiges Objekt. (Vgl. Jes 7,9; 28,16; Ps 27,13; 116,10 u. a.; umstritten ist der transitive Gebrauch z. B. bei Hab 1,5).

Beschreibt *hä'ämin* die Beziehung Mensch-Mensch, dann klingen eher skeptisch-negative Töne mit, im Sinne von: es ist besser, etwas nicht zu tun, als leichtfertig auf Menschen und deren Äußerungen zu vertrauen. Wie die Erfahrung lehrt, soll der Mensch nicht leichtfertig anderen Menschen und deren Äußerungen „glauben". Dieser negative anthropologische Bedeutungsakzent von *hä'ämin* überträgt sich durchaus auch auf das Verhältnis von Mensch-Gott, weil der Mensch eben nicht beständig und zuverlässig ist. (Vgl. für beide Dimensionen Gen 45,26; Num 14,11; 20,12; Dtn 1,32; 9,23; 1Sam 27,12; 2Kön 17,14; Ijob 4,18; 15,15; Ps 78,22.32; 106,24; Spr 14,15; 26,25; Jer 12,6; 40,14; Mi 7,5).

Dennoch finden sich im Alten Testament Passagen, wo *hä'ämin* das personale Verhältnis zwischen dem Menschen und Gott durchweg positiv qualifiziert. Dort wird der Mensch beschrieben als der, der ganz auf Gott und seine Botschaft bzw. Verheißung setzt und angesichts dieses Glaubens beständig und zuverlässig wird und fest bleibt in seiner Grundhaltung des Glaubens an JHWH.[980] (Vgl. vor allem Gen 15,6; Ex 4,31; 14,31; 19,9; Ps 106,12; 119,66; Jes 7,9; 28,16; 43,10; Jona 3,5).

Nach diesem Überblick ergibt sich: Die von *'mn* abgeleitete Verbform *hä'ämin* (Hifil-Form) bedeutet soviel wie „Festigkeit-Gewinnen in" und „das gewiß machende Sich-Einlassen auf" Gottes Verheißungswort bzw. dessen Mittler. Die

---

[980] In christlicher Solidarität mit der jüdischen Ehrfurcht vor dem heiligen Gottesnamen, den Gott selber geoffenbart hat (vgl. Ex 3,14), der im Hebräischen nur mit Konsonanten geschrieben und im Judentum aus Ehrfurcht nicht ausgesprochen wird, steht hier wie im Folgenden für den Gottesnamen das Tetragramm JHWH. Zitate bleiben unverändert. Vgl. dazu *Zenger E. (Hg.):* Stuttgarter Altes Testament. Einheitsübersetzung mit Kommentar und Lexikon, Stuttgart 2004, 1880; *Vorgrimler H.:* Neues theologisches Wörterbuch, Freiburg ²2000, 316f.

Verbform *hä'ämin* im intransitiv-absoluten Sinn meint einen „Prozeß der inneren Festigung oder das Einnehmen einer zuversichtlichen Haltung".[981]

5.2.3 Das Verhältnis von *hä'ämin* und *pisteúein* in Septuaginta und Neuem Testament

Die Septuaginta übersetzt die im Hebräischen von der Wurzel *'mn* gebildeten Wörter stets mit der griechischen Wurzel *pist-* (Ausnahmen: Jer 25,8 für *sm'*, Spr 26,25). Die Verbform *pisteúein* mit Komposita steht für *'mn* im Hifil und Nifal.[982] Das Verb *pisteúein* dient in der Septuaginta als sprachliches Äquivalent für die hebräische Verbform *hä'ämin*.[983]

Trotz dieser großen sprachlichen Nähe beider Wortgruppen werden sie nicht vollständig bedeutungsgleich für Glaube verwendet. Denn im Neuen Testament weisen Texte mit *pisteúein* zwar häufig auf alttestamentliche Texte mit *hä'ämin* zurück. Gleichzeitig ist damit zu rechnen, dass frühjüdische und neutestamentliche Hörer und Hörerinnen *pisteúein* in einer Bedeutungsvielfalt hörten, die über *hä'ämin* hinausgeht. Andererseits kann *pisteúein* den Bedeutungsreichtum und –überschuss des alttestamentlichen Glaubensbegriffes *hä'ämin* nicht fassen.

Der Einfluss des Profangriechischen im hellenistisch-heidnischen Kontext auf die neutestamentliche Bedeutung von *pistis* bzw. *pisteúein* ist gering zu veranschlagen.[984] Vielmehr ist darauf hinzuweisen, „... daß die griechischen Wörter *pistis* und *pisteuein* schon in der Septuaginta innerhalb des hellenistischen Judentums als Markierungen dafür dienten, daß der spezifische Inhalt nicht aus der griechischen Sprache selbst, sondern aus dem biblischen Gehalt erwächst."[985]

5.2.4 Andere Wörter im Umfeld des Phänomens Glaube

Die verschiedenen Ableitungen der hebräischen Wurzel *'mn*, allen voran die Hifil-Verbform *hä'ämin*, bezeichnen, was im Alten Testament unter Glaube im religiösen Sinn zu verstehen ist. Aber eine Art deduktiven Oberbegriff, „den" definitiven Terminus bzw. „das" Schlüsselwort, von dem sich alle Bedeutungsvarianten von Glaube ableiten lassen, kennt das Alte Testament nicht. Viel mehr

---

[981] *Haacker Kl.:* Glaube II/2, 280.

[982] Vgl. *Lührmann D.:* Art. Glaube In: RAC, Bd. 11, 56.

[983] Vgl. *Fink R.:* Die Botschaft des heilenden Handelns Jesu. Untersuchung der dreizehn exemplarischen Berichte von Jesu heilendem Handeln im Markusevangelium, Innsbruck-Wien 2000 (Salzburger Theologische Studien 15), 124, Anm. 209. Fink weist darauf hin, dass die Verbform *hä'ämin* „... mehr als andere Begriffe Träger konzentrierter Aussagen über den Glauben" ist. Vgl. dort auch die differenzierten Angaben zur exegetischen Diskussion des Begriffes.

[984] Vgl. *Michel O., Haacker Kl.:* Art. Glaube: *pistis.* In: TBLNT, Bd. 1, 788.

[985] *Childs B..:* Die Theologie der einen Bibel, Bd. 2, 301.

illustriert das Alte Testament das Thema Glaube in Szenen, Situationen und Erzählungen.

Andere Wörter, die im Umfeld von *hä'ämin* das Phänomen Glaube umschreiben und zum Thema machen, sind die Verba *btch* = sich sicher fühlen, vertrauen auf, sich verlassen auf; *chzq* = fest sein; *chzh* = geborgen sein, sich bergen, Zuflucht suchen; *qwh* = warten, Geduld haben, hoffen, harren; *jr* = fürchten; *jd* = erkennen; *drsch* = erkennen.[986]

5.2.5 Das Grundwort *hä'ämin* in wichtigen Kontexten des Alten Testaments

5.2.5.1 Glaube bei Jesaja (Jes 7,9; 28,16)

Die Darstellung der alttestamentlichen Rede vom Glauben beginnt seit der älteren exegetischen Forschungsgeschichte meistens mit Jes 7[987], „... weil die Verknüpfung der theologischen Aussage mit rekonstuierbarer Geschichte wohl nirgends so eng ist wie an dieser Stelle." Spekulativ bleibt, ob (Proto-)Jesaja (Ende des 8. Jh. v. Chr.) als der Schöpfer von *hä'ämin* als dem zentralen theologischen Begriff für G. im religiösen Sinn zu gelten hat, indem er „... vielleicht das ältere, durch Mißbrauch abgegriffene Reden vom ‚Vertrauen' auf Gott durch eine neue Wendung ersetzen wollte (...)"[988]

In Jes 7 tritt der Prophet Jesaja nach seiner Berufung ins Licht der Öffentlichkeit und ruft den König Ahas in bedrohter Situation zum Glauben auf. In V.9b[989] wird *hä'ämin* absolut gebraucht in dem Wortspiel mit dem Hifil und Nifal von *'mn*: „Wenn ihr nicht glaubt, werdet ihr keinen Bestand haben."[990] Die Mahnung zum Glauben steht in Spannung zur „Angst" in V.2.[991] Nach Jes 7,9, das dann in 2 Chr 20,20 aufgenommen wird, bedeutet *hä'ämin* ein „inneres Festwerden und Zuversicht-Gewinnen im Gotteswort" und ein „Ernstnehmen des konkreten Gotteswortes". Glaube initiiert einerseits eine Gegenbewegung zu Angst und Panik und dient andererseits als Voraussetzung für das zukünftige

---

[986] Vgl. *Zenger E.*: Glaube und Unglaube nach den biblischen Schriften, 145f; *Beinert W.*: Theologische Erkenntnislehre, 78f. Zur Notationsweise vgl. *Harkam G.*: Art. Glaube (AT). In: *Bauer J.*: BThW, 246.

[987] Die Reihenfolge der einzelnen Abschnitte folgt der Gliederung bei *Haacker Kl.*: Art. Glaube II/1, 277-302.

[988] *Haacker Kl.*: Glaube II/2, 282. Zur Bedeutung von *hä'ämin* vgl. *Zenger E.*: Glaube und Unglaube im Alten Testament, 141-150.

[989] *Haacker Kl.*: Glaube II/2, 281. Für ihn ist trotz des umstrittenen Verses 7,9b, der möglicherweise sekundär hinzukam, Jes 7 „... am besten als prophetische Mahnrede mit Stilelementen des Heilsorakels und der Kriegsansprache" zu lesen.

[990] Vgl. zur Übersetzung *Lührmann D.*: Art. Glaube, 56.
Vgl. *Childs B. S.*: Die Theologie der einen Bibel, Bd. 2, 302: „Glaubt ihr nicht (Hiphi!), so bleibt ihr nicht (Niphal)".

[991] Wer mit dem Plural „ihr" gemeint ist – der Personenkreis von V. 2 oder ein erweiterter Hörerkreis in der Denkschrift „Jesaja" -, bleibt mehrdeutig.

Ergehen der Hörenden des Prophetenwortes.[992] „Glaube ist hier verstanden als Zurückweisung des verzweifelten Versuchs, sich durch politische Bündnisse und Kriege zu befreien, und meint, durch ruhiges Vertrauen auf Jahwe und seine Verheißungen in sich selbst fest zu werden. Für Jesaja spitzt sich die Sache auf die Verheißungen an David zu."[993]

In Jes 28,16 wird *hä'ämin* ebenfalls absolut gebraucht und ist als bedingtes Heilswort formuliert. Es kann in Analogie zu 7,9 gedeutet werden: „Wer glaubt, wird nicht weichen." Aufgrund seiner Grundbedeutung für das alttestamentliche Glaubensverständnis wird dieses Wort auch als „Ecksteinwort" bezeichnet.[994]

5.2.5.2 Der Glaube Abrahams in der Erzvätertradition (Gen 15,6)

Wirkungsgeschichtlich gilt Abraham als der „Vater des Glaubens".[995] Ein nicht näher bestimmter Erzähler bzw. Redaktor beschreibt die Haltung Abrahams in Gen 15,6 mit dem Wort *hä'ämin* („da glaubte er"), das in der Genesis nur noch später in Gen 45,26 auftaucht und insofern untypisch für die Vätergeschichten ist.

Die Bedeutung von *hä'ämin* in Gen 15,6 erschließt sich einmal aus dem Kontrast zu V. 2f, wo Abraham vor Gott die Not seiner Kinderlosigkeit beklagt. JHWH gibt ihm eine erneute Verheißung. Abraham nimmt Gottes Verheißung der reichen Nachkommenschaft ernst. Er macht sich voll und ganz in Gottes Verheißung.

Die theologische Spitze der Struktur von Gen 15,6 liegt auf der Nachkommenverheißung als Erweis der göttlichen Gnade, formuliert in einem synthetischen parallelismus membrorum. Die Analyse der syntaktischen Struktur von Gen 15,6, die sich von der Position Gerhard von Rads löst, führt zu überraschenden Ergebnissen, „... obwohl diese Exegese die gesamte christliche und die gesamte jüdische Auslegungstradition gegen sich hat (...)"[996]

---

[992] Vgl. *Childs B. S.:* Die Theologie der einen Bibel, Bd. 2, 302.
[993] *Ebd.*
[994] *Kaiser O.:* Glaube II. Altes Testament, 94.
Vgl. dazu die kritische Anmerkung bei *Jepsen A.:* Art. '*mn*, 330: Die Stelle Jes 28,16 sei „... in sich so schwierig, dass sie zur Klärung des Begriffs kaum beitragen kann."
[995] Im Neuen Testament sind zwei grundlegend verschiedene Rezeptionen angelegt, die sich bekanntlich nicht erst kontroverstheologisch ausgewirkt haben. So gilt für den Apostel Paulus Gen 15,6 als der locus classicus seiner Rechtfertigungslehre aus Glauben ohne Werke des Gesetzes (vgl. Röm 4; Gal 3,6ff). Jakobus entwickelt sein Paradigma des Glaubens bei Abraham seine Rechtfertigungslehre aufgrund von Werken, nicht aus Glauben allein (vgl. Jak 2,14-26).
[996] Vgl. *Oeming M.:* Ist Gen 15,6 ein Beleg für die Anrechnung des Glaubens zur Gerechtigkeit? In: *Ders.:* Verstehen und Glauben. Exegetische Bausteine zu einer Theologie des Alten Testaments, Berlin-Wien 2003, 73. Vgl. dazu *Soggin A. J.:* Das Buch Genesis. Kommentar, Darmstadt 1997, 242. Soggin zitiert Oemings bemerkenswerte These, weist aber mit Oeming auf die bleibende Schwierigkeit dieser Übersetzung und Deutung hin. Soggin resümiert: Gott kann dem Menschen etwas anrechnen, nicht aber der Mensch Gott, „... und infolgedessen ist diese Übersetzung unhaltbar."

Die Verantwortung für das „Mißverständnis von Gen 15,6 trägt die Septuaginta."[997] Wenn aufgrund des hebräischen Textes Abraham das Subjekt sowohl in Gen 15,6a und 6b ist, dann heißt der Satz folgerichtig: „Abraham glaubte Jahwe; Abraham rechnete es als Gerechtigkeit an ihm (Jahwe)."[998] Der Glaube Abrahams ist nicht eine einmalige Tat, sondern eine Grundhaltung Abrahams, die sich je neu situiert und aktualisiert (- im Hebräischen ausgedrückt durch das Perfekt consecutivum).[999] Gerechtigkeit ist die Eigenschaft Gottes.

Auf der Grundlage dieser These können weder Paulus noch Jakobus ihre jeweilige Exegese auf Gen 15,6 berufen. „Denn ursprünglich ist ‚Glauben' in Gen 15,6 weder im paulinischen Sinne als Gegenbegriff zu Werken zu verstehen noch im jakobäisch-jüdischen Sinne als verdienstvolle Leistung. Von einer Anrechnung des Glaubens (wie Glaube auch immer verstanden sein mag) durch Jahwe ist überhaupt keine Rede, vielmehr von einer Anrechnung der Verheißung durch Abraham."[1000]

Aus dieser exegetischen Perspektive ist Gen 15,6 nicht im Sinn einer Verinnerlichung bzw. Spiritualisierung zu deuten. Viel mehr drücken die Verbform *hä'amin* und die syntaktische Struktur in Gen 15,6 den Glauben aus als ein ganzheitlich-existentielles und ein fortwährendes „Sich-Einlassen auf Gottes schier unglaubliche Verheißung", und dieses Sich-Einlassen „... wird zu dem Gott angemessenen und von ihm für alle Zeiten gewürdigten Verhalten erklärt."[1001]

Die Spitze von Gen 15,6 liegt auf der theologischen Ebene: „Jahwe ist der Ort, ‚in' dem Abraham sich fest macht; er ist der Haftpunkt, ‚an' dem Abraham sich festhält; zugleich aber ist Jahwe Grund und Urheber, ‚durch' den Abraham glaubt; schließlich ist Jahwe mittelbar der ‚Gegenstand', an dem oder mittels dessen die Glaubenshandlung vollzogen wird, immer von neuem. Jahwe ist Ort, Ziel, Grund und Objekt des Glaubens."[1002]

Glaube in Gen 15,6 kann auch in eschatologischer Perspektive gedeutet werden als „Prädikation" und als „... These zum Thema Glauben: war schon der erste Empfänger der Verheißungen, von denen Israel lebt, ein Glaubender und hat er gerade damit Anerkennung bei Gott gefunden, so ist damit für alle Zukunft ein Vorzeichen gesetzt und ein Weg gewiesen."[1003] Abraham wird zum eschatologischen Vorbild für das Dasein des erwählten Volkes Israel und der angrenzenden Völker.

---

[997] *Oeming M.:* Gen 15,6, 73.
[998] *Oeming M.:* Gen 15,6, 70.
[999] *Oeming M.:* Gen 15,6, 69.
[1000] *Oeming M.:* Gen 15,6, 73.
[1001] *Albertz R.:* Gottes Verläßlichkeit und menschliches Sicherheitsstreben in der biblischen Tradition. In: *Beintker M. (Hg.):* Certitudo Salutis. Die Existenz des Glaubens zwischen Gewißheit und Zweifel. Symposion aus Anlaß des 75. Geburtstages von Hans Helmut Eßer, Münster 1996, 41.
[1002] *Ebd.*
[1003] *Haacker Kl.:* Glaube II/2, 283.

Im Vergleich zwischen Jes 7 und Gen 15,6 zeigt sich, dass sich das biblische Thema Glaube ausgeweitet hat: von seiner lokal begrenzten Reichweite um Jerusalem auf die universelle Bedeutung für die Geschichte des Volkes Israel.

5.2.5.3 Glaube in der Mosetradition

In der Mosetradition wird Glaube theologisch am häufigsten verwendet. Dabei fällt auf, dass diese Stellen im Neuen Testament nicht zitiert werden. Angesichts der vielfältigen sprachlichen und sachlichen Unterschiede in diesem Traditionskomplex lässt sich zusammenfassen:

a) Ex 4,1.5.8.9.31: Glaube meint hier die Anerkennung des von Gott zur Rettung des Volkes gesandten Boten und das Hören auf die Botschaft bzw. das Annehmen der Botschaft. Mose, der zunächst zweifelt und sich dem Willen Gottes widersetzt, erhält von JHWH die Vollmacht zu beglaubigenden Zeichen, die seine Beauftragung und sein Charisma als Gottesbote hervorheben und so seine Sendung und Botschaft legitimieren. Denn die Reaktion des Unglaubens von seiten des Volkes auf die sprichwörtlich unglaubliche Botschaft von ist nicht nur möglich, sondern durchaus wahrscheinlich.[1004]

Mit Ex 4,1 zeichnet sich eine Tendenz im Alten Testament ab: „Glauben (...) nähert sich so dem Begriff des Gehorsams."[1005] Glauben in Tendenz zum Gehorsam in der Mosetradition wird dann wichtig in Verbindung mit dem Themenfeld „Unglauben" – „Unglaube" - Unglaube verstanden als mangelnde Festigkeit, Zuverlässigkeit, fehlende Zuversicht und Furcht des Menschen. Aus diesem Mangel an Glauben folgt die Verweigerung des Gehorsams des Einzelnen bzw. des Volkes gegenüber Gott. (Vgl. Num 14,11; Dtn 9,23; Ps 106,25).

b) Parallel zur Bezeichnung des Gottesverhältnisses wird *hä'ämin* in Ex 14,31; 19,9 anthrpologisch verwendet für „an Mose glauben" und betont die besondere Bedeutung Mose für die Heilsgeschichte.

c) In Ex 14,31 (vgl. Ps 106,12) steht *hä'ämin* für den Glauben Israels als Antwort auf die erfahrene Rettung durch Gott.

5.2.5.4 Glaube bei Deuterojesaja (Jes 43,10; 53,1)

In der Zeit des babylonischen Exils tritt ein Prophet auf, den die Exegese mit „Deuterojesaja" (Jes 40-55) umschreibt. In Jes 43,8-15 verkündet der unbekannte Prophet[1006] dem resignierten Volk Israel im Exil den Glauben, den der Prophet nicht nur geschichtlich-anamnetisch, sondern schöpfungstheologisch-universell begründet. Die Verbform *hä'ämin* tritt bei Dtjes in anderem Zusam-

---

[1004] *Jepsen A.:* Art. *'mn*, 326.

[1005] *Haacker Kl.:* Art. Glaube II/2, 284.

[1006] Vgl. *Kraus H.-J.:* Das Evangelium des unbekannten Propheten. Jesaja 40-66, Neukirchen-Vluyn 1990.

menhang als bei Jes 7 auf. In der Szene einer Gerichtsverhandlung wird JHWH als der einzige und einzigartige Gott auf dem Hintergrund der orientalischen Göttergenealogie dargestellt. Anders als Jes spricht Dtjes nicht mehr von einem drohenden Gericht über den Unglauben.

In Jes 53,1, inmitten des letzten Gottesknechtsliedes, das vermutlich von einem Autor bzw. einer Schule in der Nachfolge Deuterojesajas stammt (deshalb Tritojesaja genannt: Jes 56-66), begegnet *hä'ämin* noch einmal, allerdings in besonderer Verwendung: „Wer hat unserer Kunde geglaubt? Der Arm des Herrn – wem wurde er offenbar?" Der „leidende Gottesknecht" redet von Gottes Heilswerk, das sich schon abzeichnet, aber erst in Zukunft ganz vollenden wird. Die Verkündigung dieser „Frohen Botschaft" bedeutet Außergewöhnliches. Und es ist leicht möglich, dass sie abgelehnt wird. Das Wort *hä'ämin* meint in Jes 53,1 so viel wie „das Führwahrhalten einer Botschaft, die unwahrscheinlich, ja ungeheuerlich klingt" bzw. „der Botschaft Vertrauen schenken, sie als zuverlässig und fest aufnehmen".[1007]

Jes 43,10; 53,1 belegen eine zunehmende erkenntnistheoretische Reflexion im Reden vom Glauben. Erkennen und Glauben als selbständige Akte treten in Verbindung auf. In Jes 43,10 steht *hä'ämin* inmitten entsprechender Synonyme, so dass die Exegese herausarbeiten kann: „Dieses glaubende Erkennen wird hier als Ziel der Erwählung des Gottesknechtes genannt."[1008]

5.2.5.5   Glaube in der persönlichen Frömmigkeit

In Ps 27,13; 116,10, die sich nicht auf die Mosetradition beziehen und deshalb von der Exegese meist zum Bereich der persönlichen Frömmigkeit gezählt werden,[1009] spielt *hä'amin* kaum eine Rolle. Glaube liegt hier in der Nähe der Bedeutung von *bth*, verstanden als individuelles Gottvertrauen im Sinne eines Bekenntnisses der Zuversicht bzw. einer Erhörungsgewissheit. Belege für eine ähnliche Funktion von Glaube im Sinne individuellen Gottvertrauens finden sich in den deuterokanonischen Schriften (vgl. 1 Makk 2,59; Sir 2,6.8.10.13; 11,21; Weish 16,26 u. a.).

In Ps 119,66 bezieht sich *hä'ämin,* wie bereits in Jes 7 und in der Mosetradition, auf Gottes Gebote und betont den ethischen Aspekt von Glaube.

5.2.5.6   Der skeptische Kontext von *hä'ämin* in der nachexilischen Weisheit

In Spr 14,15; 26,25 und bei Ijob zeigt *hä'ämin* negative Konnotationen. Bei Ijob wird *hä'ämin* an allen neun Stellen mit einer Negation verbunden bzw. der ne-

---

[1007] *Kraus H.-J.:* Das Evangelium des unbekannten Propheten, 148.
[1008] *Haacker Kl.:* Glaube II/2, 285.
[1009] Vgl. *Haacker Kl.:* Glaube II/2, 286.

gative Sinn liegt in der Frage (Ijob 39,12). Ijob 4,18; 15,15 „... handeln wohl von Gott, meinen aber ein Urteil über den Menschen, der eben nicht vertrauens-würdig ist."[1010] Mit anderen Worten: *hä'ämin* kann im entsprechenden Kontext eine Warnung bedeuten, nicht alles zu glauben und voreilig zu vertrauen, da auf das jeweilige Gegenüber kein Verlass ist. Der Kontext von *hä'ämin* in der Weisheit wird offensichtlich „...von einer gewissen Skepsis begleitet (...)"[1011]

Andererseits führt die Reflexion des babylonischen Exils, trotz der ange-zeigten Skepsis in die Festigkeit, Zuverlässigkeit und Vertrauenswürdigkeit des Menschen, zu einem engen inhaltlichen Bezug von Glaube zur Willensoffenba-rung durch in den Weisungen der Tora (vgl. Ps 119,66). Maß genommen am e-xistentiell-prototypischen Schicksal des Propheten Daniel erweist sich Glaube als die entscheidende Voraussetzung für die individuelle und kollektive Erret-tung durch JHWH (vgl. Dan 6,24).

5.2.5.7   Glaube als Bekehrung

In Jona 3,5 wird Glaube verknüpft mit der kollektiven Buße und Bekehrung der Bewohner Ninives. Die Bedeutung von Glaube als Bekehrung ist sonst nur in den deuterokanonischen Schriften belegt (vgl. Jdt 14,10; Weish 12,2 u.a.). Die Rede vom Glaube auf dieser höheren erkenntnistheoretisch-theologischen Stufe gilt in der Exegese als Kriterium für die Spätdatierung des Prophetentextes, trotz der in 2 Kön 14,25 genannten Erwähnung Jonas.

5.2.6   Resümee

Begriffs- und sachgeschichtlich gilt für die Rede vom Glauben im Alten Testa-ment: „Der Begriff entstand erst, als die Sache Glauben zum Problem geworden war."[1012] Das Alte Testament kennt keinen systematisch-deduktiven „Oberbeg-riff" für Glaube.[1013] Die spezifisch alttestamentliche Terminologie für Glaube ist geschichtlich gewachsen und mehrdimensional.

Dennoch zeichnet sich ein klarer Bedeutungshorizont ab. Wenn das Alte Testament im religiösen und im spezifisch theologischen Sinn von Glaube spricht, dann in erster Linie durch die hebräische Wurzel *'mn* (= fest, sicher, zu-verlässig) und durch verschiedene Ableitungen von *'mn* (vor allem *'ämat*, *'ä-munah*, *'amen* und *hä'ämin*). Wurzel und Ableitungen werden überwiegend in personaler Relation verwendet, um sowohl das Verhältnis Mensch-Mensch als auch das Verhältnis Mensch-Gott zu qualifizieren.

[1010] Vgl. *Jepsen A.*: Art. *'mn*, 323.
[1011] *Jepsen A.*: Art. *'mn*, 324
[1012] *Haacker Kl.*: Biblische Theologie als engagierte Exegese. Theologische Grundfragen und thematische Studien, Wuppertal-Zürich 1993, 107.
[1013] Vgl. *Harkam G.*: Art. Glaube (AT), 245.

Auffällig oft schwingen negative und skeptische Konnotationen mit, wenn *'mn* und dessen Ableitungen die zwischenmenschliche Sphäre, das Verhältnis des Menschen zu JHWH und selbst das Verhältnis zu seinem himmlischen Hofstaat näher bestimmen. Der Mensch selbst, seine Worte, sogar die Vermittler Gottes (z. B. die Propheten) und der himmlische Hofstaat erscheinen als nicht wahrhaft fest, sicher und zuverlässig. Warnung, ja Skepsis sind angezeigt, vorbehaltlos Glauben zu schenken.

Unbedingten Glauben verdient allein JHWH. Die volle positiv-theologische Bedeutung von *'mn* steht nur der Prädikation für JHWH selbst zu. Nur er allein ist und hat *'ämat, 'emunah, 'amen* und *hä'ämin*.

Im spezifisch theologischen Sinn ist von Glaube im Alten Testament eher selten die Rede. Wenn jedoch, dann allerdings an inhaltlich gewichtigen Stellen, wo wegweisende individuelle und kollektive Grenzsituationen geschildert werden, in denen das Verhältnis des Menschen zu Gott zur Bewährungsprobe ansteht.[1014] Ungeachtet der Kritik, ob *hä'ämin* überhaupt als ein Grundwort alttestamentlicher Theologie angesehen werden kann[1015], vermittelt die kontextabhängige Bedeutungsvielfalt von *hä'ämin* am deutlichsten, was im Alten Testament mit Glaube in theologischer Perspektive gemeint ist. Wenn *hä'ämin* spezifisch theologisch auf das Phänomen religiösen Glaubens angewandt wird, dann ist Glaube zu erkennen als eine Tat bzw. eine Haltung des Menschen, der Festigkeit und Zutrauen gewinnt in die Person und Botschaft, dem allein unbedingter Glaube zu schenken ist.

Alttestamentliche und frühjüdische Aussagen weisen darauf hin, dass Glaube in theologischer Perspektive das positive Verhältnis sowohl des Einzelnen als auch des gesamten Volkes Israels zu seinem Gott JHWH qualifiziert. Glaube steht für ein personales Beziehungsverhältnis zwischen dem Volk Israel bzw. dem Einzelnen als Glied des Volkes zu „seinem" Gott JHWH, der sich mit seiner Botschaft, seinen Verheißungen und mit den menschlichen (bzw. himmlischen) Vermittlern an den Menschen wendet.

Das Phänomen Glaube beinhaltet im Alten Testament auch einen ausgeprägt geschichtlichen Aspekt, denn Glaube geschieht sowohl im Rückblick als Erinnerung und Gedenken an Gottes Rede und an seine erfüllten Verheißungen als auch im Vorausblick auf die noch nicht erfüllten Verheißungen Gottes. Die gelebte Gegenwart des Glaubens führt den Menschen in die existentielle Mitte des Lebens: „Im Glauben findet der Mensch einen festen Standort, von dem aus er im Vertrauen auf die Nähe Jahwes in Ruhe, Gelassenheit und Furchtlosigkeit sein Leben in die Hand nehmen und richtige Entscheidungen treffen kann."[1016]

[1014] Vgl. *Haacker Kl.*: Biblische Theologie als engagierte Exegese, 122-138; *Jepsen A.:* Art. *'mn*, 331.
[1015] Vgl *ebd.*
[1016] *Fink R.:* Die Botschaft des heilenden Handelns Jesu, 126.

Die Geschichte des Glaubens im Alten Testament ist gleichbedeutend mit einer Geschichte der Entscheidungen. Von der kollektiven und individuellen Entscheidung für oder gegen JHWH hängen Heil oder Unheil der gesamten Existenz ab. Glaube wird zum „Fundamenteckstein"[1017] der Heilsgeschichte Israels, oder, im Fall des Un-Glaubens, zum Stolperstein in retrospektiv dokumentierte oder prospektiv prophezeite Unheilsgeschichte.

Die Polarität von Glaube-Unglaube formuliert das Alte Testament nicht mit einer eigenen Terminologie, denn einen eigenen theoretischen Entwurf für Unglaube als Wirklichkeit ohne Gott kennt das Alte Testament nicht.[1018] Das Phänomen des religiösen Unglaubens drückt das Alte Testament aus durch negativ bestimmten Glauben, d. h. als Nicht-Glauben. bzw. als fehlgerichteten Glauben des Menschen, der sich von Göttern, Götzen, Magie und von der autonomen Hoffnung des Menschen auf Selbsterlösung mehr erwartet als von JHWH. Die Wurzel des Unglaubens liegt offenkundig im Menschen selbst (vgl. Gen 3,5; Ijob 40,8-14)

Im Überblick ergibt sich für die Bedeutung von Glaube im Alten Testament: Im spezifisch alttestamentlich-theologischen Sinn meint Glaube einen dynamischen (Reife-)Vorgang, während dem der Mensch fest, sicher und zuverlässig wird in Gott und dessen Offenbarung. Glaube bedeutet „die Unbedingtheit des Sich-Gründens in Jahwe (und seiner Weisung) allein."[1019] Glaube heißt, dass der Mensch seine Existenz freiwillig und ganz auf JHWH gründet.

Die heutige Differenzierung in Glaube, Religion und „Religiosität kennt das Alte Testament nicht. Die weitgehend pragmatisch-synonyme Verwendung dieser Begriffe im heutigen Umfeld des Phänomens Glaube hat sich im Verlauf von späterer Wortgeschichte, allgemeinsprachlichen Entwicklungen und philosophischen Einflüssen ergeben.

5.3 „Glaube" im Neuen Testament

Die zentrale Bedeutung der Rede vom Glauben für das Neue Testament und die Korrelation mit der Rede vom Glauben im Alte Testament werden seit dem 19. Jh. in der wissenschaftlichen Exegese intensiv und kontrovers diskutiert. Der hermeneutische Weg führte über die wegweisenden Arbeiten von Schlatter, Buber, Bultmann und Lührmann.[1020] In der aktuellen Diskussion zeigt sich die

---

[1017] *Zenger E.:* Glaube und Unglaube nach den biblischen Schriften, 143.
[1018] Vgl. *Zenger E.:* Glaube und Unglaube nach den biblischen Schriften, 148.
[1019] *Fink R.:* Die Botschaft des heilenden Handelns Jesu, 127.
[1020] Vgl. *Schlatter A.:* Der Glaube im Neuen Testament, Stuttgart ⁵1963; *Buber M.:* Zwei Glaubensweisen, Zürich 1950; *Bultmann R.: pisteúo, pistis, pistós...* In: ThWNT, Bd. 6, 175-230; *Lührmann D.:* Glaube im frühen Christentum, Gütersloh 1976 .

Tendenz, einseitige Positionen zu überwinden und stärker die Vielschichtigkeit der religionsgeschichtlichen Einflüsse sowie die Mehrzahl von Bedeutungsakzenten des Glaubens im Neuen Testament zu betonen.[1021]

5.3.1 Die zentralen Wörter für Glaube im Neuen Testament

5.3.1.1 Der Wortstamm *peith-* und die Wortgruppe *peitho*

Die häufige Verwendung von *pistis* und *pisteúein* als den zentralen Wörtern für Glaube im Neuen Testament folgt dem griechischen Wortstamm *peith-*, *pith-* bzw. *poith-*, der so viel bedeutet wie „vertrauen".[1022] Liegen dieser Wortstamm oder eine Ableitung dessen im Kontext einer Aussage vor, dann ist damit gemeint „Glauben schenken, sich überzeugen lassen". Wird im Kontext eine Aufforderung ausgedrückt, rückt die Bedeutung „gehorchen, sich überreden lassen" in den Vordergrund.

Das von *peitho* abgeleitete Adjektiv *peithós* (= überredend) findet sich außer in 1 Kor 2,4 sonst nirgendwo im Griechischen.[1023] In Mt 27,43 begegnet die einzige Stelle in den Evangelien, wo der Wortstamm *peith-* herangezogen wird, um aus gegnerischem Mund auszusagen: Jesus hat an Gott geglaubt bzw. ihm vertraut.

a) Die Bedeutungen des Verbums *peitho* im Aktiv

Im Aorist steht *peitho* für „(mit Erfolg) überreden, verführen, bestechen" (Mt 27,20; Apg 12,20, 14,19; 19,26). Im Imperfekt bedeutet es den „Versuch, jemanden zu einer bestimmten Einsicht oder Handlung zu bewegen" (Apg 13,43; 18,4; 19,8; 28,23). Im Indikativ Präsens hängt die Bedeutung vom Kontext ab (vgl. Apg 26,28; 2 Kor 5,11; Gal 1,10).[1024] Im Futur ist *peitho* zu übersetzen mit „(besänftigend) überreden, beruhigen, evtl. auch bestechen" (Mt 28,14; 1 Joh 3,19).

b) Das Passiv

Im passiven Modus zeigt *peitho* eine ähnliche Bedeutungsbreite. Im Medium (nur im lk. Schriftgut) steht es für „das Ergebnis bzw. den Erfolg einer Beeinflussung". Im Aorist bezeichnet es den „Erfolg eines Lehrvortrages" (Apg 5,39; 17,4; Apg 23,21). Im Imperfekt kommt zum Ausdruck „das unter dem Einfluss eines anderen bzw. seiner Worte stehen" (Apg 5,36.37; 27,11; 28,24). Das Futur (nur in Lk 16,31) meint „sich überzeugen lassen". Das Präsens kann bedeuten „sich überreden lassen, überzeugt sein, gehorchen" (Apg 21,14; Hebr 13,18; Gal

---

[1021] Vgl. *Karrer M.*: Art. Glaube (NT). In: BThW, 250-256.
[1022] Vgl. *Becker O.*: Art. *peitho*. In: TBLNT, Bd. 1, 781.
[1023] Vgl. *ebd.*.
[1024] Vgl. *Becker O.*: Art. *peitho*, 783.

5,7; Jak 3,3). Das Perfekt markiert einen „Zustand, in dem der Vorgang der Vergewisserung abgeschlossen und eine feste Überzeugung schon gewonnen ist" (Lk 20,6; Röm 8,38; 14,14; 2 Tim 1,5.12; Hebr 6,9).

c) Das Perfekt II

Das Perfekt II (*pépoitha*) begegnet ebenfalls in verschiedenen Kontexten. In Verbindung mit *epí* bedeutet es entweder „sich verlassen auf die gewonnene Überzeugung als Voraussetzung für das weitere Denken und Handeln, die feste Überzeugung haben" (Lk 18,9; negativ 2 Kor 1,9) oder „das Zutrauen im guten Sinn auf die Menschen" (z. B. 2 Kor 2,3; 2 Thess 3,4). In Verbindung mit *en* steht es für „sich verlassen auf" (Phil 3,3). Mit folgendem Infinitiv kommt eine „feste Überzeugung" zum Ausdruck (Röm 2,19; 2 Kor 10,7). Mit Dativ bedeutet *pépoitha* „vertrauen" (Phil 1,14, Phlm 21). In den Zitaten aus dem Alten Testament bei Mt 27,43 und Hebr 2,13 aus dem Psalter wird das alttestamentliche „sich verlassen auf Gott" in Form von *pépoitha* auf Jesus übertragen (vgl. auch 2 Kor 1,9 im Sinn von „allein auf Gott vertrauen").

d) Andere Ableitungen

Das Substantiv *pepoíthesis* kann stehen für „Selbstsicherheit" (Phil 3,4) und „Zuversicht" (2 Kor 3,4). Das Adjektiv *peithós* bzw. das Substantiv *peithó* (vgl. 1 Kor 2,4) heißt so viel wie „in überredenden Weisheitsworten" bzw. „in der Überredungskunst der Weisheit".

Das Substantiv *peismoné* meint „den Erfolg (des nicht von Gott stammenden) Überredens" (Gal 5,8).

Das Verbum *peitarchéo* bedeutet sowohl das „ Hören auf Gott" (Apg 5,29) als auch das „Hören auf Menschen" (Apg 27,21; Tit 3,1).

Das Adjektiv *apeithés* ist zu verstehen im Sinn von „ungehorsam" (Apg 26,19, hier in der Verneinung; Röm 1,30; 2 Tim 3,2).

Wo das Adjektiv *apeithés*, das Substantiv *apeítheia* oder das Verb *apeithéo* an anderen Stellen auftauchen, kommt immer „der Ungehorsam gegen Gott" als Gegensatz zum Glauben zum Ausdruck (vgl. Lk 1,17; Joh 3,36; Apg 14,2; 19,9; Röm 15,31; Eph 2,2; Kol 3,6; Hebr 11,31; Tit 1,16; 1 Petr 2,8).

Vor christlichem Hochmut angesichts des „Ungehorsams Israels" warnt eindringlich Paulus in Röm 11,32.

5.3.1.2 Die Wortgruppe *píst-* und die Wörter *pístis* und *pisteúein*

Das Wort *pístis* begegnet in der klassischen griechischen Literatur als „Vertrauen in Menschen oder Götter", als „Glaubwürdigkeit", „Kredit", „Garantie", „Beweis", „anvertraute Sache".[1025]

Den Gegenpol zu *pístis* bildet die *apistía* als „Misstrauen, Unzuverlässigkeit, Unglaubwürdigkeit".

Das Verb *pisteúo* wird verwendet im Sinn von „einer Sache oder Person vertrauen".

Bereits in der klassischen Bedeutung klingen bei *pístis* die religiösen Konnotationen an, z. B.: Götter verbürgen die Gültigkeit eines menschlichen Vertrages oder Bundes, die Echtheit eines göttlichen Orakelspruches[1026] soll bezeugt werden, das Hören des Menschen auf das souveräne Wort der Götter wird als unbedingt notwendig hervorgehoben.[1027]

Enthusiastische Ausprägung erfährt *pístis* bei Empedokles von Agrigent (5. Jh. v. Chr.). Dessen „göttliche Offenbarungen" erfordern ein unbedingtes G. im Sinne von „Fürwahrhalten der göttlichen Botschaft". Die zwischen 350 und 300 v. Chr. redigierten Inschriften des Asklepiosheiligtums in Epidauros fordern auf zur *pístis* an die Wunderkraft des Gottes.[1028]

In den Auseinandersetzungen mit Skeptikern und Atheisten, z. B. in der epistemischen Grundfrage nach dem Verhältnis von sichtbarer und unsichtbarer, materieller und geistiger Welt, gewinnt *pístis* eine sachbezogenere Bedeutung. Glaube wird zum sachbezogenen „Gottesglauben" und meint das „Überzeugtsein vom Dasein und Wirken der Götter". Diese Bedeutungstendenz findet systematisch-lehrhaften Niederschlag vor allem im Neuplatonismus.

[1025] Die folgende Zusammenfassung verweist auf die lexikalischen Angaben und literarischen Belege bei *Michel O., Haacker Kl.*: Art. Glaube: *pístis*, 786-800.

[1026] Vgl. *Rosenberger V.*: Griechische Orakel, Darmstadt 2001. Seit dem 7./6. Jh. v. Chr. bis in die Spätantike hinein beeinflussten mehr als 50 Orakelstätten die griechische Welt. Die Bedeutungen von *pístis/pisteúein* für das Phänomen des religiösen G. sind in dieser kulturgeschichtlichen Tradition zu sehen.

[1027] Ausführliche Belege bei *Dobbeler A. v.*: Glaube als Teilhabe. Historische und semantische Grundlagen der paulinischen Theologie und Ekklesiologie des Glaubens Tübingen 1987 (Wissenschaftliche Untersuchungen zum Neuen Testament II/22), 287-291. V. Dobbeler argumentiert damit religionsgeschichtlich gegen Lührmanns These, dass *pístis* bzw. *pisteúein* zuerst in der Septuaginta religiös verwendet worden sind im Sinne von „Bedeutungslehnwörtern". Vgl. bei *Lührmann D.*: Art. Glaube, 48-122.

[1028] Vgl. bei *Michel O., Haacker Kl.*: Art. Glaube: *pístis*, 787; *Dobbeler A. v.*: Glaube als Teilhabe, 291-295 (*Pístis* als Wunder- und Offenbarungsglaube)
Zu Epidauros vgl. *Kollmann B.*: Jesus und die Christen als Wundertäter. Studien zu Magie, Medizin und Schamanismus in Antike und Christentum, Göttlingen 1996 (Forschungen zur Religion und Literatur des Alten und Neuen Testaments 170), 75-79. Epidauros mit seinen zahlreichen „Filialen" war die wichtigste antike Kultstätte für den Gott Asklepios. In Epidauros hatten Priester Inschriften mit Heilungsberichten, die in der Regel Geheilte gestiftet hatten, von hölzernen Votivtafeln auf große steinerne Stelen übertragen, die so erhalten geblieben sind. Die dort dokumentierten und reflektierten Heilungspraktiken sind z. T. auch in der hippokratischen Medizin überliefert.

Die stoische Weltanschauung, die den Menschen als moralisch bestimmtes Wesen ansieht und nach der wesenhaften Versittlichung der Person strebt, versteht *pistis* als „Anerkennung der göttlichen Weltordnung", als „Treue zu dieser Anerkennung" und als „Verpflichtung, sich dem göttlichen Wesen nach Möglichkeit anzugleichen".

5.3.2 Die Frage nach dem Glauben des historischen Jesus

Kein begründeter Zweifel besteht daran, dass die statistisch signifikante Zunahme der Rede vom Glauben im Neuen Testament (im Vergleich zum Alten Testament) vor allem auf das Wirken und die Wirkung des Jesus von Nazareth zurückzuführen ist. Jesu Auftreten in der Geschichte gilt als der Auslöser und die Begründung der christlichen Religion als „Glaubensbewegung". Diese These wird verifiziert durch den Befund, dass für das Phänomen des religiösen Glaubens in der Urkirche häufig „glauben an" Jesus Christus (*pisteúo eis*, z. B. in Joh 1,12; 3,18; Gal 2,16) und „dass"- (*hoti*-) Sätze (z. B. in Joh 20,31; Röm 10,9; 1 Thess 4,14) verwendet werden, die den Glauben an ein bestimmtes Ereignis in der Geschichte Jesu oder an eine christologische Aussage binden.

In diesem Zusammenhang steht die Exegese vor der grundsätzlichen Frage, ob Jesus selbst als Lehrer und Prediger des Glaubems im Sinne von hebräisch *'mn* bzw. griechisch *pist-* gesprochen hat, oder ob die Verknüpfung von Glaube mit der Person Jesu, seiner Verkündigung und seinem Wirken erst als eine nachösterliche Leistung der Gemeinde zu bewerten ist.[1029] Dieses sachliche Problem hat die historisch-kritische Forschung noch nicht gelöst. „In der Frage nach Kriterien für eine mögliche Annäherung an den vorösterlichen Jesus herrscht wie in allen Fragen weiterhin ein großer Dissens."[1030] Trotz der überaus differenzierten Methoden- und Kriterienbildung der historisch-kritischen Exegese, der „Neuen Frage" (The „New Quest") und der „Neuesten Fragen" (The „Third Quest") der Leben-Jesu-Forschung[1031] wird dieser Dissens im historisch-kritischen Paradigma auch nicht aufgelöst werden können.[1032] Um Jesus als

[1029] Vgl. *Lührmann D.:* Art. Glaube. In: RAC, Bd. 11, 64. Auffällig ist zumindest der grammatische Befund, dass erst im Neuen Testament *pisteúein* und *pístis* mit *eis* verbunden werden.
[1030] *Habermann J.:* Kriterienfragen der Jesusforschung. In: *Müller P. (Hg.):* „... was ihr auf dem Weg verhandelt habt": Beiträge zur Exegese und Theologie des Neuen Testaments. Festschrift für Ferdinand Hahn zum 75. Geburtstag, Neukirchen-Vluyn 2001, 22.
[1031] Vgl. bei *Schürmann H.:* Jesus – Gestalt und Geheimnis. Gesammelte Beiträge, hrsg. vonKlaus Scholtissek, Paderborn 1994, 364-379.
[1032] Zur exegetischen Problemlage vgl. den Überblick bei *Haacker Kl.:* Art. Glaube II/3, 292; *ders.:* Biblische Theologie als engagierte Exegese, 124f. Historisch-kritische Forschung, die im Anschluss an Rudolf Bultmann und Ernst Käsemann alle Jesusworte ausklammern will, die a) entweder aus der jüdischer Tradition erwachsen sein könnten oder b) mit späterer christlicher Lehre übereinstimmen und deshalb als nachösterlichurgemeindlich zu bewerten sind, kann zwar mit einem hohen Grad an historischer Wahr-

„Ganzheitsgestalt" wieder „schauen" zu können, bedarf es (neuer) hermeneutischer Fragestellungen mit durchaus verschiedenen Perspektiven.[1033] In jedem
Fall gilt es, jegliche Verkleinerung Jesu durch die historische Kritik zu überwinden.[1034] Wissenschaftlich-exegetischer Konsens besteht weitgehend dahingehend,
dass die Rede des historischen Jesus vom Glauben in nächster Nähe zur Grundbedeutung von Glaube steht, wie sie die Wurzel 'mn und ihre Ableitungen im
Alten Testament bilden, selbst wenn anzunehmen ist, dass die hellenistische
Prägung der palästinischen Umwelt auch das Reden Jesu vom Glauben beeinflusst hat.[1035]

5.3.2.1 Das Wort vom „bergeversetzenden Glauben"

Dem Wort vom „bergeversetzenden Glauben" kommt bereits in der Jesustradition entscheidende Bedeutung zu.[1036] Das Logion begegnet in verschiedenen Kontexten, z.b, bei Mk 11,22 par.; Mt 21,21; Q (Mt 17,20; Lk 17,6)[1037], Paulus (1
Kor 13,2) und im apokryphen Thomasevangelium (48,106). In 1 Kor 13 wendet
sich Paulus gegen die Korinther, die enthusiastisch nach größeren, nach ekstatischen Geistesgaben streben. Sehr wahrscheinlich geht das Logion vom bergeversetzenden Glauben in 1 Kor 13,2 in seiner Kernaussage auf Jesus selbst zurück.[1038] Im Unterschied zu hellenistischen und jüdischen Parallelen des Logions

---

scheinlichkeit echtes Jesusgut herausfiltern. Allerdings hat diese Subtraktion im Dienst der
historischen Wahrheitsfindung das historische Jesusbild derart geschrumpft, dass auf diesem
Weg der geschichtliche Kontext und die historische Plausibilität des Jesus von Nazareth nicht
mehr vermittelt werden kann.
Zwei forschungsgeschichtlich maßgebliche Beiträge zur historisch-kritischen Methode sind
Bultmann R.: Theologie des Neuen Testaments, Tübingen 1953; *Käseman E.:* Das Problem
des historischen Jesus. In: Zeitschrift für Theologie und Kirche 51 (1954) 125-153.
Vgl. auch *Vögtle A.:* Der verkündigende und verkündigte Jesus „Christus". In: *Sauer J. (Hg.):*
Wer ist Jesus Christus?, Freiburg i. Br. 1977, 27-91.
[1033] Vgl. *Schürmann H.:* Jesus – Gestalt und Geheimnis, 376: „Abschließend können wir der
Hoffnung Ausdruck geben: Sobald die hermeneutischen Bemühungen um einen neuen Ver-
stehenshorizont sich geklärt haben werden und die Kritik der krischen Methode zu zuverlässi-
gen Ergebnissen geführt haben wird, läßt sich jenseits aller unkritischen Implikationen und
Vorurteile durchaus wieder ein zuverlässiges ‚Jesusbild' – als Ganzheitsgestalt, bei allen
verbleibenden offenen Fragen in den Einzelkonturen – gewinnen, das den Anspruch erheben
kann, vor der historisch-kritischen Vernunft bestehen zu können und das gleichzeitig für den
Glauben, die Verkündigung und das christliche Verhalten ein neuer starker Impuls sein könnte."
[1034] Vgl. *Berger K.:* Jesus, München 2004, 13f.
[1035] *Karrer M.:* Art. Glaube (NT), 251: „Zur Wiedergabe von ‚aman' in der Jesusüberlieferung reicht demnach der griechische Stamm ‚pist' nicht aus (...)"
[1036] Vgl. auch *Hermisson H.-J., Lohse E.:* Glauben, Stuttgart u. a. 1978, 93-96: „Die Kraft des
Glaubens".
[1037] Vgl. *Hoffmann P., Heil Chr. (Hgg.):* Die Spruchquelle Q. Studienausgabe Griechisch und
Deutsch, Darmstadt 2002.
[1038] Zur englischsprachigen Diskussion vgl. *ebd.*

erweist sich: „This process of elimination leads to the conclusion that Paul's source in 1 Cor 13,2 ist probably Jesus' saying."[1039] Die Verbindung der Motive „Glaube" und „Berge versetzen" entstammt einer vorchristlich jüdisch-biblischen Tradition. Außerhalb dieser Tradition findet sich diese Verbindung nicht, weder im hellenistischen noch im jüdischen Kontext außerhalb dieser Tradition: „... only Jesus' sayings are true parallels of Paul's statement in 1 Cor 13,2."[1040]

Jesus und Paulus weisen gerade im Kontext ihrer Glaubenshermeneutik besondere Überinstimmungen auf. Als radikale Vertreter der jüdisch-biblischen Tradition denken, fühlen und handeln beide theozentrisch. „Not only salvation, but also healing, can only come from God. Faith is thus essential in order to enjoy healing and/or salvation (...)"[1041] Wie Paulus das Logion vom berge-versetzenden Glauben aufgreift, ja dass er es überhaupt rezipiert, „... könnte ein Beweis dafür sein, daß Paulus wußte, daß in der Jesustradition der Glaube mit Wundern in Verbindung gebracht wurde."[1042]

Die Verbindung von Glaube, Heilung und Wundern zeigt jedoch bei Jesus und Paulus jeweils eine ganz eigene Ausprägung. Dienen die drei Phänomene bei Jesus zum Erweis seiner spezifischen und einzigartigen Identität, so „nutzt" sie Paulus als Erweis der Echtheit des Evangeliums von Jesus Christus. Der Vergleich der Glaubenshermeneutik bei Jesus und Paulus ergibt: Paulus „... develops the Christological and salvational aspects of faith inherent in the teaching of Jesus while assuming the theological and miraculous aspects of faith which are prominent in Jesus' sayings."[1043]

Offensichtlich rezipieren sowohl Jesus als auch Paulus die alttestamentliche Tradition von hä'ämin in Verbindung mit Glaube, Heilung und Wunder. „In the case of mountain-removing faith, both Jesus and Paul follow the Jewish biblical tradition in seeing this wonder-working faith as related to the salvation imparted by God (...)"[1044]

Diese Argumente ermöglichen die Überwindung zweier Dichotomien, welche die historisch-kritische Exegese lange Zeit in das Verhältnis von Jesus und Paulus folgenschwer hineingelesen hat: zum Einen die Dichtomie von „historischem Jesus" und „kerymatischem Christus"[1045] und zum Anderen der

---

Die neutestamentliche Passage mit dem Motiv des „bergeversetzenden Glaubens" ist „... ein auf ganz typische Weise lebendiges und bildhaftes Jesuswort. Daß es in der Markus- und in der ‚Q'-Tradition belegt ist, könnte darauf hindeuten, daß es als Jesuswort bekannt war."
[1039] *Yeung M. W.:* Faith in Jesus and Paul. Comparison with special reference to ‘Faith that can remove mountains' and ‘Your faith has healed/saved you', Tübingen 2002, 288.
[1040] *Yeung M. W.:* Faith in Jesus and Paul, 288.
[1041] *Yeung M. W.:* Faith in Jesus and Paul, 290; vgl. näherhin *a. a. O.,* 293-295.
[1042] *Wenham D.:* Paulus: Jünger Jesu oder Begründer des Christentums?, autorisierte Übers.. aus d. Engl. von Ingrid Proß-Gill, Paderborn u. a. 1999, 73.
[1043] *Yeung M. W.:* Faith in Jesus and Paul, 295.
[1044] *Yeung M. W.:* Faith in Jesus and Paul, 290; vgl. näherhin *a. a. O.,* 297.
[1045] Vgl. *Yeung M. W.:* Faith in Jesus and Paul, 295f.

„Wunderglaube bei Jesus" und der „Kerygma-Heilsglaube bei Paulus. Diese Dichotomien sind aufzulösen, denn Paulus greift höchstwahrscheinlich auf die Glaubenshermeneutik des historischen Jesus zurück, selbst wenn er diesen nicht gekannt hat. Auf der Grundlage dieser Tradition und „Abhängigkeit" des Paulus von Jesus korrigiert sich auch das Bild, das Paulus als den zweiten Gründer der christlichen Religion nach Jesus proträtieren will. „Paul should be rightly regarded, not as the ‚second founder of ‚Christianity', but as the follower and interpreter of Jesus."[1046]

Childs interpretiert die Glaubensvorstellung bei Jesus und das Logion vom bergeversetzenden Glauben in der Jesustradition prägnant: „Jesu Ruf zum Glauben hebt auf die unbeschränkten Möglichkeiten ab, die jedem gegeben sind, der seinen Glauben auf Gott richtet und sein ganzes Vertrauen darauf setzt, daß Gott das Unmögliche möglich machen wird. Der Glaube ist kein menschlicher Besitz, sondern ein Vertrauen auf die Gottheit Gottes und seine unbegrenzte Macht als Schöpfer. Er ist eine Teilhabe an der Herrschaft Gottes zusammen mit denen, welche die kommende Königsherrschaft erwarten."[1047]

5.3.2.2 Glaube in der weiteren Jesustradition

Die weiteren relevanten Textstellen bei den Synoptikern können mit relativ hohem Wahrscheinlichkeitsgrad auf die ureigene Rede Jesu vom Glauben zurückgeführt werden. In diesen Passagen dominiert der absolute Gebrauch von *pist-* (analog zu Jes 7,9, das die Jesusüberlieferung aber bemerkenswerterweise nicht zitiert).

Das Wort „Amen" (von *'mn)* versteht und verwendet Jesus im Sinne der alttestamentlichen Bedeutung, indem er bekräftigt, was bereits Wirklichkeit geworden ist und von ihm öffentlich festgestellt wird (vgl. das „Amen" an Satzanfängen, z. B. in Mt 17,20b).

Im Kontext der Heilungs- und Wundergeschichten der Synoptiker zeigt sich, dass die Tat der Heilung bzw. des Wunders ganz entscheidend vom Glauben des Notleidenden, des Bittstellers und auch seines Umfeldes abhängt.[1048]

Andere Passagen der Jesusüberlieferung bestätigen den Eindruck, der von der Rede Jesu vom Glauben in der synoptischen Überlieferung zu gewinnen ist. Die Rede von der Macht des Glaubens im Vergleich zum Senfkorn (Lk 17,6) verdeutlicht in einer Metapher: die Macht des Glaubens besitzt unbegrenztes Potential, aber nicht aus dem Vermögen des Menschen heraus. Bedingung und Begründung dieses Potentials ist Gott selbst und er allein.

Dem, der nicht glaubt, bleibt auch die Gabe der Vollmacht des Heilens versagt (vgl. Mt 17,20; Mk 11,23).[1049]

[1046] *Yeung M. W.:* Faith in Jesus and Paul, 293.
[1047] *Childs B. S.:* Die Theologie der einen Bibel, Bd. 2, 308.
[1048] Vgl. Abschnitt 5.3.4.

Mk 9,19 beklagt das gegenwärtige Israel als „ungläubiges Geschlecht"; Mt 8,10 zieht zum Vergleich den Glauben eines „Heiden" hinzu. Der Anstoß, seine Jünger als „kleingläubig" zu bezeichnen (vgl. Mt 6,30 par.; 8,26 u. ö.), könnte auf Jesus selbst zurückgehen, wo synoptische Parallelen vorliegen.[1050]

Stärker umstritten ist das Menschensohnwort in Lk 18,8 wegen der Grundfrage, ob *pístis* an dieser Stelle mit „Glaube" oder „Treue" zu übersetzen ist.[1051]

Die dogmatisch-soteriologische Frage nach dem Glauben des historischen Jesus darf nicht übersehen, dass der Glaube Jesu nicht „vom Himmel gefallen ist", sondern in sich die existentielle Dynamik eines biographischen Prozesses trägt. Dies zu verdrängen oder gar zu leugnen, hieße den anthropologischen Pol des christologischen Dogmas von der Inkarnation Gottes im Menschen („wahrer Gott, wahrer Mensch...") nicht ernst zu nehmen und der Versuchung des Monophysitismus nachzugeben. Durch „... Jesus, der Immanuel, der Gott-mit-uns ist (vgl. Mt 1,23), (...) lernt Gott selbst in eben diesem Jesus seine Weisungen ,am eigenen Leib' kennen. (...) Gott erfährt durch Jesus von Nazaret, wie es ist, diese Tora zu lernen und in Treue zu befolgen (...) In Jesus ist die Tora für Gott keine Fremderfahrung mehr (...)"[1052]

Der Gedanke, dass Jesus im Glauben bis zur Vollmacht gereift ist, ist bereits in den Evangelien und im neutestamentlichen Kerygma angelegt (vgl. Lk 2,46; Hebr 5,8) und wird im Inkarnationsdogma spekulativ reflektiert.

5.3.3 Glaube in den exemplarischen Heilungsberichten bei Markus

Die synoptischen Wundergeschichten behandeln das Thema Glaube mehrfach (vgl. Mt 8,13; Lk 7,9). Am deutlichsten kommt das neutestamentliche Verständnis von Glaube in einigen der dreizehn exemplarischen Berichte von Jesu heilendem Handeln im synoptischen Markusevangelium[1053] zum Ausdruck. Das

---

[1049] Zur Frage nach dem ursprünglicheren Kontext vom „bergeversetzenden Glauben" vgl. die stichhaltige Argumentation bei *Haacker Kl.*: Art. Glaube II/2, 294: „Der hier in Mt 17,20 wohl in ältester Fassung überlieferte Aufruf zum ,bergeversetzenden Glauben' wurde früh aus seinem Kontext gelöst und abgewandelt (...) und ist zu einem allgemeinen Grundsatz von der Möglichkeit des Unmöglichen für den Glauben erweitert worden (vgl. Mk 11,22f par. Mt 21,21f)."

[1050] Vgl. *Haacker Kl.*: Art. Glaube II/2, 294.

[1051] Die Übersetzung und Hermeneutik dieses Logions sind eng verflochten mit der Menschensohnfrage, dem Problem der ausbleibenden Parusie und apokalyptischen Motiven und sind deshalb abhängig von Entscheidungen in zentralen theologischen, christologischen und eschatologischen Fragen.

[1052] *Bruners W.*: Wie Jesus glauben lernte, Freiburg i. Br. ²1989, 15.

[1053] Vgl. *Söding Th.*: Glaube bei Markus. Glaube an das Evangelium, Gebetsglaube und Wunderglaube im Kontext der markinischen Basileiatheologie und Christologie, Stuttgart

Wort *pistis* begegnet bei Markus 5mal und kommt in allen Heilungserzählungen bei Markus absolut, also ohne Objektbezug, vor; das Verb *pisteúein* findet sich 10mal. Besonders konzentriert sich das Thema Glaube, Heilung und Heil in Mk 9,14-29. Deshalb bietet sich die genauere Betrachtung dieser und einiger anderer Perikopen bei Markus an, um das Glaubenskonzept in der Verkündigung Jesu exegetisch zu rekonstruieren und existentiell zu deuten.

Die markinischen Heilungsberichte entfalten im Allgemeinen das *euangélion*, die Frohe Botschaft, die Jesus in Person repräsentiert. Markus stellt diese für ihn zentrale und universelle Botschaft programmatisch vor die Berichte von Jesu öffentlicher Tätigkeit (vgl. Mk 1,14f). Nach weitgehendem exegetischem Konsens gibt das einleitende Summarium nicht die historische Predigt Jesu wieder, sondern reflektiert den Glauben der nachösterlichen Gemeinde an Jesus.

5.3.3.1   Mk 2,1-12 par. (Die Heilung eines Gelähmten)

Der Rahmen der Handlung spielt in Kafarnaum in Jesu galiläischer Heimat. Der Bericht beschreibt eindringlich die *pistis* der an der Not des Gelähmten kreativ und engagiert Anteil nehmenden Mitmenschen. Die Überwindung des erschwerten Zugangs zu Jesus[1054] (vgl. V. 4) ermöglichen erst die konkrete heilende Begegnung mit Jesus. Der Notleidende bleibt anonym und tritt auf als gehandicapter und vollständig handlungsunfähiger Mensch.

Umso markanter tritt in der Perikope der Einsatz seiner mitfühlenden, ja mitleidenen Menschen als entscheidender Beweggrund für Jesu Heilungstat hervor. V. 5: „Und Jesus gesehen habend ihren Glauben, sagt zu dem Gelähmten: Kind, vergeben werden deine Sünden."[1055] Das soziale Umfeld des Notleidenden erscheint als mitverantwortlich für die von Jesus zugesprochene Heilung. Die Verknüpfung von Heilung und Sündenvergebung[1056] wird exegetisch zwar als Einschub beurteilt (V. 5c-10), „... der von Markus aber schon mit der Heilungsgeschichte übernommen wurde."[1057] Die Zusage der Sündenvergebung geschieht im Passivum divinum, sodass die Nennung des Gottesnamens nicht notwendig ist.[1058] Indem Jesus dem Gelähmten Sünden vergibt, werden seine Krankheit, ja

---

1985; *Schnackenburg R.*: Die Wunderheilungen Jesu im Zusammenhang von Glaube und Heilung. In: *Beinert W. (Hg.):* Hilft Glaube heilen?, Düsseldorf 1985, 45-63.
[1054] Vgl. zum Motiv des erschwerten Zugangs zum Wundertäter und zur Topik antiker, spezifisch hellenistischer Heilungswunder-Traditionen bei *Theißen G.*: Urchristliche Wundergeschichten. Ein Beitrag zur formgeschichtlichen Erforschung der synoptischen Evangelien, Gütersloh ⁶1990 (Studien zum Neuen Testament 8), 62f.
[1055] Zur Übersetzung vgl. bei *Fink R.*: Die Botschaft des heilenden Handelns Jesu, 49.
[1056] Zur Traditionsgeschichte von Mk 2,1-12 und zur Frage der Sündenvergebung vgl. *Broer I.*: Jesus und das Gesetz – Anmerkungen zur Geschichte des Problems und zur Frage der Sündenvergebung durch den historischen Jesus. In: *Ders. (Hg.):* Jesus und das jüdische Gesetz, Stuttgart-Berlin-Köln 1992, 61-104.
[1057] *Fink R.:* Die Botschaft des heilenden Handelns Jesu, 50
[1058] Nähere exegetische Hinweise bei *Fink R.:* Die Botschaft des heilenden Handelns Jesu, 53.

sein Un-Heil mit seinem Getrennt-Sein von Gott begründet. Eine genauere Klärung der Krankheitsursache findet jedoch nicht statt.[1059]
Die Verbindung von ganzheitlicher Heilung von Krankheit, Wunderphänomen und Sündenvergebung, wie in dieser Szene, ist im Rahmen der gesamten Bibel singulär (vgl. Lk 7,48-50).[1060] Da hier sehr unwahrscheinlich mit Gemeindebildung zu rechnen ist, dürfte in dieser Passage charakteristisch jesuanische Rede und Tat bewahrt sein.

5.3.3.2   Mk 5,21-43

In Mk 5,21-43 sind zwei Heilungsberichte in einem größeren Rahmen zusammengefügt. Die struktural-semantische Analyse weist den ganzen Abschnitt als „*in sich* Strukturiertes Ganzes" aus.[1061] Die geschilderten Ereignisse beider Berichte ereignen sich „auf dem Weg" im jüdischem Gebiet rund um den galiläischen See Genezareth. Der Bericht von der Auferweckung der Tochter des Jairus wird unterbrochen von dem Bericht der Heilung der blutflüssigen Frau.[1062]

5.3.3.2.1   Mk 5,21-24a.35-43 par. (Die Auferweckung der Tochter des Jairus)

In seiner Not kommt der Synagogenvorsteher Jairus zu Jesus und bittet ihn stellvertretend für seine todkranke Tochter, diese zu heilen. Auf dem Weg der beiden zur Kranken ereilt sie die Nachricht vom mittlerweile eingetretenen Tod des Mädchens. Es scheint so, als ob Jesus die Katastrophe, dass das Mädchen stirbt, tatsächlich zulässt. Eine „heilsame Katastrophe"?[1063] Auf dem Höhepunkt der Notsituation ermutigt Jesus den Vater des Mädchens. V. 36 c.d: „Fürchte dich nicht, glaube nur."[1064] In dieser Szene prallen Todesnachricht und Glaubensaufforderung aufeinander. Jesu Aufforderung an den Jairus zum radikalen Glauben steht scheinbar ganz im Widerspruch zur Botschaft von der Wirkmacht des To-

---

[1059] Zur Deutung des Heilungswunders in Mk 2,1-12 vgl. auch *Beinert W.*: Was ist ein Wunder? In: Stimmen der Zeit 222 (2004) 658f.

[1060] Vgl. die Vergebungszusagen bei 2 Sam 12,13; Jes 6,7; Sach 3,4.
Zur Frage der Sündenvergebung und zur Analyse der Parallele bei Lk 5,17-26 vgl. *Kostka U.*: Der Mensch in der Krankheit, Heilung und Gesundheit im Spiegel der modernen Medizin. Eine biblische und theologisch-ethische Reflexion, Münster 2000, 31ff.

[1061] Vgl. *Oppel D.*: Heilsam erzählen – erzählend heilen. Die Heilung der Blutflüssigen und die Erweckung der Jairustochter in Mk 5,21-43 als Beispiel markinischer Erzählfertigkeit, Weinheim 1995, 257.

[1062] Vgl. *ebd.*

[1063] Vgl. die bedenkswerte These bei *Behringer G.*: Geheilt werden. Biblische Wundergeschichten als Lebenshilfe, München 2002, 142: „Mag sein, dass (...) Jesus erspürt hat: Dieser Mann, dieser Vater ist so überbehütend, so überbesorgt, dass Jesus nun etwas dehnen muss, dass Zeit verstreichen muss, damit – ich sage es jetzt so, wie es berichtet ist – noch Raum wird für die Katastrophe. Es gibt heilsame Katastrophen (...)"

[1064] *Fink R.*: Die Botschaft des heilenden Handelns Jesu, 104.

des.[1065] Während der anschließenden Erweckung des „schlafenden Kindes", die in Anwesenheit nur einiger Jünger und der Eltern geschieht, fasst Jesus das Kind bei der Hand. Jesus ermutigt und fordert auf zum Glauben. Im Kontext der Perikope ist dieser nur scheinbar paradoxe Glaube genau bestimmt, und zwar einerseits als Glaube an die Vollmacht Jesu und andererseits als Glaube an die wirkliche Macht des Lebens. Diesen Glauben vorausgesetzt, können die Angst vor dem Tod und die Todeswirklichkeit überwunden werden.

5.3.3.2.2   Mk 5,24b-34 par. (Die Heilung der blutflüssigen Frau)

Auf dem Weg zum Haus des Jairus kommt eine namentlich nicht genannte Frau auf Jesus zu, die von seinen Taten und seiner Vollmacht gehört hat. Hier, wie auch an anderen Stellen; macht Markus deutlich, dass Glaube und „Hören" eng aufeinander bezogen sind (vgl. Mk 3,8; 6,55; 7,25; 8,18; 10,47). Das Hören von Jesu Taten bewegt „die Frau" dazu, sich auf den Weg zu ihm zu machen. Glaube korreliert inhärent mit dem „Hören" (V. 27a) der Notleidenden, die von Jesu Heilsmacht gehört hat. Im Glauben überwindet sie ihr Leid, indem sie engagiert handelt.

Der eigentliche Grund für diese Re-Aktion ist offensichtlich die Anziehungskraft und Wirkmacht, die von Jesus und seiner Frohen Botschaft ausgeht. Die Frau nimmt allen Mut zusammen und kämpft sich durch die Menschenmenge an den „Mann" Jesus heran. Dieses riskante Unternehmen[1066] drückt aus, dass die notleidende Frau an die Möglichkeit der Heilung durch Jesus fest glaubt. Sie erwartet und ersehnt die Heilung geradezu. Der Evangelist formuliert diese Dynamik sprachlich im Passivum divinum. V. 28b.c: „Wenn ich berühre auch nur seine Kleider, werde ich gerettet werden." Im Moment, als sie sein Gewand berührt, ist sie von ihrem jahrelangen Leiden des Blutflusses befreit, sie ist „gerettet". Markus drückt dies durch das griechichische Verb *sózein* aus. Dieses bedeutet mehr als nur physische Genesung, sondern umfassend „... ein Heilwerden, das den ganzen Menschen betrifft."[1067]

Die Berührung des Gewandes Jesu dient in der Perikope als äußerer Auslöser der ganzen Heilung, darf aber nicht im magischen Sinn missverstanden

---

[1065] Zur Frage, „... ob der Erzähler dem Leser das Mädchen als gestorben suggerieren will oder nicht (...)" vgl. die Bemerkung bei *Sanders E. P.*: Sohn Gottes. Eine historische Biographie Jesu, aus d. Engl. übers. von Ulrich Enderwitz, Stuttgart 1996, 220: „Müssen wir Jesu Feststellung, es sei nicht tot, sondern schlafe nur, wörtlich nehmen? Auf diese Frage gibt es keine eindeutige Antwort, wenngleich es so scheint, als mache der Autor des Markusevangeliums einen Rückzieher und distanziere sich von der Behauptung, das Mädchen sei tot gewesen."

[1066] Vgl. *Metternich U.*: „Sie sagte ihm die ganze Wahrheit". Die Erzählung von der „Blutflüssigen" – feministisch gedeutet, Mainz 2000.

[1067] Vgl. weitere Belege bei *Fink R.*: Die Botschaft des heilenden Handelns Jesu, 130.

werden.[1068] Den eigentlichen, inneren Grund der Heilung nennt Jesus selbst. V. 34b: „Tochter, dein Glaube hat dich gerettet (...)"[1069] Anschließend stellt Jesus das Ereignis demonstrativ fest: „Gehe in Frieden und sei gesund von deiner Plage."[1070]
Dieser Bericht zeugt von der Wirkmacht des Glaubenspotentials, das die heilungsuchende Frau in ihrem Gegenüber Jesu entdeckt und entfaltet. „Jesus macht klar, der Glaube der Frau, ihr Vertrauen, das sie ermutigte zu handeln, ist Grund für ihre neue, nun heile Situation. Jesus nimmt nicht in Anspruch, von sich aus die Frau geheilt zu haben. Er versteht das Geschehen der Heilung als einen Akt ihres Glaubens und ihres Vertrauens."[1071]
Glaube geschieht nicht im abstrakten Vakuum, sondern in der konkreten und personalen Begegnung der hilfesuchenden Frau mit Jesus. Als Auslöser und als Ermutigung für den Glauben der Frau dienen die personale Präsenz Jesu und seiner konkreten Frohen Botschaft vom nahegekommenen Reich Gottes, nicht der sachbezogene „Glaube an Jesus", wie die nachösterliche Gemeinde reflektiert.[1072]

Der Evangelist hat in Mk 5,21-43 zwei Heilungsberichte zu einer Erzählung zusammengefasst. Damit verdichtet er die Kernaussage seines Evangeliums und betont exemplarisch: in Jesus von Nazareth ist das Reich Gottes nahegekommen, angebrochen, es ist Wirklichkeit geworden – es „wirkt". Diese Wirkung zeigt sich offensichtlich in den Heilungstaten Jesu. Diese Taten hängen wesentlich zusammen mit dem Glauben der von der Not unmittelbar Betroffenen, oder, wenn sie selbst hilf- und orientierungslos sind, mit dem Glauben der mittelbar Betroffenen, z. B. der Angehörigen als Bittsteller. Wenn diese mit Jesus glauben, dass das Leben mächtiger ist als der Tod, dann geschieht das Wunder, dann geschieht Heilung. Jesu vollmächtige Taten setzen den Glauben der Menschen voraus. „Jesu Macht oder Ohnmacht und damit Macht oder Ohnmacht Gottes ist abhängig von Glaube oder Unglaube, der Jesus begegnet."[1073]

[1068] Vgl. *Berger K:* Darf man an Wunder glauben?, Stuttgart 1996, 12f. Berger rezipiert die „magische" Denkweise als Ausgangspunkt seiner Fragestellung und provoziert zugleich Antwortversuche: „*Wir fragen:* Die Grenzen zwischen Wunder und Magie sind doch wohl fließend? Wie soll Jesus merken, daß von seinem Gewand Wunderkraft ausgeht? Was soll das für eine Kraft sein, die von Jesus ausgeht? Im Zentrum steht ein magischer Vorgang, denn Jesus hat nicht die Absicht zu helfen, er merkt nur, daß etwas von ihm ,abgeht'. Wie kann solch ein dingliches, unpersönliches Geschehen ,Glaube' genannt werden? Das Ganze ist vielleicht psychosomatisch zu begreifen – wie aber könnte man dann von einem Wunder sprechen? Wenn Jesus die Frau schon heilen kann, warum erkennt er sie dann nicht? (...)"
[1069] Vgl. *Yeung M. W.:* Faith in Jesus and Paul, 289. Die Aussage „Dein Glaube hat dich gerettet!" korrespondiert bei Jesus mit Hab 2,4 und „... amounts to a powerful declaration of the fulfilment of the prophecy in himself (...)".
[1070] Vgl. die Übersetzung bei *Fink R.:* Die Botschaft des heilenden Handelns Jesu, 113
[1071] *Fink R.:* Die Botschaft des heilenden Handelns Jesu, 120.
[1072] Vgl. *Fink R.:* Die Botschaft des heilenden Handelns Jesu, 131.
[1073] *Fink R.:* Die Botschaft des heilenden Handelns Jesu, 136.

Selbst wenn die Einschätzung historisch-kritischer Exegeten zutreffen sollte, dass der Bericht „Die Heilung der blutflüssigen Frau" nicht auf einer historischen Begegnung mit Jesus beruht, sondern im nachösterlich missionarisch-werbenden Kontext entstanden ist[1074], dann verändert das zwar seine christologische Dignität, mindert aber nicht die soteriologische Relevanz dieses Heilungsberichtes: Glaube ist die Grundvoraussetzung für die Heilung und führt zum Heil. Dieser Zusammenhang darf nicht auf die bloße Wiederherstellung der leiblichen Integrität oder als eine Vorwegnahme der Ostererfahrung reduziert werden. „Glaube heißt, sich auf das Ungewisse des Programmes Jesu einzulassen, Nichtglaube ist Verweigerung. Erfahrene Rettung markiert semantisch den Punkt, an dem dieser Konflikt, der für den Bittsteller im Verzicht auf die eigenen Möglichkeiten besteht, zum ersten Mal bestanden ist. Dieses Bestehen kann dann als Leben bezeichnet werden, geht aber weit über die Erlangung leiblichen Lebens hinaus. Potentiell muß dieser Konflikt immer wieder neu bestanden werden. Er ist unabschließbar. So erscheint die Wundererzählung unter dem Aspekt der Herausforderung an den Suchenden über sich selbst hinaus und läßt sich auf keinen Heilungs*erfolg* oder fest *erworbenen* Glauben reduzieren."[1075]

5.3.3.3   Mk 9,14-29 par. (Die Heilung eines besessenen Jungen)

Im Kontext des Mk-Evangeliums befindet sich Jesus auf dem Weg nach Jerusalem. Der Evangelist berichtet von der zwölften Heilungstat Jesu. Die Verse 14-16 sowie 28-29 sind redaktionell bzw. sekundär.

Ein Vater wendet sich stellvertretend für seinen Sohn an Jesus, damit dieser den kranken Jungen heilt, der seit seiner Kindheit von einem „sprachlosen Geist" in Besitz genommen ist und von diesem fremdbestimmt wird. „Kein ntl. Wunderbericht zeigt ein derart ausgeprägtes Interesse an detaillierter ‚ärztlicher' Diagnose des Krankheitsbildes wie Mk 9,14-27."[1076] Die Jünger scheinen die Heilung zuvor bereits versucht zu haben, allerdings ohne Erfolg. Jesus reagiert heftig auf die Anfrage des Vaters und den gescheiterten Versuch der Jünger. V. 19b-d: „Oh, ungläubiges Geschlecht, bis wann soll ich bei euch sein? Bis wann soll ich euch ertragen?"[1077]

Der Vater traut Jesus zu, ja erwartet von ihm geradezu, das Unmögliche nun möglich zu machen.[1078] V. 22c: „... wenn du etwas kannst, hilf uns, indem du dich erbarmst über uns!"[1079] Jesus erwidert diese Erwartungshaltung. V.

[1074] So z. B. *Schenke L.*: Die Wundererzählungen des Markusevangliums, Stuttgart 1974 (Stuttgarter Biblische Beiträge 5), 208; *Gnilka J.*: Das Evangelium nach Markus. 1. Teilband: Mk 1-8,26, Neukirchen-Yluyn ³1989 (Evangelisch-katholischer Kommentar zum Neuen Testament II/1), 215-219; *Kollmann B.*: Jesus und die Christen als Wundertäter, 231.
[1075] *Oppel D.*: Heilsam erzählen – erzählend heilen, 258f.
[1076] *Kollmann B.*: Jesus und die Christen als Wundertäter, 214.
[1077] Übersetzung nach *Fink R.*: Die Botschaft des heilenden Handelns Jesu, 173.
[1078] Vgl. *Theissen G.*: Urchristliche Wundergeschichten, 140.
[1079] Übersetzung nach *Fink R.*: Die Botschaft des heilenden Handelns Jesu, 174.

23b.c: „Wenn du kannst, alles ist möglich dem Glaubenden."[1080] Diese markante „Glaubens-Aussage" kommentieren Exegeten in verschiedene Richtungen. Einige sehen darin den exemplarischen Glauben Jesu und seine persönliche Vollmacht akzentuiert, andere sehen den Schwerpunkt auf die Glaubenshaltung des stellvertretenden Bittenden gelegt.[1081] Im weiteren Verlauf des Berichtes deutet vieles darauf hin, dass die erwartete Heilungstat Jesu notwendig vom radikalen Glauben des Bittstellenden abhängt. Glaubt er daran, dass alles möglich ist in Jesu Vollmacht und in der unbegrenzten „Potentialität" Gottes?[1082]

Die mehrdeutig erscheinende Aussage „alles ist möglich dem Glaubenden" kann leicht missverstanden werden im Sinn von „wer glaubt, kann alles" bzw. „alles kann, wer glaubt".[1083] Diese Deutung führt leicht zu einem magischen Miss-Verständnis von Glaube. Denn das Potential („möglich") des Glaubens gibt sich der Mensch („der Glaubende") – ob als Notleidender oder als fürsprechender Bittsteller – nicht selbst. Der Grund und die Bedingung für die Möglichkeit des Glaubens, zu heilen und Wunder zu vollbringen, liegt einerseits im unbegrenzten Potential Gottes und andererseits im Potential des Glaubens Jesu an diesen Gott. Der Glaube ist ein göttliches Geschenk und kennt keine Grenzen für den, der das Geschenk glaubend annimmt.

Jesus hat den Bittsteller in dieser äußersten Notsituation so weit geführt, seine Glaubenseinstellung zu bekennen. Das tut dieser in einer paradox anmutenden Aussage. V. 24b: „Ich glaube, hilf meinem Unglauben."[1084] Der Blick richtet sich auf die existentielle Grenzerfahrung des Bittstellenden. Er erkennt in der Begegnung mit Jesus, dass es jetzt ganz entscheidend von seinem, d. i. des Vaters Glauben, abhängt, ob das eintreten kann, was er von Jesus erwartet, nämlich die Heilung seines besessenen Sohnes.

Die Heilung tritt ein. V. 27: „Aber Jesus ergriff seine Hand, richtete ihn auf und er stand auf." Die Demonstration der Heilung des Jungen durch Jesus führt zu einer neuen, heilen Situation für den ehemals Besessenen. „Er stand auf" führt vor Augen: der Geheilte hat wieder „Stand", kann wieder zu sich und seiner Umwelt stehen, ist wieder selbstständig, eigenständig noch zuständig für sich und andere.

[1080] Übersetzung nach *Fink R.:* Die Botschaft des heilenden Handelns Jesu, 174.
[1081] Zur Diskussion vgl. bei *Fink R.:* Die Botschaft des heilenden Handelns Jesu, 180.
[1082] Zum Gottesbild in der Jesusüberlieferung vgl. bei *Klauck H.-J.:* „Pantheisten, Polytheisten, Monotheisten" – eine Reflexion zur griechisch-römischen und biblischen Theologie. In: *Ders.:* Religion und Gesellschaft im frühen Christentum, Tübingen 2003, 41f.
[1083] So formuliert leider auch die Einheitsübersetzung missverständlich und irreführend. Vgl. dagegen *Schnackenburg R.:* Die Wunderheilungen Jesu im Zusammenhang von Glauben und Heilung. In: *Beinert W. (Hg.):* Hilft Glaube heilen?, Düsseldorf 1985, 53. Schnackenburg greift zwar die missverständliche Einheitsübersetzung auf, verweist jedoch auf den richtigen Weg, wie der Heilsaspekt des Glaubens jesuanisch zu verstehen ist, indem er auf den Zusammenhang mit Mk 10,25-27 hinweist. Glaube im gesamten Kontext der Bibel ist nur theologisch und theozentrisch richtig zu verstehen.
[1084] Übersetzung nach *Fink R.:* Die Botschaft des heilenden Handelns Jesu, 174.

Woran die Jünger scheiterten, hat Jesus in die Tat umgesetzt. Die Deutung liegt nahe, dass das Scheitern der Jünger und der Glaube des Bittstellers in Wechselbeziehung zueinander stehen. Die Jünger waren einerseits nicht in der Lage, den Glauben des Bittstellers umfassend und radikal zu „provozieren", und andererseits reichte ihr eigener Glaube selbst nicht aus, die Heilung zu initiieren. Die Kritik Jesu – „oh, ungläubiges Geschlecht" -, die sich zwar nicht nur, aber auch an die Jünger Jesu als seine engsten Begleiter richtet, findet Parallelen im Alten Testament und in der rabbinischen Tradition. „Die Klage erinnert an die atl. Gottes- und Prophetenklage gegen das treulose und widerspenstige Volk Israel. Nach rabbinischer Tradition ist die Generation, in welcher *der Messias* auftritt, verdorben und böse. Jesus ist seines messianischen Dienstes an seinem Volk müde."[1085]

5.3.3.4   Mk 10,46-52 par. (Die Heilung des Blinden bei Jericho)

Jesus schreitet im Rahmen des Markusevangeliums voran durch Judäa, passiert Jericho und befindet sich im Aufstieg nach Jerusalem, wo sich Passion, Tod und Auferstehung von den Toten ereignen werden.[1086] Die dramaturgisch und psychologisch eindringlich gestaltete Perikope[1087] schildert die Begegnung des blinden Bartimäus mit Jesus vor der Stadt Jericho.

Der Jude Bartimäus[1088] sitzt am Wegrand wie ein sozial Geächteter und Ausgestoßener. Er hofft auf Almosen, z. B. von Wallfahrern auf dem Weg nach Jerusalem zur Zeit des Pesachfestes. Menschen wie dem blinden Bartimäus galten, wie allen im Leben Benachteiligten, in besonderer Weise die alttestamentlich-prophetischen Verheißungen bei Anbruch der messianischen Zeit (vgl. Jes 35,5f). Der Notleidende ergreift die Initiative. V. 47: „Und hörend, daß Jesus der Nazarener (es) ist, begann er zu schreien und zu sagen: Sohn Davids, erbarme dich meiner!"[1089] Bartimäus trotzt der herben Kritik seiner Umgebung[1090], er sol-

---

[1085] *Trunk D.*: Der messianische Heiler. Eine redaktions- und religionsgeschichtliche Studie zu den Exorzismen im Matthäusevangelium, Freiburg-Basel-Wien 1994, 171. Vgl. Dtn 32,5-29; Num 14,27; Ps 78,8.
[1086] Zu Kontext und Ort der Handlung vgl. die knappen, aber plastischen Ausführungen bei *Trummer P.*: Daß meine Augen sich öffnen. Kleine biblische Erkenntnislehre am Beispiel der Blindenheilungen Jesu, Stuttgart-Berlin-Köln 1998, 103-105.
[1087] Vgl. auch die lebenspraktisch-existentielle Auslegung durch den Theologen und Psychologen *Behringer G.*: Geheilt werden, 53: „Was heißt eigentlich ‚glauben'?"
[1088] Vgl. *Trummer P.*: Daß meine Augen sich öffnen, 107: „Daß bei einem Geheilten ein konkreter Name genannt wird, ist ein echtes Unikat im ganzen Neuen Testament."
[1089] Übersetzung nach *Fink R.*: Die Botschaft des heilenden Handelns Jesu, 191. Zur Funktion und Symbolik des Mantels und zur exegetischen Kommentierung vgl. *Fink R.*: Die Botschaft des heilenden Handelns Jesu, 195: „Mit dem Wegwerfen des Mantels entledigt sich Bartimäus des Letzten was er besitzt. Der Mantel ist das, was dem Armen unter keinen Umständen weggenommen werden darf. Er bedeutet Schutz vor der Hitze des Tages und vor der Kälte der Nacht. Der Mantel ist ein kleines Stück Geborgenheit für die Ungeborgenen, das ‚Haus des Bettlers'. Wenn Bartimäus nun seinen Mantel abwirft, dann ist das ein starker Ausdruck des Vertrauens und des Aufbruchs auf Jesus hin. Ohne Mantel, schutzlos springt er auf.

le „schweigen" (V. 48b), und intensiviert seinen Hilferuf an Jesus. Dieser lässt Bartimäus zu sich rufen. V. 50: „Der aber abwerfend seinen Mantel, aufgesprungen, kam zu Jesus."[1091]

Jesus fragt Bartimäus ausdrücklich, was er für ihn tun kann bzw. soll. Er will nicht gegen den eindeutig formulierten Willen des Bittenden handeln, d. h.: der Notleidende „... muß sich völlig klar darüber werden, welche Veränderung er wirklich will, und er muß dies deutlich aussprechen können, damit eine würdige Interaktion zwischen beiden stattfinden und dauerhafte Heilung geschehen kann."[1092] Auf die Frage Jesu, was er ihm tun kann, antwortet Bartimäus erwartungsvoll. V. 51d: „Rabbuni, daß ich wieder sehe."[1093] Nicht Almosen, sondern nicht weniger als das messianische Heil erwartet Bartimäus von Jesus, dem „Sohn Davids" (V. 48), dem „Rabbuni" (Steigerung von „Rabbi").[1094]

Die Antwort Jesu bleibt nicht aus – allerdings nicht in Form einer Berührung oder eines heilenden Wortes, sondern als Zusage des schon Geschehenen und als Aufruf zum Aufbrechen. V. 52b: „Geh! Dein Glaube hat dich gerettet." Die Verwendung von *sózein* drückt auch an dieser Stelle (wie in Mk 5,34b) nicht nur Genesung von einem körperlichen Leiden aus, sondern umfassendes Heil-Werden. Die messianische Verheißung hat sich für Bartimäus erfüllt.[1095] Aus heutiger Sicht kann das Heilungsgeschehen sowohl punktuell-spontan als auch prozessual-andauernd verstanden werden, indem der anfängliche Heilungsimpuls nachhaltig fortwirkt.

V. 52c.d: „Und sofort sah er wieder und er folgte ihm auf dem Weg" bestätigt „empirisch" die Heilungstat und die weiteren Konsequenzen, die Bartimäus aus seiner Heilung zieht. Bartimäus entscheidet sich für die Nachfolge Jesu. „Die heilbringende Erfahrung mit Jesus ersetzt für ihn den Ruf in die Nachfolge."[1096]

Der Ruf Jesu hat ihn in Bewegung gebracht und ihn aus seinem Sitzen zur unmittelbaren Begegnung mit Jesus befreit."

[1090] *Fink R.:* Die Botschaft des heilenden Handelns Jesu, 194: „Die Zurückweisung des Blinden wird auch als ‚Hindernis auf dem Weg des Glaubens' oder als ‚Erschwernis des Glaubens' interpretiert."

[1091] *Fink R.:* Die Botschaft des heilenden Handelns Jesu, 191.

[1092] *Trummer P.:* Daß meine Augen sich öffnen, 112.

[1093] Übersetzung *ebd.*

[1094] *Fink R.:* Die Botschaft des heilenden Handelns Jesu, 196: „Rabbuni ist Ausdruck von Nähe, Vertrauen und Angewiesenheit. Die Anrede zeigt Respekt und persönliche Beziehung. Sie ist Ausdruck der Ehrfurcht und der Innigkeit (...)"

[1095] Vgl. dazu die Anm. bei Mk 5,35b und bei *Yeung M.:* Faith in Jesus and Paul, 289: „... the critical minimum is that the saying itself, together with its context in the Bartimaeus story, is certainly historical. The saying's contexts in the other three episodes (the woman with a bledding, the sinful woman and the Samaritan leper) also stand a good chance of being authentic (...)"

[1096] *Fink R.:* Die Botschaft des heilenden Handelns Jesu, 198.

Der vorausgehende und hartnäckige Glaube des Notleidenden – „... ein Glaube, der unausgesprochen schon lange auf Jesus setzte (...)"[1097] - erscheint in dieser dramatischen Perikope als notwendige Voraussetzung für die Heilungstat Jesu. „Der Glaube des Bartimäus, das sichere Vertrauen auf Erfüllung seiner Sehnsucht in der Begegnung mit Jesus, das sich trotz Widerstand durchgehalten hat, hat für Bartimäus Rettung bewirkt."[1098] Dass Jesus den Blinden heilt, macht im Kontext des Markusevangeliums deutlich: Jesus will und sucht das Heil des Menschen, insbesondere des Notleidenden. Das Heilshandeln Jesu wird möglich, da der Notleidende die „richtige" Glaubens-Entscheidung trifft, nämlich alles zu erwarten und zu erhoffen vom Heilswillen Jesu, des Heilsbringers Gottes.

Die synoptischen Parallelen bzw. Variationen bestätigen im Wesentlichen die Intention der Perikope Mk 10,46-52 (vgl. vor allem Mt 9,27-31; Lk 18,35-43; aber auch Mt 20,29-34).

5.3.3.5 Resümee

Die exemplarischen Heilungsberichte bei Mk entfalten narrativ und szenisch-dramatisch die Frohe Botschaft vom „nahegekommenen Reich Gottes", die dem ganzen Menschen gilt, dessen Heil und seine Ganzheit im irdischen Dasein stets gefährdet bzw. gestört sind.[1099] Was für den Zusammenhang von Glaube, Gesundheit, Krankheit, Heilung und Heil im Gesamt der Evangelien gilt, kommt in den exemplarischen Heilungsberichten bei Mk zum Ausdruck.

Wenn in diesen Perikopen ein Notleidender durch die Begegnung mit Jesus in eine neue existentielle Situation hinübergeführt wird, dann „... liegt *der Platz des ‚Glaubens' am Anfang der Handlung.* Jesus fragt nach ihm oder stellt ihn fest; er wird den Kranken heilen."[1100] Mit Blick auf die weitere Wirkungsgeschichte des in diesen Heilungsberichten aufscheinenden jesuanischen Glaubensverständnisses darf nicht übersehen werden: wenn ein Notleidender bzw. ein stellvertretender Bittsteller Jesus begegnet, dann provoziert Jesus zwar den Glauben der an ihn Herantretenden, aber nicht im Sinn eines verobjektivierten, sachbezogenen und gehorsamen Fürwahrhaltens und Annehmens seiner Heilsbotschaft. „Die Gestalten, von deren Glauben wir in den Evangelien hören, se-

---

[1097] *Trummer P.:* Daß meine Augen sich öffnen, 113.

[1098] *Fink R.:* Die Botschaft des heilenden Handelns Jesu, 196f.

[1099] Vgl. *Fink R.:* Die Botschaft des heilenden Handelns Jesu, 17. Vgl. *ebd.* Fink entwirft eine „Anthropologie des Reiches Gottes, wie sie in den Heilungsberichten des Markusevangeliums offenbar wird (...)" Vgl. *a. a. O., 19:* „Nicht Jesus der 'Wundertäter', sondern das Menschenbild Jesu, seine Vision vom heilen Menschsein im Reich Gottes, die in seinem Handeln zum Ausdruck kommt, steht hier im Mittelpunkt des Interesses." Vgl. *a. a. O., 20:* Nicht die Frage nach dem Wunder als unerklärlichem und übernatürlichem Geschehen leitet Finks Erkenntisinteresse, sondern das „... 'wunderbare Geschehen' des 'Heil-Werdens' von Menschen in der Begegnung mit Jesus (...)"

[1100] *Schweizer E.:* Jesus, das Gleichnis Gottes. Was wissen wir wirklich vom Leben Jesu?, Göttingen 1995, 49.

hen nicht so aus, als ob sie ein solches Glaubensexamen bestehen würden."[1101] Außerdem funktioniert der Glaube des notleidenden oder bittstellenden Menschen nicht als mechanisch-automatische conditio sine qua non nach dem konditionalen Schema „wenn Glaube, dann Heilung".

Vielmehr zeigen die exemplarischen Heilungsberichte bei Mk, dass der Glaube des Menschen zuinnerst mit seinem Gottesverhältnis korreliert. Jesus selbst fordert den Glauben des (notleidenden) Menschen durch seine Person und seine Taten heraus. Seine Präsenz als Heilsbringer Gottes drängt den heilungs- und heilsbedürftigen Menschen zur radikalen Überprüfung seiner persönlichen Glaubenseinstellung und -haltung.

Der Glaube eines Menschen hängt ganz entscheidend von seiner willentlichen Entscheidung für oder gegen Jesus, für oder gegen Gott ab.[1102] Glaube ist nicht nur als ein innerpsychischer Vorgang bzw. eine solche Disposition zu verstehen[1103], sondern ist als eine aktive, freiwillige und selbständige Tat des Menschen zu würdigen.[1104] Gerade in den Heilungsberichten bei Mk offenbart sich, dass der Glaube als Kraft im Notleidenden bzw. im Geheilten und nicht als die Wunderkraft eines Wundertäters zu verstehen ist, wobei das moderne Attribut „Wundertäter" dem Zusammenhang im Evangelium nicht angemessen ist. Denn

---

[1101] *Bornkamm G.:* Jesus von Nazareth, Stuttgart u. a. [14]1988, 114. Die Position, Heilungsgeschichten seien als Glaubensexamina zu verstehen, hat vor allem vertreten *Ebeling G.:* Wort und Glaube, Tübingen [3]1967, 203-254.

[1102] Vgl. *Theißen G.:* Urchristliche Wundergeschichten, 142: „Bei Mk ist der Glaube Grenzüberschreitung unter voluntativem Aspekt, bei Mt tritt ein kognitives Moment, die Gewißheit der Bitte, hinzu, bei Lk dominiert der affektive Aspekt: Akklamation und Dank gelten als Inbegriff des Glaubens. Mit anderen Worten, Glaube ist menschliche Grenzüberschreitung schlechthin und verbindet sich sukzessiv mit deren Aspekten."

[1103] Vgl. dazu die forschungsgeschichtlich wichtige Position bei *Fenner F.:* Die Krankheit im Neuen Testament. Eine religions- und medizingeschichtliche Untersuchung, Leipzig 1930, 94f. Die Position, dass der Glaube einer freien willentlichen Entscheidung für oder gegen den Glauben bedarf, ist nicht mit einem psychologischen Glaubensverständnis gleich zu setzen, wie es bereits Fenner vertreten hat. Fenner versteht Glaube als „... die innere Disposition für die Heilung (...)" Glaube als optimistisch-vertrauende Erwartungshaltung bringt das Heilungswunder nach vorne, kann aber erst durch Jesus selbst definitiv aktiviert werden. Fenner betont so stark die „... übermächtigen seelischen Kräfte" Jesu, „... die er in Bewegung setzte (...)" und damit die Glaubens- und Willenskräfte des Betroffenen bzw. Notleidenden sozusagen halbautomatisch zur Glaubensentscheidung erregte. Der tatsächlich freie Wille des Menschen bei der Glaubensentscheidung wird in dieser psychologischen Sichtweise nicht deutlich genug gesehen und betont.

[1104] Die aktive anthropologische Bedeutung des Glaubens betonen ebenfalls *Vogt T.:* Angst und Identität im Markusevangelium. Ein textpsychologischer und sozialgeschichtlicher Beitrag, Fribourg (Schweiz) 1993 (Novum testamentum et orbis antiquus 26), 92. Sie zeigt, dass der Evangelist Markus in seinen Heilungsberichten Glauben „... als den eigenen Beitrag zum Wunder fordert entgegen einem passiven Warten auf Wunder." Vgl. auch *Schmithals W.:* Wunder und Glaube. Eine Auslegung von Markus 4,35-6,6a, Neukirchen-Vluyn 1970 (Biblische Studien 59); *Fuller R. H.:* Die Wunder Jesu in Exegese und Verkündigung, Düsseldorf 1967.

bei Mk geht es durchaus auch um eine Selbstheilung im Sinne einer Heilung des Selbst, d. i. die ganze Person, die vom eigenen Glauben ausgeht.[1105]

In der existentiellen Begegnung mit der personalen Präsenz Jesu und mit seiner Frohen Botschaft muss sich der Glaube neu entscheiden und neu orientieren, wenn nötig, dann immer wieder. Die Initiative und Kraft dazu gibt Jesus Christus selbst. Er bezieht seine Kraft aus dem Einssein mit Gott. Dieses Einssein mit Gott wirkt offenbar heilend auf das Einssein des Kranken mit sich selbst.

Die neutestamentarischen Heilungsberichte, gerade bei Mk, öffnen den hermeneutischen Zugang zum Ganzen des christlichen Glaubens und seiner Theologie.[1106] In den Heilungsberichten bei Mk wird exemplarisch die soteriologisch-gnadentheologische Tiefendimension des religiösen Glaubens offenbar: „Glauben ist (...) nicht eine zum voraus zu leistende Bedingung; (...) Glauben ist Gottesgeschenk."[1107] Glaube, wie ihn Markus deutet und wie er sich wie ein roter Faden durch die biblische Offenbarung zieht, kann im Grunde genommen nur theologisch und theozentrisch gedeutet werden. „Die Allmacht des Glaubens ist die Allmacht Gottes, die sich der Glaubende zu Hilfe holt."[1108]

Eine „musikalische" Metapher versinnbildlicht, wie sich die anthropologische und die theologische Dimension des Glaubens zueinander verhalten: Wunder, besonders Heilungswunder sind „... nicht nur gewaltige Machttaten, Erweise der Kraft, sondern sind wie ein vierhändiges Klavierspiel des Wundertäters und des zu Heilenden. Nur wenn beide eins sind, kann die Musik – hier: der heilende Gott – zwischen ihnen sein. Wo deren Wille fehlt, gemeinsam Musik zu machen, sich der Musik gemeinsam auszusetzen, ist das Helfenwollen des Heilers vergeblich."[1109]

[1105] Vgl. *Kertelge K.:* Die Wunderheilungen Jesu im Neuen Testament. In: *Beinert W. (Hg.):* Hilft Glaube heilen?, Düsseldorf 1985, 35: „Wem verdankt der Mensch seine Heilung? Nicht einem psychogenen Vorgang!" Hier scheint jede anthropologische Bedeutung des Glaubens ausgeschlossen. Dagegen ist zu bekräftigen: Heilung durch Gott ist auch in der psychischen und dem Menschen inhärenten Dimension des Glaubens angelegt, wenn auch dort nicht grundgelegt. Der Glaube ist eine eigenwertige und eigenständige Entität in Korrelation zum freien Willen; beide dürfen nicht nicht nur auf das Rationale und Kognitive verkürzt werden." Kertelge selbst differenziert seine theozentrische Argumentation, vgl. *a. a. O.,* 35. Für Kertelge ist Glauben ein „Akt des *Transzendierens".* Und weiter, *a. a. O.,* 37: „Der Glaube kennzeichnet die Haltung der Bereitschaft zum Heilsempfang (...) das bedeutet nicht reine Passivität. Vielmehr fordert der Glaube immer auch die Kräfte des Menschen an (...)"

[1106] Vgl. *Berger K.:* Biblisches Christentum als Heilungsreligion. In: *Ritter W. H., Wolf B. (Hgg.):* Heilung – Energie – Geist. Heilung zwischen Wissenschaft, Religion und Geschäft, Göttingen 2005 (Biblisch-theologische Schwerpunkte 26), 246.

[1107] *Schweizer E.:* Jesus, das Gleichnis Gottes, 49.

[1108] *Schnackenburg R.:* Die Wunderheilungen Jesu im Zusammenhang von Glauben und Heilung, 54.

[1109] *Berger K:* Darf man an Wunder glauben?, 48.

315

5.3.4 Glaube und Wunder
5.3.4.1 Glaube, Heilung und Wunder in biblischer Tradition

Die Bibel überliefert viele außergewöhnliche Ereignisse als Wunderzeichen[1110] und versteht diese durchweg theologisch als Wort- oder Zeichentaten Gottes – im Unterschied zu magischen, okkulten, psychosomatischen, paranormalen und mirakulösen Phänomenen.[1111] In alttestamentlicher Epoche wird besonders von den Propheten Elija und Elischa berichtet, dass sie im Namen Gottes Wundertaten vollbracht haben (vgl. die Totenerweckungen in 1 Kön 17,17-24; 2 Kön 4,18-37). Die Wunder Jesu sind auch auf dem Hintergrund dieser heilungs- und heilsgeschichtlichen Tradition zu deuten, die in verschiedenen Kategorien angedeutet ist: Jesus als Wunderprophet, Jesus als apokalyptischer und charismatisch-prophetischer Wundertäter, Jesus als Chassid.[1112] Auch der Apostel Paulus wird als Wundertäter dargestellt.[1113]

Nach der Überlieferung der Evangelien wirkte Jesus von Nazareth viele Wunder.[1114] Das gesamte Neue Testament „... ist voll von derartigen ‚Zeichen'"; Jesu Lebensweg ist „gesäumt durch ‚Wunder'". [1115] Das Wunderwirken Jesu kann kaum vernünftig bezweifelt werden. Die Spitze der biblischen Wunderberichte bildet zweifellos die Auferweckung Jesu von den Toten als Tat Gottes (vgl. z. B. 1 Kor 15,3-5).

Neutestamentliche Berichte von Wunderereignissen gehören zum Hauptbestand des Neuen Testaments, denn: „Die enge Verbindung der frühchristlichen Berichte über Wunder mit dem Gottesbild, dem Jesusbild und dem Men-

---

[1110] Zur heute weithin anerkannten Typologie der biblischen, vor allem der neutestamentlich überlieferten Wundergeschichten vgl. *Theißen G.*: Urchristliche Wundergeschichten, 98. Nach dieser Typologie unterscheidet die Forschung heute zwischen Heilungswunder, Dämonenbannwunder, Normenwunder, Beglaubigungswunder, Epiphaniewunder, Rettungswunder, Geschenkwunder. Lehramtlich dogmatisiert, exegetisch aber nach wie vor umstritten ist das Wunderphänomen der Jungfrauengeburt Jesu.
[1111] Vgl. *Bultmann R.*: Zur Frage des Wunders. In: *Ders.*: Neues Testament und christliche Existenz. Thelogische Aufsätze, hrsg. von A. Lindemann, Tübingen 2002, 84-98.
[1112] Zur neutestamentlichen Forschungsgeschichte vgl. *Goltz D. v. d.*: Krankheit und Heilung in der neutestamentlichen Forschung des 20. Jahrhunderts, Erlangen 1998, 54-58.58-60.60-61.
Zum Stand der Forschung und zu „Bildern von Jesus als Wundertäter" vgl. *Kollmann B.*: Jesus und die Christen als Wundertäter. Kollmann tritt einem Defizit der historisch-krischen Exegese entgegen und untersucht alle neutestamentlichen Wunderstoffe, wobei er traditionsgeschichtliche und historische Fragen in den Mittelpunkt stellt.
[1113] Vgl. *Schreiber St.*: Paulus als Wundertäter. Redaktionsgeschichtliche Untersuchungen zur Apostelgeschichte und den authentischen Paulusbriefen, Berlin-New York 1996. Paulus selbst erwähnt „seine" Wundertaten „kraft der Gnade Gottes" sehr zurückhaltend (vgl. Röm 15,19; 2 Kor 12,12). Lk stellt Paulus in der Apg weit umfassender als Wundertäter dar. Vgl. *Schreiber St.*: Paulus als Wundertäter, 287: „Von den Wundererzählungen der Apg stammen vier Episoden aus der Überlieferung, die übrigen gestaltete Lk selbst als Wunder." Nach Schreibers Untersuchungen lagen Lk die Episoden Apg 13,6-12; 14,8-10; 16,16-18; 20,7-12 als Überlieferungen vor.
[1114] Vgl. auch die Darstellung bei *Wenisch B.*: Geschichten oder Geschichte? Theologie des Wunders, Salzburg 1981, 113-149: „Die Wunder Jesu".
[1115] *Berger K:* Darf man an Wunder glauben?, 11.

schenbild läßt es (...) nicht zu, Wunder für eine Nebensache zu erklären." In ähnlichen Worten heißt das: „Die neutestamentlichen Wunder sind keine *marginalia*, sondern *magnalia die* – keine Randphänomene, sondern Großtaten Gottes (...) Sie sind Gottes eigenste Taten (...)"[1116] So bekennen prominente Vertreter der gegenwärtigen „postmodernen" wissenschaftliche Exegese[1117], und zwar eindeutig gegen den Trend der modernen rationalistisch-liberalen Theologie zum Minimalismus[1118], dass die Zukunft des Christentums davon abhängt, ob christlicher Glaube und christliche Religion – und nicht nur diese - „Wunder" und den „Charme dieser sinnlichen Liebeserweise Gottes wiederentdecken können."[1119]

Mehrere griechische Worte und Begriffe versuchen das in den Evangelien häufig berichtete Phänomen der Wunder sprachlich zu fassen[1120]: 1) *dynameis*:[1121] „Krafttaten", machtvolle Taten – sie betonen die Macht Gottes (vgl. Mt 11,20.21.23; 13,54.58; 14,2; Mk 6,2.14; Lk 10,13; 19,37). 2) *dynamis*: die Kraft und die Macht, Außergewöhnliches zu tun – sie benennt die einzelne „Krafttat" (vgl. Mk 5,30; 6,5; 9,39). 3) *semeion*[1122], *semeia*: „wunderbares" Zeichen – sie deuten auf die göttliche Vollmacht hin (vgl. Mt 12,38.39; 16,1.3.4; Mk 8,11.12; Lk 11.16.29.30; Joh 2,11; 3,2; 4,48 u. a. m.) 4) *terata* und *semeia* in Kombination: wunderbare Taten und Zeichen (vgl. Joh 4,48). 5) Das Wort *teras*[1123] allein für die Wunderhandlungen Jesu verwendet das Neue Testament nicht, da mit diesem Begriff die Taten heidnischer Zauberer, Magier und selbsternannte Heilbringer verknüpft war. Das Wort *terata* steht im Neuen Testament eher als Bezeichnung für die Taten eines falschen bzw. eines Lügenmessias (vgl. Mt 24,24; Mk 13,22; auch 2 Thess 2,9). 6) *ergon, erga*[1124] (Tat, außergewöhnliche Taten) – sie verweisen auf die göttliche Vollmacht (vgl. Mt 11,6.19; Lk 24,19; Joh 5,20; 7,3; 9,3; u. a. m.) 7) *thaumasion*[1125], *thaumasia* (Taten, die Staunen hervorrufen) (vgl. Mt 21,15). 8) *endoxon, endoxa (*große, großartige, herrliche Taten) – sie betonen den Ursprung und die Größe göttlicher Vollmacht (vgl. Lk 13,17). 9) *paradoxa*: unglaubliche, unfassbare, jedem normalen Ansinnen widersprechende

---

[1116] *Berger K.*: Jesus, 582f.
[1117] Vgl. *ders.*: Darf man an Wunder glauben?, 11: „Wunder gehören in Wahrheit zum härtesten Brot, das das Neue Testament dem Theologen zu bieten hat (...) Denn in den Wundergeschichten wird die Luft für den Exegeten dünn."
[1118] Vgl. *Wenisch B.*: Geschichten oder Geschichte?, 12-17: „Theologie des Wunders im Rückzug vor der historisch-kritischen Methode"
[1119] *Ebd;* vgl. *ders.*: Jesus, München 2004, 419ff.
[1120] Vgl. *Knoch O.*: Dem, der glaubt, ist alles möglich, Stuttgart 1993, 38f.
[1121] Anknüpfend an alttestamentlich *geburot, gedolot*: große und machtvolle Taten Gottes (vgl. 2 Sam 7,23).
[1122] Anknüpfend an alttestamentlich *'ot*: göttliches Zeichen (vgl. Ex 4,21; 7,3).
[1123] Anknüpfend an alttestamentlich *mofet*: ein göttliches Zeichen (vgl. Dtn 13,2; Jes 8,18; 20,3).
[1124] Anknüpfend an alttestamentlich *ma'asäh, ma'alal*: große, außergewöhnliche, wunderbare Taten (vgl. Dtn 3,24; Ps 68,8).
[1125] Anknüpfend an alttestamentlich *päla, niflaot, noraot*: außergewöhnliche Taten und Ereignisse, die Staunen erregen (vgl. Ex 3,20; 34,10; Ps 71,17).

Taten (vgl. Lk 5,26). 10) Eine grundsätzliche Funktion der Wunderhandlungen Jesu in der neutestamentlichen Verkündigung ist das Staunen, das sie bei primären und sekundären Zeugen hervorrufen (sollen) (vgl. Mt 8,27; 9,8.33; 15,31; 21,20; Mk 5,20; 6,51; Lk 8,25; 9,43; 11,14; Joh 5,20.28; 7,21).

Die Evangelien vermeiden, wo möglich, oder umgehen ganz bewusst Worte und Begriffe wie *teras, terata, mythos, phasma, phantasma, thaumasion*, weil diese bereits im heidnischen Kontext benutzt wurden als Bezeichnung für außergewöhnliche Taten von Göttern oder „wundertätigen" Menschen. Offensichtlich ziehen die Evangelien eine scharfe Trennlinie zwischen einerseits Wunderhandlungen, die, wie bei Jesus, eindeutig als theologisch und theozentrisch zu qualifzieren sind, und andererseits zwischen Phänomenen, die als Zauberei, Magie, Suggestivheilung, Schamanismus[1126], Paranormalität usw. gedeutet werden können.

Religionsgeschichtlich fällt auf, dass die johanneische Begründung des Glaubens durch das vorausgehende Wunder bereits alttestamentlich in der Mosetradition vorgebildet ist (vgl. Ex 4), wohingegen in der synoptischen Jesusüberlieferung der Glaube des Menschen die notwendige Voraussetzung für die anschließende Wundertat Jesu durch Gottes Kraft ist. Gerade bei den Synoptikern erweist sich die Macht des Glaubens, Heilungswunder zu bewirken, deutlich als „... ein Teil des Wundergeschehens selbst; der Teil, den der Mensch zu erbringen hat und ohne den das Wunder nicht sein kann. Im Klartext heißt das ganz eindeutig: Wo Glaube ist, kann ein Wunder geschehen, nur dort. Die Vollmacht des Heilers und das Zutrauen des zu Heilenden sind daher wie kommunizierende Röhren, wie zwei Schalen einer Waage, die auf gleicher Höhe sein müssen, damit das Wiegen gelingen kann."[1127]

Die Frage, ob der Glaube des Wunders bedarf, „... wird offen erst im Johannes-Evangelium gestellt und hier eindeutig entschieden. Der Glaube, der erst auf das Wunder hin sich zum Glauben entschließt, ist kein wirklicher Glaube."[1128]

5.3.4.2 Jesus als „göttlicher Mensch"?

Demonstrierte Jesus gerade in seinen Wundertaten seine besondere Existenz als der „göttliche Mensch"?[1129] Die aus der religionsgeschichtlichen Forschung seit

---

[1126] Zur Frage nach Jesus als Magier, Suggestivheiler oder Schamane in der neutestamentlichen Forschung vgl. bei *Goltz D. v. d.*: Krankheit und Heilung in der neutestamentlichen Forschung des 20. Jahrhunderts, 61-64.64-68.

[1127] *Berger K*: Darf man an Wunder glauben?, 47.

[1128] *Bornkamm G.*: Jesus von Nazareth, 117.

[1129] Vgl. *Bieler L.*: THEIOS ANER. Das Bild des „göttlichen Menschen" in Spätantike und Frühchristentum I.II., unveränd. reprograf. Nachdruck d. Ausgabe Wien 1935/36, Darmstadt 1976, 83-87.141. Bieler vertritt die These, dass bereits der historische Jesus und nicht erst der Auferstandene als „göttlicher Mensch" zu deuten ist.

Beginn des 20. Jh.[1130] erwachsene Debatte um den *theios aner* kreist wesentlich um die Frage, ob die Synoptiker, allen voran Mk, das neutestamentliche Jesusbild nach dem Muster griechisch-römischer Gestalten der Antike zeichneten, die als „göttliche Menschen" verehrt wurden, z. B. Pythagoras, Empedokles, Asklepiades von Prusa, Simon Magus, Apollonios von Tyana, Vespasian, Alexander von Abonuteichos.[1131] Vor allem Rudolf Bultmann vertrat diese These weiter und machte damit Schule.[1132] Gegenwärtig besteht sowohl im deutschsprachigen als auch im anglo-amerikanischen Sprachraum weitgehend Konsens, dass erst mit einer nachösterlich geprägten *theios-aner*-Vorstellung zu rechnen ist, die nach hellenistischem Muster auf das „Bild" von Jesus übertragen wird.[1133] Die historischen und theologischen Hauptargumente gegen die These vom „göttlichen Menschen" konzentrieren sich auf die Einsicht, dass die Einzigartigkeit Jesu und seiner göttlichen Sendung alle vorgeprägten Muster – jüdisch wie hellenistisch – bei weitem übertreffen und sich auch nicht in der Kategorie des „göttlichen Menschen" fassen lassen.

Jesus darf im Hinblick auf seine Heilungstaten weder als primärer Wundertäter noch als kausal funktionierender „Wunderautomat" missverstanden werden.[1134] Im Gegenteil: Jesus entzieht sich dem Volk, das nur um der Zeichen bzw. Wundertaten willen glaubt (vgl. Joh 2,23ff und die Kritik in Joh 4,48). Jesus preist den Glauben, der ohne Wunder lebt und besteht (Joh 20,29). Auch in der synoptischen Überlieferung zieht sich Jesus immer wieder vor dem Zugriff des Volkes zurück. Er gebietet Schweigen angesichts der geschehenen Heilungstaten (vgl. Mk 1,35ff.44). Er verweigert den Pharisäern ein Zeichen (Mk 8,11f), weil „... Jesus das Wunder nicht als Beweis göttlichen Wirkens und göttlicher Vollmacht gelten läßt, der erst gefordert werden kann, um danach zu glauben. Eine solche Forderung ist eine Herausforderung Gottes, Vertrauen und Gehor-

---

[1130] Vgl. *Reitzenstein R.:* Die hellenistischen Mysterienreligionen nach ihren Grundgedanken und Wirkungen, reprograf. Nachdr. d. 3. Aufl. von 1927, Darmstadt 1980.
[1131] Vgl. *Goltz D. v. d.:* Krankheit und Heilung in der neutestamentlichen Forschung des 20. Jahrhunderts, 42-54.
Kollmann B.: Jesus und die Christen als die Wundertäter, 89-118; 117: „Religionsgeschichtlich handelt es sich bei diesen Personen, deren Wundertradition sich historisch als erstaunlich zuverlässig erweist, um Schamanen mit Seelenwanderungslehre, die durch ekstatische Jenseitsreisen die Kluft zwischen irdischem Mensch und Gottheit überbrücken, über den Schlüssel zu den wahrhaft lebensentscheidenden Kenntnissen verfügen und mit ihren magischen, in hohem Maße auch wissenschaftlichen Fertigkeiten Krankenheilungen und Naturwunder vollbringen. Als Personen, die in ständigem Kontakt mit Gottheiten wie Dämonen stehen und sich des künftigen Geschicks ihrer Seele gewiß sind, wähnten sich Pythagoras, Empedokles (...) dem gewöhnlichen Menschsein enthoben und beanspruchten für sich göttliche Physis oder Unsterblichkeit."
[1132] Vgl. *Bultmann R.:* Theologie des Neuen Testaments, 129.388-392. Bultmann sieht auch eine Verbindung des *theios aner*-Themas zur Semeia-Quelle, die nach seiner Meinung der Redaktion des Johannes-Evangeliums vorgelegen hat.
[1133] Zur Diskussion vgl. das *Goltz D. v. d.:* Krankheit und Heilung in der neutestamentlichen Forschung des 20. Jahrhunderts, 54.
[1134] *Berger K.:* Darf man an Wunder glauben?, 47.

sam sind hier gleicherweise in der Wurzel zerstört."[1135] Im Kontext der Versuchungsgeschichte Jesu (Mt 4,1ff) kann nicht übersehen werden: „Das Wunder herausfordern heißt mit Gott experimentieren."[1136]

Die Ursache und die Wirkungen der Wundertaten des Jesus von Nazareth lassen sich nach historisch-kritischer und religionsgeschichtlicher Prüfung wohl nur mit der Singularität Jesu erklären. Trotz mancher Parallelen zu Wundercharismatikern, Wunderpropheten usw. repräsentiert Jesus von Nazareth ein einmaliges Ereignis, nicht nur in der Antike.[1137]

5.3.4.3 Der Zusammenhang von Glaube, Heilung und Wunder

Die Evangelien gebrauchen für die außergewöhnlichen Heilungtaten Jesu das Wort „Wunder" nicht. Der vorherrschende Ausdruck dafür lautet „Krafttaten" (*dynameis*), der sich im Plural 12mal in der Synopse wiederfindet. Im Joh-Ev begegnet für die Heilungtaten Jesu der Terminus „Zeichen" (*semeia*), um diese außergewöhnlichen Ereignisse zu qualifizieren. Die Ereignisse, in denen sich Glaube, Heilung und Wunder in den Taten des Jesus von Nazareth verdichten, sind überwiegend „... als psychosomatische Heilbehandlungen oder als Sieg des Geistes über die Materie zu verstehen."[1138]

Für den Zusammenhang der Trias Glaube, Heilung und Wunder lässt sich feststellen, was für alle Wunder in Bezug auf Jesus von Nazareth und für die Gegenwart gilt: „Die Wunder weisen hin, aber sie beweisen nichts. Weder hatten sie im Wirken Jesu den Sinn von Beweisen, noch können und wollen heute, in einer naturwissenschaftlich stark geprägten Welt, die Zeugnisse des Neuen Testaments einem schlüssigen Beweisverfahren dienen."[1139] Heilungswunder bzw. Wunderheilungen als Glaubenswunder sind zu verstehen als hinweisende Zeichen, die anzeigen, dass mit Jesus Christus das Reich Gottes nahegekommen ist, denn er ist von Gott gesandt worden zu den Menschen zu deren vollem Heil.

Die Menschen zur Zeit Jesu, die Zeugen solcher Glaubens- und Heilungswunder waren, reagierten unterschiedlich auf diese auffallenden und außergewöhnlichen Ereignisse. Manche, vor allem die Gegner Jesu, öffneten sich nicht für den Glauben, den Jesus ausdrücklich forderte, um gerade Heilungs- und Glaubenswunder im Licht der Botschaft Jesu vom Reich Gottes zu verstehen. Gegner und Leugner dieser Wunder beharrten auf starren Traditionen, vorgefassten Ansichten, Weltbildern und Vorurteilen. „Für sie waren die Wunder keine Zeichen. Sie wollten Beweise. Deshalb sagt ihnen Jesus: ‚Nie und nimmer wird diesem Geschlecht ein Zeichen gegeben werden' (Mk 8,12)." Andererseits

---

[1135] *Bornkamm G.:* Jesus von Nazareth, 117.
[1136] *Ebd.*
[1137] So das Urteil bei *Kollmann B.:* Jesus und die Christen als Wundertäter, 315.
[1138] *Sanders E. P.:* Sohn Gottes, 238.
[1139] *Weiser Alfons:* Was die Bibel Wunder nennt. Sachbuch zu den Berichten der Evangelien, Stuttgart 1992 (10 Sachbücher zur Bibel. Handbibliothek zum Buch der Bücher), 33.

320

kamen viele Menschen, sicher auch ehemalige Gegner Jesu, durch Wunderzeichen zum Glauben bzw. sahen ihren Glauben an Jesus, seine Reich-Gottes-Botschaft und seine Sendung von Gott durch die Wundertaten bestätigt.[1140] In der Bibel, besonders im Neuen Testament, wird auch nicht verschwiegen, dass die Heilungswunder bzw. Wunderheilungen von den „Zeugen" in zwei verchiedene Richtungen gedeutet werden können: einerseits als Glaube an das von Gott ermöglichte und gewirkte Wunder, das die positive Alternative zum sensationsheischenden und magischen Mirakel- bzw. Orakelglauben repräsentiert; andererseits als Unglaube, der zur kategorischen Absage an die jesuanische Reich-Gottes-Botschaft führt.

Die jesuanischen Heilungs- und Glaubenswunder wollen die primären und sekundären Zeugen nicht zum Glauben zwingen und können die Betroffenen nicht unter Zwang zu Heilung und Heil führen. Nur wer sich selbständig ganz auf Jesus einlässt und auf den, von dem er gesandt ist und auf das, wovon er kündet, der kommt zum Glauben. Heilungs- und Glaubenswunder dienen als Impulse zur eigenen Standortbestimmung, als Provokationen zur Lebensentscheidung, womöglich als existentielle Durchbrüche, die zu Umkehr und Bekehrung führen. Sie können als Zugänge zur Wirklichkeit des Reiches Gottes dienen, die in den Wundern greifbar zum Ausdruck kommt. Wunder setzen gleichsam Zeichen, die den Weg zum Glauben weisen und den schon ergriffenen Glauben weiterführen wollen und können. Wunder in Verbindung mit Glaube und Heilung sind exemplarische Signale für die konkrete Ankunft der Wirklichkeit des Reiches Gottes. Sie dienen ihrerseits dem Glauben als Orientierungs-, Navigations- und Entscheidungshilfen.

5.3.4.4 Die Heilungstaten Jesu als „Heilung vom Heiligen"

Jesus von Nazareth handelt mit Vollmacht. Er ist „die verkörperte Heilkraft Gottes in Person".[1141] Die einzigartige Glaubenskraft und Heilsmacht Jesu erschließt sich zwar auch in den Kategorien „Prophet", „Lehrer", „Redner", „Freund" usw., aber nur ansatzweise. Vor allem die Heilungstaten prägen das Profil der Person Jesu. Die Heilungstaten Jesu bilden das innerste Zentrum seines Auftretens. „Ich denke, wir können einigermaßen sicher sein, daß Jesu *Ruhm* sich ursprünglich seiner Heiltätigkeit und besonders seinen Austreibungen verdankte (...) In Anbetracht der gängigen Vorstellung, die in Jesus hauptsächlich einen Lehrer sieht, ist das ein wichtiges Korrektiv. Er war auch Wundertäter, und in den Augen mancher Menschen war das sogar die Hauptsache."[1142]

[1140] Vgl. zu den Grundelementen der Wundertaten Jesu die gründliche Analyse und Auswertung bei *Knoch O.*: Dem, der glaubt, ist alles möglich, 57.
[1141] *Knoch O.*: Dem, der glaubt, ist alles möglich, 149.
[1142] *Sanders E. P.*: Sohn Gottes, 232.

Glaube, Heilung und Wunder stehen nicht nur auf palästinischem Boden, wie zu Lebzeiten Jesu, in nächster Nähe. Heilungswunder bzw. Wunderheilungen in Verbindung mit Glaube sind ein diachrones Phänomen, das sich bis in die Gegenwart „nachweisen" lässt.[1143] Im heutigen wissenschaftlichen Paradigma wird dieses „Problem", wenn es überhaupt einer Bemerkung wert erscheint, meistens so gelöst, dass Heilungswunder, entsprechend den gültigen Naturgesetzen, als vorübergehend nicht erklärbare „objektive" Phänome abgewertet werden.

Für Geheilte, Befreite usw. sind Heilungswunder und Glaubenswunder subjektive und positive Wirklichkeit, weil sie empirische Wirksamkeit und Wirklichkeit sind. Aus der subjektiven Perspektive der von Glaube, Heilung und Wunder persönlich Betroffenen ermöglicht sich ein existentieller Zugang, um die Phänomene von Glaube, Heilung und Wunder wieder neu zu entdecken als wirkliche und wirksame Ereignisse, wie sie schon im Umfeld Jesu selbstverständlich gewesen sind. Dies bedeutet nicht notwendig einen Rückfall in voraufklärerische und vorkritische Zeiten. Vielmehr führt dieser „dritte Weg"[1144] vorbei an einem fundamentalistischen Verständnis von Glaubensheilungen als Mirakel, Spektakel und Orakel.

Der Zugang zur biblisch geoffenbarten Korrelation von Glaube, Heilung und Wunder erschließt sich vor allem im subjektiv-mystischen Wahrnehmen und Erleben dessen, was die „harten Fakten von Glaubensheilungen und Heilungswundern. Dokumentieren nach außen hin und „objektiv" dokumentieren. Diese Perspektive der Wahrnehmung setzt ein bestimmtes Bild des Menschen, von Jesus Christus und von Gott voraus. „Die zentrale These ist, daß Wunder als ,Heilung vom Heiligen' her zu verstehen und auch aktuell sind. Denn da Gott in Jesus gegenwärtig ist, kann er Kranken oder Toten befehlen, als seien sie lebendig: Die Unterschiede sind vor ihm verschwunden."[1145]

Die Heilungtaten Jesu als *ipsissima facta Jesu*[1146] und als „Heilung vom Heiligen" zu verstehen stellt nach wie vor eine der größten Herausforderungen für den christlichen Glauben dar – und auch für die Theologie, die dieses „Problem" noch nicht bewältigt hat.

[1143] Diese Beobachtung widerspricht nicht der hermeneutischen Einschränkung Sanders, „... wonach die Wundertaten Jesu im Kontext anderer Wunder der damaligen Zeit, nicht dagegen vor dem Hintergrund der späteren christlichen Lehre von der zugleich menschlichen und göttlichen Natur Jesu erörtert werden dürfen." Vgl. *Sanders E. P.*: Sohn Gottes, 205. Vgl. auch *Dierkes J.*: Auf dem Weg zu Heilung und Heil? Eine qualitative Untersuchung zur Wallfahrt nach Lourdes, Hamburg 2002.
[1144] *Berger K*: Darf man an Wunder glauben?, 169f.
[1145] *Berger K*: Darf man an Wunder glauben?, 170.
[1146] *Mußner F.*: Die Wunder Jesu. Eine Hinführung, München 1967, 33.

322

5.3.5 Glauben und Beten

Jesus selbst betete immer wieder, oft zurückgezogen, z. B. nach Taten vollmächtigen Wirkens (vgl. Mk 1,21-34; 6,46). Er wird gebeten, Kindern die Hände aufzulegen und zu beten (Mt 19,13). Besonders intensiv wird Jesus als Betender dargestellt in Extremsituationen, z. B. während seines (inneren) Ringens mit Gott um die Zukunft seiner Sendung in Gethsemane: „Abba, Vater, alles ist dir möglich. Nimm diesen Kelch von mir! Aber nicht, was ich will, sondern was du willst (soll geschehen)." (Mk 14,36) Mit den Worten von Psalm 22, einem Liebes- und Triumphpsalm, betet Jesus in äußerster Verlassenheit am Kreuz zu Gott (Mt 27,46; Mk 15,34); am Kreuz betet Jesus auch für seine Mörder und deren Handlanger (Lk 23,34).

Das Beten Jesu setzt die zu seiner Zeit geläufige und alttestamtlich begründete Gebetspraxis voraus, wie die Rezeption von Propheten- und Psalmentexten in Jesu Verkündigung zeigt. Doch die Gottesanrede Jesu – „Abba, Vater" - ist qualitativ neu. Dieses Beten als umfassende und existentiell unglaublich innige Kommunikation mit Gott drückt Jesu unmittelbare und unverstellte Nähe zu Gott aus sowie seine intensiven Erfahrungen mit Gott und seine radikale Orientierung an Gott (vgl. den „Rückblick" in Hebr 5,7). Jesu Beten offenbart, dass er sich ganz in Gott fest macht (*'mn*). Er ist der Prototyp der im Glauben zur Vollkommenheit gelangten Person. Glauben und Beten bestärken sich in seinem Lebensvollzug in ungeteilter und vollkommener Identität.

Beten heißt für Jesus das gesamte Leben einbeziehen und vollziehen, und nicht nur einige Teilaspekte davon leben, wie z. B. die Gebetspraxis, die sich auf den kultischen Ritus begrenzt oder dort zentriert. Beten ist weit mehr als nur eine religiöse Leistung (vgl. Mt 6,5-7), und zwar ein ganzheitlich-existentieller Lebensvollzug, der alle Lebenssituationen mit einschließt: Lob und Dank, Klage und Bitte, Fürbitte u. a. m.

Die gleiche Glaubenhaltung und Gebetspraxis erwartet Jesus von seinen Jüngern; dieselbe erwartet er auch von Notleidenden bzw. von deren stellvertretenden Bittstellern, wie die markinischen Heilungsberichte zeigen.

Auf die Bitte seiner Jünger hin lehrt Jesus sie Form und Inhalt sinnvollen und wirkmächtigen Betens. Jesus gibt ihn einen festen Maßstab und lehrt sie das Vaterunser (vgl. Mt 6,9-13). Wer so betet, erkennt an und glaubt, dass allein Gott die Wirklichkeit der unbegrenzten Möglichkeiten, auch der vermeintlich unmöglichen Heilungstaten und Heilungswunder ist. „Das Vaterunser lehrt zu unterscheiden zwischen dem menschlichen Wünschen und dem Bitten im Sinne Jesu."[1147]

Aber Jesus lehrt die Jünger das Beten nicht im vordergründigen Sinn. „Nicht Technik und know how lernen die Jünger bei Jesus, sondern einen Glauben, der sensibel macht für Not, der Mut macht das ‚Not-wendende' zu tun und

---

[1147] *Kruhöffer G.:* Grundlinien des Glaubens. Ein biblisch-theologischer Leitfaden, überarb. u. erw. Aufl., Göttingen ³2002, 125.

Widerstände zu überwinden, einen Glauben der Heil wirkt. Jesus gibt seinen Begleitern keine Zaubeformel mit auf den Weg."[1148]

Mit dieser Form und Inhalt des Betens, mit der ganzheitlichen Lebenseinstellung im Glauben und im vollkommenen Vertrauen auf Gott grenzt Jesus wahres Beten vom falschen Beten und von anderen Irrwegen ab: von Nichtigkeiten, wie z. B. „plappernden", rhetorischen und demonstrativen öffentlichen Gebetsinszenierungen, Lippengebeten, Lippenbekenntnissen usw. „Das plappernde Gebet ist Ausdruck von Vermessenheit und Angst zugleich. Es will vermessen Gott mürbe machen (...) und wähnt zugleich angstvoll, Gott müsse erst ins Bild gesetzt werden über die Not des Beters."[1149]

Beten als umfassende und ganzheitliche Kommunikation mit Gott ist von ganz anderer Qualität. „Gott ist Geist, und alle, die ihn anbeten, müssen im Geist und in der Wahrheit anbeten." (Joh 4,24)

Glauben und Beten korrelieren inhärent. Umso mehr ermutigt Jesus die Menschen, in allen Lebenslagen zu glauben und zu beten. Wer an die unbegrenzten Möglichkeiten Gottes glaubt, der betet und bittet auch sinnvoll. Sonst wäre das Beten grundlos, ja geradezu absurd. Mehrfach wird betont, dass die Erhörung der wahren und echten Gebete gewiss ist: „Bittet und es wird euch gegeben werden; suchet und ihr werdet finden; klopft an und es wird euch geöffnet werden. Denn jeder, der bittet, empfängt, und der Suchende findet, und dem Anklopfenden wird geöffnet werden." (Mt 7,7-11; Lk 11,5-8; 18,1-8)

Dem jesuanischen Beispiel von Glauben und Beten folgte auch die Urgemeinde. Sie glaubte an die Allmacht Gottes und an die Vollmacht des von ihm gesandten Christus. Sie bittet Gott in Jesus Christus um Freimut, Glaubenskraft und Furchtlosigkeit: „Streck deine Hand aus, damit Heilungen und Zeichen und Wunder geschehen durch den Namen deines heiligen Knechtes Jesu." (Apg 4,30)

In der Person Jesu spiegeln sich Glaube, Gebet, Wunder, Vollmacht und Heilsmacht wechselseitig wider wie verschiedene Facetten ein und derselben ganzen Wirklichkeit, d. i. die Wirklichkeit Gottes und das Heil. Die Vollmacht des Glaubens und Betens bei Jesus Christus stehen synonym für die Vollmacht und die Heilsmacht des nahegekommenen Reiches Gottes. Allerdings markieren die Qualität und Intensität von Glauben und Beten bei Jesus auch den Kontrast zwischen ihm und dem Glauben bzw. Unglauben der Menschen, auch seiner Jünger. (Vgl. den Hinweis Jesu nach dem gescheiterten Heilungsversuch seiner Jünger in Mk 9,14-29; V. 29: „Diese Art kann nur durch Gebet ausgetrieben werden.")

„Ich glaube, hilf meinem Unglauben." (Mk 9,24) In manchen menschlichen Biographien bleibt die erwartete Heilungstat, trotz inständiger Gebete, aus. Bei Jesus fällt auf, dass die Frage der nicht erhörten Gebete nicht auftaucht (vgl.

[1148] *Fink R.:* Die Botschaft des heilenden Handelns Jesu, 190.
[1149] *Bornkamm G.:* Jesus von Nazareth, 118.

allerdings den Hinweis in Mk 9,29).[1150] Ein möglicher Grund dafür liegt darin, dass der Glaube, wenn Heilung ausbleibt, das „Potential" Gottes und das Potential des Menschen in seiner wechselseitigen Beziehung nicht vollkommen ernst nimmt. Der Glaube des Menschen bleibt dann sozusagen auf dem Weg unvollendet stehen.

„Dein Wille geschehe!" (Mk 14,36) Vielleicht ist das eine mögliche, Antwort auf das Problem der unerhörten Bitten vieler Menschen, trotz ihres Glaubens an Gottes unbegrenzte Möglichkeiten. Die Anerkennung der Ungebrenztheit Gottes bedeutet zugleich die Anerkennung der Begrenztheit des Menschen. „Es geschehe Dein Wille wie im Himmel so auch auf Erden!" (Mt 6,10) Diese Bitte im Vaterunser dürfte der Dreh- und Angelpunkt jeglichen Glaubens und Betens im Sinne und im Geiste Jesu sein. „Diese Bitte ist nirgends außer Kraft gesetzt und umschließt jegliches Gebet, wo immer Jesus von ihm redet."[1151]

Wie Jesus seinen Aposteln auftrug, seinem Beispiel zu folgen (vgl. Apg 4,24-30; 12,5; 16,25; 1 Thess 5,17; Phil 4,6; 2 Kor 12,8; Röm 15,30-32; Eph 3,14-19; Kol 3,17; Hebr 5,7; Jak 5,13-18; Offb 5,8-14), so sind „alle, die an seinen Namen glauben" aufgefordert, immer wieder das Bittgebet zu üben (vgl. Lk 11,1-13; 18,1-14; 22,39-46par.; Mk 11,20-25par.; Joh 14,13; 16,23f.; 17,1-26). Diese Praxis des Glaubens und Betens verdichtet sich in sakramentalen Zeichenhandlungen, wie z. B. der Krankensalbung (vgl. Jak 5,14ff) und in der Verbindung von Fürbittgebet und Handauflegung (vgl. Apg 5,4f.; 9,17f.; 20,9-12; 28,8f; 1 Kor 12,10f.28-30).

5.3.6 Glaube in der paulinischen Tradition

Das traditionsgeschichtliche Gefälle der theologischen Grunddimension Glaube bahnt sich bereits in der paulinischen Tradition an. „Schon in den paulinischen Briefen wird das Problem von Realbezug und abstrakter Verwendung von *pistis* (im Original Griechisch, R. F.) deutlich."[1152]

5.3.6.1 Der Glaube als Geschenk des Heiligen Geistes im Kerygma des Paulus

5.3.6.1.1 Der Glaube als Akt umfassender personaler Begegnung

Trotz seiner Originalität steht Paulus in der Tradition des urchristlichen Erbes: „Denn vor allem habe ich euch überliefert, was auch ich empfangen habe (...)"

[1150] Die Ursache für die Unfähigkeit der Jünger Jesu, die Heilung des besessenen Jungen selbst herbeizuführen, muss wohl auch in der unvollendeten Glaubenseinstellung und Gebetspraxis der Jünger Jesu zu suchen sein.
[1151] *Bornkamm G.:* Jesus von Nazareth, 120.
[1152] *Dobbeler A. v.:* Glaube als Teilhabe, 1.

(1 Kor 15,3) Sein Glaubensverständnis reflektiert alttestamentliche und frühjüdische Voraussetzungen zum Thema. Paulus übernimmt diese und interpretiert sie z. T. radikal neu.[1153]

Glaube bedeutet bei Paulus eine ganzheitliche und radikale „Neuqualifikation des Ich".[1154] Gleichzeitig überragt die paulinische Glaubenshermeneutik einen individualistisch-subjektiven Glaubensbegriff oder eine blank spirituelle Glaubensmentalität bei weitem. Denn Akt und Vollzug des Glaubens richten sich bei Paulus stets ganz und radikal auf den Ursprung und Inhalt des Glaubens, d. i. die göttliche Gnade, die er selbst ganzheitlich und personal-existentiell vor Damaskus erfahren hat. Paulus lebt im Glauben und aus dem Glauben, weil er ihn als lebendig und neues Leben schaffend erfahren hat, nicht als Gehorsam forderndes Gebot.[1155] „Der Glaube gründet nach Paulus in einem umfassenden Akt personaler Begegnung."[1156]

5.3.6.1.2 Der Glaube als Frucht des Heiligen Geistes

Die Gnade Gottes erlebt Paulus als einen Kommunikationsvorgang aufgrund göttlicher Autorität[1157], die ihm in diesem Offenbarungsgeschehen die theologische und christologische Botschaft des gekreuzigten und von Gott auferweckten Jesus gnadenhaft schenkt.[1158] Paulus interpretiert dieses Offenbarungsgeschehen als „... direkten Kontakt mit der Geschichtsmacht Gottes in einem pneumatischen Geschehen (...)" Paulus „glaubt" diese Offenbarung als „... Teilhabe am Geist Gottes" und als „ein Leben in der heilvollen Nähe Gottes."[1159] Der Glaube ist eine Frucht des Heiligen Gottes (vgl. 1 Kor 12,3.9; Gal 5,22). Der Geist ist die Kraft Gottes, die allein die Gabe des Glaubens vermittelt (vgl. 1 Kor 2,4f).

Eine explizite Definition im Kontext einer Glaubenstheorie, wie z. B. in Hebr 11,1, gibt Paulus zwar nicht.[1160] Dennoch entfaltet Paulus sein Glaubensverständnis deutlich und prägnant an verschiedenen Stellen, vor allem in Röm 10,9: „... denn wenn du mit deinem Mund bekennst: ‚Jesus ist der Herr' und in deinem Herzen glaubst: ‚Gott hat ihn von den Toten auferweckt', so wirst du gerettet werden."

[1153] Im Rahmen der paulinischen lRechtfertigungslehre spielt neben dem zentralen Paradigma Gen 15,6 auch Hab 2,4 eine wichtige Rolle, wobei in Hab 2,4 der Kontext von *hä'ämin* als wichtigste alttestamentliche Vokabel für Glaube umstritten ist. Zum Einfluss von *pistis/pisteúein* im kulturellen Kontext von Paulus, vor allem durch Philo, vgl. den Exkurs bei *Schnelle U.:* Paulus. Leben und Denken, 603f.

[1154] *Schnelle U.:* Paulus. Leben und Denken, Berlin 2003, 598.

[1155] Vgl. *Schnelle U.:* Paulus. Leben und Denken, 599.

[1156] *Dobbeler A. v.:* Glaube als Teilhabe, 40.

[1157] Zum Terminus „Kommunikationsvorgang" mit *Dobbeler A. v.:* Glaube als Teilhabe, 40, gegen *Schnelle U.:* Paulus. Leben und Denken, 600.

[1158] Vgl. *Lührmann D.:* Art. Glaube, 71: „Insofern ist G. also bei Paulus nicht vom Individuum des Glaubenden her zu definieren, sondern von seinem Inhalt her, dem in Christus erschlossenen Heil."

[1159] *Dobbeler A. v.:* Glaube als Teilhabe, 42.

[1160] Vgl. *Bornkamm G.:* Paulus, unveränd. Aufl., Stuttgart ⁶1987, 151.

Für Paulus heißt Glaube grundsätzlich „glauben an..." (vgl Gal 2,16; Röm 10,14; Phil 1,29), „glauben, dass..." (vgl. 1 Thess 4,14; Röm 6,8; häufig mit einem genitivus objectivus).[1161] Die Gewähr und Versicherung für den Glauben empfängt Paulus selbst, wie auch die anderen Apostel und grundsätzlich jeder Gläubige, von der Botschaft von der Auferweckung Jesu durch Gott: „Ob nun ich verkündige oder die anderen: das ist unsere Botschaft, und das ist der Glaube, den ihr angenommen habt." (1 Kor 15,11; vgl. 1 Thess 4,14) Paulus gründet seinen Glauben und den Glauben, den er verkündet – sein Kerygma - auf die Auferweckung Jesu durch Gott, nicht auf den vorösterlichen Jesus.

Das Kerygma des Paulus ist durchtränkt vom Geschenkcharakter dessen, was er mit *pístis* bzw. *pisteúein* verbindet.[1162] Ursache und Inhalt des Glaubens bei Paulus und damit auch des paunlinischen Kerygmas sind die Heilsinititative Gottes in Jesus Christus und das Liebeshandeln Gottes in Jesus Christus.[1163]

5.3.6.2 Glaube als ganzheitlich-existentielle Annahme des Kerygmas

Zentrum des Glaubens bei Paulus ist der Geglaubte, d. i. ist Gott in Jesus Christus. Die Mitte des paulinischen Glaubensinhaltes beruht auf der „... Annahme der Heilstat Gottes, die das Evangelium verkündet, in gehorsamem Vertrauen und vertrauendem Gehorsam (Röm 1,5; 6,16; 2 Kor 10,5 u. a.)."[1164]

Aus dieser Mitte heraus zieht der Glaube bei Paulus seine Kreise, strebt nach Wirkung, nach Kundgabe und Bekenntnis des Geglaubten durch den Glaubenden, d. i. durch den Menschen. Paulus differenziert den Inhalt seines Kerygmas, wie er ihn konzentriert in Röm 10,9 formuliert, an weiteren Stellen: Christen glauben an den, der Jesus von den Toten auferweckt hat (vgl. Röm 4,24; ähnlich in 1 Thess 4,14); der ganze Sinn des Glaubens hängt daran, dass Gott Jesus von den Toten auferweckt hat (vgl. 1 Kor 15,14); Gott allein gebührt die Ehre, ihm gehört alle Macht, die allein die Kraft zum Glauben gibt (vgl. Röm 16,25); das Evangelium ist die Grundlage des Glaubens (vgl. Röm 10,17); das Evangelium will gehört werden, denn der Glaube kommt vom Hören des Evangeliums.

In Gal 3,2.5 fasst Paulus in einer Wendung (*akoe písteos)* die Elemente „Botschaft des Glaubens" und „hörender Glaube" zusammen.[1165] Das Hören des Evangeliums und damit verbunden der Glaube kommen durch die Verkündigung des Evangeliums. „Das Wort ist dir nahe, es ist in deinem Mund in deinem

---

[1161] Vgl. *Schnelle U.:* Paulus: Leben und Denken, 600. Schnelle entscheidet sich in der umstrittenen Frage, ob *pistis Jesou Christou* (vgl. Gal 2,16.20; 3,22; Röm 3,22.26; Phil 3,9) mit genitivus subjectivus oder objectivus zu übersetzen ist, für die Übersetzung der Wendung mit genitivus objectivus.
[1162] Vgl. *Schnelle U.:* Paulus. Leben und Denken, 599.
[1163] Vgl. *Schnelle U.:* Paulus. Leben und Denken, 602.
[1164] *Bornkamm G.:* Paulus, 151
[1165] Vgl. *Karrer M.:* Art. Glaube (NT), 254.

Herzen. Gemeint ist das Wort des Glaubens, das wir verkündigen (...)" (Röm 10,8)

Paulus ringt in seiner Argumentation auf der Linie „Glaube-Evangelium-Hören" auch mit der für ihn zentralen Problematik des Un-Glaubens weiter Teile Israels. Denn sie glauben das bzw. dem Evangelium eben nicht im Sinn eines aufnehmenden und empfangenden Hörens (vgl. Röm 10,16).

Glaube heißt für Paulus, das Kerygma, den Inhalt des Glaubens, wie er ihn in seiner Predigt verkündet, ganzheitlich-existentiell anzunehmen. Wer glaubt, wird mit seiner gesamten Biographie und Personalität von Gott ergriffen, wie es Paulus selbst in seinem Damaskus-Erlebnis als Teilhabe am Offenbarungsgeschehen Gottes erfahren hat.

Glauben zu verstehen als ein intellektuelles Fürwahrhalten von Tatsachen würde heißen, das Glaubensverständnis des Paulus nicht nur zu verkürzen, sondern grundlegend misszuverstehen. Die kognitiv-rationale Dimension des Glaubens gehört auch für Paulus wesentlich zum Glauben, aber als eine von mehreren wichtigen Dimensionen. Der Akzent der paulinischen Glaubenshermeneutik liegt auf dem, was geglaubt wird (*fides quae creditur*), und zwar als ein ganzheitlich-personaler Akt des Glaubens (*fides qua creditur*).

5.3.6.3 Glaube als Heilsglaube im Kontext der paulinischen Rechtfertigungslehre

Das Kerygma des Paulus verkündet einen ausgesprochenen Heilsglauben. Am Kreuzungspunkt seiner Argumentations- und Verständnislinien steht die Heilsbotschaft von Kreuz, Tod und Auferweckung Jesu durch Gott (vgl. 1 Kor 15,3-4.11). Die Themen Glaube und Heil korrelieren bei Paulus zuinnerst. Glaube ist die „Bedingung des Heils".[1166] Wobei Glaube paulinisch nicht zu verstehen ist als eine Vor-Bedingung oder als eine Vor-Leistung des Menschen aus eigenem Willensentschluss. Glaube ist kein Werk im Sinne des alttestamentlichen und jüdischen Verständnisses von Gesetzeswerken. Denn das Gesetz steht für Paulus nicht mehr als Hindernis und Irrweg zwischen Gott und dem Menschen. „So ist Glaube gehorsamer Verzicht auf den Heilsweg der Werkgerechtigkeit, der eben nicht zum Heil, sondern in den Zorn Gottes führt (Röm. 1,18-3,20)."[1167]

Die Opposition von Glaube und Gesetz bzw. Werke konzipiert Paulus nicht isoliert, sondern im Kontext seiner Rechtfertigungslehre.[1168] Diese Lehre gilt als besonderes Vermächtnis des Paulus. Er hat sie in Auseinandersetzung

---

[1166] *Bornkamm G.:* Paulus, 151.
[1167] *Türk H. J. (Hg.):* Glaube und Unglaube, Mainz 1971, 155.
[1168] Vgl. *Merklein H.:* Studien zu Jesus und Paulus, Tübingen 1987 (Wissenschaftliche Untersuchungen zum Neuen Testament 43), 44: „Doch darf die Opposition von Glaube und Gesetz – ähnlich wie oben die Opposition von Gnade und Gesetz – nicht isoliert für sich gewertet werden, da sie nur in Relation zur Christologie bzw. Anthropologie des Apostels funktioniert."

mit einer judaistischen Front entwickelt, die Gesetz und Beschneidung auch für Heidenchristen verbindlich machen will.[1169] Die Rechtfertigungslehre repräsentiert eine zentrale Dimension in seinem Gesamtwerk. Sie bedeutet für Paulus, grundlegend Rechenschaft vor sich und anderen abzulegen gegenüber den Traditionen, denen er selbst entstammt (vgl. Gal 1,12ff; Phil 3).

Die Auseinandersetzung mit der judaistischen Front hat Paulus vor allem im Zugriff auf die Abrahamstradition geführt. An Abraham als dem Prototyp und Modell des Glaubenden und Gerechten, wie er in Gen 15,6 dargestellt wird[1170], arbeitet Paulus sein eigenes Glaubensverständnis heraus (vgl. Röm 4,3; Gal 3,6; ohne Rückgriff auf Gen 12 und 22!). „Der Glaube Abrahams ist für Paulus das Urbild der Glaubenden an den einen Gott, der Jesus Christus für uns in den Tod gegeben und auferweckt hat (...)[1171]

In Gal 3,6-14 führt Paulus einen komplizierten argumentativen und exegetischen Beweisgang, um seine These zu begründen, dass „Rechtfertigung ein anderer Ausdruck für Sündenvergebung ist und damit gerade dem Gottlosen zuzusprechen ist (...)"[1172] Paulus versteht die Rechtfertigung Abrahams aus Glauben "... nicht als ‚geschuldeten Lohn', sondern als ‚Gnadenlohn' (Röm 4,4f)."[1173] Die Berufung Abrahams hat das eschatologische Heilsgeschehen vorweggenommen und ist zu erkennen am Gluben.

Die Glaubensgerechtigkeit Abrahams kommt aus der Gerechtigkeit Gottes.[1174] Gottes Gerechtigkeit ist eine Gnadengabe, die allen Glaubenden angeboten wird (Röm 3,24; 10,4). Durch den Glauben an Jesus Christus wird man in Christus „gerechtfertigt" (vgl. Gal 2,17).

Die Gerechtigkeit Gottes, die Gnade Gottes und das Heil Gottes schenken den Glauben – bedingungslos. Dieses Geschenk kann der Menschen annehmen und empfangen, ebenso bedingungslos.[1175] Auf dieses Geschenk antwortet der Mensch durch den Glauben und im Gehorsam aus Glauben. Im Glaubensgehorsam zeigt sich die ethische Dimension des Glaubens bei Paulus. Glauben im Gehorsam heißt für Paulus auch „... Verzicht auf eigene Leistung und niemals

---

[1169] Das Nomen *dikaiosis* steht nur in Röm 4,25; 5,18; das Verb *dikaiò* begegnet 15mal in Röm, 8mal in Gal, 2mal in Kor.
[1170] Vgl. 5.2.5.2
[1171] *Stuhlmacher P.:* Biblische Theologie und Evangelium. Gesammelte Aufsätze, Tübingen 2002 (Wisenschaftliche Untersuchungen zum Neuen Testament 146), 60.
[1172] *Haacker Kl.:* Art. Glaube II/3 Neues Testament, 298.
[1173] *Bornkamm G.:* Paulus, 152.
[1174] Die Formulierung begegnet im Alten Testament nur in Dtn 33,21. Für die Übersetzung des Genetivs „Gottes" werden mehrere Möglichkeiten vertreten: als Genitivus subjectivus (Gott ist gerecht), Gen. auctoris (die Gerechtigkeit kommt von Gott), Gen. relationis (gerecht ist, was vor Gott gerecht ist), Gen. objectivus (die Gerechtigkeit, die Gott im Menschen bewirkt).
[1175] Vgl. *Lührmann D.:* Art. Glaube, 67. Vom Gebrauch des Terminus „Gerechtigkeit" (*dikaiosýne*) in Phil 3,9 leitet Lührmann ab, „... daß *pístis* nicht primär vom Subjekt des Glaubenden her bestimmt ist, sondern von seinem Inhalt, daß das Heil kein erworbenes, sondern ein geschenktes ist."

Grund des ‚Ruhmes', d. h. der Selbstbehauptung vor Gott.‟[1176] Den Glauben als Gnadengabe Gottes abzulehnen oder sich ihm zu verweigern in Un-Glaube und Un-Gehorsam, ist sehr wohl möglich. Diese Potentialität belegt des Glaubens, wie Glaube als die „Bedingung des Heils‟ bei Paulus zu verstehen ist.[1177]

Aus exegetischer Perspektive ergibt sich: „Glaube ist für Paulus der *Inbegriff des Vertrauens auf Gott; zugleich ist er ein Willensakt.* Dieses willentliche Gottvertrauen können Menschen nicht aus eigener Kraft erschwingen. Sie verdanken es dem Hören auf das Evangelium und erfahren es als *Geschenk des Heiligen Geistes* (vgl. Gal 3,2; Röm 10,17). Alle Lebensvorgänge, in denen sich der Glaube entfaltet, werden in der Kraft des Heiligen Geistes gelebt: die Abkehr von den Götzen und die Hinkehr zu dem allein wahren Gott und seinem Sohn (vgl. 1 Thess 1,9-10), das Bekenntnis zu Christus als dem Herrn und Retter (vgl. 1 Kor 12,3; Röm 10,9) sowie die Nächstenliebe, in der der Glaube wirksam wird (vgl. Gal 5,6; Röm 5,5). *Die Rechtfertigung aus Glauben allein ist Rechtfertigung kraft der souveränen Gnade Gottes, die den Menschen den Heilsweg des Glaubens eröffnet und ihnen durch den Heiligen Geist die Kraft gibt, diesen auch zu gehen.*‟[1178]

5.3.6.4 Glaube bei Paulus als interpersonaler Lebensvollzug

Diejenigen, die das Evangelium und Kerygma als von Gott geschenkte Gnade im Glauben hören, dieses annehmen und danach leben, spricht Paulus in seinen Briefen als „die Glaubenden‟ *(hoi pistéuontes)* an. (vgl. Röm 1,16; 3,22; 4,11; 1 Kor 1,21). Der Glaubende gibt das alte, natürliche Leben preis und nimmt das neue, gottgeschenkte Leben als pneumatisch-charismatische Teilhabe am göttlichen Offenbarungsgeschehen an (vgl. Röm 5,3; 14,14; 1 Kor 15,10; Gal 2,20; Phil 1,19). Der Glaube markiert den Eintritt in eine ganz neue Existenz und in ein neues Selbstverständnis des Menschen.[1179]

Aber die gerechtfertigte Existenz und die Heilsgewissheit des Glaubenden reduzieren die Reichweite des Glaubens nicht auf einen initial-einmaligen Akt zum Zeitpunkt der Bekehrung des Sünders und auf eine subjektiv-selbstgenügsame Lebensgestaltung. Vielmehr entfaltet Paulus auf der Grundlage seines Kerygmas eine Art soziale Ethik des permanent notwendigen Glaubensvollzuges der bereits einmal getroffenen persönlich-individuellen Bekehrungsentscheidung in der Gemeinschaft bzw. Gemeinde.

[1176] *Bornkamm G.:* Paulus, 155.
[1177] Glaube und Gehorsam werden wie Unglaube und Ungehorsam bei Paulus oft synonym gebraucht. (Vgl. Röm 1,8 und 16,19; 1 Thess 1,8 und Röm 15,18; Röm 10,3 und 10,16; 2 Kor 10,5f u. a.)
[1178] *Stuhlmacher P.:* Biblische Theologie und Evangelium, 60.
[1179] Gegen *Dobbeler A. v.:* Glaube als Teilhabe, 276, und mit *Schnelle U.:* Paulus. Leben und Denken, 605.

Die neue Existenz des Glaubenden verwirklicht sich dann, wenn sie sich in der Gemeinschaft vollzieht und an der Gemeinde bewährt.[1180] Neues Selbstverständnis und neues Gemeindeverständnis korrelieren. Glaube als von Gott ermöglichter, erneuerter Selbstvollzug des Menschen im sozialen Kontext ist „auf dem Weg" (vgl. Phil 3,12), auf Wachstum angelegt (2 Kor 10,15), aber auch durch Schwäche, Nachlassen und Erlahmen täglich gefährdet (Röm 14,1; 1 Thess 3,10). Ob der Glaube seine Kraft als Heilsmacht entfalten kann, zeigt sich vor allem in seiner Widerstandskraft in der Glaubensverfolgung, wie sie auch Paulus und seine Gemeinden aushalten mussten (vgl. 1 Thess 1,2-10; 2,1f.13-16; 3,6-10; Phil 1,27-30; im weiteren neutestamentlichen Kontext vgl. auch 1 Petr 4,12-17; Offb 1,9-3,22).

Der standhafte und sich immer wieder von neuem bewährende Glaubensvollzug zeichnet die ethische und soziale Dimension der konkreten paulinischen Glaubenspraxis - vor dem Hintergrund seines Kerymas vom unbedingt geschenkten Heil Gottes für die Menschen.

5.3.7 Glaube in der johanneischen Tradition

Die Synoptiker stehen der vorösterlichen Geschichte Jesu näher als das vierte Evangelium, so der exegetische Konsens. Zusammen mit den Johannesbriefen bildet das Johannesevangelium (Joh-Ev) eine eigene Schultradition mit wahrscheinlich verschiedenen Verfassern[1181]; ob die „Offenbarung des Johannes" dazugehört, ist umstritten. Das Joh-Ev besitzt ein besonderes Gewicht in soteriologischer Perspektive. Diese besondere Bedeutung zeigt sich auch im Hinblick auf die spezifische und zentrale Bedeutung des Glaubens.

5.3.7.1 Glaube bei Joh im Vergleich zu den Synoptikern

Rein statistisch begegnet im Joh-Ev das Verb *pisteúo* 98mal, d. i. öfter als der gesamte Stamm *pist*- bei Mt, Mk und Lk, und in 1 Joh 9mal. Das Nomen *pístis* begegnet nur in 1 Joh 5,4. Häufig begegnet das Verb mit dem Akkusativ und der

---

[1180] Vgl. *Dobbeler A. v.*: Glaube als Teilhabe, 275f: „*Pístis* (hier und im Folgenden im Orig. griechische Schreibweise, R. F.) hat also eminente Bedeutung für den Gemeindeaufbau. Sie konstituiert die Einheit traditionell verfeindeter Gruppen in der christlichen Gemeinde. Daß Paulus *pístis* dabei primär im Sinne der Bekehrung versteht, zeigt, wie wichtig der gemeinsame Anfang (Glaube als Schwellenphänomen) auch für die Folgezeit bleibt. Das Gläubigwerden hat als Eintritt in die Gemeinde weit über den Beginn hinausreichende Bedeutung und so immer schon eine soziale Dimension. Es geht mithin bei *pístis* (im .....) nicht um ein neues Selbstverständnis, sondern um ein neues Gruppen- bzw. Gemeinschaftsverständnis der vor Gott (im Blick auf Erwählung und Gerechtigkeit) Gleichgestellten."
[1181] Vgl. den Überblick bei *Labahn M.*: Jesus als Lebensspender. Untersuchungen zu einer Geschichte der johanneischen Tradition anhand ihrer Wundergeschichten, Berlin-New York 1999 (Beihefte zur Zeitschrift für die neutestamentliche Wissenschaft und die Kunde der älteren Kirche 98), 12-21

Präpsition *eis* (z. B. Joh 1,12), auch mit dem Dativ (z. B. Joh 2,22). Letztere Konstruktion ist in dieser Häufung eigentümlich bei Joh (18mal im Joh-Ev, 10mal davon auf Jesus bezogen).[1182] Das Verb *pisteúein* mit *hoti* begegnet nicht selten (z. B. Joh 11,42; 17,8.21). Selten wird Glaube bei Joh im absoluten Sinn gebraucht (z. B. Joh 1,50). Hierin zeigt sich ein weiterer Unterschied. Verwendeten die Synoptiker Glaube noch weitgehend absolut, so definiert die johanneische Tradition Glaube ausdrücklich und hauptsächlich als „glauben an" und „glauben dass", ähnlich wie bei Paulus.

Die johanneische Theologie spricht, im Vergleich zu den Synoptikern, ebenfalls viel häufiger von der Dialektik „Glaube und Unglaube" (31/32 Belege).[1183]

5.3.7.2 Glaube bei Johannes

Wie wichtig das Thema Glaube für den johanneischen Theologen ist, zeigt nicht zuletzt die Funktionsangabe im Epilog des Joh-Ev: „Diese (erg. ‚Zeichen', R. F.) aber sind aufgeschrieben, damit ihr glaubt, daß Jesus der Messias ist, der Sohn Gottes, und damit ihr durch den Glauben das Leben habt in seinem Namen." (Joh 20,31)

Im Überblick meint Glaube bei Joh zuerst „glauben an Jesus" (Joh 3,16; 4,39). Jesus, der von Gott Gesandte, hat sich in seinem Wort wahrhaftig selbst offenbart (Joh 3,34ff). Glaube bedeutet soviel wie „überzeugt sein davon, dass Jesus von Gott gesandt ist" (Joh 5,24; 10,37ff). Wer an Jesus glaubt, glaubt auch an Gott: „Wer mich gesehen hat, hat den Vater gesehen (...) glaubst du nicht, daß ich im Vater bin und daß der Vater in mir ist (...) glaubt mir doch, daß ich im Vater bin und daß der Vater in mir ist (...)" (Joh 14,9.10.11).

Wer an Jesus und an seine Sendung glaubt, ist bereit das Heil zu empfangen und am ewigen Leben teilzuhaben (vgl. Joh 3,15f.36; 5,24; 6.40.47; 11,25f; 20,31).

Glaube bei Joh meint, im Glauben beharrlich und beharrlich im Glauben zu bleiben (Joh 8,31). Dieses Bleiben im Glauben hängt ab vom Erkennen der Wahrheit (Joh 8,32). Joh kennt beide Bezüge: Glaube folgt aus der Erkenntnis (Joh 6,69), Erkenntnis folgt aus Glaube (Joh 16,30; 17,8). „Der Glaube wird durch Erkenntnis wahr, aber alle Erkenntnis kommt vom Glauben. Die Christen erreichen niemals einen Endzustand reiner Erkenntnis, sondern wahrer Glaube muß beständig in der Erkenntnis wachsen, bis der Gläubige unmittelbar Gottes Herrlichkeit schaut (17,24)."[1184]

[1182] Vgl. *Haacker Kl.:* Art. Glaube II/3, 296. Er sieht in dieser häufigen Konstruktion mit dem Dativ einen Hinweis darauf, „... daß sich Johannes in seinem Reden vom Glauben etwas stärker der griechischen Allgemeinsprache angeglichen hat (...)"

[1183] Vgl. die Angabe bei *Haacker Kl.:* Art. Glaube II/3, 295.

[1184] *Childs B. S.:* Die Theologie der einen Bibel, Bd. 2, 316.

Das zentrale „glauben an Jesus" verbindet Joh eng mit dem Bekenntnis (Joh 6,69). Sich bekennen oder nicht bekennen stellt die johanneische Tradition scharf polemisch gegenüber: Wer bekennt, „Jesus sei im Fleisch gekommen, ist aus Gott"; wer dies nicht bekennt, handelt aus dem „Geist des Antichrist" (1 Joh 4,2f). Im johanneischen Korpus begegnet in diesem Zusammenhang immer wieder ein bestimmtes Motiv: in der Begegnung mit Jesus fällt eine Entscheidung, wobei häufig eine negative Entscheidung (27 Belege) getroffen wird, die einer Erklärung bedarf (vgl. Joh 1,9-11; 12,37; 5,19-47).

Dem Glauben an Jesus, der von Gott gesandt ist, kommt alle Macht zu: „Wer sonst besiegt die Welt, außer dem, der glaubt, daß Jesus der Sohn Gottes ist?" (1 Joh 5,5). Diejenigen, die an Jesus und seine Sendung glauben, sind unter den Berufenen auserwählt, Gottes Kinder zu werden (Joh 1,12).

5.3.7.3 Glaube und Wunder bei Johannes

Die Verhältnisbestimmung von Glaube und Wunder bei Joh ist typisch für seine Theologie, Sendungs- und Herrlichkeitschristologie und Anthropologie.[1185] Wunder und Glaube korrelieren insofern, als Wunder den Glauben hervorrufen und begründen sollen (vgl. Joh 1,50, 2,11.23; 4,39.53). Der Glaube als vorausgehende Bedingung für das Wunder begegnet bei Joh nur selten (Joh 4,50; 11,40). Von Wundern spricht Joh überwiegend mit dem Wort *semeion* (Zeichen).[1186]

Bei Joh werden immer wieder Menschen kritisiert, die Wunder gesehen hatten, und dennoch nicht glaubten (vgl. Joh 10,38; 12,37). Denn Glaube kommt bei Joh nicht nur vom Hören, sondern auch vom Sehen (vgl. Joh 1,14). Im Joh-Ev sind das christologisch gegründete Wort (Joh 1,1f) und die schauende Begegnung mit Jesus verschränkt. Anders als bei den Synoptikern betont Joh immer wieder die Reihenfolge „Sehen eines Wunders („Zeichen") – darauffolgender Glaube".

Das vierte Evangelium erzählt von den Wundertaten Jesu als Zeichen, die Glauben fordern, jedoch nicht von einem „Glauben an Zeichen". Die johanneische Theologie wirbt für einen „Glauben aufgrund von Zeichen".[1187]

[1185] Vgl. *Lips H. v.*: Anthropologie und Wunder im Johannesevangelium. Die Wunder Jesu im Johannesevangelium im Unterschied zu den synoptischen Evangelien auf dem Hintergrund johanneischen Menschenverständnisses. In: Evangelische Theologie 50 (1990) 296-311.
[1186] Vgl. die alttestamentliche Tradition, dass solche Wunder, die vor einem sehenden Publikum geschehen, den Glauben an die Sendung eines Gottesboten begründen können (z. B. Ex 4,8f.17.28.30).
[1187] Vgl. *Weiß W.*: Zeichen und Wunder. Eine Studie zur Sprachtradition und ihrer Verwendung im Neuen Testament, Neukirchen-Vluyn 1995 (Wissenschaftliche Monographien zum Alten und Neuen Testament 67), 129: „Die Kritik richtet sich (...) gegen die äußerliche Wahrnehmung der Wundertaten und daraus folgend gegen den Glauben an den Wundertäter und einen nur durch ihn in dieser Funktion vermittelten Glauben. Diesem Glauben fehlt es an der Tiefe der wahren Einsicht (...)"

Der Glaube „... bleibt ambivalent, wenn er sich auf die Wunder fixiert (2,23f.), er kommt zu sich selbst, wenn er sie als Zeichen der Herrlichkeit Gottes begreift (2,11) (...)"[1188] Das Weinwunder zu Kana (Joh 2,1-12)[1189] eröffnet in der johanneischen Theologie eine Reihe von Wunderberichten und damit den Blick auf das Epiphanwerden der Herrlichkeit des von Gott gesandten Wundertäters, d. i. Jesus Christus, in den „Zeichen" seiner Wundertaten. „Im Licht von 2,1ff gelesen, sind die weiteren Wunderberichte im vierten Evangelium Erzählungen, in denen, Glauben fordernd, die Doxa Jesu transparent wird. Es sind Ereignisse, die auf das eschatologische Geschehen im Kommen Jesu weisen, das in Annahme oder Ablehnung der Person des Gekommenen Leben und Gericht bewirkt."[1190]

Die Zeichen Jesu besitzen im Hinblick auf die Wechselwirkung von Glaube und Wunder eine „... mittelbare Bedeutung für die Begründung des Glaubens, indem an die Stelle der *erlebten* Wunder die *erzählten* Wunder treten (vgl. Joh 20,30f)." Das Evangelium als geschichtliches Zeugnis erzählt mittelbar von den geschehenen Wundern, die von Augen-Zeugen miterlebt und dann übermittelt worden sind.[1191]

Glaube aufgrund der Werke Jesu erscheint im Vergleich zum Glauben aufgrund der Worte als ein abgeschwächter Glaube. (Vgl. Joh 14,9ff). Den „größeren Werken", die die Jünger nach Jesu Heimgang tun sollen (Joh 14,12), wird keine glaubensbegründende Funktion bei Joh zugeschrieben. Vielmehr kündigt Jesus an, dass in Zukunft Menschen zum Glauben kommen werden durch das Wort der Jünger (vgl. Joh 17,20).

5.3.8   Glaube in den anderen Schriften des Neuen Testaments
5.3.8.1   Glaube in der Apostelgeschichte
Glaube begegnet in der Apostelgeschichte im Kontext urchristlicher Missionsterminologie.[1192] Dort wird häufig auf Formeln und Wendungen der Missionssprache verwiesen. Der Ruf zum Glauben erfolgt universell. Adressaten des Glaubens sind sowohl Juden, Heiden als auch heidnische Sympathisanten. Glauben bzw. zum Glauben kommen heißt „an Gott glauben" (Apg 16,34) bzw. „an den Herrn glauben" (Apg 5,14; 18,8). Die Bekehrung zu Gott und der Glaube an Jesus Christus sind die entscheidenden Glaubensinhalte (Apg 20,21;

[1188] *Söding Th.:* Art. Glaube (G.), Glauben, III. Biblisch-theologisch, Neues Testament. In: LThK³, Bd. 4, 672.
[1189] Vgl. *Labahn M.:* Jesus als Lebensspender, 165. Labahn bestimmt im religionsgeschichtlichen Vergleich die älteste Schicht des Weinwunders zu Kana als „Epiphaniewunder".
[1190] *Labahn M.:* Jesus als Lebensspender, 161.
[1191] Zur Frage „Der Evangelist als Erzähler der Wundergeschichten" vgl. *Labahn M.:* Jesus als Lebensspender, 486-502.
[1192] Zum Begriff vgl. *Haacker Kl.:* Art. Glaube II/3, 296.

24,24). Wer glaubt, wird eschatologisch gerettet (Apg 16,31). Glaube heißt, einen „neuen" Weg zu gehen und zugleich die alttestamentliche Tradition voll zu würdigen und anzuerkennen (Apg 24,14). In der Apostelgeschichte wird Glaube in vielen Beispielen beeindruckender missionarischer Zeugnisse zum Thema (z. B. Apg 10,43; 13,39; 16,31).

5.3.8.2 Glaube im Hebräerbrief

Die Adressaten des Hebräerbriefes werden von Zweifel und Unsicherheiten angefochten. Der Autor ruft die Gemeinde zu Treue, Standhaftigkeit und Beharrlichkeit im Glauben auf. Wichtig für das Verständnis des Glaubens im Hebräerbrief ist der Befund, dass Glaube weitestgehend auf die paränetischen Passagen beschränkt ist (vgl. Hebr 3,7-4,13; 5,11-6,20; 10,19-13,7).

Die definitorisch anmutende Formulierung von Hebr 11,1 markiert eine wichtige Bedeutungsvariante im neutestamentlichen Glaubensverständnis, die nachhaltig die Theologiegeschichte und Glaubenstheorie beeinflusst hat: „Glaube aber ist: Feststehen in dem, was man erhofft, Überzeugtsein von Dingen, die man nicht sieht." Der Glaube wird hier bestimmt als „Grundlage" (*hypóstasis*) und „Überführtsein" (*élenchos*) im Hinblick auf das, was man nicht sehen kann. Nach Hebr 11,1 bedeutet Glaube „... die gegenwärtige Größe, die einen Anspruch auf die Hoffnungsgüter verbürgt, der ‚Nachweis unsichtbarer (Rechts)geschäfte'"[1193] und besagt, „... daß der Glaube die Wirklichkeit der erhofften Güter u. der Beweis für die Dinge ist, die man nicht sehen kann."[1194]

Die Bedeutung der *pístis* im Hebr unterscheidet sich vom paulinischen Glaubensverständnis vor allem darin, dass mit Glaube nicht, wie bei Paulus, das Kerygma als entscheidender Glaubensinhalt gemeint ist, sondern *pístis* nun die Treue zu Gott und das Vertrauen in Gott aussagt. Aufgrund des ethischen Kontextes in Hebr 11 steht das Nomen *pístis* in Hebr 11,1 semantisch wohl dem Nomen *'āmunah* näher als dem Verb *hä'āmin*.

5.3.8.3 Glaube in den Pastoralbriefen

Die Verfasser der Pastoralbriefe setzen zahlreiche protopaulinische Formulierungen voraus[1195], lassen aber die originär paulinische „Debatte" über die Rechtfertigung aus Glauben gegenüber der Rechtfertigung aus Werken des Gesetzes deutlich zurücktreten. Die Situation der Gemeinde hat sich offenkundig verändert. Diesen Wandel verarbeiten die Konzepte der Pastoralbriefe. Verschiedene Formen der Häresie, des Enthusiasmus und gnostische Irrlehren bedrohen das

---

[1193] *Haacker Kl.:* Art. Glaube II/3, 299.
[1194] *Lührmann D.:* Art. Glaube, 77.
[1195] Vgl. dazu den *Lohse E.:* Das apostolische Vermächtnis. Zum paulinischen Charakter der Pastoralbriefe. In: *Ders.:* Das Neue Testament als Urkunde des Evangeliums. Exegetische Studien zur Theologie des Neuen Testaments III, Göttingen 2000, 160-174.

Kerygma des Apostels Paulus und gefährden die Existenz der Glaubenden und der Gemeinden.[1196]

Dagegen betonen die Pastoralbriefe, wie wichtig es es nun geworden ist, „den" Glauben vor Verzerrungen und Pervertierungen zu bewahren, die z. B. von Irrlehrern ausgehen und die Glaubenden verwirren (vgl. 1 Tim 1,19; 6,21; 2 Tim 2,18). Demgegenüber betonen die Pastoralbriefe die „gesunde Lehre" (1 Tim 1,10) und das „Gesundsein" des Glaubens (Tit 1,13; 2,2).

In den nachpaulinischen Pastoralbriefen taucht das Wort *pistis* manchmal in einem Tugendkatalog auf (vgl. 1 Tim 2,15; 4,12; 2 Tim 2,22; Tit 2,2). Grundlegend lässt sich beobachten, dass nach Paulus die Tendenz zunimmt, spezifisch von „dem Glauben" als Bezeichnung „für die christliche Religion als geschlossenes Lehrsystem"[1197] und für ein festes Lehrgebäude zu sprechen (vgl. 1 Tim 4,6; 2 Tim 3,8; Tit 1,13).

5.3.8.4 Glaube im Jakobusbrief

Im Jakobusbrief[1198] ist von Glaube 13mal die Rede. Ähnlich dem Konzept im Hebräerbrief meint Glaube hier eine Art Tugendhaltung, die in Jak 2,1 inhaltlich bestimmt ist als „glauben an unseren Herrn Jesus Christus, den Herrn der Herrlichkeit". Die Christologie bei Jakobus richtet sich theozentrisch aus, indem die Gottesprädikation „Herr der Herrlichkeit" auf Jesus übertragen wird. Echter Glaube ist eindeutiger und ungeteilter Glaube an Gott. Zweifel, Unentschlossenheit und mangelndes Vertrauen in Gott führen zu fruchtlosen Gebeten und existentieller Zerrissenheit (vgl. Jak 1,6-8).[1199] Das christologische Glaubensverständnis bestätigt Jakobus, indem er von der geduldigen Hoffnung des Glaubenden auf die Wiederkunft Christi spricht (Jak 5,7).

Zentrales Thema bei Jakobus ist das Verhältnis von Glaube und Werken. Der christologisch begründete Glaube hat sich „in der Tat" zu bewähren (Jak 1,3), genauerhin in barmherzigen Werken (vgl. Jak 1,3; 2,14). Die jakobäische Ethik der Barmherzigkeit begründet sich theologisch. „Die Barmherzigkeitsfor-

---

[1196] *Lohse E.:* Das apostolische Vermächtnis, 173: „In einer Zeit, in der die Gemeinden durch Ausbildung einer geordneten Kirchenverfassung und Formulierung von Glaubenssätzen sich gegen Gefährdungen abgrenzten, die von gnostischen Spekulationen und libertinistischer Lebensweise ausgingen, wird in den Pastoralbriefen der Christenheit das Vorbild des Paulus vor Augen gerückt, der ihr als Apostel, Prediger und Lehrer den Weg zeigt, den sie zu gehen hat. Sein Wort, das die Prediger und Lehrer als das apostolische Vermächtnis der Gemeinde darreichen, hält sie dazu an, rechten und falschen Glauben voneinander zu unterscheiden."

[1197] *Hooker M. D.:* Art. Glaube III. Neues Testament. In: RGG⁴, Bd. 3, 952.

[1198] Zur Gattungs- und Verfasserfrage des Briefes vgl. *Frankemölle H.:* Der Brief des Jakobus, Bd. 1: Kapitel 1, Gütersloh-Würzburg 1994, 68; *Hoppe R.:* Der Jakobusbrief als briefliches Zeugnis hellenistisch und hellenistisch-jüdisch geprägter Religiosität. In: *Beutler J. (Hg.):* Der neue Mensch in Christus. Hellenistische Anthropologie und Ethik im Neuen Testament, Freiburg-Basel-Wien 2001, 164.175.

[1199] Vgl. *Konradt M.:* Christliche Existenz nach dem Jakobusbrief. Eine Studie zu seiner soteriologischen und ethischen Konzeption, Göttingen 1998.

derung basiert im Vorbild Gottes und ist als Grundstruktur des christlichen Gemeindelebens Antwortgeschehen."[1200] Jakobus formuliert in seiner kontroversen Spitzenthese zum Thema Glaube: „So ist auch der Glaube für sich allein tot, wenn er nicht Werke vorzuweisen hat." (Jak 2,17) Im scharfen Kontrast zu Paulus argumentiert Jakobus, dass sich am Beispiel Abrahams ablesen lässt, „... daß bei ihm der Glaube und die Werke zusammenwirkten und daß erst durch die Werke der Glaube vollendet wurde." (Jak 2,22)

Der Jakobusbrief steht in einer frühjüdischen Lehrtradition[1201], die entweder die paulinische Abraham-Interpretation (vgl. Röm 4; Gal 3) nicht kennt[1202] oder von dieser unberührt ist bzw. bleiben will. Jakobus scheint mit Paulus nicht zu diskutieren.[1203] Dafür setzt sich Jakobus mit einer starken Tendenz auseinander, die Glaube und Werke vollständig voneinander trennen möchte. Manche Exegeten resümieren: „Wir stoßen in Jac. auf eine massive Auseinandersetzung zwischen zwei theologischen Strömungen, die sich ausdrücklich am Verständnis von G. entzündet u. in der es nur ein Entweder/Oder gibt: bei Paulus aus dem *pistis* zugrundeliegenden Kerygma von Tod u. Auferweckung Christis die Antithese G./ Werke des Gesetzes; in Jac. aus seinem Verständnis der *pistis* als christliche Tugend die Unannehmbarkeit dieser These."[1204]

Eine andere Strukturanalyse von Gen 15,6, die allerdings dem exegetischen Konsens widerspricht, führt zu der These, dass weder Paulus noch Jakobus die Bedeutung des masoretischen Textes von Gen 15,6 in der hebräischen Bibel voll erfassen. In diesem Licht betrachtet bekommt die kontroverse Rezeption von Gen 15,6 aufgrund der irreführenden Septuaginta-Rezeption bei Jakobus und Paulus ein neues Gesicht.[1205]

5.3.9 Resümee

Die griechischen Wörter *peitho* und *pistis* bzw. *pisteúein* sowie deren Komposita, die im klassisch-antiken griechischen Sprachgebrauch teilweise schon seit Homer nachgewiesen sind, sind die zentralen Wörter in der neutestamentlichen Rede vom Glauben. Diesem Sprachgebrauch zugrunde liegt der griechische

---

[1200] *Döpp H.-M.:* Jakobus 2,1-13 im Horizont biblisch-rabbinischer Sozialtradition. In: *Dobbeler A. v. (Hg.):* Religionsgeschichte des Neuen Testaments.Festschrift für Klaus Berger zum 60. Geburtstag, Tübingen-Basel 2000, 76.

[1201] *Döpp H.-M.:* Jakobus 2,1-13 im Horizont biblisch-rabbinischer Sozialtradition, 68. Nach seiner Meinung steht der Jakobusbrief in seiner Auslegung der Hebräischen Bibel in großer Nähe zur weisheitlichen Literatur (z. B. Jesus Sirach), zur zwischentestamentlichen judenchristlichen Literatur (z. B. Testamente der 12 Patriarchen), zu Philo von Alexandrien sowie zur rabbinischen Literatur.

[1202] Vgl. z. B. die Position bei *Hermisson H.-J., Lohse E.:* Glauben, 121f.

[1203] *Childs B. S.:* Die Theologie der einen Bibel, Bd. 2, 318.

[1204] *Lührmann D.:* Art. Glaube, 78.

[1205] Vgl. Abschnitt 5.2.5.2

Wortstamm *peith-* in der ursprünglich intransitiv-aktiven Bedeutung von „vertrauen".[1206] Der grundlegende Sinn lautet: eine „persönliche Beziehung zu einer Person oder Sache, die durch Vertrauen und Zuverlässigkeit begründet ist (einschließlich deren Negation)" haben.[1207]

Die Wörter der *pístis*-Gruppe leiten sich von diesem Wortstamm ab und bezeichnen ursprünglich „das Treueverhältnis von Bundespartnern", „die Zuverlässigkeit dessen, was sie zusagen" und „die 'Glaubwürdigkeit' von Aussagen, Berichten und Vorstellungen überhaupt, seien sie religiöser oder profaner Art."[1208]

Im Kontext des Neuen Testaments werden die Ableitungen vom Stamm *peith-* spezifisch auf das Verhältnis des Menschen zu Gott angewendet. Dieses wechselseitige Verhältnis wird durch das geschichtliche Auftreten des Jesus von Nazareth sowohl theologisch als auch christologisch ganz neu qualifiziert ist, so dass sich für Glaube im Neuen Testament und im Anschluss an die *peitho-* und *pístis*-Gruppe die Grundbedeutung formulieren lässt: der Mensch nimmt die Heilsoffenbarung Gottes in Jesus Christus im Vertrauen an und erkennt sie voll und ganz an.

In insgesamt 26 neutestamentlichen Heilungsberichten wird lediglich 5mal die Verbindung von Glaube und Heilung explizit benannt. Dennoch können die exemplarischen Heilungsberichte bei Mk zeigen, dass der Glaube sowohl Heilungskraft als auch Heilsmacht ist. Der Glaube des Menschen korreliert inhärent mit seinem Gottesverhältnis. Jesus selbst fordert den Glauben des Notleidenden oder des stellvertretenden Bittstellers durch seine Person und seine Heilstaten heraus. Jesu Präsenz als Heilsbringer Gottes in Wort und Tat drängt den heilungs- und heilsbedürftigen Menschen zur radikalen Überprüfung seiner persönlichen Glaubenseinstellung und -haltung.

Die Heilungskraft und Heilsmacht des Glaubens hängt ganz entscheidend von der existentiellen und willentlichen Entscheidung des Menschen für oder gegen Jesus, für oder gegen Gott ab. Der Glaube des Menschen besitzt eine eigene Entität und Dignität, und zwar auf dem festen Grund eines theologisch und theozentrisch qualifizierten Glaubens.

Vor allem Paulus und Johannes fassen in den Wörtern *pisteúein* und *pístis* „die Gesamtheit des von Jesus herkommenden Heils"[1209] zusammen. Beide neutestamentlichen Autoren verstehen Glaube nicht als verdienstvolles Werk, sondern als eine Gnade und Geschenk Gottes.[1210] Im Überblick des Neuen Testa-

---

[1206] Vgl. *Becker O.:* Art. *peitho,* 781.

[1207] *Becker O.:* Art. *peitho,* 781.

[1208] *Ebd.*

[1209] Vgl. *Lührmann D.:* Art. Glaube, 64.

[1210] Zum Vergleich zwischen Paulus und Johannes vgl. *Childs B. S.:* Die Theologie der einen Bibel, Bd. 2, 317.

ments zeigt sich für die Bedeutung des Apostels Paulus: „*Paulus* markiert die Durchsetzung des Glaubens als Zentrum urchristlicher Theologie."[1211]

5.4 Zusammenfassung

„Glaube/glauben" werden in den deutschsprachigen Bibelausgaben zumeist als Übersetzung von Ableitungen des hebräischen Stammes *'mn* (Altes Testament) und des griechischen Stammes *pist'-* (Septuaginta, Neues Testament) verwendet. Trotzdem das Alte Testament etwa 3mal so umfangreich ist wie das Neue Testament, redet das Neue Testament fast 10mal häufiger vom Glauben. 51 Belegen für *hä'ämin* und *'ämunah* im Alten Testament stehen 243 Belege für *pistis* und *pisteúein* im Neuen Testament gegenüber.[1212]

Für die statistisch signifikante Zunahme der (früh)jüdischen und neutestamentlichen Rede von Glaube gibt es mehrere qualitative Gründe: a) Das Frühjudentum versuchte sich seiner griechischen Umwelt verständlich zu machen, indem es eigene Glaubensvorstellungen mit griechisch religiöser Sprache verband und so das Thema des Glaubens in den jüdisch-hellenistischen Kontext übertrug und ausdehnte.[1213] b) Alttestamentliche Texte zum Thema Glaube werden im Neuen Testament ausdrücklich aufgegriffen. Frühjüdische und alttestamentliche Texte, die sich nicht ausdrücklich auf Glaube beziehen, werden neutestamentlich im Horizont des Christusereignisses interpretiert (z. B. Hebr 11). Insgesamt lässt sich für das Neue Testament feststellen, dass das Heilsereignis in Jesus Christus aufgrund seiner Singularität zu quantiativ und qualitativ neuen Reflexionen zum Thema Glaube führt.

In ähnlicher Weise wie für die alttestamentliche Theologie kann für die neutestamentliche Theologie ausgesagt werden, dass nicht von einem einheitlichen Begriff für das Phänomen des religiösen Glaubens ausgegangen werden kann, denn „... am Beginn der christlichen Theologie steht nicht ein Begriff des Glaubens, der sich in verschiedener Weise entfalten ließe, sondern im NT selber lassen sich verschiedene Verwendungen vorgegebener Sprache als Antwort auf das in Jesus erschlossene Heil erkennen."[1214]

In der Frage nach den maßgeblichen Einflüssen auf die neutestamentliche Rede vom Glauben besteht heute weitgehend Konsens. Demzufolge haben weniger die hellenistisch-heidnische Umwelt und deren eher intellektuelles Verständnis von Glaube als „Fürwahrhalten einer Botschaft", sondern viel mehr die alttestamentlich-(früh)jüdischen Wurzeln mit ihrem ganzheitlich-existentiellen

---

[1211] *Karrer M.:* Art. Glaube (NT), 254
[1212] Vgl. *Haacker Kl.:* Glaube II, 279.
[1213] Vgl. *Lührmann D.:* Art. Glaube, 64.
[1214] *Ebd.*

Verständnis von Glaube als „totale Hingabe, Treue und Vertrauen auf Gott" den Sprachgebrauch im Neuen Testament beeinflusst.[1215]

Jesus von Nazareth verwirklicht den vollkommenen Glauben. Bereits der Name Jesu ist theophor: Jeschua, d. h.: Gott hilft, heilt, rettet, führt zum Heil. Die Heilssendung Jesu und seine Heilsbotschaft vom nahegekommenen Reich Gottes werden vor allem in seinen Heilungstaten konkrete Wirklichkeit. Diese Heilungstaten, wie sie insbesondere Mk überliefert hat, sind eindeutige Zeichen der Glaubensvollmacht Jesu. Der Glaube, den Jesus selbst lebt und den er von den Menschen fordert, ist mehr als nur ein inhaltliches Glaubensbekenntnis zu ihm und zu dem, von dem er gesandt ist. Beide Dimensionen - der Glaube Jesu (Genitivus subjectivus) und der Glaube an Jesus (Genitivus objectivus) – bedeuten eine ganzheitliche Lebenseinstellung, eine radikale Existenzweise, eine konsequente und kompromisslose Haltung, die sich „auf das Weltgefühl überhaupt" richtet. „Sie lebt und wird inspiriert durch Begegnungen und Beziehungen, die in die Richtung von heil, gesund oder unversehrt gehen, was wir meist mit retten, gesund machen oder so ähnlich übersetzen. Jedenfalls ist damit nicht nur ein eigermaßen klagloses Funktionieren von Leib und Seele gemeint, sondern ein erfülltes Menschsein, das seinen Ort innerhalb des Ganzen finden kann, was die Bibel *Schalom* nennt, und das selbst dem unvermeidlichen und zutiefst kränkenden Tod nocht einen Sinn abzuringen vermag."[1216]

Der Glaube Jesu und der von ihm geforderte Glaube an ihn sind nach Auskunft des Neuen Testaments identisch mit dem Glauben an den Gott, den Jesus vollkommen repräsentiert.

Der ganze Glaube, wie ihn Jesus beispielhaft verwirklichte, lebt aus der Spannung zwischen dem anthropologischen und dem theologischen Pol. D. h.: Der Glaube ist erstens das gnadenhaft geschenkte Potential Gottes an den Menschen, zweitens das eigenständige Potential des Menschen, um in freier Entscheidung dieses Geschenk anzunehmen und nachhaltig und zuverlässig zu leben, und drittens eine inhärente Korrelation und Wechselwirkung des menschlichen Glaubenswillens und des göttlichen Heilswillens für alle Menschen.

Die Evangelien weisen darauf hin, dass sich Jesus auch mit dem Problem des Unglaubens, das sich an seiner Person und an seinen Heilstaten festmacht, auseinandersetzen musste (vgl. Mk 6,5; Mt 13,38 entschärft die Härte). Die exegetische Einsicht formuliert, „... daß Jesus seine Heiltätigkeit auf empfängliche Menschen und Orte einschränkte."[1217] Diese Reflexion ist auch als Paränese im Hinblick auf die persönlich-existentielle Glaubensentscheidung zu verstehen.

[1215] Vgl. *Michel O., Haacker Kl.*: Art. Glaube: *pistis,* 788.

[1216] *Trummer P.*: „Dein Glaube hat dich geheilt!", 73.

[1217] *Schnackenburg R.*: Die Wunderheilungen Jesu im Zusammenhang von Glauben und Heilung, 59.

5.5 „Heil" als grundlegende biblisch-theologische Metapher

5.5.1 Die Ausgangssituation

„Das Wort ‚Heil' hat sich im Lauf der Entwicklung immer mehr aus der allgemeinen Sprache ins Haus der Theologie zurückgezogen, und im selben Maß hat es an Bedeutung und Gewicht für das durchschnittliche Empfinden verloren."[1218] Für viele ist Heil heute „ein Nullwort, ein Abstraktum."[1219] Stattdessen ist heute eher die Rede von Glück und Lebenskunst. Dabei liegt der Akzent auf den innerweltlichen und –geschichtlichen Dimensionen des Lebens; die Machbarkeit von „Lebensglück" steht im Vordergrund. Aber ein Blick auf die Etymologie des deutschen Wortes Heil[1220] deutet dessen Aussagepotential an und weist darauf hin, dass Heil mehr bedeutet als Glück und Lebenskunst.

Heil ist eine komplexe Metapher. Das deutsche Wort Heil, das weder im Hebräischen des Alten Testaments noch im Griechischen des Neuen Testaments ein unmittelbares sprachliches Äquivalent hat und das eng verflochten ist mit den theologiegeschichtlich bedeutenden Kategorien *soteria* und *salus* und mit den Begriffen *hólos* und *sanitas*[1221], steht im Zentrum des christlichen Glaubens. Christen glauben, dass der Gott der biblischen Offenbarung in Jesus Christus vollkommen, endgültig und universal das Heil für alle Menschen gewirkt hat. „So ist der Glaube an das Heil Dreh- und Angelpunkt des Christentums und das Herzstück der Theologie."[1222]

Im Hinblick auf die theologische Fach- und Metasprache ist festzuhalten, dass „... das Wort ‚Heil' (...) nie im strengeren Sinn ein Wort der dogmatisch-soteriologischen Fachsprache gewesen (...)" ist und „... nicht zu den inhaltlich zentralen, sondern eher schlagwortartig zusammenfassenden Ausdrücken des

[1218] *Hommes U., Ratzinger J.:* Das Heil des Menschen. Innerweltlich – christlich, München 1975, 33.

[1219] *Meuser B.:* Gottestherapie, 9.

[1220] Zur Etymologie der deutschen Worte „heil", „Heil", „heilen" und „heilig" vgl. *Kluge Fr.:* Etymologisches Wörterbuch der deutschen Sprache, bearb. von Elmar Seebold, durchgesehene u. erw. Aufl., Berlin-New York 24 2002, 401f.
Das Adjektiv „heil" leitet sich etymologisch ab von ahd./mhd. *heil* und germanisch *haila* (gotisch *hails*) und bedeutet „heil, ganz, gesund".
Das Substantiv „Heil" hat möglicherweis eine eigene Wortgeschichte im Alt-Nordischen, -Englischen, -Französischen, -Sächsischen und –Hochdeutschen mit der Bedeutung „Vorzeichen" erfahren, die auf germanisch *hailaz* zurückgeht. Im weiteren sprachgeschichtlichen Vergleich ergäbe sich für „Heil" dann die Grundbedeutung von „Zeichen", die dann aber nicht auf der gleichen Linie wie das Adjektiv „heil" läge.
Das Verb „heilen" leitet sich etymologisch her von ahd./mhd. *heilen* und repräsentiert den Faktitiv zu dem Adjektiv „heil". Sowohl die transitive Bedeutung „heil machen" als auch das Intransitive „heil werden" beruhen sprachlich auf der gleichen Grundlage.
Das Adjektiv „heilig" leitet sich ab von ahd. *heilig*, mhd. *heilec, heilic* und germanisch *hailaga*, gehört zum Bedeutungsbereich von „heil" und „Heil" und bedeutet im weiteren Sinn „mit Heil versehen".

[1221] Vgl. *Brox N.:* Soteria und Salus. Heilsvorstellungen in der Alten Kirche. In: Evangelische Theologie 33 (1973) 253-279; *Seils M.:* Art. Heil und Erlösung IV. Dogmatisch, 623.

[1222] *Greshake G.:* Gottes Heil – Glück des Menschen. Theologische Perspektiven, Freiburg-Basel-Wien 1983.

341

neutestamentlichen Kerygmas gehört (...)".[1223] Doch diese Situation hat sich gewandelt. „Das in den letzten Jahrzehnten wieder relativ unbefangen akzeptierte Wort ‚Heil' hat sich in der christlichen Theologie und besonders in der biblischen Exegese zu einem immer beliebter werdenden, umfassenden Terminus für alle die Aussagen entwickelt, die bislang in der sogenannten Soteriologie, der Lehre von der Erlösung und Rettung durch Jesus Christus, beheimatet sind."[1224] Heil bietet sich wegen seiner bedeutungsreichen Offenheit und trotz seines geschichtlichen Missbrauchs (Stichwort: Nationalsozialismus) als theologisches Grundwort, als umfassende Metapher und als integraler Begriff an, um die Pluralität von Heilsgeschichte in einen Sinn- und Verstehenszusammenhang zu bringen. Beispiele für geschichtlich bedingte Einzelkategorien und Deutungsmuster für die komplexe Metapher Heil sind[1225]: Heil als konkrete innergeschichtliche Rettung aus bedrängter Enge in befreite Weite (Altes Testament), Heil als Christusereignis (Neues Testament), Heil als Erlösung bzw. auslösende Befreiung (*redemptio*, Alte Kirche)[1226], Heil als stellvertrende Genugtuung (*satisfactio*, Hochmittelalter)[1227], Heil als Rechtfertigung (*iustificatio*, Reformation), Heil als Versöhnung (*reconciliatio*, Soteriologie des 19. und 20. Jh.)[1228], Heil als geschichtliche Befreiung und Freiheit (Politische Theologie, Befreiungstheologien, feministische Theologien)[1229], Heil als nachhaltige Bewahrung und Gestaltung der Schöpfung (Ökologische Theologie)[1230], Heil als Gnade[1231],

[1223] *Seils M.:* Art. Heil und Erlösung IV. Dogmatisch, 623.
[1224] *Balz H.:* Heil und Heilung im Neuen Testament. In: *Hoheisel K., Klimkeit H.-J. (Hgg.):* Heil und Heilung in den Religionen, Wiesbaden 1995, 99.
[1225] Vgl. im Überblick bei *Seils M.:* Art. Heil und Erlösung IV, 623f.
[1226] Vgl. *Greshake G.:* Gottes Heil – Glück des Menschen, 50ff. Greshake sieht die Perspektive „Heil als Erlösung" nicht auf die altkirchliche Epoche beschränkt, sondern differenziert drei theologiegeschichtliche Typen: Erlösung als Paideia durch Christus im Rahmen des antiken griechischen Kosmos-Denkens, Erlösung als innere Begnadung des einzelnen unter der Voraussetzung einer rechtlichen Wiederherstellung des „ordo" zwischen Gott und Mensch, Erlösng als inneres Moment der Geschichte der neuzeitlichen Subjektivität.
[1227] Vgl. *Greshake G.:* Gottes Heil – Glück des Menschen, 80ff.
[1228] Vgl. *Lochmann J. M.:* Versöhnung und Befreiung. Absage an ein eindimensionales Heilsverständnis, Gütersloh 1977.
[1229] Vgl. z. B. *Rahner K., Boff L. (Hgg.):* Befreiende Theologie, Stuttgart 1977; *Boff L.:* Erfahrung von Gnade, Düsseldorf 1978; *Metz J. B.:* Zur Theologie der Welt, Mainz-München 1968; *Sölle D.:* Politische Theologie, Stuttgart-Berlin 1971; *Rendtorff T., Tödt H.-E. (Hgg.):* Theologie der Revolution, Frankfurt a. M. 1969; *Cone H. J.:* Schwarze Theologie, München 1973.
[1230] Z. B. *Auer A.:* Umweltethik. Ein theologischer Beitrag zur ökologischen Diskussion, Düsseldorf 1984.
[1231] Z. B. *Kraus G.:* Gnadenlehre – Das Heil als Gnade. In: *Beinert W. (Hg.):* Glaubenszugänge. Lehrbuch der katholischen Dogmatik, Bd. 3, Paderborn u. a. 1995, 195-305.

Heil als Hoffnung[1232], Heil als wahres Menschsein[1233], Heil als „Lust an Gott und seiner Sache"[1234], Heil als Glück u. a. m.

Die einzelnen Kategorien für das komplexe Phänomen Heil sind jeweils im zeitgeschichtlichen Entstehungskontext und in der Grundoption einer theologischen Perspektive zu verstehen. Nicht wie voneinander trennbare und wieder zuordenbare Teilaspekte, sondern wie Fragmente im Ganzen spiegeln sie bestimmte geschichtliche Aspekte der gesamten göttlichen Offenbarung als das ganze Heil wider. Aufgrund ihrer relativen geschichtlichen Genese und ihrer erkenntnistheoretischen Relativität dürfen einzelne Kategorien und Perspektiven keineswegs verabsolutiert werden.

Aus theologischer Perspektive gilt in jedem Fall die Erkenntnis: „Kein theologischer Entwurf vermag diese Fülle von Perspektiven und Gesichtspunkten in gleicher Weise auszuschöpfen."[1235] Denn erst die plurale Vielfalt dessen, was „Heil als..." bedeuten kann, ermöglicht einen offenen und weiten Blick auf das, was sich der menschlichen Reflexion und dem Glauben in der Geschichte als pluriforme Gestalt von Gottes Heil zeigen will.

5.5.2   „Heil" im Alten Testament

Das Alte Testament überliefert in vielen Perikopen, Episoden, Geschichten, Fabeln, Märchen und Gesängen, wie Menschen das Leben erfahren und reflektieren als „Glück", „Leben" und „Frieden", aber auch als „Unglück", „Krankheit", „Tod" und „Krieg". Die Geschichte des Volkes Israel mit „seinem" Gott JHWH begegnet im Alten Testament nicht nur als kontinuierliche „Heilsgeschichte", sondern auch als Geschichte voller dunkler und negativer Momente und Phasen, die ganze Epochen überschatten, besonders die Zeit des babylonischen Exils im 6. Jh. v. Chr. Die Geschichte des auserwählten Volkes Israel kann erst, so die dialektische These, durch die Diskontinuität von Heil im erfahrenen individuellen und kollektiven Un-Heil als verwundete, vernarbte und geheilte Geschichte existentiell glaubwürdig gedeutet werden.

[1232] Z. B. *Moltmann J.*: Theologie der Hoffnung: Untersuchung zur Begründung und zu den Konsequenzen einer christlichen Eschatologie , München 1964.

[1233] Z. B. *Küng H.*: Christ sein, München 1974.

[1234] Vgl. bei *Greshake G.*: Gottes Heil –Glück des Menschen, 39. Greshake bezieht sich kritisch auf den Entwurf bei *Weimer L.*: Die Lust an Gott und seiner Sache. Oder: Lassen sich Gnade und Freiheit, Glaube und Vernunft, Erlösung und Befreiung vereinbaren?, Freiburg-Basel-Wien 1981.

[1235] *Greshake G.*: Gottes Heil – Glück des Menschen, 42.

Der folgende Abschnitt will einen Überblick gewinnen, wie die Schriften des Alten Testaments menschliche Erfahrungen deuten als Heil oder Un-Heil.[1236]

5.5.2.1 Heil in den ältesten religionsgeschichtlichen, im Alten Testament noch greifbaren Vorstellungen

Im Alten Testament lässt sich bereits für die vorjahwistische Phase der Religionsgeschichte Israels eine eigene, wenn auch implizite soteriologische Hermeneutik aufzeigen. Das Alte Testament gestaltet diese sowohl begrifflich-sachlich als auch metaporisch-poetisch aus. „... Heil bzw. Erlösung ist hier im umfassenden religionsgeschichtlichen Sinn als Sein ohne Negativität bzw. als Zugang zu solchem Sein verstanden."[1237] Theophore Personennamen erinnern an diese frühen Heilserfahrungen. In ihnen scheint die Praxis auf, Gottheiten, insbesondere den kananäischen Gott El, mit Verwandtschaftsbezeichnungen aus der familiärverwandtschaftlichen Sphäre, (z. B. Vater, Bruder, Verwandter väterlicherseits) zu bedenken und verehren. Mit dieser Praxis sollte die Kraft des persönlichen Schutzes und der Betreuung von der so verehrten Gottheit erbeten, wirksam herbeigerufen und dienstbar gemacht werden, z. B. für ein neugeborenes Kind und für dessen Eltern als den Schutzbefohlenen des Kindes. Das theophore Element 'am in Personennamen (vgl. z. B. „Abram/Abraham") weist auf eine konkrete Schutzfunktion einer verehrten Gottheit für die Menschen hin, die seiner Obhut übergeben wurden.

In der frühen vorstaatlichen Zeit war die Familie der bestimmende Träger der Religion. Der Gott, der in der Familie verehrte wurde, galt als der Gott des Vaters und des Vorvaters.[1238] In dieser frühen religionsgeschichtlichen Epoche erfuhren Menschen in der kleinen Gruppe, vor allem in der Familie, ganz konkret und in alltäglichen Situationen Heil und Wohlergehen. Die Perspektive variierte je nach Existenzform als Nomaden oder als Seßhafte. Menschen deuteten das Leben als heiles Leben, wenn die Beziehungen in der Familie glückten, zahlreiche Kinder den Fortbestand der Gruppe sicherten, die Einzelperson im Zustand der Gesundheit und des Wohlbefindens den Alltag vollziehen und bewältigen konnte, ein langes Leben die Ernte vieler Erfahrungen ermöglichte, die Tieraufzucht gelang, der Ackerbau viele Früchte der Erde hervorbrachte u. v. a. positive Erfahrungen mehr.

[1236] Die Grundlage für die Gliederung der folgenden Darbietung gibt der Aufsatz von *Schenker A.*: Art. Heil und Erlösung II. Altes Testament. In: *Krause G., Müller G. (Hgg.):* Theologische Realenzyklopädie, Bd. 14, Berlin-New York 1985, 609-616.

[1237] *Schenker A.*: Art. Heil und Erlösung II. Altes Testament, 609.

[1238] Vgl. *Albertz R.*: Religionsgeschichte Israels in alttestamentlicher Zeit. Teil 1: Von den Anfängen bis zum Ende der Königszeit, durchges. Aufl., Göttingen 1996 (Grundrisse zum Alten Testament 8).

Heil in dieser frühen Epoche bedeutete außerdem die geschichtlich konkrete, präsentisch erfahrbare und futurisch unmittelbar bevorstehende Erhörung
der menschlichen Gebete durch die verehrte Gottheit. Gebet, Gelübde und
Heilsorakel an Heiligtümern aus dieser religionsgeschichtlichen Epoche zeugen
von der Nähe dieser Vorstellungen zu einem magisch-funktionellen Weltbild.
Nach dieser Vorstellung konnten besonders begabte Personen aus eigener Kraft
über die transzendenten Mächte verfügen und sie lenken (vgl. Gen 27; Num 22).

5.5.2.2 Heil in der Erzväter-Überlieferungen

Die christliche Religion, wie auch der Islam, wurzelt tief in den Traditionen der
„Heils"-Erfahrungen der biblischen Erzväter bzw. Patriarchen. Deshalb sind die
Texte und Traditionen um die Erzväter von grundlegender Bedeutung für die
Frage nach der christlichen Heilsmacht. Wegen der besonderen Bedeutung der
Abrahamstradition (vgl. vor allem Gen 15,6) für die Bedeutung des Glaubens
wird der Erzählkreis um Abraham ausführlicher berücksichtigt als der „Jakob-
Esau-Zyklus" (Gen 27-36) und die „Joseferzählung" (Gen 37-50).

Zu den Erzväter-Überlieferungen sind vorneweg einige Bemerkungen
angebracht. Im Unterschied zum mesopotamischen Halbnomadentum des 2. Jt.
v. Chr., das als Produktionsart zu verstehen ist, waren die Erzväter keine
Halbnomaden. „Die Erzväter waren aus, heutiger Sicht, Auswanderer, welche
sich von einer Gegend in eine andere begaben (...) der Auswanderer beendet
seine Wanderung, indem er an sein Ziel gelangt (...)"[1239] Diese Eigenart und
Dynamik gilt es bei der Deutung der Patriarchenerzählungen zu berücksichtigen.
Die Historizität und Chronologie der Erzväter gilt in der Exegese nach wie vor
als offene Frage: „Die Erzväter, falls sie wirklich existiert haben, könnten gut
entweder gleichzeitig (sie wohnten ja in verschiedenen Gebieten) oder in einem
zeitlichen Abstand voneinander gelebt haben."[1240]

5.5.2.2.1 Der Abraham-Zyklus

Gen 12,1-4: Mit diesem Text kommt die biblische Urgeschichte endgültig zum
Abschluss und eine neue Periode beginnt. Darauf weist bereits der einzigartige
Name *abram* hin.[1241] Die dreifache Heils-Verheißung von JHWH an Abraham –
Landnahme, Nachkommenschaft, Segen für Abraham (vgl. auch Gen 1,18-20)
und für die Zukunft aller Menschen – markiert einen Neubeginn und zugleich
eine Bekräftigung. Denn JHWH ermöglicht und eröffnet mit Abraham als dem
alttestamentliche Prototyp des Glaubenden (vgl. Gen 15,6) und als „Stammva-
ter" aller folgenden Generationen eine neue, unbegrenzte Ära des Heils. Der

---

[1239] *Soggin J. A.:* Das Buch Genesis. Kommentar, Darmstadt 1997, 194
[1240] *Soggin J. A.:* Das Buch Genesis, 198.
[1241] Vgl. *Soggin J. A.:* Das Buch Genesis, 203. Demzufolge ist der Name *abram* außerhalb der
hebräischen Bibel nicht bezeugt und selbst innerbiblisch einzigartig.

Bund von JHWH mit Abraham „besiegelt" diese Entscheidung für Abraham und für alle Zukunft (vgl. Gen 15,1-21). Die Entscheidung des Menschen und der Völker für oder gegen Abraham bewirkt Heil oder Unheil, ohne wirkliche dritte Alternative. Der Segen für Abraham ist gleichbedeutend mit dem Segen Israels. „Israels Heil ist Chance für die Menschheit, von Fluch, Zerstreuung und gegenseitigem Nicht-Verstehen erlöst zu werden."[1242] Die Auserwählung Abrahams und Israels zum Segen für alle Menschen dokumentiert Gottes ungebrochenen universalen Heilswillen (vgl. Gen 11,1-9).

Gen 12,10-20: Hier wird eine latente Versuchung des Menschen und einer der größten religiösen Irrtümer offenbar. Trotzdem JHWH dem Abraham die Heils-Verheißung gegeben hat, sowohl ihn als auch alle, die an ihn und diese Verheißung glauben, zu retten und zu bewahren, läuft der Mensch immer wieder Gefahr, das Heil nicht (nur) von Gott, sondern aufgrund tiefer Ängste durch eigene menschliche Vorsorge sichern zu wollen. Diese Sicherheits-Strategie wird als Irrweg und Lüge entlarvt. An dieser Stelle sind biblische Wurzeln für die latente Versuchung des Menschen zur autonomen Selbsterlösung zu entdecken.

Gen 12,13-16: JHWH hat vollkommenes Heil zugesichert, das unter schmerzhaften Geburtswehen kommen muss, aber gewiss eintreffen wird (vgl. Gen 15,18-21).

Gen 15,1-18: Die Heilsverheißung Gottes zeigt sich als Indikativ und Imperativ. Die Gerechtigkeit Gottes ermöglicht Abraham und seinen „Nachkommen", das Heil zu verwirklichen, indem sie an JHWH und seine Verheißung glauben. Diese Möglichkeit zeigt den Geschenkcharakter des göttlichen Heils. Der Gegenpol zur geschenkten Möglichkeit des Heils ist der Glaube als freie Antwort des Menschen. Glaube als Annahme der göttlichen Gnade ist die menschliche Grundvoraussetzung für die Verwirklichung des Heils-„Potentials". Voller Glaube setzt ganz und gar auf die unbegrenzte Macht Gottes ohne Ressentiment, Ambivalenz und Einschränkungen. Solcher Glaube ist ein negationsloser Glaube im positiven Sinn. Nur er führt sicher zum Heil.

Gen 16; 21,8ff: Gottes Heil erfahren Menschen als Wohlergehen, wenn sie ausreichenden Lebensraum genießen dürfen, wenn Schutzbedürftige den Segenszuspruch von JHWH positiv erleben, z. B. als Solidarität, Mitmenschlichkeit und als Gastfreundlichkeit, wenn sie als Fremde freundschaftlich in eine Gruppe aufgenommen werden, zu der sie ursprünglich nicht gehören.

Gen 18,16-33: Kollektives Heil kann ermöglicht werden durch eine entsprechende (Mindest-) Anzahl „Gerechter".[1243]

[1242] *Schenker A.:* Art. Heil und Erlösung II. Altes Testament, 609.
[1243] Vgl. *Soggin A. J.:* Das Buch Genesis, 278f. Für Soggin geht es hier „... vielmehr um das Problem der Grenzen der Mächte des Bösen gegenüber denen des Guten (...) Im vorliegenden Fall scheint die Antwort eindeutig: der ‚Gerechte', der ‚Unschuldige' hat jetzt die Macht, die Strafe abzuwenden, immer vorausgesetzt, daß es wenigstens zehn Gerechte gibt, also die traditionelle Zahl des *minjan*, die Mindestzahl an Teilnehmern am synagogalen Gottesdienst."

Gen 19: In der Perspektive von Gen 18,16-33 liegt die Spannung von Gen 19 einerseits auf dem Pol „Heil als Befreiung aus allgemeiner Dekadenz und Perversion", andererseits auf dem Pol „Un-Heil als kollektive Vernichtung wegen der nicht vorhandenen Anzahl Gerechter". Un-Heil vollzieht sich, wenn die göttliche, autorisierte Anordnung (vgl. V. 17) missachtet wird (vgl. V. 26). Heil geschieht, wenn das (im Orient heilige) Gastrecht gewährt wird, selbst gegen Widerstand. Gegen solchen Widerstand erweist sich Lot, der einzige Gerechte Sodoms, als hartnäckig und geradezu aufdringlich und setzt die heilige Gastfreundschaft an den Fremden („die beiden Engel") durch (vgl. V. 3). Vermutlich will Lot ein besonderes Zeichen der Gastfreundschaft gegen die feindliche Gesinnung der Sodomiten setzen, da er selbst in den Augen der Sodomiten als „Fremder" gilt (vgl. V. 9). Für die Durchsetzung des Gastrechtes nimmt Lot sogar Un-Heil als Entehrung seiner Töchter in Kauf. Diese Episode führt drastisch vor Augen, dass das Heil auch davon abhängen kann, ob der Mensch bereit ist, sich von Gott einen Weg führen zu lassen, den der Mensch eigentlich nicht gehen will (vgl. V. 30).

Gen 22: Hier erscheint Heil als Rettung wie ein notwendiger Durchgang („Krise") durch eine scheinbar zerstörerische Forderung von seiten Gottes. Die zentrale Aussage dieser Passage im Abrahamzyklus besteht wohl darin, den prototypischen Glaube Abrahams an Gottes Heilsverheißung in seiner Beständigkeit und Zuverlässigkeit festzustellen.

5.5.2.2.2 Der Jakob-Esau-Zyklus

Jakob war eine der Hauptpersonen in der Vorgeschichte Israels. Im Verlauf der Literaturwerdung der Jakobsüberlieferung und infolge redaktioneller Interessen scheint aber Jakob an eigenständigem Profil verloren zu haben, so dass er in der heutigen biblischen Überlieferung „zum Enkel Abrahams ‚degradiert' wird."[1244]

Der literarisch vorliegende Jakob-Esau-Zyklus (Gen 25,19 - 37,1)[1245] zeichnet ein dynamisches Bild von Heil, das sich in der spannungsvollen Bewegung vom negativen Pol des Un-Heils zum positiven Pol des Heils entwickelt.[1246] Jakob, der sich bereits von seinem Bruder Esau das Erstgeburtsrecht erpresst hat, erschleicht sich auch den Erstgeburtssegen von ihrem gemeinsamen Vater Isaak. Der Hass seines Bruders Esau zwingt ihn zur Flucht. Jakob, der mittellos und rechtlos in fremdes Land auswandert, kommt unverhofft zu Reichtum und Vermögen, indem er Mitglied einer einflussreichen Familie wird und selbst eine große Familie gründet. Nach Jahren verlässt Jakob heimlich und fluchtartig seine fremde Wahlheimat wieder und kehrt in seine Heimat als wohlhabender Sippenvorstand zurück. Das Wiedersehen mit seinem Bruder Esau ver-

---

[1244] *Soggin A. J.:* Das Buch Genesis, 339.
[1245] Zur Abgrenzung vgl. *Soggin A. J.:* Das Buch Genesis, 339f.
[1246] Vgl. *Schenker A.:* Art. Heil und Erlösung II. Altes Testament, 610.

läuft versöhnlich.[1247] Als „Israel" („der mit Gott streitet") kehrt Jakob wohlbehalten in seine Heimat Kanaan zurück und erhält dort seinen vollen Landbesitz.
Jakob wird, so die theologische Deutung, trotz vieler existentieller Hindernisse und trotz seiner persönlichen Schuld der Segen und das Heil Gottes zuteil, nicht zuletzt aufgrund seines festen und beharrlichen Glaubens an JHWH.

5.5.2.2.3 Die Joseferzählung

Die Joseferzählung (Gen 37,1 - 50,26) – „die künstlerisch vollkommenste und deswegen faszinierendste aller alttestamentlichen Biographien"[1248] – repräsentiert spätisraelitische Weisheitskultur und entstand als literarische Erzählung wahrscheinlich erst nach dem Exil, in einer Zeit, als Israel seine geschichtlichen Erfahrungen als Volk Gottes zusammenfasste, reflektierte und u. a. in der Joseferzählung fokussierte. Weitere exegetische Gründe sprechen dafür, die Joseferzählung von den anderen Erzväter-Traditionen zu unterscheiden.[1249] Dennoch folgt diese Untersuchung der vertrauten Gliederung in der Einheitsübersetzung, wo die Joseferzählung als letzte der Erzväter-Erzählungen eingeordnet ist.

Die literarisch wohl einheitlich gestaltete Erzählung[1250] entfaltet Heil ebenfalls in einem erzählerischen Spannungsbogen. Josef, der erstgeborene Sohn Rahels und der Lieblingssohn Jakobs, wird von seinen eifersüchtigen Brüdern, ohne Jakobs Wissen, in die Fremde nach Ägypten verkauft. Dieser Konflikt ereignet sich im Rahmen einer Familiengeschichte. Diese weitet sich im weiteren Verlauf der Erzählung zur Staatsgeschichte aus.[1251] Der Segen Gottes führt Josef vom Dasein als Sklave bis hin zu einer Karriere am Hofe des Pharaos, wo er über viele Höhen und Tiefen bis zum Vizekönig aufsteigt. Als Josef auf dem Höhepunkt seines Erfolgs angelangt ist, bricht eine Hungersnot in Kanaan aus, und Josefs Familie zieht nach Ägypten, um der Hungersnot zu entgehen. Dort versöhnt sich Josef, auf dramatisch-dramaturgischen Umwegen, mit seinen Brüdern, und die Familie wird gerettet vor Hungerstod und schuldhafter Zerrüttung.

Die Joseferzählung wird ausgespannt zwischen Heil und Unheil als kosmischen Dimensionen.[1252] Der Mensch wird schuldig, er sündigt, und so entwickelt sich das Unheil, dessen negative Dynamik zur vollständigen Katastrophe führen würde, wenn sich nicht, gegenläufig geschildert, die Macht des Heils durchsetzen würde. „Gott (...) will nicht den Tod des Menschen, auch nicht den

---

[1247] Vgl. *Soggin A. J.:* Das Buch Genesis, 401: „Auch Esau hat ein ansehnliches Vermögen erworben, und dies erleichtert die Versöhnung: Esau ist also kein nicht wiedergutzumachender Schaden zugefügt worden. Darüber hinaus wohnen die beiden Brüder weit voneinander entfernt, und Jakob trägt Sorge, daß dieser Abstand nicht verringert wird."
[1248] Nach *Skinner*, zitiert bei *Soggin A. J.:* Das Buch Genesis, 427.
[1249] Zur Diskussion vgl. bei *Soggin A. J.:* Das Buch Genesis, 431. Bereits Martin Noth hat diesen Vorschlag gemacht. Soggin folgt im Wesentlichen Noth.
[1250] Vgl. *Schenker A.:* Art. Heil und Erlösung II. Altes Testament, 610.
[1251] Zu dieser These vgl. bei *Soggin A. J.:* Das Buch Genesis, 431.
[1252] Vgl. *Höfer A.:* Erlösung will erfahrbar sein. Erlösungsvorstellungen und ihre heilende Wirkung, München 2002, 51.

Tod der Sünder."[1253] So erzählt die Joseferzählung davon, dass Heil für den Menschen aufgrund göttlicher Vorsehung auch im Unheil möglich ist (Gen 45,3ff; 50,20). Heil und Wohlergehen beziehen sich auf einzelne Biographien, auf die Geschichte von Familien und Sippen und auf das Geschick ganzer Staaten. Die Verwirklichung des gottgewollten Heils setzt allerdings die Bereitschaft der Menschen voraus, sich nicht in Streit und Konflikt zu verhärten, sondern für Vergebung und Heilung von schuldhaft geschlagenen existentiellen Wunden grundsätzlich offen zu bleiben.

5.5.2.3 Der Exodus
5.5.2.3.1 Zur Historizität und Authentizität des Exodusgeschehens

Das Volk Israel entstand als historische, ethnische, kulturelle und religionsgeschichtliche Großgruppe erst im 12. Jh. v. mit dem Exodusgeschen.[1254] Mit dem Exodusgeschehen beginnt die theologisch als Heils-Geschichte gedeutete vorstaatliche Religionsgeschichte Israels.[1255] Die Erinnerung und Vergegenwärtigung des Exodus bedeutet nicht weniger als an die Lebensquelle der jüdischen Religion vorzudringen. Alttestamentliches und jüdisches Glaubens- und Heilsverständnis nähren sich aus dieser Geschichte der Rettung und Befreiung.

Im theologischen Exodus-Thema bündelt sich der innere Zusammenhang zwischen dem Auszug aus Ägypten, der langjährigen Wüstenwanderung und dem verheißenen Einzug ins kanaanäische Kulturland. Dem Auszug vorausgegangen war ein langer Aufenthalt der Volksgruppe der Hebräer in Ägypten, die vermutlich seit den Zeiten Josefs dort gelebt hatten. Als sich die Koexistenz der Hebräer im fremden Land verschlechterte bis hin zur Versklavung durch die Ägypter (vgl. Ex 1,8ff; 20,2), drohte sogar der Genozid (Ex 1,15ff).[1256] Selbst wenn die Frage der Authentizität und Historizität der biblisch geschilderten Ereignisse aus religionsgeschichtlicher Perspektive nicht definitiv beantwortet werden kann, so steht für das Exodusgeschehen im Ganzen doch außer Zweifel: „... Mit einem Wort: wir wissen nicht, wann, wo und wie es geschah. Aber Auszug und Schilfmeerwunder haben sich tief in das Bewußtsein des späteren Israel eingegraben (...)" Aber „... in einem Punkte, dem entscheidenden, ist man sich immer ganz einig gewesen: Jahwe und niemand sonst hatte das alles vollbracht (...)"[1257]

[1253] *Höfer A.:* Erlösung will erfahrbar sein, 48.
[1254] *Herrmann S.:* Art. Exodusmotiv I. Altes Testament. In: TRE, Bd. 10, 732.
[1255] Zur Vorgeschichte Israels vor der Landnahme vgl. *Donner H.:* Geschichte des Volkes Israel und seiner Nachbarn in Grundzügen. Teil 1: Von den Anfängen bis zur Staatenbildungszeit, durchges. Aufl. Göttingen ³2000 (Grundrisse zum Alten Testament 4), 97-134.
[1256] Vgl. *Schenker A.:* Art. Heil und Erlösung II. Altes Testament, 610.
[1257] *Donner H.:* Geschichte des Volkes Israel und seiner Nachbarn in Grundzügen, 111.

5.5.2.3.2   Die Heilsbotschaft des Exodus

In der individuellen und kollektiven Situation des Unheils für die Volkgruppe der Hebräer offenbart sich die Heilsmacht Gottes, um die Unterdrückten zu befreien.[1258] JHWH erweckt Mose zum charismatischen Anführer der Hebräer und autorisiert ihn als seinen Auserwählten, selbst wenn dieser sich anfangs Gottes Willen widersetzt. Schließlich führt Mose im Auftrag Gottes die Hebräer aus der Unheilssituation aus Ägypten heraus.

Der als Gott verehrte Pharao personifiziert die gottwidrige irdische Unheils-Macht. JHWH erweist seine Autorität gegenüber dieser negativen Wirklichkeit und befähigt den Mose, den Pharao zu unterwerfen (Ex 7,8ff).

Das Rettungwunder am Schilfmeer (Ex 14f) bildet das zentrale Exodus-Motiv und wird als überlegene Rettungstat Gottes geschildert, der in dieser Heilstat seine Souveränität als alleiniger Herr und Gott erweist.

In der weiterhin dramatisch geschilderten Beziehungsgeschichte zwischen JHWH und „seinem" Volk (Ex 15,22ff; 17,1ff; Ex 32-34; Num 11 u. a.) offenbart sich auch die therapeutische Dimension des göttlichen Heils. JHWH erweist sich als der „Arzt" seines Volkes (Ex 15,26; Num 21,4ff). Er ist es, der von konkreter irdischer Krankheit befreit und seinem Volk heilvoll nahe ist (Ex 3; 19; 33,18ff). Er vergibt den Umkehrbereiten die Schuld, wobei auch deprekatorisches Gebet dem Heil Gottes zwischenmenschlich zum Durchbruch verhelfen kann (Ex 32-34). Die liturgische Feier an einem Ort, der durch Gottes Gegenwart geheiligt ist, hat sühnende und rettende Kraft (Ex 25,8). Schließlich gipfelt Gottes Heilsinitiative in seinen Zehn Weisungen zum gelingenden Leben der Menschen. Seinen Heilswillen bekräftigt JHWH in einem Bund mit „seinem" Volk (Ex 19,3ff; 20,1ff; 24,1ff; 35,1ff u. a.).

5.5.2.4   Heil in der Zeit nach dem Exodus
5.5.2.4.1   Heil im Buch Deuteronomium

Dtn 12,7.12: Gott segnet die menschliche Arbeit und fördert menschliches Wohlergehen. Die kultische Feier dient dem Menschen als Vergegenwärtigung des heiligen Gottes.

Dtn 15,4: Armut ist im Grunde genommen nicht gottgewollt, sondern zutiefst gottwidrig. Denn der konkrete Reichtum der Landgabe stellt alle lebenswichtigen Güter in weit mehr als ausreichendem Maß für alle Bewohner des „Landes", d. h. für alle Bewohner der Erde bereit.

Dtn 26,17f; 28: Die Weisungen Gottes sind dem Volk als Lebenshilfen und Aufgabe geschenkt worden. Sie besiegeln die alten Verheißungen und werden

---

[1258] Zu den Erlösungs- und Befreiungsmotiven in den Exoduserzählungen und zum Exodus als komplexe Befreiungsgeschichte vgl. *Schenker A.:* Art. Heil und Erlösung II. Altes Testament, 611; *Albertz R..:* Religionsgeschichte in alttestamentlicher Zeit, 68ff.

reichen Segen bringen, wenn die „Stimme Gottes" (vgl. Dtn 28,2) gehört und in der rechten Tat befolgt wird.

Dtn 26,1ff: Die Landgabeverheißung von Gen 12,1-3 bleibt ungemindert in der kollektiven Erinnerung des Volkes erhalten (vgl. das „kleine geschichtliche Credo" Dtn 26,5-10). Der biotische und ökonomische Reichtum, der sich auf dem Grund des „Erbbesitzes" für den einzelnen und das Volk vermehrt, kann immer neu und konkret erfahren werden.

Dtn 26,19; 28,12f: Aus dem Bund zwischen JHWH und seinem Volk entsteht auch politisches Heil. Dieses ist auch als Auftrag zu verstehen, damit sich das Volk als ethnische wie auch als politische Größe heiligt.

Dtn 30,15ff: Hier werden exemplarisch die Kriterien für Heil oder Unheil genannt. Dem Menschen bleibt die Wahlmöglichkeit im Glauben mit freiem Willen.

Das Buch Deuteronomium verarbeitet die absolut gegebenen Heilsverheißungen an die Erzväter. Für Dtn bedeutet Heil die von Gott gewollte und unverkürzte Existenzweise der Menschen in der ganzen Fülle. Unheil haben das Volk oder der Einzelne selbst zu verantworten, wenn sie sich eigenmächtig von den Weisungen Gottes abwenden. Dtn geht so weit zu glauben, dass Unheil immer nur als zeitlich und räumlich begrenztes Phänomen gedacht wird.[1259]

5.5.2.4.2 Heil im Deuteronomistischen Geschichtswerk

Ri 2,6ff: Die Theologie die Deuteronomistischen Geschichtswerkes kennt die Dialektik von Heil und Unheil. Unheil geschieht im Abfall vom rechten Glauben an JHWH, hier gedeutet als Anbetung der Gottheiten im Umfeld Kanaans. Heil ist möglich, wenn das Volk sich wieder zu JHWH bekehrt.

Ri 4f; 1 Sam 21.24; 1 Kön 17ff; 2 Kön 3ff: Diese Episoden und Zyklen erzählen von Heil als individuellen und kollektiven Erfahrungen.

5.5.2.4.3 Heil in der Blütezeit Judas

Die eigenständige religiöse Entwicklung des Südreiches Juda ist geschichtlich untrennbar verbunden mit dem Aufstieg des davidischen Königshauses und mit der Etablierung des Tempels auf Zion in Jerusalem.[1260] Der von Gott erwählte David leitete mit der Errichtung der davidischen Dynastie (um 1000 v.) eine längere Phase relativen wirtschaftlichen, gesellschaftlichen und politischen Heils ein. Diese Herrschaft wird im Rahmen der Weissagung des Natan (2 Sam 7), in traditionsgeschichtlich damit verbundenen Texten (1 Chr 17; Ps 89.132) und in den Königspsalmen (Ps 2.110) als gottgewollt, auf ewig gegründet und somit als Heil gedeutet.

Die Bundeslade (2 Sam 7) und der Tempel auf dem Zion in der Stadt Jerusalem, die David zur politischen und kultischen Mitte seiner Herrschaft gewählt

---

[1259] *Schenker A.:* Art. Heil und Erlösung II. Altes Testament, 611.
[1260] Vgl. *Donner H.:* Geschichte des Volkes Israel und seiner Nachbarn in Grundzügen, 211ff.

hatte, sind sichtbare „sakramentale" Heils-Zeichen der Gegenwart Gottes. Die Zionslieder (Ps 46.48.76 u. a.) besingen die Uneinnehmbarkeit des Zion. 2 Sam 24 verbindet die Motive „Rettung durch Sühne" und „Zion" miteinander. Die Zuordnung der Gegenwart Gottes zum Zion sowie die geglaubte Etablierung der politischen Herrschaft Gottes auf Zion hat auch zur ambivalenten Entwicklung des Jerusalemer Staatskultes und zur Jerusalemer Tempeltheologie geführt. Der Glaube an eine Institutionalisierung des göttlichen Heilswillens in einer irdischen Dynastie führte zu einer Überbewertung des davidischen Herrscherhauses und zum Problem religiöser Selbstherrlichkeit um in den herrschenden Jerusalemer Kreisen.[1261]

5.5.2.5   Heil in der vorexilischen Schriftprophetie - die Botschaft vom drohenden Unheil bei den vorexilischen Propheten
Die wiederholten Ankündigungen drohenden Unheils beherrschen die Epoche vor dem babylonischen Exil (ca. 750-587 v. Chr.). Was die Lieder vom Zion noch preisen, greifen die vorexilischen Propheten an. Das Vertrauen auf den Tempel führt in eine trügerische Sicherheit und in die Illusion der Geborgenheit, ebenso der Glaube an das vermeintlich unüberwindbare Jerusalem. Ob die vorexilische Prophetie im geschichtlichen Rückblick zu verstehen ist als Ankündigung endgültiger Verwerfung oder als letzter Aufruf zur notwendigen Umkehr, bleibt in letzter Konsequenz offen.[1262]
   Einerseits tauchen traditionelle Heilsvorstellungen auf, z. B.: Rettung durch Segen (Hos 2,23ff; 14,6ff); angesichts von Krieg und Ungerechtigkeit die Verheißung eines starken Herrschers in der Nachfolge des davidischen Geschlechtes (Jes 9,1ff), die Rettung des Zions (Jes 37,33f). Die vorexilischen Propheten tragen durch deprekatorische Bitten nach dem Beispiel des Mose (Am 7,1ff u. a.; vgl. Ex 32) selbst in innovativer Weise zum Heil bei, z. B. durch Zeichenhandlungen und als charismatische Verkünder des ihnen geoffenbarten Gotteswortes (Jer 32,6ff).
   Andererseits greifen traditionelle Deutungsmuster nicht mehr. Das bedeutet: der Tag Gottes wird kein Licht bringen, sondern schlägt für Israels ins dunkle Gegenteil um (Am 5,18ff; Zef 3,11ff); Zion und Jerusalem werden wegen der Ungerechtigkeit Israels dem Erdboden gleichgemacht werden (Mi 3,11f; Jer 7,26); die kultischen Feste zur Ehre Gottes und die dazugehörigen Heilsopfer sind degeneriert und werden deshalb abgelehnt, was u. a. die Vertreibung aus dem verheißenen Land zur Folge hat (Am 5,21ff; Jes 1,10ff u. a.).
   Stattdessen entwickelte der vorexilische Glaube neue Heilsvorstellungen, z. B.: das Verhältnis zwischen Gott und Israel gleicht dem von Mann und Frau

---

[1261] Vgl. *Albertz R.:* Religionsgeschichte in alttestamentlicher Zeit, 193ff. 200ff.
[1262] Vgl. *Schenker A.:* Art. Heil und Erlösung II. Altes Testament, 612: „Letzteres scheint wahrscheinlicher."

(Hos 2,18f.21f); Rettung geschieht nur für einige wenige, da sie umkehren, die anderen nicht (Jes 7,3; 10,19ff; Zef 3,11ff u. a.); Heil bedeutet Friede (Hos 2,20; Jes 2,1ff u. a.); Heil geschieht durch Glaube (Jes 7,9); Heil verwirklicht sich durch tätige Liebe (Hos 6,6) und durch Demut (Mi 6,8).[1263]

5.5.2.6 Heil als Hoffnung und Hoffnung auf Heil – die Krise des babylonischen Exils

5.5.2.6.1 Der Weg ins Unheil

Nach der Eroberung Samarias und dem Ende des Nordreiches Israel unter den Assyrern (722 v. Chr.) schien sich abzuzeichnen, dass sich die Verheißung der Erzväterüberlieferung ausschließlich im Südreich Juda verwirklichen würde. Umso brutaler traf Juda die Katastrophe, als Jerusalem 587/586 v. endgültig vom Babylonier-König Nebukadnezar eingenommen und geschliffen wurde. Tempel und Königtum wurden radikal entmachtet. Quer durch alle Gesellschaftsschichten wurden weite Teil der Bevölkerung Jerusalems und Israels nach Babylon deportiert. Die Geschichte des auserwählten Volkes Israel erlebte seine auf lange Zeit tiefste Krise. Der bisherige Glaube des auserwählten Volkes Israel an JHWH und sein Heil war bis auf den Grund erschüttert.[1264]

Israel erinnerte sich jetzt an die leidenschaftlichen Mahnungen seiner vorexilischen Propheten. Diese hatten das Gericht angedroht, waren aber mehr oder weniger heftig abgelehnt worden. Das Unheil war nun tatsächlich eingetreten. Israel musste diesen Schock verarbeiten, erkannte in der Reflexion dieser Katastrophe aber auch, dass das Volk diese Krise selbst zu verantworten hatte. Dieser Prozess der radikalen theologischen Neuorientierung hatte zweifellos lebenserhaltende Funktion und entwickelte eine die Not verarbeitende Heilskraft.[1265] Als unter dem Perserkönig Kyros der verbliebene Rest der Deportierten wieder frei in die Heimat zurückkehren konnte, wurde dieses Ende der Exilskatastrophe als die heilvolle Erfüllung der Verheißung JHWH an Abraham gedeutet. JHWH hatte die individuellen und kollektiven Sünden seines Volkes vergeben. JHWH selbst hatte die Wunden der unheilvollen Epoche geheilt.

[1263] Vgl. *Schenker A.:* Art. Heil und Erlösung II. Altes Testament, 613.

[1264] Vgl. *Albertz R.:* Religionsgeschichte Israels in alttestamentlicher Zeit. Teil 2: Vom Exil bis zu den Makkabäern, durchges. Aufl., Göttingen ²1997 (Grundrisse zum Alten Testament 8), 384: „Wir gehen wohl nicht fehl, wenn wir annehmen, daß sich unter den meisten Deportierten und auch in den Trümmern zurückbleibenden dumpfe Verzweiflung ausbreitete. Sie sahen sich von einem unerklärlichen Schicksalsschlag getroffen, der alles, was ihnen von Priestern, Tempelpropheten und Hoftheologen als Grundlage des offiziellen Jahweglaubens vermittelt worden war, in Frage stellte. Wo war der auf dem Zion thronende Jahwe (...)?"

[1265] *Donner H.:* Geschichte des Volkes Israel und seiner Nachbarn in Grundzügen, Bd. 2, 422: „Das babylonische Exil ist eine Epoche der Not und Bedrückung, aber auch des Umbruchs und der Besinnung gewesen."

5.5.2.6.2 Heil in der Erfahrung des babylonischen Exils

Das große Thema der im Exil neu zu erringenden Heilsperspektive lautet: „...
Zerstreuung und Wiederherstellung eines vereinten freien Juda-Israel (...)"[1266]
Die Verarbeitung des Exils wird besonders von der Kategorie „Hoffnung" getragen. Zentrale Motive der Hoffnung sind: die Hoffnung auf ein neues Israel in
Erinnerung an das ehemals geeinte große Reich (vgl. das Erneuerungsmotiv in
der Auferweckung der Totengebeine des Volkes, Ez 37,1ff); die Hoffnung auf
universale Rettung durch JHWH (Ez 38f); die Hoffnung auf Befreiung von der
kollektiven Sünde ganzer Generationen (Jer 31,29f); die Hoffnung auf JHWH,
der sich als universaler Herrscher erweisen soll (Zef 3,9f; Jes 19,16ff; 42,1ff u.
a.); die Hoffnung auf Befreiung sowohl nach innen als auch nach außen.

Neubeginn und Umkehr thematisiert auch Deuterojesaja: der Mensch soll
aus eigenem, tief in seinem Herzen verwurzelten Antrieb Gottes Willen befolgen (Jes 54,7-10; 55,3-5) und auf diese Weise seinen unverzichtbaren Beitrag
zum Heil leisten.

Tritojesajas Botschaft trägt messianische Züge. Er verkündet „den Gefangenen die Entlassung und den Gefesselten die Befreiung" (Jes 61,1f).

5.5.2.7 Resümee

In der mehr als ein halbes Jahrtausend währenden Phase zwischen den Erfahrungen des Exodus und des Exils des Gottesvolkes Israel bilden sich innovative
Heilsvorstellungen heraus. Die Erfahrung von Heil in den Dimensionen der absoluten Verheißungen an die Erzväter war durch radikal unheilvolle Einbrüche
in der Geschichte und mit dem weitestgehenden Plausibilitätsverlust der traditionellen Hermeneutik des Heils innerhalb der theologischen Reflexion nicht
mehr oder nur stark verändert möglich.[1267]

Die grundsätzliche Eschatologisierung der Heilsvorstellungen, die
Kosmologisierung des Gottesbildes, die Betonung sowohl der Individualität als
auch der Kollektivität möglicher Heilserfahrungen, eine zunehmende
Differenzierung der zugleich innerweltlichen und transzendenten Dimensionen
von Heil sowie ein gesteigertes Interesse am Moment des Wunderbaren des von
Gott her auf den Menschen zukommenden Heils kennzeichnen diese
alttestamentliche Periode der „Heilsgeschichte Israels".[1268]

[1266] *Schenker A.:* Art. Heil und Erlösung II. Altes Testament, 612.
[1267] Vgl. *Albertz R.:* Religionsgeschichte Israels in alttestamentlicher Zeit, Bd. 2, 483: „Das
Fiasko der Heilsprophetie und ihre ‚Eschatologisierung'"
[1268] Vgl. bei *Schenker A.:* Art. Heil und Erlösung II. Altes Testament, 613.

5.5.2.8   Heil in der nachexilischen Epoche
5.5.2.8.1   Heil in der narrativen Literatur

Das Buch Esther spricht in der hebräischen Form nicht von Gott. Allerdings deuten einige Stellen (Est 4,14; 6,13) an, wem allein der Glaube das Heil zuspricht: Gott ist der Retter und Befreier, dargestellt auf dem Hintergrund einer drohenden Judenverfolgung im Perserreich.

2 Chronik 20 steht im Kontext der Darstellung von Geschichte und Untergang des Südreiches Juda. Das Wohl des Staates wird bedrängt durch Eingriffe angrenzender ethnischer Gruppen. Das Volk ist ohnmächtig (2 Chr 20,12). Heil, erhofft als gesellschaftliche und politische Rettung, kann, so der Glaube, nur von Gott selbst kommen. Diese Hoffnung erfüllt sich (vgl. V. 27), allerdings unter der Voraussetzung eines rückhaltlosen Sich-Festmachens in JHWH und seine Propheten (vgl. V. 20).

Das Buch Jona, ein weisheitlich beeinflusster Text, erzählt von einem widerspenstigen Propheten, der zunächst vor Gottes Willen und Auftrag flieht (Jon 1,3). Heil erscheint hier als Rettung durch Gott, der seinen Gewährsmann Jona in die Berufung eines Propheten dramatisch hineindrängen muss und gegen menschlichen Eigensinn und autonomes Aufbegehren (Jon 4,1) die Umkehr der gottwidrig lebenden Stadt Ninive ermöglicht. Gott erscheint als derjenige Souverän, der seine geschichtlichen Heilsabsichten zwar nicht an der Freiheit des Menschen vorbei, aber mit seiner Vorsehung und Führung doch noch für den Menschen anbahnen kann.

Das Buch Tobit schildert Gottes Heil als individuell erfahrenes Wiederherstellen von Wohlbefinden, das bis in die Familie und selbst in die menschliche Intimsphäre hineinreicht und aus der völligen Handlungsunfähigkeit befreit.

Das Buch Judit thematisiert den Zusammenhang von kollektiver Bedrängnis, kollektiver Umkehr und rettendem Heil. Kollektive Umkehr meint hier den Glauben an die verheißene universale Königsherrschaft Gottes.

Im Kontext der nachexilischen narrativen Literatur weist Heil eine universell geweitete Bedeutung auf. Heil vollzieht sich in den unüberschaubar komplexen irdischen Strukturen gegen allen geschichtlichen Anschein. Und immer wieder wird deutlich: Heil geschieht, wenn sich der Glaube auf Gottes Treue verlässt und sich festmacht in Gottes Verheißungen an die Erzväter, selbst wenn der göttliche Verheißungsüberschuss innergeschichtlich noch nicht vollständig eingelöst worden ist. Der Grund für dieses Ausbleiben liegt allein in der individuellen und kollektiven Entscheidung des Menschen für oder gegen JHWH.

5.5.2.8.2   Heil in den individuellen und kollektiven Dank-, Klage- und Bittpsalmen

Die Literatur der Dank-, Klage- und Bittpsalmen aus der Zeit vom 5. bis 2. Jh. v. entfaltet das ganze Panorama menschlichen Daseins. Aus den Psalmen sprechen vielfältige Situationen erfahrenen bzw. erfahrbaren Heils oder Unheils, die entweder schon eingetreten sind oder in Zukunft eintreten sollen. Die Frage, ob ein Gebet durch Gottes rettendes Eingreifen schon während der irdischen Lebenszeit des Menschen oder erst „jenseits" des Todes erfüllt werden wird, beantworten die Psalmen verschieden.[1269]

Das Gottesbild dieser Literatur zeigt vielfältige soteriologische Facetten, z. B.: Gott ist Urheber und zugleich Bewahrer allen Lebens (kosmologisch-protologischer Aspekt); er ist ein die Schuld vergebender und zugleich gerechter Gott (hamartiologischer Aspekt); Gott tritt für seine Anhänger, das sind die Toragläubigen (Ps 1.14), fürsorglich ein (repräsentativer Aspekt).

Heil bedeutet in diesen Psalmen das Ganzsein und die Ganzheitlichkeit in allen wesentlichen anthropologischen Dimensionen.

5.5.2.8.3   Heil durch Weisheit

Die Grundtendenz der alttestamentlichen Weisheitsliteratur[1270] kann zusammengefasst in der Formulierung „Heil durch Weisheit als Ziel der Lebensbewältigung". Wer bereit ist, sich den Anforderungen des Lebens zu stellen, gewissermaßen Leben zu lernen und sich dabei von Gottesfurcht und vom Glauben an Gott leiten lässt, der erfährt Segen und Heil. Dies trifft besonders auf die skeptische jüngere Weisheitsliteratur bei Ijob und Kohelet zu.

In Ijob 7,17f wird die große anthropologische Frage von Ps 8,5 aufgenommen: „Was ist der Mensch, dass du seiner gedenkst?" Der Kontext des gesamten Buches Ijob, das vom unschuldigen Leiden des Gerechten und von der Theodizeeproblematik handelt, ermöglicht aber nicht die positive Antwort wie in Ps 8,6f. Angesichts seines Leidens wünscht sich Ijob den Tod als Erlösung aus dem Zustand des Unheils (Ijob 7,12ff).

Über die Auseinandersetzung mit dem Thema Weisheit wird dem Menschen bewusst, dass dem eine vorgegebene, weise Schöpfungsordnung zugrunde liegt. Die altorientalischen Weisheitsvorstellungen vom rechten Verhalten, das Glück, Gesundheit und Erfolg nach sich ziehen „muss"[1271], versagten jedoch, als sich der Mensch mit zunehmender Erkenntnis eingestehen musste: der Gerechte erleidet in der Welt Unrecht, während der Gottlose alles Glück dieser Welt erfährt. Der radikale Ausweg aus der Krise der gläubigen Rede vom „Heil Gottes für den Menschen" konnte deshalb nur zur der theologischen Grunderkenntnis

---

[1269] Auf der Suche des Menschen nach dem „Heil" überschreitet die alttestamentliche Gattung der sogenannten „Weisheitspsalmen" zunehmend die Todesgrenze (vgl. Ps 1; 8; 14; 37; 39; 49; 73; 90; 139).

[1270] Zur Sozialkritik an der alttestamentlichen Weisheitstheologie vgl. *Albertz R.*: Religionsgeschichte, Bd. 2, 561ff: „Die ‚theologische Weisheit' als persönliche Oberschichttheologie" und „Die ‚Armenfrömmigkeit' der Unterschichtzirkel".

[1271] Vgl. den alttestamentlichen Tun-Ergehen-Zusammenhang, der z. B. im Buch Ijob in den Redebeiträgen seiner „Freunde" zum Ausdruck kommt und auch in den früheren Texten Spr 11ff; 25ff.

führen: Gott allein ist gerecht und gut, und jeder Mensch ist aufgrund seiner Kontingenz ganz von Gott abhängig und steht in seiner Schuld (Ijob 4,17f). Anders Kohelet, der sich von den Grundaussagen der traditionelle Weisheit befreit hat. Er beantwortet für sich die Frage nach dem Heil einerseits skeptisch: „Siehe, alles ist ein Haschen nach Wind" (vgl. Koh 1,14; 2,11.17.26; 4,4.6; 6,9). Aber er gelangt andererseits zu der Einsicht: „Geh, iss mit Freuden dein Brot und trinke deinen Wein mit fröhlichem Herzen, denn längst hat Gott dein Tun gebilligt" (Koh 9,7). Kohelet scheint das Leiden am Unheil durch die Entscheidung für eine pragmatische Lebensbewältigung überwunden zu haben. Denn auch er hält grundsätzlich an seinem Glauben am treuen Schöpfergott fest.[1272]

5.5.2.8.4   Heil in apokalyptischen Vorstellungen

In der Zeit unter hellenistisch-syrischer Seleukidenoberhoheit (ab etwa 200 v. Chr. an) voll massiver politischer Repressionen und religiös-kultureller Überfremdung versuchte die alttestamentlich-frühjüdische Apokalyptik auf die Frage nach dem Heil Gottes angesichts derartiger Entfremdung eine theologische Antwort zu geben.[1273] Selbst von einem irdischen König mit messianischem Charisma konnte das ersehnte Heil im Sinne einer Rettung als Befreiung des unterdrückten Volkes nicht mehr erwartet werden (vgl. Dan 2,34f.44f; 3,33; 8,13 u. a.). Die messianische Hoffnung transzendierte auf JHWH hin und brachte neben anderen, teilweise älteren Vorstellungen von einem individuellen Heilsmittler (vgl. z. B. den „Gottesknecht" bei Deuterojesaja), auch die Idee eines rettenden „Menschensohnes" hervor, die kollektiv-symbolisch, aber auch individuell-empirisch gedeutet werden konnte.

Toratreue Minderheiten erhofften sich ein unmittelbares Eingreifen durch Gott selbst in einem Endzeitkampf und mit diesem das Ende für alle politisch-militärischen Konkurrenten auf Erden (Ez 38f; Sach 14; Dan 7). Diese apolyptische Strömung glaubte, dass die Geschichte an ihr Ende gekommen und am Unheil erstickt ist, das der Mensch selbst verschuldet hat. Die ursprünglich an Abraham gegebenen absoluten Heilsverheißungen sind an der Schuldhaftigkeit des Menschen endgültig zerbrochen. Das Heil Gottes als neue bzw. erneuerte Schöpfung ist nur noch von einem göttlich-wundersame Eingreifen her zu erwarten. Die erhoffte Folge solcher apokalyptischer Heilserwartungen war ein

---

[1272] Vgl. *Schenker A.*: Heil und Erlösung II. Altes Testament, 613.

[1273] Zur Entwicklung der Apokalyptik als „spätprophetische und apokalyptische Widerstandstheologie" vgl. *Albertz R.*: Religionsgeschichte, Bd. 2, 676: „Die Apokalyptik als soziale Widerstandstheologie hat im frühen Judentum unter den armen Bevölkerungsschichten große Verbreitung gefunden, die bis in die Jesusbewegung hineinreicht (...) Daß am Ende auch die gelehrte Apokalyptik zur sozialen Thematik vorstieß, ist wohl kein Zufall in einer Religionsgeschichte, die mit der Erfahrung einer Befreiung unterdrückter Zwangsarbeiter begann."

neuer, heilvoller Kosmos durch das unmittelbare und persönliche Eingreifen Gottes (Jes 66,22).

5.5.3 „Heil" im Neuen Testament

5.5.3.1 Zentrale Wörter und Begriffe für das Heil im Christusereignis

Schon das Alte Testament hatte eine Antwort auf die Frage nach dem Tod als dem mächtigsten und unausweichlichen Unheil-Datum im Leben gesucht. Die gesamte Überlieferung des Neuen Testaments bekennt nun: mit dem Christusereignis ist der Tod endgültig entmachtet und grundsätzlich überwunden worden. Gerade in der Situation des größtmöglichen Unheils, als Jesus von Nazareth am Kreuz sterben musste, offenbart sich Gottes Heil, indem er den Gekreuzigten von den Toten auferweckt (vgl. 1 Kor 15,3). Die Verheißungen an die Erzväter haben sich nach neutestamentlicher Überzeugung im Christusereignis erfüllt.

Das Neue Testament verwendet mehrere Wörter und Begriffe, um das Heil im Christusereignis auszudrücken:[1274]

a) Das Verb *sózo* und das in bestimmten Zusammenhängen bedeutungsgleiche Kompositum *diasózo* können als Begriffe für Heil stehen und bedeuten dann soviel wie „erretten, bewahren, befreien". Dazu gehören die Substantive *sotér* (Retter, Befreier) und *soteria* (Rettung, Befreiung).

b) Theologisch noch bedeutsamer ist das Verb *lúo* (lösen, aufbinden, auflösen), das davon abgeleitete Hauptwort *lútron* (Lösegabe, Lösegeld)[1275], das Kompositum *apolúo* und das davon abgeleitete *apolútrosis* (Loskaufung, Freimachung, Erlösung), wobei der Terminus *apolútrosis* auf das Motiv „Gefangene und Sklaven durch Abgabe eines Lösegeldes freikaufen" zurückgreift.[1276] Diese Wortgruppe findet sich sowohl in Kontexten, die spezifisch vom Heil handeln (vgl. Mk 7,35; Offb 1,5), als auch in anderen Handlungszusammenhängen (vgl. Mk 1,7 par.: das „Lösen" der Schuhe).

c) Das Wort *hrúomai* (retten, erretten, bewahren) drückt ein leibliches und seelisches Rettungsgeschehen aus (Röm 15,31; Kol 1,13). Handelndes Subjekt der rettenden Heilstat ist Gott bzw. Jesus Christus.

d) Weitere neutestamentliche Vorstellungsmuster für Heil sind Versöhnung, Rechtfertigung, Freiheit u. a. m.

[1274] Die Darbietung neutestamentlicher Heilsvorstellungen folgt im Wesentlichen der Gliederung bei *Larsson E.*: Heil und Erlösung III. Neues Testament, 617-622.
[1275] Vgl. dazu das hebräische *padah, koper* = Lösegeld; Israel selbst löst sein eigentlich verwirktes Leben aus. Vgl. Mk 10,45; Mt 20,28.
[1276] Vgl. *Larsson E.*: Heil und Erlösung III. Neues Testament, 617.

5.5.3.2 Heil in den synoptischen Evangelien
5.5.3.2.1 Die heilvolle Integration von Wort und Tat beim historischen Jesus

Jesu Soterio-Logie und Soterio-Praxis reden und handeln vom Heil, das „nahegekommen ist", vor allem in seinen heilsamen Worten und heilenden und heilvollen Taten (vgl. Mk 1,15, Mt 4,17-23; 9,35; Lk 4,40-44; 8,1). Die neutestamentliche Rede vom Heil in den synoptischen Evangelien verdichtet sich in der Metaphorik vom Reich Gottes (*basileia tou theou*).[1277] Jesus selbst definiert das Reich Gottes nicht theoretisch, sondern erfüllt seine Bedeutung mit lebendigen Taten des Heils. In ihm ist die Königsherrschaft Gott als personale Wirklichkeit angekommen, in ihm verwirklicht sich Gottes Heil. Jesus stellt sein Leben ganz in den Dienst der Befreiung des Menschen von gottwidrigen Abhängigkeiten, allen voran der Sünde, der Schuld und vom verhängnisvollen Hang des Menschen zur Selbsterlösung und Selbstrechtfertigung (vgl. Lk 18,9-14). Die heilvolle Wirklichkeit des Gottesreiches bezieht sich sowohl auf die ganze individuelle Person als auch auf die Person in ihren sozialen und kommunikativen Strukturen. Der Mensch erfährt die heilsame Wirklichkeit des Gottesreiches z. B. in konkreten Tischgemeinschaften (vgl. Mk 2,1ff par.; 2,16ffpar.).

Damit das Heilsangebot im Gottesreich Wirklichkeit werden kann, muss der Mensch bereit sein zur Umkehr, zur Vergebung und zum Glauben an das Evangelium (vgl. Mk 1,15).

Widersetzt sich der Mensch dieser eigenständig und freiwillig zu gebenden Antwort im Glauben, provoziert er so sein eigenes Unheil (vgl. Lk 11,31f par.).

5.5.3.2.2 Die Befreiung von Sünde und Tod als den großen Widersachern des Heils

Für Jesus sind die lebensgeschichtlichen Daten von Angst, Sünde und Tod die beherrschenden Ursachen und negativen Hauptkräfte für alles individuelle und kollektive Unheil des Menschen (vgl. bei Lk 12,30f die Verbindung von Sorge und zermürbender und lähmender Existenzangst) Diese Unheilsmächte blockieren eine freie und vertrauensvolle Glaubensbeziehung des Menschen zu Gott und sie verursachen Krankheiten und andere existentielle Störungen. Jesu heilvolle Gegenwart steht für die solidarische Anwesenheit Gottes bei den von Sünde und Tod unterdrückten und geknechteten Menschen (vgl. Mt 1,23 und den theophoren Namen „Immanuel" = Gott mit uns).

Sünde, so die Synoptiker, trennt den Menschen von Gott (vgl. Mk 1,5; Mt 1,21; Lk 15,18). Jesus tritt dieser Unheilsmacht entgegen durch den Einsatz seines ganzen Lebens. Jesus widersteht auch dem verhöhnenden Aufruf zur Selbst-

---

[1277] Zur Metapher vom Reich Gottes, Himmelreich, Herrschaft Gottes bzw. Königsherrschaft Gottes vgl. *Giesen H.*: Herrschaft Gottes – heute oder morgen? Zur Heilsbotschaft Jesu und der synoptischen Evangelien, Regensburg 1995.

erlösung am Kreuz (vgl. Mt 27,40ff; Mk 15,30f; Lk 23,37). Die Synoptiker deuten nachösterlich das gekreuzigte und auferweckte Leben Jesu als hingegebenes „Lösegeld für viele" (Mk 10,45; Mt 20,28).

Die zentrale Frage nach dem Verhältnis zwischen der Frohen Botschaft Jesu, seinem Tod und seiner Auferstehung von den Toten findet bei den Synoptikern eine grundlegende Antwort: „... das Heil der Königsherrschaft Gottes kommt so sicher wie Jesu Tod (...)" (vgl. Mk 14,25).[1278]

Bei den Synoptikern finden sich weitere Heilsvorstellungen, z. B.:

Lk 11,2-4 par Mt 6,9-13: Heil bewahrt den Menschen vor dem Bösen und rettet ihn vor der Macht des Satans, der den Menschen zu verderben sucht. Lk hat das Herrengebet aus Q übernommen und betont damit die eschatologische Dimension des Heils im Reich Gottes.

Mk 13,13; Mt 10,22; 24,13: Heil geschieht durch treuen Glauben. Treuer Glaube widersteht der Versuchung, unter dem Druck religiöser, politischer u. a. Angriffe den eigenen Glauben zu verleumden.

Mk 8,35ff: Heil als furchtlose Nachfolge Jesu kann bis zum radikalen Verzicht auf ein „normales" Lebensglück führen.

5.5.3.3 Heil bei Lukas

Lk misst in seinem Doppelwerk dem gesamten Lebensweg Jesu, seinem Leiden, seinem Kreuzestod und der Auferstehung heilsentscheidende Bedeutung zu. Das Motiv von der Heilsbedeutung des stellvertretenden Sühnetodes begegnet bei Lukas nicht.

5.5.3.3.1 Heil in der Apostelgeschichte

Wie auch die anderen Synoptiker erkennt die Apg in Jesus Christus den tiefsten Ermöglichungsgrund für das Heil des Menschen. Die Apg schreibt der Erfahrung von Heil in der Person Jesu Christu eine zugleich realpräsentische und eschatologische Erfüllungsqualität zu (vgl. Apg 2,21): „Und in keinem anderen ist das Heil zu finden. Denn es ist uns Menschen kein anderer Name unter dem Himmel gegeben, durch den wir gerettet werden sollen." (Apg 4,12)

Die Apg erinnert zwar in ihrer Einleitung an die zentrale Botschaft Jesu vom Gottesreich (Apg 1,3), wie sie die Synoptiker widergeben, setzt selbst aber einen anderen Akzent. Die Heilsbotschaft der Apg betont den universalen und globalen Verkündigungsauftrag (Apg 1,8) der Heilsinitiative Jesu, den der Geist Gottes in der *koinonia tou hagiou pneúmatos* (Gemeinschaft des Heiligen Geistes) fortsetzen wird. Für die Apg ist der Zugang zur vollen Heilswirklichkeit nur

---

[1278] *Kessler H.:* Art. Erlösung/Soteriologie. In: *Eicher P. (Hg.):* Handbuch theologischer Grundbegriffe, München 1991, 363.

über die entstehende und das Heil Gottes zeichenhaft verwirklichende Kirche möglich.

Neben dieser Grundintention betont die Apg auch die Umkehrforderung zur Vergebung der Sünden (Apg 2,38; 5,31 u. a.). Außergewöhnliche Heilungs- und Wundertaten bezeugen, dass der Heilige Geist wirkt und dass darin Heil geschieht (Apg 3,6; 4,9 u. a.). Heil ereignet sich auch als Rettung aus Todesgefahr (Apg 27,20.31.34).

5.5.3.3.2 Heil in national-religiösen Vorstellungen

Lk greift mehrere national-religiös orientierte Vorstellungen von Heil auf, denen er als Kontrast die die entgrenzende Botschaft vom Reich Gottes und die darin ausgesagte universale Bedeutung des Heils entgegenhält.

Lk 1,68-79: Das als prophetische Rede dargestellte religiöse Lob des Zacharias knüpft an alttestamentliche Tradition an und besingt den Gott Israels als einen rettenden Gott. Dieser einzige und einzigartige Gott wird seine Gemeinde auch in Zukunft mit der „... Erfahrung des Heils beschenken in der Vergebung der Sünden" (V. 77). Heil bedeutet: Gott rettet vor Volksfeinden und führt einen „Weg des Friedens" (V. 79).

Lk 24,21: Die Heilshoffnung der Emmausjünger repräsentiert die Idee, wonach ein national orientierter Messias das auserwählte Israel kollektiv aus der Diaspora- und Unterdrückungssituation befreit.

Apg 1,6: Hier könnte die Sehnsucht nach Wiederherstellung der Heilszeit im davidischen Großreich zum Ausdruck kommen.

5.5.3.4 Heil bei Johannes
5.5.3.4.1 Heil als Leben

Der Mensch gelangt zum Leben, indem der er sich konsequent zu Jesus Christus bekennt und zu dem, der ihn gesandt hat (Joh 17,26). Johannes hat das synoptische Modell von Heil in der *basileia tou theou* weitgehend aufgegeben zugunsten der bei ihm zentralen Kategorie „(ewiges) Leben". Das Wort „Leben" (*zoe*) hat bei Johannes einen ähnlichen Aussagehalt wie das Wort *sózo*, wie die Parallelität beider Begriffe belegt (vgl. Joh 3,16.17).

Leben bedeutet bei Johannes eine Mulitdimensionalität, die Raum und Zeit umfasst und darüber hinaus geht. Heil als Leben ist eine präsentische und eschatologische Größe. Mit Leben meint Johannes das Gesamt aller guten und gottgefälligen Schöpfung. Leben bildet den positiven Gegenpol zur Welt (*kósmos*), die vom „Fürsten der Welt" beherrscht wird (Joh 12,31; 14,30).

Jesus Christus ist der einzige und einzigartige Heilsmittler. Er ist das Urbild des göttlichen Heils und das Heil selbst: „Ich bin die Auferstehung und das Leben." (Joh 11,25) Der Heilsmittler ist präexistent. Er ist der inkarnierte Logos des Vaters und der einzige Weg zum Vater (Joh 10,7.9).

Jesus ist der Heilsbringer. Sein Lebensweg dient der Offenbarung bisher verborgener Heilsgeheimnisse. Seine Sendung geht einher mit dem Auftrag, göttliches Leben zu überbringen (vgl. Joh 1,18; 3,34; 10,10 u. a.). Doch viele Volksgenossen Jesu nehmen ihn nicht als Heilsbringer an. Auch Johannes betont die universelle Heilsbedeutsamkeit des Todes am Kreuz (vgl. Joh 19,30): „... Das Leben ist durch Christus erworben, vor allem durch seinen Tod (...)"[1279] Der Gedanke eines stellvertretenden Sühnetodes erscheint beiläufig (vgl. Joh 1,29; 11,50). In der Annahme des Kreuzestodes bezeugt Jesus seine grenzenlose Liebe zu den Menschen (Joh 5,44; 6,36).

Heil als Leben geschieht durch Glauben. Der Glaube verbindet Christen miteinander zu einer Einheit, d. i. die Kirche (vgl. Joh 17,20ff).

5.5.3.4.2   Heil als umfassendes Gesund-Werden bei Johannes

Wie Krankheit und Sünde und Heilung und Sündenvergebung im Johannesevangelium zusammen hängen ist nach wie vor eine zentrale exegetische Frage.[1280] Die Hypothesen zeigen unterschiedliche Tendenzen.[1281]

Hoskyns[1282] betonte, dass Heilung und Sündenvergebung bei Joh im umfassenden Sinn korrelieren. Herrmann erweitert diese Perspektive. Er sieht, dass in der Heilung durch Jesus die gestörte Beziehungsfähigkeit des Menschen geheilt wird. Heil bedeutet ihm die umfassende Wiederherstellung des ganzen Menschseins.[1283] Schnackenburgs umgreifendes Konzept baut auf Joh 5,14; 7,23; 9,1-41 auf.[1284] Die äußere, körperliche Heilung ist verbunden mit der Sündenvergebung und der Wiederherstellung der ganzen Gottesbeziehung des Menschen. Welck hat die ganzheitliche Heilung im vierten Evangelium wohl am ausführlichsten dargestellt.[1285] Nach Johannes ist der Mensch grundlegend krank und heilsbedürftig. Heilung geschieht in der Begegnung mit Jesus. Diese Begegnung bewirkt, dass dem Menschen die Sünden vergeben sind, er seine religiöse Integrität wieder erlangt hat und dass er das Leben (*zoe)* „in Fülle", das geistliche Sehen, das Erkennen Jesu und den Glauben als „Geschenke empfangen hat.

[1279] *Larsson E.:* Art. Heil und Erlösung III. Neues Testament, 618.

[1280] Vgl. *Goltz Dagny v. d.:* Krankheit und Heilung in der neutestamentlichen Forschung des 20. Jahrhunderts, 139-162.

[1281] Vgl. die tabellarische Übersicht bei *Goltz Dagny v. d.:* Krankheit und Heilung in der neutestamentlichen Forschung des 20. Jahrhunderts, 137.

[1282] Erste Ansätze zu einer ganzheitlichen exegetischen Position finden sich bei *Hoskyns E. C.:* The Fourth Gospel, ed. Francis Noel Davey, revised edition, London ²1948.

[1283] Vgl. *Herrmann W.:* Das Wunder in der evangelischen Botschaft. Zur Interpretation des Begriffe *blind* und *taub* im Alten und Neuen Testament, Berlin 1961 (Aufsätze und Vorträge zur Theologie und Religionswissenschaft 20), 20.22.

[1284] Vgl. *Schnackenburg R.:* Das Johannesevangelium. II. Teil. Kommentar zu Kapitel 5-12, Freiburg 1971 (Herders Theologischer Kommentar IV/2), 188f.323.324.

[1285] Vgl. *Welck Chr.:* Erzählte Zeichen. Die Wundergeschichten des Johannesevangeliums literarisch untersucht. Mit einem Ausblick auf Joh 21, Tübingen 1994 (Wissenschaftliche Untersuchungen zum Neuen Testament II/69).

Die Perikope Joh 5,1-16 verdeutlicht, dass Heilung und Heil einen umfassenden Prozess des Gesund-Werdens *(hygiae)* bedeuten und gegen den Glauben und den Willen des Notleidenden nicht möglich sind. Nach Joh fragte Jesus den Kranken nicht nach dessen Wunsch nach „Beeinträchtigungs-Beseitigung", „Beschwerdefreiheit" oder nach „Krankheitssymptom-Beseitigung", sondern nach seinem „Gesundwerde-Willen".[1286] Die Begegnung des Notleidenden mit Jesus zielte nicht auf die Wiederherstellung des status quo ante, auf eine nur äußere Normalisierung und eine bloß organisch-funktionelle Genesung ab. Heilung und Heil bedeuten nach Joh auch mehr als nur ein einseitig passives Geschehen des Gesund-Gemacht-Werdens. Heil als umfassendes Gesund-Werden meint nach Joh die vollkommene Wiederbelebung des ganzen Menschen in allen Dimensionen seiner Heilungs- und Heilsbedürftigkeit unter Beteiligung seines aktiven Gesundwerde-Willens.

5.5.3.5 Heil bei Paulus

5.5.3.5.1 Sünde und Tod als Mächte des Unheils

Die Sünde, so Paulus, soll nicht herrschen über den Menschen. Aber die personifizierten Unheilsmächte Sünde und Tod sind die negativen Grundkonstanten der kontingent erfahrenen Lebenswirklichkeit. Sie versklaven den Menschen (Röm 5,21-7,25). Sünde und Tod trennen den Menschen vom Leben. Dahinter verbergen sich der Teufel und die kosmischen Unheilskräfte (Gal 4,3.9; Kol 2,8.28; 1 Kor 15,24). Sie haben alles „Fleisch" in ihre Gewalt gebracht. Dies konnte geschehen, da der Mensch seit Adams Fall lebte „gemäß dem Fleisch" *(kata sarka)* (Röm 7,14-25).

Die negativen Unheilsmächte verstehen das Gesetz, das an sich gut ist, zu nutzen, um den Menschen noch tiefer in die Sünde zu verstricken. Entweder rebelliert der Mensch gegen das Gesetz oder er will sich aus eigener Kraft, nämlich durch das Befolgen des Gesetzes *(nómos)* vor Gott rechtfertigen.[1287]

5.5.3.5.2 Kreuz und Auferstehung Jesu Christi als zentrale Aspekte des Heils

In die Situation größter Sünden- und Todesverfallenheit ist das Heil von Gott in Jesus Christus zu den Menschen gekommen. Jesus Christus tritt auf als vollkommener Repräsentant des Heils. Er gibt sein Leben hin (Röm 8,32; Gal 1,4) „für uns", um uns Menschen aus der Sündenmacht zu befreien (Gal 3,13; 1 Kor 15,3; 11,23-25). In der Hingabe Jesu am Kreuz aus Liebe verdichtet sich für

---

[1286] *Matthiessen P. F.:* Prinzipien der Heilung im Neuen Testament. In: *Fuchs B., Kobler-Fumasoli N.* (Hgg.):, Hilft der Glaube? Heilung auf dem Schnittpunkt zwischen Theologie und Medizin, Münster 2002, 148.

[1287] Vgl. *Larsson E.:* Art. Heil und Erlösung III. Neues Testament, 619f.

Paulus das Heil in höchster Konzentration. Durch die Hingabe seines Blutes interpretiert Paulus den Tod Jesu auch als Sühnopfer (Röm 3,25).

Kreuz und Auferstehung legen einander wechselseitig aus und qualifizieren sich in Wechselwirkung als die für Paulus zentralen Aspekte des Heils (Phil 2,9-11; 1 Kor 15,12-19). Das Kreuz steht für eine paränetische Ethik des Gehorsams im Glauben und für die beharrliche Nachfolge Jesu; die Auferstehung blickt voraus auf die eschatologische Fülle des Heils.

5.5.3.5.3   Heil zwischen Gegenwart und Zukunft

Paulus sieht die ungelöste Spannung zwischen realpräsentischer Eröffnung und eschatologischer Vollendung des Heils. Die Erfüllung des ganzen Heils liegt für ihn eher in der Zukunft, wie die paulinischen Hauptbriefe belegen. Das Heil kommt definitiv vom Eschaton her auf die Schöpfung zu. Paulus denkt dabei weniger in der synoptischen Kategorie des Gottesreiches (1 Kor 6,9f; 15,24 u. a.), sondern an das endzeitliche Heil (1 Kor 3,15; 1 Thess 5,8 u. a.), auch für Israel (Röm 9,27; 11,26), und er denkt an die zukünftige Hoffnung auf die Erlösung des Leibes von der gegenwärtigen Hinfälligkeit (Röm 8,24).

Trotz des eschatologischen Vorbehaltes betont Paulus auch die Aktualität des Heils. Das Heil in der eschatologischen Wende der Zeiten hat „jetzt" (*nuni dé*) schon begonnen: „Jetzt ist sie da, die Zeit der Gnade; jetzt ist er da, der Tag der Rettung." (2 Kor 6,2b) Denn es gilt: „Nun aber ist Christus von den Toten auferweckt worden als der Erste der Entschlafenen." (1 Kor 15,20) Die Getauften und die Glaubenden sind jetzt schon gerechtfertigt durch das Blut Jesu Christi (Röm 5,9). Sie haben jetzt schon die Versöhnung empfangen (Röm 5,11).

5.5.3.5.4   Heil als Rettung und Gnade
a) Heil als Rettung

Hier wie auch an anderen Stellen nimmt die Wortfamilie *sózo* bei Paulus eine herausragende Stellung ein. So rettet das Evangelium des Paulus vor dem berechtigten Zorngericht Gottes (Röm 1,16ff; 5,9), wobei Gott die Menschen nicht zum Zorn bestimmt hat, sondern zur Rettung (1 Thess 5,9; Röm 5,9). Das rettende Evangelium zeigt sich in einer bestimmten Gestalt (vgl. 1 Kor 15,2) und ist eine heilvolle Macht Gottes (Röm 1,16). Wer dem Evangelium glaubt, löst sich von der Angst als unheilvoller Zukunftsmacht. Jeder, der daran glaubt und diesen Glauben bekennt, wird gerettet (Röm 10.9.13).

Heil als Rettung ist für Paulus ein Geschehen, das Dasein und Zeit wirksam, konkret erfahrbar und umfassend verändert. „Das Selbst der Getauften wird im Gerichtsfeuer gerettet werden, auch wenn ihr Werk oder ihr Körper zugrunde gehen, die Heiligung des ungläubigen Partners schließt seine mögliche Rettung mit ein. Weil die Auferstehungskräfte in der Gegenwart und Zukunft wirken, ist

Rettung weitaus mehr als ein neuer Bewusstseinsstand derer, die sich für gerettet halten (...)" (Vgl. 1 Kor 3,15; 5,5; 7,16)[1288] Schon heute ist der Tag des Heils (vgl. 2 Kor 6,2), und Gottes Liebe wird aufgrund des schon geschehenen Heilswerkes in Jesus Christus bereits jetzt „ausgegossen in unser Herz" (Röm 5,5).

b) Heil als Gnade
Die Gnade (*cháris*)[1289] geht von Gott aus. Sie will das Heil der Menschen und konzentriert sich unüberbietbar im Christusereignis. Die Gnade Gottes wirkt in den Getauften und bewirkt die gnadenhaft geschenkte Möglichkeit des Glaubens. Die Gnade Gottes und die Gnade Christi stehen bei Paulus parallel, denn Jesus Christus personifiziert die Gnade Gottes (Röm 5,15). Die gnadenhaft geschenkte Möglichkeit des Glaubens an Jesus Christus beendet definitiv die vorausgehende Unheilsgeschichte. Die Getauften und Glaubenden sind von Sünde und Tod befreit worden und stehen im Heilsstand der Gnade.

Paulus selbst reflektiert seine eigene neue Existenzweise als Apostel: „Doch durch Gottes Gnade bin ich, was ich bin, und sein gnädiges Handeln an mir ist nicht ohne Wirkung geblieben. Mehr als sie alle habe ich mich abgemüht – nicht ich, sondern die Gnade Gottes zusammen mit mir." (1 Kor 15,10) Die Christen haben durch die Gnade teil am neuen Sein „in" und „mit Christus": „... ihr steht nicht mehr unter dem Gesetz, sondern unter der Gnade." (Röm 6,14)

Die gnadenhaft geschenkte Teilhabe am neuen Sein und Dasein führt den Menschen in die Freiheit. Heil als Gnade bedeutet für Paulus zentral Heil als Freiheit: „Wo der Geist des Herrn ist, da ist Freiheit." (2 Kor 3,17; vgl. Gal 5,1).

5.5.3.5.5 Heil als neues Sein „mit Christus" und „in Christus"
a) „Mit Christus"
Die für Paulus charakteristischen Formulierungen „mit Christus", die sich vor allem in Röm 6 häufen, „... beschreiben vornehmlich den Eintritt in das Heil und den Übergang in die endgültige Christusgemeinschaft."[1290] Jesus Christus ist für die Berufenen gestorben, damit sie „mit ihm leben" (vgl. 1 Thess 4,17; 5,10). Die Glaubenden als die „Erben" der Verheißung sind sowohl im Leiden als auch in der Herrlichkeit „Miterben Christi" (Röm 8,17). Sie sind dazu bestimmt, dem Bild des Sohnes Gottes gleichgestaltet zu weden (Röm 8,29). Paulus selbst sehnt sich am Ende seines Lebens nach der ewigen Gemeinschaft mit Christus (Phil 1,23).

Die Teilhabe der Glaubenden am Heil als dem neuen Sein verdichtet sich für Paulus im Vollzug der Taufe. „Die Taufe ist nicht das Heil, wohl aber heilstatsächlich, weil Gott sie als Ort seines realgeschichtlichen Handelns an den

---

[1288] *Schnelle U.:* Paulus. Leben und Denken, 553.
[1289] Bei Paulus 63mal, im gesamten Neuen Testament 155mal vorkommend.
[1290] *Schnelle U.:* Paulus. Leben und Denken, 546.

Menschen gewählt hat. In der Taufe sind gleichermaßen Jesu Tod und die Kräfte seiner Auferstehung präsent, so dass der Taufvollzug als ein sakramentales Nacherleben des gegenwärtigen Todes Jesu und ein Einbezogenwerden in die Auferstehungswirklichkeit verstanden werden muss."[1291]
Die Wirklichkeit von Kreuz und Auferstehung wirkt wie ein Kraftfeld zwischen Gegenwart und Zukunft und realisiert sich nicht nur in den Sakramenten, sondern durchwirkt die gesamte Existenz des Menschen in Gegenwart und Zukunft. Die Teilhabe des Menschen an der Wirklichkeit von Tod und Auferstehung bedeutet neues Sein.

b) „In Christus"
Die Formulierung „in Christus" steht bei Paulus als „*das* Kontinuum seiner Theologie" und bezeichnet den „... *Raum des neuen Lebens* zwischen Heilsbeginn und Heilsvollendung (...)[1292] Paulus greift mit dieser Grundwendung seines Evangeliums auf vorpaulinische Tauftraditionen zurück (vgl. 1 Kor 1,30; 2 Kor 5,17; gal 3,26-28). In der Grundbedeutung meint „in Christus": der Glaubende empfängt im Vollzug der Taufe den Heiligen Geist, der ihn in eine neue Existenzform einweist, d. i. die geistige und geistgewirkte Gemeinschaft in und mit Christus. „Der Mensch wird aus seiner Selbstlokalisierung herausgerissen und findet sein Selbst in der Christus-Beziehung."[1293]
Der Geist Gottes bewirkt bereits in der Gegenwart sowohl vertikal als auch horizontal zu denkende Veränderungen in der Struktur des Seins. Aus der Gemeinschaft mit Christus (Gal 3,27) geht die neue Gemeinschaft der Getauften und Glaubenden hervor. Diese überwindet geschlechtliche, ethnische und soziale Differenzen und Diskriminierungen (Gal 3,28; 1 Kor 12,13).

5.5.3.6 Resümee
Der geschichtliche Kreuzestod und die Auferstehung Christi markieren bei Paulus den Ausgangspunkt des Heilsgeschehens, die eschatologische Wiederkunft Christi den Endpunkt. Das Heil „während der Zeiten" verwirklicht sich für den Menschen, indem er im gnadenhaft geschenkten Glauben teilhat am neuen Sein „in Christus" und „mit Christus".[1294] Wer glaubt, ist befreit von den vergangenen Unheilsmächten und existiert ganz neu im Stand der Gnade. Menschen, die

---

[1291] *Schnelle U.:* Paulus. Leben und Denken, 546f.
[1292] *Schnelle U.:* Paulus. Leben und Denken, 548. In allen Paulusbriefen findet sich die Wendung „in Christus (Jesus)" mit Nebenformen 64mal, die davon abgeleitete Wendung „im Herrn" 37mal.
[1293] *Schnelle U.:* Paulus. Leben und Denken, 549.
[1294] Vgl. *Schnelle U.:* Paulus. Leben und Denken, 546.

an das Evangelium glauben, sind „solche, die sich retten lassen" (1 Kor 1,18.21; 15,2; 2 Kor 2,15).[1295]

Paulus glaubt, von apokalyptischer Tradition geprägt, an die Vorstellung von einem Heil als Rettung vor dem Zorngericht Gottes (Röm 1,18ff; 5,9), an H. als Leben (Röm 1,17b) und als Teilhabe des Menschen am Heil Gottes.

Der Apostel fasst seine Mensch und Kosmos gleichermaßen einbeziehende Soteriologie zusammen: „Denn ich bin gewiss: Weder Tod noch Leben, weder Engel noch Mächte, weder Gegenwärtiges noch Zukünftiges, weder Gewalten der Höhe oder Tiefe noch irgendeine andere Kreatur können uns scheiden von der Liebe Gottes, die in Jesus Christus ist, unserem Herrn." (Röm 8,39).

Die systematische Reflexion ergibt: „Das paulinische Denken ist durchgehend soteriologisch geprägt, insofern er Gottes rettendes Handeln in Jesus Christus zum Gegenstand hat."[1296]

5.5.3.7 Weitere neutestamentliche Vorstellungen von Heil

In der Theologie des **Hebräerbriefes** ist Gott das Subjekt des Heilshandelns. In seinem Sohn Jesus Christus haben sich alle früheren Verheißungen erfüllt und sind in Christus als dem wahren Hohenpriester unüberbietbar Wirklichkeit geworden (vgl. Hebr 8,1-10,18). Der Hebräerbrief unterstreicht, dass die Menschen „das Heil erben sollen" (Heb 1,14). Der Verfasser des Briefes ermahnt die Adressaten, dass das Heil auf dem Weg der Offenbarung durch das wahre Evangelium Christi, das die alte Offenbarung überbietet bzw. erfüllt, von Gott zu den Menschen gekommen ist.

Jesus Christus ist zugleich Anfänger und Vollender des Heils der „Söhne" (Hebr 2,10; 12,2). Er ist von Gott zum Urheber des Heils autorisiert geworden. Für die Menschen hat er Heil gewirkt und dieses durch sein Leiden vollendet, indem er gehorsam war. Er hat sich selbst als einzigartiges Sühnopfer hingegeben und auf diese Weise das ganze und wahre Heil bewirkt. Mit dieser Heilstat ist Christus in das himmlische Heiligtum eingetreten (Hebr 9,1ff) und hat einen lebendigen und begehbaren Weg zu Gott freigelegt (10,19ff). Da es keinen Heilsautomatismus ohne selbsttätigen Glauben des Menchen gibt, heißt es, auf dem von Christus gebahnten Weg voran zu schreiten und so das persönliche Heil zu finden. (Hebr 2,1-4; 4,1).

Der **Jakobusbrief** benennt Heil mit *sózo* und qualifiziert es überwiegend als eschatologisches Heil (anders: Jak 5,15).

Der **1. Petrusbrief** bezieht *sózo* ebenfalls auf das eschatologische Heil. Inhaltlich wird in 1 Petr das Heil als die Heilstat Jesu qualifiziert, der sich für die Sünden der Menschen geopfert hat (1 Petr 3,18ff). Durch die Taufe haben

---

[1295] Vgl. *Zeller D.*: Der Brief an die Römer, übers. und erklärt von Dieter Zeller, Regensburg 1985, 42.
[1296] *Schnelle U.*: Paulus. Leben und Denken, 545.

Menschen Anteil an Christi Heilstat (1 Petr 3,21). Die Getauften verpflichten sich zu heiligem Leben (1 Petr 4,1ff) und zur Beharrlichkeit im Leidenskampf (1 Petr 4,13f).

Im **2. Petrusbrief** begegnet Heil als Reinigung von der Sünde (2 Petr 1,9) und als Loskauf durch Christus (2 Petr 2,7.9). Der nahe Tag des Herrn bewegt den Glaubenden zu einem heiligmäßigen Leben (2 Petr 3,10ff). Die Verzögerung der Wiederkunft des Herrn wird als heilsame Möglichkeit für den Menschen zur drängenden Umkehr verstanden (2 Petr3,9) und als Rettung (*soteria*) gedeutet (2 Petr 3,15).

5.5.4   Zusammenfassung

Bereits in der frühen, religionsgeschichtlich noch greifbaren vorjahwistischen Phase des Volkes Israel taucht Heil als Grundthema religiöser Weltdeutung auf. Menschen erstreben und erfahren konkretes und existentielles Heil in der Gegenwart. Dieses Heil ereignet sich vor allem im gelingenden sozialen Leben in Familie, Sippe, Volksgruppe und in Koexistenz mit anderen Kulturen und auch im wirtschaftlichen und materiellen Wohlergehen, wobei das materielle Wohlergehen ein Grundkriterium des göttlichen Heilswillens ist und die Grundlagensicherung für alle Menschen „in Fülle" mit einschließt.

Den Erzvätern hatte JHWH absolute Heils-Verheißungen gegeben, so dass absolut endgültiges Unheil für Israel ausgeschlossen erschien. Zeitlich begrenzte Krankheit, Not situationen, Krisen und Landverlust wurden als relatives Unheil und als begrenzter Segensverlust gedeutet.

An die Erfahrung des Exodus aus Ägpyten erinnert sich Israel als die heilvolle Führung aus dem Unheil durch JHWH selbst. Seine Zehn Weisungen zum Leben und der Bund mit den Menschen dokumentieren den Heilswillen Gottes für sein auserwähltes Volk.

Nach der Hochphase der davidischen Dynastie und der damit verbundenen Heils-Erfahrungen von Einheit, Stärke, Beständigkeit und Macht stürzen mit dem Fall des Nordreiches und später des Südreiches Israels auch einseitige, geschichtlich-immanente Heilsvorstellungen zusammen. Die Groß-Katastrophe des babylonischen Exils offenbart: Heil ist vom Menschen weder geschichtlich machbar noch vom Menschen aus eigener Kraft – autonom – erreichbar. Mit Blick auf die absolut gegebenen Verheißungen an die Erzväter darf Israel allerdings darauf hoffen, dass JHWH zu diesen Verheißungen steht und das menschlich zu verantwortende Unheil wieder zum Heil wendet.

Während und nach dem Exil reflektiert Israel: der Schöpfer, Bewahrer und Garant nachhaltigen Heils und menschlichen Wohlergehens ist allein JHWH. Er ist der einzige Herr allen Seins. Er allein ermöglicht die Heimkehr der Deportierten aus dem Exil. Gottes Heilsangebot gilt unverbrüchlich, dass der Mensch mit ihm zusammen, als sein Partner und Ebenbild, die Welt gut gestalten kann.

Die Jahrhunderte nach den Exilserfahrungen führen zu mehreren Perspektivenverschiebungen. Der Rückblick in die brüchige Heilsgeschichte führt das alttestamentliche Bundesvolk zur Einsicht in die bleibende Kontingenz menschlicher Handlungen. Dies führt u. a. dazu, dass Heil zunehmend eschatologisch-kosmologisch, weisheitlich-skeptisch und universal-apokalyptisch gedeutet wird.

Rang das Alte Testament noch um die Erkenntnis, dass JHWH allein der Garant von Heil und Wohlergehen in der Geschichte Israels ist, so deutet das Neue Testament die Wirklichkeit und die Wirksamkeit des Heils universal und global und bindet die Verwirklichung des Heils ausschließlich an Jesus Christus. Die Erfüllung der alttestamentlichen Heils-Verheißungen ist im Christusereignis unüberbietbar geschehen. Die neutestamentliche Rede vom Heil in den synoptischen Evangelien verdichtet sich in der Metaphorik vom Reich Gottes (*basileia tou theou*).[1297] Jesus selbst hat seine Botschaft vom Reich Gottes mit seinen Taten verbunden. Er selbst definiert das Reich Gottes nicht theoretisch, sondern erfüllt seine Bedeutung mit lebendigen Taten des Heils. Jesus Christus ist die personale Erfüllung des von Gott verheißenen Gottesreiches und die vollkommene und lebendige Repräsentation des göttlichen Heilswillens. Das Christusereignis bringt Heil als Leben (bei Johannes). Heil ist Gnade als Rettung vor den Unheilsmächten Sünde und Tod (bei Paulus).

Inkarnation, Lebensleistung, Kreuzestod und Auferweckung Jesu Christi bedeuten den Anfang einer neuen Heilswirklichkeit „im Himmel und auf Erden". Die volle Erfüllung des ganzen Heils steht eschatologisch aus bis zur Wiederkehr des Auferweckten. In neutestamentlicher Perspektive entscheidet der existentielle Glaube oder Unglaube an Jesus von Nazareth und an „seinen" Gott über Heil oder Unheil des Menschen.

Das Heil Gottes zum Wohlergehen der Menschen erweist sich gemäß der biblischen Offenbarung als ein geschichtliches Heil und darin als ein „... bedingtes und unbedingtes Heil zugleich: Innerhalb unbedingt garantierten Heils ist (relatives) Unheil und daher auch Erlösung durch Rückkehr zur Furcht Jahwes möglich."[1298] Die biblische Offenbarung versteht Heil als vollkommenen und idealen Zustand uneingeschränkter Integrität. Diese Ganzheit schließt die gesamte Schöpfung des Mikro- und Makrokosmos und die brüchige und kontingente Geschich-

---

[1297] Zur Metapher vom Reich Gottes, Himmelreich, Herrschaft Gottes bzw. Königsherrschaft Gottes vgl. *Giesen H.: Herrschaft Gottes – heute oder morgen? Zur Heilsbotschaft Jesu und der synoptischen Evangelien*, Regensburg 1995.
[1298] *Schenker A.: Art. Heil und Erlösung II. Altes Testament*, 611.

te mit ein. Inmitten dieses Geschehens steht der Mensch als von Gott auserwählter Partner, geschaffen nach seinem Ebenbild. Heil bedeutet in gesamtbiblischer Perspektive das vollkommene Sein. Heil meint Freiheit von Negativität und Ambivalenz und verwirklicht sich geschichtlich in dynamischen Prozessen, die Menschen als Rettung und Befreiung erfahren und als von Gott gnadenhaft geschenktes göttliches Heil theologisch deuten.

Verglichen mit dem stark diesseitsorientierten, materiellen und geschichtsimmanenten Heilsverständnis des Alten Testaments kann die Heilsperspektive des Neuen Testaments eher als jenseitsorientiert, spirituell und geschichtstranszendent typisiert werden. Keinesfalls lässt sich jedoch ein heilsgeschichtlicher Dualismus zwischen der alttestamentlichen und der neutestamentlichen Epoche begründen, da beide heilsgeschichtlichen Phasen inhärent korrelieren. Das innere Verbindungsmoment liegt in der fortlebenden Person Jesu Christi „in uns" und „mit uns". Die heilsgeschichtliche Klammer zwischen alttestamentlicher und neutestamentlicher Epoche schließt sich in der ganzheitlich-universellen Heilsbotschaft des Juden Jesus von Nazaret, die keine Gruppe und kein Volk ausschließt, sondern alle Menschen nach freiem Willen einschließt.

5.6 Der innere Zusammenhang von Glaube, Heilung und Heil

5.6.1 Jesus, der Arzt

Heilte Jesus analog zu den antiken medizinischen Techniken? Waren seine Heilungs-Taten vom ärztlichen-therapeutischen Impetus oder stärker von philanthropischen Motiven motiviert?[1299] Sind die Heilungs- und Heilstaten Jesu zutreffend im Bild Arztes zu verstehen?

Die historisch-kritische Exegese untersucht, ob bereits die Evangelien, spezifisch die synoptischen, von Jesus das Bild eines (Wunder-)Arztes zeichnen oder ob diese Metapher erst der frühkirchlichen Tradition entstammt. Das griechische Substantiv *iatros* (Arzt) steht in den synoptischen Evangelien nur an drei verschiedenen Stellen: Mk 2,17par., Mk 5,26 par., Lk 4,23. Andererseits verwendet das Neue Testament häufig die Verben *iasthai* und *therapéuein* als Bezeichnungen für die heilenden Taten Jesu (vgl. z. B. Lk 5,17; 6,19; 14,4; Mt 4,24; 8,16; Mk 1,34; 3,10). Eine Selbstbezeichnung Jesus als „Arzt", etwa in Parallele zu Ex 15,26, fehlt im Neuen Testament, wenn von Mk 2,17 par. abgesehen wird. Eine explizite Bezeichnung Jesu als *iatros* findet sich erstmals in der frühen Kirche bei Ignatius von Antiochien.[1300]

[1299] Vgl. *Kollmann B.*: Jesus und die Christen als Wundertäter, 33.
[1300] Vgl. *Fischer J. A.*: Die apostolischen Väter, 147-149. Ignatius von Antiochien formuliert in seiner Doxologie im Brief an die Epheser: „Einer ist Arzt, aus Fleisch zugleich und aus Geist gezeugt und ungezeugt, im Fleische erschienener Gott, im Tod wahrhaftiges Leben, aus

Die These, dass die Synoptiker, allen voran Lukas, der selber Arzt gewesen sei, Jesus von Nazareth als den vollendeten Heiland und Arzt für Leib und Seele darstellen wollten (vgl. Mk 2,9; Lk 4,23), hat maßgeblich Harnack vorgetragen. Für ihn sind der Titel *sotér* und die Qualifikation *iatrós* aufgrund der zentralen Heilungstätigkeit Jesu gleichbedeutend.[1301] Manche Exegeten des 20. Jh. dachten in mehr oder weniger deutlicher Abhängigkeit von dieser These weiter und neigten dazu, die Heilungstaten Jesu mit der ärztlichen Tätigkeit zu parallelisieren.[1302] Auf dieser Argumentationslinie übertrifft Jesus damalige und heutige Ärzte bei weitem. Demzufolge repräsentiert Jesus von Nazareth die Vollendung des Berufes und der Berufung des Arztes in synchronischer und diachronischer Perspektive.[1303]

Andere Interpreten widersprechen dieser These.[1304] Sie argumentieren, dass die heilenden Taten Jesu von seiner messianischen Sendung und von der Botschaft vom nahegekommenen Gottesreich her zu verstehen sind, nicht aber vom Paradigma ärztlicher Praxis.[1305]

Die Kritik, die vollmächtigen Taten Jesu im Modell des Arztes begreifen zu wollen, übernehmen bermerkenswerte nicht nur Theologen, sondern auch

---

Maria sowohl wie aus Gott, zuerst leidensfähig und dann leidensunfähig, Jesus Christus, unser Herr."(7,2)

[1301] Vgl. *Harnack A. v.:* Die Mission und Ausbreitung des Christentums in den ersten drei Jahrhunderten, Leipzig 1902, 72-74.129.

[1302] Vgl. den forschungsgeschichtlichen Überblick bei *Goltz D. v. d.:* Krankheit und Heilung in der neutestamentlichen Forschung des 20. Jahrhunderts, Erlangen 1998, 32-39. Vgl. auch *Berger K.:* Jesus, 518.

[1303] Einen Entwurf des ärztlichen Dienstes auf neutestamentlicher Grundlage bietet *Schweizer E.:* Jesus Christus, Herr über Krankheit und Tod, Universitas 3 (1948), 645: „Der Arzt ist kein ‚kleiner Christus'." Aber der Mediziner bzw. Arzt übernimmt mit seinen therapeutischen Tätigkeit auch seelsorgerliche und kerygmatische Aufgaben. Schweizer begründet diese These rechtfertigungstheologisch.

[1304] Vgl. z. B. *Hengel M., Hengel R.:* Die Heilungen Jesu und medizinisches Denken. In: *Suhl A. (Hg.):* Der Wunderbegriff im Neuen Testament, Darmstadt 1980, 338-373. Für die beiden Autoren sind die Heilungen Jesu weder synchronisch noch diachronisch in Analogie zu ärztlichem Tun zu sehen, sei es jüdischer oder hellenistischer Prägung. Denn zum Einen herrschte zur Zeit Jesu gegenüber der Praxis der Ärzte große Skepsis, da sie häufig versagte; und zum Anderen stand nach wie vor das Heilungsmonopol von JHWH (vgl. 2 Chr 16,12) im Zentrum des religiösen Glaubens.
Vgl. *Lührmann D.:* Aber auch dem Arzt gib Raum (Sir 38,1-15). In: Wort und Dienst 15 (1979) 55-78. Lührmann verneint die Bezeichnung „Arzt" für Jesus zwar nicht; aber er sieht in ihm wesentlich mehr als einen „Arzt".
Vgl. *Toellner R.:* Art. Heilkunde/Medizin II. Historisch. In: TRE, Bd. 14, 753-752; In: *Betz O.:* Art. Heilung/Heilungen I. Neues Testament. In: TRE, Bd. 14, 763-768, hier: 764; *Wolter M.:* Art. Arzt, In: NBL, Bd. 1, 178f. Alle drei Autoren stellen fest, dass *iatros* im Neuen Testament noch fehlt und zuerst in der Soteriologie der frühen Kirchenväter bei Ignatius von Antiochien auftaucht.
Vgl. *Kollmann B.:* Jesus und die Christen als Wundertäter. Kollmann erkennt zwar im Einsatz von Speichel in den Heilungstaten nach Mk 7,33; 8,23 eine pharmakologische Dimension, interpretiert aber die Heilungstaten Jesu nicht medizinisch bzw. therapeutisch, sondern konsequent theologisch.

[1305] Vgl. *Busse U.:* Das Nazareth-Manifest Jesu. Eine Einführung in das lukanische Jesusbild nach Lk 4,16-30, Stuttgart 1977.

heutige Kliniker. „Wenn man die neutestamentlichen Heilungsgeschichten liest, darf man die Wirksamkeit Jesu als Heilender in keinem Fall in Beziehung zur Tätigkeit eines Arztes sehen. Seine Heilungen erhalten ihren Sinn aus seiner messianischen Sendung und seiner Botschaft vom anbrechenden Gottesreich. Mit seinen Heilungen wollte Jesus keinesfalls allein nur eine körperliche Rehabilitation bezwecken, wie sie der Arzt erstrebt, sondern er wollte die Kranken vor allem zu ihrem Heil in der kommenden Gottesherrschaft führen. Die Heilung des Körpers wurde von Jesus als ein Teil innerhalb des gesamten Heils betrachtet. Daß dabei Heilungen von Krankheiten Wesenszug der Heilsverkündigung waren, ist wohl mit auf die im Judentum gebräuchliche Gleichsetzung von Heiligkeit mit vollkommener Gesundheit zurückzuführen."[1306]

Dennoch bleibt die Doxologie des Ignatius von Antiochien (IgnEph 7,2), der Jesus als den Arzt für alle Dimensionen des Menschen lobpreist, nach wie vor aktuell. Das Modell des integralen Arztes bei Ignatius spiegelt eine (spät)antike Vorstellung von Ganzheitlichkeit, Integrität und Identität wider, die nach der geschichtlich irreversiblen Differenzierung von Glaube, Theologie und Medizin so nicht mehr möglich ist, wohl auf dem Weg der komplementären und kooperativen Synergie von Glaube, Theologie und Medizin. Das optimale Leitbild dazu gibt in biblisch-soteriologischer Perspektive das heilende und heilvolle Reden und Tun des Jesus von Nazareth.

5.6.2 Die Wechselbeziehung von Glaube und Heilung

Die neutestamentliche Forschung ist weit von einem Konsens entfernt, wie die Verbindung von Glaube und Heilung auf der Grundlage der neutestamentlichen, spezifisch der synoptischen Heilungsberichte zu interpretieren sind. Verschiedene Positionen tauchen auf: der Glaube ist eine aktive, willentliche und selbständig-wirkmächtige Größe[1307]; der Glaube ist eine passive, gnadenhaft-empfängnisbedürftige Größe[1308]; der Glaube ist eine kooperativ-mitwirkende Größe.[1309]

[1306] *Stricker H.-H.:* Krankheit und Heilung. Anthropologie als medizinisch-theologische Synopse, Neuhausen/Stuttgart 1994, 157f.
[1307] Z. B. *Schlatter A.:* Der Glaube im Neuen Testament; *Lammers K.:* Hören, Sehen und Glauben im Neuen Testament, Stuttgart 1966 (Stuttgarter Bibelstudien 11); *Vogt T.:* Angst und Identität im Markusevangelium. Ein textpsychologischer und sozialgeschichtlicher Beitrag, Fribourg (Schweiz) 1993; *Betz O., Grimm W.:* Wesen und Wirklichkeit der Wunder Jesu. Heilungen, Rettungen, Zeichen, Aufleuchtungen, Frankfurt-Bern-Las Vegas 1977.
[1308] Z. B. *Fuller R. H.:* Die Wunder Jesu in Exegese und Verkündigung, Düsseldorf 1967. *Schmithals W.:* Wunder und Glaube. Eine Auslegung von Markus 4,35-6,6a, Neukirchen-Vluyn 1970.
[1309] Diese Sichtweise wird ausschließlich von katholischen Exegeten vertreten, da der Begriff *cooperatio* aus der Rechtfertigungsterminologie stammt und die aktive Mitwirkung des Glaubens für die evangelische Exegese – eo ipso (bis dato!) – ausgeschlossen ist. Vgl. *Kertelge K.:* Die Wunderheilungen Jesu im Neuen Testament, 31-44. 45-63.

Die konsequente Ablehnung der Fragestellung, wie sich Glaube und Heilung zueinander verhalten, nimmt eine Sonderposition ein.[1310] Die kausale Wechselbeziehung von Glaube und Heilung wird von manchen Exegeten auch verneint. Sie betonen das sukzessive und progressive Verhältnis beider Dimensionen zueinander: Heilung bringt Glaube hervor, der wiederum zur umfassenden Größe „Heil" weiterführt.[1311] Die meisten Exegeten wählen den Mittelweg zwischen einem aktiv-anthropozentrischen und einem passiv-theozentrischen Glaubensverständnis.[1312]

Mk 6,5-6a legt nahe, sich der Hermeneutik des Mittelweges anzuschließen. In der mangelnden Glaubensbereitschaft oder im völligen Unglauben des Menschen kann – in Übereinstimmung mit exegetischen und existentiell-empirischen Beobachtungen - die anthropologische Begründung festgemacht werden, warum Jesus in bestimmten Situationen und Konstellationen keine Heilungstaten wirkt. Diese Position öffnet den Blick auf weitere Dimensionen der Heilungsverweigerung Jesu: zum Einen auf das Heilungspotential Jesu, zum Anderen auf das Glaubenspotential des Menschen. Mit Blick auf Jesu Heilungspotential stellt sich die Frage, ob Jesus im Fall des menschlichen Unglaubens nicht heilen *kann* oder ob er dann seine vollmächtige Heilungskraft willentlich nicht zur Wirkung bringt.

Nach allem, was die Evangelien und die gesamte neutestamentliche Überlieferung bezeugen, respektiert, ja liebt Jesus den Menschen als Geschöpf Gottes, das nicht nur mit der Fähigkeit zu glauben, zu hoffen und zu lieben, sondern auch mit der Fähigkeit zum freien Willen und zur freien Entscheidung begabt ist. Der Mensch kann glauben oder nicht glauben. Dazwischen gibt es fließende Übergänge. In manchen existentiellen Situationen fällt es dem Menschen schwer, noch zu glauben oder wieder zu glauben. Dann braucht er echte Hilfen zum Glauben. Gerade die exemplarischen Heilungsberichte bei Mk belegen, dass Jesus immer wieder solche Hilfen gegeben hat: als Trost, Begegnung, Mitgehen, Zuhören, aber auch als Kritik und radikale Herausforderung zum Glauben.

[1310] Vgl. *Wilkinson J.:* Health and Healing. Studies in New Testament Principles and Practice, Edinburgh 1980.
[1311] *Z. B. Roloff J.: Das* Kerygma und der irdische Jesus. Historische Motive in den Jesus-Erzählungen der Evangelien, Göttingen 1970. *Hahn F.:* Heilung und Heil aus der Sicht des Neuen Testaments. In: Nachrichten aus ärztlicher Mission 21 (1970) 6, I-IV. *Schenke L.:* Die Wundererzählungen des Markusevangeliums, Stuttgart 1974. *Hengel M., Hengel R.:* Die Heilungen Jesu und medizinisches Denken. In: *Suhl A. (Hg.):* Der Wunderbegriff im Neuen Testament, Darmstadt 1980, 338-373.
[1312] *Z. B. Ebeling G.:* Wort und Glaube, Tübingen ³1967. *Lohse E.:* Glaube und Wunder. Ein Beitrag zur theologia crucis in den synoptischen Evangelien. In: *Andresen C. (Hg.):* Theologia Crucis - Signum Crucis. Festschrift für Erich Dinkler, Tübingen 1979, 335-350. *Theißen G.:* Urchristliche Wundergeschichten; *Gnilka J.:* Das Evangelium nach Markus. 1. Teilband Mk 1-8,26, *Carroll J. T.:* Jesus als Healer in Luke-Acts. In: Society of Biblical Literature Seminar Papers (1994) 269-285.

Wenn Jesus nicht heilt, dann ist die kausal-wechselseitige Verbindung zwischen dem grundsätzlich unbegrenzten Heilungspotential Jesu und dem unbegrenzten Glaubenspotential des Menschen gestört. Wenn der Mensch das Heilungspotential Jesu und seine Heilsmacht nicht im Glauben ernst nimmt und annimmt, dann respektiert Jesus die vom Menschen selbst gezogene Grenze. Sein Heilspotential macht an dieser Grenze Halt. Er überwindet sie nicht, weder mit noch ohne Gewalt. Jesus tut dies zugunsten des Menschen, der nicht in konditional-abhängigem Verhältnis zu sich selbst, seinen Mitmenschen und zu Gott leben soll, sondern der schöpfungsgemäß die selbständig gewählte Existenz eines Gotteskindes aus freier Entscheidung heraus verwirklichen soll.[1313] Die übermächtige Übertretung dieser kausalen Wechselbeziehung würde bedeuten, dass Jesus das ganze Potential des Menschen als Gottesgeschöpf und als freie Person grundsätzlich in Frage stellt.

5.6.3 Das neutestamentliche Verhältnis von Glaube, Heilung und Heil

Die neutestamentliche Grundlage des systematischen Zusammenhanges von Glaube, Heilung und Heil bildet vor allem das auffällig häufige Vorkommen der Wortgruppe *sozein* in den synoptischen Heilungsgeschichten sowie die Verbindung dort mit *pistis* bzw. *pisteuein*. Die ganze Bedeutung dessen, was Heilung und Heil in biblischer Offenbarung bedeuten, wurde kirchengeschichtlich zunehmend verengt. Mitverantwortlich dafür ist auch Martin Luther, der *sozein* noch mit „selig werden" und „selig machen" übersetzte.[1314] Damit hat Luther „... dem Missverständnis Vorschub geleistet, das Tun des Christus-Jesus nur als einen – den subjektiven Erlösungsbedürfnissen des Menschen entgegenkommenden – Seelentrost zu begreifen oder aber als ein – Naturordnung und Schicksalsgesetzmäßigkeit außer Kraft setzendes und insofern nicht recht nachvollziehbares – Versetzen des Menschen in einen irgendwie anders gearteten, höheren Zustand, worunter die Frage nach dem Wirklichkeitscharakter der in den Evangelien beschriebenen Heilungen weitgehend aus dem Blickfeld geraten ist."[1315]

Die neutestamentliche Forschung des 20. Jh. hat den verengten Zusammenhang von Heilung und Heil zwar als Problem erkannt, aber: „Die Frage nach ganzheitlicher Heilung und nach dem Verhältnis von Heilung und Heil nimmt in der Synoptikerforschung einen doch eher bescheidenen Raum ein. Dies mag auch daran liegen, daß größere Differenzen und damit Streitpotential nicht festzustellen sind. (...) Ein kaum zu bestreitender Konsens (...) besteht sicherlich im

---

[1313] Vgl. den inhaltlichen und forschungsgeschichtlichen Überblick bei *Goltz D. v. d.*: Krankheit und Heilung in der neutestamentlichen Forschung im 20. Jahrhundert, 80-118.
[1314] Vgl. *Luther M.*: Werke. Kritische Gesamtausgabe. Die deutsche Bibel, Bd. 7, Weimar 1968. In Luthers „Die deutsche Bibel" steht für *sozein* „selig werden" z. B. in Röm 5,10 (Einheitsübersetzung: 5,9); 10,1.9.13; 11,14.26 und „selig machen" z. B. in 1 Kor 9,22.
[1315] *Matthiessen P. F.*: Prinzipien der Heilung im Neuen Testament, 146.

Verständnis von Heil als der umfassenderen Größe gegenüber Heilung (...). Differenzen sind eher in der sozialethischen Betrachtung zu erwarten, nämlich in der Frage nach einer innerweltlichen Realisierung von Heil."

Wegweisende exegetische Forschungsen haben die Wiederentdeckung des ganzen biblischen Bedeutungsreichtums ermöglicht. Hahn arbeitet die Mehrdimensionalität der Heilungstaten Jesu und die Ganzheit des von ihm intendierten Heils für den Menschen heraus.[1316] Schrage und Nielsen[1317] führen die Grundgedanken bei Hengel und Hahn weiter und betonen unabhängig voneinander, dass im Verständnis Jesu die Heilung ein Teil des alles umfassenden Heils sind. Carroll[1318] arbeitet in seiner Untersuchung der Heilungstaten Jesu im lukanischen Geschichtswerk (vgl. Lk 17,11-19) heraus, dass sich Glaube, Heilung und Heil in einer ganz bestimmten Sukzession, Progression und Dynamik zueinander verhalten: Heilung führt zum Glauben und dieser wiederum als Antwort auf die Erfahrung der Heilung zum Heil. Heil ist für Carroll die alles umfassende Größe. Glaube und Heilung gipfeln im Heil-Sein als dem definitiven und idealen Vollzustand. Der Raum, in dem diese Ganzheit und dieses Heil-Sein gegenwärtig ist und sich eschatologisch voll verwirklicht, ist das Reich Gottes.[1319]

Die neutestamentliche Forschung des 20. Jh. hat auch intensiv die Frage problematisiert, welche Dimensionen des Menschen von den Heilungstaten Jesu „betroffen" waren. Die These, dass Jesu Heilungstaten existentiell-ganzheitlich im Sinne eines mehrdimensionalen Geschehens zu verstehen sind, hat sich bis heute durchgesetzt.[1320] Eine solche holistische Interpretation vertritt exemplarisch Carroll. Seine These lautet, dass Jesu Heilungstaten auf Ganzheit und Ganzheitlichkeit (*whole* bzw. *wholeness*) abzielten. Carroll argumentiert mit dem Umkehrruf Jesu, mit der Perikope Mt 12,43-45 par., mit den sozialen und psychischen Wirkungsfolgen der Heilungstaten Jesu und mit der Bedeutung von *pistis* im Kontext der Heilungstaten.[1321]

Ähnlich argumentieren die Brüder Hengel. Jesus wollte mit seinen Heilungstaten für den bzw. die Betroffenen mehr als nur physische Heilung, mehr als „... nur eine rein körperliche Rehabilitation."[1322]

[1316] Vgl. *Hahn F.*: Heilung und Heil aus der Sicht des Neuen Testaments.
[1317] Vgl. *Schrage W.*: Heil und Heilung im Neuen Testament. In: Evangelische Theologie 46 (1986) 214; *Nielsen H. K.*: Heilung und Verkündigung. Das Verständnis der Heilung und ihres Verhältnisses zur Verkündigung bei Jesus und in der ältesten Kirche, Leiden u. a. 1987 (Acta Theologia Danica 22), 262.
[1318] Vgl. *Carroll J. T.*: Jesus als Healer in Luke-Acts, 275.
[1319] Vgl. *Carroll J. T.*: Jesus als Healer in Luke-Acts, 283.
[1320] Vgl. den Überblick bei *Goltz D. v. d.*: Krankheit und Heilung in der neutestamentlichen Forschung des 20. Jahrhunders, 71-74.
[1321] Vgl. *Carroll J. T.*: Sickness and Healing in the New Testament Gospels, Interpretation 49 (1995) 130-142.
[1322] *Hengel M., Hengel R.*: Die Heilungen Jesu und medizinisches Denken, 354.

5.6.4 Vier bleibende Dimensionen

Die biblisch-soteriologische Reflexion der theologischen Grunddimensionen Glaube und Heil hat eindeutig ergeben, dass der christliche Glaube eine Heilungskraft und Heilsmacht ist, die auf biblischem Boden in ihrer Multidimensionalität genau zu bestimmen ist. Diese grundlegende Erkenntnis lässt sich in vier bleibenden systematischen Dimensionen zusammenfassen.

1. Die christologische Dimension: Der christliche Glaube als Heilsmacht ruht auf dem Fundament der biblisch bezeugten, vollmächtigen Heilungstaten des Jesus von Nazareth, wie sie vor allem die Evangelien, aber auch das paulinische Kerygma überliefern. Die „Krafttaten" Jesu (*dynameis*) sind die eindeutigen Anzeichen dafür, dass das Reich Gottes tatsächlich, wirklich und wirkmächtig in der Mitte der Menschen angekommen ist. Jesus Christus ist der alttestamentlich angekündigte und nun angekommene messianische Heilbringer Gottes (vgl. Mt 11,4f). Die vollkommene Anwesenheit Gottes in Jesus Christus „drängt" nach Mitteilung in den Menschen und an die Menschen im existentiellen und empirischen Glauben. Für die geschichtliche Umsetzung des Reiches Gottes im Glauben sichert der Auferstandene seine umfassende existentielle Hilfe zu (vgl. Mt 28,18-20; Joh 16,4b-15).

2. Die anthropologische Dimension: Die anthropologische Dimension der biblischen Verbindung von Glaube, Heilung und Heil offenbart sich in ihrer Spitze im Menschenbild des Jesus von Nazareth, wenn er heilungs- und heilsbedürftigen Menschen begegnet und diese Menschen sich seinem Heilungs- und Heilspotential im Glauben öffnen. In diesen Begegnungen verwirklichen sich Heilung und Heil als punktuell-spontanes und/oder als prozesshaft-permanentes Geschehen. Diese Dynamik erfasst und umfasst den ganzen Menschen: in seiner gesamten Biographie, in seiner Sozial- und Kommunikationstruktur und in seiner Konstitution als Geschöpf Gottes mit der Einheit von Leib, Seele und Geist. Heilung und Heilwerden schließen, so der Apostel Paulus, „folgerichtig" auch die ethische „Heiligung" der geheilten und heilen Person mit ein (vgl. 1 Thess 5,23; 1 Kor 1,30; 6,11). Die Grundvoraussetzung für die „Bedingung der Möglichkeit" des göttlichen Heils ist aus anthropologischer Perspektive der Glaube des Menschen als zugleich geschöpfliche und eigenständige Entität.

3. Die ekklesiologische Dimension: Den urchristlichen Gemeinden waren der Glaube Jesu und seine Heilungs- und Heilstaten offenbar so wichtig und haben so nachhaltigen Eindruck hinterlassen, dass die junge Kirche das jesuanische Glaubens- und Heilspotential zum zentralen Inhalt der überlieferten Jesustradition und des neutestamentlichen Kerygmas bestimmt hat. Jesus selbst hat seine Nachfolger beauftragt, „Krafttaten" nach seinem Beispiel und noch darüber hinaus gehend im Namen Gottes und im Namen Jesu Christi zu vollbringen (vgl.

Joh 14,12). Allerdings nicht zum Selbstzweck, sondern zum Erweis der Gabe Gottes und des Hl. Geistes.

Zu den zentralen Gaben und Aufgaben der Kirche als Gemeinschaft der Glaubenden an Gott in Jesus Christus gehört es zu allen Zeiten, heilend und heilsam zu wirken im eindeutigen und vollkommenen Glauben an die unbegrenzte Vollmacht Jesu Christi und an die Allmacht Gottes. Solchem theologisch und christologisch begründeten Glauben ist alles möglich, selbst wenn das dem Menschen in seinem noch unvollkommenen Dasein noch unmöglich, ja unglaublich erscheinen mag.

Das Potential des Reiches Gottes im „Raum" der Kirche kann grundsätzlich alle relativen menschlichen Grenzen überwinden. Kirche hat diesem unbegrenzten Potential der Königsherrschaft Gottes zu dienen und alle möglichen Wege dahin zu ebnen.

4. Die theologische Dimension: JHWH offenbart sich seinem Volk als der universelle „Arzt" (vgl. Ex 15,26). Er ist der absolute Heiler, das vollkommene Heil und der heilvolle Lebensspender: „... healing is always seen as God's salvation. A sick person is seen as suffering from either the punitive of benevolent blow of God and must turn to God in faith for deliverance. Whereas a sinner need to repent, the innocent sufferer needs to wait patiently for God' vindication. Because God is the ultimate healer, he alone grants healing and life. In this way, the concepts of healing, salvation and faith are linked up also with the concept of life."[1323]

Der Gott Jesu ist Ursache und Urbedingung für den menschlichen Glauben, seine Heilung und sein Heil. Er offenbart sich aus reiner Liebe und Sorge dem kontingenten und ambivalenten Dasein des Menschen als der, der Heilung und Heil schenkt. Grundvoraussetzung dafür, dass dieses Geschenk „geöffnet", d. h. vom Menschen existentiell-empirisch erlebt werden kann, ist der selbsttätig antwortende und freie Glaube des Menschen. D. h.: Gottes Heil für den Menschen hängt davon ab, ob sich der Mensch im Glauben ganz festmacht und sich voll und ganz verlässt auf Gott und nach seinen Weisungen lebt. Aus dem Herzen als der Personmitte des Menschen an Gott und seine Heilsverheißung zu glauben führt den Menschen zu Heilung und Heil (vgl. Jer 31,33; Sir 2,13; Röm 10,9).

[1323] *Yeung M. W.:* Faith in Jesus and Paul, 296.

6 Die hermeneutische Erweiterung: kirchengeschichtliche sowie human- und naturwissenschaftliche Perspektiven

Die Auseinandersetzung mit Eugen Biser und Eugen Drewermann hat gezeigt, dass der christliche Glaube aus seinem inneren Zentrum heraus eindeutig als Heilungskraft und Heilsmacht qualifiziert ist. Die kritische Herausarbeitung des biblischen Glaubens- und Heilsverständnisses hat dieses These verifziert.

Nun bietet sich die Möglichkeit einer Erweiterung an. In kirchengeschichtlicher Perspektive orientiert sich das Erkenntnisinteresse am „Opus Hildegardis" der Hildegard von Bingen. Eugen Biser hat auf die besondere Bedeutung Hildegards für die Entwicklung einer „Neuen Theologie" und für die Wiedergewinnung der therapeutischen Mitte des Christentums ausdrücklich hingewiesen.[1324] Die jüngere Wirkungsgeschichte des Opus Hildegardis offenbart dessen nachhaltige Relevanz für Glaube und Theologie.

Neuere Theorien aus den Human- und Naturwissenschaften ermöglichen neue Ansätze, wie der christliche Glaube als Heilsmacht zu erklären und zu verstehen ist. Diese Modelle sind aus theologischer Perspektive kritisch zu befragen und evidente Erkenntnisse in die Mitte des christlichen Glaubens und der Theologie hereinzuholen.

6.1 Glaube und Heil bei Hildegard von Bingen

6.1.1 Die Rezeption Hildegards

Die Visionen der Benediktinerin Hildegard von Bingen (1098-1179), ihre anerkannten, wenn auch nicht dogmatisierten (Privat-)Offenbarungen und ihr schriftstellerisches Lebenswerk gelten als einzigartiges Phänomen des Mittelalters: „Hildegard übertrifft mit ihrem schriftstellerischen Werk nicht nur alles, was Frauen bis dahin und für viele Jahrhunderte in der europäischen Geschichte geschaffen und hinterlassen haben – selbst von männlichen Berühmtheiten des Mittelalters ist kaum je ein so umfangreiches Textwerk überliefert."[1325]

Das Opus Hildegardis erlebte im 20. Jh., nach jahrhundertelanger marginaler Bedeutung, eine Renaissance sowohl im volkskirchlichen Kontext als auch in verschiedenen esoterischen Strömungen. Selektive Rezeptionen führen jedoch nicht selten zu einem Wildwuchs, in dem Hildegard in die Rolle einer kräuterkundigen Naturheilerin, einer frühen Frauenrechtlerin oder eines esoterischen Offenbarungs-Mediums gezwängt wird. Solches Machwerk wird der ganzen Weite und Tiefe Hildegards in keiner Weise gerecht. Zumal dabei die zeitgeschichtlichen, anthropologischen, christologischen, ekklesiologischen und theo-

---

[1324] Vgl. Abschnitt 2.6.2.3

[1325] *Beuys B.:* Denn ich bin krank vor Liebe. Das Leben der Hildegard von Bingen, München-Wien 2001, 13.

logischen Grundlagen im Opus Hildegardis aus dem Blick geraten oder sogar durch ein anderes, nicht kompatibles esoterisches Weltbild ersetzt werden. Bedauerlicherweise hat die wissenschaftliche Theologie im akademischen Kontext das Weltbild bzw. die Bildwelt bei Hildegard kaum rezipiert. Dagegen erwartet sich Eugen Biser aber gerade von einer erweiterten und vertieften Rezeption Hildegards wichtige Impulse für das große Projekt einer „Neuen Theologie", verstanden als eine therapeutische Theologie, an deren Entwicklung Eugen Biser bisher entscheidenden Anteil gehabt hat.

6.1.1.1 Zu Biographie und Wirkungsgeschichte Hildegards

Multitalent, Naturforscherin, erste deutsche Ärztin, Blüte der Klostermedizin, Heilkundige, Psychosomatikerin, Magierin, Edelsteinkundige, Komponistin, Dichterin, Äbtissin, Magistra, Politikerin, Visionärin, Mystikerin, Prophetissa Teutonica, Heilige, Athletin Gottes, Rheinische Sibylle, „Einzigartige in der ganzen christlichen Geschichte" und „unerreicht dastehende Erscheinung"[1326] – bis hin zu Superlativen steigern sich die Kategorien und Titel für die Person und das Lebenswerk der Hildegard von Bingen, dieser großen „vrouwe" des Mittelalters, die sich selbst als „gebrechliche und ungelehrte Frau"[1327], als „armes Wesen"[1328] und als „zerbrechliches Gefäß"[1329] verstand und als die „Posaune" Gottes, der durch sie spricht.[1330]   Hildegard (Hilde-Gard = „Ort des Kampfes, Ort der Entscheidung")[1331] kam 1098 in der Siedlung Bermersheim (Vermersheim) in Rheinhessen[1332] als zehntes und letztes Kind des Edelfreien Hildebert von Vermersheim[1333] und seiner Frau Mechthild von Merxheim zur Welt.[1334] Das genauere Geburtsdatum ist nicht bekannt. Hildegard entstammte dem Hochadel

---

[1326] Diese Einschätzung soll von Ignaz Döllinger stammen, so gefunden bei *Braun J.:* Die heilige Hildegard. Äbtissin von Rupertsberg (1098-1179), Bonn, ³1929, 7, dort allerdings ohne Quellenangabe.
[1327] Vgl. z. B. *Hildegard v. B.:* Wisse die Wege. Scivias. Nach dem Originaltext des illuminierten Rupertsberger Kodex der Wiesbadener Landesbibliothek ins Dt. übertr. u. bearb. von Maura Böckeler, Salzburg 1954, 123.
[1328] *Hildegard v. B.:* Welt und Mensch. Das Buch „De operatione Dei". Aus dem Genter Kodex übers. u. erläutert von Heinrich Schipperges, Salzburg 1965, 21.
[1329] *Hildegard v. B.:* Briefwechsel. Nach den ältesten Handschriften übers. u. nach d. Quellen erläutert von Adelgundis Führkötter, Salzburg 1965, 196.
[1330] Vgl. *ebd.*
[1331] Vgl. *Kronemann B.:* Hildegard von Bingen, Ordo Virtutum – Spiel der Kräfte. Das Schauspiel vom Tanz der göttlichen Kräfte und der Sehnsucht des Menschen, Augsburg 1991, 84.
[1332] Heute zählt der Weinort Bermersheim bei Alzey ca. 400 Einwohner.
[1333] Hildebert von Vermersheim gehörte dem Stand der *liberi* bzw. *nobiles viri* an. Dieser Stand des alten und hohen Adels unterschied sich vom Stand der Ritter (Krieger) und Ministerialen (Diener Gottes).
[1334] Zum Standard der historisch-biographischen Forschung vgl. *Schrader M.:* Die Herkunft der heiligen Hildegard, neu bearb. von Adelgundis Führkötter, Mainz 1981, 31.

und wuchs „... in einer ‚hellen' und heilen Welt auf."[1335] Ihre Eltern entschieden, Hildegard als „Zehnten" Gott zu weihen. Als vierzehnjähriges Mädchen trat Hildegard wahrscheinlich am Allerheiligenfest des Jahres 1112 in eine Klause ein, die dem damaligen Benediktinerkloster auf dem Disibodenberg am Zusammenfluss von Glan und Nahe angegliedert war.[1336] Sie war dort der Erziehung durch die später als Selige verehrte Jutta von Spanheim übergeben. Zwischen 1112 und 1115 empfing Hildegard den Schleier aus den Händen des Hl. Otto, Bischof von Bamberg, der in dieser Zeit den Mainzer Oberhirten vertrat. Am 22. Dezember starb Jutta von Spanheim. Die ebenfalls (hoch-)adeligen Klosterschwestern wählten Hildegard einstimmig zu Juttas Nachfolgerin und damit zu ihrer neuen *magistra*.

Während einer Synode in Trier (30. November 1147 bis 13. Februar 1148) erkannte Papst Eugen III. die Echtheit der Visionen Hildegards an. Unmittelbar vorausgegangen war ein Briefwechsel Hildegards mit Bernhard von Clairvaux, der damals als maßgebliche Autorität in der katholischen Kirche galt. Zurückhaltend, aber positiv äußerte sich Bernhard zunächst im Briefwechsel über die visionäre und prophetische Begabung Hildegards, die selbst noch an sich und vor allem an ihrer Berufung zweifelte. Schließlich trat Bernhard auf der Synode von Trier und vor Papst Eugen III. offiziell für Hildegard ein. Der Papst erkannte Hildegards Visionen, Auditionen und Intuitionen als „Privatoffenbarung" an und autorisierte sie, wodurch sie aber nicht dogmatisiert wurden. Er motivierte Hildegard, ihre Visionen niederzuschreiben. Die Botschaft von der prophetischen Begabung Hildegards verbreitete sich im ganzen Abendland.[1337]

Im Jahr 1150 siedelte Hildegard mit ihren Schwestern auf den Binger Rupertsberg über, wo sie ein Benediktinerinnenkloster gegründet hatte, das 1632 von den Schweden im Dreißigjährigen Krieg zerstört wurde. Auch das auf der gegenüberliegenden (rechten) Rheinseite gelegene Kloster Eibingen, in dem Nonnen auch aus bürgerlichem Stand lebten, besiedelte sie von dort aus.[1338]

[1335] *Kerner Ch.:* „Alle Schönheit des Himmels". Die Lebensgeschichte der Hildegard von Bingen, Weinheim-Basel 1997, 22.

[1336] Zur nicht definitiv beantworteten Frage der Datierung von Hildegards Klostereintritt vgl. die verschiedenen Positionen bei *Beuys B.:* Denn ich bin krank vor Liebe, 34f; *Haverkamp A.:* Hildegard von Disobodenberg-Bingen. Von der Peripherie zum Zentrum. In: *Ders.:* Hildegard von Bingen in ihrem historischen Umfeld. Internationaler wissenschaftlicher Kongreß zum 900jährigen Jubiläum, 13.-19. September 1998, Bingen am Rhein, Mainz 2000, 16; *Kern U.:* Art. Hildegard von Bingen. In: TRE, Bd. 15, 322.

[1337] Hildegard pflegte zeitlebens mit den Päpsten schriftlichen Kontakt, nicht aber mit den Gegenpäpsten Alexanders III. Vgl. *Hildegard v. B.:* Briefwechsel.

[1338] Oberhalb des ehemaligen Klosters Eibingen erhebt sich heute die zu Beginn des 20. Jh. errichtete Benediktinerinnenabtei Sankt Hildegard.

Nach den Darstellungen der Hildegard-Vita[1339] unternahm Hildegard zwischen 1158 und 1170/71 vier größere Reisen, die sie u. a. über Mainz, Köln, Trier, Metz, Wertheim, Kitzingen, Ebrach und Bamberg führte. Auf diesen Reisen soll sie auch öffentlich gepredigt haben, vor allem in Köln gegen die Katharer, deren manichäisch-gnostische Lehre sie scharf verurteilte.

Ein umstrittener Rechtsfall im Jahre 1178/79 dokumentiert, dass Hildegard, trotz ihres Ansehens und ihrer Anerkennung als Visionärin und Prophetin, mehr als einmal die große Spannung zwischen den kirchlichen Polen „Institution" und „Charisma" aushalten musste.[1340] Auslöser war eine selbständige Entscheidung Hildegards gewesen. Sie hatte, wie auch für das Kloster Disibodenberg, die Erlaubnis gehabt, im Kloster Rupertsberg Menschen bestatten zu lassen, die dem Kloster zeitlebens als Wohltäter gedient hatten. Ein verstorbener Edelmann, der exkommuniziert worden war, sich danach aber mit der Kirche versöhnt hatte und vom Bann befreit worden war, wurde von einem Priester auf dem Kloster Rupertsberg beerdigt. Doch die kirchliche Rekonziliation des Edelmannes war nach damaligem Recht nicht offiziell, sondern nur privat erfolgt. Die Prälaten des Mainzer Erzbistums verlangten deshalb die sofortige Entfernung des Leichnams vom Kloster Rupertsberg.

In einer Vision wird Hildegard gezeigt, dass sie richtig gehandelt hat. Trotz ihres hohen Alters und ihrer schwer angeschlagenen Gesundheit leistet Hildegard Widerstand und kämpft darum, diesen Rechtsfall zu klären. Als die Prälaten bei ihrer Entscheidung bleiben – in Abwesenheit des Erzbischof von Mainz -, tritt das Interdikt über das Kloster Rupertsberg in Kraft. Das Klosterleben wird dadurch weitestgehend gelähmt. Hildegard gelingt es, dass die gültige Rekonziliation des verstorbenen Edelmannes von Zeugen bestätigt werden kann. Das Interdikt wurde wieder aufgehoben. Als aber dem Erzbischof von Mainz während seines Romaufenthaltes davon berichtet und dieses Verfahren als Angriff auf seine bischöfliche Autorität dargestellt wurde, verhängte dieser wiederum, nun persönlich, das Interdikt. Hildegard, zutiefst schockiert, schreibt an ihren Erzbischof nach Rom. Der erkennt schließlich an, dass die Absolution des Edelmannes nachgewiesen ist, hebt das Interdikt definitiv auf und bittet Hildegard für den begangenen Irrtum und den zugefügten Kummer um Verzeihung.

Monate später stirbt Hildegard am 17. September 1179.[1341] Die Hildegard-Vita berichtet, dass ihr Sterben von einer außergewöhnlichen Lichterscheinung begleitet war, die auch in den benachbarten Orten wahrgenommen werden konnte. Die Vita berichtet weiterhin von zwei Heilungen, als Kranke den Leichnam

---

[1339] Vgl. *Vitae sanctae Hildegardis. Canonizatio sanctae Hildegardis.* Lateinisch/Deutsch, verf. von Theodoricus „Monachus", Godefricus „Monachus", übers. und eingel. von Monika Klaes, Freiburg-Basel-Wien 1998 (Fontes Christiani 29).
Führkötter A.: Das Leben der heiligen Hildegard, berichtet von d. Mönchen Gottfried u. Theoderich. Aus d. Lat. übers. u. komm. von Adelgundis Führkötter, Salzburg ²1980.
[1340] Zum Rechtsstreit vgl. *Hildegard v. B.:* Briefwechsel, 235ff.
[1341] Hildegards Grabeskirche ist die Pfarrkirche in Rüdesheim/Eibingen.

Hildegards berührten. Der Ansturm hilfesuchender Menschen auf das Kloster Rupertsberg nahm infolge dieser Zeichen in den darauffolgenden Jahren solche Ausmaße an, dass Erzbischof Sigfried II. von Mainz persönlich das Kloster aufsuchte und der im Ruf der Heiligkeit verstorbenen Hildegard posthum „gebot", auf weitere Wunderzeichen um der Klosterruhe willen zu verzichten.

Hildegard wird als große deutsche Volksheilige verehrt; formal ist sie jedoch bis heute weder heilig gesprochen noch zur Kirchenlehrerin erhoben worden.[1342] Bereits der Mönch Theoderich von Echternach, Mitautor der Hildegard-Vita, bezeichnete Hildgard mehrmals als *sancta*. Ein kostbares Rupertsberger Antependium von 1230[1343] zeigt Hildegard mit einem Heiligenschein. Unter Papst Gregor IX. wurde bereits im ersten Drittel des 13. Jh. der Heiligsprechungsprozess eingeleitet. Aber das 1233 nach Rom entsandte Schriftstück wurde wegen fehlerhafter und unvollständiger Einträge 1237 nach Mainz zur Korrektur zurückgeschickt. Diese verzögerte sich bzw. wurde in Mainz verzögert, so dass Papst Innozenz IV. 1243 anmahnen musste, das Verfahren eilig und präzise durchzuführen. Ob jedoch ein Exemplar des dann tatsächlich verbesserten Protokolls[1344] nach Rom gesandt wurde bzw. dort ankam, lässt sich historisch nicht nachvollziehen. Im 14. Jh. sollen auf päpstliche Initiativen hin angeblich neue Untersuchungen stattgefunden haben.[1345]

Die zunächst lokal und regional begrenzte Verehrung Hildegards hat sich im 19. Jh. zu einem nationalen Kult ausgeweitet. Im Jahr 1940 erkannte das Heilige Offizium die Ausdehnung der Verehrung auf ganz Deutschland an, so dass am 17. September 1941 zum ersten Mal offiziell das Hildegard-Fest in ganz Deutschland gefeiert werden konnte.[1346]

6.1.1.2 Die Werke Hildegards, Quellen und Handschriften

„Was wir über Hildegard wissen, wissen wir so gut wie ausschließlich aus den Handschriften."[1347] Die sogenannten „Rupertsberghandschriften" sind sehr wahrscheinlich zu Lebzeiten Hildegards entstanden. Sie sind für die historische Erforschung des Hildegardschen Schrifttums die wichtigsten, weil authentischs-

---

[1342] Zur gescheiterten Kanonisation vgl. *Hinkel H.:* St. Hildegards Verehrung im Bistum Mainz. In: *Brück Ph. A. (Hg.):* Hildegard von Bingen 1179-1979. Festschrift zum 800. Todestag der Heiligen, Mainz 1979, 385-389.

[1343] Das Altar-Vorhängetuch befindet sich in Brüssel.

[1344] Dieses Mainzer Protokoll für den Heiligsprechungs-Prozess liegt im Hauptstaatsarchiv von Koblenz.

[1345] *Führkötter A.:* Hildegard von Bingen, 49.

[1346] Vgl. *Hinkel H.:* St. Hildegards Verehrung im Bistum Mainz, 406.

[1347] *Derolez A.:* Neue Beobachtungen zu den Handschriften der visionären Werke Hildegards von Bingen. In: *Haverkamp A.:* Hildegard von Bingen in ihrem historischen Umfeld. Internationaler wissenschaftlicher Kongreß zum 900jährigen Jubiläum, 13.-19. September 1998, Bingen am Rhein, Mainz 2000, 461.
Vgl. die grundlegende Forschung bei *Schrader M., Führkötter A.:* Die Echtheit des Schrifttums der heiligen Hildegard von Bingen. Quellenkritische Forschungen, Köln-Graz 1956.

382

ten Textgrundlagen.[1348] „Als Hypothese kann (...) formuliert werden, daß sie zu verschiedenen Zeiten von einer oder von verschiedenen ‚Urhandschriften' kopiert wurden, die noch weiter korrigiert wurden und also verschiedene Stufen in der Textgestaltung darstellen. Dieses Vorgehen läßt die Eile erkennen, mit der die Verbreitung der Schriften Hildegards betrieben wurde. (...) Hinter diesem riesenhaften, übereilt scheinenden und in der Zeit beschränkten Unternehmen kann man nur die Persönlichkeit Hildegards vermuten, die bis zum Ende mit unverminderter Tatkraft und gestützt auf ihre treue Nonnen, Sekretäre und Freunde im Rheinland und in Brabant die Publikation und Verbreitung ihrer Werke organisiert hat."[1349]

Die Echtheit der theologisch-philosophischen Schriften Hildegards gilt als erwiesen.[1350] Dazu gehören die Einzelwerke „Liber Scivias" (entstanden zwischen 1141-1151)[1351], das „Liber Vite Meritorum" (entstanden zwischen 1158-1162)[1352] und das „Liber Divinorum Operum" (entstanden zwischen 1163-1173).[1353] Die Einzelwerke dieser Trilogie hängen als innere Einheit zusammen und bilden die Grundlage des Hildegard-Gesamtwerkes.

Hildegards Autorschaft der naturkundlich-medizinischen Werke ist dagegen nicht eindeutig gesichert.[1354] Dazu gehören die Werke „Causae et Curae"[1355]

[1348] Vgl. *Derolez A.*: Neue Beobachtungen zu den Handschriften der visionären Werke Hildegards von Bingen, 481.
[1349] *Ebd.*
[1350] Vgl. *Schrader M., Führkötter A.*: Die Echtheit des Schrifttums der heiligen Hildegard von Bingen, 184.
Neuere Forschungen bestätigen im Grunde dieses Ergebnis, vgl. *Derolez A.*: Neue Beobachtungen zu den Handschriften der visionären Werke Hildegards von Bingen, 461f.
[1351] Vgl. die kritische Werkausgabe *Hildegardis Scivias*. Edidit Adelgundis Führkötter O.S.B. collaborante Angela Carlevaris O. S. B. 2 vols. In: Corpus Christianorum. Continuatio Mediaevalis, XLIII, Turnholti 1978 (CCM 43).
Vgl. die deutsche Ausgabe *Hildegard v. B.: Wisse die Wege. Scivias*. Nach dem Originaltext des illuminierten Rupertsberger Kodex der Wiesbadener Landesbibliothek ins deutsche übertragen und bearbeitet von Maura Böckeler, 9. Auflage o. J., Salzburg ²1954.
Zitate werden im Folgenden abgekürzt mit *Hildegard v. B.: Wisse die Wege; Sc.*
[1352] Vgl. die kritische Werkausgabe *Hildegardis Liber Vite Meritorum*. Edidit Angela Carlevaris O.S.B. In: Corpus Christianorum.Continuatio Mediaevalis, XV, Turnholti 1995 (CCM 15).
Vgl. die deutsche Ausgabe: *Hildegard v. B.: Der Mensch in der Verantwortung. Das Buch der Lebensverdienste – Liber Vitae Meritorum.* Nach den Quellen übers. u. erläutert von Heinrich Schipperges, Freiburg-Basel-Wien 1994.
Zitate werden im Folgenden abgekürzt mit *Hildegard v. B.: Der Mensch in der Verantwortung; LVM.*
[1353] Vgl. die kritische Werkausgabe *Hildegardis Bingensis Liber Divinorum Operum*. Cura et studio A. Derolez et P. Dronke. In: Corpus Christianorum. Continuatio Mediaevalis, XCII, Turnholti 1996 (CCM 92).
Vgl. die deutsche Ausgabe *Hildegard v. B.: Welt und Mensch. Das Buch „De operatione Dei".* Aus dem Genter Kodex übers. u. erläutert von Heinrich Schipperges, Salzburg 1965.
Zitate werden im Folgenden abgekürzt mit *Hildegard v. B.: Welt und Mensch; LDO.*
[1354] Hildegard selbst weist in der Vorrede des „Liber Vite Meritorum" darauf hin, dass sie auch ein Werk „Subtilitates diversarum naturarum creaturarum" verfasst hat, worauf auch ihre

und „Physica".[1356] Zum weiteren Schrifttum Hildegards gehören Viten von Heiligen, z. B. die „Vita Sancti Ruperti" und die „Vita sancti Disibodi"[1357], das geistliche Singspiel „Ordo virtutum", Bibelerklärungen, Auslegungen der Regula Benedicti, Lieder, Briefe u. a. m.[1358]

Manche Historiker vergleichen die Bedeutung des einzigartigen literarischen Werkes der Hildegard von Bingen mit dem des persisch-islamischen Universalgelehrten Avicenna: „In the Middle Ages only Avicenna is in some ways comparable: cosmology, ethics, medicine and mystical poetry were among the fields conquered by both the eleventh-century Persian master and the twelfth-century 'Rhenish sibyl'."[1359]

6.1.1.3   Hildegards Anthropologie

6.1.1.3.1   Der Mensch als ursprünglich ganz gute Schöpfung Gottes

Gott ist ohne Ursprung, Anfang und Ziel. Gott „hat kein Ende", er ist ewig, er „ist".[1360] Der dreifaltige Gott hat den Menschen wesensanalog gebildet (compositio), als Partner nach seinem Ebenbild. Der Mensch – das sind bei Hildegard in gleichem Maße Mann und Frau - ist ganz das Werk Gottes („opus quod <Deus> operatus est").[1361] Der Mensch ist die ganze Schöpfung, und die ganze Schöpfung ist in ihm.

Biographen Bezug nehmen. Dieser Titel erscheint jedoch nicht wörtlich im Kanonisationsprotokoll aus dem Jahre 1233.
Vgl. *Müller I.*: Zur Verfasserfrage der medizinisch-naturkundlichen Schriften Hildegards von Bingen. In: *Schmidt M. (Hg.)*: Tiefe des Gotteswissens – Schönheit der Sprachgestalt bei Hildegard von Bingen: internationales Symposium in der Katholischen Akademie Rabanus Maurus Wiesbaden-Naurod vom 9. bis 12. September, Stuttgart-Bad Canstatt 1995, 1-17.
[1355] Vgl. *Hildegard v. B.*: Heilkunde. Das Buch vom Grund und Wesen und der Heilung der Krankheiten. Nach d. Quellen übers. u. erläutert von Heinrich Schipperges, Salzburg [6]1992, Vorwort: „Die ‚Heilkunde' der Hildegard von Bingen war lange Zeit hinter den theologischen Visionsschriften zurückgetreten und mußte – in Abgrenzung zur ‚Naturkunde' – erst aus den Quellen erarbeitet werden. Hierzu stand nur eine einzige Handschrift zur Verfügung, ein Kopenhagener Kodex des 13. Jahrhunderts, der denn auch die Grundlage unserer Übersetzung und Bearbeitung gebildet hat."
Die einzig erhaltene Handschrift wird unter dem Titel „Causae et curae" als Codex Hafniensis 90b in der Königlichen Bibliothek zu Kopenhagen aufbewahrt und stellt höchstwahrscheinlich eine spätere Abschrift des 13. Jahrhunderts dar. Dieser Text geht, wie auch die mehrfach überlieferte „Naturkunde", auf das von Hildegard selbst erwähnte, oben genannte „Liber subtilitatum diversarum naturarum creaturarum" zurück.
[1356] Erst im Jahr 1533 erschienen naturkundliche-medizinische Werke unter dem schlagwortartigen Titel „Physica".
Vgl. bei *Müller I.*: Zur Verfasserfrage, 3.
[1357] PL 197, 1081-1094; PL 197, 1094-1116.
[1358] Vgl. *Schrader M., Führkötter A.*: Die Echtheit des Schrifttums der heiligen Hildegard von Bingen, 184ff.
[1359] *Dronke P.*: Women Writers of the Middle Ages. A Critical Study of Textes from Perpetua (*203) to Marguerite Porette (*1310), Cambridge 1984, 144.
[1360] *Hildegard v. B.*: Wisse die Wege, 221; Sc III 1.
[1361] Vgl. kritische Werkausgabe: LVM I, 401.

Das Geheimis Gottes offenbart sich „als wunderschönes Bild" in Menschengestalt. „Ich bin das ganz heile Leben (*vita integra*) (...)"[1362] Gott, der gute Schöpfer, ist fern jeder Ambivalenz. „Ich, die höchste und feurige Kraft, habe jedweden Funken von Leben entzündet, und nichts Tödliches sprühe ich aus. Ich entscheide über alle Wirklichkeit."[1363]

Der Mensch stammt ganz aus Gott und ist ganz gut. „So ist alle himmlische Harmonie Spiegel der Gottheit; der Mensch aber ist Spiegel aller Wunderwerke Gottes."[1364] Der Mensch ist das große Werk Gottes über allem anderen. „Mitten im Weltenbau steht der Mensch. Denn er ist bedeutender als alle übrigen Geschöpfe, die abhängig von jener Weltstruktur bleiben. An Statur ist er zwar klein, an Kraft seiner Seele jedoch gewaltig."[1365]

Alle Schöpfung neigt sich zu ihrem Schöpfungsursprung hin.[1366] Ebenso der Mensch: „Der Mensch steht im Weltenkreuz ständig an einem Kreuzweg der Entscheidung. Er schaut nach Osten, gegen den Orient und orientiert sich somit; er läßt den Norden, das symbolische Reich des Bösen, zu seiner Linken liegen und wendet sich in dieser entschiedenen Haltung vom Nichts weg dem vollen Sein zu."[1367]

Im Hinblick auf die Inkarnation Gottes im Menschen wird Hildegard geoffenbart: Gottes Wille hatte bereits vor der Schöpfung festgelegt, dass er Mensch werden wollte.[1368]

6.1.1.3.2   Urstand, Fall und Endstand des Menschen

Der Mensch steht im Zentrum der Glaubens- und Heilsgeschichte. Hildegards Visionen erläutern diese Verbindung mit einer Vergleichsreihe zur Existenz des Menschen.

1. *Homo constitutus*: Der Mensch im Urstand (primus ortus) ist vollkommen gebildet (status perfectus) als Ebenbild Gottes und als Bild der Welt. Der Mensch ist berufen und im Gespräch mit der Welt (opus cum creatura). Im Urstand war der Mensch ganz Licht (lumen corporis). Er existierte frei von Krankheit, unabhängig von Speise und Schlaf, er war im Vollbesitz der Prophetengabe. Leib und Seele existierten als eine Wirklichkeit (unum opus). Der Mensch war gepflanzt als eine heile Erde. Die Welt war seine angestammte, heile Heimat, die er in Freude genießen sollte (vita laeta). Die anthropologischen Grund-

---

[1362] *Hildegard v. B.*: Welt und Mensch, 26; LDO I.
[1363] *Hildegard v. B.*: Welt und Mensch, 25; LDO I.
[1364] *Hildegard v. B.*: Heilkunde, 129.
[1365] *Hildegard v. B.*: Welt und Mensch, 44; LDO II.
[1366] Vgl. *Hildegard v. B.*: Der Mensch in der Verantwortung, 134; LVM III 2.
[1367] *Schipperges H.*: Menschenkunde und Heilkunst bei Hildegard von Bingen. In: *Brück A. Ph. (Hg.)*: Hildegard von Bingen, 1179-1979. Festschrift zum 800. Todestag der Heiligen, Mainz 1979, 297; *Hildegard v. B.*: Welt und Mensch, 114; LDO IV.
[1368] „Homo fieri voluit" - Hildegard vertritt eindeutig die Lehre von der absoluten Inkarnation Christi, die sog. „Praedestinatio Christi absoluta", bzw. ein supralapsarisches Heilsverständnis, wie z. B. auch Duns Scotus.

385

befindlichkeiten des homo constitutus sind: Konstitution, Formation, Integration, Habitus, Opus.[1369]

2. *Homo destitutus*: Mit dem Fall Adams schwand die grüne Lebenskraft des Menschen (viriditas) und er wurde hinfällig. Er deformierte und degenerierte. Seither existiert der Mensch als kontingentes Wesen (homo patiens) im Elend (in quadruvio curarum), in Sorge, Angst, Krankheit und Not. Er steht im Widerspruch, er ist ein Rebell (homo rebellis). Er muss sterben (homo mutabilis). Der Mensch lebt entwurzelt in der Fremde wie ein aus eigenem Willen Vertriebener, immer angetrieben von Heimweh nach seiner ursprünglichen Heimat, d. i. diese Welt, aber in ihrem himmlischen Ursprung, die er aber als homo destitutus nicht im ursprünglich ganzen und heilen Sinn genießen kann. Der Mensch ist der verlorene Sohn.[1370] Die anthropologischen Grundbefindlichkeiten des homo destitutus sind: Destitution, Deformierung, Desintegration, Dehabilitierung, Defekt.[1371]

3. *Homo restitutus*: Mit Hilfe der göttlichen Gnade und durch seine Selbsttätigkeit im Glauben an Gott kann der Mensch verwandelt, geheilt und wieder vereint werden mit der Welt der Engel (consortium) und dem Lobgesang der Engel (carmen angelicum). Die gegenwärtige Welt geht zu Ende (plenitudo temporis), und der Weg der Restitution hat schon begonnen. Im Prozess fortwährender Reformation und Verwandlung, Umkehr (conversio) und Buße (poenitentia) gelangt der Mensch zum gnadenhaften Endstand, d. i. das Leben im endgültigen Heil (civitas aurea). Der Mensch hat sich Christus zum Vorbild zu nehmen. Ihn gilt es nachzuahmen mit den Tugenden der Umsicht (discretio) und Barmherzigkeit (misericordia). Die Heilung des defizienten Menschen bis hin zum gnadenhaften Endstand bedeutet die Wiedererlangung des umfassenden und ganzen Urstandes (restitutio ad integritatem). Der „integre" Mensch in seiner leiblichen Gestalt wird auferstehen.[1372] Die anthropologischen Grundbefindlichkeiten des homo restitutus sind: Restitution, Reparation, Reintegration, Rehabilitation, Refektion.[1373]

Der Urstand[1374], der zwischenzeitliche Zustand der Deformation und der schon begonnene Weg hin zur endgültigen Restitution sind für Hildegard nicht nur abstrakte Paradigmen, sondern konkrete Fakten. Im Prozess zum homo restitutus sind bereits alles Dasein und alle Möglichkeiten angelegt. Das gegenwärti-

[1369] Vgl. *Schipperges H.*: Menschenkunde und Heilkunst bei Hildegard von Bingen, 305.
[1370] Vgl. *Hildegard v. B.*: Wisse die Wege, 120f; Sc 1 4.
[1371] Vgl. *Schipperges H.*: Menschenkunde und Heilkunst bei Hildegard von Bingen, 305..
[1372] Vgl. *Schipperges H.*: Das Bild des Menschen bei Hildegard von Bingen, Bonn 1952, 105-137; *ders.*: Menschenbild und Heilkunde bei Hildegard von Bingen, 299.
[1373] Vgl. *Schipperges H.*: Menschenkunde und Heilkunst bei Hildegard von Bingen, 305.
[1374] Vgl. *Schipperges H.*: Heilkunde, 108: „Diesen Urstand nennt Hildegard ,prima constitutio, status originalis, genitura mystica, creatio prima, status perfectus, prima conceptio, plena statura, status integritatis, prima iustitia, vita laeta, status rectae stabilitatis.' Leiblichkeit und körperliche Gebundenheit mit allem formalen Reichtum, und dies innerhalb einer abgeschlossenen Natur und Kultur ohne Defekt – das war der ursprüngliche physiologische Zustand."

ge Dasein des Menschen trägt schon alle Potenz seines ursprünglichen geschöpflichen Seins in sich.

„O Mensch, schau dir doch daraufhin den Menschen richtig an: Der
Mensch hat ja Himmel und Erde und die ganze übrige Kreatur schon in sich selber und ist doch eine ganze Gestalt (forma una), und in ihm ist alles schon verborgen vorhanden (in ipso omnia latent)."[1375]

6.1.1.4 Der Glaube als Grundbedingung für das heile Leben - Hildegards Glaubensmodell

Hildegard hat zwar keinen eigenen systematischen Glaubenstraktat verfasst.
Dennoch fügen sich die einzelnen Aussagen zum Thema „Glaube" in ihrem Gesamtwerk zu einem klaren Glaubensmodell zusammen.

6.1.1.4.1 Der Glaube als Erinnerung an den himmlischen Ursprung

Glaube heißt für Hildegard Erinnerung, nicht eigenmächtige Erkenntnis. Glaube
als der Ort der Erinnerung widerspiegelt den Ursprung des Menschen, so dass
der Mensch seine himmlische Herkunft erkennen kann. Die geistige Schau der
Erinnerung ist zwar nicht im ursprünglich vollen Maße erhalten, aber dennoch
möglich geblieben. Kein Mensch kann je alles erfassen, sondern in dem Maß
schauen und erkennen, „... wie Gott ihm auf wunderbare Weise zeigen will".[1376]
Die andere, unverhüllte Wirklichkeit wird nur im Jenseits vollständig erkannt.[1377]

Die Metapher „Spiegel des Glaubens" dient als unterscheidendes Er-
kenntnisprinzip für die andere Seinsordnung der übersinnlichen Offenbarungs-
wahrheit. Das Medium des Spiegels bildet die übersinnliche Erkenntnis aus der
vollkommenen Urbildquelle des Wissens als analoges Bild in der menschlich erfahrbaren und reflexiven Erkenntnis ab. Im „Spiegel des Glaubens" erinnert sich
der Mensch (homo fidelis) seines himmlischen Ursprungs. Der Mensch erinnert
sich und erkennt diesen Urstand aufgrund seiner zweifachen Natur: In seiner irdischen Konstitution „... kennt er die irdischen Belange; im Spiegel des Glaubens weiß er vom Himmlischen; da seine Seele göttlicher Natur ist."[1378]

Glaube und Erkenntnis korrelieren: „Glauben hat jener Mensch, der mit
seiner Erkenntnis, die das innere Auge ist, das sieht, was dem äußeren Sehen
verborgen ist, und nicht daran zweifelt. Dieses Fürwahrhalten ohne Schwanken
ist der Glaube, denn was der Mensch äußerlich sieht, das weiß er auch äußerlich,
was er innerlich sieht, das geht auch in sein inneres Schauen ein."[1379]

[1375] *Schipperges H.:* Heilkunde, 50.
[1376] *Hildegard v. B.:* Briefwechsel, 143; Epistolarium LXXXIX.
[1377] *Hildegard v. B.:* Der Mensch in der Verantwortung, 287; LVM VI 33.
[1378] *Hildegard v. B.:* Welt und Mensch, 148; LDO I 4.
[1379] *Hildegard v. B.:* Wisse die Wege, 169; Sc II 3.

Jeder Mensch hat grundlegend die Möglichkeit der erkennenden Schau, die jedoch seit dem Fall Adams mit einem Schleier überzogen ist. Der Mensch erkennt nur Schatten und kann nicht zu vollkommenem Wissen gelangen. Hildegard bekennt die Kontingenz ihrer eigenen Schau: „Das, was ich schaue, kann ich nicht vollkommen wissen, solange ich in der Dienstbarkeit des Leibes und der unsichtbaren Seele bin; denn an beiden besteht beim Menschen ein Mangel."[1380]

Der Mensch existiert in der Sehnsucht nach dem verlorenen paradiesischen Urstand. Auf der Suche dorthin ist er unterwegs. Der Hunger und der Durst nach der verlorenen Heimat sind Ausdruck der menschlichen Kontingenz. In dieser vergegenwärtigenden Erinnerung und Sehnsucht nach der ursprünglichen Heimat liegt der Ursprung des Glaubens begründet. Der Mensch, das Geschöpf, erinnert sich im Zurückschauen an Gott, seinen Schöpfer. Der Glaube des Menschen begründet sich in den Fragen: Woher komme ich? Woher kommt der Kosmos? Woher kommt das Leben überhaupt? Die Quellen der Glaubenserkenntnis sind: die Natur als Spur Gottes, das Gewissen des Menschen, die Heiligen Schriften.[1381]

Die Quelle des Glaubens und Erkennens entspringt im Herzen. Das Herz ist die Lebensmitte und die Grundlage des Menschen; dort wohnt die Seele.[1382]

6.1.1.4.2 Der Glaube als gnadenhafte Möglichkeit und selbsttätige Aufgabe

Die Gnade Gottes befähigt den Menschen zum Glauben und zur Schau seines himmlischen Ursprungs. Die Gnade bewirkt im Geist des Menschen eine Art Initialzündung. Das Fließen der göttlichen Gnade und seiner Wirkungen im menschlichen Geist verdichtet sich bei Hildegard im Bild der Perle. So spricht die Gnade: „Wenn ich in Ermahnung und Aufmunterung dem Menschen die Perlen des Guten biete, d. h. wenn ich seine Erkenntnis berühre, so bin ich für ihn ein Anfang".[1383]

Die Entsprechung von Glaubensgnade und Perle symbolisiert die inspirierte Verwandlung des Menschen. Doch diese Wiederherstellung des ursprünglichen Menschen ist nicht möglich ohne die eigentätige Suche des Menschen nach seinem Ursprung, d. i. Gott. Die Heilssorge Gottes verpflichtet den Menschen zum Glauben. „Ohne Anstrengung der Seele und des Denkens" gelingt dieser Prozess nicht.[1384] Vor der Schau und der damit verbundenen Erkenntnis des Ursprungs hat sich der Mensch selbst zu bemühen und sich auf die erste Stu-

---

[1380] *Führkötter A.:* Das Leben der heiligen Hildegard, 57.
[1381] Vgl. *Hildegard v. B.:* Der Mensch in der Verantwortung, 148f.288; LVM II 83; *Hildegard v. B.:* Welt und Mensch, 278; LDO III 9.
[1382] *Schipperges H.:* Welt und Mensch, 123; LDO IV; *dies.:* Heilkunde, 111.
[1383] *Hildegard v. B.:* Wisse die Wege, 281; SC III 8.
[1384] *Hildegard v. B.:* Wisse die Wege, 313; Sc III 10.

fe seiner Glaubensbewegung zu stellen. Der Akt des Glaubens vollzieht sich in einer fortwährenden Bewegung.

Nur durch menschliche Anstrengung und mit Hilfe göttlicher Gnade kann sich der Mensch seines Urbildes erinnern. Der Glaube des Menschen ist untrennbar verbunden mit dem freien Willen des Menschen. Die Gnade Gottes und der menschliche Geist bringen in innerster Verbindung den Glauben gleichsam als schönste Perle hervor. Der im Glauben übergebene freie Wille wird als „kostbarer Edelstein"[1385] immer vor Gott glänzen und den Menschen wieder schön machen, da er im Glauben in eine neu wiederhergestellte Seinsordnung im Verhältnis zu Gott eintritt.

Der Mensch erfährt den eigenverantwortlichen Vollzug der Gnade nicht nur geistig, sondern auch sinnenhaft und ganzheitlich. Die Wirklichkeit der Gnade durchdringt den Menschen, heilt und erhebt ihn wie „ein feuriges Licht", das Herz, Brust und Gehirn durchglüht gleich einer Flamme, jedoch den Menschen nicht verbrennt, sondern ihn erwärmt wie die Strahlen der Sonne.[1386] Übernatürliche Gnade Gottes und natürliche Glaubens-Potenz des Menschen lassen sich nicht auseinander dividieren. Der Glaube als Ganzes bleibt ein Geheimnis: „Wie dies geschieht, ist für den mit Fleisch umkleideten Menschen schwer zu verstehen".[1387]

6.1.1.4.3 Der Glaube als ganzheitliches existentielles Überwältigtwerden

Hildegards Glaubensmodell führt weit über das reine Glaubenswissen (fides informis bzw. informata) hinaus. Das eigentliche Glaubensleben ist ein ganzheitliches und existentielles Überwältigt-Werden von der Macht und Schönheit und Autorität Gottes. Einen Glauben als nur äußerliches Glaubenswissen bzw. eine nur von außen herangetragene Glaubensinstruktion weist Hildegard zurück. Der Mensch ist aber von der Gnade Gottes dazu aufgerufen, den Glauben eigenverantwortlich und selbständlich zu vollziehen. Dazu muss der Mensch sich selbst vergessen und sich dauernd an Gott erinnern. Diese fortwährende Suche nach Gott und dem himmlischen Ursprung des Menschen braucht das beharrliche Studium der Hl. Schriften und ihrer geschichtlichen Vermittlung. Dieses Lernen führt zum Glaubenswissen als Grundlage der Verwandlung. Gott gibt dem Menschen, der auf diese Weise sucht, alles Notwendige an die Hand.

6.1.1.4.4 Glaube und Vernunft, Glaube und Unglaube

Die ratio vermag die erinnernde Schau des himmlischen Ursprungs nicht zu leisten. Andererseits richtet sich der Glaube nicht gegen die Vernunft. Vielmehr erkennt der Glaube mit der Vernunft des Menschen an, dass die natürliche Er-

---

[1385] Vgl. *Hildegard v. B.*: Der Mensch in der Verantwortung, 262; LVM V LXXV.
[1386] *Hildegard v. B.*: Wisse die Wege, 89; Sc, Protestificatio.
[1387] *Ebd.*

kenntnisfähigkeit des Menschen aufgrund seiner irdischen Natur und seiner Kontingenz begrenzt ist.

Der Glaube ist das Lebensprinzip und der Grundwert schlankweg. Glaube bedeutet Leben, Unglaube ist der Gipfel allen Lasters und tötet den Menschen. Der Tag des Glaubens „wird bis zum Ende der Welt dauern"; Finsternis und Nacht aber sind der Unglaube.[1388] „Wer nämlich keinen Glauben besitzt, entbehrt des Guten."[1389]. Im Unglauben verfehlt der Mensch das Ziel seiner Restitution, weil er in falscher Ausrichtung bzw. Blickrichtung seine Zuversicht nur auf das setzt, was er kennt und was ihm von vermeintlich größtmöglichem Nutzen ist.[1390] „Wer aber nicht glauben will, ist tot, denn er entbehrt den Hauch des Geistes, durch den er zur Höhe des Himmels fliegt. Blind tastet er umher. In der verdunkelten Erkenntnis des Fleisches besitzt er das Leben nicht, denn ihm fehlt die lebensspendende Zucht, die Gott dem Menschen einhauchte und die wider den Willen des Fleisches nach oben strebt. Der Tod, der dem Unglauben innewohnt, wird sein Los in ewiger Verdammnis, denn er hat das Bad des Heiles nicht empfangen."[1391]

Anmaßung, Stolz und Herzenshärte hindern den Menschen daran, sich in Ehrfurcht und Glaube hin zu Gott zu wenden. Herzenshärte ensteht aus Vergnügungssucht, Luxus und Überdruss. Herzenshärte gestaltet sich „... wie ein dichter Rauch, der zu einer menschlichen Gestalt zusammengeballt ist (...) Daß diese Erscheinung aber keinerlei menschliche Gestalt hat, mit Ausnahme der großen und feurigen Augen, das bedeutet, daß dieses Laster die Menschen so verhärtet, daß sie das Ebenbild Gott in anderen Menschen weder kennen noch erkennen wollen (...)"[1392] Mit dunklen Augen starrt die Herzenshärte ins Finstere und macht die Seele dunkel, steinern und bringt die Angst des Menschen hervor.

6.1.1.4.5   Die Grenzen des Glaubens

Hildegard erkennt und anerkennt nüchtern die Grenzen des menschlichen Glaubens angesichts des ambivalenten Daseins des homo defectus: „Denn in jener Natur, in der die Seele durch den Leib und der Leib auch oft durch die Seele überwunden werden, vermag der Mensch niemals jenen reinen Glauben zu halten, durch den er Berge heben und sich ins Meer stürzen könnte, oder wie dies der Herr Seinen Jüngern vom Senfkorn berichtet hat, einen Glauben, wie ihn auch Adam besaß, da er die unsichtbare Herrlichkeit Gott noch mit seinen leiblichen Augen erschaute, einen Glauben, der nie zweifeln könnte, zu tun, was er vermag. Nach der Übertretung aber besaßen weder Adam noch sonst ein Mensch diese Schau. Daher schaut der Mensch gläubig mit dem inneren Blick seiner

---

[1388] *Hildegard v. B.:* Welt und Mensch, 209; LDO V.

[1389] *Hildegard v. B.:* Der Mensch in der Verantwortung, 58; LVM I.

[1390] Vgl. *Hildegard v. B.:* Der Mensch in der Verantwortung, 140; LVM III.

[1391] *Hildegard v. B.:* Wisse die Wege, 170; Sc II 3.

[1392] *Hildegard v. B.:* Der Mensch in der Verantwortung, 60; LVM I.

Seele im Spiegel des Glaubens auf Gott und vertraut darauf, von Ihm, der alles vermag, geheilt zu werden. In diesem Glauben taten viele, des Fleisches Lust ertötend, zahlreiche Wunderdinge."[1393]

Diesem Beispiel soll der Mensch auf dem Weg zum geläuterten homo restitutus folgen, ganz nach dem Vorbild der Heiligen. Denn wie ein „Mutterschoß" ist der Glaube der Heiligen.[1394]

6.1.1.4.6   Die innere und äußere Autorität des Glaubens

Der innere Beweis des Glaubens offenbart sich Hildegard in der Eingangsvision des „Liber Scivias". Die innere Begründung des Glaubens liegt auf theozentrisch-mystischer Ebene. Innerstes Moment des Glaubens ist das ihm innewohnende Feuer als die Kraft des personalen Gottes. Weil der Glaube an diesem Zentrum entflammt, wenn er eigentätig darauf antwortet, so beweist sich der Glaube zuinnerst selbst. Dort beantwortet sich auch die abstrakte Frage nach der Ursache bzw. nach dem Formalobjekt des Glaubens. Die Gottesfurcht treibt den Menschen an, sich zu erinnern. Sie bewirkt im Menschen Wachsein, Eifer und Beständigkeit. Die personifizierte Gottesfurcht in Hildegards Eingangsvision bindet den Glauben an den personalen Gott. Die Impulse „Armut im Geiste" und „Demut" setzen den Glauben so in Bewegung, dass „... der Glaube gleichsam das Auge der Demut ist".[1395]

Die innere Autorität des Glaubens bezeugt sich nach außen in der Kirche und in der kirchlichen Autorität als Stellvertretung Gottes.[1396] Der Heilige Geist Gottes wirkt über das israelitische Volk weiter in der kirchlichen Autorität. Das Alte und das Neue Testament bilden eine heilsgeschichtliche Einheit. Der Glaube des Alten und des Neuen Testaments unterscheiden sich nicht prinzipiell, sondern graduell voneinander. Der alttestamentliche Glaube ist ein impliziter Erlösungs- und Christusglaube. Der volle Heilsglaube trat erst mit der Menschwerdung des Gottessohnes ans Licht.[1397]

6.1.1.4.7   Die Wiedergeburt im Glauben

In Anlehnung an 1 Joh 5,8 offenbart sich Hildegard die Heilsbedeutung der Trias von Geist, Wasser und Blut in Entsprechung zur Trias von Geist, Seele und Fleisch. Damit der homo defectus ein homo restitutus werden kann, muss er wieder geboren werden. Diese geistige Neugeburt ereignet sich im Sakrament der Taufe, symbolisiert durch das Wasser. Das Wasser nimmt wesentlich Einfluss auf den Prozess der Wiedergeburt: „... Der Geist des Menschen trägt aus Mir in sich das Zeugnis, daß er das volle Leben des wiederhergestellten Heiles nicht besitzt, wenn er nicht durch Mich im Wasser der Wiedergeburt ersteht.

[1393] *Hildegard v. B.:* Der Mensch in der Verantwortung, 133; LVM IV.
[1394] *Hildegard v. B.:* Der Mensch in der Verantwortung, 69; LVM I.
[1395] *Hildegard v. B.:* Briefwechsel, 141f; Ep LXXV R/A.
[1396] Vgl. *Hildegard v. B.:* Wisse die Wege, 296ff; Sc III 9.
[1397] Vgl. *Hildegard v. B.:* Wisse die Wege, 136ff.172f.274 u. ö.; Sc I 5.II 4.II 5.III 7 u. ö.

Denn er hat aufgehört, in dem Lichte zu sein, das in Mir leuchtet. Er ist durch die verderbte Empfängnis der Sünde, die sich im Blute weiterleitet, aus der Seligkeit verstoßen. Das Wasser gibt dadurch Zeugnis, daß es allen Schmutz abwäscht und daß in ihm das mordende Verderben des Todes durch die lauterste Reinigung zugrunde geht. Hier wird das Wasser vor dem Blute gleich nach dem Geiste als Zeugnis genannt, weil, wie der Geist geistig ist, so das Wasser eine geistige Heiligung gewährt. Und es wird zwischen Geist und Blut angeführt, weil es Seele und Leib durch die geistige Neugeburt mit Kraft ausrüstet und ins Leben entsendet."[1398]

Die Taufe auf Christus, der zweiten Person des dreifaltigen Gottes, eröffnet durch Christus eine neue Qualität des Menschseins in der Verbindung mit dem dreifaltigen Gott. In der Taufe wird das verlorene Lichtgewand Adams (constitutio) durch Christus wieder zurück geholt (restitutio). Die in der Taufe wiedergeborenen Menschen werden „... das ganz reine Lichtgewand des Glaubens empfangen, kraft dessen sie Gott erkennen."[1399]

Wie der Mensch den Spiegel des Wassers berührt, so berührt der Heilige Geist im Spiegel des Taufwassers die Seele. Der Spiegel symbolisiert den Hl. Geist, die Eigenschaften des Spiegels das Wesen und die Wirkung des Hl. Geistes.

Der Glaube als Lebensspiegel bildet die Grundlage aller Tugenden.[1400] Die höchste Stufe des Tugendglaubens ist erreicht, wenn der Mensch Gottes Willen aus eigenem freien Willen tut. Der Glaube, der sich im Einklang mit Gottes Willen vollzieht, besitzt die höhere Kraft der Erkenntnis und bildet den letztverbindlichen Maßstab der Entscheidung: „Und so entscheide auch ich, der Glaube, durch die Propheten und Weisen und Gelehrten über alle Dinge. Alle Herrschaftsbereiche der Welt glänzen gerechterweise in mir, der ich ein Spiegel Gottes bin, und auch ich erstrahle in allen Vorschriften Gottes."[1401]

6.1.1.5 Die Verbindung von Glaube, Heilung und Heil bei Hildegard
6.1.1.5.1 Gott als Arzt des heilsbedürftigen Menschen
Die Visionen Hildegards offenbaren ein supralapsarisches Heilsverständnis. Vor aller Schöpfung war die Heilsgeschichte von Gott erkannt und gewusst: „Gott hat alles in seiner Vorausschau gewußt; Er hat alle Geschöpfe vorhergesehen,

---

[1398] *Hildegard v. B.:* Wisse die Wege, 274; Sc
[1399] *Hildegard v. B.:* Wisse die Wege, 303; Sc III 9.
[1400] Vgl. *Hildegard v. B.:* Der Mensch in der Verantwortung, 16f. Im „Liber Vite Merituum" entfaltet sich ein Katalog von 35 Tugenden (virtutes) und 35 Lastern (peccata) als den Gegenbildern zu den Tugenden. Die Tugenden sind von Natur aus als Seelenkräfte im Menschen angelegt. Damit diese Anlage ihre heilsame Wirkung entfalten kann, müssen die Tugenden aktiv gelebt werden. Sie formen den Menschen, bis er fähig ist, sein Leben selbständig und ganzheitlich zu meistern.
[1401] *Hildegard v. B.:* Der Mensch in der Verantwortung, 141; LVM III.

bevor sie Gestalt annahmen."[1402] Die Heilsgeschichte hat Gott vorbereitet: „Nachdem das Heer der verlorenen Engel gefallen war, bestimmte Gott für den Glanz, den jene verloren hatten, den Menschen. Da auch dieser zugrund ging, kaufte Er ihn mit einem hohen Preis in einem beseligenden Raube zurück. Mit vielen wunderbaren Zeichen rief Er ihn zum Leben zurück, Zeichen, die im Alten Bund häufig verheißen, im Neuen Bund aber unter den zahlreichen Wunderwerken Seiner Erlösungstat erfüllt wurden."[1403]

Gott offenbart sich dem heilsbedürftigen Menschen als Arzt: „Ich bin der große Arzt für alles Siechtum und handle wie ein Arzt, wenn er den heilsbegierigen Kranken sieht. Ist die Krankheit leicht, so hilft er ihm schnell. Zu einem Schwerkranken aber spricht er: ‚Gold und Silber fordere ich. Nur um diesen Preis werde ich dich gesund machen'. So tue auch ich, o Mensch."[1404]

Gott bietet jedem Menschen das Heil an. Gott will grundsätzlich das Heil jedes Menschen: „In wissender Liebe wird der Mensch mit Seele und Leib zur Fülle des Heiles geleitet, obwohl er so häufig vom rechten Stand der Beständigkeit abweicht."[1405]

6.1.1.5.2 Die Glaubenskraft als Voraussetzung für Heilung und Heil

Aber nicht alle Menschen nehmen dieses Angebot im Glauben an: „So mögen denn alle Menschen, die das Heil begehren, die Wiedergeburt des Lebens zu ihrer Rettung empfangen..."[1406] Damit Gott den Menschen heilen kann, braucht es auf seiten des Menschen den Glauben, dass Gott ihn heilen kann, Selbsterkenntnis, Reue, Umkehr, Geduld und Beharrlichkeit: „Wer Glauben hat, erwäge seine Krankheit und suche einen Arzt, bevor er in den Tod stürzt. Hat er sein Siechtum erkannt und einen Arzt gefunden, so wird ihm dieser einen bitteren Kräutertrunk reichen, durch den er geheilt werden kann. Das sind die harten Worte, durch die erprobt werden soll, ob seine Reue aus der Wurzel seines Herzens oder vom Windhauch seiner Unbeständigkeit kommt. Wenn der Arzt das erforscht hat, so gibt er ihm den Wein der Zerknirschung und Buße, daß er den üblen Geruch seiner Wunden abwasche, und reicht ihm das Öl der Barmherzigkeit, auf daß er sie damit bestreiche und Heilung finde."[1407]

Ohne Glaube kann der Mensch nicht erlöst werden, d. h. nicht geheilt und nicht heil werden. „Nur der Glaube erfaßt in tiefster Ehrfurcht das alles Begreifen übersteigende Übermaß dieser Liebe: daß Gott durch die Menschwerdung Seines Sohnes den Menschen erlöste und ihn durch die Eingießung des Heiligen Geistes festigte."[1408]

[1402] *Hildegard v. B.:* Welt und Mensch, 246; LDO VI.
[1403] *Hildegard v. B.:* Welt und Mensch, 251; LDO VII.
[1404] *Hildegard v. B.:* Wisse die Wege, 118; Sc I 3.
[1405] *Hildegard v. B.:* Welt und Mensch, 31; LDO I.
[1406] *Hildegard v. B.:* Wisse die Wege, 170; Sc II 3.
[1407] *Hildegard v. B.:* Wisse die Wege, 135; Sc I 4.
[1408] *Hildegard v. B.:* Welt und Mensch, 27; LDO I.

Die Tugenden der Gottesfurcht und der Glaubenskraft bilden das Fundament für die Heilung des homo defectus und das Heil des homo restitutus.[1409] Der Glauben gleicht einem Felsen, den die Güte Gottes zusammengefügt und auf den Gott seine Gerechtigkeit aufgebaut hat.[1410]

6.1.1.5.3   Gesundheit (Integrität) und Krankheit (Desintegrität)

Der Mensch im Paradies war gesund, d. h. ganz und heil. Aber durch den Fall Adams hat sich der Mensch vom Paradies entfernt und lebt zwiespältig und ambivalent. Wie auch die Erde gute und schlechte Substanzen hervorbringt, entsprechend trägt der Mensch seit dem Fall Adams nicht nur gesundes, sondern auch krankes Fleisch (ulceratus, perforatus). Diese offenen Zugänge zum Fleisch lassen „... einen ungestümen Andrang und feuchten Rauch im Körper entstehen, aus dem sich dann der Phlegma-Stoff entwickelt, indem er gerinnt.[1411] Dieser ist dann die Ursache der verschiedenartigen Krankheiten im menschlichen Organismus. Das alles kommt von jenem ersten Bösen, das der Mensch zuerst beging; wäre Adam nämlich im Paradiese geblieben, so würde er die erfreulichste Gesundheit an optimaler Stätte behalten haben, so wie auch der kräftigste Balsam überaus liebliche Gerüche ausströmt. Da aber das Gegenteil eintrat, hat der Mensch nun das Gift in sich und diesen Phlegma-Stoff und damit die verschiedenartigsten Krankheitsmöglichkeiten (diversae infirmitates)."[1412] Dieses Phlegma bewirkt, je nach Voraussetzungen und Lebensweisen des Menschen, solche Auswüchse wie z. B. Melancholie, Krebs, Aussatz, Pest, Zorn, Habgier, Bitterkeit, mäßige Lebensdauer.

Hildegards Visionen offenbaren das Phänomen „Krankheit" als eine faktische, empirische und relative Existenzweise, deren Qualität als Krankheit sich nur im Vergleich mit dem heilen Urstand bestimmten lässt. „Krankheit ist ein ,modus deficiens', ein Fehlen an Sein, eine Deformation und Destitution und Desintegration, ein Zuwenig oder Daneben, eine ,dyskrasia', ein Fehlen und Verfehlen. Krankheit hat kein Sein. Es gibt daher auch keinen Krankheits-Prozeß, sondern nur ein Unterbleiben, ein Unterlassen, ein Fehlgreifen und Ermangeln. Krankheit ist eine essentielle Schwäche, während Gesundheit ein Prozeß ist, eine permanente Zeugung, eine Ordnungs-Struktur, eine Welt an Ordnung!"

Krankheit ist ein relativer status deficiens. Ob der Mensch diesen Daseinsmodus überwindet, hängt entscheidend von der Ein-Stellung des Menschen

---

[1409] Vgl. *Hildegard v. B.*: Wisse die Wege, 228, Sc III 2.
[1410] Vgl. *ebd.*
[1411] Phlegma meint „... das Verbrannte, einen Rückstand der Stoffwechselprozesse (...)" Vgl. *Hildegard v. B.*: Heilkunde, 314, Anm 7.
Vgl. auch *Strehlow W.*: Heilen mit der Kraft der Seele. Die Psychotherapie der heiligen Hildegard. „Liber vitae meritorum" neu aus d. Lat. übers. u. komm., Freiburg-Basel-Wien ²1993, 24f.
[1412] *Hildegard v. B.*: Heilkunde, 103.

zu diesem Modus ab. Hildegard selbst erleidet diesen Zustand der Entfremdung und „teuflischen Einflüsterungen" sprichwörtlich am eigenen Leib, entscheidet sich aber eindeutig: „Ich werde der gebrechlichen Erde nicht weichen, sondern männlich wider sie streiten (...) und mich verteidigen wie ein starker Löwe und wie die Schlange, die sich vor dem Todesschlag in die Höhle verkriecht. Denn ich darf mich weder den Pfeilen des Teufels aussetzen, noch den Willen des Fleisches vollziehen."[1413]

Wie im paradiesischen Urstand wird am Ende der homo restitutus „... aufleuchten wie die Sonne, nach dem Schriftwort: Die Gerechten werden leuchten wie die Sonne im Reiche ihres Vaters (Matth. 13,43)."[1414] Den im Endstand wieder gewonnenen Urstand erreicht der Mensch durch göttliche Gnade, aus eigenverantwortlichem Glauben, der die Gnade weitergestaltet, und durch heilige Werke. „So ist denn der Mensch durch seinen Lobpreis (laus) engelhaft, durch sein heiligmäßiges Tun (opus) aber Mensch. Als Ganzes ist er das volle Werk Gottes (plenum opus Dei), das im Rühmen und im Wirken die Wunder Gottes alle in diesem Menschen zur Vollendung kommen".[1415]

Der Weg des homo restitutus im Glauben zum gnadenhaften Endstand bedeutet Heilung, das vollständige Erreichen der Restitution bedeutet das wieder erlangte ganze Heil.

6.1.2 Resümee

Das mittelalterliche, vorscholastisch geprägte Opus Hildegardis ist ein herausragendes kirchengeschichtliche Dokument, das von der Fülle der Heilsmacht des christlichen Glaubens zeugt. Mit Hildegard von Bingen „... erreicht der philosophisch-theologische Symbolismus einen Höhepunkt."[1416] Ihr Opus offenbart eine einzigartige Synthese vor allem aus den Elementen Philosophie, Anthropologie, Kosmologie, Naturlehre, Heil(s)kunde, Kunst und Theologie. In dieser Sinfonie von Offenbarungen, Visionen und Sprachschöpfungen ertönt die Stimme Hildegards weitgehend als Original. „In ihrer Bildersprache ist sie nicht nur Träger der Tradition, sie bringt vielmehr das bekannte Glaubensgut in neugebundene Wendungen und bestimmte Sinnzusammenhänge."

Die Visionen Hildegards sind weder psychogene Eigenschöpfungen noch epigonale Anleihen: „Die Worte, die ich spreche, habe ich nicht von mir noch von einem anderen Menschen, sondern ich sage sie aus der Schau, die ich von oben empfing".[1417] Beim Empfang der Visionen befindet sich Hildegard weder

---

[1413] *Hildegard v. B.:* Wisse die Wege, 125; Sc I 4.
[1414] *Hildegard v. B.:* Heilkunde, 103.
[1415] *Hildegard v. B.:* Der Mensch in der Verantwortung, 262; LVM V.
[1416] *Kern U.:* Art. Hildegard von Bingen, 323.
[1417] Aus dem Brief Hildegards an Wibert von Gembloux, vgl. *Hildegard v. B.:* Briefwechsel, 226; Epistolarium, vol. 2, CIIIR.

in entrückten oder gar verrückten Ausnahmezuständen, sondern ist „wach, besonnen und mit klarem Geiste".[1418]

Die Stimme, die durch Hildegard spricht, mahnt voller Autorität zum Hören, Horchen, ja Gehorchen. „So werde Ich auch wider den, der die geheimnisvollen Worte dieses Buches zurückweist, meinen Bogen spannen und ihn mit den Pfeilen meines Köchers durchbohren (...) Wer immer seinen Fluch wider diese Prophetie schleudert, über den soll der Fluch kommen, den Isaak aussprach. Doch vom Segen himmlischen Taues soll überströmt werden, wer sie umfängt und in seinem Herzen festhält und wer ihr freie Wege bahnt."[1419]

Das Hildegard-Gesamtwerk stimmt grundlegend mit der biblischen Schöpfungsbotschaft überein. Der Mensch ist das einzigartige Ebenbild und der Partner Gottes. Der Mensch steht als größtes Werk Gottes inmitten aller Geschöpfe und Schöpfungen des Kosmos, wie der Sohn Gottes mitten im Herz des Vaters ruht.[1420] Hildegards Welt- und Menschenbild hat keinen Dualismus, wohl aber einen realistischen Blick für die Ambivalenz des gegenwärtigen Kosmos und des Menschen.

Die Visionärin und Prophetin fragt in erster Linie nicht, *was* der Mensch ontologisch ist, sondern sie fragt, *wer* der Mensch in seiner gegenwärtigen Situation existentiell-personal ist, *wo* er jetzt zu suchen ist – in der Situation seiner ‚destitutio' – und *wie* der Mensch wieder heil werden kann bis zur gnadenhaft endgültigen Wiederherstellung, der ‚restitutio ad integritatem'." Hildegards Visionen und Reflexionen dienen im Wesentlichen diesem Ziel: Die Worte Gottes zum Nutzen der Menschen schriftlich festzuhalten, damit die Menschen Gott als Schöpfer (an)erkennen und ihm die Ehre geben.[1421]

Der ursprünglich vollkommen geschaffene Mensch (homo constitutus) ist der Grund, der Weg, das Ziel, die Mitte aller Schöpfung Gottes und aller Wirklichkeit Gottes in der Schöpfung. Der gegenwärtige Mensch als Mängelwesen (homo destitutus) ist auch für Hildegard eine Katastrophe, aber keine endgültige. Denn Gott begnadet den Menschen zum Heil.

Der Glaube ist nach Hildegard die Grundbedingung von Heilung und Heil. Der Mensch antwortet durch Glauben und heilige Werke der Nächstenliebe eigenverantwortlich, selbsttätig, unermüdlich, umfassend auf das Angebot der Gnade Gottes. Der Mensch in seiner Sonderstellung muss mit seinem eigenverantwortlichen im Glauben aus freiem Willen und in eigener freier Verantwortung mit allen Kräften dazu beitragen, dass sein Verfall, seine Trennung, Verlust, Verurteilung, das Böse, die Vernichtung, Seinsminderung und Selbstver-

---

[1418] *Hildegard v. B.:* Wisse die Wege, 89; Sc

Vgl. auch *Kern U.:* Art. Hildegard von Bingen, 322.
[1419] *Hildegard v. B.:* Wisse die Wege, 369; Sc III 13.
[1420] *Hildegard v. B.:* Welt und Mensch, 275; LDO IX.
[1421] *Hildegard v. B.:* Welt und Mensch, 21; LDO Prologus.

gessenheit überwunden werden. „Denn der Glaube ist es, der nach vollbrachter Tat offenbart; mit welcher Hingabe jede Seele Gott gesucht hat."[1422]

Ohne selbsttätigen und eigenverantwortlichen Glauben kann der Mensch den gnadenhaften Endstand und das in Aussicht gestellte definitive Heil nicht erreichen. Das Heil erlangen heißt bei Hildegard, dass sich der Mensch seines himmlischen Urstandes erinnert, der Sehnsucht folgt, in seine ursprüngliche heile Heimat zurück zu kehren.

An Glaube oder Unglaube entscheiden sich Heil oder Unheil des Menschen: Krankheit an sich hat kein Sein. Krankheit ist zwar eine faktische, empirische und relative Existenzweise des Menschen, deren Qualität sich jedoch nur im Vergleich mit dem heilen Urstand bestimmten lässt. Urstand und Endstand bedeuten hingegen vollkommene Gesundheit des Menschen. Nur diese heile Ganzheit hat eigenes Sein.

Die „grüne Lebenskraft" (viriditas) dient bei Hildegard als zentrale Metapher für das ganze, gesunde und heile Leben. Urquelle der grünen Lebenskraft ist das innerste Zentrum des personalen Gottes selbst.[1423] So wird z. B. das Leib-Seele-Verhältnis von der grünen Lebenskraft näher bestimmt: Die Seele ist die grüne Lebenskraft des Leibes.[1424] Ein Mensch, der wenigstens noch etwas „grünende Lebenskraft" in sich erhalten hat, wird nicht vollständig verloren gehen.[1425]

Das Opus Hildegardis zeichnet sich aus durch jene ganzheitlich-symbolische Einheit von Schau und Erfahrung, die im aufgeklärten, nachkantianischen Denken des Abendlands so unerreichbar erscheint. Hildegards Glaubensmodell widersetzt sich sowohl rationalistisch-objektivistischen als auch psychisch-subjektivistischen Tendenzen. Die bei Hildegard selbstverständliche Einheit von Gnade, Glaube und Werk wirkt angesichts von Reformation und Kontroverstheologie ebenfalls wie eine große Provokation, wieder nach dem Ganzen und Ursprünglichen von Glaube und Theologie zu suchen und gegenwärtige Dichotomien und Dualismen zu überwinden.

Hildegards Visionen sind als vieldimensionale „Ganzheitsschau" und symbolische Bild-Welt zu betrachten. Die Einheit und die Ganzheit von Mikro- und Makrokosmos bilden das zentrale Paradigma. Alles hat symbolische Bedeutung und korreliert mit allem. Nichts exisitiert isoliert; alles ist im Zusammenhang zu betrachten.[1426]

[1422] *Hildegard v. B.*: Wisse die Wege, 325; Sc III 10.
[1423] Vgl. den prägnanten Überblick zur „viriditas" bei *Schipperges H.*: Die Welt der Hildegard von Bingen, 111.
[1424] Vgl. *Hildegard v. B.*: Welt und Mensch, 91; LDO IV.
[1425] *Hildegard v. B.*: Wisse die Wege, 313; Sc III 10.
[1426] Vgl. *Sudbrack J.*: Hildegard von Bingen. Schau der kosmischen Ganzheit, Würzburg 1995.

Als visionäre und prophetische Lehrerin des ganzen und heilmachenden Glaubens war Hildegard auch eine „Meisterin der Heil(s)kunde", denn Hildegards „... 'Heilkunde' ist immer eine wirkliche 'Heilskunde'."[1427] Aus Hildegards Gesamtwerk ist der wesentliche Sinn des menschlichen Lebens eindeutig zu erkennen: „Das ganze Leben des Menschen ist nichts als ein Gespräch um das Heil."[1428]

6.2 Das Salutogenese-Modell nach Antonovsky

6.2.1 Einführung

Das Salutogenese-Modell des jüdischen Medizinsoziologen und Verhaltensforschers Aaron Antonovsky (*1923, +1994) gilt gegenwärtig als eine der einflussreichsten Theorien für die Weiterentwicklung von Gesundheitskonzepten und -strategien.[1429] Die salutogenetische Perspektive hat auch im Gesundheitssystem der BRD Einzug gehalten.[1430]

Im Verlauf seiner Entwicklungsgeschichte konzentrierte sich das Modell zunächst auf bestimmte Wissenschaftsbereiche und Zielgruppen.[1431] Mittlerwei-

---

[1427] *Kerner Ch.*: „Alle Schönheit des Himmels", 161.

[1428] *Schipperges H.*: Die Welt der Hildegard von Bingen, 125.

[1429] Vgl. den Forschungsüberblick bei *Bengel J.*: Was erhält Menschen gesund? Antonovskys Modell der Salutogenese – Diskussionsstand und Stellenwert. Eine Expertise von Jürgen Bengel, Regine Strittmatter und Hildegard Willmann im Auftrag der Bundeszentrale für gesundheitliche Aufklärung, erweiterte Neuaufl., Köln 2002. Dort ist auch die umfangreiche Primär- und Sekundärliteratur zum salutogenetischen Modell Antonovskys dokumentiert.

[1430] Vgl. *Menne S.*: Modellprojekt „Kinder stark machen – Suchtprävention im Kindergarten", Marburg 1996; *Bundeszentrale für gesundheitliche Aufklärung (Hg.):* Gesundheit für Kinder und Jugendliche, Köln 1998. Das Modellprojekt „Kinder stark machen" berücksichtigt die salutogenetische Perspektive. Ein weiteres Projekt in salutogenetischer Perspektive stellt sich der Aufgabe „'Gesundheit aktivieren' – ein neuer DRK-Kurs für chronisch kranke Menschen", vgl. bei *Bengel J.*: Was erhält Menschen gesund?, 162ff. Auch die seit Januar 2004 in Kraft getretene Gesundheitsreform der BRD verarbeitet Einsichten des Salutogenese-Modelles zur Gesundheitsförderung, Gesundheitserziehung und Prävention.

[1431] *Antonovsky A.*: Salutogenese. Zur Entmystifizierung der Gesundheit, dt. erweiterte Herausgabe von Alexa Franke und der Deutschen Gesellschaft für Verhaltenstherapie, Tübingen 1997, 17. „Erstens und hauptsächlich richtet es sich vielleicht an diejenigen in dem neuen und sich rapide ausdehnenden Bereich, der meistens Verhaltensmedizin genannt wird (...) Sozial-, Entwicklungs- und Klinische Psychologen sowie Sozialarbeiter, die als Forscher, Lehrende und Therapeuten direkt mit menschlichen Kämpfen in einer streßhaften Welt konfrontiert sind (...) Medizinsoziologen (...) Krankenschwestern, die gerade die faszinierenden Wirren bei der Ausformulierung einer neuen beruflichen Identität durchleben, sind vielleicht für meine Ideen und meinen Denkansatz offener als irgend jemand sonst. Aus demselben strukturellen Grund werden Studierende, die Bücher verschlingen und sich noch nicht paradigmatisch abgeschottet haben, und die sich unabhängig von ihrem Fachgebiet mit Gesundheit und Krankheit bele zeigt sich das weiterreichende Potential der salutogenetischen Perspektive, da diese weniger interessiert ist an den engeren Fragestellungen einer bestimmten wissenschaftlichen Disziplin, sondern von der generellen Problemfrage ausgeht: Warum sind Menschen gesund? Unter welchen Bedingungen bleiben Menschen angesichts der vielen Lebensrisiken gesund? Wie gelingt es ihnen, sich von Krankheit zu erholen? Wie wird ein Mensch mehr gesund und weniger krank?

Nach der Erstveröffentlichung der salutogenetischen Entdeckung Antonovskys (1979)[1432] und der Veröffentlichung der Fortentwicklung des Modells (1987)[1433], öffnete sich das Konzept einem weiteren Publikum. Im deutschsprachigen Raum dauerte es bis 1997, „... bis Antonovskys Konzept der Salutogenese auch in Deutschland so viel Vertrauen gewonnen hatte, daß es der Übersetzung und Herausgabe für würdig befunden wurde."[1434] Die deutsche Herausgabe weist in ihrem Vorwort darauf hin, „... daß sich, im Tempo der Schnecke zwar, aber doch mit einer deutlichen Spur, das Salutogenesekonzept in Deutschland auszubreiten beginnt. In der Klinischen Psychologie, der Psychosomatik, der Gesundheitsförderung, im Bereich der Jugendhilfe und der Geriatrie beruft man sich auf Antonovsky, Salutogenese und Kohärenzgefühl, aber dies leider oft, ohne die Originalliteratur zu kennen."[1435]

Mittlerweile wird das Modell nicht nur in den Gesundheits- und Humanwissenschaften diskutiert, sondern auch in der Theologie rezipiert.[1436] Der folgende Überblick arbeitet die zentralen Aspekte des Salutogenese-Modells heraus und fragt nach dem „Gewinn" der salutogenetischen Perspektive für den christlichen Glauben als Heilsmacht.

6.2.2 Zur Person Aaron Antonovskys

Wie bei den meisten Entdeckungen bisher unbekannter bzw. ungesehener Zusammenhänge hatte auch der Lebensweg Antonovskys erheblichen Einfluss auf

---

fassen, auf das Buch reagieren (...) Und schließlich höre ich trotz vieler Entmutigungen nicht auf zu hoffen, daß zumindest einige Ärzte mehr als die Krankheit sehen werden (...)"
[1432] *Antonovsky A:* Health, Stress and Coping: New Perspectives on Mental and Physical Well-Being, San Francisco 1979.
[1433] *Antonovsky A.:* Unraveling the mystery of health – how people manage stress and stay well, San Francisco 1987.
[1434] *Antonovsky A:* Salutogenese. Die Herausgabe durch die Deutsche Gesellschaft für Verhaltenstherapie (DVGT) wird u. a. damit begründet, dass Antonovsky ein einziges Mal in Deutschland aufgetreten ist, nämlich 1990 in Berlin auf einem Fachkongress, den die DVGT veranstaltet hatte.
[1435] *Antonovsky A:* Salutogenese, 11.
[1436] Vgl. exemplarisch *Schmidt Hans-Ludwig:* Kann Glaube heilen? Eine sozialwissenschaftliche Annäherung mittels des Konzeptes der „Salutogenese" nach Aaron Antonovsky. In: *Möde E., Müller St. E. (Hg.):* Von der Heilkraft des Glaubens. Perspektiven therapeutischer Theologie, Würzburg 2002, 39-58.
Vgl. *Jacobs Chr.:* Salutogenese. Eine pastoralpsychologische Studie zu seelischer Gesundheit, Ressourcen und Umgang mit Belastung bei Seelsorgern, Würzburg 2000.

seine Forschung. Die folgenden Daten zur Biographie Antonovskys entstammen der deutschsprachigen Herausgabe Antonovskys:
- *1923 als Kind einer jüdischen Familie in Brooklyn/New York
- Zunächst Studium der Geschichte und Wirtschaft an der Yale-Universität
- Im Zweiten Weltkrieg Dienst bei der US-Armee
- Danach Kontakt mit der Medizinsoziologie und der Stressforschung
- 1952 Abschluss als M. A. in der Abteilung für Soziologie der Yale-Universität
- 1955 Promotion zum PH.D.
- 1956 Leiter der Forschungsabteilung des Anti-Diskriminierungsausschusses des Staates New York
- 1959/60 Fulbright Professor für Soziologie an der Universität Teheran
- 1960 Emigration mit seiner Frau Helen nach Israel
- Arbeit als Medizinsoziologe am Institut für angewandte Sozialforschung in Jerusalem
- Verschiedene Schwerpunkte seiner dortigen Forschung: Epidemiologie der Multiplen Sklerose, psychosoziale Risiken jüdischer Emigranten aus den USA in Bezug auf koronare Herzerkrankungen, präventives Zahnpflegeverhalten, ethnische Unterschiede in der Verarbeitung der Menopause bei in Israel lebenden Frauen
- Konzentration seiner weiteren Forschungsarbeit auf die Frage, warum und unter welchen Bedingungen Menschen gesund bleiben
- Ab 1972 mitverantwortlich für den Aufbau einer gemeindeorientierten medizinischen Fakultät an der Ben-Gurion-Universität des Negev
- Dort Verantwortlicher für die verhaltenswissenschaftlichen und soziologischen Anteile des Curriculums und mehrere Jahre Leiter des Zulassungsausschusses
- Entwicklung eines neuen Auswahlverfahrens für den medizinischen Dienst (stärkere Berücksichtigung von Einstellung, Engagement und Verantwortungsübernahme, Abkehr von der einseitigen Orientierung auf Schulnoten)
- 1977/78 und 1983/84 Gastprofessur an der Abteilung für Public Health der Universität Berkeley
- Letzte Forschungsarbeiten: die Auswirkungen der Pensionierung auf die Gesundheit
- +1994 in Beer-Sheba (Israel).

6.2.3 Exkurs: Das traditionelle biomedizinische Krankheitsmodell und das pathogenetisch-kurative Gesundheitsverständnis

Gesundheit ist ein reales und multidimensionales Phänomen, aber kein eindeutig definierbares medizinisches Konstrukt.[1437] Dennoch versuchen die Gesundheits- und Humanwissenschaften mehr oder weniger wirklichkeitsnah, erfahrungsbezogen und aus bestimmten Perspektiven „Gesundheit" zu definieren und daraus Gesundheitsnormen abzuleiten.[1438] Antonovsky selbst lieferte keine Definition von Gesundheit, da eine Definition ein absolutes oder ideales theoretisches Konstrukt von Gesundheit voraussetzen müsste und dazu führen würde, Normen fest zu legen, an denen dann die Gesundheit von Menschen gemessen wird. Dieses Verfahren geht nach Antonovsky aber an der Wirklichkeit des Menschen und an der Komplexität des Phänomens Gesundheit vorbei.

Das heute in den westlichen Nationen vorherrschende schulmedizinische Paradigma hat sich seit Beginn des 19. Jh. in Abhängigkeit vom naturwissenschaftlich-mechanistischen Denken entwickelt. Kern dieses Modells ist ein funktionalistisch-materielles Bild vom Menschen als einem permanent risikogefährdeten und verletzbaren Mängelwesen (Vulnerabilitätskonzept). Demnach gleicht der Mensch einer Maschine, „... deren Funktionen und Funktionsstörungen verstanden werden können, indem die Organsysteme und –strukturen sowie die physiologischen Prozesse möglichst genau analysiert werden. Krankheitssymptome (körperliche Beschwerden, körperliche Veränderungen, aber auch psychische Auffälligkeiten) werden durch organische Defekte erklärt. Diese anatomischen oder physiologischen Defekte bilden die eigentliche Krankheit. Für die Entstehung des Defekts wird angenommen, daß es eine begrenzte Zahl von Ursachen gibt, wie dies z. B. bei Bakterien oder Viren der Fall ist. Entscheidend ist das Erkennen des Defekts und die Suche nach Möglichkeiten, ihn zu beheben."[1439]

Dieses sog. biomedizinische Krankheitsmodell definiert in der Regel Gesundheit mit „... Negativbestimmungen, d. h. Gesundheit wird als Abwesenheit oder Freisein von Krankheit beschrieben. Beim Vorhandensein von Beschwerden und Symptomen wird eine Person als krank eingestuft."[1440] Aus der Sicht des biomedizinisch-pathogenetischen Krankheitsmodells stehen die Beschwerden, Symptome und Schmerzen des Patienten im Mittelpunkt der medizinischen und kurativen Bestrebungen. Medizin dient in erster Linie zur Defizitbeseitigung.[1441] Wichtige Heilungspotentiale und –ressourcen des Menschen werden dabei kaum genutzt.

[1437] Vgl. *Bengel J.*: Was erhält den Menschen gesund?, 16.
[1438] Die Gesundheitsdefinition der WHO (1948) wurde kritisiert, dass sie Gesundheit in weltweiter Perspektive zu idealistisch definiert und normiert.
[1439] *Bengel J.*: Was erhält Menschen gesund?, 16.
[1440] *Ebd.*
[1441] Vgl. aus pastoraltheologischer Sicht *Baumgartner I.*: Heilung und Befreiung. In: *Haslinger H. (Hg.)*: Handbuch Praktische Theologie, Bd. 2: Durchführungen, Mainz 2000, 399.

Das biomedizinische Krankheitsmodell und das Risikofaktorenmodell[1442] bilden die Kernkonstrukte des pathogenetisch-kurativen medizinischen Systems. Die Anstrengungen dieses Systems sind sehr hoch. Trotz der Erfolge (z. B. die Bekämpfung von Infektionskrankheiten) werden zunehmend nicht nur die überzogene Versorgungs- und Erwartungshaltung der Patienten kritisiert, sondern auch die Qualität der Dienstleistungen von seiten der medizinischen Versorger des Systems. Mit den negativ konnotierten Begriffen „Schulmedizin" und „Apparatemedizin" werden verschiedene inhaltliche Kritikpunkte verknüpft: Technisierung der Medizin, Technokratie, Vernachlässigung des Menschen als Individuum, Verlust der Person, Verlust einer ganzheitlichen Sicht des Menschen, mangelhafte Nachhaltigkeit der medizinischen Versorgung bei chronischen Erkrankungen u. a. m.

Die Schwächen des biomedizinischen Krankheitsmodells führten in den 70er Jahren des 20. Jh. zur Erweiterung dieses Ansatzes im sogenannten biopsychosozialen Modell. Dieses Modell versucht Krankheiten mit der körperlichen (biologischen, somatischen), der seelischen (psychischen, emotionalen) und der zwischenmenschlichen (sozialen, kommunikativen) Dimension des Menschen zu erklären. Diese erweiterte Perspektive auf Gesundheit und Krankheit sieht den Menschen nicht mehr einseitig als angreifbares und gefährdetes Mängelwesen, sondern als Lebewesen, das über grundlegende und gestaltbare Potentiale und Ressourcen verfügt, um selbst unter ungünstigen Lebensbedingungen den verschiedenen Risiken und Belastungen Widerstand zu leisten und für ein vitales Immunsystem zu sorgen.

Aber eine grundlegend neue Sichtweise von Gesundheit konnte das biopsychosoziale Modell nicht bewirken. „Oft orientieren sich die Formulierungen biopsychosozialer Modelle ebenfalls an einem Defizitmodell des Menschen." So „... bestimmt nach wie vor das biomedizinische Krankheitsmodell die heutige Schulmedizin und Prävention."[1443]

Die Ottawa Charta der WHO (1986) stellte im Kontext des Projektes „Gesundheit für alle bis zum Jahr 2000" mit dem „Programm zur Gesundheitsförderung" (Health Promotion) eine innovative Wegweisung zum Thema „Gesundheit" vor.[1444] Gesundheitsförderung wird in diesem Programm verstanden „... als Mittel, um Individuen zu befähigen, individuelles und gesellschaftliches Leben positiv zu gestalten. Präventive Maßnahmen werden somit nicht durch das pro-

---

[1442] Risikofaktoren und permanente Gefährdungspotentiale für die Gesundheit sind z. B. Rauchen, Hypertonie und Übergewicht. Diese Risikofaktoren können in monokausaler Perspektive allerdings nicht erklären, warum z. B. ein Nichtraucher an Lungenkrebs erkrankt, ein langjähriger Raucher allerdings nicht.
[1443] *Bengel J.:* Was erhält Menschen gesund?, 18
[1444] Vgl. *World Health Organization (Hg.):* Concepts and principles of health promotion. Report on a WHO meeting. WHO Regional Office for Europe, Kopenhagen 1984; *dies.:* Basic Documents of the World Health Organization, Genf [37]1988. "Health Promotion" bezieht u. a. wichtige Einsichten des sog. Lebensweisenkonzeptes und des Empowerment-Modells aus der Gemeindeentwicklung mit ein.

fessionelle System verordnet. Sie zielen auf die aktive und selbstverantwortliche Beteiligung der Laien an der Herstellung gesundheitsfördernder Bedingungen und auf den Dialog und die Interaktion zwischen Laien und Professionellen."[1445] „Health Promotion" kommt einerseits dem biblisch-theologischen Menschenbild, das den Menschen in seinen vielfachen und vielfältigen Lebensbeziehungen sieht und würdigt, deutlich näher als das traditionell pathogenetisch-kurative Paradigma. Andererseits steht dieses komplexe und multidimensionale Verständnis von Gesundheit der salutogenetischen Fragestellung Antonovskys sehr nahe, ohne davon explizit beeinflusst zu sein.

6.2.4   Das salutogenetische Modell im Überblick

6.2.4.1   Antonovskys Entdeckung der salutogenetischen Perspektive

Im Jahr 1970 vollzog Antonovsky nach eigenen Aussagen eine „absolute Kehrtwendung" in seiner Arbeit als Medizinsoziologe.[1446] Bis dahin war Antonovsky, wie wahrscheinlich die meisten seiner Fachkollegen/innen, von der traditionell-pathogenetischen Perspektive ausgegangen: „Mein Ausgangspunkt waren Daten, die zeigen, daß sich zu jedem beliebigen Zeitpnkt wenigstens ein Drittel und mit einer guten Wahrscheinlichkeit die Mehrheit der Bevölkerung einer jeden modernen Industriegesellschaft in einem – nach diversen vernünftigen Definitionen – morbiden, pathologischen Zustand befindet. Krankheit ist somit keine seltene Abweichung."[1447]

Antonovsky kritisierte zunehmend eine rein pathogenetisch-kurative Betrachtungsweise von Gesundheit und wechselte seine medizinische Perspektive: „Eine pathologische Orientierung versucht zu erklären, warum Menschen krank

---

[1445] *Bengel J.:* Was erhält den Menschen gesund?, 19.
[1446] Vgl. *Antonovsky A.:* Salutogenese, 15.
1970 wertete Antonovsky die Daten einer medizinsoziologischen Untersuchung in Israel aus. Gegenstand der Erhebung war die Adaptation von Frauen verschiedener ethnischer Gruppen in Israel an das Klimakterium. Ein zentrales Ergebnis der Untersuchung war die Möglichkeit, nicht nur die physische, sondern auch die emotionale Gesundheit der befragten Frauen zu bewerten.
Eine der Untersuchungsgruppen setzte sich aus Frauen zusammen, die Anfang des 20. Jh. in Mitteleuropa geboren worden waren und 1939 zwischen 16 und 25 Jahre alt waren. Bei der Datenauswertung fiel Antonovsky auf: 29% einer Gruppe von Frauen, die im Konzentrationslager waren und überlebt hatten, verfügten über eine recht gute emotionale Gesundheit, und zwar im Vergleich zu 51% von befragten Frauen der Kontrollgruppe, die weder behindert noch im Konzentrationslager waren. Die weiteren Daten zur Erhebung der physischen Gesundheit bestätigten das Ergebnis der Bewertung der emotionalen Gesundheit.
Antonovsky resümiert: „... Den absolut unvorstellbaren Horror des Lagers durchgestanden zu haben, anschließend jahrelang eine deplazierte Person gewesen zu sein und sich dann ein neues Leben in einem Land neu aufgebaut zu haben, das drei Kriege erlebte... und dennoch in einem angemessenen Gesundheitszustand zu sein! Dies war für mich die dramatische Erfahrung, die mich bewußt auf den Weg brachte, was ich später als das salutogenetische Modell bezeichnet habe (...)"
[1447] *Antonovsky A.:* Salutogenese, 15.

werden, warum sie unter eine gegebene Krankheitskategorie fallen. Eine salutogentische Orientierung, die sich auf die Ursprünge der Gesundheit konzentriert, stellt eine radikal andere Frage: Warum befinden sich Menschen auf der positiven Seite des Gesundheits-Krankheits-Kontinuums oder warum bewegen sie sich auf den positiven Pol zu, unabhängig von ihrer aktuellen Position?" Antonovsky reflektiert, dass die Veröffentlichung des salutogenetischen Modells mit seinem Kernkonstrukt des SOC (*sense of coherence*) im Jahr 1979 „zur richtigen Zeit" in den USA erschienen war. „Ernüchterung über die zunehmend teurere Technologie des medizinischen Versorgungssystems, Besorgnis über die immer weniger humanen Untertöne bei der Ausrichtung auf die organische Krankheitspathologie, die Anfänge einer Selbsthilfebewegung, ein wachsendes Bewußtsein über die Rolle sozialer Faktoren bei der Entstehung von Wohlbefinden – all dieses diente der Vorbereitung für eine ernsthafte Untersuchung der Ursprünge von Gesundheit."[1448]

Die Abkehr von der traditionellen pathogenetischen Fragestellung - warum werden Menschen krank und wie lassen sich Krankheiten als Störungen beseitigen? – korreliert mit der Formulierung der salutogenetischen Zentralfrage: Warum sind Menschen gesund und unter welchen Bedingungen bleiben Menschen angesichts der vielen Lebensrisiken gesund?

Antonovsky illustrierte den von ihm entdeckten Perspektivenwechsel der Salutogenese in einer Metapher. Er vergleicht Leben und Gesundheit des Menschen mit einem Fluss. Die Menschen schwimmen in einem Fluss voller Gefahren, Strudeln, Biegungen und Stromschnellen. Der Arzt kann mit seiner pathogenetisch orientierten Medizin versuchen, den Ertrinkenden aus dem Strom zu reißen. In der Salutogenese geht es aber um mehr: Es gilt, den Menschen zu einem guten Schwimmer zu machen. Was also hilft ihm, ohne ärztliche Hilfe Strudel und Stromschnellen zu meistern?[1449]

Bedenkenswert ist in diesem Zusammenhang auch Antonovskys ethnische und religiöse Herkunft als Jude. Zweifellos hat seine Reflexion erfahrenen geschichtlichen Unheils des jüdischen Volkes enormen Anteil an der Entdeckung der salutogenetischen Perspektive, denn darin sah er selbst eine „... viel tiefergehende persönlichere Quelle zur Formulierung der salutogenetischen Frage (...) Ich bin tief und überzeugt jüdisch. 2000 Jahre jüdische Geschichte, die ihren Höhepunkt in Auschwitz und Treblinka fand, haben bei mir zu einem profunden tiefen Pessimismus in bezug auf Menschen geführt. Ich bin überzeugt, daß wir uns alle immer im gefährlichen Fluß des Lebens befinden und niemals sicher am Ufer stehen (...)"[1450]

[1448] *Antonovsky A.:* Salutogenese, 16f.
[1449] Vgl. *Antonovsky A.:* Gesundheitsforschung versus Krankheitsforschung. In: *Frank A., Broda M. (Hgg.):* Psychosomatische Gesundheit. Versuch einer Abkehr vom Pathogenese-Konzept, Tübingen 1993, 7.
[1450] *Ebd.*

6.2.4.2 Der Begriff „Salutogenese"

„Salutogenesis" (engl.) führte Antonovsky selbst als terminologische Neuschöpfung und als zentralen Leitbegriff seines Salutogenese-Modells in die englischsprachigen Fachdiskussionen in Medizin, Soziologie, Psychologie und Gesundheitswissenschaften ein. Der Neologismus „Salutogenese" bzw. „salutogenesis" (engl.) ermöglicht eine große Bandbreite an möglichen Bedeutungen, je nach Übersetzung und Perspektive, z. B. „Gesundheitszustand, Heilwerdung, Entstehung eines guten Zustandes, Heilsgeschehen, Entstehung des Lebens, Genesung des Lebens, Existenzwerdung, Rettungsgeschehen".

Der Reichtum an Konnotationen im Begriff „Salutogenese" sollte unbedingt offen bleiben, um einerseits der konzeptionellen Offenheit des Salutegenese-Modells gerecht zu werden und um andererseits das Profil der „Salutogenese" nicht in einem bloßen pragmatischen Schlagwort einzuebnen.

6.2.4.3 Die Kernkonstrukte des Modells

6.2.4.3.1 Das Kohärenzgefühl (orig. *sense of coherence, SOC*)

Der zentrale Terminus in Antonovskys Modell heißt im Original „sense of coherence" (SOC). Mit dem SOC hatte Antonovsky die treffende Antwort auf die salutogenetische Fragestellung gefunden.[1451] Da es in der deutschen Sprache keinen bedeutungsgleichen Begriff für SOC gibt, hat die deutsche Herausgabe unter verschiedenen Übersetzungs- und Bedeutungsvarianten den Begriff „Kohärenzgefühl" für SOC ausgewählt und in die Diskussion eingeführt.[1452]

Antonovsky definierte das Kohärenzgefühl in einer fortgeschrittenen Version als „... *eine globale Orientierung (...), die das Maß ausdrückt, in dem man ein durchdringendes, andauerndes aber dynamisches Gefühl des Vertrauens hat, daß die eigene interne und externe Umwelt vorhersagbar ist und daß es eine hohe Wahrscheinlichkeit gibt, daß sich die Dinge so entwickeln werden, wie vernünftigerweise erwartet werden kann."*[1453]

Das Kohärenzgefühls ist zu verstehen als ein Wahrnehmungs- und Beurteilungsmuster und als eine bestimmte Grundhaltung, das Leben und die Welt als zusammenhängend und sinnvoll zu erleben. Das Kohärenzgefühl baut sich

---

[1451] Vgl. *Antonovsky A.:* Salutogenese, 20. Antonovsky weist darauf hin, dass der Begriff *sense of coherence* von seiner Frau Helen vorgeschlagen wurde, „... der genau das ausdrückt, was ich sagen wollte."

[1452] *Antonovsky A.:* Salutogenese, 12.
Die für die deutsche Herausgabe verantwortliche Autorin Alexa Franke erläutert: "Wir haben kein deutsches Wort, das vergleichbar dem englischen *sense* sowohl die perzeptorische als auch die kognitive und emotionale Seite des Begriffs umfaßt. Am ehesten sind all diese Aspekte nach meinem Sprachempfinden noch im Wort *Gefühl* enthalten, wenn man sich nicht ausschließlich auf den emotionalen Gehalt dieses Wortes bezieht, sondern es mehr in dem Sinne gebraucht, in dem wir alle ab und an das Gefühl haben, daß am Nachmittag die Sonne scheint, irgend etwas nicht ganz richtig ist oder die Dinge sich schon so entwickeln, wie man das aus früheren guten Erfahrugen kennt."

[1453] *Antonovsky A.:* Salutogenese, 20.

nach Antonovsky aus drei einzelnen Komponenten auf:[1454] 1. Das „Gefühl von Verstehbarkeit" (orig. *sense of comprehensibility*) repräsentiert das kognitive Verarbeitungsmuster des Konstruktes. „Diese Komponente beschreibt die Erwartung bzw. Fähigkeit von Menschen, Stimuli – auch unbekannte – als geordnete, konsistente, strukturierte Informationen verarbeiten zu können und nicht mit Reizen konfontiert zu sein bzw. zu werden, die chaotisch, willkürlich, zufällig und unerklärlich sind."[1455] 2. Das „Gefühl von Handhabbarkeit" (orig. *sense of manageability*) repräsentiert das kognitiv-emotionale Verarbeitungsmuster. „Diese Komponente beschreibt die Überzeugung eines Menschen, daß Schwierigkeiten lösbar sind. (...) Auch der Glaube daran, daß andere Personen oder eine höhere Macht dabei helfen, Schwierigkeiten zu überwinden, ist damit gemeint. Ein Mensch, dem diese Überzeugung fehlt, gleicht dem ewigen Pechvogel, der sich immer wieder schrecklichen Ereignissen ausgeliefert sieht, ohne etwas dagegen unternehmen zu können."[1456] 3. Das „Gefühl von Sinnhaftigkeit bzw. Bedeutsamkeit (orig. *sense of meaningfulness*). „Antonovsky sieht diese motivationale Komponente als die wichtigste an. Ohne die Erfahrung von Sinnhaftigkeit und ohne positive Erwartungen an das Leben ergibt sich trotz einer hohen Ausprägung der anderen beiden Komponenten kein hoher Wert des Kohärenzgefühls. Ein Mensch ohne Erleben von Sinnhaftigkeit wird das Leben in allen Bereichen nur als Last empfinden und jede weitere sich stellende Aufgabe als zusätzliche Qual."[1457]

6.2.4.3.2 Kohärenzgefühl und Gesundheit

Die Korrelation zwischen dem Kohärenzgefühl und der Gesundheit ist nicht in jeder Hinsicht eindeutig. Zwar konnte empirisch ein auffallend deutlicher Zusammenhang des Kohärenzgefühls mit der psychischen Dimension von Gesundheit (- vor allem bezogen auf die Faktoren Depressivität und Ängstlichkeit -) festgestellt werden, wohingegen der Zusammenhang mit dem objektiv messbaren Maß an körperlicher Gesundheit und mit der subjektiven Einschätzung des allgemeinen Gesundheitszustandes weniger einsichtig ist.[1458] Vorläufig resümierend kann davon ausgegangen werden, dass Menschen mit einem hohen Kohärenzgefühl weniger ängstlich oder depressiv sind als Menschen mit einem niedrigen Kohärenzgefühl.

Antonovsky selbst bezeichnete die positive Grundhaltung eines Menschen, die mit einem positiven Kohärenzgefühl korreliert, mit dem deutschen Wort „Weltanschauung".[1459] Für ihn ist diese Grundeinstellung zu verstehen als

[1454] Vgl. *Antonovsky A.:* Salutogenese, 34-36.
[1455] *Bengel J.:* Was erhält Menschen gesund?, 29.
[1456] *Ebd.*
[1457] *Bengel J.:* Was erhält Menschen gesund?, 30.
[1458] Vgl. *Bengel J.:* Was erhält Menschen gesund?, 43ff.
[1459] *Antonovsky A.:* Complexity, conflict, chaos, coherence, coercion and civility. In: Social Science & Medicine Vol. 37 (1993) Issue 8, 972.

406

eine dispostionale Orientierung[1460] und betrifft die kognitive, affektive und pragmatische Dimension des Menschen. Damit kann für Antonovsky erklärt werden, warum Menschen trotz vergleichbar günstiger oder ungünstiger Lebensbedingungen dennoch in deutlichen Abweichungen verschieden gesund oder krank sind.

Weltanschauung, Kohärenzgefühl und Lebenserfahrungen stehen in einem wechselseitigen, dynamischen und lebensgeschichtlichen Verhältnis. Ein positives Kohärenzgefühl hängt ab von einer positiven Grundeinstellung zum Leben. Diese Einstellung führt zu einer tendenziell positiven Deutung von Lebenserfahrungen, gerade auch in kritischen Lebenssituationen. Eine solche positive Deutung wiederum verstärkt das Kohärenzgefühl und bestärkt die zugrundeliegende Grundeinstellung zum Leben.

Nach Antonovsky korreliert das Kohärenzgefühl stark mit gesammelten Erfahrungen und Erlebnissen, besonders in den Lebensphasen Kindheit und Jugend, wo Wahlmöglichkeiten noch offen stehen und Lebensbereiche noch nicht festgelegt sind. In dieser Phase entwickelt sich das Kohärenzgefühl intensiv und nachhaltig. Ab einem Lebensalter von etwa 30 Jahren bleibt das Kohärenzgefühl weitgehend stabil. Veränderungen sind dann nur noch in geringem Maße möglich, z. B. im Falle von drastischen biographischen Veränderungen (Emigration, Veränderung des Familienstandes, Berufssituation, Psychotherapie) oder überindividuellen Verschiebungen im sozialen und kulturellen Kontext.[1461]

Das Kohärenzgefühl dient als flexibles Ordnungs- und Steuerungsprinzip. „Je ausgeprägter das Kohärengefühl einer Person ist, desto gesünder sollte sie sein bzw. desto schneller sollte sie gesund werden und bleiben."[1462] Hat der Mensch ein starkes Kohärenzgefühl, kann er flexibel auf Reize, Informationen, Stress, Risiken und Herausforderungen reagieren. Bei einem schwachen Kohärenzgefühl kann der Mensch weniger Ressourcen zur Lebensbewältigung wahrnehmen und aktivieren.

6.2.4.3.3 Das Gesundheits-Krankheits-Kontinuum

Die hypothetische Annahme eines Gesundheits-Krankheits-Kontinuums bildet ein weiteres salutogenetisches Konstrukt. Antonovsky geht davon aus, dass der lebendige Mensch, wie alle lebenden Systeme, ein Mindestmaß an Gesundheit verkörpert.[1463] Damit überwindet das Salutogenese-Modell die statische Dichotomie der Entweder-Oder-Kategorien „Gesundheit" oder „Krankheit" aus dem biomedizinischen Krankheitsmodell zugunsten der salutogenetischen Annahme eines dynamischen Kontinuums zwischen den Polen *health ease* (Gesundheit

---

[1460] Solche dispositonale Orientierung gilt als „... relativ überdauerndes Merkmal (...), ... stellt jedoch keinen speziellen Persönlichkeitstyp dar." Vgl. *Bengel J.:* Was erhält den Menschen gesund?, 29.
[1461] Vgl. *Antonovsky A.:* Salutogenese, 118.
[1462] *Bengel J.:* Was erhält den Menschen gesund?, 28.
[1463] Vgl. bei *Bengel J.:* Was erhält Menschen gesund?, 32.

und körperliches Wohlsein bzw. -empfinden) und *disease* (Krankheit und körperliches Unwohlsein bzw. Missempfinden). Demzufolge ist ein Mensch nicht mehr entweder gesund oder krank, sondern mehr oder weniger gesund oder krank, je nachdem, auf welchen imaginären Pol des hypothetischen Kontinuums „Gesundheit-Krankheit" er sich zubewegt bzw. wie nahe bzw. weit entfernt er sich von einem der beiden Pole befindet.

6.2.4.3.4 Stressoren und Spannungszustand

1979 veröffentlichte Antonovsky zum ersten Mal seine Entdeckung des sogenannten salutogenetischen Modells in *„Health, Stress and coping"*, das er als Kulminationspunkt einer Vielzahl von Forschungsproblemen schrieb, „... mit denen ich gut ein Jahrzehnt gerungen hatte."[1464] Antonovsky fasst im Rückblick auf die Geschichte seiner Entdeckung zusammen, dass Stress, Stressoren, Stressfaktoren und Spannungen mitverantwortlich sind für die Qualität des menschlichen Daseins. Jeder Mensch ist diesen Faktoren mehr oder weniger ausgesetzt. „Dennoch überleben viele Menschen, wenn auch bei weitem nicht die meisten, sogar mit einer hohen Stressorbelastung und kommen sogar gut zurecht. Abgesehen von Stressoren, die den Organismus direkt zerstören, ist es nicht vorhersehbar, wie sich die Gesundheit von Menschen entwickelt. *Dies ist das Geheimnis, das die salutogenetische Orientierung zu enträtseln versucht.*"[1465]

Antonovsky unterscheidet zwischen physikalischen, biochemischen und psychosozialen Stressoren. Diese definiert er nicht nur als Reize oder Stimulatoren, die Stress hervorrufen, sondern als „... eine von innen oder außen kommende Anforderung an den Organismus, die sein Gleichgewicht stört und die zur Wiederherstellung des Gleichgewichtes eine nicht-automatische und nicht unmittelbar verfügbare, energieverbrauchende Handlung erfordert (...)"[1466] Der „Organismus Mensch" ist lebenslang herausgefordert, auf die durch Stressoren ausgelösten (körperlichen) Spannungszustände und Stressfolgen zu reagieren, um so die Ordnung des Organismus aufrecht zu erhalten bzw. wieder herzustellen.

Ein Mensch mit einem starken Kohärenzgefühl bewertet z. B. den Stressor „verbale Attacke durch einen anderen" wahrscheinlich als wenig oder gar nicht belastend und antwortet emotional und pragmatisch konstruktiv und problemlösungsbezogen, wohingegen ein Mensch mit einem schwachen Kohärenzgefühl den Angriff wahrscheinlich als stark belastend empfindet und „wie gelähmt" reagiert, da er kein „... durchdringendes, andauerndes aber dynamisches Gefühl des Vertrauens" (vgl. „6.2.4.3.1 Das Kohärenzgefühl") entwickelt hat,

[1464] *Antonovsky A.:* Salutogenese, 17.
[1465] *Antonovsky A.:* Salutogenese, 16.
[1466] *Antonovsky A:* Health, Stress an Coping. New Perspectives on Mental and Physical Well-Being, San Francisco 1979, 72.

um die Situation angemessen zu handhaben und zu bewältigen (vgl. *sense of manageability*).

Stressoren sind somit stets abhängig von individuellen Faktoren und vom individuellen Kohärenzgefühl.

6.2.4.3.5 Generalisierte Widerstandsressourcen

Als eine vorläufige Antwort auf die salutogenetische Frage formulierte Antonovsky das Konzept der „... *generalisierten Widerstandsressourcen (GRRs)*: Geld, Ich-Stärke, kulturelle Stabilität, soziale Unterstützung und dergleichen, also jedes Phänomen, das zur Bekämpfung eines weiten Spektrums von Stressoren wirksam ist. Unter Berücksichtigung der Literatur diskutierte ich eine Vielzahl von generalisierten Widerstandsressourcen von Immunverstärkern bis zur Magie."[1467]

Mit dem Konstrukt des Kohärenzgefühls hatte Antonovskys später ein Kriterium gefunden, um festzustellen, wo tatsächlich eine wirksame generalisierte Widerstandsressource für den Menschen vorliegt und wo nicht. Gemäß dem Kohärenzgefühl haben alle echten generalisierten Widerstandsressourcen gemeinsam, „... daß sie es leichter machen, den zahllosen Stressoren, von denen wir fortwährend bombardiert werden, einen Sinn zu geben. Dadurch, daß sie einen fortlaufend mit solchen sinnhaften Erfahrungen versorgen, schaffen sie mit der Zeit ein starkes Kohärenzgefühl."

Generalisierte Widerstandsressourcen sind Faktoren und Variablen, die mit dem Gesundheitszustand des Menschen zusammen hängen und diesen beeinflussen. Sie beziehen sich sowohl auf die einzelne Person (z. B. Intelligenz, somatische, psychische und emotionale Kompetenzen) als auch auf strukturelle Zusammenhänge (z. B. soziale, kulturelle und wirtschaftliche Rahmenbedingungen). Sie wirken in allen Situationen und nehmen so entscheidenden Einfluss auf die Entwicklung eines starken oder schwachen Kohärenzgefühls.

Diese Faktoren und Variablen bilden ein Kontinuum zwischen zwei gegenüberliegenden Polen: Entweder wirken sie als generalisierte Widerstandsressourcen oder als generalisierte Widerstandsdefizite, wie z. B. das persönliche Maß an finanziellen Mitteln. „Der positive Pol steht für die Möglichkeit, Lebenserfahrungen zu machen, die das Kohärenzgefühl stärken. Am negativen Pol stehen Erfahrungen, die es schwächen (...) Stressoren oder Widerstandsdefizite bringen Entropie, Widerstandsressourcen dagegen bringen negative Entropie in das System Mensch."[1468]

[1467] *Antonovsky A.:* Salutogenese, 16.
[1468] *Bengel J.:* Was erhält Menschen gesund?, 34.

6.2.5 Die Rezeption des Salutogenese-Modells bei Jacobs
6.2.5.1 Der Weg der Salutogenese über die Pastoralpsychologie in die Theologie

Der Psychologe und Theologe Christoph Jacobs hat in einer pastoralpsychologischen Studie Antonovskys Salutogenese-Modell im deutschen Sprachraum exemplarisch rezipiert und auf diesem Weg explizit in die Theologie eingeführt.[1469] In einer seiner abschließenden „Zehn theologischen Thesen zu einem pastoralpsychologischen Modell der Salutogenese" stellt Jacobs fest: „These 8: Für die Pastoralpsychologie ist es fruchtbar, sich vermehrt der theologischgrundlagenwissenschaftlichen Verankerung ihrer Modelle zu widmen." An dieses Desiderat knüpft die Rezeption des salutogenetischen Modells im Rahmen der vorliegenden Untersuchung an.

Jacobs stuft das Salutogenese-Modell als „das Pionier- und Standardmodell der Gesundheitswissenschaften"[1470] ein und erhebt Antonovskys Neologismus zum Titel und Thema seiner Studie: „*'Salutogenese' – Heilwerdung des Menschen:* so heißt das Leitwort dieser Arbeit. Es beschreibt ein innovatives Konzept für eine 'Pastoralpsychologie gelingenden Lebens'. Im Dialog zwischen Psychologie und Theologie werden psychologische, empirische und theologische Bausteine für ein integratives Modell einer ganzheitlich lebensfördernden Seelsorge zusammengetragen."[1471]

Die Aufgabe der Pastoralpsychologie als interdisziplinäre Wissenschaft sieht Jacobs im „Dienst an Saluto-Genese und Ekklesiogenese". Jacobs erläutert näherhin, „... daß der Dienst der Kirche als Dienst am Heil der Menschheit verstanden werden muß, die Genese der Kirche untrennbar mit der Genese des Heils im Kontext des Reiches Gottes verknüpft ist ..."[1472] Mit anderen Worten: „Die Heil-Werdung des Menschen und der Welt, die Saluto-Genese, ist der Prozeß, welcher zum Wesen der Berufung und zum Auftrag der Kirche in der Welt gehört."[1473]

6.2.5.2 Der Ertrag der salutogenetischen Perspektive für Glaube und Theologie

Nach Jacobs bringt die salutogenetische Perspektive dem christlichen Glauben und der Theologie mehrfachen Gewinn. Denn die salutogenetische Sichtweise fördert den Prozeß einer umfassenden Gesundheits- und Persönlichkeitsent-

---

[1469] *Jacobs Chr.:* Salutogenese. Eine pastoralpsychologische Studie zu seelischer Gesundheit, Ressourcen und Umgang mit Belastung bei Seelsorgern, Würzburg 2000.
Jacobs verarbeitet neben Antonovskys Konzept auch das Gesundheitsmodell nach Becker und das transaktionale Modell von Belastung und Belastungsverarbeitung nach Lazarus.
[1470] *Jacobs Chr.:* Salutogenese, 77.
[1471] *Jacobs Chr.:* Salutogenese, VII.
[1472] *Jacobs Chr.:* Salutogenese, 452.
[1473] *Jacobs Chr.:* Salutogenese, 453.

wicklung des Menschen, der, aus theologischer Sicht, von Gott berufen ist zur Heil-Werdung als ganze Person. „Der christliche Dienst am Heil der Menschen ist Dienst am Menschsein. Ziel allen christlichen Einsatzes für das Heil ist das umfassende, ganzheitliche Heilwerden (...)"[1474]

Jacobs nennt theologische Schlüsselworte der Salutogenese, wobei er den in diesem Zusammenhang wichtigen Begriff „Schlüsselworte" erläutert.[1475] Er selbst wählt folgende Schlüsselworte für „Heil", die er dann näher reflektiert: Gesundheit, Schalom, Leben, Fülle, Ganzheit, Glück, Gemeinschaft-Communio-Freundschaft, Last/Bedrängnis, Fragment im Ganzen.[1476]

Er resümiert und postuliert: „Heil-Werdung heißt Salutogenese. Salutogenese muß aus theologischer Perspektive den ganzen Menschen umfassen. Denn Salutogenese schenkt dem Menschen als ganzem die Teilhabe am göttlichen Leben: es gibt nichts im menschlichen Leben, was nicht zum Heil berufen wäre. Diese Berufung zum Heil ist allerdings nicht statisch, sondern prozeßhaft und dynamisch: Heil geschieht als Werde-Vorgang, als Inkarnation, im Leben des einzelnen und der Gemeinschaft."[1477]

Im Verlauf seiner Reflexion über das salutogenetische Modell kommt Jacobs zu dem Ergebnis: „Das Leben ist potentiell salutogen und hat heilsame (salutary) Konsequenzen."[1478]

Im Anschluss daran lässt sich als zentrale Erkenntnis für die Frage nach dem christlichen Glauben als Heilsmacht hervorheben: „... Glaube darf tatsächlich als salutogener Faktor und als humanisierende Lebenskraft gelten (...) – und zwar nicht mit schlechtem Gewissen, sondern mit Selbstbewusstsein. Dies gilt allerdings nur dann, wenn Glaube nicht humanwissenschaftlich und theologisch trivial eingeebnet und eindimensional funktionalisiert wird."[1479]

[1474] *Jacobs Chr.:* Salutogenese, 453.

[1475] Vgl. *Jacobs Chr.:* Salutogenese, 455: „Schlüsselworte im Leben der Menschen haben das Charakteristikum, daß sie Schlüsselerfahrungen des Menschen symbolisieren. Dabei lassen sich persönliche Schlüsselworte bzw. Schlüsselerfahrungen von gemeinschaftlichen Schlüsselerfahrungen unterscheiden. Gemeinschaftliche Schlüsselerfahrungen finden sich sowohl auf der Ebene der Gesamtgesellschaft als auch auf der Ebene der Kirche. Sie drücken etwas vom Lebensgefühl aus (expressive Funktion), sie geben dem Leben eine Ausrichtung und zeigen darin eine schöpferische Kraft für das Handeln (generative Funktion), und sie setzen Unterschiede, indem sie sich selbst von anderen Schlüsselworten absetzen (kritische Funktion). Darüber hinaus ist vor allem kontextuell, haben also selbst ihre Zeit. Dies bedeutet, daß sie kritikbedürftig sind, weil sie bestimmte Aspekte überbetonen und andere in den Hintergrund treten lassen. Und schließlich gilt es auch darauf hinzuweisen, daß auch veraltete Schlüsselworte für das Leben der gegenwärtigen Generation hilfreich sein können, weil sie wertvolles vergessenes Lebenswissen bergen ..."

[1476] Vgl. *Jacobs Chr.:* Salutogenese, 480-522.

[1477] *Jacobs Chr.:* Salutogenese, 524f.

[1478] *Jacobs Chr.:* Salutogenese, 99.

[1479] *Jacobs Chr.:* Macht Glaube gesund?, 2.

6.2.6   Resümee
6.2.6.1   Zum Inhalt des Modells

„Die Grundgedanken des salutogenetischen Ansatzes sind nicht neu. Salutogenetische Empfehlungen und Konzepte können bis in die antike Medizin zurück-
verfolgt werden. (...) Antonovsky ist jedoch der erste, der nicht nur das pathoge-
netische Modell kritisiert, sondern ihm ausdrücklich eine salutogenetische Theorie entgegensetzt, sie ausführlich beschreibt und mit empirischen Studien zu un-
terstützen versucht. Das Modell der Salutogenese kann als die erste und am weitesten entwickelte Theorie zur Erklärung von Gesundheit bezeichnet werden
(...)"[1480]

Das salutogenetische Modell des jüdischen Medizinsoziologen und Ver-
haltensmediziners Aaron Antonovsky ist ein offenes, problemorientiertes, gene-
relles und prozessorientiertes Meta-Modell, um wirklichkeitsbezogen das komplexe und multidimensionale Phänomen Gesundheit beschreiben, erklären, verstehen und handhaben zu können. Mit diesem Modell kann ausführlich analysiert und erklärt werden, in welchen Zusammenhängen und unter welchen Bedingungen Gesundwerden und Gesundheit möglich ist.

Das salutogenetische Modell bietet im Kontrast zum pathogenetischen
Modell, das in Verbindung mit dem biomedizinischen Krankheitsmodell seit
dem 19. Jh. das medizinische Paradigma der westlichen Medizin dominiert, eine
stark veränderte Sichtweise von Gesundheit und Prävention.[1481] Salutogenetische Perspektive sieht „das Glas halb voll" und gleicht einer Schatzsuche statt
einer Fehlerfahndung. Salutogenese fragt weniger nach den Gründen der Krankheit und deren Beseitigung, sondern viel mehr nach den Ursprüngen der Gesundheit und deren Erhaltung.

Salutogenetisch wird der Mensch als mehr oder weniger vitales organi-
sches System verstanden, das grundsätzlich fähig ist, Ungleichgewichte und
mangelnde Stabilität im System selbst zu regulieren. Stressoren werden nicht
mehr einseitig als potentiell krankheitsfördernd, sondern als möglicherweise
krankheits- oder gesundheitsfördernd eingestuft. Gesundheit und Krankheit
werden nicht mehr statisch-dichotomisch als Entweder-Oder-Kategorien gesehen, sondern als imaginäre Grenzpole an den Enden eines Kontinuums, in dem
sich der lebende Mensch mehr oder weniger stark dem einen oder dem anderen
Pol annähert bzw. sich davon entfernt. Die individuelle Geschichte von Gesundheit und Krankheit eines Menschen wird ganzheitlich begriffen. Als Ursachen
von Gesundheit und Krankheit werden Ressourcen und Defizite benannt, die in
systemischer Wechselwirkung zur Biographie des Menschen stehen und sein
Kohärenzgefühl beeinflussen. Salutogenetische Therapien wollen die gesunden

---

[1480] *Bengel J.:* Was erhält Menschen gesund?, 89.
[1481] Vgl. die Gegenüberstellung und Auswertung bei *Bengel J.:* Was erhält Menschen gesund?, 35ff.

Anteile im Menschen stärken und damit die Heilungspotentiale und -ressourcen der Person nutzen.

Kernkonstrukt des salutogenetischen Modell ist das sogenannte Kohärenzgefühl (orig. *sense of coherence, SOC*), das als eine Art Globalorientierung zu verstehen ist, mit deren Hilfe der Mensch durch das Leben navigiert bzw. „schwimmt", wie Antonovsky in seiner Metapher vom „Leben als Fluss" illustriert hat. Menschen mit einem starken Kohärenzgefühl werden bzw. bleiben nach Antonovsky wahrscheinlicher (psychisch) gesund als Menschen mit einem schwachen Kohärenzgefühl.

Eine positive Grundeinstellung zum Leben und ein positives Kohärenzgefühl bestärken sich wechselseitig. Das Kohärenzgefühl wirkt z. B. ein auf das vegetative Nervensystem, das Immunsystem und das Hormonsystem des Menschen und beeinflusst Problemlösungsstrategien des Menschen auf kognitiver, affektiver und pragmatischer Ebene. Die Korrelation des Kohärenzgefühls mit der psychischen Dimension von Gesundheit ist nach derzeitigem Forschungsstand signifikant deutlich und im Vergleich einsichtiger als der Zusammenhang mit dem objektiven Maß an körperlicher Gesundheit und der subjektiven Einschätzung des allgemeinen Gesundheitszustandes.

Zur empirischen Überprüfung seines Modells hat Antonovsky einen eigenen Fragebogen entwickelt.

6.2.6.2 Zur Kritik und Bedeutung des Salutogenese-Modells aus der Perspektive des christlichen Glaubens

Die Bedeutung, Reichweite und Nachhaltigkeit des salutogenetischen Modells ist umstritten. „Teilweise wird bereits von einem Paradigmenwechsel gesprochen: von einem krankheitszentrierten Modell der Pathogenese hin zu einem gesundheitsbezogenen, ressourcenorientierten und präventiv ansetzenden Modell der Salutogenese."[1482] Andere Forscher teilen diese Meinung nicht. „Unsere Einschätzung ist weniger euphorisch (...) Unabhängig von der empirischen Evidenz des SOC läßt sich (...) festhalten, daß SOC trotz internationaler Publikationen in den letzten 20 Jahren von der Scientific Community nur teilweise einer Überprüfung für Wert befunden wurde und wenn, dann vor allem von Forschergruppen um Antonovsky selbst."[1483]

Selbst wenn von einem Paradigmenwechsel nach Antonovsky nicht gesprochen werden kann, so besitzt das salutogenetische Modell als Rahmentheorie für das Gesundwerden und die Gesundheit eine enorme Integrationskraft und Innovationskraft über einzelne Fachrichtungen und Disziplinen hinweg. Bemerkenswerterweise stimmt das salutogenetische Modell in vielen Punkten mit dem

---

[1482] *Bengel J.:* Was erhält Menschen gesund?, 9.
[1483] *Bengel J.:* Was erhält Menschen gesund?, 42.

wegweisenden „Health Promotion"-Programm der WHO (Ottawa, 1986)[1484] ü-
berein, obwohl keine explizite Beeinflussung der Konzepte auszumachen ist.
    In salutogenetischer Perspektive erscheint der Mensch als tendenziell
ganzes und lebendes System, das über enorme Ressourcenpotentiale und Le-
bensbewältigungsstrategien verfügt, die allerdings entscheidend mit seiner
grundlegenden Lebenseinstellung und mit der Entwicklung seines Kohärenzgefühls zusammenhängen. Aus theologischer Perspektive muss jedoch kritisch gefragt werden, inwieweit das salutogenetische Menschenbild nicht reduktionisti-
sche und dichotomische Tendenzen aufweist. Denn die Dimensionen des Menschen, die sein Dasein als biologisches, psychisches, emotionales und soziales
Wesen „transzendieren" (Stichwort: der Mensch als homo religiosus) kommen
im salutogenetischen Modell praktisch nicht zum Vorschein. Zudem baut Antonovskys Engführung von Gesundheit auf körperliches Wohlbefinden eine neue
Dichotomie zwischen Körper und Seele auf, die dem ganzheitlichen Menschenbild widerspricht, wie es vor allem in der Bibel, aber auch bei Hildegard von
Bingen, Eugen Biser und Eugen Drewermann gezeichnet wird. Dafür können
zwei mögliche Gründe genannt werden: zum Einen der weltanschauliche Pessimismus Antonovskys, den er selbst – als Jude - mit dem Holocaust begründet;
zum Anderen hält sich Antonovsky an die Vorgaben empirischer Forschung und
übernimmt deren erkenntnistheoretischen und methodischen Reduktionismus.
    Die religiöse Dimension des Menschen blendet das salutogenetische Mo-
dell zwar nicht aus, ja Antonovsky benennt sie an manchen Stellen sogar ausdrücklich als Einflussgrößen. Aber für die Erkenntnis, dass religiöser Glaube,
spezifisch christlicher Glaube, ein zentraler salutogener Faktor ist für Gesundheit und Wohlbefinden, bedurfte und bedarf es der Rezeption des salutogenetischen Modells in der Theologie, die Jacobs im deutschsprachigen Kontext exemplarisch geleistet hat.

6.3 Der christliche Glaube aus heutiger human- und naturwis-senschaftlicher Sicht

6.3.1 Der „Glaubensfaktor" (faith factor) und der Glaube als „Gesund-heitsfaktor" (health factor)

Die meisten neueren Forschungen zur Wechselbeziehung und –wirkung zwischen (christlichem) Glauben, Gesundheit, Wohlbefinden, Heilung und Heil
stammen aus dem pragmatisch orientierten anglo-amerikanischen Wissen-
schaftskontext. Das folgende Kapitel will keinen systematischen und kann keinen fachlich fundierten Überblick über die human- und naturwissenschaftliche

---

[1484] Vgl. *World Health Organization (Hg.):* Concepts and principles of health promotion.

Forschung geben, sondern einen Einblick in den aktuellen Diskussionsstand aus dogmatisch-soteriologischer Perspektive gewinnen.

6.3.1.1 Der „Glaubensfaktor" (*faith factor*) und die Mind-Body-Medizin
6.3.1.1.1 Der Glaube als gehirnimmanente Realität

Begriff und Konzept der Mind-Body-Medizin stammen aus den USA. Einige deutsche Kliniken und Rehabilitations-Einrichtungen haben bereits diesen ganzheitlich orientierten medizinischen Ansatz übernommen.[1485] Das diagnostische und therapeutische Repertoire der Mind-Body-Medizin will dem Patienten als ganzem Menschen gerecht werden. Wichtige gesundheitsstrategische Ziele sind einerseits die Synergie zwischen Schulmedizin und alternativen Heilverfahren und andererseits die ganzheitliche Heilung des Patienten unter Mobilisierung seiner Selbstheilungskräfte.

Als Pionier der Mind-Body-Medizin gilt der amerikanische Kardiologe und Harvard-Professor Herbert Benson.[1486] Seine Forschung liefert viele Hinweise, dass Glaubensüberzeugungen und meditative Praktiken sich nachhaltig positiv auf die Gesundheit und das Wohlbefinden des Menschen auswirken können. Eine spezifische „Benson-Methode" gibt es nicht.[1487] Bensons Credo vereint medizinische Empirie, materiell-reduktionistische Erkenntnistheorie und persönliche Überzeugung. Er „glaubt" an eine Einheit aus Geist, Seele und Körper auf physikalischen und biologischen Grundlagen. Demnach „... werden unsere Überzeugungen und Emotionen vom Körper erzeugt und verwirklicht, und die Seele – die man einst für immateriell und schwer faßbar hielt – ist auf bemerkenswerte Weise Teil unseres leiblichen Daseins."[1488]

Bensons medizinische Motivation gründet in der „... Suche nach etwas Beständigem in der Medizin. Ich wollte eine zeitlose Quelle der Heilung entdecken, deren Nutzen nie in Frage gestellt werden konnte."[1489] Er nennt diese Quelle den „Glaubensfaktor" (*faith factor*). „Die Neigung zum religiösen Glauben ist dem menschlichen Körper von Natur aus einprogrammiert, und Gebete und andere Glaubensübungen wirken auf unseren Körper heilsam und kräftigend."[1490]

Der Mind-Body-Pionier versteht das Phänomen Glaube als eine gehirnimmanente Realität, die sich auf der Grundlage genetischer Prädispositionen in der Evolution entwickelt hat. Glaube ist für ihn eine Folge der Evolution, aber

---

[1485] Vgl. *Miketta G.*: Wie die Seele den Körper heilt. In: Focus 38 (2003) 94-106.
[1486] Vgl. *Benson H.*: Heilung durch Glauben. Selbstheilung in der neuen Medizin (Timeless Healing), München 1997. Benson leitet das bekannteste Mind-Body-Institut am Beth Israel Deaconess Medical Center, das er 1988 selbst gegründet hat. Vgl. via Internet: http://www.mbmi.org.
[1487] Vgl. *Benson H.*: Heilung durch Glauben, 176.
[1488] *Benson H.*: Heilung durch Glauben, 273.
[1489] *Benson H.*: Heilung durch Glauben, 15.
[1490] *Benson H.*: Heilung durch Glauben, 402.

kein Zufall und keine Laune derselben. Die Evolution hin zum Menschen wird von einem „intelligenten Plan" begleitet. „Ich glaube an die wissenschaftlich beschreibbare Schöpfung und Evolution und an eine Welt, die dennoch unter göttlichem Einfluß steht."[1491] Die empirische Realität des „Glaubensfaktors" sieht er als erwiesen an: „... die Wahrheit der Gotteserfahrung steht für mich zweifelsfrei fest (...) Gott existiert."[1492]

6.3.1.1.2 Erinnertes Wohlbefinden und Entspannungsreaktion

Der „Glaubensfaktor" nach Benson steht für die „die kombinierte Kraft" von zwei inneren Vorgängen, die potentiell jeder Mensch erlebt. Das sind erstens das erinnerte Wohlbefinden und zweitens das Aktivieren der Entspannungsreaktion. Benson unterscheidet drei Arten von erinnertem Wohlbefinden: Glaube und Erwartungshaltung auf Seiten des Patienten, Glaube und Erwartungshaltung auf Seiten des behandelnden Arztes und Glaube und Erwartungshaltung, die durch die Partnerschaft zwischen Patient und Arzt entstehen.[1493] Erinnertes Wohlbefinden bedeutet für ihn soviel wie die wohltuenden Wirkungen des Placebo-Effektes, der auf dem Vertrauen des Patienten in sich selbst und in die Kompetenz des Therapeuten und dessen Heilmittel beruht.[1494]

Negatives Gegenteil des positiven erinnerten Wohlbefindens bzw. des wohltuenden Placebos ist das Nocebo. „Wie unser Körper sich an früheres Wohlbefinden erinnern kann, kann er auch Vorstellungen von Krankheit oder gar Tod Wirklichkeit werden lassen. Die westliche Medizin versucht, der Tatsache Rechnung zu tragen, daß sich negative Überzeugungen als körperliche Symptome manifestieren können, indem sie solche Erkrankungen als ‚psychosomatisch' bezeichnet."[1495]

Die Entspannungsreaktion (*relaxation response*) bildet das zweite zentrale Moment des Glaubensfaktors. „In guter reduktionistischer Manier gelang mir der Nachweis, daß die Entspannungsreaktion unabhängig von erinnertem Wohlbefinden funktioniert, also ohne den Glauben als Antrieb. Dann fand ich aber heraus, wie Entspannungsreaktion und erinnertes Wohlbefinden sich auf sehr wirksame und sinnvolle Weise ergänzen können."[1496] Die Entspannungsreaktion ist dem Menschen im Verlauf der Evolution mitgegeben worden, „... läßt sich so schnell mobilisieren wie die in Notsituationen lebenswichtige Kampf-oder-Flucht-Reaktion" und funktioniert, so Benson, auch ohne bewusste Glaubensentscheidung. „Man muß kein Gebet aufsagen oder andere, den Glauben ansprechende Worte. Es genügt, sich auf irgendein Wort, einen Satz, einen Ton oder eine sich wiederholende Handlung zu konzentrieren. So wie ein Penicillinspritze

---

[1491] *Benson H.:* Heilung durch Glauben, 402.
[1492] *Ebd.*
[1493] Vgl. *Benson H.:* Heilung durch Glauben, 40.
[1494] Vgl. *Benson H.:* Heilung durch Glauben, 44f.
[1495] *Benson H.:* Heilung durch Glauben, 50.
[1496] *Benson H.:* Heilung durch Glauben, 163.

Streptokokken-Infektionen heilt oder ein Laserstrahl eine gerissene Netzhaut am Auge repariert, wird jede Konzentration auf eine sich wiederholende Aktivität die Entspannungsreaktion aktivieren, ob Sie nun daran glauben oder nicht."[1497]

Im Vergleich zu Kampf-oder-Flucht-Reaktionen, die körperliche Systeme in Stress und erhöhte Aktivität versetzen, entschleunigen Entspannungsreaktionen den Stoffwechsel, den Blutdruck, die Herzfrequenz, verringern die Muskelspannung und fördern langsame Gehirnwellen.[1498] Visualisierungen und Affirmationen nach aktivierter Entspannungsreaktion wirken nachhaltig bewusstseins- und verhaltensverändernd.

Für Benson steht fest, dass ein intrinsischer Glaube, den ein Mensch in Übereinstimmung mit seinen persönlichen Überzeugungen lebt, nachweislich gesundheitsfördernd und identitätsbildend wirkt. Ein extrinsischer Glaube, den ein Mensch in Übernahme von äußeren Vorgaben mehr oder weniger fremdbestimmt und ohne echte Überzeugungen lebt, wirkt dagegen gesundheitshemmend und potentiell pathogen auf die „mind-body"-Einheit des Menschen.

6.3.1.2 Die Polarität des Glaubens als „Gesundheitsfaktor" (*health factor*)

Die grundlegende positive Erkenntnis aus der Diskussion zur gesundheitsfördernden Kraft des (religiösen) Glaubens: Glaube, vor allem wenn er religiös qualifiziert ist, fördert potentiell Gesundheit. „Auch andere Gesundheitsfaktoren, wie der soziale und wirtschaftliche Status, die Ernährungsweise und die körperliche Ertüchtigung wirken sich auf das Wohlbefinden des Menschen aus; aber ein aktives Glaubensleben führt zu einer Bandbreite von Auswirkungen, die in ihrem Umfang einzigartig zu sein scheint. Diese positive Wirkung ist bereits für die meisten Bereiche der Gesundheit des Menschen nachgewiesen worden. Das reicht von der Krankheitsverhütung über die Behandlung bis zur Rekonvaleszenz und zur seelischen Bewältigung von Fragen am Beginn des Lebens (Unfruchtbarkeit und Frühgeburt) bis zu dessen Ende (Milderung von Todesängsten)."[1499]

Manche Thesen des renommierten amerikanischen Mediziners Matthews erscheinen aus theologischer Sicht jedoch begrifflich und sachlich problematisch, wie z. B. seine Unterscheidung zwischen „Religion" und „Spiritualität". In einer griffigen These formuliert er: „Kurz: Spiritualität stellt Fragen, Religion

---

[1497] *Benson H.:* Heilung durch Glauben, 167.
Vgl. *a. a. O.,* 176f. Als Beispiele für Konzentrationsworte nennt Benson nichtreligiöse Metaphern („Eins Ozean Liebe Frieden Ruhe Entspannung") und religiöse Metaphern (vor allem die Glaubensbekenntnisse der Weltreligionen).
[1498] Vgl. *Benson H.:* Heilung durch Glauben, 171.
[1499] *Matthews D. A.:* Glaube macht gesund. Erfahrungen aus der medizinischen Praxis, Freiburg-Basel-Wien 2000, 28.

formuliert Antworten."[1500] „Religion" verbindet er mit Außenorientierung und Fremdbestimmung und mit den doktrinären und orthodoxen Aspekten des Glaubens. „Religion" erscheint bei ihm wie der tendenziell negative Pol im Glaubensspektrum, in etwa gleichzusetzen mit einem extrinsischen Glauben. Unter „Spiritualität" versteht Matthews den Sammelbegriff für den positiven Gegenpol zu „Religion". Spiritualität richtet sich für ihn auf die Individuation, Integration, Selbstverantwortung und Freiheit der Person. Religion meint für ihn die äußerlich feststellbare, „messbare" Dimension des Glaubens; als Spiritualität bezeichnet er die Dimension des Glaubens, die sich den Augen der Öffentlichkeit mehr oder weniger entzieht.

Das Verbindende zwischen beiden Polen ist für Matthews die gemeinsame programmatische Suchbewegung („Suche nach dem Heiligen"), die Anerkennung des Transzendenten, die Sinnfrage, die soziale, ökologische und kommunikative „Frage". Wie in einem Kontinuum sieht Matthews die Unterschiede zwischen beiden Polen „fließend und nicht absolut".[1501] Das Hauptproblem seiner Gegenüberstellung von „Religion" und „Spiritualität" besteht darin, dass einerseits die Begriffe nicht genau bestimmt sind und andererseits der Entweder-Oder-Dualismus zwischen „Religion außen" und „Spiritualität innen" die Polarität von „Innen" und „Außen" zu zerreißen droht. Damit wäre der Suche nach dem Glauben als „ganzheitlichem Gesundheitsfaktor" schlecht gedient.

Im positiven Sinn arbeitet Matthews' Differenzierung jedoch deutlich heraus, dass das Phänomen Glaube eine polare Struktur aufweist. Diese Polarität gilt es zu beachten, wenn die zentrale Frage zu beantworten ist: wie ist der Glaube als Gesundheitsfaktor inhaltlich und strukturell qualifiziert? Wodurch unterscheidet er sich von einem gesundheitsbeeinträchtigenden oder gar krankmachenden Glauben? Fundamental verschiedene Glaubenspositionen können logischerweise nicht gleichrangig den Anspruch erheben, gleichermaßen zu Gesundheit und Heil zu führen, wie das bei extrinsisch und intrinsisch qualifiziertem Glauben offensichtlich der Fall ist.

Umso bedenkenswerter wirkt Matthews' Hinweis, der auch als Kritik an einem extrinsischen Verständnis des christlichen Glaubens zu verstehen ist. „Dieser jüdisch-christliche Glaube führt zu einer bestimmten religiösen Struktur, die sich deutlich von einer organisierten, offeneren und individualistischen Spiritualität unterscheidet. Es ist wichtig, diesen Unterschied zu beachten; denn in fast allen Untersuchungen über den Faktor Glaube sind die Forscher vom Grad der religiösen Aktivität oder Religiosität der Beteiligten ausgegangen und nicht von ihrer Spiritualität."[1502]

[1500] *Matthews D. A.:* Glaube macht gesund, 216f.
[1501] *Ebd.*
[1502] *Matthews D. A.:* Glaube macht gesund, 218.

6.3.2 Glaube und Psyche - zur Religionspsychologie des Glaubens

6.3.2.1 Die Entwicklung der religionspsychologischen Forschung

Theologische Betrachtungen über den Zusammenhang von Seele und Glaube haben eine lange christliche Tradition.[1503] In der Neuzeit differenzierte sich die Erörterung in zwei zunehmend emanzipierte Themenbereiche, wie gerade die Entstehung der wissenschaftlichen Psychologie belegt. Deren empirisch-induktive und experimentelle Forschungsmethoden verabschiedeten sich weitestgehend von den traditionellen philosophischen und theologischen Kategorien der Metaphysik und der (Neo-)Scholastik.

Der Psychologe und Philosoph William James fasste in seinem Spätwerk[1504] die Forschungsergebnisse der religionspsychologischen Forschung an der Wende zum 20. Jh. zusammen und interpretierte die Ergebnisse im Kontext seiner empiristischen und pluralistischen Philosophie. James' Arbeit wirkte als nachhaltiger Impuls für das gesteigerte wissenschaftliche Interesse an der Frage, wie sich religiöser Glaube und Gesundheit bzw. Krankheit zueinander verhalten.

Protestantische Theologie rezipierte frühzeitig die amerikanischen Pionierstudien.[1505] Doch das grundsätzliche Misstrauen der Dialektischen Theologie gegenüber empirisch-religionspsychologischer Forschung wirkte sich negativ auf den Dialog beider Disziplinen aus.[1506] Die Folge war die jahrelange Distanz, ja phasenweise völlige Abstinenz der Theologie von religionspsychologischer Forschung. Die neuere Pastoraltheologie und Religionspädagogik hat sich intensiv mit den religionspsychologischen Erträgen auseinander gesetzt. An der unübersehbaren Distanz der Theologie, speziell der systematischen Theologie, hat dies jedoch kaum etwas geändert.

Die Verantwortung liegt aber nicht nur auf Seiten der Theologie. „Die Unaufgeklärtheit der Lage wird dadurch keineswegs erleichtert, daß die Religionspsychologie ihrerseits bis heute weder eine gründliche Bestandsaufnahme ihrer eigenen historischen Ursprünge vorgelegt hat noch zu einer überzeugenden Klärung ihrer wissenschaftstheoretischen Grundlagen, und damit auch ihrer Verhältnisbestimmung zur Theologie, vorgestoßen ist."[1507]

[1503] Z. B. bei *Tertullian:* De anima. In: CSEL 20, 298-396; *Gregor v. Nyssa:* De anima. In: PG 45, 187-222; *Augustinus A.:* Confessiones. In: CCL 27.

[1504] Vgl. in dt. Übersetzung *James W.:* Die religiöse Erfahrung in ihrer Mannigfaltigkeit. Materialien und Studien zu einer Psychologie und Pathologie des religiösen Lebens (The Varieties of Religious Experience), Leipzig 1907.

[1505] Zur Aufnahme der empirischen Tradition der (Religions-)Psychologie in der Theologie vgl. den Forschungsüberblick bei *Huxel K.:* Die empirische Psychologie des Glaubens. Historische und systematische Studien zu den Pionieren der Religionspsychologie, Stuttgart-Berlin-Köln 2000, 23-27.

[1506] Stichworte: Anthropologisierung und Psychologisierung des Glaubens, „Erlebnisreligion" Vgl. *Barth K.:* Die Kirchliche Dogmatik I, Bd.1: Die Lehre vom Wort Gottes. Prolegomena zur kirchlichen Dogmatik, Zürich 1952, 18-20.

[1507] *Huxel K.:* Die empirische Psychologie des Glaubens, 27.

419

Trotz dieses Defizits sind die quantitativ und qualitativ erhobenen Ergebnisse heutiger religionspsychologischer Forschung enorm wichtig für die Theologie und die Frage nach der Heilsmacht des christlichen Glaubens.[1508]

6.3.2.2 Der Glaube: Gesundheitsfaktor, aber keine Wunderdroge

Forschungsergebnisse der Gesundheitsmedizin, Psychoneuroimmunologie, Religionspsychologie und Lebensqualitäts-Forschung[1509] belegen: „Zwischen körperlicher Gesundheit und persönlicher Religiosität besteht also ein vielfach nachgewiesener positiver statistischer Zusammenhang, der vermutlich auch ein kausaler ist. Der Stärke nach ist er zwar bescheiden, daß er noch keinen Frömmigkeitsbonus bei den Krankenversicherungsbeiträgen rechtfertigt, doch stellt er trotzdem ein beachtliches Potential dar."[1510]

Andererseits darf das nüchterne Urteil aus der Krebsforschung, speziell der Psychoonkologie, nicht überhört werden: Glauben ist keine Wunderdroge.[1511] Religiöser Glaube, zumal christlicher Glaube, rechtfertigt keine Allmachtsphantasien, trotz der hocherfreulichen Tatsache von Spontanremissionen (z. B. bei Krebserkrankungen). „Sieht man von außergewöhnlichen Fällen einmal ab, so wird man um der Deutlichkeit willen auf eine pauschale ‚Der-Glaube-heilt'-Rhetorik verzichten und feststellen müssen, daß der Glaube körperliche Krankheiten nicht unmittelbar heilt, sie aber verhütet und darüber hinaus Heilungsprozesse fördert und das subjektive Wohlbefinden, die Lebensqualität verbessert. Das ist weniger, als christliche und esoterische Heilungsbewegungen versprechen, aber mehr, als eine rein naturwissenschaftliche Medizin erwarten würde."[1512]

Da die psychosomatische Kausalität zwischen Psyche und Krebserkrankungen wesentlich schwächer zu sein scheint als bisher angenommen, dürfte dies auch den Einfluss des Glaubens auf Krebsprävention und –therapie relativieren.[1513]

[1508] Zur gegenwärtigen Situation der Religionspsychologie in Deutschland vgl. *Henning Chr., Murken S., Nestler E. (Hgg.):* Einführung in die Religionspsychologie, Paderborn u. a. 2003.
[1509] Z. B. *Koenig H. G., Cohen H. J. (Hgg.):* The Link between Religion and Health. Psychoneuroimmunology and the Faith Factor, Oxford 2002, 295: "There is growing epidemiological evidence that religious beliefs and behaviors are correlated with mental health and predict both better physical health outcomes and longer survival."
Vgl. auch *Andritzky W.:* Alternative Gesundheitskultur. Eine Bestandsaufnahme mit Teilnehmerbefragung, Berlin 1997, 91 ff.
[1510] *Grom B.:* Gesundheit und Glaubensfaktor – Religiosität als Komplementärmedizin? In: Stimmen der Zeit 216 (1998) 417.
[1511] Vgl. *Frick E.:* Glauben ist keine Wunderdroge. Hilft Spiritualität bei der Bewältigung schwerer Krankheit? In: HerderKorrespondenz 56 (2002) 1, 41-46.
[1512] *Grom B.:* Gesundheit und Glaubensfaktor – Religiosität als Komplementärmedizin? In: Stimmen der Zeit 216 (1998) 417.
[1513] *Lenzen-Schulte M.:* Seelenschmerz macht keinen Krebs. Das hartnäckige Gerücht vom Einfluss der Psyche ist widerlegt. In: Frankfurter Allgemeine Zeitung 55 (2004) 126, N 1. In der sogenannten „Kopenhagener Studie" wurden die Krankheitsgeschichten von 90000 Dänen

Religiosität als grundlegende Lebenseinstellung, die nachhaltig die Lebensführung beeinflussen kann, „... vermag nur zu motivieren, was schon an Selbstachtung, Liebesfähigkeit, sozialer Sensibilität und positiver Lebenseinstellung ansatzweise vorhanden ist. Trotz dieser Grenzen ist sie – psychohygienisch betrachtet – eine bedeutende soziale und personale Ressource für subjektives Wohlbefinden – für ,Heil'".[1514] Wobei anzumerken ist, dass die Parallelisierung oder gar die Identifizierung von subjektivem Wohlbefinden und „Heil" sehr problematisch ist.

Als Zwischenbilanz der neueren Forschung über Religiosität und Gesundheit ergibt sich: „Die wohltuende Wirkung des Glaubens beruht mit hoher Wahrscheinlichkeit auf der Kombination von sozialer Unterstützung, Lebenssinn, dem Gefühl, mit einer höheren Macht verbunden zu sein, und stressreduzierenden Gebets- und Meditationspraktiken."[1515]

6.3.3 Gottesvergiftung und Gottestherapie
6.3.3.1 Gottesvergiftung und ekklesiogene Neurosen
Manche Gottesbilder produzieren Neurosen und Psychosen und können Menschen existentiell „vergiften". Christlicher Glaube bewegt sich wie jeder religiöse Glaube in einem Kontinuum. Er kann zum Tod (imaginärer negativer Pol) oder zum Leben führen (imaginärer positiver Pol). Inquisition, Conquista, die pseudoreligiösen und mit Esoterik und Okkultismus vermischten Rasselehren des Nationalsozialismus, Terrorismus und Selbstmordattentate im Kontext des Islam, kollektive Selbstmorde auf Befehl von Sektenführern u. v. a. schreckliche Beispiele mehr zeugen drastisch von der permanenten Gefahr, die von angst- und gewaltbesetzten Gottes- und Menschenbildern ausgeht.[1516]

Die provokanten Thesen von der Gottesvergiftung, der Gotteskrankheit und von der toxischen Wirkung des Glaubens[1517] sind nicht einfachin als subjektivistische Argumente von „gottgeschädigten" Autoren abzutun, als hätten

---

ausgewertet, die zwischen 1969 und 1993 wegen einer Depression in einem Krankenhaus behandelt wurden. Diese Patienten erkrankten nicht häufiger an Tumoren als die übrige Bevölkerung.
[1514] *Grom B.:* Religiosität: Neurose oder Therapie? – Der Glaube auf dem Prüfstand von Psychologie und Lebensqualitätsforschung. In: Stimmen der Zeit 219 (2001) 42.
[1515] *Ernst H.:* Macht der Glaube gesund? In: Psychologie heute, Compact 8 (2003) 69.
[1516] Nur einige traurige Beispiele für das Phänomen des Sektenfanatismus: 1978 ordnete Jim Jones, Führer der Sekte „Tempel des Volkes", den Selbstmord von 900 Sektenanhängern im Dschungel von Guyana an. 1993 starb David Koresh, Führer der „Davidianer"-Sekte, zusammen mit 86 seiner Anhänger bei einer kollektiven Selbstverbrennung. 1995 ordnete Shoko Asahara, halbblinder Führer der Sekte Aum Tenrikyo („Höchste Wahrheit"), einen Giftgasanschlag auf Tokios U-Bahn an; 12 Menschen wurden dabei getötet und 5500 verletzt. 1997 ordnete Marshall Applewhite, Führer der Sekte „Heaven's Gate", den kollektiven Selbstmord von 39 Sektenanhängern an.
[1517] Vgl. *Moser T.:* Gottesvergiftung, Frankfurt a. M. 1976.

nur sie allein, womöglich auch noch selbstverschuldet, mit ihren negativen auto-biographischen Erfahrungen und mit ihren dunklen und ambivalenten Gottesbildern persönlich zu kämpfen.[1518] Die populär gewordene These von der Gottesvergiftung argumentiert sachlich mit der grundsätzlichen Kritik Freuds an der potentiellen Pathogenität religiösen Glaubens. Freud hatte beobachtet, dass religiöse Praxis und das Verhalten Zwangskranker ähnliche Strukturen aufweisen, und stellte die psychoanalytische These auf: „Nach diesen Übereinstimmungen und Analogien könnte man sich getrauen, die Zwangsneurose als pathologisches Gegenstück zur Religionsbildung aufzufassen, die Neurose als eine individuelle Religiosität, die Religion als eine universelle Zwangsneurose zu bezeichnen (...)"[1519]

Da Freud methodisch von therapeutischen Einzelfällen mit deformierter Religiosität auf das Allgemeine der Religion geschlossen und seine Definition von Gesundheit in pathogenetischer Perspektive gewonnen hatte, muss die Sichtweise Freuds aus heutiger Sicht stark relativiert werden. „Nicht einmal die klassische Psychoanalyse ist heute darauf aus, Religion und den Glauben an Gott nur als neurotische Schiefheilung anzusehen. Andacht und Spiritualität sind kostbare Fähigkeiten des Menschen, sich und die irdischen Verstrickungen zu transzendieren. Auf welche Theologie und welches Gottesbild sich diese Fähigkeiten richten, ist bereits eine zweite Frage. Die Psychotherapie möchte dem Patienten noch einmal die Fähigkeit zur Prüfung, zur Wahl zurückgeben, um das Vergiftete vom Heilsamen zu unterscheiden. Sie darf sich also weder in den Dienst einer Glaubensrichtung stellen noch Gläubigkeit und Religiosität prinzipiell bekämpfen, will sie nicht selbst einem missionarischen und oft sogar neurotischen Atheismus verfallen."[1520]

Die Behauptung der pathogenen Wirkung des christlichen Glaubens und der Kirche[1521] stützt sich auch auf die Hypothese von den „ekklesiogenen Neurosen"[1522], die der Gynäkologe Schätzing in die Diskussion brachte und die vom Berliner Arzt und Theologen Thomas weitergeführt wurde. Schätzing sprach von „ekklesiogenen Neurosen" aus persönlicher Betroffenheit über die absehba-

---

[1518] Vgl. *Zellner L.*: Gottestherapie. Befreiung von dunklen Gottesbildern, München 1995, 216.

[1519] Vgl. *Freud S.*: Gesammelte Werke, Bd. VII, Frankfurt a. M. 1960, 138. Freud arbeitete diese Position später weiter aus, vgl. *ders.*: Gesammelte Werke, Bd. IX, 188; *ders.*: Gesammelte Werke, Bd. XIII, 195; *ders.*: Gesammelte Werke, Bd XIV, 380.

[1520] *Moser T.*: Von der Gottesvergiftung zu einem erträglichen Gott. Psychoanalytischer Überlegungen zur Religion, Stuttgart 2003, 42.

[1521] Vgl. z. B. *Ellis A.*: Die rational-emotive Therpapie, München 1977.

[1522] „Ekklesiogene Neurosen" meint im weiteren Sinn psychische Störungen und seelische Probleme, die durch angstmachende Gottesbilder und durch neurotisch gestörte Glaubensvorbilder erzeugt werden. Die Genese ekklesiogener Neurosen soll, so die These, in kausalem Zusammenhang stehen mit Kirche als dem genuinen Ort des Glaubenslebens.

ren Folgen der Sexualfeindlichkeit im kirchlichen Milieu.[1523] Seine monokausale Argumentation, religiöse Prüderie sei die Ursache schlechthin für Potenzstörungen, Frigidität, Homosexualität und Masochismus/Sadismus, fand jedoch keine Aufnahme in die Klassifikation psychischer Störungen.

Medizinisch-psychologische Forschung kommentiert heute: „Auch die Vorstellung *ekklesiogener Neurosen* verliert an Plausibilität, da das triebdynamische Neurosenkonzept den Krankheitsbildern nicht mehr entspricht. Depressionen, Zwangs- und Angstsymptome mischen sich mit vegetativen Störungen zu einer multiplen Symptomatik, der eher eine systemisch, sozialpsychiatrische oder phänomenologisch-existenzielle Betrachtungsweise gerecht wird, als eine auf Triebunterdrückung beruhende."[1524]

Die Hypothese von einem kausal-konditionalen Zusammenhang zwischen religiösem Glauben und Krankheiten (z. B. in Form von Neurosen oder Psychosen) hat sich als Irrtum erwiesen. Andererseits kann nicht geleugnet werden, dass es neurotisch bedingte Glaubensschwierigkeiten gibt.[1525] Aus einer multikausalen, ganzheitlichen und systemischen Sicht des Menschen und seiner Umwelt zeigt sich: „Die Persönlichkeit beeinflußt maßgeblich die Art und Weise, wie ein Mensch sich selbst und seine Umwelt erlebt und wie er in Lebensschwierigkeiten reagiert. Dies wirkt sich auch auf den Glauben aus. Ein reiches Gefühlsleben wird auch im Glauben mehr Gefühlserfahrungen hervorbringen, eine schwermütige Wesensart wird auch in Glaubensfragen eher zu einer ernsten und möglicherweise bedrückenden Verarbeitung christlicher Inhalte führen. Daraus läßt sich aber noch nicht ableiten, daß es der Glaube ist, der schwermütig oder ‚krank' macht. Viel eher lassen sich aus dem Glaubenserleben Rückschlüsse auf die Art und Weise ziehen, wie ein Mensch sich und seine Umwelt erlebt (...)"[1526]

Ob religiöser Glaube heilsam, lebensfördernd und stressbewältigend wirkt oder zu neurotischen oder gar psychotischen Verzerrungen führt, hängt von verschiedenen Faktoren ab. Zentraler Faktor ist das persönliche Gottesbild und die Frage, ob die Person einen extrinsischen oder einen intrinsischen Glauben erlebt und lebt. Voll zugestimmt werden kann der These: „... ganzheitliche Gottesbilder wirken heilend und setzen therapeutische Kräfte aus dem Selbst frei, indem sie die Lebensenergien aus den Quellen der Seele transformieren. Diese positiven Gottesbilder wirken förderlich auf die seelische Entwicklung eines Kindes, eines Jugendlichen und eines jeden Menschen und fördern die therapeutische

---

[1523] Vgl. *Schätzing E.*: Die ekklesiogenen Neurosen. In: Wege zum Menschen 7 (1957) 97-108; *Thomas K.*: Ekklesiogene Neurosen. In: *Arnold W., Eysenck H. J., Meili R. (Hgg.):* Lexikon der Psychologie, Bd. 1, Freiburg 1980, Sp. 447.
Vgl. auch bei *Pfeifer S.*: Glaubensvergiftung – ein Mythos? Analyse und Therapie religiöser Lebenskonflikte, Moers 1993, 29ff.
[1524] *Andritzky W.*: Alternative Gesundheitskultur, 91.
[1525] *Görres A.*: An den Grenzen der Psychoanalyse, München 1968, 91.
[1526] *Pfeifer S.*: Gottesvergiftung – ein Mythos?, 47.

Arbeit. Entsprechend wirken auf der Negativseite die angstmachenden Gottesbilder, die durch neurotische Eltern, Erzieher und Erzieherinnen oder Geistliche
vermittelt werden, seelisch krankmachend."[1527]

6.3.3.2 Gottestherapie bei Gottesvergiftung

Nicht der Glaube, das Dogma und die Kirche als Institution „an sich" machen
krank, sondern deren Funktionalisierung und irregeleitete Perspektiven. „Ein
Dogma, das falsch ausgerichtet ist, eine Lehre, die falsche Betonungen und fal-
sche Prioritäten setzt, eine Predigt, die nur das aussagt, was gerade ins eigene
Konzept passt und das andere geflissentlich auslässt (oder totschweigt), können
Menschen verwirren und krank machen."[1528]

Mittlerweile haben selbst Religionskritiker wie Tilman Moser ihre ehedem
radikal negative Einschätzung von Glaube und Religion differenziert. Aufgrund
seiner langjährigen psychoanalytischen Beratererfahrung und mit Blick auf die
Ergebnisse religionspsychologischer Forschung bekennt Moser: „Als ursprünglich rein freudianischer Analytiker, der die psychoanalytische Religionskritik
zunächst geteilt hat, wenn auch nicht in der früheren Form der These, dass Religion eine Form kollektiver Neurose darstellt, finde ich mich in einer merkwür-
digen Zwischenstellung: Einerseits gibt es drückendes, mit der Religion verbun-
denes neurotisches Elend, und auf der anderen Seite gibt es heute zwischen seelischer Gesundheit und stützenden Formen des Glaubens einen nachweisbaren
Zusammenhang."

Seine Schlussfolgerung als nunmehr „aufgeschlossener" Psychoanalytiker
klingt kompromissbereit, bleibt aber in Kernfragen nach wie vor unversöhnlich
gegenüber der christlichen Religion. „Sozusagen aus psychohygienischen Gründen müsste man also für Religiosität eintreten, aber gerade nicht für eine Reihe
von zentralen Aspekten von Schuld, Sünde, Jenseits, Kreuzestod, die für mich
immer zentrale Punkte des Christentums ausmachten."[1529]

Verantwortungsvolle Gottestherapien entwickeln konstruktive Gegenent-
würfe, um nicht den destruktiven Wirkungen der (lebens-)gefährlichen Gottes-
vergiftungen zu erliegen. Sinnsuchende und sinnvermittelnde Gottestherapien
zeigen Möglichkeiten auf, wie nach negativen Erfahrungen mit ambivalenten
und dunklen Gottesbildern dennoch zu neuen, lichtvollen und heilsamen
Dimensionen in der Beziehung zu Gott, zur Umwelt und zu sich selbst
vorgestoßen werden kann. Bekenntnisse von Seelsorgern, die den „turnaround"
von der Gottesvergiftung zur Gottestherapie geschafft, machen Mut. „Meine
Kräfte gehören auch weiterhin einer neuen ‚Kultur der Liebe zu Gott'. Eine

---

[1527] *Hark H.*: Religiöse Neurosen. Neurotisierung durch angstmachende Gottesbilder. In: *Klosinski G.* (Hg.): Religion als Chance oder Risiko. Entwicklungsfördernde und entwicklungshemmende Aspekte religiöser Erziehung, Bern u. a. 1994, 151.
[1528] *Blatter K.*: Zwischen Wahn und Wirklichkeit. Macht Glaube krank?, Berneck 1995, 9.
[1529] *Moser T.*: Von der Gottesvergiftung zu einem erträglichen Gott, 78f.

auch weiterhin einer neuen ‚Kultur der Liebe zu Gott'. Eine solche Kultur ist für mich unersetzbarer und unabdingbarer Teil einer ‚Kultur des Menschseins'."[1530]

6.3.4 Neuro-Theologie – zur Biologie und Physik des Glaubens

Mit dem Neologismus „Neuro-Theologie" werden überwiegend naturwissenschaftliche Forschungen zusammengefasst, die sich um die Enträtselung der materiellen Grundlagen des religiösen Glaubens bemühen.[1531] Leitwissenschaften dieses Unternehmens sind neben Biologie und Physik vor allem die Neurowissenschaften. Letztere sehen sich selbst in der Rolle der neuen Leitwissenschaften für das 21. Jahrhundert, wobei deren starke Tendenz zu Naturalismus, Materialismus und Reduktionismus eher diesem Führungsanspruch für die Humanwissenschaften widersprechen.[1532] Nichtsdestotrotz erregen spektakuläre neurotheologische Thesen, wie z. B. die These vom „Gottes-Modul" bzw. vom „God spot" als dem lokalisierbaren Zentrum des Glaubens im Gehirn, internationale Aufmerksamkeit.[1533]

Die Neurowissenschaften widmen heute religiösen, spirituellen und mystischen Wahrnehmungsphänomenen erhöhte Aufmerksamkeit, das sind vor allem Nah-Todeserfahrungen, paranormale Phänomene, die Veränderung der subjektiven Zeitempfindung, außerkörperliche Erlebnisse und religiöse Träume. Diese Einzelphänomene können auch in Verbindung miteinander auftreten und zeigen sich unabhängig vom Alter und von der kulturellen Herkunft der Betroffenen. Vieles weist auf grundlegende Veränderungen in der Gehirnaktivität während dieser Ereignisse hin. Die meisten Neurowissenschaftler gehen derzeit davon aus, dass diese (Wahrnehmungs-) Phänomene gehirnimmanent sind und sie desto wahrscheinlicher auftreten, je höher das Niveau der außergewöhnlichen Gehirnaktivitäten ist.

Manche Forschungsergebnisse lassen vermuten, dass außergewöhnliche Erfahrungen mit einer epileptioden Übererregung des Gehirns zusammenhängen.

[1530] *Zellner L.:* Gottestherapie, 217.
[1531] Vgl. die journalistischen Überblicke bei *Schnabel U.:* Neuro-Theologie. Mystische Erfahrungen im Labor – Die Biologie des Glaubens. In: GeoWissen 29 (2002) 30-40; *Feldmann Chr.:* Gott wohnt im Scheitellappen. In: Publik Forum 17 (2003) 28-31.
[1532] Vgl. *Prinz W.:* Neue Ideen tun Not. In: Gehirn und Geist. Das Magazin für Psychologie und Gehirnforschung 6 (2004) 34f.
[1533] Vgl. *Klimchak S.:* Das Ich im Schneckenhaus – Interview mit Vilayanur Ramachandran. In: Gehirn und Geist 3 (2003) 68. Der Inder Ramachandran (*1951) stellte die These vom „Gottes-Modul" im Gehirn auf und wurde vom amerikanischen Nachrichtenmagazin „Newsweek" in den „Century Club" aufgenommen, d. i. eine Liste von hundert Persönlichkeiten, die für das 21. Jahrhundert besonders wichtig sein könnten.

6.3.4.1 Der God-Spot und der SQ-Faktor
6.3.4.1.1 40Hz-Oszillationen

Wenn alle Nervenzellen des Gehirns in Konzentration auf einen Gegenstand zu-sammenarbeiten, dann lassen sich mihilfe der Magnet-Enzephalographie 40Hz-bzw. Gamma-Schwingungen im Gehirn messen. 40Hz-Oszillationen können ü-berall im Gehirn schwingen. „In der äußersten Schicht der Großhirnrinde verhal-ten sich sich wie ein ruhig dahinfließender Strom und ermöglichen, wie vermu-tet wird, die räumlich-zeitliche Bindung einer speziellen kognitiven oder Wahr-nehmungserfahrung. Tiefer in der Großhirnrinde, wo die sensorischen Signale eingehen, verhalten sich die deutlicher abgegrenzten 40Hz-Wellen wie gekräu-selte ‚Wellen' auf dem ‚Teich' ruhig fließender Oszillationen. Von diesen abge-grenzten Oszillationen nimmt man an, dass sie es ermöglichen, den *Inhalt* einer gegebenen kognitiven oder Wahrnehmungserfahrung zu erschließen."[1534]

Geist bzw. Bewusstsein im Gehirn hängen fundamental mit der Existenz von 40Hz-Oszillationen zusammen. Wenn sich das Gehirn im Zustand des Ko-mas oder der Narkose befindet, hören diese Schwingungen auf; in einem traum-losen Schlaf sind nur geringe Aktivitäten festzustellen. Gamma-Oszillationen treten vollständig im Wachzustand auf, aber auch während des Traumschlafs bzw. im REM-Zustand des Gehirns (*rapid eye movement*-Phänomen während des Traumschlafs), obwohl das Gehirn dann nicht für äußere Wahrnehmungen empfänglich ist.[1535] Vieles weist darauf hin, dass Bewusstsein und Geist eine immanente Qualität des Gehirns sind.[1536] „Das Gehirn wurde, kurz gesagt, dazu *entwickelt*, bewusst zu sein und eine transzendente Dimension zu haben."[1537]

Möglicherweise können diese Zusammenhänge in naher Zukunft erklärt werden mit der quantenphysikalischen Theorie vom Quantenvakuum als dem energetischen Hintergrundzustand des Universums und als der zugrundeliegen-den, physikalisch beschreibbaren einheitlichen Wirklichkeit. Demnach könnten die kohärenten 40-Hz-Oszillationen als Quantenoszillationen so verstanden werden, dass ein holistisches Quantenereignis mit Myriaden von Nervenzellen-Oszillationen im Gehirn infolge von Kohärenzen durch Quantentunneleffekte bzw. Ionenkanalaktivitäten einzelner Nervenzellen entsteht, die sich dann „auf das Ganze" übertragen.[1538]

[1534] *Zohar D., Marshall I.*: SQ – Spirituelle Intelligenz. Die notwendige Frage nach dem Sinn – Wie das menschliche Gehirn Kreativität entstehen lässt, Visionen und Werte entwickelt und dem einzelnen Leben Sinn verleiht (SQ – The Ultimate Intelligence). Aus d. Engl. von Mat-thias Reiss, Bern-München-Wien 2000, 86f.
[1535] Vgl. *Zohar D., Marshall I.*: SQ – Spirituelle Intelligenz, 84.
[1536] *Zohar D., Marshall I.*: SQ – Spirituelle Intelligenz, 88.
[1537] *Zohar D., Marshall I.*: SQ – Spirituelle Intelligenz, 90.
[1538] Zur Diskussion vgl. *Zohar D., Marshall I.*: SQ – Spirituelle Intelligenz, 100-104.

6.3.4.1.2 Der „God spot"

Im menschlichen Gehirn ist das Phänomen Glaube in einer bestimmten neurologischen Struktur verortet. Dieser empirische Ort befindet sich in der Region der Temporallappen, die wiederum eng mit dem limbischen System zusammen hängen. Dieses Areal wird von Neurowissenschaftlichern seit einiger Zeit schlagwortartig als „God spot" oder „Gottesmodul" bezeichnet. God spot meint das „... ‚eingebaute' spirituelle Zentrum (...) in den Temporallappen des Gehirns. Auf Bildern, die mit Hilfe der Positronen-Emissionstomographie erzeugt werden, flackern diese Gebiete auf, sobald die Versuchspersonen einer Erörterung spiritueller oder religiöser Themen ausgesetzt sind. Dabei variieren die Reaktionen je nach Kultur (...) Der ‚God Spot' ist kein Beweis für die Existenz Gottes, aber er zeigt, dass das Gehirn sich dahin entwickelt hat, ‚letzte Fragen' zu stellen, eine Sensibilität für einen umfassenderen Sinn und Wert zu haben und sie zu nutzen."[1539]

Allerdings kann nicht nur bei religiösen, spirituellen und mystischen Handlungen seelisch gesunder Menschen eine erhöhte Aktivität in den Temporallappen nachgewiesen werden, sondern auch bei epileptischen Krampfanfällen, bei Schizophrenie und bei manisch-depressiven Symptomen.[1540] Die Ambivalenz dieser Phänomene zwingt zu einer kritischen Interpretation der God-spot-These, um nicht in die Falle eines naiven Biologismus zu geraten, demzufolge Glaube und Religiosität auf eine hochspezialisierte Gehirnregion zu begrenzen sind.

Die Frage, warum das Gehirn mit dem Gottesmodul ausgestattet ist, beantwortet die heutige Forschung mit zwei unterschiedlichen Theorien. Für die darwinistisch orientierten Interpreten hat sich das Gottesmodul im Gehirn entwickelt, weil es einen evolutionären Vorteil brachte (Adaptionstheorie). Der anderen Theorie gilt die Fähigkeit des Menschen zu Glaube und Mystik eher als relativ zweckfreies Nebenprodukt der Gehirnevolution, ohne spezifischen Selektionsvorteil (Exaptationstheorie).

6.3.4.1.3 IQ, EQ und SQ

„Die 40-Hz-Oszillationen sind das, was man als das neuronale Substrat des SQ bezeichnen könnte. Die These von der Existenz des SQ (spiritueller Intelligenz-Quotient) des Menschen kann mit mit einer Reihe von naturwissenschaftlichen, speziell neurologischen Untersuchungsergebnissen, erhärtet werden. Demnach repräsentieren IQ (überwiegend kognitiv ermittelter Intelligenzquotient; Struktur des seriellen, logischen, linearen, rationalen Denkens), EQ (emotional-somatischer Intelligenzquotient; Struktur des assoziativen Denkens und „Fühlens") und SQ (spiritueller Intelligenzquotient) die Hauptfähigkeiten des mensch-

---

[1539] *Zohar D., Marshall I.:* SQ – Spirituelle Intelligenz, 20.
[1540] Vgl. *Zohar D., Marshall I.:* SQ – Spirituelle Intelligenz, 114ff.

lichen Gehirns, Probleme auf bestimmten Ebenen und in verschiedene Richtungen zu lösen.

Der SQ, so die These, ist ein universales Phänomen. Er hängt nicht zwangsläufig ab von der Zugehörigkeit eines Menschen zu einer bestimmten Kultur, einem Religionssystem oder einer Weltanschauung. „Beim SQ (...) handelt es sich um eine *innere,* angeborene Gabe des menschlichen Gehirns und der Psyche, die ihren Ursprung letztlich im Herzen des Universums hat. Es handelt sich um eine Kapazität, die sich über Millionen von Jahren entwickelt hat und die es dem Gehirn ermöglicht, in der Lösung von Problemen Sinn zu erkennen und ihn zu nutzen (...) Spirituelle Intelligenz ist die Intelligenz der Seele. Es ist die Intelligenz, mit deren Hilfe wir uns selbst heilen und ein Ganzes aus uns machen.“[1541] Der SQ dient dem Menschen als eine Art Kompass, um aus dem Chaos Ordnung zu schaffen in den Untiefen des Gefühls- und Seelenlebens. „Der SQ ist unser Gewissen.“[1542]

Mehrere Testkriterien für einen hohen SQ werden in der Fachliteratur genannt , z. B.: „die Gabe, flexibel (aktiv und spontan anpassungsfähig) zu sein; ein hohes Maß an Selbstbewusstheit; eine Fähigkeit, sich Leid auszusetzen und es zu nutzen; eine Fähigkeit, sich Schmerz auszusetzen und ihn zu überwinden; die Eigenschaft, sich von Visionen und Werten inspirieren zu lassen; eine Widerwille, jemandem unnötig Schaden zuzufügen; eine Neigung, Zusammenhänge zwischen verschiedenartigen Dingen zu erkennen (‚holistisch' zu sein); eine ausgeprägte Neigung, Fragen zu stellen wie: ‚Warum?' oder ‚Was wäre, wenn?' sowie nach grundlegenden Antworten zu suchen; das zu sein, was die Psychologen ‚feldunabhängig' nennen – die Begabung zu besitzen, gegen Konventionen anzuarbeiten.“[1543] Gemessen an diesen Testkriterien erscheint wiederum die pauschale Hypothese plausibel, dass der kollektive SQ in der gegenwärtigen Gesellschaft niedrig ist.[1544]

Spirituelle Intelligenz kann aus evolutiver Sicht sogar als die Höchstform menschlicher Gehirnleistungen erachtet werden, da sie dem Menschen das bewusste und unbewusste, „Transzendieren" der intrapersonalen und interpersonalen Dimension des Lebens ermöglicht und den Menschen „zu Höherem" befähigt, seien es religiöse, spirituelle oder mystische Erfahrungen.

6.3.4.2 Resümee

God spot und SQ, so die These mancher Neurowissenschaftler, sind angeborene Fähigkeiten des Gehirns und bilden die gehirnphysiologischen Grundlagen auch für den christlichen Glauben. Der hypothetische God spot, so die zusammenfas-

---

[1541] *Zohar D., Marshall I.:* SQ – Spirituelle Intelligenz, 17.
[1542] *Zohar D., Marshall I.:* SQ – Spirituelle Intelligenz, 20.
[1543] *Zohar D., Marshall I.:* SQ – Spirituelle Intelligenz, 24.
[1544] Vgl. *Zohar D., Marshall I.:* SQ – Spirituelle Intelligenz, 25.

sende Bewertung, gilt Neurowissenschaftlern als „... ein isoliertes Modul des neuronalen Netzes in den Temporallappen. Wie andere isolierte Module im Gehirn – unser Sprachzentrum, unser Rhythmuszentrum usw. – verleiht er uns eine besondere Fähigkeit, aber diese muss in andere integriert werden."[1545]

Möglicherweise dient der God spot als eine notwendige, aber nicht als eine hinreichende Bedingung für den SQ. Hohe Aktivität im „Gottesmodul" aktiviert die Entwicklung des SQ, gewährleistet aber nicht automatisch einen hohen SQ. Ein hoher SQ hängt davon ab, ob ein Mensch ein möglichst hohes Maß an Identitätsentwicklung, Selbstidentität, Glaubensidentität und Ganzheitlichkeit verwirklicht. Kinder verfügen häufig über einen hohen SQ. Bei Erwachsenen können Lebens- bzw. spirituelle Krisen die Aktivierung zur Höherentwicklung des SQ auslösen. Auf die therapeutische Relevanz des SQ deuten die Formulierungen der „Sechs spirituellen Wege" und der „Sieben praktischen Schritte" zu einem höheren SQ hin.[1546] Auf dem Weg der Entwicklung des SQ, so die These, geschieht Heilung.

6.3.5 Exkurs: Existiert Gott (nur) im Kopf? – Das religiöse Potential des Gehirns

Eine amerikanische Forschergruppe untersuchte empirisch die Gehirnaktivitäten meditierender Menschen.[1547] Die Bandbreite des religiösen Bezuges der Probanden reichte von meditierenden Buddhisten bis hin zu betenden Christen und Christinnen. Nach der Auswertung der Untersuchung mit Hilfe der speziellen fotografischen Methode SPECT (Single Photon Emission Computed Tomography), die genaue Durchblutungsmuster des aktuellen Gehirnzustandes liefert, waren sich die Forscher sicher, „... daß wir den Beweis für einen neurologischen Prozeß erbracht hatten, der es uns Menschen ermöglicht, die materielle Existenz zu transzendieren und mit einem tieferen, geistigeren Teil von uns selbst in Verbindung zu treten, der als absolute, universelle Realität wahrgenommen wird, die uns mit allem Seienden vereint."[1548]

Vage Arbeits-Hypothesen der Forschergruppe verdichteten sich zu handfesten Thesen. „Mystische Erfahrung ist biologisch real und naturwissenschaftlich wahrnehmbar." Das bedeutet: „Spirituelle Erfahrung ist in ihrem Ursprung und Wesen auf das Engste mit der menschlichen Biologie verflochten."[1549]

[1545] *Zohar D., Marshall I.:* SQ – Spirituelle Intelligenz, 126.

[1546] *Zohar D., Marshall I.:* SQ – Spirituelle Intelligenz, 245ff.287ff. Zohar und Marshall nehmen Anleihen aus allen großen Weltreligionen. Zahlensymbolik und Elemente ihrer skizzierten SQ-Therapeutik spiegeln ihren eklektischen Ansatz wider.

[1547] *Newberg A., d'Aquili E., Rause V.:* Der gedachte Gott. Wie Glaube im Gehirn entsteht, München 2003.

[1548] *Newberg A., d'Aquili E., Rause V.:* Der gedachte Gott, 19.

[1549] Vgl. *Newberg A., d'Aquili E., Rause V.:* Der gedachte Gott, 17f.

6.3.5.1 Strukturelle Voraussetzungen und Prinzipien der Arbeitsweise des Gehirns

6.3.5.1.1 Die Großhirnrinde

Aus neurowissenschaftlicher Sicht ist das Gehirn infolge der natürlichen Selektion und in einem langen, historisch zu verstehenden Prozess der Selbstorganisation entstanden. Die Ergebnisse dieser Evolution sind im Genom hinterlegt. Die im Laufe einer langen Evolution herausgebildete Großhirnrinde (Kortex cerebralis) bildet den größten Teil des Gehirns. Etwa zwei Drittel der Nervenzellen im Kortex ähneln Pyramiden und werden Pyramidenzellen genannt. Ihr Neurotransmitter ist Glutamat, das andere Zellen erregt. Etwa ein Drittel der Neuronen im Kortex wirken hemmend und verwenden den Neurotransmitter Gamma-Amino-Buttersäure.[1550] Im Großhirn laufen alle höheren kognitiven Leistungen des Menschen ab. Das Großhirn gilt als unterscheidendes Merkmal zwischen Menschen und anderen Lebewesen.

Der größere Teil der Großhirnrinde wird Neokortex genannt, da diese Region in der Evolution des Gehirns zuletzt entwickelt wurde. Dieses Gehirnareal befähigt Menschen zu Sprache, Kultur und Religion. Der Neokortex und der Körper sind über Strukturen miteinander vernetzt, die z. B. die Hormonaktivitäten steuern. Über diese Verbindungen ist der Neokortex mit dem Hirnstamm verbunden, wodurch das Gehirn über das Rückenmark mit den biologischen und physikalischen Prozessen des Körpers verbunden ist.

Die Großhirnrinde teilt sich in eine linke und rechte Hemisphäre, wovon jede wiederum in vier Strukturen unterteilt ist, die „Lappen" genannt werden und bestimmte Funktionsschwerpunkte im Gehirn übernehmen. Der Schläfenlappen an der Seite des Kopfes korreliert mit dem sprachlich-begrifflichen Assoziationsfeld (Aufgaben: Abstraktionen, Grammatik, Logik, Kausalität, Reduktion), der Hinterhauptlappen an der Rückseite des Kopfes mit dem visuellen Assoziationsfeld. Der Scheitellappen unter dem höchsten Punkt des Schädels korreliert mit dem sogenanten Orientierungsfeld (Aufgaben: linke Hemisphäre - innere Wahrnehmung eines begrenzten physisch definierten Körpers und das räumliche Empfinden des eigenen Selbst; rechte Hemisphäre - räumliche Koordination und dreidimensionale Wahrnehmung des Raumes, in dem das Selbst existieren kann), der Stirnlappen direkt hinter der Stirn korreliert mit dem Aufmerksamkeitsfeld (Aufgaben: Aufmerksamkeit, Einsetzen der Muskeltätigkeit, Redundanzfunktion). Bestimmte Formen der Meditation bewirken eine erhöhte Aktivität im Aufmerksamkeitsfeld.[1551]

Die beiden Hemisphären sind funktionell miteinander verbunden. Die linke Hemisphäre empfängt und analysiert Sinneswahrnehmungen von der rechten

---

[1550] Vgl. *Spitzer M.:* Geist im Netz. Modelle für Lernen, Denken und Handeln, Darmstadt 1996, 95.
[1551] Vgl. *Newberg A., d'Aquili E., Rause V.:* Der gedachte Gott, 48.

Körperhälfte und steuert die motorische Aktivität der rechten Körperhälfte und umgekehrt.

Die beiden Hemisphären unterscheiden sich auch voneinander. In der linken Hemisphäre konzentrieren sich verbale Kommunikation und mathematische Prozesse, weswegen dieser Bereich „dominant" genannt wird; in der rechten Hemisphäre konzentrieren sich nicht-sprachliche, assoziative und emotionale Prozesse.

Beide Hemisphären kommunizieren „in Nuancen" miteinander.[1552] Die Entstehung des menschlichen Bewusstseins hängt entscheidend von der gelingenden Synfunktion der beiden Hemisphären ab.

6.3.5.1.2 Das limbische System

Die Strukturen des limbischen Systems gehören evolutiv zu den Urbeständen hominider Entwicklung.[1553] Das limbische System erzeugt niedere Emotionen wie Angst, Wut und Angriffslust und reguliert diese. Bei Tieren erhöht das limbische System die Überlebenschancen, indem es Angriffslust erzeugt, um Nahrung zu erbeuten, Angst hervorruft, um vor Räubern und anderen Gefahren zu fliehen und antreibt zu Gemeinschaftsstreben, Paarungsverhalten und Nachkommensorge. Vom limbischen System der Tiere unterscheidet sich das menschliche durch die Fähigkeit, die emotionalen Impulse mit den höheren Wahrnehmungen und Gedanken des Neokortex zu verknüpfen, wodurch eine viel größere Komplexität an emotionalen Erfahrungen ermöglicht wird. Für religiöse und spirituelle Erfahrungen ist das limbische System unverzichtbar.

Der Hypothalamus (als „Oberaufseher" des Gehirns) am oberen Ende des Hirnstamms ist der evolutionsgeschichtlich älteste Teil des limbischen Systems. Dieses Organ funktioniert hauptsächlich als zentrale Verbindungsstelle zwischen den Prozessen des vegetativen Nervensystems und dem Neokortex. Wahrscheinlich wird der Hypothalamus bei Glaubenserfahrungen aktiviert.

Die Amygdala (als das „wachsame Auge" des Gehirns) in der Mitte des Schläfenlappens ermöglicht feine Differenzierungen zwischen Liebe, Zuneigung und Freundlichkeit. Sie aktiviert den Hypothalamus, der wiederum das vegetative Nervensystem steuert. Bei Erregungszuständen lässt sich eine erhöhte Aktivität der Amygdala nachweisen.

Der Hippokampus (als der „Diplomat" des Gehirns), der hinter der Amygdala liegt, hängt stark von deren Aktivität ab. Er kann nicht unmittelbar Emotionen erzeugen. Allein oder in Verbindung mit dem Thalamus kann der Hippokampus die Übertragung von Sinnesdaten an verschiedene Felder des Neokortex unterbinden und vom vegetativen Nervensystem erzeugte Beruhigungs- und Erregungsreaktionen regulieren.

[1552] Vgl. *Newberg A., d'Aquili E., Rause V.:* Der gedachte Gott, 35f.
[1553] Für den Zusammenhang und die Zitate der Assoziationen vgl. *Newberg A., d'Aquili E., Rause V.:* Der gedachte Gott, 64-69.

6.3.5.1.3   Die Entstehung höherer Leistungen im Gehirn

Im menschlichen Großhirn eines Erwachsenen befinden sich schätzungsweise 50-100 Milliarden Nervenzellen (Neuronen).[1554] Jeweils ca. 10000 von ihnen arbeiten in Netzwerken zusammen. Die Signalübertragung im Gehirn erfolgt chemisch oder elektrisch. Die von den Sinnesorganen her einlaufenden Signale – Milliarden kleinster Impulse elektrochemischer Energie - werden im Gehirn zuerst in den sogenannten primären Wahrnehmungsfeldern, die jedem der fünf Sinne zugeordnet sind, sensorisch verarbeitet und anschließend in sekundären Wahrnehmungsfeldern weiter verfeinert. Die sensorischen Wahrnehmungen gelangen dann in die Assoziativfelder. Auf dieser höchsten Stufe der Signalverarbeitung werden neuronale Informationen aus verschiedenen Gehirnarealen multidimensional miteinander verknüpft sowie Gedächtnis und Gefühlszentren in den Wahrnehmungsprozess einbezogen. Dieses Niveau bildet die Grundlage für Bewusstsein.[1555]

Von außen her eingehende Reize werden im Gehirn zugeordnet bzw. interpretiert, und zwar nach dem Ortsprinzip, d. h. in bestimmten Netzwerken bzw. in bestimmten Hirnarealen. „Verschieden große Populationen von Neuronen bilden komplexe, anatomisch oder funktional abgrenzbare neuronale Netze, die verschiedenen Aufgaben dienen. Solche funktionalen Netze können mehr oder weniger starr sein oder zeitlich begrenzt angelegt werden."[1556]

Die Neurobiologie hat für den Zusammenhang von optischer Sinneswahrnehmung und deren Verarbeitung im Gehirn experimentell festgestellt, „... dass verschiedene Eigenschaften (Merkmale) eines Objekts wie Form, Farbe, Orientierung im Raum oder Bewegung in unterschiedlichen Arealen der Sehbahn bzw. des Cortex verarbeitet werden."[1557] Die Verarbeitung der eingehenden Sinnesreize im Gehirn hängt nicht nur von den Sinnesorganen und dem zugeordneten Areal im Gehirn ab, sondern auch vom Aktivitäts- oder Passivitätsgrad des gesamten beteiligten Netzwerks, da Kerngebiete des Gehirns in Wechselwirkung miteinander funktionieren.

Das Gehirn arbeitet systematisch mit Informationen aus der Umwelt und Innenwelt und baut sich wie ein morphologisch strukturiertes Netzwerk mit zahlreichen, funktionell spezialisierten Subsystemen auf. Neben der Erkenntnisver-

---

[1554] Der italienische Arzt Camillo Golgi (*1844, +1926) entwickelte neue histologische (Silber-)Färbemethoden und gewann wichtige Erkenntnisse über den Feinbau des Nervensystems und des Gehirns. Zusammen mit dem Spanier Santiago Ramón y Cajal, der die Neuronentheorie entwickelte, erhielt er im Jahr 1906 den Nobelpreis für Physiologie oder Medizin. Die Nervenzellen als Neuronen bezeichnete zuerst der deutsche Anatom Waldeyer im Jahr 1891. Vgl. den Forschungsüberblick vgl. bei *Spitzer M.:* Geist im Netz, 3-7.

[1555] Zur umfassenderen Darstellung vgl. bei *Newberg A., d'Aquili E., Rause V.:* Der gedachte Gott, 40-43.

[1556] *Walkowiak W.:* Die Entstehung der Religion in unserem Gehirn. In: *Lüke U., Schnakenberg J., Souvignier G. (Hgg.):* Darwin und Gott. Das Verhältnis von Evolution und Religion, Darmstadt 2004, 29.

[1557] *Walkowiak W.:* Die Entstehung der Religion in unserem Gehirn, 32.

arbeitung gehört auch die Handlungssteuerung der im Gehirn eingehenden Sinnesreize zu den Hauptaufgaben des Gehirns. An der Umsetzung in sinnvolles und bedeutsames Handeln sind mehrere Hirnareale beteiligt, z. B. der Stirnlappen, die Basalganglien und das limbische System.

„Das Gehirn verarbeitet nicht Information, sondern *erarbeitet* Information (...)"[1558] D. h.: kognitive Leistungen bauen beispielsweise auf unbewussten oder vorbewussten Verarbeitungsschritten auf, die in hohem Maße erfahrungsabhängig sind.[1559] Kognitive Leistungen sind eng mit Emotionen verbunden. Das Gehirn generiert Bedeutung und Regeln nach dem Kausalitätsprinzip, indem verschiedene Ereignisse assoziiert und in einen plausiblen Zusammenhang gestellt werden. Das Gehirn konstruiert Wirklichkeit(en).

6.3.5.1.4   Gedächtnis, Plastizität und Glaube

Gedächtnis – Kurzzeitgedächtnis, Langzeitgedächtnis, Arbeisgedächtnis usw. - ist eine zentrale Fähigkeit des Gehirns. Ohne Gedächtnis kann der Mensch nicht sprechen, sich motorisch nicht zurechtfinden und keine Erfahrungen sammeln und daraus lernen. Ohne Gedächtnis kann der Menschen weder in geschichtlichen und sozialen Beziehungen noch in einem (auto)biographischen Verhältnis zu sich selbst leben. Gedächtnisverlust bedeutet Amnesieverlust.[1560] Ohne Gedächtnis kann der Mensch kein ganzer Mensch sein und keine integrierte und identische Persönlichkeit entwickeln.

Geraume Zeit galten biochemische Prozesse als Grundlage von Gedächtnis. Neurobiologische Forschung hat jedoch gezeigt, dass Grundvoraussetzung für das Lernen die enorme Wandlungsfähigkeit (Plastizität) des Gehirns ist, das aufgrund dieser Fähigkeit sowohl phylogenetische als auch individuelle Lernprozesse ermöglicht. Gedächtnis gelingt nach neurowissenschaftlicher Erkenntnis aufgrund aktivitätsabhängiger Veränderungen der neuronalen Strukturen bzw. durch die Verstärkung oder die Abschwächung synaptischer Interaktionen im Gehirn.

In der aktuellen Forschung werden zwei Grundtypen mit je zwei Arten von Gedächtnis diskutiert: 1. das deklarative bzw. explizite Gedächtnis (Stichwort: „wissen, dass") in der Art des episodischen und des semantischen Gedächtnisses; 2. das nicht-deklarative bzw. implizite Gedächtnis (Stichwort: „wissen, wie") in der Art des prozeduralen Gedächtnis und des sog. Primings.[1561]

[1558] *Walkowiak W.:* Die Entstehung der Religion in unserem Gehirn, 40.
[1559] Vgl. *Walkowiak W.:* Die Entstehung der Religion in unserem Gehirn, 37.
[1560] Die Beobachtung, dass sich erwachsene Menschen an Erlebnisse aus ihrer frühen Kleinkinderzeit nicht erinnern können, wird seit Freud als *infantiler Amnesieverlust* bezeichnet. *Weitestgehender bis totaler Amnesieverlust* kann beim Menschen aus mehreren Gründen eintreten, z. B. nach einer Hirnhautentzündung (Enzephalitis), während der Alzheimer-Erkrankung und nach einem operativen Eingriff im Gehirn, um Epilepsie zu heilen.
[1561] Vgl. *Jaffard R.:* Das facettenreiche Gedächtnis. In: Spektrum der Wissenschaft, Spezial 1 (2002) 8; *Markowitsch H. J.:* Neuropsychologie des menschlichen Gedächtnisses. In: Spektrum der Wissenschaft, Digest 3 (2002) 55. Demnach ist das episodische Gedächtnis für auto-

Diese Strukturen arbeiten als neuronale Funktionssysteme oft über weitver-
zweigte Hirnbereiche hinweg zusammen und haben sich in der Evolution möglicherweise nacheinander entwickelt.[1562]
Auch der christliche Glaube ist auf Gedächtnis angewiesen. Glaube hat
eine anamnetische-heilsame Dimension. „Er hat ein Gedächtnis an seine Wunder gestiftet, der Herr ist gnädig und barmherzig." (Ps 111,4). Die Erinnerung an
geschichtlich überlieferte Daten der Heilsgeschichte (vor allem an den Exodus,
das Exil und die Überlieferung der Heilstaten Jesu Christi in den Evangelien)
nähren und motivieren den kollektiven und individuellen Glauben. Geschichtliche überlieferte Daten des Unheils warnen Menschen vor der Wiederholung derselben Irrtümer, Fehler und Sünden. Andererseits leugnen Glaube und Religion
ohne eine kollektives und individuelles Gedächtnis die Geschichtlichkeit des
Menschen und flüchten sich in nicht nachvollziehbare, scheinbar gottunmittelba-
re Privatoffenbarungen (z. B. von Sektenführern/innen), die an der Geschichte
vorbei und ohne Bezug zur Tradition vermeintlich „exklusiv von oben" gegeben
werden.

Christlicher Glaube, der heilt und zum Heil führt, ist Glaube mit Gedächtnis, das in neurowissenschaftlicher Perspektive durch die Fähigkeit des Gehirns
zur Plastizität ermöglicht wird.

6.3.5.2 (Selbst-)Bewusstsein und Glaube
6.3.5.2.1 Bewusstsein und Bewusstseinszustände

Menschen sind potientiell bewusste Lebewesen. Extreme Positionen, die Bewusstsein für eine Illusion halten, können vernünftig nicht begründet werden.
Die Fähigkeit zu Bewusstsein unterscheidet Menschen mehr oder weniger deutlich von allen anderen Lebewesen. Die Erklärung der Entstehung von Bewusstsein gilt als ein Hauptproblem der gesamten Geistesgeschichte. Mechanistische,
kausale und korrelative Theorien versuchten Bewusstsein zu erklären, aber nur
mit relativem Erfolg.

Seit einiger Zeit suchen die Kognitions- und Neurowisenschaften nach
neuen Antworten. Die Vielzahl dieser dort experimentell und naturwissenschaftlich gewonnenen Ergebnisse legt nahe, nicht mehr von dem Bewusstsein im
Singulär, sondern von verschiedenen Bewusstseinszuständen im Plural zu reden.
Denn Wahrnehmung und Bewusstsein ereignen sich auf unterschiedlichen Ni-
veaus und mit verschiedener Komplexität, so z. B. eine einfache Rechenoperati-

---

biographische, großenteils singuläre Ereignisse sowie nach Ort und Zeit bestimmte Fakten
zuständig. Das semantische Gedächtnis oder Wissenssystem verwaltet Weltkenntnisse,
Schulwissen, Wissen um generelle Zusammenhänge und semantisch-grammatikalische
Kenntnisse. Das prozedurale Gedächtnis korreliert mit mechanischen und motorischen Fertigkeiten und Handlungsabläufen. Das Priming ist zuständig für erleichtertes Erinnern von ähnlichen erlebten Situationen oder früher wahrgenommenen Reizmustern.
[1562] *Markowitsch H. J.:* Neuropsychologie des menschlichen Gedächtnisses, 56.

on, die umfassende Rezeption einer musikalischen Symphonie oder die selbst-kritische Beurteilung eines Menschen als metakognitive Leistung.

6.3.5.2.2 Kognitives und phänomenales Bewusstsein

In der aktuellen neurowissenschaftlichen Diskussion wird unterschieden zwischen kognitivem und phänomenalem Bewusstsein. Kognitives Bewusstsein meint die Intentionalität[1563] des Wahrnehmens und Verarbeitens von physisch erfahrbarer Umwelt bzw. Innenwelt (wie sich „etwas" zeigt), d. h.: ein Choral erklingt; ich vernehme diesen akustisch. Phänomenales Bewusstsein meint die subjektive, individuelle, introspektive und reflexive „Färbung" der gegenstands- und zielbezogenen Wahrnehmung, die als „Qualia"[1564] bezeichnet werden (wie sich „mir" etwas zeigt), d. h.: wie ich einen Choral erlebe, was beim Hören in und mit mir an Gedanken, Gefühlen, religiösen und spirituellen Assoziationen ausgelöst wird. Dieser Aspekt des Bewusstseins entzieht sich empirischer inter-subjektiver Vergleichbarkeit und lässt sich sprachlich kaum kommunizieren, da es sich hier um exklusiv auf das erlebende Individuum bezogene Wahrnehmungen und Bewusstseinszustände handelt.

Experimentelle Psychologie, Kognitions- und Neurowissenschaften bemühen sich gegenwärtig vor allem um die Erforschung des empirisch zugänglichen kognitiven Bewusstseins, das auf „objektive" Wahrnehmungen (konkrete oder abstrakte, reelle oder virtuelle) bezogen ist. Demnach wird kognitives Bewusstsein als mentales Phänomen und als Sonderfall von Naturvorgängen interpretiert.

Um die Differenz zwischen kognitivem und phänomenalem Bewusstsein zu erklären, sind verschiedene Theorien entwickelt worden. Der amerikanische Philosoph Dennett[1565] vertritt eine extreme Variante materialistisch-monistischer Theorien von Bewusstsein. Er argumentiert radikal eliminativ und schließt die Kluft, indem er die Existenz des phänomenalen Bewusstseins verneint und nur kognitive Bewusstseinszustände anerkennt, die er konsequent als neurobiologische Funktionen interpretiert. Eine extreme dualistische Gegenposition vertritt

---

[1563] Vgl. *Delacour J.*: Was kann die Neurobiologie erklären? In: Spektrum der Wissenschaft, Spezial 1 (2004) 12f. „Unter Intentionalität versteht man, dass sich bestimmte geistige Prozesse auf eine von ihnen selbst verschiedene Wirklichkeit beziehen, auf ein reelles oder imaginäres Objekt, das sich von den Vorgängen selbst unterscheidet. Die Intentionalität einer Erinnerung bestünde zum Beispiel darin, dass sie ein Kindheitserlebnis betrifft oder eine geliebte Person vor das geistige Auge holt. Bei einem abstrakten Gedanken ist es vielleicht die Bezugnahme auf eine Eigenschaft von Vektorräumen. Die Intentionalität stellt die äußere, kognitive Komponente eines bewussten mentalen Vorgangs dar."

[1564] Vgl. *Delacour J.*: Was kann die Neurobiologie erklären?, 13: „Als Qualia bezeichnet man die inneren Charakteristika von bewussten Prozessen, also ‚wie' es ist, sie zu erleben (...) Dabei lässt sich der Aspekt des ‚Wie' vom Aspekt der Intentionalität trennen. Das Wachrufen derselben Erinnerung, desselben abstrakten Gedankens oder die Wahrnehmung desselben Objekts können von verschiedenen Empfindungen begleitet sein, beispielsweise Fröhlichkeit oder Kummer, Wohlbefinden oder Unbehagen."

[1565] Vgl. *Dennett D.*: Philosophie des menschlichen Bewusstseins, Hamburg 1994.

der Philosoph Chalmers.[1566] Für ihn sind kognitives und phänomenales Bewusstsein von ganz verschiedener Qualität. Deshalb lässt sich die Erklärungslücke zwischen beiden vermutlich niemals schließen.

Neben mehreren mittleren Theorien, die auf die Hoffnung setzen, dass sich die Erklärungslücke zwischen kognitivem und phänomenalem Bewusstsein mit zunehmendem Wissen irgendwann einmal schließen lässt[1567], wird auch versucht, mithilfe von quantenphysikalischen Prozessen in den Mikrotubuli von Neuronen und mithilfe der neurobiologischen Erklärung des Phänomens der synchronen Aktivierung von Neuronen im Gehirn, den sog. 40-Hz-Oszillationen, eine gemeinsame Grundlage für kognitives und phänomenales Bewusstsein zu rekonstruieren.[1568]

6.3.5.2.3 Selbst-Bewusstsein

Vernünftig ist kaum zu bezweifeln, dass der Mensch dazu fähig ist, sich seine Gedanken, Gefühle und Handlungen als eigene bewusst zu machen. Die Frage nach dem Ich bzw. dem Selbst des Menschen ist eine besondere Form des grundsätzlichen Leib-Seele-Problems.[1569] René Descartes (*1596, +1650), Begründer des modernen Rationalismus, hat mit seinem „cogito, ergo sum"-Argument das Ich-Bewusstsein des Menschen dualistisch zu begründen versucht, indem er behauptete, dass das Ich (*res cogitans* bzw. Trägerin der Gedanken), eine geistige Substanz ist, die von ganz anderer Qualität ist als die körperliche Substanz (*res extensa*).[1570] Dieser Substanzendualismus wird heute sowohl von der Philosophie als auch von den Kognitions- und Neurowissenschaften fast ausnahmslos abgelehnt.[1571] Die gegenwärtige Philosophie vertritt im Wesentli-

---

[1566] Vgl. *Chalmers D.:* The conscious mind, Oxford 1996.
[1567] Z. B. bei *Damasio A.:* Ich fühle, also bin ich. Die Entschlüsselung des Bewusstseins, München 2000; *ders.:* Wie das Gehirn Geist erzeugt. In: Spektrum der Wissenschaft, Digest 3 (2002) 11.
[1568] Vgl. *Penrose R.:* Schatten des Geistes. Wege zu einer neuen Physik des Bewußtseins, Heidelberg 1995; *Crick F.:* Was die Seele wirklich ist, München 1994; *Zohar D., Marshall I.:* SQ – Spirituelle Intelligenz.
[1569] In der Diskussion um das grundsätzliche Leib-Seele-Problem haben sich drei zentrale Positionen herausgebildet: 1. Die dualistische Argumentation sagt: mentale Phänomene sind nicht physische Phänomene. 2. Die alltagspsychologische, „psychosomatische" Argumentation, die in der Wissenschaft auch als „mittlere" Argumentation in verschiedenen Variationen vertreten wird, lautet: mentale Phänomene sind im Bereich physischer Phänomene kausal wirksam. 3. Die materialistisch-monistische Argumentation meint: der Bereich physischer Phänomene ist kausal geschlossen. D. h.: Wenn ein physisches Phänomen eine Ursache hat, dann ist diese ein physisches Phänomen. Diese Argumentation soll nicht nur im mechanistischen Determinismus (des Newtonschen Paradigmas), sondern auch im probabilistischen Determinismus (des quantentheoretischen Paradigmas) gelten.
Das Dilemma besteht darin, dass eines der drei Argumente falsch sein muss, wenn zwei Sätze wahr sind, z. B. 1., wenn 2. und 3. wahr sind.
[1570] Vgl. *Descartes R.:* Über den Menschen, übers. von Karl. E. Rothschuh, Heidelberg 1969.
[1571] Philosophisch hatten bereits David Hume und später auch Ludwig Wittgenstein diesen Substanzendualismus zurückgewiesen. Nach deren Auffassung erscheint das Ich nicht mehr als differenzierte und stabile – substanzielle – Wirklichkeit, sondern als eine mehr oder weni-

436

chen drei Grundpositionen, um Ich- bzw. Selbst-Bewusstsein zu erklären, die im Wesentlichen als materialistisch-monistisch und evolutiv-reduktionistisch zu charakterisieren sind: Identitätstheorien, Funktionalismus und Supervenienztheorien.[1572]

Neurowissenschaftlich betrachtet handelt es sich bei der menschlichen Fähigkeit zu Selbst-Bewusstsein um eine besondere mentale Leistung des Gehirns, die wahrscheinlich als eine evolutiv spät entwickelte Form von Bewusstsein entwickelt worden ist. Experimentelle Aufschlüsse über die Ontogenese des menschlichen Ich- bzw. Selbstbewusstseins erbringt der klassische Flecktest des amerikanischen Psychologen Gordon Gallup.[1573] Gehirnphysiologisch dokumentiert sich Selbst-Bewusstsein als „... eine erhöhte Aktivität in medialen Kortexarealen und im rechten temporopariatalen Übergangsbereich (...)"

Selbst-Transzendenz, die große Fähigkeit des homo religiosus und des homo mysticus, gelingt dem Menschen, weil er fähig ist zu Selbst-Bewusstsein. (Selbst-) Bewusstsein gilt als Bedingung der Möglichkeit, dass sich der Mensch seines Daseinspotentials als Ebenbild Gottes, als Gottesfreund/in und als Gotteskind bewusst wird und selbstkritisch die tatsächliche individuelle und kollektive Verwirklichung dieses Potentials hinterfragen kann. Der christliche Glaube als Heilsmacht steht in Wechselwirkung mit dem vollen Selbst-Bewusstsein des Menschen von seiner geschöpflichen Berufung.

6.3.5.3 Glaubensmystik aus naturwissenschaftlicher Sicht

Übersehen werden darf aus theologischer Sicht allerdings nicht, dass die heute vorherrschende naturwissenschaftliche Sicht von Gehirn und Geist zu einem kategorischen Negativurteil über das Phänomen Mystik führt. „Den Naturwissenschaften mangelt es anscheinend nicht an rationalen Erklärungen für die seltsamen Berichte der Mystiker. Diese Erklärungen mögen sich zwar in ihrer Grundauffassung und Methode unterscheiden, doch sie stimmen allesamt in einem

---

ger zufällige Bündelung von unverbundenen Wahrnehmungsakten, deren Zusammengehörigkeit oder Nicht-Zusammengehörigkeit auf pragmatischen Konventionen beruht.
[1572] Vgl. *Newen A., Vogeley K.:* Selbst-Bewusstsein. Ich denke was, was du nicht denkst. In: Gehirn und Geist 2 (2003) 56. Identitätstheorien gehen von der gemeinsamen Grundannahme aus, „... dass mentale Prozesse identisch mit neuronalen Prozessen sind." Die funktionalistische Grundannahme besagt, „... dass nur die mit Hilfe des Gehirns realisierte funktionale Verschaltung für mentale Zustände wesentlich ist." Supervenienztheorien behaupten grundlegend, „... dass man mentale Zustände nicht durch eine funktionale Rolle, sondern lediglich dadurch charakterisiert, dass sie systematisch durch physische Zustände realisiert werden."
[1573] Einem Kind wird unbemerkt ein farbiger Punkt auf die Stirn gemalt, das Kind vor einen Spiegel gesetzt und anschließend dessen Reaktion beobachtet. Kinder unter eineinhalb Jahren versuchen den Farbfleck im Spiegel wegzuwischen; ältere Kinder reiben sich an der Stirn, um den Fleck zu entfernen. Diese Reaktion gilt als Anzeichen für Selbsterkenntnis und beginnendes Ich-Bewusstsein in der Ontogenese.
Da Große Menschenaffen ähnlich den älteren Kindern reagieren, lassen sich daraus Hinweise auf die phylogenetische Entwicklung von Ich-Bewusstsein ablesen.

wichtigen Punkt überein: Der Geist eines Mystikers ist ein Geist, der irgendwie grundlegend verwirrt ist. Die Mystik entspringt mit anderen Worten einer mentalen Pathologie, und die Mystiker leiden entweder unter einer Neurose, einer Psychose oder funktionalen Störungen des Gehirns und haben eindeutig den Bezug zur Realität verloren."[1574]

Die empirischen Beweise für diese materialistische Hypothese blieb naturwissenschaftliche Forschung bisher weitestgehend schuldig.

6.3.6 Glaube und Evolution
6.3.6.1 Religiosität als menschliche Universalie

Wenn der christliche Glaube sich gegenüber dem gesamten Spektrum von Forschung und Wissen argumentativ behaupten will, bedarf es, wie in dieser Untersuchung mehrfach betont wurde, interdisziplinär erarbeiteter Antworten. Eine zentrale interdisziplinäre These zum Verhältnis von Glaube und Evolution lautet, dass der Glaube nicht ausschließlich, sondern einschließlich zur materiellen Konstitution des homo sapiens sapiens gehört. „Der Mensch ist demnach dasjenige Wesen innerhalb der Evolution, dessen Verhalten religiöse Akte einschließt oder – noch deutlicher – dessen Verhalten durch religiöse Akte gekennzeichnet ist."[1575]

Dieser Gedankengang ruft Fragen hervor: Warum sind Menchen religiös? Warum stellt ein natürlicher Organismus Fragen nach dem Übernatürlichen? Wie kommt dieses Verhalten zustande? Wie kommt es, dass ein Lebewesen viel Zeit und Energie in Verhaltensweisen investiert, die (scheinbar) nicht unmittelbar der Lebenserhaltung oder der Reproduktion dienen? Welchen Selektionsvorteil bietet Religiosität? Handelt es sich um eine biologische Angepasstheit oder ein biologisch funktionsloses Epiphänomen anderer biologischer Merkmale des Menschen?[1576]

In interdisziplinärer Perspektive kann gut begründet die These vertreten werden: „Religiosität ist eine menschliche Universalie, die Antwortkonzepte auf Kontingenzfragen bietet. Sie manifestiert sich vor allem, wenn es zu einem Dialog zwischen vorgegebenen Sinnentwürfen und den individuellen Bedürfnissen der Menschen kommt."[1577]

[1574] *Newberg A., d'Aquili E., Rause V.:* Der gedachte Gott, 152.
[1575] *Söling C.:* Gottesinstinkt. Bausteine für eine evolutionäre Religionstheorie. Internetveröffentlichung unter http://bibd.uni-giessen.de/ghtm/2002/uni/d020116.htm, 168, Stand: 25.11.2005.
[1576] Vgl. *Voland E., Söling C.:* Aus der Sicht der Soziobiologie: Die biologische Basis der Religiosität in Instinkten – Beiträge zu einer evolutionären Religionstheorie, 47f.
[1577] *Voland E., Söling C.:* Die biologische Basis der Religiosität in Instinkten, 48.

438

6.3.6.2 Drei Optionen für eine Verhältnisbestimmung von Glaube und Evolution

Geistes- und Naturwissenschaften streiten mit ihren je eigenen Methoden um das Problem, wie sich Glaube, Religion und die Evolution des Lebens auf der Erde zueinander verhalten. Dabei konzentriert sich die Diskussion im Wesentlichen auf drei Optionen für eine mögliche Verhältnisbestimmung.[1578]

Eine mögliche Option geht von einem *koproduktiven* Verhältnis aus: Setzt Religion die biotische Revolution - möglicherweise unbewusst und mit anderen Mitteln - fort und bildet schließlich das Ergebnis der kulturellen Evolution? Ist Religion dann, wie auch das gesamte Spektrum der menschlichen Kultur, ein naturbedingtes Phänomen, also keine Leistung des Menschen und auch nicht für ihn oder um seinetwillen erschaffen?

Eine zweite Option geht von einem *kontraproduktiven* Verhältnis aus: Steht Religion im Gegensatz zur biotischen Revolution? Setzt Religion die Regeln der biotischen Revolution außer Kraft, allen voran das Prinzip der Selektion des am besten Angepassten? Verhält sich Religion als Anti-Selektionismus oder die Schöpfungslehre als Sachalternative zur Evolutionslehre – im Dienst der Menschlichkeit?

Eine dritte Option rechnet mit einem *unproduktiven* Verhältnis. Im Gegensatz zu den beiden vorausgehenden Optionen schließt diese Option die Annahme einer Polarität von Religion und Evolution aus. Demzufolge gehören Gott und Natur zwei getrennten Welten an ohne wechselseitige Beziehungen. Beide Welten stehen indifferent einander gegenüber. Die milde Version lautet: beide Welten koexistieren berührungslos. Die aggressive Version lautet: beide Welten schließen sich gegenseitig aus, und die Welt der Religion wird von der Welt der Naturwissenschaften schließlich endgültig abgelöst und ersetzt (vgl. die Nähe zum dialektischen Materialismus).

6.3.6.3 Glaube und Religion als determinierte Folgen der materiellen Gehirntätigkeit?

Die Neurowissenschaften, darunter die Neurobiologie und Soziobiologie, verstehen sich als neue Leitwissenschaften, da sie sich mit wesentlichen Fragen auseinander setzen, die bisher im Kompetenzbereich der Geisteswissenschaften und der Theologie angesiedelt waren: Was bestimmt unser Denken und Handeln? Was sind Gefühle und welche Bedeutung haben sie? Gibt es eine absolute Freiheit des menschlichen Willens? Oder ist Willensfreiheit nur eine Illusion?[1579]

[1578] Zur Einführung und Diskussion der Optionen vgl. *Lüke U., Schnakenberg J., Souvignier G. (Hgg.):* Darwin und Gott. Das Verhältnis von Evolution und Religion, Darmstadt 2004, 1f.
[1579] Vgl. *Goller H.:* Sind wir bloß ein Opfer unseres Gehirns? Hirnforscher betrachten Willensfreiheit als Illusion. In: Stimmen der Zeit 223 (2005) 447-458.

439

Die Positionen der Neurowissenschaftler decken das ganze Spektrum zwischen Dualismus und Monismus ab.[1580] In der gegenwärtigen Gehirnforschung zeichnet sich allerdings ein deutlicher Trend ab. „Die Hirnforscher und Neurophilosophen sind in großen Scharen zum Monismus übergelaufen bzw. haben ihn mit viel gedanklicher Kraft und theoretischer und empirischer Arbeit zu entwickeln getrachtet."[1581] Auf der Basis dieses erkenntnistheoretischen Ansatzes wird die Einheit von neurobiologischen und geistigen (inneren) Vorgängen postuliert. Die materialistisch-monistische These lautet: „Das menschliche Gehirn ist das Organ der geistigen Funktionen!"[1582] Geist und Seele haben in dieser reduktionistischen Sichtweise keine eigene Entität und Dignität.

Für das christliche Menschenbild, das den Menschen als Person versteht – entweder dichotomisch als Leib-Seele-Einheit oder trichotomisch als Leib-Seele-Geist-Einheit – bedeutet die Achse von Evolutionstheorie, materialistischem Monismus und naturalistischem Menschenbild eine grundsätzliche hermeneutische und existentielle Anfrage.[1583] Es drohen nicht weniger als die Verdinglichung des Menschen und die Enthumanisierung der menschlichen Person. „Aus der menschlichen Person droht ein Genreservoir und Genträger zu werden, aus dem freien Subjekt ein neuronal und hormonell gesteuerter Regelkreis, aus dem Geist ein kompliziert verschaltetes Informationssystem mit einer Hardware aus Kohlenstoff und Wasser."[1584] Bedeutet die Generalisierung der evolutionären These, dass Glaube und Religion eine Evolutionsvorteil bedeuten und sich

---

[1580] Typische Positionen sind: Radikaler Substanzendualismus (z. B. bei Descartes), dualistischer Interaktionismus, Eigenschaftsdualismus, Doppelaspekttheorien (z. B. die Annahme eines fundamentaleren Protobewusstseins für Materie und Bewusstsein), Emergenztheorie, spiritualistischer Monismus und eliminativer Materialismus, letztgenannter als radikalreduktionistische Variante des materiellen Monismus. Eine Sonderstellung nehmen Quantentheorien des Bewusstseins ein, die die Genese von Gehirn und Geist aus dem aller Evolution voraus- und zugrundliegenden Quantenvakuum erklären wollen. Das Quantenvakuum gilt in der Physik als der permanente Hintergrund des Universums und die Basis aller Evolution. Prominente Vertreter der dualistischen Position im Gefolge Descartes' sind u. a. *Popper K., Eccles J. C.:* Das Ich und sein Gehirn, München 1989. Sie stellten die These auf, dass die Materie aus Atomen und der Geist aus Psychonen, den Elementarteilchen des Bewusstseins, besteht. Sir John C. Eccles gilt als Begründer der Theorie des dualistischen Interaktionismus. Demnach sind Gehirn und Seele zwar duale Realitäten und miteinander verbunden, aber dennoch eigenständige Entitäten mit gegenseitiger Wechselwirkung.
Die Extremposition des eliminativen Materialismus vertreten z. B. die Philosophen Dennet und Churchland.
Vgl. *Dennet D.:* Philosophie des menschlichen Bewußtseins, Hamburg 1994. Für Dennet existieren nur das materielle Gehirn, Neuronen, neuronale Netzwerke und deren Funktionen.
Vgl. *Churchland P. M.:* Die Seelenmaschine. Eine philosophische Reise ins Gehirn, Heidelberg 1997.
[1581] *Linke D. B.:* Religion als Risiko. Geist, Glaube und Gehirn, Hamburg 2003, 56.
[1582] *Walkowiak W.:* Aus der Sicht der Neurobiologie: Die Entstehung der Religion in unserem Gehirn: In: *Lüke U., Schnakenberg J., Souvignier G. (Hgg.):* Darwin und Gott. Das Verhältnis von Evolution und Religion, Darmstadt 2004, 29.
[1583] Vgl. *Heinrich A.:* Soziobiologie als kulturrevolutionäres Programm, Regensburg 2001.
[1584] *Schärtl Th.:* Soziobiologie der Religion? Das religiöse Verhältnis in der Spannung zwischen Natur und Geist. In: Theologie der Gegenwart 46 (2003) 4, 254.

deshalb durchgesetzt haben, zusammen mit der naturalistischen Betrachtung des Menschen nicht den „Introitus eines soziobiologischen Requiems für die Religion"?[1585]

Die These, dass in der Evolution das Phänomen Glaube nach physikalisch-biologischen Prinzipien und Gesetzmäßigkeiten hervorgebracht worden ist, kann nur dann sinnvoll gelten, wenn (an)erkannt wird, dass „... die *biotische* Evolution (...), also die Entstehung und Weiterentwicklung des Lebens auf unserem Planeten Erde (...) nur eine kleine, nämlich räumlich und zeitlich begrenzte Episode in dem umfassenden Evolutions-Geschehen des Kosmos (...)" umfasst.[1586] Für eine relative Phase der Evolution des Lebens auf dem Planeten Erde mag gelten: „Dem methodischen Ansatz, auch Religion, Moral, Geist als Elemente der biotischen Evolution und unter deren Gesetzen und Bedingungen entstanden zu denken, ist, wie gesagt, im Blick auf die Frühphase der Evolution m. E. umstandslos zuzustimmen; ebenso dass Religion und die entstehende religiöse Funktion der Hominiden zunächst – im Heranwachsen und Sich-Entwickeln – durchaus ein sekundäres, primär biologisch bestimmtes Epiphänomen waren."[1587]

Bemerkenswerterweise aus naturwissenschaftlicher Sicht erfolgt die sachliche Feststellung: „Das umfassende Evolutions-Geschehen im Kosmos besteht aus einer Vielzahl von einzelnen Teil-Evolutionen, deren jede ihre speziellen Regeln und Dynamiken besitzt."[1588]

Religion auf dem Niveau ihrer vollen Entwicklung, d. i. das Niveau des Gottes- und Menschenbildes des Jesus von Nazareth, lässt sich eben nicht als eine Determinante einer wie auch immer gearteten biologisch-physikalischen Evolution verstehen. „Religion wurde schon wahr, als sie evolutionär noch nicht hilfreich und notwendig mithin zu erfinden war."[1589] Das jesuanisch radikalisierte Gebot der Nächsten- und Feindesliebe und die Positivität der Goldenen Regel (Mt 7,12 par.) widerstreben jeder Vereinnahmung durch die darwinistisch-evolutiven Kriterien der Mutation und Selektion.

Glaube und Religion sind mehr als ein biologisches Substrat. „Nichts also geschieht ohne die Grundlage der physikalisch-biologischen Evolution, vielleicht sogar nichts gegen sie, aber nicht alles wird durch sie hinreichend erklärt, weil nicht mehr alles, was kulturell geschieht, aus ihr abzuleiten ist, sondern den

[1585] *Schärtl Th.:* Soziobiologie der Religion?, 256.
[1586] *Schnakenberg J.:* Evolution und Reduktionismus. Ein Klärungsversuch aus naturwissenschaftlicher Sicht. In: *Lüke U., Schnakenberg J., Souvignier G. (Hgg.):* Darwin und Gott.Das Verhältnis von Evolution und Religion, Darmstadt 2004, 171.
[1587] *Kroeger M.:* Evolutionstheorie und Theologie – gemeinsame Einsichten, gegenseitige Herausforderungen. In: *Lüke U., Schnakenberg J., Souvignier G. (Hgg.):* Darwin und Gott. Das Verhältnis von Evolution und Religion, Darmstadt 2004, 129.
[1588] *Schnakenberg J.:* Evolution und Reduktionismus, 171.
[1589] *Kroeger M.:* Evolutionstheorie und Theologie, 132.

eigenen Kreativitäten der Kultur sich verdankt. Religion lässt sich nicht einfach und direkt biologisch ableiten."[1590]

Vielmehr tritt Religion „... der biologischen Evolution dialektisch-dialogisch gegenüber, wirkt auf sie zurück und verändert und gestaltet sie ihrerseits. Gedanke und Denken, Geist und Seele (...) sind auf Dauer nicht determinierte Folge der Gehirntätigkeit, sondern sie sind vom Gehirn ermöglichte und freigesetzte Möglichkeiten und – biologisch immer angebundene – Eigentätigkeiten."[1591]

Der Versuch einer erkenntnistheoretischen und methodischen Reduktion des Phänomens Religion auf biotische Grundlagen erklärt sich auch aus den spezifischen Voraussetzungen naturwissenschaftlicher Forschung. Reduktion als die gedankliche Zurückführung einer beobachteten Gesetzmäßigkeit auf eine elementarere und umfassendere Gesetzmäßigkeit ist wissenschaftlich voll anzuerkennen, solange dieser relative Ansatz nicht zu einem weltanschaulichen Allmachts- und Allerklärungsanspruch verabsolutiert wird.

Naturwissenschaften kommen innerhalb der Grenzen ihrer eigenen Wissenschaftlichkeit zu der Schlussfolgerung: „Die Naturwissenschaft kann keine Modalität nachweisen, in welcher der Geist auftreten könnte, außer als Folge der neurologischen Prozesse des Gehirns (...) Neurologisch gesehen kann der Geist also nicht ohne das Gehirn existieren, und das Gehirn kann nicht bestehen, ohne danach zu streben, den Geist zu erschaffen."[1592]

Als dritter Weg zwischen Substanzendualismus und Physikalismus bietet sich die Zwei-Aspekte-Theorie an.[1593] Geist und Gehirn sind mit dieser Theorie als zwei verschiedene Aspekte (mental und physisch) einer einzigen Wirklichkeit zu erklären und zu verstehen. Für das Phänomen des Gottglaubens bedeutet das: „Gott findet nur *einen* Weg in Ihren Kopf, nämlich durch die Nervenbahnen des Gehirns. Entsprechend kann Gott weder als Begriff noch als Realität anders existieren als in Ihrem Geist."[1594] Selbstbewusstsein und Geist als gehirnimmanente Potentiale verweisen auf eine radikal einheitliche, zugrundliegende Wirklichkeit, die allgemein religiös und spezifisch christlich als Gott geglaubt wird.

Aus der Sicht des christlichen Glaubens und seiner Theologie ist jede Form von Reduktionismus zurückzuweisen, die „... geistige Phänomene nur zu sekundären Epiphänomenen der biologischen Evolution macht, als wäre jeder Gedan-

---

[1590] *Kroeger M.:* Evolutionstheorie und Theologie, 130f.
[1591] *Kroeger M.:* Evolutionstheorie und Theologie, 140f.
[1592] *Newberg A., d'Aquili E., Rause V.:* Der gedachte Gott, 51.
[1593] *Brüntrup G.:* Das Leib-Seele-Problem. Eine Einführung, Stuttgart-Berlin-Köln ²2001, 145: „Was aber könnte die Alternative zum kartesischen Weltbild sein? Würde nicht jeder Versuch, die Grenzen zwischen Mentalem und Physischem zu verwischen unweigerlich in eine Art Spiritualisierung der Materie, eine Art Panpsychismus führen? Die Alternative zu Substanzdualismus und Physikalismus scheint eine Art Zwei-Aspekte-Theorie zu sein. Die *eine* Wirklichkeit hat sowohl einen mentalen wie eine physischen Aspekt. Rein mentale und rein physische Entitäten sind Abstraktionen von dieser zugrundeliegenden Einheit. Vielleicht ist die Wirklichkeit bipolar, so daß es einen kontinuierlichen Übergang zwischen fast rein physischen und fast rein mentalen Entitäten gibt?"
[1594] *Newberg A., d'Aquili E., Rause V.:* Der gedachte Gott, 57.

ke ‚nichts als' mehr oder minder determinierter Ausfluss einer Gehirntätigkeit und Religion ‚nichts weiter' als Sekundärphänomen des in biologischer Entwicklung entstandenen psychischen Apparats."

Voll und ganz ist dem Postulat zuzustimmen: „Erst eine Fassung der Evolutionstheorie, die den geistigen und religiösen Phänomenen ihre eigene Weise und Dignität zuerkennt, anerkennt und sie nicht nur neuro- und verhaltensbiologisch ableiten will, ist zustimmungsfähig."[1595]

6.3.7 Resümee

Human- und Naturwissenschaften liefern wichtige Hinweise auf die Frage, wie das Phänomen Glaube entsteht und wie es biologisch und physikalisch, medizinisch und psychologisch – zumindest in Ansätzen – erklärt werden kann. Wenn Theologie heute interdisziplinär wahr- und ernstgenommen werden will, dann muss sie die Ergebnisse aus Gesundheitsmedizin, Lebensqualitäts-Forschung, Religionspsychologie, Kognitions- und Neurowissenschaften rezipieren und für die Erweiterung der bisherigen dogmatisch-soteriologischen Perspektive fruchtbar machen. Theologen werden spätestens dann aufhorchen müssen, wenn Mediziner einen evidenten Zusammenhang zwischen Glaube, Heilung und Heil sehen und nach den praktisch-theologischen Konsequenzen fragen. „Practical theologians should ask themselves whether the strong correlation between faith and healing should have consequences for the practice of preaching, pastoral care and worship."[1596]

Das Modell der „Mind-Body-Medizin" aus dem anglo-amerikanischen Forschungskontext integriert in ein ganzheitlich orientiertes Diagnose- und Therapiekonzept den sogenannten „Glaubensfaktor" (faith factor). Demzufolge fördert ein intrinsischer Glaube, d. h. ein verinnerlichter und von persönlichen Überzeugungen getragener Glaube nachhaltig Gesundheit, vor allem wenn er im positiven Sinn religiös qualifiziert ist.[1597] Das gesundheitsfördernde Potential des Glaubens lässt sich empirisch nachweisen. Vor allem die anglo-amerikanische Forschung hat religiös qualifizierten Glauben als „Gesundheitsfaktor" (health factor) herausgestellt und meint damit relativ übereinstimmend „mentales und emotionales Wohlbefinden". Psychohygienisch betrachtet ist Glaube eine wichtige soziale und personale Ressource für subjektive Gesundheit und persönliches Wohlbefinden.

[1595] *Kroeger M.:* Evolutionstheorie und Theologie, 142.

[1596] *Benn Chr.:* Does faith contribute to healing? Scientific evidence foral correlation between spirituality and health. In: *Matthey J.:* Health, faith and healing. International review of mission, Vol. 90 (2001) 356/357, 147.

[1597] Die englische Sprache differenziert das Phänomen Glaube mit *belief, believe* und *faith.* In der jüngeren anglo-amerikanischen Gesundheitsforschung werden Glaube und Religion in der Regel mit dem Begriff *faith* diskutiert.

Gleichzeitig machen Ergebnisse der Krebsforschung deutlich, dass eine pauschale „der Glaube heilt"-Rhetorik aus esoterischen Kreisen ebensowenig der
Wirklichkeit gerecht wird wie fundamentalistische Allmachtsphantasien zur
Heilungskraft des Glaubens. Glaube ist ein wichtiger Gesundheitsfaktor, aber
keine allmächtige Wunderdroge. Im Gegenzug übertrifft der religiöse Glaube als
Placebo selbst die skeptischen Erwartungen bzw. Befürchtungen der naturwissenschaftlichen Schulmedizin erheblich.

Die psychoanalytische Hypothese, dass generell ein deterministischer und
kausal-konditionaler Zusammenhang besteht zwischen religiösem Glauben und
Krankheit hat sich als Irrtum erwiesen. Dasselbe gilt für die Hypothese ekklesiogener Neurosen. Ob der Glaube heilsam wirkt oder Neurosen und Psychosen
hervorbringt, hängt vor allem vom Gottesbild ab, das ein Mensch erlebt und ver-
innerlicht hat und existentiell als Person lebt. Nicht der Glaube, das Dogma und
die Kirche als Institution machen „an sich" krank, sondern deren Funktionalisierung und irregeleitete Perspektiven.

Das Phänomen Glaube, so die heute vorherrschende neurowissenschaftliche These, ist eine gehirnimmanente Leistung, die auf kausalen physikalischen Gesetzmäßigkeiten beruht und auf biologischen Rand- bzw. Vorbedin-
gungen aufbaut. Glaubensbilder korrelieren unmittelbar mit Sinneserfahrungen
und der Gedächtnisleistung des Gehirns. Das Gehirn konstruiert Wirklich-
keit(en), auch Glaubenswirklichkeit(en).

Der Streit zwischen Geistes- und Naturwissenschaften entzündet sich
auch an der Frage: Existiert Glaube (nur) im Kopf? Sind Glaube, Geist, Spiritualität usw. wirklich nur biologische Substrate und biologische Epiphänomene?
Wie allerdings immaterieller Geist mit der Fähigkeit zur Selbsttranszendenz aus
biologischer Gehirnsubstanz angeblich gehirnimmanent entsteht, kann naturwissenschaftliche Forschung nur behaupten und postulieren, aber nicht schlüssig
beantworten.

Im Überblick schärfen die kognitions- und neurowissenschaftlichen Forschungsergebnisse den Blick für die theologisch ganz zentrale Frage nach der
Heilsmacht des christlichen Glaubens. Bewusster, unbewusster und selbstbe-
wusster Glaube sind eine empirisch verifizierbare Aktivität des Gehirns und bio-
logisch-physikalisch begründbar in enger Verbindung mit dem „Gottes-Modul"
bzw. „God spot", mit der Plastizität des Gehirns und mit der Gehirnfähigkeit,
Synchronizität und Synergie in Form von 40-Hz-Oszillationen zu generieren.

Aus theologischer Perspektive kann der These zugestimmt werden, dass
die Fähigkeit des Menschen zum Glauben an Gott auch in der materiellen Konstitution des homo sapiens sapiens angelegt ist.

Das „mystische Potential des Geistes"[1598] bleibt trotzdem eines der großen
offenen wissenschaftlichen Geheimnisse. Ob jemals eine definitive Antwort im
Rahmen des heute vorherrschenden materialistischen Monismus gegeben wer-

---

[1598] *Newberg A., d'Aquili E., Rause V.*: Der gedachte Gott, 52.

den kann, ist vernünftigerweise zu bezweifeln, trotz des Optimismus mancher Neurowissenschaftler. Denn Wesensfragen lassen sich mittels der Rekonstruktion einer Genesis und der Reduktion auf physikalisch plausible Rand- und Anfangsbedingungen zwar präziser erklären, aber nicht definitiv begründen. Wissenschaft ist rational begrenzt, Geist hingegen transzendiert potentiell die Vernunft und ist selbst potentiell unbegrenzt.[1599] Diese Dialektik bleibt offen und umstritten, hoffentlich dialogisch.[1600]

[1599] Gegen *Das Manifest*. Elf führende Neurowissenschaftler über Gegenwart und Zukunft der Gehirnforschung. In: Gehirn und Geist. Magazin für Psychologie und Hirnforschung 6 (2004) 33: „Die Natur des Geistes".
[1600] *Pöltner G.*: Aus der Sicht der Philosophie: Voraussetzungen eines gelingenden interdisziplinären Gesprächs zum Verhältnis von Religion und Evolution. In: *Lüke U., Schnakenberg J., Souvignier G. (Hgg.):* Darwin und Gott. Das Verhältnis von Evolution und Religion, Darmstadt 2004, 18.

7 Die Zusammenschau: der christliche Glaube als Heilsmacht

Nach dem bisherigen Untersuchungsgang kann auf die Ausgangsfrage „Macht der Glaube heil?" eine eindeutig positive Antwort gegeben werden: der christliche Glaube ist von seiner innersten Mitte her als eine umfassende Heilungskraft und universale Heilsmacht zu verstehen.

Die abschließende Zusammenschau baut auf die Resümees und Zusammenfassungen der einzelnen Abschnitte auf, vor allem auf die „Fünf Thesen im Anschluss an Eugen Biser und Eugen Drewermann" (Kapitel 4) und auf die biblisch begründeten „Vier bleibenden Dimensionen" (Kapitel 5), ohne diese allerdings – nur mit anderen Worten – noch einmal zu wiederholen. Die folgenden Thesen sind sowohl diachronisch (antiquitas-Dimension der Heilsgeschichte) als auch synchronisch (universitas-Dimension der Heilsgeschichte) zu lesen. Auf zugleich systemische und intuitive Weise wollen sie die existentielle Bedeutung des christlichen Glaubens für die Gegenwart erhellen, indem sie die Wechselwirkungen und Wechselbeziehungen (Kohärenz, Korrelation und Korrespondenz) zwischen den biblisch-christlichen Grundkategorien „Glaube" und „Heil" reflektieren.

These 1

Jeder Mensch ist mehr oder weniger heilungsbedürftig und von Grund auf heilsbedürftig.
Der Mensch gelangt zum Heil, indem er als Gottesfreund und -freundin und als Gotteskind in voller Übereinstimmung mit dem universalen Heilswillen Gottes lebt.
Der christliche Glaube fordert und fördert heilende und heilsame Erfahrungen sowie die Ganzheitlichkeit, Integration und Identität des Menschen.

Der eine und einzige wirkliche Gott hat den Menschen im Ursprung heil erschaffen.[1601] Von Anfang an ist er ein Freund des Menschen (vgl. Gen 2,8-24) und hat den Menschen als sein potentiell höchstes Geschöpf von Anfang an dazu befähigt, heilvoll zu leben mit freiem Willen, Vernunft, Gewissen und mit der Möglichkeit zur freien Entscheidung. Die paradiesische Urfrage „Wo bist du, Mensch?" (Gen 3,9) erinnert daran, dass sich der Mensch in eigener Verantwortung aus dem ursprünglich heilen Raum seiner Daseinsmöglichkeiten entfernt hat und nun als Entfremdeter existiert: auf der Suche nach sich selbst, nach der vertrauten Nähe zu seinen Mitgeschöpfen und nach Gott als seinem heilvollen Ursprung. Der gegenwärtige Mensch, verstanden als homo religiosus, existiert

---

[1601] Vgl. *Kraus G.*: Gott als Wirklichkeit. Lehrbuch zur Gotteslehre, Frankfurt a. M. 1994 (Grundrisse zur Dogmatik 1), 86.

als mehr oder weniger heilungsbedürftiges und von Grund auf heilsbedürftiges Geschöpf Gottes.

Aus evolutionärer Sicht ist noch nicht entschieden, was aus dem Menschen als homo sapiens sapiens noch werden kann. Die biblische Offenbarung hat jedoch klar und deutlich mitgeteilt, wozu der Mensch im besten Sinne geschaffen, berufen und befähigt ist. Das bedeutet: der Mensch kann aufgrund des universalen Heilswillens Gottes (1 Tim 2,4f) das Heil sicher erreichen und das Subjekt seines Heils werden. Dies gelingt dem Menschen, wenn er als Gottesfreund und -freundin (Weish 7,27f; Joh 3,25; 15,15) und Gotteskind (Dtn 32,5f; Jes 64,7; Joh 1,12; Röm 8,14-16; Gal 4,4-6) in voller Übereinstimmung mit dem Heilswillen Gottes lebt. [1602]

Die Daseinsweise als Gottesfreund und -freundin und als Gotteskind führt zur vollen Identitätswerdung des Menschen. Die Identität beginnt auf der biologischen Ebene und steigert sich bis hin zur Entwicklung des vollen geistigen Potentials. [1603] Der Mensch ist zwar auch, aber zugleich weit mehr als nur ein natur- und neurowissenschaftlich beschreibbares Phänomen der Evolution [1604] und weit mehr als nur ein biologisch-physikalisches System. [1605] Der christliche Glaube als Heilsglaube distanziert sich grundlegend von anthropologischen Dezentrierungen und Depotenzierungen, wie z. B. Naturalisierung, Rationalisierung, Moralisierung, Psychologisierung und Indoktrinierung.

Der christliche Glaube als Heilsmacht fordert und fördert vielmehr die Ganzheitlichkeit, Integration und Identität des Menschen. Aus der Sicht des christlichen Glaubens existiert der Mensch in optimaler Weise als Subjekt, Individuum und Person in der Einheit aus Leib, Seele und Geist. Auf der vollen Höhe seiner Entwicklungsmöglichkeiten ist der Mensch sich seiner selbst, seiner Verantwortung für seine Mitwelt und seiner Geschöpflichkeit voll bewusst.

Als Heilsmacht ist der christliche Glaube weder ein Ausdruck subjektivistischer und individualistischer Beliebigkeit, noch eine moralische Funktion des Über-Ich, noch ein Instrument der von außen kommenden und gelenkten

---

[1602] Zur systematischen Reflexion „Der Mensch in der Gotteskindschaft" vgl. *Kraus G.:* Welt und Mensch. Lehrbuch zur Schöpfungslehre, Frankfurt a. M. 1997 (Grundrisse zur Dogmatik 2), 469-471.

[1603] *Linke D. B.:* Identität und Neurowissenschaften. Internetveröffentlichung unter http://www.identityfoundation.de/presse/download/schriftenreihe_1_es.pdf, 25. 11. 2005, 8: „Die Identität der Person beginnt auf der körperlichen Ebene mit der biologischen Immunabwehr. Körpereigene Abwehrstoffe können körperfremde Eiweiße identifizieren und beseitigen. Auf diese Weise kann der Organismus seine Identität und sein Überleben sichern."

[1604] *Linke D. B.:* Identität und Neurowissenschaften, 15: „Der Mensch ist von der Gesamtheit seines erscheinenden Wesens. Dies noch mal in einem kleinen Kontrollmännchen im Kopf repräsentieren zu wollen, wäre ein Fehlweg. Das Substrat dieser Freiheit liegt in den Prozessen, zu denen der Mensch fähig ist und die als Gesamtverrechnungsprozesse im Gehirn beschreibbar sind."

[1605] *Wagner H., Kruse T.:* Heil und Heilung: Annäherungen zwischen Arzt und Priester, Kevelaer-Fulda 1985, 94f: „Der Mensch ist nicht einer Maschine vergleichbar, der dann schon wirklich ‚heil' (als Mensch ‚heil'!) und in Ordnung wäre, wenn er hinsichtlich seiner biologischen, chemischen und physiologischen Abläufe ‚funktioniert'."

Glaubensinstruktion und –indoktrination. Dagegen ist zu betonen: der christliche Glaube ist eine heilvolle Information (als „Frohe Botschaft") und eine heilende Dienstleistung am ganzen Menschen (als Kirche).

Die Frohe Botschaft vom Heilswillen Gottes ist so auszulegen, dass sowohl traditionalistisch-rigoristische als auch (post)modern-libertinistische Missverständnisse entlarvt und überwunden werden. Die Frohe Botschaft als Heilsbotschaft ist eine umfassende therapeutische Macht, personal und frei, übergeschichtlich und zugleich geschichtlich. Das Evangelium bietet dem Menschen ein Gesamtverständnis seiner Lebenszusammenhänge an, so dass er eine heilende und heilvolle Sinnstruktur im Leben findet. Der christliche Glaube gibt dieser Sinnstruktur einen Namen: Gott, der sich in Jesus Christus vollkommen geoffenbart hat.

Im heutigen (post)modernen Kontext ist der christliche Glaube als Heilsglaube besonders dazu herausgefordert, heilende und heilvolle Erfahrungen im Glauben und mit dem Glauben zu ermöglichen. Biblischer Heilsglaube ist ganz zentral heilender und heilvoller Erfahrungsglaube. Die Plausibilität des biblisch begründeten christlichen Heilsglaubens wird im Kontext des nachaufklärerischen, (post)modernen Weltbildes gemessen am Kriterium der Erfahrbarkeit. Die Vermittlung zwischen beiden „Welten" gelingt vor allem über die Wirklichkeit von konkreten existentiellen Erfahrungen mit dem christlichen Glauben als Heilungskraft und Heilsmacht. Hier ist der Verstehensansatz für die Vermittelbarkeit des biblisch begründeten christlichen Glaubens im (post)modernen Kontext zu suchen und zu finden.

These 2

In Jesus Christus hat sich das volle Potential der christlichen Religion als Heilsmacht geoffenbart.
Der christliche Glaube verhält sich zu anderen Religionen inklusiv und mystisch-inversiv.
Der christliche Glaube ist die heilende und heilvolle Grundperspektive auf alle einzelnen Aspekte, Fragmente und Dimensionen der Wirklichkeit.

Naturwissenschaften und Neurowissenschaften verstehen sich heute als Leitwissenschaften für das gegenwärtige Weltbild. Das physikalische Erklärungsparadigma beschreibt die Entstehung des Lebens im Universum mit quantentheoretischen Modellen (z. B. mit Quantenfeldern, Elementarteilchen, Strings bzw. Super-Strings) und Hypothesen (z. B. mit dem Quantenvakuum am Ursprung der Evolution). Aus der Sicht von Biologie und Biochemie vollzieht sich die Evolution des Lebens auf dem Planeten Erde in erster Linie als biologische Evolution, die vor allem den Gesetzmäßigkeiten von Mutation und Selektion folgt. Die biologische Evolution schließt die Hominisation (Menschwerdung) mit ein. Die

Neurowissenchaften erklären das Gehirn des Menschen zur Schaltzentrale seiner niederen und höheren Funktionen. Das Phänomen des religiösen Glaubens, das heute auch empirisch verifiziert werden kann, wird von manchen Neurowissenschaftlern im „God spot" des Gehirns lokalisiert und als physikalisches und biologisches Epiphänomen verstanden. Im Ganzen erklären die heutigen Leitwissenschaften das Verhältnis von Evolution, Glaube und Religion fast ausschließlich mit materialistisch-monistischen Erklärungsmodellen.

Allerdings können solche materialistischen Erklärungsmodelle die Emergenz[1606] von außergewöhnlichen Geistesleistungen in der Geschichte der Menschwerdung nicht befriedigend erklären. Geistig-kulturelle Evolutionsleistungen des Menschen, wie z. B. die Entstehung von komplexer Sprach- und Schriftkultur und von hochentwickelten Gesellschaftssystemen, dokumentieren einerseits das schöpferische Innovationspotential des homo sapiens sapiens, jedoch auch seine schöpferische Verantwortung (z. B. im Zusammenhang mit der Kernenergie und der Gentechnologie). Obwohl sich die geistig-kulturelle Evolution in ihrem Prozess nicht grundsätzlich von der biologischen Evolution unterscheidet, können manche Phänomene, die nicht unmittelbar dem Überleben des Menschen dienen (z. B. Musik, Kunst und Religion) im Ganzen doch nicht mit der biologischen Evolution erklärt werden.[1607]

Die Streitfrage im heutigen wissenschaftlichen Diskurs lautet, ob die Emergenz neuartiger geistig-kultureller Phänomene, zu denen eben auch Glaube und Religion gehören, auf der Grundlage der biologischen und physikalischen Weltmodelle erklärt werden kann, oder ob es nicht doch der „Offenbarung" des Willens Gottes in Glaube und Religion und des Glaubens an das schöpferische Potential Gottes, das aller Wirklichkeit zugrunde liegt, bedarf, um vollständig verstehen zu können, wie der Mensch sein ganzes Leistungspotential erkennen, entdecken und in konkreten schöpferischen Taten entfalten und verantworten kann.

Religionen deuten den Menschen seit Jahrtausenden als homo religiosus, der erst mithilfe göttlicher Offenbarung und Hilfestellung zum vollen Bewusstsein seines ganzen Daseinspotentials erwachen konnte. Selbst wenn sich Spuren für religiöse Intentionalität im Handeln der Hominiden schon lange vor der Entwicklung von zivilisatorischen Hochkulturen finden lassen[1608], spricht dies nicht gegen den die These, dass das ganze Potential des Menschen als homo re-

---

[1606] „Emergenz" bedeutet, dass ein neuartiges Phänomen auftaucht, z. B. die komplexe Schriftsprache als neuartiges kulturelles Phänomen, sobald eine Struktur von hinreichender Komplexität vorliegt, damit dieses Phänomen im Verlauf der Evolution überhaupt hervorgebracht werden kann.
[1607] Vgl. *Stadelmann H.-R.:* Im Herzen der Materie, 59.
[1608] Vgl. *Eliade M.:* Geschichte der religiösen Ideen, Bd. 1, aus d. Franz. übers. von Elisabeth Darlap, Freiburg-Basel-Wien 1978, 15ff.

ligiosus erst mit der Entwicklung von Hochreligionen, vor allem erst mit der Entstehung des monotheistischen Gottglaubens möglich geworden ist.[1609]

Aus christlicher Perspektive hat eine innovative Phase in der Evolution und in der Menschwerdung begonnen, als sich die alttestamentlichen Verheißungen des biblischen Glaubens an JHWH im geschichtlichen Christusereignis endgültig bestätigten.[1610] In den Worten und Taten des Juden Jesus von Nazareth, des Christus, ereignete sich nicht die Ablösung und Auflösung der alttestamentlichen Heilsverheißungen, sondern Gottes Treue bestätigte sich in der Person Jesu und in der Kontinuität zu den Heilsverheißungen an das Volk Israel (vgl. 2 Kor 1,19f).

Zugleich hat sich in Jesus Christus das volle Potential des christlichen Glaubens als universale Heilsmacht geoffenbart. Jesus Christus ist die „verkörperte Heilkraft Gottes in Person"[1611] und kommt dem Menschen von der Seite des Heils entgegen.[1612] Er ist der große Initiator und Innovator des Heils, das er vor aller Welt und für jeden verständlich offenbarte. Durch ihn kann jeder Mensch am Heil teilhaben und das Heil erreichen (Joh 14,6; 1 Tim 2,5).

Zu anderen Religionen verhält sich der christliche Glaube inklusiv und mystisch-inversiv. Damit ist ausgesagt, dass der universale Heilswille Gottes grundsätzlich jedem Menschen gilt. Der christliche Glaube versteht sich als freie Einladung und freies Angebot an jeden Menschen (Mt 22,1-14), sich in freier

---

[1609] Vgl. *Lüke U.:* Aus der Sicht der systematischen Theologie: Religion durch Evolution und/oder Evolution durch Religion? In: *Ders., Schnakenberg J., Souvignier G. (Hgg.):* Darwin und Gott. Das Verhältnis von Evolution und Religion, Darmstadt 2004, 92: „Im Blick auf den Menschen und das Verhältnis von Religion und Evolution kann man sagen: Die Religion bildet den Rubikon der Hominisation."
[1610] Vgl. Mt 1,22f; 2,15.17f.23; 4,14-16; 8,17 u. a. m. Matthäus leitet mehrere Passagen seines Evangeliums mit dem zentralen theologischen Begriff *pleróo* ein, der bei ihm so viel bedeutet wie „erfüllen", „verwirklichen", „bestätigen", „bekräftigen", „aufrichten" und „durchsetzen". Mit „Erfüllung" kommt bei Mt zum Ausdruck, dass sich im Christusereignis die alttestamentlichen Verheißungen im Juden Jesus von Nazareth durch Gott verwirklicht und bekräftigt haben. Die theologische Zentrierung im gesamtbiblischen Glauben an den einen JHWH ist wichtig für die angemessene christologische Deutung des Christusereignisses.
Zum christologischen und christozentrischen Problemhorizont vgl. die pastoraltheologische Studie bei *Schöttler H.-G.:* Christliche Predigt und Altes Testament, 448-455.
Mit einer prospektiven Hermeneutik der Heilsgeschichte, d. h. in der Leserichtung vom Alten Testament zum Neuen Testament, ist das Christusereignis freizuhalten von einem retrospektiven, historisierenden und naiven Erfüllungsdenken, das mitverantwortlich ist für die verhängnisvolle negative Antithetik zwischen dem „Alten" im Glauben Israels und dem „Neuen" im christlichen Heilsglauben. Vielmehr sind die alttestamentlichen Verheißungen des Alten Testaments in Jesus Christus eben nicht aufgelöst, abgelöst und überholt: „Für Matthäus ist Jesus Christus eben nicht die Erfüllung, sondern die *endgültige Bestätigung* der göttlichen Verheißung." *A. a. O.,* 455.
[1611] *Knoch O.:* Dem, der glaubt, ist alles möglich, 149.
[1612] *Meuser B.:* Gottestherapie, 42: „Jesus ist der, der von der Seite des unzerstörbaren Heils herstammt, der kommt, um das menschliche Gerücht vom Heil als göttliche Wirklichkeit zu bestätigen; er ist der, der sich ‚magnetisch' das Unheile auf den eigenen Leib zieht, um in Unterlegenheit und Ohnmacht – die unser aller Ohnmacht ist – den großen Menschheitstraum vom unbeschädigten Menschen zu bestätigen; und so ist er derjenige, der die innergöttliche Seligkeit ins Menschliche multipliziert, der das Heil verallgemeinert."

Entscheidung einzulassen auf die Einladung Gottes zum Heil, das niemanden ausschließt, sondern jeden einschließt (inklusive Dimension). Im Glauben kann jeder Mensch in existentieller Gleichzeitigkeit mit dem fortlebenden Christus (Joh 15) Heil als Identität erfahren. Jeder Mensch kann sich vom gekreuzigten, auferweckten und fortlebenden Christus einführen lassen in die mystische Gemeinschaft aller Glaubenden „mit Christus" (1 Thess 4,17; Röm 8,17; Phil 1,23) und „in Christus" (1 Kor 1,30; 2 Kor 5,17; Gal 3,26-28). Jesus Christus lebt wirklich und wirksam fort „in den Seinen" (mystisch-inversive Dimension).

Der christliche Glaube ist die heilsame Grundperspektive auf alle einzelnen Aspekte, Fragmente und Dimensionen der Wirklichkeit. Der christliche Heilsglaube verweist auf das unteilbare Ganze der menschlichen Existenz. Im Verständnis des christlichen Glaubens umfasst „Heil" potentiell alle Wirklichkeit: das Diesseitige und Jenseitige, das Irdische und Himmlische, das Menschliche und Göttliche, das Autonome und Heteronome, Geschenk und Auftrag. Heil ist der dynamische Voll-Zustand bzw. der vollendete Zustand von gesundem und heilem Leben. Heil als die Wiederherstellung der ursprünglich heilvollen Ganzheit, Identität und Integrität schließt Gesundheit und Heilung mit ein.

Das Heil hat sich vollkommen und endgültig geoffenbart in den heilvollen Worten (Soterio-Logie) und Taten (Soterio-Praxis) Jesu Christi, wie die exemplarischen Heilungsgeschichten in den Evangelien, vor allem bei Markus, belegen. In diesen Heilungsgeschichten zeigt sich ganz offen die heilende und heilvolle Wirklichkeit Gottes. Dieses Heil, das als das schöpferische Potential Gottes schon in dieser Welt immanent ist, gleichzeitig aber alle Welt, Raum und Zeit übersteigt, findet der Mensch nicht in Spekulationen. Heil kann der Mensch nur existentiell erfahren im Glauben an Jesus Christus und in der selbsttätigen Nachfolge seines heilsamen Beispiels.

These 3

Der christliche Glaube ist das Grundpotential, die Grundoption und der Grundzugang zum wirklichen, guten und heilen Leben. Der christliche Glaube offenbart in vollem Maß die Grundkompetenz des Menschen, wie er in heteronomer Autonomie heilsam leben und heil werden kann. Der christliche Glaube ermöglicht dem Menschen die Grenzüberschreitung zum Heil.

Leben ist, wie Glaube und Heil, eine herausragende biblisch-soteriologische Metapher mit theologischer, christologischer, pneumatologischer und existentieller Begründung. Das bedeutet: das Leben ist das höchste Gut, das Gott dem Menschen gegeben hat (Gen 2,7). Wer nach dem Heilswillen Gottes lebt, kann „lebenssatt" sterben (Gen 25,8). Der Geist Gottes bzw. der Hl. Geist (*ruach*

JHWH, vgl. Ez 37,5; Lk 1,32.35; 10,21f) ist die belebende Kraft und Macht zum guten und heilen Leben. Wer fest, sicher und zuverlässig an Jesus Christus glaubt und an den, der ihn gesandt hat (Joh 17,26), kommt zur „Fülle des Lebens" (Ps 36,10) und zum „Leben in Fülle" (Joh 10,10). „Leben in Fülle" bedeutet Heil.

Der Vergleich „Das Leben ist wie ein Fluss" kann die abstrakte Wechselbeziehung und Wechselwirkung zwischen Glaube, Heil und Leben illustrieren.[1613] Ein Fluss entspringt aus einer oder aus mehreren Quellen. Er strömt zwischen zwei Ufern in eine bestimmte Richtung und fließt z. B. in einen anderen Fluss, einen See oder einen Ozean. Der Fluss gleicht einem mehr oder weniger gleichmäßigen Kontinuum, das je nach Wasserpegel und –qualität, Stromschnellen, Strudeln, Wasserfällen und anderen Einflüssen variieren kann. Idealerweise befindet sich der Strom in einem Fließgleichgewicht im größeren Kontext seiner Umwelt.

In Entsprechung zur Metapher vom Fluss entspringt das wirkliche Leben aus Gott. Er ist die eine und einzige wirkliche Quelle des vielgestaltigen Lebens (Gen 2,7; Ps 36,10; Jer 21,8). Nach christlich-trinitarischem Verständnis strömt der Ursprung des Lebens aus Gott als der Lebensquelle in der Einheit der Personen Vater, Sohn und Heiliger Geist (vgl. Joh 14,9.26 u. a.). Gott als Lebensquelle offenbart sich dem Menschen und zeigt ihm die Richtung, in der sich gutes und heilvolles Leben entwickeln kann. Das lebendige Wasser dient als Bild für Gottes Lebendigkeit und Reinheit (vgl. Joh 7,38f; ThomasEv 13). Gottes „Weisungen zum Leben" und das „Doppelgebot der Liebe" (Ex 20; Dtn 6,4f; Mk 12,28-34 par.; Mt 5,43-48 par.) bieten dem Menschen sichere Hilfen an, um die gute und heilvolle Richtung im „Fluss des Lebens" zu finden und beizubehalten.

Den Ufern des Flusses entsprechen die äußersten Randbedingungen und Grenzen des Lebens. Die eine Seite markiert die definitive Grenze zum Unheil (negativer Pol), die andere Seite die definitive Grenze zum Heil (positiver Pol). Das Leben als Kontinuum zwischen diesen Grenzpolen verläuft als ganzheitliches Geschehen, das den Menschen in allen seinen existentiellen Dimensionen und als Einheit von Leib, Seele und Geist betrifft.

Leben ist nur „im Fluss" möglich. Kein Mensch kann, während er lebt, sich also „im Fluss" befindet, unbeteiligt am Rande stehen und das Leben nur als Beobachter vorbeiströmen lassen. Der Mensch kann sich zwar mehr oder weniger aktiv, bewusst und willentlich dem Leben verweigern und selbst anderen Menschen das Leben erschweren. Wer schuldhaft eigenes und fremdes Leben verunmöglicht und vernichtet, verhält sich gottwidrig und lebensfeindlich und ist mitverantwortlich für eigenes und fremdes Unheil.

Im Vergleich „Das Leben ist wie ein Fluss" entspricht die Fähigkeit des Menschen zum Glauben der grundlegenden Befähigung, um im „Fluss des Lebens" überhaupt die lebensfreundliche Richtung zu finden, die Gott geoffenbart

---

[1613] Im Anschluss an Aaron Antonovskys salutogenetische Illustrierung, vgl. Anm. 1449.

hat, und sich in diese Richtung fortbewegen zu können. Im Glauben kann sich der Mensch zielsicher hin zum Heil bewegen. Der christliche Glaube als Heilsmacht ist somit zu verstehen als das Grundpotential, die Grundoption und der Grundzugang zum wirklichen, guten und heilen Leben.

Weiterhin offenbart der christliche Glaube in vollem Maß die Grundkompetenz des Menschen, wie er in heteronomer Autonomie heilsam leben und heil werden kann. Nach christlichem Glauben sind Leben und Heil vom Menschen nicht machbar, sicher aber erreichbar. Die Grenze zum Tod soll vom Menschen nicht eigenmächtig übertreten werden, die Grenze zum Heil kann nicht eigenmächtig überschritten werden. Wer ausschließlich nach der autonomen Machbarkeit des Lebens und des Heils strebt, der glaubt an die Selbsterlösung des Menschen und verkennt, dass Gott allein der wirkliche Grund, die Ermöglichung, die Bedingung und das Ziel des Lebens und des Heils ist.

Heteronome Autonomie bedeutet aus der Sicht des christlichen Glaubens: Gott hat geoffenbart, dass er am Besten versteht, wie der Mensch gut leben und das Heil erreichen kann. Da der Mensch dazu befähigt und berufen ist, dieses Optimum eigenständig zu erkennen und als sinnvolle Option anzuerkennen, muss der Mensch selbsttätig danach streben, dieses Optimum im festen Glauben an den Heilswillen Gottes zu verwirklichen. So zu leben heißt, in der Ordnung Gottes zu stehen.

Der christliche Glaube ermöglicht dem Menschen die Grenzüberscheitung zum Heil. Wer sich ganz am Beispiel des Abba-Gottglaubens Jesu orientiert, an diesem Glauben festhält und sich in diesem Vertrauen existentiell (ab)sichert, der findet „im Fluss" die lebensfreundliche Richtung und kann gegebenfalls widrigen Strömungen, herabziehenden Sogwirkungen, erdrückenden Wellenbewegungen und drohenden Abstürzen ausweichen oder diese verkraften. Gott kommt dem Menschen, der so glaubt und lebt, vom Horizont des Heils her entgegen (vgl. Lk 15,11-32).

Der Mensch ist aufgefordert zur klaren existentiellen und persönlichen Entscheidung zwischen Glaube und Unglaube, die als extreme Gegenpole über Heil und Unheil entscheiden (Joh 12,44-50). Kleinglaube, Irrglaube und Aberglaube bewegen sich in diesem Kontinuum zwischen den Extremen. Kleinglaube ist zu träge und zu schwach, um die unausweichlichen Hindernisse im Leben zu erkennen, zu überwinden und zu meistern. Irrglaube lässt den Menschen mehr oder weniger orientierungslos umhertreiben. Die tieferen Gründe für Kleinglaube und Irrglaube liegen in der Regel darin, dass der christliche Glaube als Grundoption zum Leben und zum Heil kaum oder nicht entschieden genug genutzt und der Glaube als Grundkompetenz nicht richtig gefordert und gefördert wird - anders der Aberglaube, denn dieser nutzt zwar die Grundoption und die Grundkompetenz des Glaubens, verkehrt dessen Kraft und Macht aber in die Gegenrichtung. Aberglaube existiert nach christlichem Glauben nur als Scheinwirklichkeit aufgrund gottwidriger und lebensfeindlicher Glaubensentscheidungen und -haltungen.

These 4

Kirche wird zu dem, was sie sein kann (Ekklesiogenese), indem sie vor allem anderen für die Heilwerdung des Menschen sorgt (Salutogenese). Der christliche Glaube fordert Kirche heraus, erfahrbare Heilswirklichkeit und glaubwürdige universale Heilsgemeinschaft zu werden. Die empirische Verfikation von Kirche geschieht durch die „Früchte" der Menschen, die als Glaubende die Heilsmacht des christlichen Glaubens glaubwürdig bezeugen.

Der einzig mögliche Verwirklichungraum für die Heilsmacht des christlichen Glaubens ist der „Himmel", nicht die „Welt" (vgl. Joh 12,31; 14,30). Himmel ist der von Gott her ermöglichte universale Heilsraum für den Menschen. Der Himmel steht grundsätzlich jedem Menschen offen. Die Wirklichkeit dieses Himmels hat Jesus durch seine Frohe Botschaft vom nahegekommenen Reich Gottes (Mk 1,15) und durch seine heilvollen Worte und Taten geöffnet und geoffenbart (Mt 4,23). Der geschichtliche, soziale und existentielle Verwirklichungsraum für das Reich Gottes ist die konkrete irdische Kirche.

Der heilungs- und heilsbedürftige Mensch ist „der erste Weg der Kirche".[1614] Kirche ist berufen und befähigt zur Heilswirklichkeit. Kirche wird zu dem, was sie sein kann, indem sie vor allem anderen für die Heilwerdung des Menschen sorgt. Erste und vornehmste Aufgabe und Befähigung von Kirche ist ihre Heilssorge um den Menschen.[1615] Die Formel lautet: Ekklesiogenese durch Salutogenese.

Der universale Heilswille Gottes hat die Kirche dazu berufen und befähigt, die universale Heilsgemeinschaft für alle suchenden und glaubenden Menschen zu sein. Kirche als Heilswirklichkeit und universale Heilsgemeinschaft ist zu verstehen als mystische Glaubensgemeinschaft, die mit Jesus Christus lebt und von ihm, dem Gekreuzigten und dem von den Toten Auferweckten (1 Kor 15,1ff), der in den „Seinen" in der Kraft des Heiligen Geistes fortlebt. Der in

---

[1614] Vgl. die Enzyklika *Redemptor hominis* 14.
Vgl. *Seidl Chr.:* Der erste Weg der Kirche ist der Mensch. Anthropologische Dimensionen der Ekklesiologie, Frankfurt a. M. 2001 (Regensburger Studien zur Theologie 58), 15. *A. a. O.,* 271: „... Weil die Kirche als irdische Gemeinschaft die Menschen zum eschatologischen Heil führen soll, kann sie die Würde des Menschen gar nicht hoch genug ansetzen. Die Inkarnation hat die einzigartige Bedeutung des Menschen ein für alle Mal betont. Der Heilige Geist, der allen Getauften innewohnt und die Kirche konstituiert, mahnt die Achtung der Menschenwürde in der Glaubensgemeinschaft je neu an. Ein Zurückdrängen oder Ignorieren des Menschlichen in der Kirche widerspricht daher ihrem Heilsauftrag."
[1615] Vgl. *Kraus G.:* Licht und Kraft, 82: „Ganzheitliche Heilssorge nach dem Vorbild Jesu Christi".

454

den Seinen fortlebende Christus ist mit den Glaubenden aufs Engste und Innigste verbunden wie der Rebstock mit den Reben. Diese Wirklichkeit von Kirche ist zugleich mystisch, geschichtlich-konkret und existentiell-erfahrbar.[1616] Als der mystische Verwirklichungsraum des Reiches Gottes hat Kirche vor allem dafür zu sorgen, dass in ihr wirkliche und konkrete Heilserfahrungen möglich sind. Solche Heilserfahrungen geschehen vor allem in den kirchlichen Heilszeichen (Sakramenten). Die Sakramente als Heilszeichen sind Anzeichen und Vorzeichen der menschenfreundlichen Liebe und der helfenden Nähe Gottes, wie sie Jesus Christus vollkommen gelebt und sichtbar gemacht hat. So sind alle Suchenden potentiell zur Taufe eingeladen und alle schon Glaubenden in der Taufe existentiell hineingenommen in die konkrete Wirklichkeit des heilvollen Gottesreiches. Die Heilungskraft und Heilsmacht der Sakramente zeigt sich besonders dicht in den Heilszeichen der Eucharistie, der Versöhnung und der Krankensalbung. Sakramente sind allerdings nur dann glaubwürdige Heilszeichen, wenn sie als anfanghafte Wirklichkeit und Wirksamkeit des Gottesreiches existentiell als heilsame Wirklichkeit erfahren werden können.

Heilserfahrungen ermöglicht Kirche auch, wenn sie als solidarische Gemeinschaft lebt und ihren Heilseinsatz für alle Menschen in heilenden und heilvollen Taten glaubwürdig bezeugt. Konkrete Anzeichen dafür sind z. B. heilsame Zusammenkünfte zum ganzheitlichen Wohlergehen der Menschen (Feste, Feiern, Zeiten des Gebetes und der Besinnung) und Hilfen in der Not (Beratung in Krisensituationen, finanzielle Hilfe in wirtschaftlicher Not, Besuche bei Kranken).

Kirche verfügt auch über das Potential wirksamer Heilsworte, gerade in der öffentlichen Verkündigung der Heilsbotschaft und in persönlichen Gesprächen.

Der christliche Glaube als Heilsmacht fordert die Kirche zum Heilungs- und Heilsdienst heraus. Heilungsgeschichte nimmt in der Kirchengeschichte den Stellenwert eines Randphänomens ein, obwohl die Kirche seit Pfingsten zur universalen Heilsgemeinde berufen ist.[1617] Das Defizit des erfahrbaren Heilungs- und Heilsdienstes der Kirche hat zu einem eklatanten kirchlichen Plausibilitätsproblem geführt, das sich bis heute negativ auf die Glaubwürdigkeit von Kirche als Heilswirklichkeit auswirkt. Innovative Modelle zu einer Wiedergewinnung der therapeutischen Dimension des christlichen Glaubens und der Kirche (vor allem bei Eugen Biser und Eugen Drewermann) geben wichtige Impulse, damit die Kluft zwischen Heilsanspruch und Heilswirklichkeit von der konkreten Kirche überwunden werden kann.

[1616] Vgl. *Berger K.:* Jesus, 535f. Wie auch Biser sieht der Exeget Berger im Gleichnis vom Weinstock bzw. Rebstock „... das große Kirchengleichnis im Neuen Testament".
[1617] *Marsch M.:* Heilen. Biblische Grundlagen des Heilungsauftrages der Kirche, Salzburg 1983, 11.

Die Wirkungsgeschichte des christlichen Glaubens spiegelt sich besonders intensiv in der christlichen Kirchen- und Theologiegeschichte wider. Herausragende kirchengeschichtliche Modelle bestätigen das biblisch begründete Potential des christlichen Glaubens als Heilsmacht (z. B. bei Hildegard von Bingen), manche kirchengeschichtliche Entwicklungen widersprechen jedoch diesem Potential. Grundsätzlich wird der christliche Glaube als Heilsmacht dadurch nicht falsifiziert. Wohl aber steht seine volle Verifikation als universale Heilungskraft und Heilsmacht noch aus.

Entscheidendes Kriterium für die empirische Verifikation wird sein, ob das volle Potential des christlichen Glaubens in der Tat von denen verwirklicht wird, die davon reden, dass sie an Jesus Christus und seine heilende und heilvolle Lebensleistung glauben. Dazu müssen Glaubensinhalt (Orthodoxie) und Glaubensvollzug (Orthopraxis) so übereinstimmen, dass die „Früchte des Glaubens" im Licht des biblischen, vor allem des jesuanischen Glaubensverständnisses, „genießbar" sind. Das wichtigste Kriterium für die Glaubwürdigkeit des christlichen Glaubens als Heilsmacht ist zweifellos die Glaubwürdigkeit der glaubenden Menschen als Glaubenszeugen, die an ihren „Früchten" zu erkennen sind (Mt 6,43-46 par.). Gesucht werden Menschen, die von Sehnsucht erfüllt sind nach (Glück-)Seligkeit[1618] (vgl. Ps 1,1; Mt 5,3-12), nach einem Leben in Fülle (Joh 10,10), und nach der Selbstverwirklichung unter den Augen Gottes.[1619]

Im Ganzen bleibt der christliche Glaube als Heilsmacht zwar ein Geheimnis, aber kein Rätsel, das auf intellektuellem Wege noch zu lösen wäre. Das Rätsel des christlichen Glaubens als Heilsmacht hat Jesus Christus bereits gelöst auf dem Weg seiner Lebensleistung. Diese beispielhafte Lösung kann von jedem, der danach sucht, im Glauben „abgerufen" (vgl. Mt 7,7) und existentiell nachvollzogen werden.

These 5

Der christliche Glaube kann sein volles Potential als Heilsmacht nur entfalten, wenn er sich auf dem Nährboden der Gottes-, Nächsten- und Selbstliebe heilsam fortpflanzt. Glaube, Liebe und Barmherzigkeit nach dem Beispiel Jesu bilden die optimale Allianz, um das Heil als „Leben in Fülle" zu erreichen. Die potentiell unbegrenzte Heilsmacht des christlichen Glaubens verwirklicht sich im Glauben, in der Liebe und in der Barmherzigkeit des Menschen vor dem Horizont der absoluten Liebe und Barmherzigkeit Gottes.

[1618] Vgl. *Lustiger J.-M.:* Ermutigung zum Glücklichsein. Die Lebenskunst der Bergpredigt, Düsseldorf 1999; *Kraus G.:* Selig seid ihr... Die Seligpreisungen der Bergpredigt heute, Meitingen-Freising 1983.
[1619] Vgl. *Stenger H.:* Verwirklichung unter den Augen Gottes. Psyche und Gnade, Salzburg 1985.

Erst wenn der christliche Glaube sich auf dem Nährboden der Gottesliebe, Nächsten- und Selbstliebe heilsam fortpflanzt, kann er sein volles Potential als Heilsmacht entfalten (Ex 20; Dtn 6,4f; Mk 12,28-34 par.; Mt 5,43-48 par.). Das vollkommene Beispiel für die heilende und heilvolle Allianz von Glaube, Liebe und Barmherzigkeit hat Jesus von Nazareth einzigartig gelebt (Mk 2,17; Joh 12,47). Seine Liebe und Barmherzigkeit offenbaren die diamantene Herzmitte des christlichen Glaubens als Heilsmacht. Wenn der Mensch barmherzig ist gegenüber sich selbst und seinen Mitmenschen, dann folgt er dem Glauben Jesu an den einen Gott, der selbst vollkommen barmherzig ist (Lk 6,36). Der vollkommen feste und sichere Abba-bzw. Vertrauens-Glaube des Jesus von Nazareth hat gezeigt, wozu die Allianz von Glaube, Liebe und Barmherzigkeit wirklich fähig ist.

Glaube, Liebe und Barmherzigkeit überbieten das Gericht und führen zum Heil (Jak 2,13), zu dem der Glaubende berufen ist, und nicht zum Gericht des göttlichen Zorns (vgl. 1 Thess 5,9). Wer sich dazu bekennt, dass in Jesu Christi Namen das Heil ist (Apg 4,18), der beginnt sein Glaubens- und Heilspotential im Sinne Jesu zu verwirklichen (Gal 5,6; 1 Joh 4,11.5,5).

Die optimale Allianz von Glaube, Liebe und Barmherzigkeit macht nicht Halt an menschlichen Grenzen und kann nicht nur den Einzelnen, sondern ganze Systeme heilsam verändern.[1620]

Wer den christlichen Glauben in Liebe und Barmherzigkeit nach dem Beispiel Jesu lebt, für den stellt sich nicht mehr die Frage, ob er das Heil erreichen kann, sondern wann dieses Ereignis existentiell in sein Leben eintreten wird. Die definitive Antwort auf diese Frage erfährt der Mensch mitten im Leben in der Begegnung mit sich selbst, mit seinen Mitgeschöpfen und mit Gott - im Glauben. Die Kraft und die Macht, dieser Verheißung zu vertrauen und auf diesen Augenblick zu hoffen, gibt Gott dem Menschen in innigster Verbindung mit Jesus Christus – im Glauben.

In der Zusammenschau bedeutet das: die potentiell unbegrenzte Heilsmacht des christlichen Glaubens verwirklicht sich im Glauben, in der Liebe und in der Barmherzigkeit des Menschen vor dem Horizont der absoluten Liebe und Barmherzigkeit Gottes.

[1620] *Ratzinger J.:* Das neue Volk Gottes. Entwürfe zur Eklesiologie, Düsseldorf 1969, 339-356. „Nicht das System und das Einhalten eines Systems rettet den Menschen, sondern ihn rettet, was mehr ist als alle Systeme und was die Hoffnung aller Systeme darstellt: die Liebe und der Glaube, die das eigentliche Ende des Egoismus und der selbstzerstörerischen Hybris sind (...)"

Bibliographie

Die Abkürzungen richten sich nach *Kasper Walter, Buchberger Michael (Hgg.)*: Lexikon für Theologie und Kirche, Bd. 11. Nachträge, Register, Abkürzungsverzeichnis, völlig neu bearb. Auflage, Freiburg u. a. [3]2001. In den Anmerkungen sind nur bei der ersten Zitation der vollständige Titel sowie Erscheinungsort und –jahr angeführt. Bei wiederholter Zitierung wird außer dem Verfasser nur noch der Titel in Kurzform genannt.

Adam Karl: Jesus Christus, Augsburg 1933.

Addington Jack Ensign: Vollkommene Gesundheit an Körper, Geist und Seele, Geretsried 1981.

Aland Barbara: Art. Marcion/Marcioniten. In: *Müller Gerhard, Krause Gerhard (Hgg.)*: Theologische Realenzyklopädie, Bd. 22, Berlin-New York 1992, 89-101.

Albertz Rainer: Gottes Verläßlichkeit und menschliches Sicherheitsstreben in der biblischen Tradition. In: *Beintker Michael (Hg.)*: Certitudo Salutis. Die Existenz des Glaubens zwischen Gewißheit und Zweifel. Symposion aus Anlaß des 75. Geburtstages von Hans Helmut Eßer, Münster 1996, 37-53.

Ders.: Religionsgeschichte Israels in alttestamentlicher Zeit. Teil 1. Von den Anfängen bis zum Ende der Königszeit, durchges. Aufl., Göttingen 1996 (Grundrisse zum Alten Testament 8).

Ders.: Religionsgeschichte Israels in alttestamentlicher Zeit. Teil 2. Vom Exil bis zu den Makkabäern, durchges. Aufl., Göttingen [2]1997 (Grundrisse zum Alten Testament 8).

Albus Michael (Hg.): Welches Credo? Eugen Drewermann, Eugen Biser, Freiburg-Basel-Wien 1993.

Andritzky Walter: Alternative Gesundheitskultur. Eine Bestandsaufnahme mit Teilnehmerbefragung, Berlin 1997.

Anselmus Cantuariensis: Proslogion II-IV. In: *S. Anselmi Cantuariensis Archiepiscopi pera omnia*, ed. Franciscus Salesius Schmitt, 6 Bde., Seckau-Rom-Edinburgh 1938-1961, Nachdr. d. Ausgabe Stuttgart-Bad Cannstatt [2]1984.

Antonovsky Aaron: Health, Stress and Coping, San Francisco 1978.

Ders.: Unraveling the mystery oh health. How people manage stress and stay well, San Francisco 1987.

458

Ders.: Gesundheitsforschung versus Krankheitsforschung. In: *Frank Alexa, Broda Michael (Hgg.)*: Psychosomatische Gesundheit. Versuch einer Abkehr vom Pathogenese-Konzept, Tübingen 1993, 3-14.

Ders.: Complexity, conflict, chaos, coherence, coercion and civility. In: Social Science & Medicine Volume 37 (1993) Issue 8, 969-974.

Aris Marc-Aeilko u. a. (Hgg.): Hildegard von Bingen. Internationale wissenschaftliche Bibliographie, unter Verwendung der Hildegard-Bibliographie von Werner Lauter, Mainz 1998 (Quellen und Abhandlungen zur mittelrheinischen Kirchengeschichte 84).

Arlt Sabine C.: Heilung und Erlösung. Eine Untersuchung zur Soteriologie der Gegenwart, Regensburg 1988.

Arnold Fritz: Der Glaube, der dich heilt. Zur therapeutischen Dimension des christlichen Glaubens, Regensburg 1983.

Athanasius: De incarnatione Domini nostri Jesu Christi contra Apollinarium. In: *Migne Jacques Paul (Hg.)*: Patrologie cursus completus, series graeca, XXVI, Paris 1857-1866 u. ö., 1093ff (PG 26).

Augustinus Aurelius: Epistolarum 104, 12. In: *Wiener Akademie der Wissenschaften (Hg.)*: Corpus Scriptorum ecclesiasticorum latinorum, XXXIV, Wien 1866ff (CSEL 34/2).

Ders.: Retractationum libri I, 4,3. In: *Dekkers Eligius, Abtei St. Peter Steenbrugge (Hgg.)*: Corpus Christianorum seu nova Patrum collectio, series latina, LVII, Turnholti 1953ff (CCL 57).

Ders.: Confessiones. In: *Dekkers Eligius, Abtei St. Peter Steenbrugge (Hgg.)*: Corpus Christianorum seu nova Patrum collectio, series latina, XXVII, Turnholti 1953ff (CCL 27).

Ders.: Die Auslegung der Psalmen. Christus und sein mystischer Leib, in dt. Sprache von Carl Johann Perl, Paderborn 1950.

Ders.: Alleingespräche, in dt. Sprache von Carl Johann Perl, Paderborn 1950.

Ders.: Der Lehrer, in dt. Sprache von Carl Johann Perl, Paderborn 1959.

Ders.: Über den Wortlaut der Genesis. Der große Genesiskommentar in zwölf Büchern, in dt. Sprache von Carl Johann Perl, Bd. 1 (Buch I-VI), Paderborn 1961.

Ders.: Dreizehn Bücher Bekenntnisse, übertr. von Carl Johann Perl, m. Anm. von Adolf Holl, Paderborn [2]1964.

Balthasar Hans Urs von: Das Ganze im Fragment. Aspekte der Geschichtstheologie, verb. Auflage, Freiburg-Basel-Wien [2]1990.

Balz Horst, Schneider Georg. (Hgg.): Exegetisches Wörterbuch zum Neuen Testament, 3 Bände, Stuttgart 1980-1983.

Ders.: Heil und Heilung im Neuen Testament. In: *Hoheisel Karl, Klimkeit Hans-Joachim (Hgg.)*: Heil und Heilung in den Religionen, Wiesbaden 1995.

Barnard William Leslie: Art. Apologetik I. Alte Kirche. In: *Krause Gerhard, Müller Gerhard (Hgg.)*: Theologische Realenzyklopädie, Bd. 3, Berlin-New York 1978, 371-411.

Barth Karl: Die Kirchliche Dogmatik I, Bd. 1. Die Lehre vom Wort Gottes. Prolegomena zur kirchlichen Dogmatik, Zürich 1952.

Bauer Johannes Baptist (Hg.): Bibeltheologisches Wörterbuch, Graz ⁴1994.

Bauer Walter (Hg.): Griechisch-deutsches Wörterbuch zu den Schriften des Neuen Testaments und der frühchristlichen Literatur, Berlin ⁶1988.

Baumgartner Isidor, Ladenhauf Karl Heinz: Von der psychologischen Notwendigkeit der Religion. Zur gesundheitsfördernden Kraft der Religion. In: *Ders., Friesl Christian, Máte-Tóth András (Hgg.)*: Den Himmel offen halten. Ein Plädoyer für Kirchentwicklung in Europa. Festschrift für Paul M. Zulehner, Innsbruck 2000, 31-38.

Ders.: Heilung und Befreiung. In: *Haslinger Herbert (Hg.)*: Handbuch Praktische Theologie. Bd. 2. Durchführungen, Mainz 2000, 396-409.

Becker Oßwald: Art. *peitho*. In: *Coenen Lothar, Haacker Klaus*: Theologisches Begriffslexikon zum Neuen Testament, Bd. 1, Wuppertal-Neukirchen 1997, 781-786.

Behringer Gerhard: Geheilt werden. Biblische Wundergeschichten als Lebenshilfe, München 2002.

Beinert Wolfgang: Dogmatik studieren. Einführung in dogmatisches Denken und Arbeiten, Regensburg 1985.

Ders.: Heilender Glaube, Mainz 1990.

Ders.: Theologische Erkenntnislehre. In: *Ders. (Hg.)*: Glaubenszugänge. Lehrbuch der katholischen Dogmatik, Bd. 1, Paderborn u. a. 1995.

Ders.: Was ist ein Wunder? In: Stimmen der Zeit 222 (2004) 651-664.

Beißer Friedrich: Art. Mythos IV. Systematisch-theologisch. In: *Krause Gerhard, Müller Gerhard (Hgg.)*: Theologische Realenzyklopädie, Bd. 23, Berlin-New York 1994, 650-661.

Bengel Jürgen: Was erhält Menschen gesund? Antonovskys Modell der Salutogenese – Diskussionsstand und Stellenwert. Eine Expertise von Jürgen Bengel, Regine Strittmatter und Hildegard Willmann im Auftrag der Bundeszentrale für gesundheitliche Aufklärung, erw. Neuauflage, Köln ⁷2002.

Benn Christoph: Does faith contribute to healing? Scientific evidence foral correlation between spirituality and health. In: *Matthey Jaques (Hg.)*: Health, faith and healing. International review of mission 90 (2001) 141-148.

Benson Herbert: Heilung durch Glauben. Selbstheilung in der neuen Medizin (Timeless Healing, 1996), München 1997.

Berger Klaus: Theologiegeschichte des Urchristentums. Theologie des Neuen Testaments, Tübingen-Basel 1994.

Ders.: Darf man an Wunder glauben?, Stuttgart 1996.

Ders.: Jesus, München 2004.

Ders.: Wie kann Gott Leid und Katastrophen zulassen, Gütersloh [2]2005.

Ders.: Biblisches Christentum als Heilungsreligion. In: *Ritter Werner H., Wolf Bernhard (Hgg.)*: Heilung – Energie – Geist. Heilung zwischen Wissenschaft, Religion und Geschäft, Göttingen 2005, 226-246.

Bernhart Joseph: Die Tragik im Weltlauf, Weißenhorn 1990.

Betz Otto, Grimm Werner: Wesen und Wirklichkeit der Wunder Jesu. Heilungen, Rettungen, Zeichen, Aufleuchtungen, Frankfurt-Bern-LasVegas 1977 (Arbeiten zum Neuen Testament und Judentum 2).

Ders.: Art. Heilung/Heilungen I. Neues Testament. In: *Krause Gerhard, Müller Gerhard (Hgg.)*: Theologische Realenzyklopädie, Bd. 14, Berlin-New York 1985, 763-768.

Ders.: Hildegard von Bingen. Gestalt und Werk, München 1996.

Bieler Ludwig: THEIOS ANER. Das Bild des „göttlichen Menschen" in Spätantike und Frühchristentum I.II., unveränd. reprograf. Nachdruck d. Ausgabe Wien 1935/36, Darmstadt 1976.

Biser Eugen: Das Licht des Lammes. Hinblicke auf den Erhöhten, München 1958.

Ders.: Die Gleichnisse Jesu. Versuch einer Deutung, München 1965.

Ders.: Nikolaus von Kues als Denker der menschlichen Einheit. In: Sonderdruck aus der Tübinger Theologischen Quartalschrift 146 (1966), 3. Quartalheft, 305-328.

Ders.: Die Anwesenheit des Heils. Überlegungen zum Problem der „Radikalen Theologie". Sonderdruck aus der Tübinger Quartalsschrift 148 (1968), 2. Quartalheft.

Ders.: Theologische Sprachtheorie und Hermeneutik, München 1970.

Ders.: Theologie und Atheismus. Anstöße zu einer theologischen Aporetik, München 1972.

Ders.: Der Helfer. Eine Vergegenwärtigung Jesu, München 1973.

Ders.: Kirche – Liebesgemeinschaft oder Machtinstrument? Eine Anfrage. In: *Ders. u. a. (Hgg.)*: Prinzip Liebe. Perspektiven der Theologie, Freiburg-Basel-Wien 1975, 9-35.

Ders.: Das Heil als Heilung. Aspekte einer therapeutischen Theologie. In: *Sudbrack Josef u. a. (Hgg.)*: Heilkraft des Heiligen, Freiburg-Basel-Wien 1975, 103-139.

Ders.: Der Helfer und die Hilfe. Plädoyer für eine Christologie von innen. In: *Sauer Joseph (Hg.)*: Wer ist Jesus Christus?, Freiburg i. Br. 1977, 165-200.

Ders.: Geführt und gehalten. Spirituelle Anstöße aus einer Christologie von innen. In: Geist und Leben 53 (1978) 178-196.

Ders.: Das Sprachproblem der Religion. In: *Ders. u. a. (Hgg.)*: Fortschritt oder Verirrung? Die neue Bibelübersetzung, Regensburg 1978.

Ders.: Glaube nur! Gott verstehen lernen, Freiburg i. Br. 1980.

Ders.: Menschsein in Anfechtung und Widerspruch. Ansatz einer christlichen Anthropologie, Düsseldorf 1980.

Ders.: Theologie im Stadium ihrer Selbstkorrektur, Salzburg 1981 (Salzburger Universitätsreden 71).

Ders.: Dasein auf Abruf. Der Tod als Schicksal, Versuchung und Aufgabe, Düsseldorf 1981.

Ders.: Der schwere Weg der Gottesfrage, Düsseldorf 1982.

Ders.: Älteste Heilsgeschichten. Wege zum Ursprung des Glaubens, Würzburg 1984.

Ders.: Menschsein und Sprache, Salzburg 1984.

Ders.: Jesus für Christen. Eine Herausforderung, Freiburg i. Br. 1984.

Ders.: Die Suspendierung der Gottesfrage. Erwägungen zu einer innovatorischen These Karl Rahners. In: *Klinger Elmar, Wittstadt Klaus (Hgg.)*: Glaube im Prozeß – Christsein nach dem II. Vatikanum, Freiburg-Basel-Wien 1984, 432-455.

Ders.: Theologie als Therapie. Zur Wiedergewinnung einer verlorenen Dimension, unveränd. Nachdruck, Heidelberg 1985.

Ders.: Die glaubensgeschichtliche Wende. Eine theologische Positionsbestimmung, Graz-Wien-Köln 1986.

Ders.: Glaubenswende. Eine Hoffnungsperspektive, Freiburg-Basel-Wien 1987.

Ders.: Glaubensimpulse. Beiträge zur Glaubenstheorie und Religionsphilosophie, Würzburg 1988.

Ders.: Buber für Christen – eine Herausforderung, Freiburg i. Br. 1988.

Ders.: Das Schicksal der religiösen Ideen im Säkularisierungsprozeß. In: Stimmen der Zeit 207 (1989) 697-709.

Ders.: Glaubenskonflikte. Strukturanalyse der Kirchenkrise, Freiburg-Basel-Wien 1989.

Ders.: Der Freund. Annäherungen an Jesus, München [2]1989.

Ders.: Die Bibel als Medium. Zur medienkritischen Schlüsselposition der Theologie, vorgetragen am 27. Januar 1990, Heidelberg 1990 (Sitzungsberichte der Heidelberger Akademie der Wissenschaften, Philosophisch-historische Klasse, Bericht 1, 1990).

Ders.: Glaubensprognose. Orientierung in postsäkularisierter Zeit, Graz-Wien-Köln 1991.

Ders.: Glaubensbekenntnis und Vaterunser. Eine Neuauslegung, Düsseldorf 1993.

Ders.: Der inwendige Lehrer. Der Weg zu Selbstfindung und Heilung, München 1994.

Ders.: Hat der Glaube eine Zukunft?, Düsseldorf 1994.

Ders.: Kirchenkrise als Sprachkrise. Wege zu einer sprachlichen Gegensteuerung. In: Stimmen der Zeit 212 (1994) 393-401.

Ders.: Der Mensch – das uneingelöste Versprechen. Entwurf einer Modalanthropologie, Düsseldorf 1995.

Ders.: Der unsichtbare Sonnenaufgang. Vom Zweck zum Sinn des Kreuzes. In: Stimmen der Zeit 213 (1995) 723-735.

Ders.: Angst und Glaube. In: *Schlagheck Michael (Hg.)*: Theologie und Psychologie im Dialog über die Angst, Paderborn 1997.

Ders.: Überwindung der Lebensangst. Wege zu einem befreienden Gottesbild, München ²1997.

Ders.: Die neue Lesart. Anleitung zu eine transkritischen Bibellektüre. In: Stimmen der Zeit 215 (1997) 803-814.

Ders.: Einweisung ins Christentum, Düsseldorf ²1998.

Ders.: Die Heilkraft des Glaubens. Entwurf einer therapeutischen Theologie. In: Concilium 34 (1998) 534-544.

Ders.: Das Antlitz. Christologie von innen, Düsseldorf 1999.

Ders., Hahn Ferdinand, Langer Michael (Hgg.): Der Glaube der Christen. Ein ökumenisches Handbuch, 2 Bde., München-Stuttgart 1999.

Ders.: Der Mensch – das uneingelöste Versprechen. In: *Hoffmann Herbert (Hg.)*: Werde Mensch. Wert und Würde des Menschen, Trier 1999.

Ders.: „Habt ihr alles verstanden?" Umriß einer rezeptionsgeschichtlichen Methode. In: Stimmen der Zeit 217 (1999) 15-28.

Ders.: Glaubenserweckung. Das Christentum an der Jahrtausendwende, Düsseldorf 2000.

Ders.: Wo bist du? Antwort auf die Frage nach dem Menschen, Leutesdorf 2000.

Ders.: Das Christentum als Religion der Angstüberwindung. In: *Möde Erwin (Hg.)*: Leben zwischen Angst und Hoffnung. Interdisziplinäre Angstforschung, Regensburg 2000, 163-195.

Ders.: Die Entdeckung des Christentums. Der alte Glaube und das neue Jahrtausend, Freiburg i. Br. ²2001.

Ders.: Mystik und Therapie. In: *Möde Erwin, Müller Stephan E. (Hgg.)*: Von der Heilkraft des Glaubens. Perspektiven therapeutischer Theologie, Würzburg 2002, 23-38.

Ders.: Der unbekannte Paulus, Düsseldorf 2003.

Ders.: Die Neuentdeckung des Glaubens, Stuttgart 2004.

Blatter Kurt: Zwischen Wahn und Wirklichkeit. Macht der Glaube krank?, Berneck 1995.

Bochinger Christoph: Die unsichtbare Religion in der sichtbaren Religion. Zur Alltagsreligiosität evangelischer und katholischer Christen in Franken. In: *Heimbach-Steins Marianne (Hg.)*: Religion als gesellschaftliches Phänomen. Soziologische, theologische und literaturwissenschaftliche Annäherungen, Münster 2002, 27- 43 (Bamberger Theologisches Forum 3).

Bodenfelder-Langer Gerhard: Art. Glaube, Glauben. In: *Kasper Walter (Hg.)*: Lexikon für Theologie und Kirche, Bd. 4, völlig neu bearb. Auflage, Freiburg-Basel-Wien ³1995, 666-668.

Boethius: Liber de persona et duabus naturis. In : *Migne Jacques Paul (Hg.)*: Patrologiae cursus completus, series latina, LXVII, Paris 1841-1855 u. ö. (PL 67).

Ders.: Opuscula Sacra. Buch über die Person und die zwei Naturen gegen Eutyches und Nestorius. In: *Vorgrimler Herbert*: Gotteslehre, Graz-Wien-Köln 1989, 18-20 (Texte zur Theologie. Dogmatik, Bd. 2).

Böhme Gernot: Philosophie und Esoterik. Konkurrenten um die geistige Orientierung der Zukunft. In: *Bolz Norbert, Reijen Willem van (Hgg.)*: Heilsversprechen, München 1998, 11-24.

Böttigheimer Christoph: Christlicher Heilsweg im Religionspluralismus. In: Stimmen der Zeit 222 (2004) 51-62.

Bolz Norbert, Reijen Willem van (Hgg.): Heilsversprechen, München 1998.

Bordt Michael: Platon, Freiburg-Basel-Wien 1999.

Bornkamm Günther: Paulus, unveränd. Aufl., Stuttgart u. a. ⁶1987.

Ders.: Jesus von Nazareth, Stuttgart u. a. ¹⁴1988.

Botterweck Johannes G., Ringgren Helmer (Hg.): Theologisches Wörterbuch zum Alten Testament, z. Zt. 8 Bände (1973-1995), Bd. 1, Stuttgart 1973.

Brändle Werner: Art. Symbol III. Systematisch-theologisch. In: *Krause Gerhard, Müller Gerhard (Hgg.)*: Theologische Realenzyklopädie, Bd. 32, Berlin-New York 2001, 487-491.

Braun Johannes: Die heilige Hildegard. Äbtissin von Rupertsberg (1098-1179), Bonn ³1929.

Bristol Claude: Entdecke Deine mentalen Kräfte. Wirksame Techniken, um Ziele zu erreichen (The magic of believing, 1985), Augsburg 1993.

Broer Ingo: Jesus und das Gesetz – Anmerkungen zur Geschichte des Problems und zur Frage der Sündenvergebung durch den historischen Jesus. In: *Ders. (Hg.)*: Jesus und das jüdische Gesetz, Stuttgart-Berlin-Köln 1992, 61-104.

Brox Norbert: *Soteria* und *Salus*. Heilsvorstellungen in der Alten Kirche. In: Evangelische Theologie 33 (1973) 253-279.

Ders.: Das Frühchristentum. Schriften zur Historischen Theologie, Freiburg-Basel-Wien 2000.

Brüntrup Godehard: Das Leib-Seele-Problem. Eine Einführung, Stuttgart-Berlin-Köln ²2001.

Bruners Wilhelm: Wie Jesus glauben lernte, Freiburg i. Br. ²1989

Buber Martin: Zwei Glaubensweisen, Zürich 1950.

Ders.: Gottesfinsternis. Betrachtungen zur Beziehung zwischen Religion und Philosophie, Zürich 1953.

Bucher Anton A.: Auf Felsen oder auf Sand gebaut? Rückfragen an Eugen Drewermanns psychologische Theorien und Methoden. In: *Pottmeyer Hermann J. (Hg.)*: Fragen an Eugen Drewermann. Eine Einladung zum Gespräch, Düsseldorf 1992.

Bultmann Rudolf: Art. *pisteúo, pístis, pistós...* In: *Friedrich Gerhard, Kittel Gerhard (Hgg.)*: Theologisches Wörterbuch zum Neuen Testament, Band 1-4 hrsg. von Gerhard Kittel, Studienausgabe, unveränd. Nachdruck der Ausgabe 1933-1979, Bd. 6, Stuttgart-Berlin-Köln 1990, 175-230.

Ders.: Theologie des Neuen Testaments, Tübingen 1953.

Ders.: Das Evangelium des Johannes, Göttingen [21]1986.

Ders.: Neues Testament und christliche Existenz. Theologische Beiträge, hrsg. von Andreas Lindemann, Tübingen 2002.

Bundeszentrale für gesundheitliche Aufklärung (Hg.): Gesundheit für Kinder und Jugendliche, Köln 1998.

Busse Ulrich: Das Nazareth-Manifest Jesu. Eine Einführung in das lukanische Jesusbild nach Lk 4,16-30, Stuttgart 1978 (Stuttgarter Bibelstudien 91).

Campiche Roland J.: Die zwei Gesichter der Religion. Faszination und Entzauberung, Zürich 2004.

Carroll John T.: Jesus als Healer in Luke-Acts. In: Society of Biblical Literature Seminar Papers (1994) 269-285.

Ders.: Sickness and Healing in the New Testament Gospels, Interpretation 49 (1995) 130-142.

Chalmers David: The conscious mind, Oxford 1996.

Ders.: Das Rätsel des bewußten Erlebens. In: Spektrum der Wissenschaft, Digest 3 (2002) 12-19.

Churchland Paul M.: Die Seelenmaschine. Eine philosophische Reise ins Gehirn, Heidelberg 1997.

Crick Francis: Was die Seele wirklich ist, München 1994.

Cyprian: De catholicae ecclesiae unitate. In: *Wiener Akademie der Wissenschaften (Hg.)*: Corpus Scriptorum ecclesiasticorum latinorum, III, Wien 1866ff (CSEL 3/1).

Ders.: Epistulae 73. In: *Wiener Akademie der Wissenschaften (Hg.)*: Corpus Scriptorum ecclesiasticorum latinorum, III, Wien 1866ff (CSEL 3/2).

Daecke Sigurd M., Schnakenberg Jürgen (Hgg.): Gottesglaube – ein Selektionsvorteil? Religion in Evolution - Natur- und Geisteswissenschaftler im Gespräch, Gütersloh 2002.

Damasio Antonio: Ich fühle, also bin ich. Die Entschlüsselung des Bewusstseins, München 2000.

Ders.: Wie das Gehirn Geist erzeugt. In: Spektrum der Wissenschaft, Digest 3 (2002) 11.

Das Manifest: Elf führende Neurowissenschaftler über Gegenwart und Zukunft der Gehirnforschung. In: Gehirn und Geist. Magazin für Psychologie und Hirnforschung 6 (2004) 30-36.

Dauer Joachim: Glaubend Gott verstehen. Der fundamentaltheologische Beitrag Eugen Bisers (Exzerpt Dissertation, Päpstliche Universität Gregoriana), Rom 1991.

Dei Verbum: Dogmatische Konstitution über die göttliche Offenbarung vom 18. November 1965.

Delacour Jean: Was kann die Neurobiologie erklären? In: Spektrum der Wissenschaft, Spezial 1 (2004) 12-19.

Dennett Daniel: Philosophie des menschlichen Bewusstseins, Hamburg 1994.

Denzinger Heinrich (Hg.): Kompendium der Glaubensbekenntnisse und kirchlichen Lehrentscheidungen, verb. erw., ins Dt. übertr. u. unter Mitarbeit von Helmut Hoping hrsg. von Peter Hünermann, Freiburg-Basel-Wien 1991.

Derolez Albert: Neue Beobachtungen zu den Handschriften der visionären Werke Hildegards von Bingen. In: *Haverkamp Alfred*: Hildegard von Bingen in ihrem historischen Umfeld. Internationaler wissenschaftlicher Kongreß zum 900 jährigen Jubiläum, 13. - 19. September 1998, Bingen am Rhein, Mainz 2000, 461-488.

Descartes René: Über den Menschen, übers. von Karl. E. Rothschuh , Heidelberg 1969.

Ders.: Abhandlung über die Methode des richtigen Vernunftgebrauchs und der wissenschaftlichen Wahrheitsforschung, ins Dt. übertr. von Kuno Fischer, erneuert u. m. einem Nachw. vers. von Hermann Glockner, Stuttgart 1990.

Dierkes Johannes: Auf dem Weg zu Heilung und Heil? Eine qualitative Untersuchung zur Wallfahrt nach Lourdes, Hamburg 2002.

Dietrich Walter, Link Christian: Die dunklen Seiten Gottes, 2 Bände, Neukirchen-Vluyn 1995/2000.

Bd.1: Willkür und Gewalt, Neukirchen-Vluyn 1995.

Bd 2: Allmacht und Ohnmacht, Neukirchen-Vluyn 2000.

Ps.-Dionysius Areopagita: Die Namen Gottes, eingel., übers. und mit Anmerkungen versehen von Beate Regina Suchla, Stuttgart 1988 (Bibliothek der griechischen Literatur 26).

Dobbeler Axel von: Glaube als Teilhabe. Historische und semantische Grundlagen der paulinischen Theologie und Ekklesiologie des Glaubens, Tübingen 1987 (Wissenschaftliche Untersuchungen zum Neuen Testament/2, 22).

Döpp Heinz-Martin: Jakobus 2,1-13 im Horizont biblisch-rabbinischer Sozialtradition. In: *Dobbeler Axel von (Hg.)*: Religionsgeschichte des Neuen Testaments. Festschrift für Klaus Berger zum 60. Geburtstag, Tübingen-Basel 2000, 67-77.

Döring Heinrich: Der Absolutheitsanspruch des Christentums. In: *Müller Karl, Prawdzik Werner (Hgg.)*: Ist Christus der einzige Weg zum Heil?, Nettetal 1991, 89-130.

Donner Herbert: Geschichte des Volkes Israel und seiner Nachbarn in Grundzügen. Teil 1. Von den Anfängen bis zur Staatenbildungszeit, durchges. Aufl. Göttingen ³2000 (Grundrisse zum Alten Testament 4).

Ders.: Geschichte des Volkes Israel und seiner Nachbarn in Grundzügen. Teil 2. Von der Königszeit bis zu Alexander dem Großen mit einem Ausblick auf die Geschichte des Judentums bis Bar Kochba, durchges. u. erg. Aufl., Göttingen ²1995.

Drewermann Eugen: Strukturen des Bösen, 3 Bände, Paderborn 1977/78.
Bd. 1: Die jahwistische Urgeschichte in exegetischer Sicht, Paderborn 1977.
Bd. 2: Die jahwistische Urgeschichte in psychoanalytischer Sicht, Paderborn 1978.
Bd. 3: Die jahwistische Urgeschichte in philosophischer Sicht, Paderborn 1978.

Ders.: Psychoanalyse und Moraltheologie, 3 Bände, Mainz 1982-1984.
Bd. 1: Angst und Schuld, Mainz 1982.
Bd. 2: Wege und Umwege der Liebe, Mainz 1983.
Bd. 3: An den Grenzen des Lebens, Mainz 1984.

Ders.: Tiefenpsychologie und Exegese, 2 Bände, Olten-Freiburg i. Br. 1984/85.
Bd. 1: Die Wahrheit der Formen. Traum, Mythos, Märchen, Sage und Legende.
Bd. 2: Die Wahrheit der Werke und Worte. Wunder, Vision, Weissagung, Apokalypse, Geschichte, Gleichnis, Olten-Freiburg i. Br. 1985.

Ders.: Sind Propheten dieser Kirche ein Ärgernis? Eugen Drewermann im Gespräch mit Felizitas von Schönborn, Zürich ²1991.

Ders., Jeziorowski Jürgen: Gespräche über die Angst, Gütersloh ⁴1993.

Ders.: Das Markusevangelium. Erster Teil: Mk 1,1 bis 9,13, Olten-Freiburg i. Br. 1987.

Ders.: Das Markusevangelium. Zweiter Teil: Mk 9,14-16,20, Olten-Freiburg i. Br. 1988.

Ders.: Das Markusevangelium. In der Übersetzung von Eugen Drewermann, Olten ³1992.

Ders.: Das Matthäusevangelium. Erster Teil: Mt 1,1 – 7,29. Bilder der Erfüllung, Olten-Freiburg i. Br. 1992.

Ders.: Das Matthäusevangelium. In der Übersetzung von Eugen Drewermann, Olten-Freiburg i. Br. 1993.

Ders.: Das Vaterunser, München 1993.

Ders.: Das Matthäusevangelium. Zweiter Teil: 8,1-20,19, Olten-Freiburg i. Br. 1994.

Ders.: Das Matthäusevangelium. Dritter Teil: 20,20 - 28,20, Olten-Freiburg i. Br. 1995.

Ders.: Das Johannesevangelium, in der Übersetzung von Eugen Drewermann, Zürich u. a. 1997.

Ders.: Das Johannesevangelium. Bilder einer neuen Welt. Erster Teil: Joh 1-10, Düsseldorf 2003.

Ders.: Glauben in Freiheit, 3 Bände in 5 Teilbänden, Solothurn-Düsseldorf-Zürich 1993-2002.

Bd. 1: Glauben in Freiheit oder Tiefenpsychologie und Dogmatik. Dogma, Angst und Symbolismus, Solothurn-Düsseldorf 1993.

Bd. 2: Jesus von Nazareth. Befreiung zum Frieden, Düsseldorf-Zürich ⁵1998.

Bd. 3/1: Der sechste Tag. Die Herkunft des Menschen und die Frage nach Gott. Religion und Naturwissenschaft Teil 1, Düsseldorf-Zürich ²1998.

Bd. 3/2: „... und es geschah so..." Die moderne Biologie und die Frage nach Gott. Religion und Naturwissenschaft Teil 2, Düsseldorf- Zürich 1999.

Bd. 3/3: Im Anfang... Die moderne Kosmologie und die Frage nach Gott. Religion und Naturwissenschaft Teil 3, Düsseldorf- Zürich 2002.

Ders.: Wozu Religion? Sinnfindung in Zeiten der Gier nach Macht und Geld. Im Gespräch mit Jürgen Hoeren, Freiburg-Basel-Wien 2001.

Ders.: Wie zu leben wäre – Ansichten und Einsichten. Im Gespräch mit Richard Schneider, Freiburg i. Br. 2002.

Dronke Peter: Women Writers of the Middle Ages. A Critical Study of Textes from Perpetua (*203) to Marguerite Porette (*1310), Cambridge 1984.

Ebeling Gerhard: Wort und Glaube, Tübingen ³1967.

Eliade Mircea: Geschichte der religiösen Ideen, 4 Bände, aus. d. Franz. übers. von Elisabeth Darlap, Freiburg-Basel-Wien 1978.

Engels Friedrich: Was ist Gott. In: *Weger Karl-Heinz (Hg.)*: Religionskritik, bearb. von Karl-Heinz Weger, Graz-Wien-Köln 1991, 109-110 (Texte zur Theologie. Fundamentaltheologie 1).

Ernst Heiko: Macht der Glaube gesund? In: Psychologie heute - Compact 8 (2003) 68-69.

Fehrenbacher Gregor: Drewermann verstehen. Eine kritische Hinführung, München ²1991.

Feldmann Christian: Gott wohnt im Scheitellappen. In: Publik Forum 17 (2003) 28-31.

Fenner Friedrich: Die Krankheit im Neuen Testament. Eine religions- und medizingeschichtliche Untersuchung, Leipzig 1930.

Feuerbach Ludwig: Das Wesen des Christentums, Stuttgart 1998.

468

Ders.: Das Wesen der Religion. Ausgewählte Texte der Religionsphilosophie. In: *Ders.:* Werke in 6 Bänden, hrsg. von Erich Thies, Bd. 4, Frankfurt 1975, 81-153.

Ders.: Das Wesen des Menschen als das höchste Wesen. In: *Weger Karl-Heinz (Hg.)*: Religionskritik, bearb von Karl-Heinz Weger, Graz-Wien-Köln 1991, 75-76 (Texte zur Theologie. Fundamentaltheologie 1).

Fichte Johann Gottlieb: Grundlage der gesamten Wissenschaftslehre, Neudruck, mit einem Sachreg. von Alwin Diemer, Hamburg 1956.

Fichtner Gerhard: Christus als Arzt. Ursprünge und Wirkungen eines Motivs. Peter Stuhlmacher zum 50. Geburtstag, 1-18 (Frühmittelalterliche Studien 16).

Fink Renate: Die Botschaft des heilenden Handelns Jesu. Untersuchung der dreizehn exemplarischen Berichte von Jesu heilendem Handeln im Markusevangelium, Innsbruck-Wien 2000 (Salzburger Theologische Studien 15).

Fiore Joachim von: Das Reich des Heiligen Geistes, übers. von Alfons Rosenberg, München 1955.

Fischer Klaus P.: „Er heilte ihre Kranken" (Mt 14,14). Heilung und Heil – eine verlorene Einheit? In: Orientierung 64 (2000) 251-257.

Fohrer Georg: Hebräisches und aramäisches Wörterbuch zum Alten Testament, Berlin ³1997.

Forrester Tom, Flores José H. Prado: Umfassendes Heil durch Jesus (Jesucristo, Sanador de mi Persona, 1986), Mainz-Kastel 1986.

Franke Alexa: Salutogenese. Zur Entmystifizierung der Gesundheit, dt. erw. Ausgabe, Tübingen 1997.

Frankemölle Herbert: Der Brief des Jakobus, 2 Bände, Gütersloh-Würzburg 1994 (Ökumenischer Taschenbuchkommentar zum Neuen Testament 17).

Freud Sigmund: Das Unbehagen in der Kultur und andere kulturkritische Schriften, Frankfurt a. M. ⁸2003.

Ders.: Totem und Tabu. Einige Übereinstimmungen im Seelenleben der Wilden und der Neurotiker, Gesammelte Werke IX, London 1940.

Ders.: Massenpsychologie und Ich-Analyse, Gesammelte Werke XIII, London 1940, 71-161.

Ders.: Die Zukunft einer Illusion, Gesammelte Werke XIV, London 1948, 323-380.

Ders.: Neue Folge der Vorlesungen zur Einführung in die Psychoanalyse. In *Mitscherlich Alexander u. a. (Hgg.)*: Sigmund Freud, Studienausgabe, Bd. I, korr. Auflage Frankfurt a. M. ⁶1975, 447-608.

Frey Jörg: Eugen Drewermann und die biblische Exegese. Eine methodisch-kritische Analyse, Tübingen 1995 (Wissenschaftliche Untersuchungen zum Neuen Testament II/71).

Frick Eckhard: Glauben ist keine Wunderdroge. Hilft Spiritualität bei der Bewältigung schwerer Krankheit? In: HerderKorrespondenz 56, 1 (2002) 41-
46.

Ders.: Sich heilen lassen, Würzburg 2005.

Friedrichs Lutz, Vogt Michael (Hgg.): Sichtbares und Unsichtbares. Facetten
von Religion in deutschen Zeitschriften, Würzburg 1996 (Religion in der
Gesellschaft 3).

Friesl Christian, Polak Regina: Theoretische Weichenstellungen. In: *Polak Regina (Hg.)*: Megatrend Religion? Neue Religiositäten in Europa, Ostfilern
2002, 26-106.

Führkötter Adelgundis: Hildegard von Bingen, Salzburg ²1979.

Dies.: Das Leben der heiligen Hildegard, berichtet von d. Mönchen Gottfried u.
Theoderich. Aus d. Lat. übers. u. komm. von Adelgundis Führkötter, Salzburg ²1980.

Dies (Hg.).: Kosmos und Mensch aus der Sicht Hildegards von Bingen, Mainz
1987 (Quellen und Abhandlungen zur mittelrheinischen Kirchengeschichte 60).

Fuller Reginald Horace: Die Wunder Jesu in Exegese und Verkündigung, Düsseldorf 1967.

Giesen Heinz: Herrschaft Gottes – heute oder morgen? Zur Heilsbotschaft Jesu
und der synoptischen Evangelien, Regensburg 1995 (Biblische Unter-
schungen 26).

Gnilka Joachim: Das Evangelium nach Markus. 1. Teilband Mk 1-8,26, Neukirchen-Vluyn ³1989 (Evangelisch-katholischer Kommentar zum Neuen Testament II/1).

Ders.: Das Evangelium nach Markus. 2. Teilband Mk 8,27-16,20, Neukirchen-
Vluyn ³1989 (Evangelisch-katholischer Kommentar zum Neuen Testament II/2).

Ders.: Theologie des Neuen Testaments, Freiburg-Basel-Wien 1994 (Herders
Theologischer Kommentar, Supplementum 5).

Görg Manfred: Der un-heile Gott. Die Bibel im Bann der Gewalt, Düsseldorf
1995.

Görres Albert: An den Grenzen der Psychoanalyse, München 1968.

Ders., Kasper Walter (Hgg.): Tiefenpsychologie Deutung des Glaubens?, Freiburg i. Br. u. a. 1988, 133-174 (Quaestiones Disputatae 113).

Goller Hans: Sind wir bloß ein Opfer unseres Gehirns? Hirnforscher betrachten
Willensfreiheit als Illusion. In: Stimmen der Zeit 223 (2005) 447-458.

Goltz Dagny von der: Krankheit und Heilung in der neutestamentlichen Forschung des 20. Jahrhunderts, Erlangen 1998.

Gosebrink Hildegard: Hildegard von Bingen begegnen, Augsburg 2002.

Grabner-Haider Anton: Theorie der Theologie als Wissenschaft, München
1974.

Ders.: Biblisches Heil und heutige Erfahrung. In: *Ders., Assig Hubertus (Hgg.)*: Glück und Heil, Düsseldorf 1972.

Gregor v. Nyssa: Gespräch mit seiner Schwester Markina über Seele und Auferstehung. Gr.-Dt. von Franz Oehler, Leipzig 1858.

Ders.: De anima. In: *Migne Jacques Paul (Hg.)*: Patrologiae cursus completus, series graeca, XLV, Paris 1857-1866 u. ö., 187-222 (PG 45).

Greshake Gisbert: Gottes Heil – Glück des Menschen. Theologische Perspektiven, Freiburg-Basel-Wien 1983.

Grillmeier Alois: Mit ihm und in ihm. Christologische Forschungen und Perspektiven, verb. und erg. Auflage, Freiburg [2]1978.

Ders.: Jesus der Christus im Glauben der Kirche, 2 Bände in 5 Teilbänden, Freiburg-Basel-Wien [3]1990.

Grom Bernhard: Gesundheit und Glaubensfaktor – Religiosität als Komplementärmedizin? In: Stimmen der Zeit 216 (1998) 413-424.

Ders.: Religiosität: Neurose oder Therapie? – Der Glaube auf dem Prüfstand von Psychologie und Lebensqualitätsforschung. In: Stimmen der Zeit 219 (2001) 30-42.

Gross Walter, Kuschel Karl-Josef: „Ich schaffe Finsternis und Unheil!" Ist Gott verantwortlich für das Übel?, Mainz 1992.

Guardini Romano: Der Herr, Würzburg 1937.

Ders.: Welt und Person. Versuche zur christlichen Lehre vom Menschen, Würzburg [6]1962.

Ders.: Existenz des Christen, hrsg. aus d. Nachlass, München-Paderborn-Wien [2]1977.

Haacker Klaus: Glaube II. Altes und Neues Testament. In: *Krause Gerhard, Müller Gerhard (Hgg.)*: Theologische Realenzyklopädie, Bd. 13, Berlin-New York 1984, 277-302.

Ders.: Biblische Theologie als engagierte Exegese. Theologische Grundfragen und thematische Studien, Wuppertal-Zürich 1993.

Haag Herbert: Biblisches Wörterbuch, Freiburg i. Br. 1971.

Habermann Jürgen: Kriterienfragen der Jesusforschung. In: *Müller Peter (Hg.)*: „... was ihr auf dem Weg verhandelt habt". Beiträge zur Exegese und Theologie des Neuen Testaments. Festschrift für Ferdinand Hahn zum 75. Geburtstag, Neukirchen-Vluyn 2001, 15-26.

Häring Bernhard: Vom Glauben, der gesund macht. Ermutigung der heilenden Berufe, Freiburg-Basel-Wien 1984.

Hahn Ferdinand: Christologische Hoheitstitel. Ihre Geschichte im frühen Christentum, erw. Auflage, Göttingen [5]1995.

Ders.: Heilung und Heil aus der Sicht des Neuen Testaments. In: Nachrichten aus ärztlicher Mission 21 (1970) 6, I-IV.

Ders.: Gen 15,6 im Neuen Testament. In: *Wolff Hans Walter (Hg.)*: Probleme biblischer Theologie. Festschrift für Gerhard von Rad, München 1971, 94-96.

Ders.: Der Tod Jesu nach dem Zeugnis des Neuen Testaments. In: *Möde Erwin, Unger Felix, Woschitz Karl M. (Hgg.)*: An-Denken. Festgabe für Eugen Biser, Graz-Wien-Köln 1998, 253-267.

Hainz Josef (Hg.): Münchener theologisches Wörterbuch zum Neuen Testament, Düsseldorf 1997.

Hark Helmut: Religiöse Neurosen. Neurotisierung durch angstmachende Gottesbilder. In: *Klosinski Gunter (Hg.)*: Religion als Chance oder Risiko. Entwicklungsfördernde und entwicklungshemmende Aspekte religiöser Erziehung, Bern u. a. 1994, 151-158.

Harkam Gerhard: Die alttestamentliche Rede vom „Glauben". Eine traditions- und redaktionsgeschichtliche Untersuchung der theologischen Verwendung von „hae'aemin", Wien 1992.

Ders.: Art. Glaube (Altes Testament). In: *Bauer Johannes B.*: Bibeltheologisches Wörterbuch., völlig neu bearb. Auflage, Graz-Wien-Köln 1994, 245-250.

Harnack Adolf von: Lehrbuch der Dogmengeschichte 1, unveränd. reprograf. Nachdruck der 4., neu durchgearb. und verm. Auflage Tübingen 1909, Freiburg-Basel-Wien 1980.

Ders.: Die Mission und Ausbreitung des Christentums in den ersten drei Jahrhunderten, Leipzig 1902.

Ders.: Marcion - das Evangelium vom fremden Gott. Eine Monographie zur Geschichte der Grundlegung der katholischen Kirche, Leipzig 1921.

Haverkamp Alfred: Hildegard von Disobodenberg-Bingen. Von der Peripherie zum Zentrum. In: *Ders.*: Hildegard von Bingen in ihrem historischen Umfeld. Internationaler wissenschaftlicher Kongreß zum 900 jährigen Jubiläum, 13.-19. September 1998, Bingen am Rhein, Mainz 2000, 15-69.

Hegel Georg Wilhelm Friedrich: Die Phänomenologie des Geistes, hrsg. von Johannes Hoffmeister, Hamburg [6]1952 (Philosophische Bibliothek 114).

Ders.: Vorlesungen über die Philosophie der Religion. In: *Ders.*: Sämtliche Werke in 20 Bänden, Bd. 15-16, hrsg. von H. Glockner, Stuttgart-Bad Cannstatt [4]1965.

Heidegger Martin: Sein und Zeit, hrsg. von Friedrich-Wilhelm von Herrmann, Frankfurt a. M. [7]1994.

Heimbach-Steins Marianne (Hg.): Religion als gesellschaftliches Phänomen. Soziologische, theologische und literaturwissenschaftliche Annäherungen, Münster 2002 (Bamberger Theologisches Forum 3).

Heinzmann Richard: Das Christentum als Religion der Freiheit. In: *Möde Erwin, Unger Felix, Woschitz Karl M. (Hgg.)*: An-Denken. Festgabe für Eugen Biser, Graz-Wien-Köln 1998, 169-177.

Hemleben Johannes: Ernst Haeckel in Selbstzeugnissen und Bilddokumenten, Hamburg 1964.

Hengel Martin, Hengel Rudolf: Die Heilungen Jesu und medizinisches Denken. In: *Suhl Alfred (Hg.)*: Der Wunderbegriff im Neuen Testament, Darmstadt 1980, 338-373 (Wege der Forschung 295).

Henning Christian, Murken Sebastian, Nestler Erich (Hgg.): Einführung in die Religionspsychologie, Paderborn u. a. 2003.

Hermisson Hans-Jürgen, Lohse Eduard: Glauben, Stuttgart u. a. 1978.

Ders.: Art. Märchen II. Praktisch-theologisch. In: *Krause Gerhard, Müller Gerhard (Hgg.)*: Theologische Realenzyklopädie, Bd. 21, Berlin-New York 1991, 672-677.

Herrmann Siegfried: Art. Exodusmotiv. I. Altes Testament. In: *Krause Gerhard, Müller Gerhard (Hgg.)*: Theologische Realenzyklopädie, Bd. 10, Berlin-New York 1982, 732-737.

Herrmann Wolfram: Das Wunder in der evangelischen Botschaft. Zur Interpretation der Begriffe *blind* und *taub* im Alten und Neuen Testament, Berlin 1961 (Aufsätze und Vorträge zur Theologie und Religionswissenschaft 20).

Hervieu-Léger Danièle: Pilger und Konvertiten. Religion in Bewegung, Würzburg 2004 (Religion in der Gesellschaft 17).

Heyen Heye: Die konditionale Verknüpfung von Heil und Heilung als Verstehens- und Deutungszugang zu einem Problemaspekt... In: Religion heute 44, 12 (2000), 238-241.

Hildegardis Scivias. Edidit Adelgundis Führkötter O.S.B. collaborante Angela Carlevaris O. S. B. 2 vols. In: Corpus Christianorum. Continuatio Mediaevalis, XLIII, Turnholti 1978 (CCM 43).

Hildegardis Liber Vite Meritorum. Edidit Angela Carlevaris O.S.B. In: Corpus Christianorum. Continuatio Mediaevalis, XV, Turnholti 1995 (CCM 15).

Hildegardis Bingensis Liber Divinorum Operum. Cura et studio A. Derolez et P. Dronke. In: Corpus Christianorum. Continuatio Mediaevalis, XCII, Turnholti 1996 (CCM 92).

Hildegardis Bingensis Epistolarium. Edidit L. van Acker et M. Klaes-Hachmöller. 3 vols. In: Corpus Christianorum. Continuatio Mediaevalis, XCI, Turnholti 1991-2001 (CCM 91).

Hildegardis, Vitae sanctae. Canonizatio sanctae Hildegardis. Lateinisch/Deutsch, verf. von Theodoricus „Monachus", Godefricus „Monachus", übers. und eingel. von Monika Klaes, Freiburg-Basel-Wien 1998 (Fontes Christianae 29).

Hildegard von Bingen: Wisse die Wege. Scivias. Nach dem Originaltext des illuminierten Rupertsberger Kodex der Wiesbadener Landesbibliothek ins Deutsche übert. u. bearb. von Maura Böckeler, Salzburg [2]1954.

Hildegard von Bingen: Der Mensch in der Verantwortung. Das Buch der Lebensverdienste – Liber Vitae Meritorum. Nach den Quellen übers. u. erläutert von Heinrich Schipperges, Freiburg-Basel-Wien 1994.

Hildegard von Bingen: Welt und Mensch. Das Buch „De operatione Dei". Aus dem Genter Kodex übers. u. erläutert von Heinrich Schipperges, Salzburg 1965.

Hildegard von Bingen: Heilkunde. Das Buch von dem Grund und der Heilung der Krankheiten. Nach den Quellen übers. u. erläutert von Heinrich Schipperges, Salzburg [6]1992.

Hildegard von Bingen: Briefwechsel. Nach den ältesten Handschriften übers. u. nach d. Quellen erläutert von Adelgundis Führkötter, Salzburg 1965.

Hinkel Helmut: St. Hildegards Verehrung im Bistum Mainz. In: *Brück Ph. Anton (Hg.)*: Hildegard von Bingen 1179-1979. Festschrift zum 800. Todestag der Heiligen, Mainz 1979, 385-413.

Höfer Albert: Erlösung will erfahrbar sein. Erlösungsvorstellungen und ihre heilende Wirkung, München 2002.

Hoffmann Paul, Heil Christoph (Hgg.): Die Spruchquelle Q. Studienausgabe Griechisch und Deutsch, Darmstadt 2002.

Hommes Ulrich, Ratzinger Joseph: Das Heil des Menschen. Innerweltlich – christlich, München 1975.

Hooker Morna D.: Art. Glaube III. Neues Testament. In: *Betz Hans Dieter u. a. (Hgg.)*: Religion in Geschichte und Gegenwart. Handwörterbuch für Theologie und Religionswissenschaft, Bd. 3, Tübingen [4]2000, 947-953.

Hoppe Rudolf: Der Jakobusbrief als briefliches Zeugnis hellenistisch und hellenistisch-jüdisch geprägter Religiosität. In: *Beutler Johannes (Hg.)*: Der neue Mensch in Christus. Hellenistische Anthropologie und Ethik im Neuen Testament, Freiburg-Basel-Wien 2001.

Hoskyns Edwyn Clement: The Fourth Gospel, ed. Francis Noel Davey, revised edition, London [2]1948.

Hübner Kurt: Art. Mythos I. Philosophisch. In: *Krause Gerhard, Müller Gerhard (Hgg.)*: Theologische Realenzyklopädie, Bd. 23, Berlin-New York 1994.

Hunter Charles: Wie man die Kranken heilt. Ein Lehrbuch für Christen, aus d. Amerik. übers. von Klaus Wagner, München 1982.

Huntington Samuel P.: Der Kampf der Kulturen. Die Neugestaltung der Weltpolitik im 21. Jahrhundert, München 1996.

Huxel Kirsten: Die empirische Psychologie des Glaubens. Historische und systematische Studien zu den Pionieren der Religionspsychologie, Stuttgart-Berlin-Köln 2000.

Imbach Josef: Wunder. Eine existentielle Auslegung, Würzburg 2002.

Institut für Demoskopie Allensbach: Trendmonitor „Religiöse Kommunikation 2003". Bericht über eine repräsentative Umfrage unter Katholiken zur medialen und personalen Kommunikation. Kommentarband, durchgeführt im Auftrag der Medien-Dienstleistung GmbH, München 2003.

Jacobs Christoph: Salutogenese. Eine pastoralpsychologische Studie zu seelischer Gesundheit, Ressourcen und Umgang mit Belastung bei Seelsorgern, Würzburg 2000.

Ders.: Macht der Glaube gesund? Humanwissenschaftliche Perspektiven und pastorale Optionen im Angesicht einer vieldiskutierten religiösen Frage. Öffentliche Vorlesung an der Theologischen Fakultät Paderborn am 23.10.2001. Internetveröffentlichung unter: http://www.cjacobs.de.

Jaffard Robert: Das facettenreiche Gedächtnis. In: Spektrum der Wissenschaft, Spezial 1 (2002) 6-9.

James William: Die religiöse Erfahrung in ihrer Mannigfaltigkeit: Materialien und Studien zu einer Psychologie und Pathologie des religiösen Lebens, Leipzig 1907.

Janowski Bernd: Konfliktgespräche mit Gott. Eine Anthologie der Psalmen, Neukirchen-Vluyn 2003.

Jaspers Karl: Die geistige Situation der Zeit, Abdr. d. im Sommer 1932 bearb. 5. Auflage, Berlin-New York [8]1979.

Jenni Ernst, Westermann Claus (Hgg.): Theologisches Handwörterbuch zum Alten Testament 2 Bände, München [6]2004.

Jepsen Alfred: Art. 'mn. In: *Botterweck Johannes G. J., Ringgren Helmer (Hgg.):* Theologisches Wörterbuch zum Alten Testament, Bd. 1, Stuttgart u. a. 1973, 313-348.

Jörns Klaus-Peter: Die neuen Gesichter Gottes. Was die Menschen heute wirklich glauben, München 1997.

Jung Carl Gustav: Gegenwart und Zukunft. Gesammelte Werke X, Olten-Freiburg 1974.

Ders.: Kommentar zu „Das Geheimnis der Goldenen Blüte". Gesammelte Werke XIII, hrsg. von Lilly Jung-Merk u. Elisabeth Rüf, Olten 1978, 11-63.

Ders., Wilhelm Richard: Geheimnis der Goldenen Blüte. Das Buch von Bewußtsein und Leben, aus d. Chines. übers. und erläutert von Richard Wilhelm, m. einem Komm. von C. G. Jung (1929), neu hg. u. mit Nachw. vers. von U. Diederichs, München 1986.

Kähler Christoph: Jesu Gleichnisse als Poesie und Therapie. Versuch eines integrativen Zugangs zum kommunikativen Aspekt von Gleichnissen Jesu, Tübingen 1995 (Wissenschaftliche Untersuchungen zum Neuen Testament 78).

Kaiser Otto: Glaube, II. Altes Testament. In: *Betz Hans Dieter (Hg.):* Religion in Geschichte und Gegenwart. Handwörterbuch für Theologie und Religionswissenschaft, Bd. 3, völlig neu bearb. Auflage, Tübingen [4]2000, 944-947.

Kant Immanuel: Logik, Physische Geographie, Pädagogik. In: *Königlich Preußische Akademie der Wissenschaften (Hg.)*: Kants gesammelte Schriften, Bd. 9, Berlin-Leipzig 1923.

Ders.: Kritik der reinen Vernunft. In: *Ders.*: Werke in 12 Bänden, hrsg. von W. Weisschedel, Bd. III-IV, Frankfurt a. Main 1968, 426-433; 488-506.

Ders.: Der Streit der Fakultäten, Leipzig 1984.

Ders.: Schriften zur Metaphysik und Logik, übers. von Norbert Hinske, 5., erneut überpr. reprograf. Nachdruck d. Ausg. 1958, Darmstadt 1998.

Karrer Martin: Art. Glaube (Neues Testament). In: *Bauer Johannes B.*: Bibeltheologisches Wörterbuch, Graz-Wien-Köln 1994, 250-256.

Kasper Walter: Jesus der Christus, Mainz [11]1992.

Kern Udo: Hildegard von Bingen (1098-1179). In: *Krause Gerhard, Müller Gerhard (Hgg.)*: Theologische Realenzyklopädie, Bd. 15, Berlin - New York 1985, 322-326.

Kerner Charlotte: „Alle Schönheit des Himmels". Die Lebensgeschichte der Hildegard von Bingen, Neuausgabe, Weinheim-Basel 1997.

Kertelge Karl: Die Wunderheilungen Jesu im Neuen Testament. In: *Beinert Wolfgang (Hg.)*: Hilft Glaube heilen?, Düsseldorf 1985, 31-44 (Schriften der katholischen Akademie in Bayern 119).

Kessler Hans: Art. Erlösung/Soteriologie. In: *Eicher Peter (Hg.)*: Neues Handbuch theologischer Grundbegriffe, Bd. 2, München 1991, 360-373.

Kierkegaard Sören: Die Wiederholung. Die Krise und eine Krise im Leben einer Schauspielerin. Mit Erinnerungen an Kierkegaard von Hans Bröchner, hrsg u. übers. von Liselotte Richter, Reinbek 1961.

Ders.: Die Krankheit zum Tode, hrsg. u. übers. von Liselotte Richter, Reinbek 1962.

Ders.: Einübung im Christentum. Der Augenblick, Düsseldorf-Köln 1971.

Kittel Gerhard, Friedrich Gerhard (Hgg.): Theologisches Wörterbuch zum Neuen Testament, 10 Bände, Stuttgart 1933-1979.

Klauck Hans-Josef: Religion und Gesellschaft im frühen Christentum. Neutestamentliche Studien, Tübingen 2003 (Wissenschaftliche Untersuchungen zum Neuen Testament 152).

Klimchak Steve: Das Ich im Schneckenhaus – ein Interview mit Vilayanur Ramachandran. In: Gehirn und Geist 3 (2003) 68-69.

Kluge Friedrich: Etymologisches Wörterbuch der deutschen Sprache, bearb. von Elmar Seebold, durchges. u. erw. Aufl., Berlin-New York [24]2002.

Knoch Otto: Dem, der glaubt, ist alles möglich. Die Botschaft der Wundererzählungen der Evangelien, unveränd. Neuausgabe, Stuttgart 1993.

Kollmann Bernd: Jesus und die Christen als Wundertäter. Studien zu Magie, Medizin und Schamanismus in Antike und Christentum, Göttingen 1996 (Forschungen zur Religion und Literatur des Alten und Neuen Testaments 170).

Konradt Matthias: Christliche Existenz nach dem Jakobusbrief. Eine Studie zu seiner soterologischen und ethischen Konzeption, Göttingen 1998 (Studie zur Umwelt des Neuen Testaments 22).

Kraus Georg: Vorherbestimmung. Traditionelle Prädestinationslehre im Licht gegenwärtiger Theologie, Freiburg-Basel-Wien 1977 (Ökumenische Forschungen II,5).

Ders.: Blickpunkt Mensch. Menschenbilder aus christlicher Sicht, München 1983.

Ders.: Selig seid ihr... Die Seligpreisungen der Bergpredigt heute, Meitingen-Freising 1983.

Ders.: Art. „Biser". In: *Weger Karl-Heinz (Hg.)*: Argumente für Gott. Gott-Denker von der Antike bis zur Gegenwart. Ein Autoren-Lexikon, Freiburg i. Br. 1987, 69-72.

Ders.: Gott als Wirklichkeit. Lehrbuch zur Gotteslehre, Frankfurt a. M. 1994 (Grundrisse zur Dogmatik 1).

Ders.: Gnadenlehre – Heil als Gnade. In: *Beinert Wolfgang (Hg.)*: Glaubenszugänge. Lehrbuch der katholischen Dogmatik, Bd. 3, Paderborn u. a. 1995, 159-305.

Ders.: Welt und Mensch. Lehrbuch zur Schöpfungslehre, Frankfurt a. M. 1997 (Grundrisse zur Dogmatik 2).

Ders.: Licht und Kraft für das Leben. Predigten über den Sinn des Glaubens, Regensburg 2003.

Ders.: Jesus Christus, der Heilsmittler. Lehrbuch zur Christologie, Frankfurt a. M. 2005 (Grundrisse zur Dogmatik 3).

Kraus Hans-Joachim: Das Evangelium des unbekannten Propheten. Jesaja 40-66, Neukirchen-Vluyn 1990.

Krieger David J.: Dalai Lama – Eugen Drewermann: der Weg des Herzens. Gewaltlosigkeit und Dialog zwischen den Religionen, Olten-Freiburg 1992.

Kroeger Matthias: Aus der Sicht der Religions- und Theologiegeschichte: Evolutionstheorie und Theologie – gemeinsame Einsichten, gegenseitige Herausforderungen. In: *Lüke Ulrich, Schnakenberg Jürgen, Souvignier Georg (Hgg.)*: Darwin und Gott. Das Verhältnis von Evolution und Religion, Darmstadt 2004, 105-146.

Kronemann Bernward: Hildegard von Bingen, Ordo Virtutum – Spiel der Kräfte. Das Schauspiel vom Tanz der göttlichen Kräfte und der Sehnsucht des Menschen, Augsburg 1991.

Kruhöffer Gerald: Grundlinien des Glaubens. Ein biblisch-theologischer Leitfaden, überarb. u. erw. Aufl., Göttingen [3]2002.

Kues Nikolaus von: Die belehrte Unwissenheit (De docta ignorantia). In: *Ders.*: Philosophisch-theologische Werke. Lat.-Dt., Bd. 1, m. einer Einl. von Karl Bormann, Hamburg 2002.

Ders.: Mutmaßungen (De coniecturis). In: *Ders.*: Philosophisch-theologische Werke. Lat.-Dt., Bd. 2, m. einer Einl. von Karl Bormann, Hamburg 2002.

Küng Hans: Die Gretchenfrage des christlichen Glaubens. Systematische Überlegungen zum neutestamentlichen Wunder. In: Theologische Quartalschrift 152 (1972) 214-233.

Ders.: Christ sein, Neuausgabe, München 1993.

Kuhn Thomas: Die Struktur wissenschaftlicher Revolutionen, 2. rev. u. um d. Postskriptum von 1969 erg. Aufl., Frankfurt a. M. ^{13}1995.

Kutschera Franz von: Grundfragen der Erkenntnistheorie, Berlin-New York, 1981.

Labahn Michael: Jesus als Lebensspender. Untersuchungen zu einer Geschichte der johanneischen Tradition anhand ihrer Wundergeschichten, Berlin-New York 1999 (Beihefte zur Zeitschrift für die neutestamentliche Wissenschaft und die Kunde der älteren Kirche 98).

Lammers Klaus: Hören, Sehen und Glauben im Neuen Testament, Stuttgart 1966 (Stuttgarter Bibelstudien 11).

Lamsa George M.: Die Evangelien in aramäischer Sicht, Bern-Lugano ^{9}1963.

Langel Helmut: Rede und Antwort. Theologie im Gespräch, Bremen 1992.

Larsson Edvin: Art. Heil und Erlösung III. Neues Testament. In: *Krause Gerhard, Müller Gerhard (Hgg.)*: Theologische Realenzyklopädie, Bd. 14, Berlin-New York 1985, 617-622.

Lassek Reinhard: Gesundheit als Religion. In: Zeitzeichen 3 (2002) 10, 48-50.

Lay Rupert: Gelingendes Leben. Zu sich selbst finden, München 1996.

Lenin Vladimir Iljitsch: Die Gottesidee als Rechtfertigung der Reaktion. In: *Weger Karl-Heinz (Hg.)*: Religionskritik, bearb. von Karl-Heinz Weger, Graz-Wien-Köln 1991, 153-156 (Texte zur Theologie. Fundamentaltheologie 1).

Lenzen-Schulte Martina: Seelenschmerz macht keinen Krebs. Das hartnäckige Gerücht vom Einfluss der Psyche ist widerlegt. In: Frankfurter Allgemeine Zeitung 55 (2004) 126, N 1.

Lies Lothar, Hell Silvia: Heilsmysterium. Eine Hinführung zu Christus, Graz-Wien-Köln 1992.

Linke Detlef B.: Religion als Risiko. Geist, Glaube und Gehirn, Hamburg 2003.

Ders.: Identität und Neurowissenschaften. Internetveröffentlichung unter http://www.identityfoundation.de/presse/download/schriftenreihe_1_es.pdf.

Linn Matthew: Glaube, der heilt. In den acht Lebensstadien, übers. aus d. Amerik. von Fritz Fruhmann, Graz-Wien-Köln 1991.

Lips Hermann von: Anthropologie und Wunder im Johannesevangelium. Die Wunder Jesu im Johannesevangelium im Unterschied zu den synoptischen Evangelien auf dem Hintergrund johanneischen Menschenverständnisses. In: Evangelische Theologie 50 (1990) 296-311.

Lochmann Jan Milic: Versöhnung und Befreiung. Absage an ein eindimensionales Heilsverständnis, Gütersloh 1977.

Löwith Karl: Sämtliche Schriften II: Weltgeschichte und Heilsgeschehen. Die theologischen Voraussetzungen der Geschichtsphilosophie, Stuttgart 1953.

Lohfink Gerhard, Pesch Rudolf: Tiefenpsychologie und keine Exegese. Eine Auseinandersetzung mit Eugen Drewermann, , Stuttgart 1987 (Stuttgarter Bibelstudien 129).

Lohfink Norbert: „Ich bin Jahwe, dein Arzt" (Ex 15,26). Gott, Gesellschaft und menschliche Gesundheit in der Theologie einer nachexilischen Pentateucherzählung (Ex 15,25b.26), Stuttgart 1981, 91-155 (Stuttgarter Bibelstudien 100).

Lohse Eduard: Glaube und Wunder. Ein Beitrag zur theologia crucis in den synoptischen Evangelien. In: *Andresen Carl (Hg.)*: Theologia Crucis – Signum Crucis. Festschrift für Erich Dinkler, Tübingen 1979, 335-350.

Ders.: Das Neue Testament als Urkunde des Evangeliums. Exegetische Studien zur Theologie des Neuen Testaments III, Göttingen 2000 (Forschungen zur Religion und Literatur des Alten und Neuen Testaments 192).

Lorenz Konrad: Die Rückseite des Spiegels. Versuch einer Naturgeschichte menschlichen Erkennens, München u. a. 1973.

Lubac de Henri: Katholizismus als Gemeinschaft, Einsiedeln 1943.

Lüdemann Gerd: Texte und Träume. Ein Gang durch das Markusevangelium in Auseinandersetzung mit Eugen Drewermann, Göttingen 1992.

Lührmann Dieter: Glaube im frühen Christentum, Gütersloh 1976.

Ders.: Aber auch dem Arzt gib Raum (Sir 38,1-15). In: Wort und Dienst 15 (1979) 55-78.

Ders.: Art. Glaube. In: *Klauser Theodor (Hg.)*: Reallexion für Antike und Christentum. Sachwörterbuch zur Auseinandersetzung des Christentums mit der antiken Welt, Bd. 11, Stuttgart 1981, 48-122.

Lüke Ulrich, Schnakenberg Jürgen, Souvignier Georg (Hgg.): Darwin und Gott. Das Verhältnis von Evolution und Religion, Darmstadt 2004.

Ders.: Aus der Sicht der systematischen Theologie: Religion durch Evolution und/oder Evolution durch Religion. In: *Lüke Ulrich, Schnakenberg Jürgen, Souvignier Georg (Hgg.)*: Darwin und Gott. Das Verhältnis von Evolution und Religion, Darmstadt 2004, 89-104.

Lütz Manfred: Wenn Wellness Wahn wird. In: Welt am Sonntag 54 (2002) 27, 10.

Ders.: Lebenslust. Wider die Diät-Sadisten, den Gesundheitswahn und den Fitness-Kult, Düsseldorf 2002.

Lumen Gentium: Dogmatische Konstitution über die Kirche vom 21. November 1964.

Lustiger Jean-Marie: Ermutigung zum Glücklichsein. Die Lebenskunst der Bergpredigt, Düsseldorf 1999.

Ders.: Die Verheißung. Vom Alten zum Neuen Bund, Augsburg 2003.

Luther Henning: Identität und Fragment. Praktisch-Theologische Überlegungen zur Unabschließbarkeit von Bildungsprozessen. In: *Ders. (Hg.):* Religion und Alltag. Bausteine zu einer Praktischen Theologie des Subjekts, Stuttgart 1992, 160-182.

Luther Martin: Werke. Kritische Gesamtausgabe. Die deutsche Bibel, Bd. 7, Weimar 1968.

Maier Hans: Eugen Biser – ein Gruß zum 80. Geburtstag. In: *Möde Erwin, Unger Felix, Woschitz Karl M. (Hgg.):* An-Denken. Festgabe für Eugen Biser, Graz-Wien-Köln 1998, 59-63.

Mandrella Isabelle: Art. Psyche. In: *Kasper Walter (Hg.):* Lexikon für Theologie und Kirche, Bd. 8, Freiburg-Basel-Rom-Wien 1999, 712f.

Manuk Arnoldus Kamilus: Einige Aspekte der Gottesfrage in den Schriften von Eugen Biser (= Diplomarbeit an der Philosophisch-theologischen Missionshochschule der Steyler Missionare St. Augustin), St. Augustin 1999.

Markowitsch Hans J.: Neuropsychologie des Gedächtnisses. In: Spektrum der Wissenschaft, Digest 3 (2002) 52-61.

Marsch Michael: Heilen. Biblische Grundlagen des Heilungsauftrags der Kirche, Salzburg 1983.

Marx Karl: Der Mensch – „das höchste Wesen für den Menschen!". In: *Weger Karl-Heinz (Hg.):* Religionskritik, bearb. von Karl-Heinz Weger, Graz-Wien-Köln 1991, 98-99 (Texte zur Theologie. Fundamentaltheologie 1).

Marz Bernd (Hg.): Wort des Heils – Wort der Heilung. Von der befreienden Kraft des Glaubens. Gespräche und Interviews, u. a. mit Eugen Drewermann, 4 Bände, Düsseldorf 1988-1993.

Matthews Dale A.: Glaube macht gesund. Erfahrungen aus der medizinischen Praxis, Freiburg i. Br. 2000.

Matthiesen Peter F.: Prinzipien der Heilung im Neuen Testament. In: *Fuchs Brigitte, Kobler-Fumasoli Norbert (Hgg.):* Hilft der Glaube? Heilung auf dem Schnittpunkt zwischen Theologie und Medizin, Münster 2002, 146-172.

Mayring Philipp: Psychologie des Glücks, Stuttgart 1991.

McLuhan Marshall: Die magischen Kanäle. Understanding Media, Frankfurt 1979.

Menne Sabine: Modellprojekt „Kinder stark machen – Suchtprävention im Kindergarten", Marburg 1996.

Merklein Helmut: Studien zu Jesus und Paulus, Tübingen 1987 (Wissenschaftliche Untersuchungen zum Neuen Testament 43).

Metternich Ulrike: „Sie sagte ihm die ganze Wahrheit". Die Erzählung von der „Blutflüssigen" – feministisch gedeutet, Mainz 2000.

Michel Otto, Haacker Klaus: Art. Glaube: *pístis*. In: *Coenen Lothar, Haacker Klaus*: Theologisches Begriffslexikon zum Neuen Testament, Bd. 1, Wuppertal-Neukirchen 1997, 787-797.

Miggelbrink Ralf: Der zornige Gott. Die Bedeutung einer anstößigen biblischen Tradition, Darmstadt 2002.

Miketta Gaby: Wie die Seele den Körper heilt. In: Focus 38 (2003) 94-106.

Minde Hans-Jürgen van der: Für ein offenes Christentum. Mit einem Beitrag von Eugen Drewermann: Kirche der Zukunft – Zukunft der Kirche, München 1994.

Möde Erwin: Prophetische Stimme in visionsloser Zeit. Ein Kurzportrait Eugen Bisers. In: *Möde Erwin, Unger Felix, Woschitz Karl M. (Hgg.)*: An-Denken. Festgabe für Eugen Biser, Graz-Wien-Köln 1998, 65-73.

Ders., Müller Stephan E. (Hgg.): Von der Heilkraft des Glaubens. Perspektiven therapeutischer Theologie, Würzburg 2002.

Moltmann Jürgen: Theologie der Hoffnung. Untersuchungen zur Begründung und zu den Konsequenzen einer christlichen Eschatologie, München [11]1980 (Beiträge zur evangelischen Theologie 39).

Moser Tilman: Gottesvergiftung, Frankfurt a. M. 1976.

Ders.: Von der Gottesvergiftung zu einem erträglichen Gott. Psychoanalytische Überlegungen zur Religion, Stuttgart 2003.

Mühlen Heribert: Una mystica persona. Die Kirche als das Mysterium der Identität des Heiligen Geistes in Christus und den Christen - eine Person in vielen Personen, Paderborn 1964.

Müller Gerhard Ludwig: Art. Heil. In: Lexikon der katholischen Dogmatik, Freiburg i. Br. [3]1991, 236-239.

Müller Irmgard: Zur Verfasserfrage der medizinisch-naturkundlichen Schriften Hildegards von Bingen. In: *Schmidt Margot (Hg.)*: Tiefe des Gotteswissens – Schönheit der Sprachgestalt bei Hildegard von Bingen. Internationales Symposium in der Katholischen Adademie Rabanus Maurus Wiesbaden-Naurod vom 9. bis 12. September 1994, Stuttgart-Bad Canstatt 1995, 1-17.

Müller Peter: Die Metapher vom „Kind Gottes" und die neutestamentliche Theologie. In: *Ders.*: „... was ihr auf dem Weg verhandelt habt". Beiträge zur Exegese und Theologie des Neuen Testaments. Festschrift für Ferdinand Hahn zum 75. Geburtstag, Neukirchen 2001, 192-203.

Mußner Franz: Die Wunder Jesu. Eine Hinführung, München 1967.

Naber Hildegard: Die Bedeutung des Alten Testaments für die christliche Theologie. Positionen deutschsprachiger katholischer Alttestamentler des 20. Jahrhunderts, Dissertation, Münster 1998.

Newberg Andrew, d'Aquili Eugene, Rause Vince: Der gedachte Gott. Wie Glaube im Gehirn entsteht (Why God Won't Go Away. Brain Science and the Biology of Belief). Aus d. Amerik. von Harald Stadler, München 2003.

Newen Albert, Vogeley Kai: Selbst-Bewusstsein. Ich denke was, was du nicht denkst. In: Gehirn und Geist 2 (2003) 56.

Newman Barbara: Hildegard von Bingen - Schwester der Weisheit. Aus d. Amerik. von Annette Esser und Mónica Priester, Freiburg-Basel-Wien 1995.

Nielsen Helge Kjaer: Heilung und Verkündigung. Das Verständnis der Heilung und ihres Verhältnisses zur Verkündigung bei Jesus und in der ältesten Kirche, Leiden u. a. 1987 (Acta Theologia Danica 22).

Nielsen Kai: Naturalism and Religion, New York 2001.

Nientiedt Klaus: Entschieden, aber nicht wirklich bewältigt. Zu Verlauf, Themen und Stand des Falles Drewermann. In: HerderKorrespondenz 46 (1992) 272-278.

Nietzsche Friedrich: Also sprach Zarathustra, Stuttgart [18]1988.

Ders.: Die fröhliche Wissenschaft, m. einem Nachwort von Günter Figal, Stuttgart 2000.

Noichl Franz.: Heil durch Medizin? Moraltheologische Überlegungen zur Normativität des Gesundheitsbegriffs. In: Zeitschrift für medizinische Ethik. Wissenschaft, Kultur, Religion 47 (2001) 71-81.

Nostra aetate: Erklärung über das Verhältnis der Kirche zu den nichtchristlichen Religionen vom 28. Oktober 1965.

Obermüller Klara: Eugen Drewermann/ Herbert Haag: Laßt euch die Freiheit nicht nehmen. Für einen offenen Dialog in der Kirche, Zürich 1993.

Oeming Manfred: Ist Gen 15,6 ein Beleg für die Anrechnung des Glaubens zur Gerechtigkeit? In: *Ders.:* Verstehen und Glauben. Exegetische Bausteine zu einer Theologie des Alten Testaments, Berlin-Wien 2003, 63-75.

Oppel Dagmar: Heilsam erzählen – erzählend heilen. Die Heilung der Blutflüssigen und die Erweckung der Jairustochter in Mk 5,21-43 als Beispiel markinischer Erzählfertigkeit, Weinheim 1995 (Bonner Biblische Beiträge 102).

Origenes: In Jesu Nave 3,5. In: *Migne Jacques Paul (Hg.):* Patrologiae cursus completus, series graeca, XII, Paris 1857-1866 u. ö. (PG 12).

Pannenberg Wolfhart: Grundzüge der Christologie, Gütersloh [7]1990.

Pascal Blaise: Über die Religion und einige andere Gegenstände, übertr. und hrsg. von Ewald Wasmuth, Gerlingen [9]1994.

Pauli Wolfgang: Die philosophische Bedeutung der Idee der Komplementarität. In: *Ders.:* Ausätze und Vorträge über Physik und Erkenntnistheorie, Braunschweig 1961, 10-18.

Penrose Roger: Schatten des Geistes. Wege zu einer neuen Physik des Bewußtseins, Heidelberg 1995.

Pesch Otto Hermann: Das Zweite Vatikanische Konzil (1962-1965). Vorgeschichte, Verlauf, Ergebnisse, Nachgeschichte, Würzburg 1993.

Pesch Rudolf: Jesu ureigene Taten?, Freiburg-Basel-Wien 1970 (Quaestiones disputatae 52).

Pfeifer Samuel: Glaubensvergiftung – ein Mythos? Analyse und Therapie religiöser Lebenskonflikte, Moers 1993.

Pfister Oskar: Das Christentum und die Angst. Eine religionspsychologische, historische und religionshygienische Untersuchung, Zürich 1944.

Pöltner Günther: Aus der Sicht der Philosophie: Voraussetzungen eines gelingenden interdisziplinären Gesprächs zum Verhältnis von Religion und Evolution. In: *Lüke Ulrich, Schnakenberg Jürgen, Souvignier Georg (Hgg.):* Darwin und Gott. Das Verhältnis von Evolution und Religion, Darmstadt 2004, 9-27.

Polak Regina (Hg.): Megatrend Religion? Neue Religiositäten in Europa, Ostfildern 2002.

Popper Karl, Eccles John C.: Das Ich und sein Gehirn, München 1989.

Postman Neil: Wir amüsieren uns zu Tode. Urteilsbildung im Zeitalter der Unterhaltungsindustrie, Frankfurt a. M. 1985.

Pottmeyer Hermann J. (Hg.): Fragen an Eugen Drewermann. Eine Einladung zum Gespräch, Düsseldorf 1992 (Schriften der katholischen Akademie in Bayern 146).

Prinz Wolfgang: Neue Ideen tun Not. In: Gehirn und Geist. Das Magazin für Psychologie und Gehirnforschung 6 (2004) 34f.

Rad Gerhard v.: Die Anrechnung des Glaubens zur Gerechtigkeit. In: *Ders.:* Gesammelte Studien, Bd. 1, München [4]1971, 130-135.

Räisänen Heikki: Neutestamentliche Theologie? Eine religionswissenschaftliche Alternative, Stuttgart 2000 (Stuttgarter Bibelstudien 186).

Rahner Hugo: Die Gottesgeburt. Die Lehre der Kirchenväter von der Geburt Christi im Herzen der Gläubigen. In: Zeitschrift für katholische Theologie 59 (1935) 333-418.

Rahner Karl: Heilsmacht und Heilungskraft des Glaubens. In: *Ders.:* Schriften zur Theologie, Bd. 5, Einsiedeln-Zürich-Köln 1962, 518-526.

Ders.: Theologie und Anthropologie. In: *Ders.:* Schriften zur Theologie, Bd. 8, Einsiedeln-Zürich-Köln 1967, 43-65.

Ders.: Art. Soteriologie. In: *Darlap Adolf, Rahner Karl (Hgg.):* Sacramentum Mundi. Theologisches Lexikon für die Praxis, Bd. 4, Freiburg-Basel-Wien 1969, 590-596.

Ders.: Grundkurs des Glaubens. Einführung in den Begriff des Christentums, Freiburg i. Br. 1976.

Ratzinger Joseph: Das neue Volk Gottes. Entwürfe zur Eklesiologie, Düsseldorf 1969.

Reger Joachim: Die Mitte des Christentums – Eugen Bisers Neubestimmung (Habilitationsschrift an der Universität Trier, angenommen im Juni 2004).

Reik Theodor: Dogma und Zwangsidee. Eine psychoanalytische Studie zur Entwicklung der Religion, Stuttgart 1973.

Reitzenstein Richard: Die hellenistischen Mysterienreligionen nach ihren Grundgedanken und Wirkungen, reprograf. Nachdruck der 3. Auflage von 1927, Darmstadt 1980.

Rendtorff Rolf, Henrix Hans Hermann (Hgg.): Die Kirchen und das Judentum. Dokumente von 1945 bis 1985, Paderborn-München ²1989.

Ders.: Theologie des Alten Testaments. Ein kanonischer Entwurf, Bd. 1: Kanonische Grundlegung, Neukirchen-Vluyn 1999.

Ders.: Theologie des Alten Testaments. Ein kanonischer Entwurf, Bd. 2: Thematische Entfaltung, Neukirchen-Vluyn 2001.

Rick Hermann-Joseph: Dokumentation zur jüngsten Entwicklung um Dr. Eugen Drewermann. Herausgegeben für das Erzbischöfliche Generalvikariat Paderborn, Paderborn 1991.

Ritschl Dietrich: „Menschenrechte und medizinische Ethik". In: *Ders.*: Konzepte. Ökumene, Medizin, Ethik. Gesammelte Aufsätze, München 1986, 244-265.

Ritter Werner H., Wolf Bernhard (Hgg.): Heilung – Energie – Geist. Heilung zwischen Wissenschaft, Religion und Geschäft, Göttingen 2005 (Biblisch-theologische Schwerpunkte 26).

Roegele Otto B.: Der unmögliche Dialog. Eine Psychologie von gestern für eine Theologie von morgen. In: Internationale Kirchliche Zeitschrift Communio 21 (1992) 168-176.

Röhrig Hermann-Josef: Theosis. Der Begriff „Vergöttlichung" – ein „ökumenischer Generalschlüssel" für die Lehre vom Heil des Menschen? In: Lebendiges Zeugnis 56 (2001) 85-102.

Rötzer Florian: Cyberspace als Heilserwartung? Über das globale Gehirn oder den virtuellen Leviathan. In: *Bolz Norbert, Reijen Willem van (Hgg.)*: Heilsversprechen, München 1998, 159-175.

Rohwetter Marcus: Ein Konzern verführt die Welt. Nestlé kämpft gegen das Image des Dickmachers. In: Die Zeit 54 (2004) 24f.

Roloff Jürgen: Das Kerygma und der irdische Jesus. Historische Motive in den Jesus-Erzählungen der Evangelien, Göttingen 1970.

Rosenberger Veit: Griechische Orakel, Darmstadt 2001.

Ruhbach Gerhard: Charismatische Erneuerungsbewegung – ihre Anfänge und ihr Verlauf. In: Theologische Beiträge 27 (1996) 61-68.

Ruster Thomas: Sakramentales Verstehen, Frankfurt-Bern-New York 1983 (Disputationes Theologiae 14).

Safranski Rüdiger: Religiöse Sehnsucht – Sehnsucht nach Religion. In: *Ruff Wilfried (Hg.)*: Religiöses Erleben verstehen, Göttingen 2002.

Sancti Irenaei episcopi ludgunensis: Libros quinque adversus haereses, ed. William Wigan Harvey, tom.I/II, Cambridge 1910.

Sanders Eric P.: Sohn Gottes. Eine historische Biographie Jesu, aus d. Engl. von Ulrich Enderwitz, Stuttgart 1996.

Sartre Jean Paul: Der Ekel, übers. von Heinrich Wallfisch, Reinbek 1963.

Schaber Johannes: Spiritus est, qui vivificat. Eugen Biser und die Ottobeurer Studienwoche. In: *Möde Erwin, Unger Felix, Woschitz Karl M. (Hgg.)*: An-Denken. Festgabe für Eugen Biser, Graz-Wien-Köln 1998, 75-89.

Schaefer Hans: Gott im Kosmos und im Menschen. Gedanken eines Naturwissenschaftlers. Graz, Wien, Köln 2000.

Schaetzing Eberhard: Die ekklesiogenen Neurosen. In: Wege zum Menschen 7 (1957) 97-108.

Schärtl Thomas: Soziobiologie der Religion? Das religiöse Verhältnis in der Spannung zwischen Natur und Geist. In: Theologie der Gegenwart 46 (2003) 4, 254-269.

Schaller Andreas: Gott brach sein Schweigen – Ein Gespräch mit Eugen Biser, München ²2000.

Schenke Ludger: Die Wundererzählungen des Markusevangeliums, Stuttgart 1974 (Stuttgarter Biblische Beiträge 5).

Schenker Adrian: Art. Heil und Erlösung II. Altes Testament. In: *Krause Gerhard, Müller Gerhard (Hgg.)*: Theologische Realenzyklopädie, Bd. 14, Berlin-New York 1985, 609-616.

Schiffer Eckhard: Wie entsteht Gesundheit? – Salutogenese: Schatzsuche statt Fehlerfahndung, Weinheim 2001.

Schillebeeckx Edward: Jesus. Die Geschichte von einem Lebenden, Freiburg i. Br. 1975.

Ders.: Christus und die Christen. Die Geschichte einer neuen Lebenspraxis, Freiburg-Basel-Wien 1977.

Schilling Alfred: Was die Kirche krank macht. Diagnose und Hoffnung aus dem Neuen Testament, Regensburg 1992.

Schipperges Heinrich: Menschenkunde und Heilkunst bei Hildegard von Bingen. In: *Brück Anton Ph. (Hg.)*: Hildegard von Bingen, 1179-1979. Festschrift zum 800. Todestag der Heiligen, Mainz 1979.

Ders.: Hildegard von Bingen, München 1995.

Ders.: Die Welt der Hildegard von Bingen. Panorama eines außergewöhnlichen Lebens, Freiburg i. Br. 1997.

Schlatter Adolf: Der Glaube im Neuen Testament, Stuttgart ⁵1963.

Schleiermacher Friedrich: Über die Religion. Reden an die Gebildeten unter ihren Verächtern, Leipzig 1911.

Schmid Georg: Mystische Erfahrungen – Nachfrage und Angebot. In: *Audretsch Jürgen, Nagorni Klaus (Hgg.)*: Was ist Erfahrung? Theologie und Naturwissenschaft im Gespräch. Beiträge einer Tagung der evangelischen Akademie Baden vom 11. - 13. Mai 2001 in Bad Herrenalb, Karlsruhe 2002, 75-87 (Herrenalber Forum 32).

Schmidt Werner H.: Art. Mythos III. Alttestamentlich. In: *Krause Gerhard, Müller Gerhard (Hgg.)*: Theologische Realenzyklopädie, Bd. 23, Berlin-New York 1994, 625-644.

Schmidt-Rost Reinhard: Eugen Drewermann. Die Wiederkehr der Bilder oder die Religion auf dem Medienmarkt. Eugen Drewermanns therapeutische Theologie als Mittel der Privatisierung von Religion in der Single-Gesellschaft. In: *Evangelische Zentralstelle für Weltanschauungsfragen*: Information Nr. 118 (VII/1992), Stuttgart 1992.

Schmithals Walter: Wunder und Glaube. Eine Auslegung von Markus 4,35-6,6a, Neukirchen-Vluyn 1970 (Biblische Studien 59).

Schnabel Ulrich: Neuro-Theologie. Mystische Erfahrungen auf Knopfdruck – zur Biologie des Glaubens: In: GeoWissen 29 (2002) 30-40.

Schnackenburg Rudolf: Das Johannesevangelium. I. Teil. Einleitung und Kommentar zu Kapitel 1-4, Freiburg ²1967 (Herders Theologischer Kommentar IV/1).

Ders.: Das Johannesevangelium. II. Teil. Kommentar zu Kapitel 5-12, Freiburg 1971 (Herders Theologischer Kommentar IV/2).

Ders.: Alles kann, wer glaubt, Freiburg i. Br. 1984.

Ders.: Die Wunderheilugen Jesu im Zusammenhang von Glaube und Heilung. In: *Beinert Wolfgang (Hg.)*: Hilft Glaube heilen?, Düsseldorf 1985, 45-63 (Schriften der katholischen Akademie in Bayern 119).

Schnakenberg Jürgen: Evolution und Reduktionismus. Ein Klärungsversuch aus naturwissenschaftlicher Sicht. In: *Lüke Ulrich, Schnakenberg Jürgen, Souvignier Georg (Hgg.)*: Darwin und Gott. Das Verhältnis von Evolution und Religion, Darmstadt 2004, 171-176.

Schneider-Harpprecht Christoph: Gott heilt mit. Eine Vielzahl von Studien belegt einen gesundheitsfördernden Einfluss der Religion: Wer glaubt, lebt länger. In: Die Zeit 48 (1998) 42. Internetveröffentlichung unter: http://www.zeit.de/archiv/1998/42/199842.kirchenmedizin_.xml.

Schnelle Udo: Paulus. Leben und Denken, Berlin 2003.

Schockenhoff Eberhard: Krankheit – Gesundheit – Heilung. Wege zum Heil aus biblischer Sicht, Regensburg 2001.

Schöttler Heinz-Günther: Christliche Predigt und Altes Testament. Versuch einer homiletischen Kriteriologie, Ostfildern 2001 (Zeitzeichen 8).

Ders.: Die Anklage Gottes als Krisenintervention. Eine erlittene Exilstheologie Israels. In: Theologische Quartalsschrift 185 (2005) 158-180.

Ders.: „Auf der Ebene ihrer je eigenen Identität verbunden" (Johannes Paul II.). Theologische Überlegungen zu einem neuen Verhältnis von Kirche und Israel und zum christlich-jüdischen Dialog. In *Baumann Max Peter, Becker Tim, Woebs Raphael (Hgg.)*: Musik und Kultur im jüdischen Leben der Gegenwart, (in Vorbereitung) Berlin 2005 (Kulturwissenschaften).

Schoonenberg Piet: Ein Gott der Menschen, Zürich 1969.

Schrader Marianna, Führkötter Adelgundis: Die Echtheit des Schrifttums der heiligen Hildegard von Bingen. Quellenkritische Untersuchungen, Köln-Graz 1956 (Beihefte zum Archiv für Kulturgeschichte 6).

Dies.: Die Herkunft der heiligen Hildegard, neu bearb. von Adelgundis Führkötter, Mainz ²1981 (Quellen und Abhandlungen zur mittelrheinischen Kirchengeschichte 43).

Schrage Wolfgang: Heil und Heilung im neuen Testament, Evangelische Theologie 46 (1986), 197-214.

Schreiber Stefan: Paulus als Wundertäter. Redaktionsgeschichtliche Untersuchungen zur Apostelgeschichte und den authentischen Paulusbriefen, Berlin-New York 1996 (Beihefte zur Zeitschrift für die neutestamentliche Wissenschaft und die Kunde der älteren Kirche 79).

Schürmann Heinz: Jesus – Gestalt und Geheimnis. Gesammelte Beiträge, hrsg. von Klaus Scholtissek, Paderborn 1994.

Schweizer Eduard: Jesus Christus, Herr über Krankheit und Tod, Universitas 3 (1948) 513-519.641-647.

Ders.: Jesus, das Gleichnis Gottes. Was wissen wir wirklich vom Leben Jesu?, Göttingen 1995.

Schweizer Harald: Aber wie erzeugt man den Glauben? Von der inneren Paradoxie der ökumenischen Rechtfertigungslehre. Eine Vorleistung, die keine sein darf. In: Publik Forum 20 (2002) 36-37.

Seidl Christoph: Der erste Weg der Kirche ist der Mensch. Anthropologische Dimensionen der Ekklesiologie, Frankfurt a. M. 2001 (Regensburger Studien zur Theologie 58).

Seils Martin: Art. Heil IV. Dogmatisch. In: *Krause Gerhard, Müller Gerhard, (Hgg.)*: Theologische Realenzyklopädie, Bd. 14, Berlin-New York 1985, 622-637.

Sloan Richard P. u. a.: Religion, spirituality, and medicine, Lancet 353 (1999) 664-667.

Ders.: Should Physicians Prescribe Religious Activities? The New England Journal of Medicine 342 (2000) 1913-1916.

Smith Morton: Jesus the Magician, London 1978.

Spitzer Manfred: Geist im Netz. Modelle für Lernen, Denken und Handeln, Darmstadt 1996.

Söding Thomas: Glaube bei Markus. Glaube an das Evangelium, Gebetsglaube und Wunderglaube im Kontext der markinischen Basileiatheologie und Christologie, Stuttgart 1985 (Stuttgarter Biblische Beiträge 12).

Ders.: Art. Glaube, Glauben, III. Biblisch-theologisch, Neues Testament. In: *Kasper Walter (Hg.)*: Lexikon für Theologie und Kirche, Bd. 4, völlig neu bearb. Aufl., Freiburg i. Br. u. a. ³1995, 670-672.

Söling Caspar: Der Gottesinstinkt. Bausteine für eine evolutionäre Religionstheorie. Internetveröffentlichung unter http://bibd.uni-giessen.de/ghtm/2002/uni/d020116.htm.

Sobel Alfred: Eugen-Drewermann Bibliographie. Primär- und Sekundärliteratur, Rezensionsverzeichnis, Bibliographie zum Fall Drewermann, Wiesbaden 1992.

Son Jew-Chur: Herz und Erkenntnis im Licht der Bibel. Eine biblisch-anthropologische Studie zum Topos „Herz" als Hauptsitz des Glaubens, Wuppertal 1999.

Stadelmann Hans-Rudolf: Im Herzen der Materie. Glaube im Zeitalter der Naturwissenschaften, Darmstadt 2004.

Staehelin Balthasar: Heilung geschieht von innen. Die Praxis der Christustherapie, Freiburg i. Br. 2002.

Stenger Hermann: Verwirklichung unter den Augen Gottes. Psyche und Gnade, Salzburg 1985.

Stolz Fritz: Art. Mythos II. Religionsgeschichtlich. In: *Krause Gerhard, Müller Gerhard (Hgg.)*: Theologische Realenzyklopädie, Bd. 23, Berlin-New York 1994, 608-625.

Strehlow Wighard: Heilen mit der Kraft der Seele. Die Psychotherapie der heiligen Hildegard. „Liber vitae meritorum" neu aus d. Latein. übers. und komm., Freiburg i. Br. ²1993.

Stricker Hans-Heinrich: Krankheit und Heilung. Anthropologie als medizinisch-theologische Synopse, Neuhausen-Stuttgart 1994.

Stuhlmacher Peter: Biblische Theologie und Evangelium. Gesammelte Aufsätze, Tübingen 2002 (Wissenschaftliche Untersuchungen zum Neuen Testament 146).

Suchla Beate Regina: Dionysius Areopagita. Das überfließend Eine. In: *Geerlings Wilhelm (Hg.)*: Theologen der christlichen Antike. Eine Einführung, Darmstadt 2002, 202-220.

Sudbrack Josef: Eugen Drewermann – um die Menschlichkeit des Christentums, Würzburg 1992.

Ders.: Hildegard von Bingen. Schau der kosmischen Ganzheit, Würzburg 1995.

Tertullian: De anima. In: *Wiener Akademie der Wissenschaften (Hg.)*: Corpus Scriptorum ecclesiasticorum latinorum, XX, Wien 1866ff, 298-396 (CSEL 20).

Theißen Gerd: Urchristliche Wundergeschichten. Ein Beitrag zur formgeschichtlichen Erforschung der synoptischen Evangelien, Gütersloh ⁶1990 (Studien zum Neuen Testament 8).

Thomas Klaus: Ekklesiogene Neurosen. In: *Arnold Wilhelm u. a. (Hgg.)*: Lexikon der Psychologie, Bd. 1, Freiburg 1980, Sp. 447.

Tillich Paul: Absolute und relative Faktoren in der Begegnung des Menschen mit der Wirklichkeit. In: *Ders.*: Korrelationen. Die Antworten der Religion auf Fragen der Zeit, hrsg. u. übers. von Ingrid C. Henel, Stuttgart 1975.

Toellner Richard: Art. Heilkunde/Medizin II. Historisch. In: *Krause Gerhard, Müller Gerhard (Hgg.)*: Theologische Realenzyklopädie, Bd. 14, Berlin-New York 1985, 743-752.

Trummer Peter: Daß meine Augen sich öffnen. Kleine biblische Erkenntnislehre am Beispiel der Blindenheilungen Jesu, Stuttgart-Berlin-Köln 1998.

Ders.: „Dein Glaube hat dich geheilt!" In: *Fuchs Brigitte, Kobler-Fumasoli Norbert (Hgg.)*: Hilft der Glaube? Heilung auf dem Schnittpunkt zwischen Theologie und Medizin, Münster 2002, 57-73.

Trunk Dieter: Der messianische Heiler. Eine redaktions- und religionsgeschichtliche Studie zu den Exorzismen im Matthäusevangelium, Freiburg-Basel-Wien 1994.

Tucker Jim B. u. a.: Religion and medicine, Lancet 353 (1999).

Türk Hans Joachim (Hg.): Glaube-Unglaube, Mainz 1971.

Ulonska Herbert: Streiten mit Jesus. Konfliktgeschichten in den Evangelien, Göttingen 1995.

Vicentinii Lerinensis: Commonitorium. In: *Dekkers Eligius, Abtei St. Peter Steenbrugge (Hg.)*: Corpus Christianorum seu nova Patrum collectio, series latina, LXIV, Turnholti 1953ff, 125-231 (CCL 64).

Vögtle Anton: Der verkündigende und verkündigte Jesus „Christus". In: *Sauer Joseph (Hg.)*: Wer ist Jesus Christus?, Freiburg i. Br. 1977, 27-91.

Vogt Hermann Josef: Origenes. Theologie des Wortes Gottes. In: *Geerlings Wilhelm (Hg.)*: Theologen der christlichen Antike. Eine Einführung, Darmstadt 2002, 53-66.

Vogt Thea: Angst und Identität im Markusevangelium. Ein textpsychologischer und sozialgeschichtlicher Beitrag, Freiburg (Schweiz) 1993 (Novum testamentum et orbis antiquus 26).

Voland Eckart, Söling Caspar: Aus der Sicht der Soziobiologie: Die biologische Basis der Religiosität in Instinkten – Beiträge zu einer evolutionären Religionstheorie. In: *Lüke Ulrich, Schnakenberg Jürgen, Souvignier Georg (Hgg.)*: Darwin und Gott. Das Verhältnis von Evolution und Religion, Darmstadt 2004, 47-65.

Vorgrimler Herbert: Neues theologisches Wörterbuch, Freiburg ²2000.

Wagner Harald, Kruse Torsten: Heil und Heilung. Annäherungen zwischen Arzt und Priester, Kevelaer-Fulda 1985.

Wahl Heribert: Pastoralpsychologie – eine Grunddimension Praktischer Theologie. Ein Dialogvorschlag zum Streit um Eugen Drewermanns ‚tiefenpsychologische' Remythisierung christlicher Lehre und Praxis. In: Münchener Theologische Zeitschrift 39 (1988) 23-46.

Ders.: Glaube und symbolische Erfahrung. Eine praktisch-theologische Symboltheorie, Freiburg-Basel-Wien 1994.

Walkowiak Wolfgang: Aus der Sicht der Neurobiologie: Die Entstehung der Religion in unserem Gehirn. In: *Lüke Ulrich, Schnakenberg Jürgen, Sou-*

vignier Georg (Hgg.): Darwin und Gott. Das Verhältnis von Evolution und Religion, Darmstadt 2004, 28-46.

Weimer Ludwig: Die Lust an Gott und seiner Sache. Oder: Lassen sich Gnade und Freiheit, Glaube und Vernunft, Erlösung und Befreiung vereinbaren?, Freiburg-Basel-Wien 1981.

Weiser Alfons: Was die Bibel Wunder nennt. Sachbuch zu den Berichten der Evangelien, Stuttgart 1992 (10 Sachbücher zur Bibel. Handbibliothek zum Buch der Bücher).

Weiß Wolfgang: Zeichen und Wunder. Eine Studie zu der Sprachtradition und ihrer Verwendung im Neuen Testament, Neukirchen-Vluyn 1995 (Wissenschaftliche Monographien zum Alten und Neuen Testament 67).

Welck Christian: Erzählte Zeichen. Die Wundergeschichten des Johannesevangeliums literarisch untersucht mit einem Ausblick auf Joh 21, Tübingen 1994 (Wissenschaftliche Untersuchungen zum Neuen Testament 2,69).

Wenham David: Paulus. Jünger Jesu oder Begründer des Christentums? Autorisierte Übers. aus d. Engl. von Ingrid Proß-Gill, Paderborn u. a. 1999.

Wenisch Bernhard: Geschichten oder Geschichte? Theologie des Wunders, Salzburg 1981.

Werbick Jürgen: Soteriologie, Düsseldorf 1990.

Werner Gunda: Macht Glaube glücklich? Freiheit und Bezogenheit als Erfahrung persönlicher Heilszusage, Regensburg 2005.

Westermann Claus: Heilung und Heil in der Gemeinde aus der Sicht des Alten Testaments. In: *Ders. (Hg.)*: Erträge der Forschung am Alten Testament. Gesammelte Studien III, München 1973, 166-177.

Wiederkehr Dietrich: Glaube an Erlösung. Konzepte der Soteriologie vom Neuen Testament bis heute, Freiburg-Basel-Wien 1976.

Wilckens Ulrich: Theologie des Neuen Testaments, Bd. 1: Geschichte der urchristlichen Theologie, Teilband 1. Geschichte des Wirkens Jesu in Galiläa, Neukirchen-Vluyn 2002.

Wildberger Hans: Art. 'mn. In: *Jenni Ernst, Westermann Claus (Hgg.)*: Theologisches Handwörterbuch zum Alten Testament, Bd. 1, Gütersloh [6]2004, 178-210.

Wilkinson John: Health and Healing. Studies in New Testament Principles and Practice, Edinburgh 1980.

Wittgenstein Ludwig: Tractatus logico-philosophicus. Tagebücher 1914-1916. Philosophische Untersuchungen. In: *Wittgenstein Ludwig*: Werkausgabe in 8 Bänden. Bd. 1, Frankfurt a. M. [6]1989.

Wohlrab-Sahr Monika: Religion und Religionslosigkeit: Was sieht man durch die soziologische Brille? In: *Heimbach-Steins Marianne (Hg.)*: Religion als gesellschaftliches Phänomen. Soziologische, theologische und litera-

490

turwissenschaftliche Annäherungen, Münster 2002, 11-25 (Bamberger Theologisches Forum 3).

Wolter Michael: Art. Arzt. In: *Görg Manfred, Lang Bernhard (Hgg.)*: Neues Bibellexion, Bd. 1, Zürich 1991, 178-179.

World Health Organization (Hg.): Concepts and principles of health promotion. Report on a WHO meeting. WHO Regional Office for Europe, Kopenhagen 1984.

Dies.: Basic Documents of the World Health Organization, Genf [37]1988.

Yeung Maureen W.: Faith in Jesus and Paul. A comparison with special reference to 'Faith that can remove mountains' and 'Your faith has healed/saved you', Tübingen 2002 (Wissenschaftliche Untersuchungen zum Neuen Testament 2, 147).

Zeller Dieter: Der Brief an die Römer, Regensburg 1985.

Zenger Erich: Glaube und Unglaube im Alten Testament. In: *Türk Hans Joachim (Hg.)*: Glaube und Unglaube, Mainz 1971, 141-150.

Ders. (Hg.): Der neue Bund im Alten. Studien zur Bundestheologie der beiden Testamente, Freiburg-Basel-Wien 1993 (Quaestiones Disputatae 146).

Ders. (Hg.): Stuttgarter Altes Testament. Einheitsübersetzung mit Kommentar und Lexikon, Stuttgart 2004.

Zimmerling Peter: Die charismatischen Bewegungen. Theologie – Spiritualität – Anstöße zu einem Gespräch, Göttingen 2001.

Zohar Danah, Marshall Ian: SQ – Spirituelle Intelligenz. Die notwendige Frage nach dem Sinn. Wie das menschliche Gehirn Kreativität entstehen lässt, Visionen und Werte entwickelt und dem einzelnen Leben Sinn verleiht (SQ – The Ultimate Intelligence, London 1999), aus d. Engl. von Matthias Reiss, Bern-München-Wien 2000.

Zulehner Paul M., Hager Isa, Polak Regina: Kehrt die Religion wieder? Religion im Leben der Menschen 1970-2000, Ostfildern 2001.

BAMBERGER THEOLOGISCHE STUDIEN

Herausgegeben von

Klaus Bieberstein, Peter Bruns, Marianne Heimbach-Steins, Alfred Hierold,
Wolfgang Klausnitzer, Godehard Ruppert, Heinz-Günther Schöttler, Lothar Wehr,
Peter Wünsche

Professorin und Professoren der Fakultät Katholische Theologie
der Otto-Friedrich-Universität Bamberg

www.peterlang.de